今日の助産

マタニティサイクルの助産診断・実践過程

改訂第4版

編集
北川眞理子　内山和美

医学監修
生田克夫

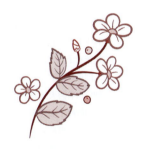

南江堂

編　集

北川眞理子	きたがわ　まりこ	鳥取看護大学　教授/名古屋市立大学　名誉教授
内山　和美	うちやま　かずみ	前宝塚大学看護学部助産学専攻科　教授

医学監修

生田　克夫	いくた　かつお	前名古屋市立大学看護学部　教授

執　筆 (執筆順)

北川眞理子	きたがわ　まりこ	鳥取看護大学　教授/名古屋市立大学　名誉教授
田中満由美	たなか　まゆみ	西南女学院大学助産別科　教授/山口大学名誉教授
谷口　千絵	たにぐち　ちえ	神奈川県立保健福祉大学保健福祉学部看護学科　教授
本間　裕子	ほんま　ゆうこ	武庫川女子大学看護学部　教授
稲田　千晴	いなだ　ちはる	日本赤十字看護大学大学院国際保健助産学　講師
古山　美穂	ふるやま　みほ	大阪公立大学大学院看護学研究科　准教授
吉留　厚子	よしどめ　あつこ	前鹿児島大学医学部保健学科看護学専攻　教授
板谷　裕美	いたや　ゆみ	滋賀県立大学大学院人間看護学研究科　准教授
亀田　幸枝	かめだ　ゆきえ	石川県立看護大学　教授
疋田　胤美	ひきだ　つぐみ	医療法人葵鐘会/前名古屋市立大学大学院看護学研究科
島田　啓子	しまだ　けいこ	天使大学専門職大学院助産研究科　研究科長・教授/金沢大学名誉教授
内山　和美	うちやま　かずみ	前宝塚大学看護学部助産学専攻科　教授
村上　明美	むらかみ　あけみ	神奈川県立保健福祉大学保健福祉学部　学部長・教授
江島　仁子	えじま　ひとこ	四條畷学園大学看護学部　准教授
藏本　直子	くらもと　なおこ	金城学院大学　准教授
藤井ひろみ	ふじい　ひろみ	大手前大学国際看護学部　教授
安達久美子	あだち　くみこ	東京都立大学助産学専攻科　教授
喜多　里己	きた　さとみ	日本赤十字看護大学さいたま看護学部　教授
澤田　敏子	さわだ　としこ	梅花女子大学看護保健学部　准教授
杉下　佳文	すぎした　かふみ	人間環境大学大学院看護学研究科　教授
髙田　昌代	たかだ　まさよ	神戸市看護大学大学院　教授
森　　圭子	もり　けいこ	前四條畷学園大学看護学部　教授
寺口　顕子	てらぐち　あきこ	高崎健康福祉大学保健医療学部看護学科　教授
木戸久美子	きど　くみこ	香川県立保健医療大学保健医療学部看護学科　教授
渡邊　典子	わたなべ　のりこ	新潟青陵大学　副学長
塩地　礼子	しおじ　れいこ	前名古屋市立大学大学院看護学研究科

改訂第4版　序

『今日の助産』の初版発行から16年を経て，第4版の刊行を迎えることとなりました．学生さんや助産師諸姉にご活用いただきましたこと，執筆者を代表して御礼を申し上げます．本書は，助産学を学ぶ学生さんには臨床実習で必要となる専門的知識や技術を効率よく学習するための参考書として，臨床助産師の方々には臨床助産の実践や臨床指導の際に重要項目を素早く確認・参照できる実践書として，1冊にまとめたものです．

医療の高度化が進む中，エビデンスに基づく診療やケアがいっそう求められており，助産活動の場においてもその重要性は明らかであります．また，助産外来や助産院・院内助産所の拡大が叫ばれており，助産師のますますの活躍は社会的な要請となっています．このような状況下，世界一を誇るわが国の産科医療の水準維持のためには，助産師の業務の質向上，助産師数の増加，および助産師と他の医療職者との連携・協働などは重要な意味をもちます．とくに質向上においては，助産活動を進める上で，助産師の実践力は常に問われ，助産師のコンピテンシーの基盤ともなる専門的知識と助産技術は，高度な専門性が求められています．

2018年秋には，全国助産師教育協議会が『現行の助産師教育におけるコアカリキュラム2018』，『大学院における助産師教育モデル・コアカリキュラム2018』を策定しました（2019年2月現在，会員専用HPにのみ掲載）．その内容は，助産師として求められる基本的な資質・能力，社会と助産学，ローリスク・ハイリスクの妊産褥婦助産診断と助産ケア，多様な場とライフステージに応じた助産診断とケア，助産学実習，助産学研究といったもので構成されています．助産師が質のよいケアを提供するためには，科学に裏付けされた助産診断力や原理・原則を踏まえた助産技術が必要となります．

助産学と関連する産科学や新生児学は，日々進歩しており，新しい用語・概念がつくられ，ガイドラインや臨床的評価指標などが改訂されています．本改訂第4版では，これらの変更を受けて内容・情報等の更新・整理をしました．これまで同様，本書が多くの学生さん，助産師諸姉のお役に立てることを祈念いたします．

最後に，改訂第4版の発行に際して，本書の細部にわたって最新の医学情報に基づきご監修くださいました前名古屋市立大学看護学部教授 生田克夫先生に深く謝意を表します．また，南江堂編集部の竹田博安氏，木村敦子氏に並々ならぬご尽力をいただき，厚く御礼申し上げます．

2019年2月

編　者
北川眞理子
内山　和美

初版　序

　1995年9月，北京で第4回世界女性会議が開催された．女性の健康については妊娠と出産にかかわる健康，従来の母子保健や家族計画といった狭い範囲でとらえるのでなく，リプロダクティブ・ヘルス／ライツ，「性と生殖に関する生涯にわたる健康と権利」とより広く包括的な概念でとらえることが国際的に合意され世界の大きな流れとなってきた．

　このリプロダクティブ・ヘルス／ライツの概念はこれからの助産学の方向性にも少なからず影響を与えてくることであろう．

　1996年に助産婦教育カリキュラムが改正され助産学の確立を志向した新しい教育課程は，今まで以上に助産の理論と実践を統合させる能力を助産師に強く求めている．

　本書は，その要求に応えようと助産診断・技術学の分野の一部について助産の理論を助産実践上で生かす方向づけを行い，このたび『今日の助産』として出版する機会を得た．

　女性の健康問題を考えると，ライフサイクルに応じた助産診断，すなわち思春期に関する助産診断や更年期周辺の女性に関するものも含まれるべきであるが，マタニティサイクルにおける助産診断に限局してまとめた．

　助産師に必要な内容に焦点を当て述べることができたという点では個々の妊産婦への疑問点への対応と頻度の高い問題のエビデンスに基づくケアの提供に応用できればと考えている．

　助産師学生には，学内での事例学習や臨床実習における産婦受持ち時の助産過程の実施に必要な情報，基本的手技の習得におけるポイントを記載し，自己学習しやすく工夫した．本書は助産診断・実践過程の考え方を学ぶ助産師学生や看護学生の手引書として，助産師諸姉には日々の助産業務の中で診断・実践の評価などにご活用いただければ幸いである．

　なお，執筆に際し参考とした図書などについては巻末に記載し学習しやすくした．

　終わりに，本書の細部にわたって医学監修に御尽力いただいた前名古屋市立大学看護学部教授 生田克夫先生に厚く御礼申し上げます．

　　2003年9月

　　　　　　　　　　　　　　　　　　　　　　　　　　　　　編　者
　　　　　　　　　　　　　　　　　　　　　　　　　　　　　北川眞理子
　　　　　　　　　　　　　　　　　　　　　　　　　　　　　内山　和美

本書の活用方法

【構　成】　本書は5章構成である．
　　第1章　助産師の役割　　　　第2章　妊娠期の助産診断　　第3章　分娩期の助産診断
　　第4章　産褥期の助産診断　　第5章　新生児期の助産診断

【本書の使い方】

　本書の特徴は，使用者にとっての分かりやすさ・見やすさ・使いやすさをコンセプトに，ページ毎または見開きページ毎に，「データ・情報」「アセスメント」「助産診断（例）」を基本型としています．診断過程において必要不可欠な指標となる小項目を網羅して，根拠となるデータは図表で掲載し，理論と実践が統合できる能力を習得できるようにしています．実践過程ではさらに「ケアの要点」「具体的評価内容」を加えて，一連の流れが把握しやすいようにしました．また，各章で取り上げた大項目の必要性に応じて基本型を改変しています．したがって，本書の活用により，学生は自己学習の過程において，何が知識として不足し，どこが弱いのかといった自己点検・自己評価ができ，同時にその解決の糸口を見出すことができます．

　第1章では，本書の助産に対する基本的な考えを述べています．助産学を学ぶ皆さんは，どのような理念に則って書かれた本であるのかを押さえた上で，活用してください．

　第2章から第5章は，妊娠期，分娩期，産褥期，新生児期の4つの時期で章立てをし，各期の基本構成は，I．各期の助産診断の焦点，II．各期の経過診断とアセスメント・ツール，III．助産診断のための診査技術ツールとなっています．なお，IIの各期の経過診断とアセスメント・ツールでは，各期における特徴を踏まえて，経過診断に関する学習をする際に押さえたい項目を独立させるなど，工夫を凝らしています．たとえば，妊娠期では「妊娠の診断」と「妊娠時期の診断」を「妊娠経過の診断」から独立させていますが，これは妊娠成立の確定診断のための診査法と，分娩予定日の診断・妊娠週数の診断が，学習の基本的事項として重要だからです．また，「正常からの逸脱時の診断と実践過程」では，各期において高頻度に起こる問題を取り上げ，正常逸脱時の診断とその根拠に基づいたケアの提供という観点から，ケアの要点を整理しています．IIIの助産診断のための診査技術ツールでは各期に特有な技術を取り上げて，初学生でも診断技術能力が習得できるように，手順やワンポイントなどを加味して，根拠に基づいた技術が実施できるようにしています．

◎巻末文献：出典からの学習がスムーズにできるように，第1章から第5章までの各項の順番に参考文献，引用文献を一括して記載しました．そのため，頻出する文献は重複して記載されています．

◎略語表：本文中の使用された主な略語をまとめています．

◎索引：本文中の相互参照（☞ 参照）と索引の有効活用のために，［ケアと評価の索引］，［欧文・和文事項索引］の2つに分けてあります．

目　次

●第 1 章　助産師の役割●

Ⅰ．助産実践と助産診断 ──────── 北川眞理子　2

A．臨床実践の中の助産 ─────── 2
　1．助産とは何か ……………………… 2
　2．助産師の専門性と助産診断 ……… 2
　3．ホリスティックな助産ケアの実践にむけて　4

B．助産師のもつべき実践能力 ─── 6
　1．日本助産学会による規定 ………… 6
　2．助産師の技・術・技能 …………… 7
　3．ICM による基本的助産業務に必要な能力　9

Ⅱ．質的に高い助産ケアへ ──────── 北川眞理子　10

A．助産診断の書き方 ─────── 10
　1．助産診断と助産実践の過程 ……… 10
　2．助産師にとって臨床判断"助産診断"の意味するもの ……………………… 11
　3．助産診断の課題 …………………… 12
　4．助産診断名の表現 ………………… 12
B．助産診断の項目カテゴリーと助産診断名の具体的表現法 ─────── 14
　1．経過診断と時期診断 ……………… 14

　2．健康生活状態診断 ………………… 15
C．助産診断と実践過程への方向性 ── 16
　1．ウェルネス状態を表現する ……… 16
　2．影響因子を明確にし，起こり得る変化を表現する ………………………… 16
　3．発達課題などを含む心理・社会的な側面の健康状態を診断する ……………… 16
　4．ケア目標は診断名にならない …… 17

●第 2 章　妊娠期の助産診断●

Ⅰ．妊娠期の助産診断の焦点 ──────── 北川眞理子　20

A．妊娠初期の助産診断の焦点 ─── 20
B．妊娠中期の助産診断の焦点 ─── 20

C．妊娠後期の助産診断の焦点 ─── 21

Ⅱ．妊娠期の助産診断とアセスメント・ツール ──────── 22

A．妊娠の診断 ──── 北川眞理子　22
　1．妊娠成立の確定診断 ……………… 22
　　❶問診による診査法 ……………… 22
　　❷免疫学的妊娠反応による診査法 … 22
　　❸超音波断層法による診査法 …… 22
　　❹超音波ドプラ法による診査法 … 24
　　❺基礎体温法による診査法 ……… 24

　　❻内診による診査法 ……………… 24
　　❼外診・その他の臨床症状による診査法　24
B．妊娠時期の診断 ── 北川眞理子　25
　1．分娩予定日の診断 ………………… 25
　　❶最終月経より算出 ……………… 25
　　❷基礎体温法による算出 ………… 26
　　❸性交日からの逆算法 …………… 26

④超音波断層法による測定値からの算出 27
　2. 妊娠週数の診断 ………………………… 28
　　①最終月経あるいは分娩予定日から妊娠週日を算定 …………………………… 28
　　②超音波断層法による測定値からの算出法 ……………………………………… 28
　　③超音波断層法による所見 ……………… 28
　　④その他 …………………………………… 28
C. 妊娠経過の診断　北川眞理子・田中満由美 29
　1. 妊娠に伴う母体の生理的変化 …………… 29
　　[1] 子宮 ……………………………………… 29
　　　①妊娠による子宮の形態的変化 ………… 29
　　　②妊娠による子宮の機能的変化 ………… 30
　　　③妊娠による子宮の生化学的変化 ……… 30
　　[2] 腟・外陰・帯下 ………………………… 32
　　　①腟 ………………………………………… 32
　　　②外陰 ……………………………………… 32
　　　③妊娠中の帯下 …………………………… 32
　　[3] 乳房 ……………………………………… 33
　　　①乳房体 …………………………………… 33
　　　②乳輪 ……………………………………… 33
　　　③乳頭 ……………………………………… 33
　　　④分泌活性 ………………………………… 33
　　[4] 血液 ……………………………………… 34
　　　①血液型 …………………………………… 34
　　　②血漿量 …………………………………… 34
　　　③赤血球，Ht，Hb ……………………… 34
　　　④白血球 …………………………………… 35
　　　⑤血小板 …………………………………… 35
　　　⑥凝固能 …………………………………… 35
　　　⑦線溶能 …………………………………… 35
　　　⑧酸塩基平衡 ……………………………… 36
　　　⑨出血，止血 ……………………………… 36
　　[5] 循環器系 ………………………………… 37
　　　①循環血液量 ……………………………… 37
　　　②心拍数 …………………………………… 37
　　　③心拍出量 ………………………………… 38
　　　④血圧 ……………………………………… 38
　　　⑤静脈圧 …………………………………… 38
　　　⑥下肢痙攣 ………………………………… 39
　　　⑦臓器血行 ………………………………… 40

　　　⑧心臓転位 ………………………………… 40
　　[6] 肺機能 …………………………………… 41
　　　①肺機能への影響 ………………………… 41
　　[7] 消化器系 ………………………………… 43
　　　①妊娠悪阻（つわり） …………………… 43
　　　②虫垂の移動 ……………………………… 43
　　　③嘔気，嘔吐 ……………………………… 44
　　　④便秘 ……………………………………… 44
　　　⑤鼓腸 ……………………………………… 44
　　　⑥胸やけ …………………………………… 44
　　[8] 肝機能 …………………………………… 45
　　[9] 腎機能 …………………………………… 45
　　　①腎変化 …………………………………… 45
　　　②腎機能の変化 …………………………… 45
　　[10] 泌尿器系 ……………………………… 47
　　　①尿管拡張 ………………………………… 47
　　　②下部尿路の変化 ………………………… 47
　　[11] 体温 …………………………………… 49
　　　①体温の変化 ……………………………… 49
　　　②高温相の状態 …………………………… 49
　　[12] 内分泌 ………………………………… 50
　　　①ホルモンの変化 ………………………… 50
　　　②妊娠時の体液貯留，血管作動性，血管感受性にかかわる諸因子 ……………… 50
　　[13] 皮膚 …………………………………… 51
　　　①色素の変化 ……………………………… 51
　　　②物理的伸展—妊娠線 …………………… 51
　　　③瘙痒 ……………………………………… 51
　　　④皮膚 ……………………………………… 52
　　[14] 筋・骨格 ……………………………… 52
　　　①恥骨の痛み ……………………………… 52
　　　②筋肉，靱帯 ……………………………… 52
　　　③子宮円靱帯痛 …………………………… 52
　　　④腰・背部痛 ……………………………… 52
　　[15] 体重の変化 …………………………… 53
　　　①体重増加量 ……………………………… 53
　　　②妊婦の体重管理 ………………………… 53
　2. 初産婦と経産婦の鑑別診断 ……………… 55
　　　①初産婦と経産婦の鑑別 ………………… 55
　　　②妊娠・分娩回数 ………………………… 55
　3. 胎児および胎児付属物に関する診断 …… 57

- ①胎芽・胎児の生死 …………… 57
- ②胎児の数 ……………………… 58
- ③胎児の発育と成熟 …………… 58
- ④胎児の健康状態 ……………… 62
- ⑤胎児の位置の表現法 ………… 63
- ⑥胎児付属物 …………………… 64
- ⑦胎児胎盤機能 ………………… 65
- D. 分娩開始の予知の診断 ── 北川眞理子 68
  - 1. 分娩発来の機序 …………………… 68
  - 2. 分娩の前徴 ………………………… 69
    - ①自覚症状 ……………………… 69
    - ②内診所見による分娩開始日の推定法 … 70
    - ③検査 …………………………… 75
- E. 健康生活状態に関する診断 ──────── 76
  - 1. 健康生活への適応状況に関する診断
    ……………… 谷口千絵・北川眞理子 76
    - ①健康管理 ……………………… 76
    - ②活動と休息・睡眠 …………… 76
    - ③動作と運動 …………………… 78
    - ④栄養 …………………………… 80
    - ⑤清潔 …………………………… 80
    - ⑥排泄 …………………………… 82
    - ⑦性生活 ………………………… 82
  - 2. 心理・社会的側面に関する診断
    ……………………………… 本間裕子 84
    - [1] 妊娠初期 ……………………… 84
      - ①パーソナリティ因子 ………… 84
      - ②心理的因子 …………………… 84
      - ③認知的因子 …………………… 84
      - ④社会的因子 …………………… 88
    - [2] 妊娠中期 ……………………… 90
      - ①心理的因子 …………………… 90
      - ②認知的因子 …………………… 90
      - ③社会的因子 …………………… 92
    - [3] 妊娠後期 ……………………… 94
      - ①心理的因子 …………………… 94
      - ②認知的因子 …………………… 96
      - ③社会的因子 …………………… 96
- F. 母乳育児に関する診断 ── 稲田千晴 98
  - ①母乳育児を取り巻く状況 …… 98
  - ②母乳育児に関する学習の状況 ……… 102
  - ③母乳育児のための身体的な準備 …… 106
- G. マイナートラブルの診断 ── 古山美穂 114
  - 1. つわり（第2章Ⅱ-H-c1参照）……… 114
  - 2. 胸やけ ……………………………… 114
    - ①妊娠に伴う生理的変化 ……… 114
    - ②逸脱状態を判断する因子 …… 114
    - ③症状の増悪に関する因子 …… 116
  - 3. 便秘 ………………………………… 118
    - ①妊娠に伴う生理的変化 ……… 118
    - ②逸脱状態を判断する因子 …… 118
    - ③症状の増悪に関する因子 …… 120
  - 4. 頻尿 ………………………………… 124
    - ①妊娠に伴う生理的変化 ……… 124
    - ②逸脱状態を判断する因子 …… 124
    - ③症状の増悪に関する因子 …… 124
  - 5. 腰・背部痛 ………………………… 126
    - ①妊娠に伴う生理的変化 ……… 126
    - ②逸脱状態を判断する因子 …… 126
    - ③症状の増悪に関する因子 …… 126
  - 6. 腟分泌物の増加 …………………… 128
    - ①妊娠に伴う生理的変化 ……… 128
    - ②逸脱状態を判断する因子 …… 128
    - ③症状の増悪に関する因子 …… 128
  - 7. 浮腫 ………………………………… 132
    - ①妊娠に伴う生理的変化 ……… 132
    - ②逸脱状態を判断する因子 …… 132
    - ③症状の増悪に関する因子 …… 134
  - 8. 静脈瘤 ……………………………… 136
    - ①妊娠に伴う生理的変化 ……… 136
    - ②逸脱状態を判断する因子 …… 136
    - ③症状の増悪に関する因子 …… 136
    - ④その他 ………………………… 136
  - 9. 下肢の痙攣（こむらがえり）…… 138
    - ①妊娠に伴う生理的変化 ……… 138
    - ②逸脱状態を判断する因子 …… 138
    - ③症状の増悪に関する因子 …… 138
  - 10. 鼻・歯肉からの出血 …………… 140
    - ①妊娠に伴う生理的変化 ……… 140
    - ②逸脱状態を判断する因子 …… 140
    - ③症状の増悪に関する因子 …… 140
  - 11. 呼吸数の増加 …………………… 142

- 1 妊娠に伴う生理的変化 …………… 142
- 2 逸脱状態を判断する因子 ………… 142
- 3 症状の増悪に関する因子 ………… 142

H. 正常妊娠から逸脱時の診断 ──── 144

【a】ハイリスク妊娠の評価の視点
──────── 古山美穂 144
- 1 ハイリスク妊娠と助産師の役割 …… 144
- 2 妊娠リスクスコア ………………… 144
- 3 Low risk 妊婦抽出のためのチェックリスト ………………………………… 144
- 4 ハイリスク妊娠管理加算 ………… 145
- 5 評価の視点 ………………………… 145

【b】妊娠持続期間の逸脱
──────── 古山美穂 151
1. 流産 ……………………………………… 151
   - 1 妊娠持続期間の逸脱の予期 ……… 152
   - 2 妊娠持続期間の逸脱の診断 ……… 162
   - 3 妊娠経過の予測 …………………… 168
   - 4 胎児の発育・健康状態 …………… 168
2. 早産 ……………………………………… 171
   - 1 妊娠持続期間の逸脱の予期 ……… 172
   - 2 妊娠持続期間の逸脱の診断 ……… 178
   - 3 妊娠経過の予測 …………………… 182
   - 4 胎児の発育・健康状態 …………… 184
   - 5 分娩経過などの予測 ……………… 184
3. 過期妊娠 ………………………………… 188
   - 1 妊娠持続期間の逸脱の予期 ……… 188
   - 2 妊娠持続期間の逸脱の診断 ……… 190
   - 3 胎児の発育・健康状態 …………… 190
   - 4 分娩経過などの予測 ……………… 190

【c】妊娠に伴う身体的適応からの逸脱
──────── 吉留厚子・古山美穂 194
1. 妊娠悪阻 ………………………………… 194
   - 1 妊娠に伴う生理的変化からの逸脱の予期 ……………………………………… 194
   - 2 逸脱の診断 ………………………… 196
   - 3 症状の増悪に関する因子 ………… 198
2. 貧血 ……………………………………… 200
   - 1 妊娠に伴う生理的変化からの逸脱の予期 ……………………………………… 200
   - 2 逸脱の診断 ………………………… 200

- 3 症状の増悪に関する因子 ………… 204
- 4 妊娠経過の予測 …………………… 204
- 5 分娩経過などの予測 ……………… 204

3. 妊娠高血圧症候群 ……………………… 206
   - 1 妊娠に伴う身体的適応からの逸脱の予期 ……………………………………… 206
   - 2 逸脱の診断 ………………………… 210
   - 3 妊娠経過の予測 …………………… 210
   - 4 胎児の発育・健康状態の把握 …… 216
   - 5 分娩経過などの予測 ……………… 216
4. 妊娠糖尿病・耐糖能異常 ……………… 220
   - 1 妊娠に伴う身体的適応からの逸脱の予期 ……………………………………… 220
   - 2 逸脱の診断 ………………………… 222
   - 3 妊娠経過の予測 …………………… 224
   - 4 胎児の発育・健康状態 …………… 228
   - 5 分娩経過などの予測 ……………… 232

【d】胎児発育の逸脱
──────── 板谷裕美・古山美穂 234
1. 多胎 ……………………………………… 234
   - 1 胎児発育の逸脱の予期 …………… 234
   - 2 逸脱の診断 ………………………… 234
   - 3 妊娠経過の予測 …………………… 240
   - 4 胎児の発育・健康状態 …………… 242
   - 5 分娩経過などの予測 ……………… 242
2. FGR（胎児発育不全） ………………… 244
   - 1 胎児発育の逸脱の予期 …………… 244
   - 2 逸脱の診断をする因子 …………… 246
   - 3 妊娠経過の予測 …………………… 248
   - 4 胎児の発育・健康状態 …………… 248
   - 5 分娩経過などの予測 ……………… 250

【e】胎児付属物の逸脱
──────── 板谷裕美・古山美穂 252
1. 前置胎盤 ………………………………… 252
   - 1 胎児付属物の逸脱の予期 ………… 252
   - 2 逸脱の診断 ………………………… 254
   - 3 妊娠経過の予測 …………………… 256
   - 4 胎児の発育・健康状態 …………… 260
   - 5 分娩経過などの予測 ……………… 260
2. 常位胎盤早期剥離（第3章Ⅱ-G-i 参照） 265
3. 羊水過多・過少（第3章Ⅱ-G-g 参照） 265

- I. 妊娠時合併症を有する診断 ———— 266
  1. 糖尿病（第2章Ⅱ-H-c4 参照）………… 266
  2. 心疾患 ……… 古山美穂・亀田幸枝 266
     1 心疾患の種類………………………… 266
     2 妊娠の可否…………………………… 266
     3 妊娠が心疾患に与える影響………… 268
     4 心疾患が妊娠に与える影響………… 270
     5 妊娠継続の可否……………………… 272
     6 胎児の発育・健康状態の把握 …… 274
     7 分娩経過などの予測………………… 276
  3. 腎・泌尿器系疾患
     ……………… 古山美穂・亀田幸枝 278
     1 腎疾患の種類………………………… 278
     2 妊娠の可否…………………………… 278
     3 妊娠が腎・泌尿器系疾患に与える影響 280
     4 腎・泌尿器系疾患が妊娠に与える影響・282
     5 妊娠継続の可否……………………… 282
     6 胎児の発育・健康状態の把握（第2章Ⅱ-C-3 参照）………………………… 284
     7 分娩経過などの予測………………… 284
  4. 呼吸器系疾患（気管支喘息）
     ……………… 亀田幸枝・古山美穂 286
     1 呼吸器系疾患の種類………………… 286
     2 妊娠の可否…………………………… 286
     3 妊娠が呼吸器系疾患に与える影響（喘息）……………………………… 288
     4 呼吸器系疾患が妊娠に与える影響（喘息），重度の喘息合併の場合……… 288
     5 妊娠継続の可否……………………… 290
     6 胎児の発育・健康状態の把握（第2章Ⅱ-C-3 参照）………………………… 292
     7 分娩経過などの予測………………… 292
  5. 消化器系疾患 … 古山美穂・亀田幸枝 295
     1 消化器系疾患の種類………………… 295
     2 妊娠の可否…………………………… 295
     3 妊娠が消化器系疾患に与える影響… 295
     4 消化器系疾患が妊娠に与える影響… 296
     5 妊娠継続の可否……………………… 296
     6 胎児の発育・健康状態の把握（第2章Ⅱ-C-3 参照）………………………… 296
     7 分娩経過などの予測………………… 298
  6. 甲状腺疾患 …… 疋田胤美・古山美穂 300
     1 甲状腺疾患の種類…………………… 300
     2 妊娠の可否…………………………… 304
     3 妊娠が甲状腺疾患に与える影響…… 304
     4 甲状腺疾患が妊娠に与える影響…… 306
     5 妊娠継続の可否……………………… 306
     6 胎児の発育・健康状態の把握（第2章Ⅱ-C-3 参照）………………………… 310
     7 分娩経過などの予測………………… 310
  7. 自己免疫疾患 … 疋田胤美・古山美穂 311
     1 自己免疫疾患の種類………………… 311
     2 妊娠の可否…………………………… 311
     3 妊娠が自己免疫疾患に与える影響… 314
     4 自己免疫疾患が妊娠に与える影響… 314
     5 妊娠継続の可否……………………… 314
     6 胎児の発育・健康状態の把握……… 318
     7 分娩経過などの予測………………… 318

Ⅲ. 助産診断・助産ケアのための診査技術・ケア技術ツール ———— 319

- A. ID情報 ———— 北川眞理子 319
  1. 初診時の問診項目………………… 319
  2. 問診のすすめ方…………………… 319
- B. コミュニケーション技法活用表 ——— 320
  1. 面接技法…………………………… 320
  2. コミュニケーション技法………… 322
- C. レオポルド（Leopold）触診法 ——— 323
  1. 胎児部分の触診上の特徴………… 323
  2. 触診の手順（レオポルド触診法）…… 323
- D. ザイツ（Seitz）法：児頭と骨盤の相互関係の診断技法 ———— 327
- E. カーサ・モア法 ———— 328
- F. ガウス（Gauss）頸部触診法 ———— 329
- G. 胎児心音の聴取 ———— 330
- H. 子宮底長の計測 ———— 332
- I. 子宮底長・高さの計測（触診）———— 333
- J. 腹囲の計測 ———— 334
- K. 骨盤外計測 ———— 335
- L. ノンストレステスト（NST：non-stress test）———— 338

- M. 超音波断層法 ─────── 340
  1. 超音波断層装置の使い方 ─────── 340
  2. 超音波による妊娠の証明 ─────── 342
  3. 妊娠週数の修正 ─────── 343
  4. 胎児発育の観察 ─────── 344
  5. 胎位・胎向の観察 ─────── 351
  6. 胎盤の観察 ─────── 352
  7. 羊水量の観察 ─────── 354
- N. 切迫早産のスクリーニング ── 吉留厚子 355
  1. 早産指数 ─────── 355
  2. 子宮頸管長と子宮口の経腟超音波所見 355
  3. 細菌性腟症 ─────── 356
  4. 絨毛膜羊膜炎の臨床症状 ─────── 356
  5. 早産マーカー ─────── 357

Ⅳ. 妊婦健康診査の要点 ─────────── 島田啓子 358

1. 周産期医療の特殊性 ─────── 358
2. 目的と意義 ─────── 358
3. 時期別の健康診査 ─────── 359
4. 妊娠各期の妊婦健診例 ─────── 360
   1 初期の妊婦健診 ─────── 360
   2 中期の妊婦健診 ─────── 360
   3 後期の妊婦健診 ─────── 362

Ⅴ. 出産準備教育（birth education） ─────────── 島田啓子 364

1. 出産準備教育とは ─────── 364
2. 理念 ─────── 365
3. 種類 ─────── 365
4. 評価方法 ─────── 367

● 第3章　分娩期の助産診断 ●

Ⅰ. 分娩期の助産診断の焦点 ─────────── 北川眞理子 370

- A. 分娩期の助産診断とは何か ─────── 370
- B. 分娩期の助産診断の焦点 ─────── 371

Ⅱ. 分娩期の助産診断とアセスメント・ツール ─────── 372

- A. 正常分娩の臨床経過 ── 北川眞理子 372
  1 分娩の前徴 ─────── 372
  2 分娩第1期，開口期 ─────── 373
  3 分娩第2期，娩出期 ─────── 374
  4 分娩第3期，後産期 ─────── 375
  5 分娩の所要時間 ─────── 375
- B. 分娩開始の診断 ── 北川眞理子 376
  1 分娩陣痛の開始 ─────── 376
  2 子宮頸管の展退および子宮口の開大 376
  3 血性粘液の分泌 ─────── 376
- C. 分娩経過の診断
  ─────── 北川眞理子・内山和美 377
  1. 分娩進行の診断 ─────── 377
     1 陣痛の特性 ─────── 377
     2 陣痛の程度 ─────── 378
     3 陣痛波形 ─────── 384
     4 腹圧 ─────── 384
     5 頸管展退度 ─────── 385
     6 頸管開大度 ─────── 385
     7 児頭下降度 ─────── 387
     8 児頭の骨盤内進入 ─────── 389
  2. 分娩進行状況の総合判定 ─────── 392
     1 分娩3要素の評価 ─────── 392
     2 下降度と骨盤平面 ─────── 393
     3 児頭回旋 ─────── 393
     4 児頭下降度，頸管開大度と児頭回旋の関係 ─────── 393
     【胎児の産道通過機転】 ─────── 396
     1 児頭の変形と胎児円筒 ─────── 396
     2 回旋の原理 ─────── 396
     3 分娩所要時間 ─────── 400
     4 頸管開大度曲線 ─────── 400
     5 分娩時出血量 ─────── 402
     6 破水の診断（第3章Ⅱ-G-f参照） ─────── 402

D. 胎児に関する診断
　　　　　　　北川眞理子・内山和美　403
　1 分娩時の胎位・胎向・胎勢の診断（第2
　　章Ⅱ-C-3- 5 参照）……………………… 403
　2 胎児の発育と健康状態の診断…………… 403
　3 胎児健康状態の診断（第3章 II-G-e,
　　III-A 参照）………………………………… 404
　4 胎児の生死の診断（第2章 II-C-3 1,
　　Ⅱ -H-b1- 2 -(c)参照）…………………… 404

E. 健康生活状態に関する診断 ――――― 405
　1. 健康生活への適応状況に関する診断
　　　　　　　　北川眞理子・谷口千絵　405
　　1 体力 ………………………………………… 405
　　2 栄養 ………………………………………… 405
　　3 排泄 ………………………………………… 405
　　4 清潔 ………………………………………… 405
　　5 産痛 ………………………………………… 406
　2. 心理・社会的側面に関する診断
　　　　　　　　　　　　　本間裕子　408
　　1 自己コントロール・主体感……………… 408
　　2 産痛やその他の不快・苦痛への対処 410
　　3 相互関係…………………………………… 412

F. 分娩時リスク診断 ――――― 村上明美 414
　1. 助産師が扱う分娩の適応………………… 417
　　1 助産師主導で管理できる対象者………… 417
　　2 連携する産婦人科医師と相談の上，協働
　　　管理すべき対象者………………………… 417
　　3 産婦人科医師が管理すべき対象者（助産
　　　師は診療の補助的役割を担いつつ医師と
　　　協働）……………………………………… 418
　2. 分娩リスクの診断と産科医師との協働 420
　　1 分娩開始前の分娩リスク診断…………… 420
　　2 分娩目的で入院した際の分娩リスク診断
　　　………………………………………………… 420
　　3 分娩第1〜2期の分娩リスク診断 …… 422
　　4 分娩第3期の分娩リスク診断…………… 423
　　5 分娩第4期（胎盤娩出後2時間）の分娩
　　　リスク診断………………………………… 424
　　6 出生直後の新生児リスク診断…………… 424
　3. 分娩中の胎児心拍数と陣痛の観察……… 428
　4. 分娩リスク診断を行う助産師の能力 ‥ 429

　5. 産科医療補償制度における再発防止の視
　　点からみた分娩リスクの診断………… 430
G. 正常分娩から逸脱時の診断 ――――― 432
【a】陣痛異常 ――――――――― 江島仁子 432
　1. 微弱陣痛 …………………………………… 432
　　1 微弱陣痛の診断基準……………………… 432
　　2 微弱陣痛発生の因子……………………… 436
　　3 分娩経過の予測…………………………… 448
　　4 胎児・新生児の健康状態の予測 ……… 460
　2. 過強陣痛 …………………………………… 464
　　1 過強陣痛の診断基準……………………… 464
　　2 過強陣痛発生の因子……………………… 466
　　3 分娩経過の予測…………………………… 470
　　4 胎児・新生児の健康状態の予測 ……… 472
【b】回旋の異常 ――――――――― 江島仁子 474
　1. 反屈位（前頭位，額位，顔位）……… 474
　[前頭位]
　　1 診断基準…………………………………… 474
　　2 分娩経過の予測…………………………… 476
　　3 母児の健康状態…………………………… 478
　[額　位]
　　1 診断基準…………………………………… 480
　　2 分娩経過の予測…………………………… 480
　　3 母児の健康状態…………………………… 482
　[顔　位]
　　1 診断基準…………………………………… 484
　　2 分娩経過の予測…………………………… 486
　　3 母児の健康状態…………………………… 488
　2. 低在横定位 ………………………………… 490
　　1 診断基準…………………………………… 490
　　2 分娩経過の予測…………………………… 490
　　3 母児の健康状態…………………………… 490
　3. 後方後頭位 ………………………………… 494
　　1 診断基準…………………………………… 494
　　2 分娩経過の予測…………………………… 494
　　3 母児の健康状態…………………………… 496
【c】児頭進入の異常 ―――――― 江島仁子 498
　1. 不正軸進入（前方，後方）……………… 498
　[前方不正軸進入]
　　1 診断基準…………………………………… 498
　　2 分娩経過の予測…………………………… 498

❸母児の健康状態……………………500
　［後方不正軸進入］……………………………500
　　　❶診断基準……………………………500
　　　❷分娩経過の予測……………………502
　　　❸母児の健康状態……………………502
　2. 高在縦定位……………………………503
　　　❶診断基準……………………………503
　　　❷高在縦定位発生の因子……………503
　　　❸分娩経過の予測……………………503
　　　❹母児の健康状態……………………504
【d】胎位の異常──────江島仁子 506
　1. 骨盤位…………………………………506
　　　❶診断基準……………………………506
　　　❷骨盤位発生の因子…………………508
　　　❸母児の健康状態……………………510
　2. 横位……………………………………514
　　　❶診断基準……………………………514
　　　❷横位発生の因子……………………516
　　　❸分娩経過の予測……………………518
　　　❹母児の健康状態……………………518
【e】胎児機能不全─────江島仁子 522
　　　❶正常逸脱の予測……………………522
　　　❷分娩時胎児機能不全の診断………532
　　　❸分娩時胎児機能不全の補助的診断項目
　　　　………………………………………534
　　　❹分娩時胎児機能不全の対策………536
【f】破水時期の異常
　　　──────藏本直子・江島仁子 540
　1. 前期破水・早期破水…………………540
　　　❶診断基準……………………………540
　　　❷前期破水発生の因子………………546
　　　❸前期破水時の分娩管理……………548
【g】羊水の異常──藏本直子・江島仁子 556
　1. 羊水過多………………………………556
　　　❶診断基準……………………………556
　　　❷羊水過多症への逸脱の予期………558
　　　❸分娩経過の予測……………………562
　　　❹母児の健康状態……………………564
　2. 羊水過少………………………………566
　　　❶診断基準……………………………566
　　　❷羊水過少症への逸脱の予期………566

　　　❸分娩経過の予測……………………572
　　　❹母児の健康状態……………………572
【h】多胎──────江島仁子・板谷裕美 574
　　　❶分娩経過の予測……………………574
　　　❷母児の健康状態……………………584
【i】異常出血──────板谷裕美・江島仁子 586
　［産科出血（分娩時）］…………………………586
　1. 前置胎盤………………………………590
　　　❶分娩管理……………………………590
　　　❷経腟分娩管理………………………592
　　　❸母児の健康状態……………………594
　2. 常位胎盤早期剥離（胎盤早剥）……596
　　　❶胎盤早期剥離への逸脱の予期……596
　　　❷胎盤早期剥離の早期診断…………598
　　　❸胎盤早期剥離の分娩管理…………606
　　　❹母児の健康状態……………………606
　3. 弛緩出血………………………………608
　　　❶弛緩出血の逸脱への予期：ハイリスク因
　　　　子の把握……………………………608
　　　❷弛緩出血の診断……………………610
　　　❸鑑別診断……………………………612
　　　❹処置…………………………………612
　　　❺母体の健康状態……………………618
　4. 播種性血管内凝固症候群（DIC）……620
　　　❶DICへの逸脱予期…………………622
　　　❷DICの診断…………………………626
　　　❸DIC治療の概要……………………632
　　　❹処置…………………………………636
　　　❺産科DIC治療効果判定基準………644
　　　❻母体の健康状態……………………644
【j】子癇──────江島仁子・板谷裕美 646
　　　❶子癇への逸脱予期…………………646
　　　❷子癇の診断…………………………646
　　　❸対処方法……………………………648
【k】子宮内胎児死亡（IUFD）
　　　──────江島仁子・板谷裕美 656
　　　❶IUFDへの逸脱予期………………656
　　　❷IUFDの診断………………………656
　　　❸処置…………………………………658
　　　❹母体の健康状態……………………660

Ⅲ．助産診断・助産ケアのための診査技術・ケア技術ツール ―― 664

A. 分娩時の胎児心拍数モニタリング
　　―― 北川眞理子・内山和美・江島仁子　664
　1. 胎児心拍数陣痛図の判読 ………………… 666
　　　❶胎児心拍数基線 …………………………… 666
　　　❷陣痛（子宮収縮）の測定 ………………… 668
　　　❸基線細変動 ……………………………… 668
　　　❹一過性徐脈 ……………………………… 674
　　　❺一過性頻脈 ……………………………… 680
　　　❻サイナソイダルパターン（正弦波様波形）
　　　　 …………………………………………… 681

B. 分娩介助の実際
　　―― 北川眞理子・内山和美・江島仁子　682
　1. 準備・観察 …………………………………… 682
　　　❶分娩室の準備 …………………………… 682
　　　❷必要物品の準備 ………………………… 682
　　　❸産婦の準備 ……………………………… 686
　　　❹介助者の準備 …………………………… 686
　　　❺外陰部の清潔 …………………………… 688
　　　❻外陰部清潔後の手洗い，またはゴム手袋
　　　　交換 ……………………………………… 688
　　　❼ガウン着用 ……………………………… 688
　　　❽清潔野の作製 …………………………… 690
　　　❾導尿 ……………………………………… 690
　　　❿分娩進行状態と産婦の全身状態の観察
　　　　 …………………………………………… 690
　2. 分娩介助（肛門・会陰保護を含む）…… 692
　　　❶努責誘導 ………………………………… 692
　　　❷破水時の取り扱い ……………………… 692
　　　❸肛門の保護 ……………………………… 694
　　　❹会陰保護 ………………………………… 694
　　　❺児頭娩出直後の顔面清拭 ……………… 702
　　　❻頸部臍帯巻絡の有無をみる …………… 704
　　　❼児頭第4回旋時の介助 ………………… 704
　　　❽肩甲娩出の介助 ………………………… 704
　　　❾躯幹娩出の介助 ………………………… 708
　　　❿出生直後の新生児ケア ………………… 708
　　　⓫母親と新生児の初回対面 ……………… 712
　　　⓬新生児の観察 …………………………… 712
　　　⓭胎盤娩出の介助 ………………………… 714
　　　⓮後処置 …………………………………… 714
　3. 会陰裂傷 …………………………………… 718
　　　❶会陰裂傷 ………………………………… 718
　　　❷会陰縫合 ………………………………… 718
　　　❸会陰切開 ………………………………… 720

C. 分娩誘発の助産管理 ―― 北川眞理子・
　　内山和美・江島仁子・藤井ひろみ　722
　　　❶分娩誘発の適応 ………………………… 722
　　　❷分娩誘発の要約 ………………………… 724
　　　❸分娩誘発の準備 ………………………… 730
　　　❹陣痛誘発法 ……………………………… 732

D. 産痛のコントロールと緩和 ―― 安達久美子・
　　北川眞理子・内山和美・江島仁子　740
　　　❶鎮痛機構 ………………………………… 740
　　　❷薬物によらない緩和ケア ……………… 742

E. 呼吸法 ― 分娩の進行と呼吸法 ― 北川眞理子・
　　内山和美・江島仁子・安達久美子　746

F. 腹圧のコントロール・努責法 ― 北川眞理子・
　　内山和美・江島仁子・安達久美子　750
　　　❶腹圧の定義 ……………………………… 750
　　　❷反射機構 ………………………………… 750
　　　❸反射経路 ………………………………… 750
　　　❹努責法 …………………………………… 750

G. フリースタイル分娩介助法/側臥位分娩介助
　　法 ―――――― 喜多里己・村上明美　752
　1. フリースタイル分娩介助法 ……………… 752
　　　❶アクティブ・バースの定義 …………… 752
　　　❷フリースタイル出産（分娩）の定義 … 752
　　　❸分娩時の体位 …………………………… 752
　　　❹フリースタイル分娩の効果 …………… 754
　　　❺分娩時の姿勢と骨産道の関係 ………… 754
　　　❻分娩時の姿勢と軟産道（会陰部負荷）の
　　　　関係 ……………………………………… 754
　　　❼フリースタイル分娩の準備 …………… 756
　2. 側臥位分娩介助法（産婦が左側臥位を
　　　とった場合）……………………………… 758
　　　❶側臥位分娩の利点と欠点 ……………… 758
　　　❷外陰部の清潔 …………………………… 758
　　　❸清潔野の作製 …………………………… 758

- ④肛門および会陰保護 ･････････････ 759
- ⑤児頭娩出直後の顔面清拭 ･･････････ 761
- ⑥頸部臍帯巻絡の有無をみる ････････ 761
- ⑦児頭第4回旋・躯幹娩出時の介助 ･･ 761
- ⑧新生児の処置・産婦の体位変換 ････ 761
- ⑨胎盤娩出の介助・後処置 ･･････････ 761
- H. 出産の想起と肯定的出産体験への支援
  ─── 澤田敏子・杉下佳文　762
  1. 出産の想起（バースレビュー） ････ 762
  2. 出産体験を想起することの意味 ････ 762
  3. 肯定的出産体験への支援 ･･････････ 763
- I. 急速遂娩（吸引分娩・鉗子分娩）時の補助
  ─── 藤井ひろみ　767
  - ①吸引・鉗子分娩の適応 ････････････ 767
  - ②吸引・鉗子分娩の要約 ････････････ 768
  - ③急速遂娩が母児に与える影響 ･･････ 768
  - ④吸引分娩の実際 ･･････････････････ 770
  - ⑤鉗子分娩の実際 ･･････････････････ 770
- J. 新生児蘇生法 ─── 高田昌代　774
  1. 出生直後のチェックポイント ･･････ 774
  2. 出生直後のチェックポイントを認めない場合 ････････････････････････ 774
  3. 出生直後のチェックポイントのいずれかを認める場合（蘇生の初期処置） ･･ 776
  4. 蘇生の初期処置後の評価 ･･････････ 777
  5. 自発呼吸があり，かつ心拍数が100回/分以上の場合 ････････････････ 777
  6. 自発呼吸がない，あるいは心拍数が100回/分未満 ･･･････････････････ 777

●第4章　産褥期の助産診断●

Ⅰ．産褥期の助産診断の焦点 ─── 森　圭子　782

- A. 産褥期の助産診断とは何か ─── 782
- B. 産褥期の助産診断の焦点 ─── 783

Ⅱ．産褥期の経過診断とアセスメント・ツール ─── 784

- A. 産褥経過の診断 ─── 784
  1. 退行性変化（局所の復古）の診断
     ─── 森　圭子　784
     - ①子宮 ････････････････････････････ 784
     - ②悪露 ････････････････････････････ 789
     - ③腟・外陰部 ･･････････････････････ 791
     - ④肛門部 ･･････････････････････････ 792
     - ⑤腹壁 ････････････････････････････ 793
     - ⑥性機能 ･･････････････････････････ 793
  2. 進行性変化の診断
     ─── 稲田千晴・森　圭子　796
     - ①乳房の解剖 ･･････････････････････ 796
     - ②乳汁分泌 ････････････････････････ 798
  3. 全身状態の回復診断 ･･･ 森　圭子　806
     - ①バイタルサイン ･･････････････････ 806
     - ②排尿 ････････････････････････････ 807
     - ③排便 ････････････････････････････ 808
     - ④体重 ････････････････････････････ 809
     - ⑤皮膚 ････････････････････････････ 809
     - ⑥血液検査所見 ････････････････････ 810
- B. 心理的側面の診断
  ─── 杉下佳文・森　圭子　813
  - ①母子関係形成への援助 ････････････ 813
  - ②メンタルヘルスのための支援 ･･････ 816
  - ③育児不安の軽減 ･･････････････････ 823
- C. 社会的側面の診断
  ─── 杉下佳文・田中満由美　824
  - ①生活環境 ････････････････････････ 824
  - ②サポート体制 ････････････････････ 825
  - ③保健医療機関・ホームドクターなどへのアクセス ･･････････････････････ 828
  - ④就労女性の就業関連 ･･････････････ 828
- D. 効果的な母乳育児の診断 ─── 稲田千晴　832
  - ①進行性変化 ･･････････････････････ 832
  - ②母親の母乳育児に関する準備 ･･････ 832
  - ③児の口腔の解剖 ･･････････････････ 832

4 授乳に適した児の状態 ……………… 832
　　　5 効果的な吸啜 ………………………… 834
　　　6 適切なポジショニング（児の抱き方）‥ 836
　　　7 適切なラッチ・オン（乳房への吸着）‥ 842
　　　8 効果的な授乳の評価 ………………… 844
　E. 発達的側面の診断 – 森　圭子・谷口千絵　848
　　　1 母親役割行動 ………………………… 848
　　　2 育児能力 ……………………………… 850
　　　3 母子関係 ……………………………… 851
　　　4 夫婦・家族関係 ……………………… 853
　F. 健康生活状態に関する診断
　　　――――――― 森　圭子・谷口千絵　855
　　　1 栄養・食事 …………………………… 855
　　　2 清潔 …………………………………… 856
　　　3 睡眠・休養 …………………………… 856
　　　4 活動・運動 …………………………… 857
　　　5 性生活 ………………………………… 859
　G. 正常産褥から逸脱時の診断
　　1. 退行性変化の逸脱 ………… 古山美穂　860
　　　1 退行性変化逸脱の予期 ……………… 860
　　　2 逸脱の診断 …………………………… 864
　　　3 産褥経過の予測 ……………………… 871

　　2. 進行性変化の逸脱
　　　――――――― 稲田千晴・古山美穂　872
　　　1 進行性変化逸脱の予期 ……………… 872
　　　2 逸脱の診断 …………………………… 878
　　　3 経過の予測 …………………………… 880
　　3. 効果的な母乳育児継続の逸脱
　　　――――――――――― 稲田千晴　884
　　　1 逸脱の予期 …………………………… 884
　　4. 産後うつ病 ……………… 疋田胤美　900
　　　1 逸脱の予期 …………………………… 900
　　　2 逸脱の診断 …………………………… 902
　　　3 産褥経過の予測 ……………………… 904
　　5. その他の身体的側面の逸脱 …… 古山美穂　905
　　　1 逸脱の予期 …………………………… 905
　　　2 逸脱の診断 …………………………… 908
　　　3 産褥経過の予測 ……………………… 921
　　6. 心理的側面の逸脱
　　　――――――― 杉下佳文・古山美穂　922
　　　1 逸脱の予期 …………………………… 922
　　　2 逸脱の診断 …………………………… 922
　　7. 社会的側面の逸脱 ――― 杉下佳文　927
　　　1 逸脱の予期 …………………………… 927
　　　2 逸脱の診断 …………………………… 927

Ⅲ．助産診断・助産ケアのための診査技術・ケア技術ツール ――――――――― 929

　A. 乳房診査技術 ―― 稲田千晴・森　圭子　929
　　　1 乳房 …………………………………… 929
　　　2 乳頭・乳輪部 ………………………… 929
　B. 母乳育児支援 ――――― 稲田千晴　930

　　　1 授乳手技の診査 ……………………… 930
　　　2 搾乳と搾母乳の取り扱い方法の支援 … 934
　C. 産褥経過に伴う健康診査と助産ケアの概説
　　　――――――――――― 高田昌代　938

●第5章　新生児期の助産診断●

Ⅰ．新生児期の助産診断の焦点 ――――――――――――――――――― 森　圭子　942

　A. 新生児期の助産診断とは何か ――― 942　　B. 新生児期の助産診断の焦点 ――――― 942

Ⅱ．新生児期の経過診断とアセスメント・ツール ――――――――――― 森　圭子　943

　A. 胎内環境の診断 ――――― 森　圭子　944
　　1. 母体情報 ……………………………… 944
　　　1 健康状態 ……………………………… 944
　　　2 体格 …………………………………… 944

　　　3 産科歴 ………………………………… 944
　　　4 家族の健康状態 ……………………… 945
　　　5 今回の妊娠経過 ……………………… 945
　　　6 今回の分娩経過 ……………………… 945

- 2. 胎児情報 ……………………… 946
  - ① 胎児心拍数モニタリング ………… 946
  - ② BPS（biophysical profile scoring）…… 946
  - ③ 超音波診断法 …………………… 946
- B. 新生児の分類診断 ──── 森　圭子　947
  - ① 出生体重別分類 ………………… 947
  - ② 在胎週数別分類 ………………… 947
  - ③ 成熟度別分類 …………………… 947
  - ④ 在胎週数と出生体重別分類 ……… 947
- C. 成長・発達の診断
  ──────── 森　圭子・寺口顕子　949
  - 1. 形態的成長の診断 ……………… 949
    - ① 身長・体重 …………………… 949
    - ② 頭部・顔面 …………………… 949
    - ③ 体幹 …………………………… 950
    - ④ 外陰部・肛門 ………………… 951
    - ⑤ 四肢 …………………………… 951
  - 2. 機能的発達の診断 ……………… 952
    - ① 胎盤呼吸から肺呼吸への変換 … 952
    - ② 胎児循環から新生児循環への変換 … 952
    - ③ 体温調節 ……………………… 954
    - ④ 血液系 ………………………… 957
    - ⑤ 消化・吸収 …………………… 958
    - ⑥ 水分と電解質 ………………… 962
    - ⑦ 免疫機能 ……………………… 964
    - ⑧ ビリルビン代謝 ……………… 965
  - 3. 精神・運動機能発達の診断 …… 968
    - ① 感覚 …………………………… 968
    - ② コミュニケーション ………… 969
- D. 胎外生活適応の診断
  ─────────── 寺口顕子・森　圭子　970
  - 1. 呼吸循環の適応 ………………… 970
    - ① 第１呼吸 ……………………… 970
    - ② アプガー（Apgar）スコア …… 970
    - ③ シルバーマン陥凹スコア（Silverman retraction score）…………… 971
  - 2. 先天異常 ………………………… 972
    - ① 外表奇形 ……………………… 972
    - ② 先天性代謝異常 ……………… 972
  - 3. 分娩外傷 ………………………… 974
  - 4. 生理的適応 ……………………… 976
    - ① 排泄 …………………………… 976
    - ② 哺乳行動 ……………………… 977
    - ③ バイタルサイン ……………… 978
    - ④ 体重 …………………………… 979
    - ⑤ 黄疸 …………………………… 979
    - ⑥ 臍 ……………………………… 980
- E. 健康生活状態に関する診断
  ──────── 谷口千絵・森　圭子　981
  - 1. 母子関係 ………………………… 981
    - ① 出生直後の母子対面状況 …… 981
    - ② 愛着行動 ……………………… 981
    - ③ 影響因子（出生後）………… 981
  - 2. 保育レベル ……………………… 982
    - ① 栄養 …………………………… 982
    - ② 清潔 …………………………… 984
    - ③ 衣類 …………………………… 984
  - 3. 生活環境 ………………………… 986
    - ① 感染予防策（院内）………… 986
    - ② 事故防止策（院内）………… 987
    - ③ 保育環境 ……………………… 987
- F. 正常からの逸脱時の診断と実践過程 ── 988
  - 1. 新生児仮死 ‥ 江島仁子・木戸久美子　988
    - ① 診断基準 ……………………… 990
    - ② 発生の因子 …………………… 996
    - ③ 出生後の経過の予測 ………… 998
  - 2. 呼吸障害 ……………………… 1014
    - 2-1 胎便吸引症候群（MAS）
      ……………… 江島仁子・木戸久美子　1018
      - ① 診断基準 …………………… 1020
      - ② 発生の因子 ………………… 1020
      - ③ 出生後の経過の予測 ……… 1022
    - 2-2 呼吸窮迫症候群（RDS）
      ……………… 木戸久美子・江島仁子　1028
      - ① 診断基準 …………………… 1029
      - ② 発症の因子 ………………… 1032
      - ③ 出生後の経過の予測 ……… 1034
    - 2-3 新生児一過性多呼吸（TTN）
      ……………………………… 江島仁子　1037
      - ① 診断基準 …………………… 1038
      - ② 発生の因子 ………………… 1038
      - ③ 出生後の経過の予測 ……… 1040

3. FGR（胎児発育不全）（正期産児）
　　　　……………………………江島仁子　1042
　　1 出生後の経過の予測……………………… 1044
4. 糖尿病母体児（IDM）
　　　　………………………藏本直子・江島仁子　1052
　　1 合併症発生の病態………………………… 1054
　　2 出生後の経過の予測……………………… 1058
5. 前期破水母体からの新生児
　　　　………………………江島仁子・藏本直子　1064
　　1 感染症の診断基準………………………… 1064
　　2 感染症発生の因子………………………… 1068
　　3 出生後の経過の予測……………………… 1070

III．助産診断・助産ケアのための診査技術ツールと実践過程 ―― 1073

A. 新生児診査技術ツール
　　　　………………………………森　圭子・寺口顕子　1073
1. 系統的観察法…………………………………… 1074
　　1 意識状態……………………………………… 1074
　　2 全身の状態…………………………………… 1074
　　3 身体各部……………………………………… 1076
2. 身体的諸計測…………………………………… 1080
　　1 身長…………………………………………… 1080
　　2 体重…………………………………………… 1080
　　3 肩囲…………………………………………… 1080
　　4 胸囲…………………………………………… 1080
　　5 腹囲…………………………………………… 1082
　　6 肩幅…………………………………………… 1082
　　7 殿幅…………………………………………… 1082
　　8 小横径………………………………………… 1082
　　9 大横径………………………………………… 1082
　　10 前後径……………………………………… 1082
　　11 小斜径……………………………………… 1084
　　12 大斜径……………………………………… 1084
　　13 頭囲………………………………………… 1084
　　14 大泉門径…………………………………… 1084
3. バイタルサイン………………………………… 1086
　　1 呼吸…………………………………………… 1086
　　2 心拍・心音…………………………………… 1088
　　3 体温…………………………………………… 1088
4. 原始反射診察法………………………………… 1090
5. 成熟度診察法…………………………………… 1092
　　1 在胎週数評価に用いられる身体的特徴の
　　　　成熟時期………………………………… 1092
　　2 外表所見による評価……………………… 1092
　　3 神経学的観察所見による評価（デュボヴィッツ法）……………………………………… 1094
　　4 在胎週数評価の scoring system（外表所見と神経学的観察所見による）……………… 1096
　　5 多元的評価（松村の判定法）……………… 1096
　　6 簡易法（new Ballard scoring system）…… 1096
　　7 馬場の方法………………………………… 1098
　　8 パーキン（Parkin）スコア………………… 1099
　　9 ペトルッサ（Petrussa）スコア…………… 1099

B. 出生直後のルーチンケア
　　　　………………………………木戸久美子・森　圭子　1100
　　1 保温………………………………………… 1100
　　2 気道の確保・ポジショニング……………… 1102
　　3 皮膚刺激…………………………………… 1102
　　4 アプガー（Apgar）スコアの採点………… 1102
　　5 性別の判定………………………………… 1104
　　6 個別標識の装着…………………………… 1104
　　7 臍帯結紮・臍帯切断……………………… 1106
　　8 外表奇形・分娩外傷の確認……………… 1106
　　9 清潔・臍処置……………………………… 1108
　　10 点眼………………………………………… 1108
　　11 全身観察・諸計測・成熟度の判定……… 1108
　　12 母児対面…………………………………… 1110

C. 出産・育児期の家族のケア - 渡邊典子　1112
1. 出生児を迎えた生活環境や家族のアセスメントと支援…………………………………… 1112
　　1 育児の基礎的対応能力…………………… 1112
　　2 家族の育児への対応・適応状況………… 1114
2. 家族間の人間関係のアセスメントと支援
　　　　…………………………………………………… 1118
　　1 家族間の情緒的関係……………………… 1118
　　2 家族間のコミュニケーション……………… 1118
　　3 家族間の相互理解………………………… 1118
　　4 家族の価値観……………………………… 1120
　　5 家族の生活上の役割分担の調整………… 1120
　　6 家族の意思決定…………………………… 1120

3. 地域社会の資源や機関を活用できるための支援 …………………… 1122

D. ペリネイタル・ロスのケア ─────── 塩地礼子　1124
　1 流産・死産 ……………………………… 1124

Ⅳ. 新生児の生理的経過と健康診査およびケアの概説 ─── 寺口顕子　1130

巻末文献 ─────────────────────────── 1133

略語表 ──────────────────────────── 1155

索引 ───────────────────────────── 1159
・索引1 – ケアと評価 ────────────────────── 1160
・索引2 – 欧文索引 ──────────────────────── 1168
・索引3 – 和文索引 ──────────────────────── 1171

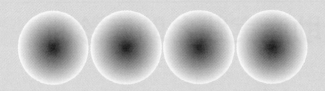

第1章
助産師の役割

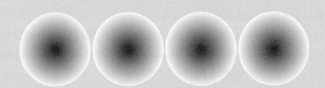

I 助産実践と助産診断

A 臨床実践の中の助産

1. 助産とは何か

　助産は人間の性と生殖にかかわる助産師の活動である．助産師の歴史は職業としてとらえた場合，すでに江戸時代から産婆という職業人としての独立があった．明治7年に医制が布かれた際，産婆の資格と職域を定め，産婆の業務を狭義の助産とした．明治32年産婆規則が公布され，国家試験に合格した者には開業許可が与えられ，産婆の助産活動は世代を超え，地域に根ざした活動へと受け継がれていく．この活動は母子二世代にわたる助産活動であり，出産と育児の文化の継承に助産師は古き昔よりかかわってきた職業人であるといえよう．産婆から助産婦，そして助産師に名称改正［2001（平成13）年］された今でも，社会からのニーズの拡大と合わせ，実質的に助産師の役割と機能の拡充は起こっており，提供するケアに対しても質の向上が求められるようになってきている．130年前の狭義的な助産の定義であり続けることに実質的にそぐわないと考えることが正論であろう．たとえば，性教育，ピアカウンセリング，月経教育，出産準備教育，両親学級，子育て支援，不妊看護，家族計画，中高年女性への支援など助産師の役割と機能の拡充はますます進む一方である．したがって，広義的に助産とは胎児から老年期の各ライフステージにおける性と生殖の健康にかかわるリプロダクティブ・ヘルス・ケアといえるであろう．

2. 助産師の専門性と助産診断

　リプロダクティブ・ヘルスは助産師だけで推進できるものではない．医学，助産学，看護学，社会行動学，母子保健学，臨床心理学，行政，文化人類学などと広域な組織的体制で推進されるものであろう．

1) リプロダクティブ・ヘルスとは

　リプロダクティブ・ヘルス（reproductive health）は，1994年カイロ国際人口開発会議（International Conference on Population and Development (ICPD) held in Cairo in 1994）において，次のように定義された．Reproductive health: is defined by the WHO as "… a state of physical, mental, and social well-being in all matters relating to the reproductive system at all stages of life. Reproductive health implies that people are able to have a satisfying and safe sex life and that they have the capability to reproduce and the freedom to decide if, when, and how often to do so. Implicit in this is the right of men and women to be informed and to have access to safe, effective, affordable, and acceptable methods of family planning of their choice, and the right to appropriate health-care services that enable women to safely go through pregnancy and childbirth." (World Health Organization [WHO], 2005a).

> 訳：WHOで定義されているように：リプロダクティブ・ヘルスとは，生涯にわたる生殖器系に関連するすべての状況で，身体的，精神的，そして社会的に健康な状態にいることである．そして，人々が満足で，安全な性生活をもつことができ，また彼らが生殖能力をもち，いつ，どのくらいの頻度で行うかを決める自由をもっていることも意味する．そこには，希望通りの家族計画の方法を安全に効果的に手頃な価格で，また受け入れられるような形で知る男女の権利，さらに女性が安全に妊娠・出産を経験できるヘルス・ケア・サービスを受ける権利を含んでいる．

つまり，リプロダクティブ・ヘルスとは，人々の性と生殖の健康，すなわち身体的，精神的，社会的健康状態が生涯にわたって得られ，併せて生と性に関する権利（意思決定の権利）であることを示している．家族計画の安全性や，医療サービスを受ける権利，効果的な情報を得る権利を有するなど，とくに女性の健康と権利に重点を置いたものとなっている．これらは保健医療面だけでなく人口問題，生命倫理，男女差，男女共同参画など，リプロダクティブ・ヘルス／ライツの本質的な課題に迫るものである．

2）助産師の役割

助産師は他の職種と協働し，性と生殖の健康にかかわる専門職として，その守備範囲においてリプロダクティブ・ヘルス・ケアを実践していく．

狭義的に，助産とは助産師が行う業であり「分娩介助」を示すものであると保健師助産師看護師法第3条に記されている．子どもを産み育てる過程において安全の保証と，自然回帰の尊重ならびに妊産褥婦の多様なニーズへの対応など，助産実践の量的・質的な一層の向上が専門職助産師に期待されている．

この性と生殖にかかわる援助，助産ケアは大きくは2つに分けられる．1つは女性の一生に及ぶケアであり，内分泌環境の変化にともなって健康状態の変化を受けやすい思春期や更年期にある人々の心身の健康維持と，マタニティサイクル上のケアとして出産をピークに母と子の2つの生命にかかわる．新しい家族の形成を支援するなど助産の実践にあたっては人（対象者）の生殖および生育過程をいかにウェルネス（wellness）であるように維持できるか，セクシャリティの発達を促し得るか，ということが目標となろう．助産師は実践していく上で身体的な健康状態，心理・社会的（文化的側面も含め）な側面での健康の状況と，発達課題の達成

度など健康にかかわる側面へ適切な診断を行い，その診断に基づいて援助を行う．

3）専門職助産師としての態度

専門職助産師としての態度について，国際助産師連盟（ICM,2002）は，次の8つを掲げている．

1. 臨床上の意思決定を行う責任と説明義務
2. 実務に従事し続けるための知識と技術の定期的な更新
3. 標準予防策，感染管理の方策，清潔操作の活用
4. ケア提供における，適切な専門医の診察と照会
5. ケア提供における，非批判的で文化への敬意を表した対応
6. 女性と協働し，女性たちが健康に関する説明を受けて選択することの支援
7. コミュニケーション技術の適切な活用
8. 女性と家族へのサービス向上に向けた他のヘルスワーカーとの協働

3. ホリスティックな助産ケアの実践にむけて

1）プライマリ・ケアとしての助産ケア

助産師が提供する助産は，プライマリ・ケアであるといえる．近接性（accessibility：地理的，経済的，時間的，精神的），包括性（comprehensiveness：予防からの介入，全人的医療，発達の全期にわたる），協調性（coordination：専門医との密接な関係，他職種・チームメンバーとの協調，対象との協調，社会的医療資源の活用），継続性（continuity：ゆりかごから墓場まで，健康なときも病気のときも，外来-病棟-外来へと継続的に），責任性（accountability：医療内容の監査システム，生涯教育，対象への十分な説明）といったプライマリ・ケアの理念を助産活動は活かしている．妊婦が最初に接する医療の段階は助産所や助産師の管理するバース・センター（助産センター），院内助産所があり，身近に利用でき，そこでは適切に診断と助産ケアを受けることができ，それ以後も妊娠継続の方向性に対して的確な保健指導が与えられるといったものである．そして，そのために助産の専門的知識と技術，倫理・助産哲学をもった助産師がその任務にあたる．

2）ホリスティック・ケアとは

助産師は妊娠や出産の正常性と健康のための可能性に焦点をあて，女性の身体や家族に備わった機能の活性を図ることが重要と考えられる．助産は胎児娩出の介助だけにあらず，産む女性とその家族に対する全人的ケア（ホリスティック・ケア：holistic care）であることが求められる．エンサイクロペディア医学・看護学辞典（Miller-Keane, Encyclopedia & Dictionary of Medicine, Nursing & Allied Health, 5th ed, Saunders）によると「ホリスティックとは人間の身

体的，精神的，社会的，霊的側面等の統合的な観念に立ち，患者ケアにおいては情緒的・社会的ニーズは身体的ニーズと同様に与えられるものである」と記されている（p698）．全人的なケアはシステム的に広がりをもち，こころと身体を部分でみるのではなく，人を全体的にとらえていく．たとえば，二度の早産の危機を乗り越え，主体的に出産に臨んでいる女性が，今，分娩期の最大傾斜期に入ったとする．助産ケアは最大傾斜期に入った産婦に対して一律のケアが提供されるものでない．ホリスティック・ケアはこのように一人ひとりの対象の特性をとらえ助産ケアに反映する実践力をもつことが必要である．

このようなケアを導くには，助産診断の質が問われることとなろう．図Ⅰ-1に全人的ケアと助産診断との関係を示した．助産師が効果的で適切なケアを提供するためには，正常性を維持しつつ対象のニーズに対応した継続的で対象者を重視したケアの視点が必要である．

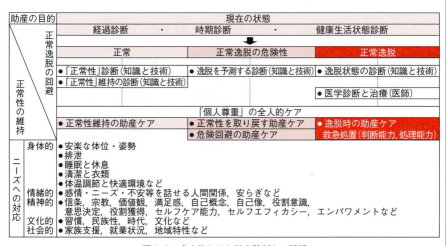

図Ⅰ-1　全人的ケアと助産診断との関係

助産師のもつべき実践能力

1. 日本助産学会による規定

　日本助産学会は1997（平成9）年より「助産婦が持つべき実践能力と責任範囲」の検討を進め，1998（平成10）年12月に最終案が示され，日本助産学会として，「日本の助産師が持つべき実践能力と責任範囲」を明文化した．7つの助産ケアのコアと，ケアの内容およびその責任範囲について述べられている（**表 I-1**）．前文には，「助産師は「女性と共にある」専門職として，女性とその子どもおよび家族の健康や福祉に寄与することを使命とする」とし，専門職としての基本的な姿勢を11項目掲げている．

表 I-1　日本の助産師が持つべき実践能力と責任範囲（日本助産学会, 1998）

項　目	ケアとその責任範囲
妊娠期のケアとその責任範囲 　1. 妊婦・家族のケアとその責任範囲 　2. 出生前診断と診断後の対応への支援	助産師は妊娠成立の診断，妊娠時期の診断，経過の診断を行いながら，妊婦とその家族の健康管理に関する責任を負う． 胎児の健康に不安を抱く女性とその家族に対して，出生前診断に関する最新の情報提供と，検査時のケアおよび出生前診断の経過中の精神的支援を行う．
分娩期のケアとその責任範囲	助産師は，いかなる出産の場においても，分娩進行状態の診断を行い，分娩進行に応じて適切な助産技法を活用して，母子共に安全に，かつ産婦とその家族が納得のいく出産体験ができるように支援し，ケアの管理責任を負う．
産褥期の母子のケアとその責任範囲 　1. 褥婦のケアとその責任範囲 　2. 新生児のケアとその責任範囲	助産師は，母乳哺育が完了するまで（産後約1年6ヵ月）の全身復古に関する経過の診断とケアを行いながら，母乳哺育を含めた健康管理の責任を負う． 助産師は，新生児に対して，妊娠・分娩の影響や，胎外生活に移行するための生理的適応に伴う特殊なニーズを査定し，新生児の心身の健康を最大にするためのケア管理の責任を負う．
女性のケアとその責任範囲 　1. 思春期女性への支援 　2. 家族計画に関する支援 　3. 不妊の悩みを持つ女性と家族への支援 　4. 中高年女性への支援 　5. 女性の性感染症に関する予防と支援 　6. 月経障害をもつ女性への支援	助産師は，女性の健康保持・増進を促し，女性自らが自己の健康管理を行えるよう支援する．リプロダクティブ・ヘルス／ライツの視点から，女性全般のライフステージに対応した課題に向けて，コミュニケーション，カウンセリング，教育，相談の技法を用いて，健康教育，知識の普及・啓発，健康相談，保健指導を行い，健康をめぐるさまざまな問題に対処する責任を負う．
家族ケアとその責任範囲	助産師は，妊娠，出産，子育てが円滑に行え，かつ家族の絆を深めて，家族が生活変化への適応ができるように，家族の持つセルフケア機能を引き出すような支援の責任を負う．
地域母子保健におけるケアとその責任範囲	助産師は，子ども・女性・家族に関する健康指標を地域特性と関連づけてアセスメントし，地域の母子の健康レベルに応じて，健康審査や相談，訪問の技法を用いて支援する責任を負う．
専門職としての自律を保つための行動と責任	助産師は，自律性のある専門活動を維持し向上させるために，専門職能団体に参画して社会的な活動を行う責任をもち，かつ自ら研鑽し資質を高める責務を有する．

（平澤美恵子ほか：将来の助産婦のあり方委員会報告．日本助産学会誌 12 (2): 74-85, 1999より一部抜粋して作成）

2. 助産師の技・術・技能

1）助産ケア

　助産ケアは言語的および非言語的な表現を介して対象に働きかけをする．ケア提供の対象は女性，あるいはその家族をも含み，健康の回復，健康の維持・促進のために「助産師」がその専門性から問題解決，あるいは課題達成を行うものである．

　この助産活動は援助的な行為全般をさすものであり，対象者がもつニーズに対して，適切な技法を用いて対処し，対象者が充足感を得られるように働きかけることをいう．したがって，助産師の助産観がその技術をとおして表れるであろうし，技術的なレベルも反映することになると考えられる．援助とは，セルフケアへの支援と，自らが充足できない身体的・精神的・社会的・霊的ニーズを満たすための援助，および対象者自身が潜在的ニーズへはたらきかけができるように助ける行為である．これら行為の手段は，助産ケアの提供に基づいて行われる．適切な範囲で行われる直接的な技術の提供であったり，思考の整理や判断の過程を助けるものが含まれる．

　助産ケアの実践では多くの技法が必要であり，助産診断に基づいた助産ケアを適切に遂行するためには，これらの技法は欠くことができない．言語，非言語的な技法，手技を用いて身体的・精神的・社会的・霊性の高いケア，予期的介入や教育的アプローチが行われる．

2）助産技術とは

　技と術は人の能力・機能・動きを表す概念であり，技は特定の目的をもち，その目的を達成するために用いられる手段・手法であるが，これを体系化したものを術という．技術は各々の技や術をひとまとめにしたものであり，技術を用いる能力は技能と呼ぶ．助産学上のテクニカル・ターム（tequnical term）として扱うスキル（skill）は，技や術，あるいは技術とその技術を用いる能力を意味する．助産の活動で必要とする技術を駆使して用いるさまざまな手法を技法という（図Ⅰ-2）．

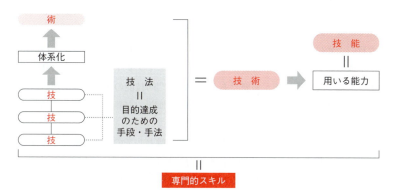

図Ⅰ-2　技・技術・技法・スキルの位置づけ

助産の活動に必要とされる技術では，健康上の問題を解決するための問題解決技法を用い，「助産過程」を展開していく．助産師の判断・実施の記述は，保健医療チームとの共通言語となり連携技術の要素をもつのである．それと同時に，助産実践の場において活用する技術には多くの選択肢があり，エビデンスに基づいた判断やケアの方法・内容であることが求められる．この科学的根拠に裏付けされた方法を用いることは，確かさの提供であり，対象者が受けるケアに信頼を与えることができる．

　ホリスティックな視点で人をとらえることで「その人のための，その人へのケア」が遂行できると考えられる．対象の個別性を重視したニーズへの対応には，その人の霊性（精神性）側面をも含んだ全人的援助が求められる．近年，癒しに対するニーズが社会的に注目されている．スピリチュアルな精神性の高い生活や人生を求めている声も聞こえている．ヨーロッパ，とくに英国におけるスピリチュアルケアの歴史は150年前にさかのぼり，この種のケアは世界で一番進んでいるといわれている．

3）的確な判断（診断）

　適切で，よりよいケアの提供のためには，助産師としての判断（診断）が的確である必要が生じる．その理由は，判断（診断）に基づいて，ケア提供を行うところにある．では，いかに判断（診断）すれば，いいのだろうか．われわれ専門職が判断（診断）するにあたり，身体的・精神的および社会的な現象に及んで収集した情報・データを客観的指標に照らし合わせ，アセスメントを確定していく．レベルの高い，質のよいケアは慎重な判断と行為の結果，生まれるものであることを念頭に置きたい．つまり，質の高いケアとは，対象の問題点に対する認識と表現，観察や判断（診断）プロセスの試行評価によって得られた情報のデータ収集，解決への仮説の設定あるいは推論と検証とから成り立つ．

　臨床の実際では，よりよいケアのためにエビデンスに基づいた研究結果などを使っていくことになる．助産過程を5つのステップ（情報・アセスメント・診断・実施・評価）で進めるとすれば，助産行為によって解決できる問題を見極めるために，アセスメント・データの検討が必要である．判断（診断）の系統的表示，ケアの実践および評価は，このアセスメント・データの質のよさにかかってくる．さらに，これには包括的なアセスメント技術が重要な鍵を握る．生理学的アセスメントに必要なフィジカル・イグザミネーション（身体的診査）の正確なデータは，専門的技能が必要である．この専門的技能の習熟には，知識の習得，技術や原理の理解，技術の模倣，技術操作の繰り返し（訓練），技術の正確性を極める段階へとプロセスを踏んで得られる．

　健康問題の解決あるいは健康維持・促進に，助産師としての役割・機能を発揮していくには，複数の技術で構成されている助産行為の習熟が重要である．情報1つを収集するにも，ケア提供をするにも，その基本となる人間関係性を確立する技術が，まず必要となる．さらに専門職助産師としての技術には，人生のどの時点に立っている対象であっても必要な生活

支援技術，および人-環境との関係性から必要となる援助を行う技術，妊娠・出産・育児など，ある時期の対象特性を重視した援助技術，助産診断に伴う診断技術，診察（補助を含む）に伴う援助技術，新生児期はもとより思春期から老年期まで，健康にかかわる相談に必要な健康相談技術などがあげられる．

　助産診断技術と助産ケア技術は，実践の科学である．そのため臨床実践の場を通して，判断（診断）の精度やアセスメントの的確さを検証し，ケア実践においては成果や，よりよい方法論の探究，そしてケア技術の創造，開発が進められることが望まれる．このほか，対象が自分のニーズを満たすために，自立してセルフケアし得る能力を獲得するための援助も助産では大きな役割であることから，セルフケアの確立に向けた教育的支援に必要な助産技術の習得が助産師に求められよう．

　質的ケアの向上が求められるようになった近年において，人の価値観やニーズの多様性には，目を見張るものがある．医療の現場は高度医療へ邁進する一方で，人々の生活は自然回帰の念がわき起こり，人にやさしい環境や生き方が唱えられている．このような社会を背景に，さまざまなニーズに対応するための技術の習得や技術そのものの錬磨も必要であろう．そして，常に助産師として適切な技術提供への確たる意識をもち続け，行動したいものである．

3. ICM（International Confederation of Midwives：国際助産師連盟）による基本的助産業務に必須な能力

　7つの必須能力とその能力に関連する知識および技術と能力等が列記されている．
- 母子のケアの社会的，疫学的，文化的な能力
- 妊娠前のケアと家族計画の能力
- 妊娠中のケア提供能力
- 分娩と出産時のケア提供能力
- 産褥期の女性のためのケア提供能力
- 新生児のための出産後ケアの能力
- 自然および人工妊娠中絶関連ケアのファシリテーション能力

（ICMの訳文は日本看護協会，日本助産師会，日本助産学会の共訳である．2010年版全文は日本助産師会・日本助産学会のホームページを参照）

　助産師は日本での業務範囲と法的根拠に基づいて施行するものであるが，世界基準への対応を促進するためには，業務権の法的基盤整備面の課題や健康逸脱時・救急時の対応能力の向上が必須となる．

II　質的に高い助産ケアへ

　助産診断は助産師が責任をもって扱う性・生殖にかかわる健康上の問題や課題を明らかにすることである．

　助産診断の書き方

1.　助産診断と助産実践の過程

　助産師は妊産婦などの対象者に対して，医師のように治療を行うのではなく，助産ケアを行うものである．正常経過をたどる場合，医師とすべて同様の助産診断名だけであることはあり得ない．助産診断は対象のために必要なものである．正常であり続けるために助産師として可能な限り励ましや支援が必要であり，正常なプロセスを保護する役割がある．正常なプロセスを保護するために，分娩のメカニズムを熟知し，産婦にとって最善の方法を選択し，状況説明と適切な情報提供がなされ，産婦とともに歩むケアの提供であることの必要性を示したい．出産を正常に安全に，そして産婦が納得できるケアであり続けることのビジョンをもたねばならない．それは身体的な異常の早期発見の視点だけ，あるいは身体の状態を見ずこころのケアだけに固執するのでもない．出産する女性の身体の機能を整え，潜在的な能力を引き出し，情緒，精神，社会，文化的ニーズをも満たし，前述した全人的なケアへと発展させねばならない．

　正常な経過であり続けられるよう，日常生活行動でのセルフケアの強化や予期される逸脱状態に対する状態予測の判断や予期的ケアを行う．予期的ケアの１つである保健指導は健康診査を踏まえてケア実践されるものであるから，身体の状態や心理・社会的状態の診断を行った上でケア実践の方向が示されるものである．

　助産診断する上で重要な診断指標については，とくに，助産診断の診断カテゴリーの１つである経過診断については，正常性の診断および正常逸脱状態の診断を行うために医学的理論を使う必要がある．正常性の診断は医師も行うものであり，助産師が責任をもって実践しなければならない業務範囲である．正常逸脱状態の診断や予期的ケアの提供に伴う逸脱予期の診断では診断指標に医学的理論を使う必要のあることは避けられない．正常分娩に関しては助産師も医師も扱うことができる．助産師はその専門性があるがゆえに，医師と同様，裁量を得ている．よって，妊娠の診断，妊娠経過・分娩経過の診断および健康診断，産褥の経過診断や新生児の健康診断に誤りがあると，助産師はその責任が問われる．法的には診断の誤りは，注意義

務違反となる．助産師の専門性は助産行為の裁量とその責任が問われ，医師との連携を行わねばならない．医師と助産師の連携ミスは医師・助産師とも，業務上の「注意義務違反」となる．

　では，正常状況を逸脱しつつある状況においてはどうなのか．助産師は正常性の判断が的確にでき，医師の介入する時期，いわゆる医学的診断と治療が必要な時期を判断する能力が求められる．異常があったにもかかわらず，助産師が何もしなかったことは，「不作為の過失」となる．保健師助産師看護師法第38条に示されるように，「助産師は妊産褥婦および新生児などに異常所見を予測した時点で，医師の診察を求め，母児の安全に万全を尽さなければならない」とする法的な連絡義務がある．

　医師は診断技術を用いて医学診断し，治療する．その治療のために治療技術を駆使するのである．助産師は助産診断するための診断技術が必要であり，診断に基づいて助産実践するための助産ケア技術が必要である（図Ⅱ-1）．助産師としての適切な診断が真に必要とするケアを引き出すことになる．ケアの方向性がみえないとき，診断（判断）が間違っていないかと立ち止まって考えてみよう．助産診断と助産の実践，すなわち助産過程は対象のための健康問題や課題に取り組む問題解決（課題達成）技法である．

　次にその助産診断と助産実践のプロセスの流れを示した．評価については助産ケアのプロセス上に限らず，助産診断のプロセス上や助産過程全体にわたって評価を行うものである．

2. 助産師にとって臨床判断"助産診断"の意味するもの

　助産師がもつべき実践能力として，これらの援助を実践するにあたり重要なことは，現状はどのような状態あるいは状況であるのかを判断することにある．すなわち助産ケアを実践することとは，ある問題を解決するための援助であり，仮に問題がなくても今の健康な状態をさらに維持・増進へと導くように援助することである．どのような状態・状況かの判断をし，その判断に基づく助産ケアの実践であらねばならない．判断は助産実践に方向性を与えるものでなければならず，判断したことが実践に結びついていかなければならない．

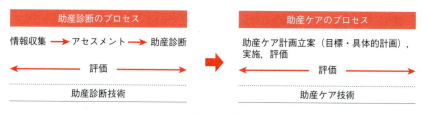

図Ⅱ-1　助産過程

ではこの判断とは何か．助産ケアをする助産師が専門職として下す診断である．1990（平成2）年に助産師教育の学科目に助産診断学が登場した（保健師助産師看護師学校養成所指定規則の改正）．助産師の業務規定には，助産とそれに付随する業を行うことにあり，助産は医行為であり医師の業務独占であるが，正常産の介助にあっては助産師が医業の一部を業として行うことが認められている．助産師は妊娠から産褥・新生児期にいたるまで，妊婦の妊娠経過，産婦の分娩経過，褥婦の産褥経過および新生児の新生児期の経過について診断をする．正常な経過診断に関しては，上述したように助産師の行う業務が医業の一部であることから，助産師の診断する診断名が医師の下す診断名と同様となるものもあり得る．

3. 助産診断の課題

 助産師は科学的根拠に裏付けされた理論と技術を用いて適切な助産業務の実践活動を行っていかなければならない．診断に導く診断指標は科学的根拠に裏づけされたものである必要がある．したがって，この診断指標となるエビデンスの蓄積は重要である．助産学は助産師業務の実践上の根拠理論としての科学である．助産学のコアとしての助産診断学も他領域の診断学と同様に近代科学の発展とともに，今後ますます助産学の知識体系としてエビデンスに基づいた診断根拠をもち，診断の精度を上げていく必要がある．

 医療消費者からの診療記録開示等情報公開の請求に応じる医療の現場にあっては，医療従事者と対象者，家族がお互いを尊重し，認め合い，共に話し合い，信頼関係の中で果たすべき役割が実行できることこそ医療の望ましい姿である．助産師の診断と実践は助産倫理に基づく行動が問われる．対象者の権利，自律した人として尊重することが大切である．対象者の権利が確立していない日本の医療や文化的背景の中で，対象者の自律や意思決定に影響する要因にも目を向けチーム医療のあり方を探究する取り組みが望まれる．

4. 助産診断名の表現

1）表現上の基本点

表現上の基本点は
① 簡潔に
② 他者にも理解できる用語をもちいる
③「形容詞+名詞」型にこだわらなくてよい
④ 記述の表現を明瞭にする
といったことである．

 これから未来に向けて，助産診断名一つ一つに概念化が図られたならば問題はないが，現状においては助産診断指標の標準化が明確でない限り，たとえば，「〜に関する不調」といっ

たものを乱発しないようにしたい．「…の能力不足による～」も診断基準に客観性が乏しいので診断名としては安易に用いるべきでない．

⑤疑惑を呼ぶ表現に注意する

「…能力不足～」，「手術による～」など対象者本人の気質や医療者の人為的操作が原因と明らかに受けとめられる記述は記してはならない．それは「能力がない者」というレッテルを貼りかねない．人為的操作を主体におく場合は操作する者の実践能力を批判することにもなるだろう．対象の気質的なものを表現する必要が生じた場合は，助産師は対象の了解を得て記述するほどの慎重さが欲しいと考える．因果関係が明確になっている事柄や普遍的なものについては診断の表現の客観性は高い．専門職の判断とはいえ，普遍性が得られない行動，認識，感情などが含まれる診断については慎重に，経験知に依存することなくイーミック（emic）な見方＊を情報収集の段階で積極的に行うことも重要である．このことは他者とともによりよいケアを提供するためには必然性をもつものである．

＊**イーミックな見方**：妊褥婦などの当事者が生活をし，問題意識をもって考える視点をイーミックな視点という．専門家が，医学や助産学の専門性に立ってみる見方は，エティック（etic）な見方という．これらは質的調査，ビジネス，行動分析学などの分野において，1990年代ごろよりよく使われている用語である．

2）助産診断と助産実践の方向を示す診断名

診断の目的は単に診断名を決定することではない．助産診断は助産師が援助を実践する上で実践の方向性をもたらすものである．助産診断と助産実践が連動しなければ，助産診断の意義はなくなる．助産診断に基づいて適切な助産ケアの提供を行うためには，ケアの必要性を引き出す根拠となる診断が必要となる．この診断は助産理論と助産師としての経験による知識，すなわち経験知により結合したものである．したがって，診断名を付けたがそこからケアや実践の方向性がみえてこない場合は，診断のプロセスと表記した診断名の表現を再考する必要があると思わなければならない．医師が適切な治療を提供するために，診断の過程を再度見直したり，さまざまな治療の方法を実行したりするように，助産ケアそのものに変更を求めるものか，診断自体に情報収集から再度確認をしなければならない事態に遭遇する場合もあり得ることを意識しておく必要がある．

助産診断の項目カテゴリーと助産診断名の具体的表現法

本書では助産診断の大項目を
1) 経過診断
2) 時期診断
3) 健康生活状態診断

の3つのカテゴリーに分類した．

1. 経過診断と時期診断

助産診断における経過診断および時期診断については，正常性の範囲にあるものは，医学診断と同様の助産診断名が記載されることもある．たとえば，「正常分娩」「自然分娩」「3妊2経産婦」「妊娠32週6日」「分娩第1期」というように．では，正常逸脱の状態における助産診断の表記はどのように考えればよいのだろうか．前にも述べたように，助産師は異常の早期発見や正常な状態から逸脱が予測されるとき，危険な状態から速やかに回避するべく助産ケアが実施されなければならない．この助産ケアは専門職助産師として提供すべき業務の1つとなっている．正常逸脱の危険性が予測されるときおよび正常逸脱時の診断の型は以下の3つのタイプに分けられる．（☞各章の正常逸脱の項の助産診断名（例）を参照のこと）

1) 今ある状態・状況そのものを診断する場合

①～に関連した（原因もしくは寄与因子に関連した）＋②…の（診断名もしくは医学診断名）＋③なになに（現在の症状・徴候）

①②③の順序は自由に移動できる．

> 例1：尿路結石に関連した強い疼痛に伴う妊娠継続への不安
> 　　　不適切な日常生活動作に関連した腎機能悪化に伴う浮腫の出現

2) 危険性を予期した疑い型の診断をする場合

①～に関連した（原因もしくは寄与因子に関連した）＋②状態の危険性（可能性）

> 例1：子宮収縮不良に関連した遷延分娩の危険性
> 　　　貧血に関連した浮腫の増悪の危険性

または，①～に関連した（原因もしくは寄与因子に関連した）＋②…の（診断名もしくは医学診断名の）＋③状態の危険性（可能性）

①②③の順序は自由に移動できる．

> 例2：母体疲労に伴う過度の安静に関連した悪露停滞の危険性

3) リスク状態を診断する場合

①〜に関連した（原因もしくは寄与因子に関連した）＋ ②状態の危険性（可能性）（リスクの危険性）

> 例1 ：耐糖能異常に関連した細菌感染の危険性

または，①〜に関連した（原因もしくは寄与因子に関連した）＋ ②…の（診断名もしくは医学診断名の）＋ ③状態の危険性（可能性）（リスクの危険性（可能性））

①②③の順序は自由に移動できる．

> 例2 ：糖尿病合併妊娠に関連した羊水過多症に伴う胎児奇形の危険性に対する脅え

2. 健康生活状態診断

健康生活状態診断については，状態がある種のリスクをもっていたり，状態そのものがマイナーである場合は上記，リスク状態診断や状態・状況診断の方法をとる（上記3）例2）．心身がウェルネス（wellness）な状態にある場合はウェルネス診断をする．心身がウェルネスなレベルにあっても助産師はより快適な状態が持続するように，よりウェルネスであるために助産実践をしていくわけであるから，当然，ウェルネスの助産診断をする必要がある．このときの表現は次のように考えることができる．

1) ウェルネスな状態を診断する場合

条件となる関連要因（原因）が明らかに存在し，条件に対する対象者の反応が得られる場合，もしくは反応が得られるのはどのような条件から発しているかが明らかな場合

①〜に関連した（条件，原因・関連要因に関連した）＋ ②反応（どのような状態か・どのように考えているのかなど）

> 例1 ：早期授乳開始に関連した愛着行動の開始

または，必ずしも条件が常に付随しなければならないことはない．対象者の反応だけで表現する場合もある．このときは反応の状態を表現するときに多く使われる．

①反　応

> 例2 ：出産への肯定的感情

助産診断と実践過程への方向性

1. ウェルネス状態を表現する

助産診断名　例：「順調な陣痛周期と頸管開大による減速期への移行」

　さて，この診断名からケアの方向性はどのように導くことができるだろうか．助産師であれば，減速期が分娩第2期に移行する時期にあること，そして下降がもっとも進行する時期にあることはわかる．診断名の「順調な〜」からは分娩進行を妨げる要因が今までは顕在していないことがうかがえる．当面の助産方針はこの順調な分娩進行がスムーズに進められるよう，より産婦と胎児の健康状態が持続していくように援助することにあると考えられる．そして第2期に確実に移行した段階で，多くの体力を必要とするので，この時期は体力維持の上手なコントロールができるように，援助することも必要となる．また，正常逸脱状況の早期把握は重要である．先進部の下降状況を段階を追って，きちんと情報収集し，アセスメントすることにより急激な下降状況に伴う墜落分娩の危険性の回避，あるいは下降の遅延に伴う胎児健康状態の悪化（胎児機能不全の潜在的危険性）など，まさに，上記に記した助産診断の意義をみることができる．

2. 影響因子を明確にし，起こり得る変化を表現する

　根拠性，理由づけ，条件，原因となる影響因子，関連因子を明確にし，それらを排除したり，軽減させたりウェルネスな状態であればそれらを強化するという援助に方向性をもたせることができる．この方向性はねらい（目標）を定めるために必要である．ケアそのものに動きがあってこそ，ケア実践が展開されていく．

3. 発達課題などを含む心理・社会的な側面の健康状態を診断する

　身体的な健康状態だけでなく心理・社会的な側面での健康状態，発達課題の達成など健康にかかわる側面への適切な援助を行うためには，適切な診断なくしてはできないのである．正しい助産診断は正しい実践活動の根拠を示すものである．

　たとえば，17歳で出産を迎える対象者がいるとする．現在直面している心理・社会的危機と発達課題は何なのだろうか．収集した情報からエリクソン（Ericsson）の理論を用いてアセスメントするには発達段階からとらえるとどの時期に相当するのかを照合しなければならない．青年期はアイデンティティの達成をしていく上で，主観的な存在としての自己と社会に受け入れられている自己とのズレをもちながら，それを受け入れ統合していこうとする時期である．自己を喪失する危機にさらされても自己を失わず，他者との親密な関係を結ぶ能力を獲得

する前の出産は，この段階では自己喪失の恐怖から他者との心理的距離をとろうとし，その結果孤立していく危険性をもつものである．

既存の理論はアセスメントの道具として役に立つ．何気なく行う情報収集は，既存の理論を知っていれば，より多くの情報が含まれたものになるであろう．しかし，理論は単なる道具に過ぎず，現象のすべてが理論にあてはまるものでもない．臨床の場で培った経験的な観察力と理論的推論という2つの強力な道具があってこそ，対象者の個別性をとらえたアセスメントが可能となるのである．この2つの道具を駆使することによって，診断は精度を増すものとなる．

4. ケア目標は診断名にならない

助産実践過程のレベルに該当するケア目標やケア項目を助産診断としてはならない．

助産診断名 例：「陣痛を促進するために足罨法をさせる」

これはケアそのものであり，助産診断名としては不適である．

助産診断はケア実践していくためにある．逆に，ケア実践に結び付かない助産診断であってはならない．また，診断名を付けることだけに熱中するものでもない．助産診断学は助産実践のための学問である．

本書は助産師が行う診断とケアの根拠性を追求する姿勢をとり，臨床で有用な情報と診断指標をできる限り充実したいと考えた．助産診断名はあくまでも，一例にすぎない．1つの診断で全人的なケアへと導くのは難しい．助産師の行う助産実践は対象者の身体的，心理・社会的側面を統合し，助産する専門的な視点で対象をホリスティックにとらえ，対象者のリプロダクティブ・ヘルスに重心を置き，正常性の保護，危機回避，役割・機能の活性を図るケア提供でありたいと思う．

第2章
妊娠期の助産診断

　妊娠の成立から分娩が開始するまでの妊娠期間において，母体にもたらされる妊娠性変化は生理的現象であり，正常な経過をたどる．中には正常な状況を逸脱する因子を有する場合もある．妊娠期の助産過程の焦点は，母親と胎児の健康がウェルネスな状態を維持できるように，妊娠が正常に経過するように，そして健全な母性が育成されるように援助することにある．

I 妊娠期の助産診断の焦点

A 妊娠初期の助産診断の焦点

1 妊娠成立の確定	・妊娠しているか，否か
2 妊娠の正常性	・子宮内（正所性妊娠）であるか，否か
3 母体が健康状態にあるか	・非妊娠時からの健康状態の経過と妊娠による変化への適応状況をスクリーニング
4 胎芽・胎児の健康状態はどうか	・在胎期間に応じた発育であり，元気であるか
5 妊娠の継続，正常分娩の妨げになるような影響因子（合併症など）はないか	・逸脱状態のスクリーニングと回避・排除
6 発達課題の達成状況と心理・社会的側面からの分析	・妊娠の受け入れ，継続しようという心理・家族的・社会的な背景が備わっているか ・役割行動は適切か ・家族・社会的状況はよい状況にあるか・妊娠の進行に伴う対処行動およびストレスへのコーピングは適切か
7 妊娠による心身の変化やそれにともなったADLへの影響はあるか	・健康生活状況への影響因子のスクリーニング

B 妊娠中期の助産診断の焦点

1 母体が健康状態にあるか	・妊娠による変化への適応状況をスクリーニング
2 胎児の健康状態はどうか	・在胎期間に応じた発育であり，元気か
3 妊娠による心身の変化やそれにともなったADLへの影響はあるか	・健康生活状況への影響因子のスクリーニング

4 妊娠の継続，正常分娩の妨げになるような影響因子（合併症など）はないか	・逸脱状態のスクリーニングと回避・排除
5 発達課題の達成状況と心理・社会的側面からの分析	・分娩および育児の受け入れに対する心理・家族的・社会的な背景が備わっているか ・役割行動は適切か ・家族・社会的状況はよい状況にあるか ・妊娠の進行に伴う対処行動およびストレスへのコーピングは適切か

妊娠後期の助産診断の焦点

1 分娩開始の予知	・いつ頃に分娩が開始するか
2 母体が健康状態にあるか	・妊娠による変化への適応状況をスクリーニング
3 妊娠の継続，正常分娩の妨げになるような影響因子（合併症など）はないか	・逸脱状態のスクリーニングと回避・排除 ・自然産道からの分娩を期待してよいか
4 経腟分娩は可能か否か	・産道の通過を期待できるか
5 胎児の発育と成熟度，健康状態はどうか	・在胎期間に応じた発育であり，元気であるか ・胎児予備能はどうか
6 妊娠による心身の変化やそれにともなったADLへの影響はあるか	・健康生活状況への影響因子のスクリーニング
7 発達課題の達成状況と心理・社会的側面からの分析	・出産する妊婦および育児に対する家族的・社会的な支援体制が備わっているか ・バース・プランはどうか ・役割行動は適切か ・家族・社会的状況はよい状況にあるか ・妊娠の進行に伴う対処行動およびストレスへのコーピングは適切か ・変化を余儀なくされた状況への適応状況をスクリーニング

I-A-C

II 妊娠期の助産診断とアセスメント・ツール

A 妊娠の診断

1. 妊娠成立の確定診断 (表Ⅱ-1, 図Ⅱ-1)

データ・情報	アセスメント	助産診断名【例】
① 問診による診査法 ・妊娠4週：自覚徴候-月経停止（無月経），**最終月経，月経周期，体熱感** ・妊娠6～12週：つわり-嘔気・嘔吐の時期，頻度，持続期間などの状況，食欲不振の有無	・妊娠の初期徴候がみられるか ・初診時の主訴は何か ・発現時期　6週3日±1週5日頃	❶妊娠している／妊娠していない
② 免疫学的妊娠反応による診査法 ・妊娠4週～：免疫学的妊娠反応（表Ⅱ-1）：検査名（　） （的中率：98％）判定：陽性・陰性・判定不能	・hCG濃度が25mIU/mLを超えると，妊娠初期を示すが，最終月経，骨盤内診察，他の臨床検査で臨床的症状を判断する． ・hCGは子宮壁に受精卵が着床した直後から胎盤によって形成されるシアロ糖蛋白ホルモンである．妊娠直後よりhCGは血清中に現れ，濃度が上昇し妊娠の診断とモニタリングに有用なマーカーである． ・妊娠反応は陽性か ・正常値との境界にある場合には48時間後に再検	
③ 超音波断層法による診査法 ・妊娠4週～：胎嚢（gestational sac：GS）．妊娠5週でほぼ100％認める． ・妊娠6週～：経腟法で胎児心拍は100％描出される．	・GSやCRL（胎芽像）が子宮腔内に観察されるか ・胎児は正常に発育している状況であるか	❷正所性妊娠である／異所性妊娠の可能性 注［日本産科婦人科学会の

情報・その他

表Ⅱ-1 主な妊娠診断薬・検査薬

	商品名	感度	測定原理	会社名
プレートタイプ	HCGテストパック・プラスOBC	25 IU/L	免疫クロマトグラフ法	三和化学，塩野義製薬
	スマイテストHCG	15 IU/L	金コロイド免疫クロマト法	アルフレッサ
	Gチェック25	25 IU/L	金コロイド免疫法	ニプロ
	GチェックFT	25 IU/L	金コロイド免疫法	ニプロ
	ゴールドサインHCGワンステップ	25 IU/L	金コロイド免疫法	森永乳業
ストリップタイプ	hCGテストティゾー	25 IU/L	金コロイド免疫クロマト法	協和メデックス
	HCGテストM25	25 IU/L	免疫クロマトグラフ法	森永乳業
	ゲステートST-Ⅱ	25 IU/L	金コロイド免疫クロマト法	栄研化学
	ゴナスティック25	25 IU/L	金コロイド免疫クロマト法	持田製薬
	GチェックCA・N	50 IU/L	金コロイド免疫クロマト法	ニプロ
スティックタイプ	クリアビュー EASYHCG	25 IU/L	免疫クロマトグラフ法	関東化学，富士製薬，インバネス・メディカル・ジャパン
	HCGクイックチェッカー・S	50 IU/L	金コロイド免疫クロマト法	ミズホメディー
	チェックワンファスト	25 IU/L	金コロイド免疫クロマト法	アラクス
ラテックス法	ハイゴナビス	5 IU/L	ラテックス凝集法	持田製薬
	ハイツインクロンhCG栄研	1 IU/L	ラテックス凝集法	栄研化学

(鈴木りか：検査値の解釈．レジデント 5 (2)：25, 2012)

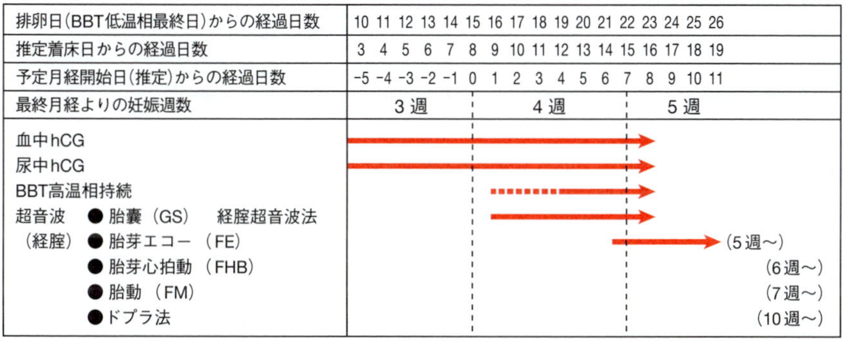

排卵日（BBT低温相最終日）からの経過日数	10 11 12 13 14 15 16 17 18 19 20 21 22 23 24 25 26
推定着床日からの経過日数	3 4 5 6 7 8 9 10 11 12 13 14 15 16 17 18 19
予定月経開始日（推定）からの経過日数	-5 -4 -3 -2 -1 0 1 2 3 4 5 6 7 8 9 10 11
最終月経よりの妊娠週数	3週　　　4週　　　5週

血中hCG
尿中hCG
BBT高温相持続
超音波　● 胎嚢（GS）　経腟超音波法
（経腟）● 胎芽エコー（FE）　　　　　　（5週～）
　　　　● 胎芽心拍動（FHB）　　　　　（6週～）
　　　　● 胎動（FM）　　　　　　　　（7週～）
　　　　● ドプラ法　　　　　　　　　（10週～）

＊排卵（BBT）後7～9日で検出可能

図Ⅱ-1 妊娠診断可能時期［妊娠診断試薬と超音波断層装置（経腟法）との比較］

データ・情報	アセスメント	助産診断名【例】
・妊娠8週〜：頭殿長（crown rump length：CRL）（経腟法は5週〜可能）		［統一見解］ectopic pregnancyの日本語訳として「子宮外妊娠」なる用語を使用することに関し，一般の言語としては現行のままでよいとしても，学術用語としては「異所性妊娠」なる語に変更する（2009）
4 超音波ドプラ法による診査法 ・妊娠10週〜：超音波ドプラ法による胎児心音聴取（100％）	・胎児心音は聴取できるか	
5 基礎体温法による診査法 ・妊娠5週〜：基礎体温法（BBT：basal body temperature）による高温相持続	・3週間以上持続	
6 内診による診査法 ・妊娠6〜12週（形態変化）：ピスカツェック（Piskacek）徴候 　・着床部位の膨隆 ・妊娠6〜12週（硬度変化）：ヘガール（Hegar）第1徴候，第2徴候 　・子宮壁が潤軟であり，双合診で内外の指によって子宮前壁を挟んでつまみあげることができる 　・球形の軟らかい体部と硬い頸部との境界を挟むと実質が消失したように組織がないように感じる	・妊娠性変化が認められるか ・最近では免疫学的妊娠反応や超音波検査により確定が行われるため，ヘガール徴候は流産を誘発するおそれがあり行われない．	
7 外診・その他の臨床症状による診査法	・妊娠の成立を確定する時期に著明な変化は少ない． （☞ 第2章Ⅱ-B 妊娠時期の診断，p25およびⅡ-C 妊娠経過の診断p29参照）	

妊娠時期の診断

1. 分娩予定日の診断

データ・情報	アセスメント	助産診断名【例】
	・最終月経の開始日はいつか ・分娩予定日はいつか	
1 最終月経より算出（図Ⅱ-2） ・最終月経： 年 月 日から 日間 ・修正の必要：有・無 算出根拠：月経周期 日型 この月経後の性器出血：有・無	【算出方法】 ①ネーゲレ（Naegele）概算法 最終月経を含む月に+9もしくは-3，最終月経初日に+7とし，得られた月日が分娩予定日である． ②電卓妊娠暦，妊娠暦（岡林・大島・榊・森下式など）の速算器を用いて，最終月経第1日目から数えて280日目（妊娠40週0日）を分娩予定日とする． ・修正の必要性を判断する．月経が28日型でない場合に修正する．月経周期の長短は卵巣周期の卵胞期の長短によるものである． ・最終月経が不明瞭な場合，超音波診断により妊娠週数を確認し，分娩予定日を算出する．	❶分娩予定日 年 月 日である ❷修正分娩予定日 年 月 日である

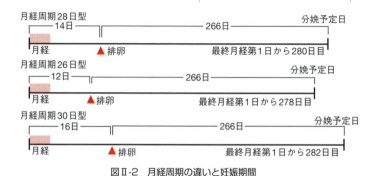

図Ⅱ-2 月経周期の違いと妊娠期間

データ・情報	アセスメント	助産診断名【例】
2 基礎体温法による算出（図Ⅱ-3） ・グラフ上の排卵日（A点〜B点間）： 　　月　　日＋266日 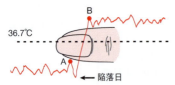 図Ⅱ-3　BBT二相性の読み取り法 　高温相と低温相の温度差は，0.3℃以上（目安として，示指の幅が開いているか）高温相が21日間以上持続しているか．持続していたならば妊娠と考える（ホルモン薬の内服や注射を受けていない場合） **3 性交日からの逆算法** ・性交日：　月　　日＋266日	・低温相と高温相の二相性パターンがみられれば，排卵があると判定 ・排卵日は陥落日前日から高温相初日の期間であることが多い． 【異常妊娠のスクリーニング】 ①流産：高温相が持続していたものが，徐々に下降してくると同時に，出血や腹痛などの症状を認める． ②異所性妊娠：高温相が持続しながら不定型を示すことが多い．腹痛も強い． ③胞状奇胎，絨毛癌：不定型の高温相から，娩出後は一相性の低温相，または不定型が続く．この不定型が長期に持続する場合は予後不良と考え，絨毛癌または破壊性胞状奇胎の可能性があるが，二相性に戻れば血中hCGでのフォローを必要とする． ・妊娠と性交日とが明確であれば，その日を排卵日として＋266日を加える．	

データ・情報	アセスメント	助産診断名【例】
4 超音波断層法による測定値からの算出 胎嚢(GS)：　　　　　mm 頭殿長(CRL)：　　　　mm 児頭大横径(BPD)：　　mm （☞ 第2章Ⅲ-M超音波断層法，p342-350参照）	・胎嚢(GS)，頭殿長(CRL)，児頭大横径(biparietal diameter：BPD)の測定値を用い基準値から妊娠週数を診断する． ・修正分娩予定日の算出にはCRLの算定値が使われる． ・修正は個人差値が小さい妊娠初期の値が正確である．9〜10週に行うのがよいとされている． ・「診断基準」に【超音波胎児計測の標準化と日本人の基準値】を用いる（☞ 第2章Ⅲ-M超音波断層法，p342-350参照）． ・GSのみが小さくみえはじめた：妊娠5週 ・GS内に胎児像がみえ，心拍動はない：妊娠6週 ・GS内の胎児像に心拍動がみえる：妊娠7週 　CRL 1.0cm…妊娠7週はじめ 　CRL 2.0cm…妊娠9週， 　CRL 4.0cm…妊娠11週 　$\boxed{\text{CRL値(cm)} + 7 = \text{妊娠週数}}$	

II-B-1

2. 妊娠週数の診断

データ・情報	アセスメント	助産診断名【例】
1 最終月経あるいは分娩予定日から妊娠週日を算定		❶妊娠（　）週（　）日
2 超音波断層法による測定値からの算出法 ・CRL：　　mm —　　週　日　相当 ・BPD：　　mm —　　週　日　相当	・現在の妊娠週数を算出する［指標］ ・CRLが9〜10週に±1.5SD(3/2σ)をはずれる場合は妊娠週数が正確でない可能性がある．	
3 超音波断層法による所見 【各種胎児運動の出現時期】 　下半身浮上　　　妊娠 9週2日 　上半身背屈　　　妊娠 9週2日 　上肢　　　　　　妊娠10週0日 　下肢　　　　　　妊娠10週5日 　頭部　　　　　　妊娠11週3日 　手−顔　　　　　妊娠13週4日 　顔（下顎）　　　妊娠15週5日 　足関節　　　　　妊娠16週1日 　呼吸様運動　　　妊娠16週1日	・1〜2週間後に再検する． ・BBT二相性の読み取り法 　（☞ p26の図Ⅱ-3参照） ・妊娠性変化からおおよその妊娠週数を推定する手がかりとなる．これらの方法は誤算の可能性があることを忘れてはならない． （☞ 第2章Ⅱ-C 妊娠経過の診断，p29 参照）	❷妊娠（　）週頃に相当
4 その他 ・つわり：　年　月　日〜　月　日 ・胎動の自覚：　年　月　日 ・子宮の大きさ： ・子宮底高：	【胎動初自覚の時期】 　・初妊婦　19週±2週頃 　・経産婦　18週±2週頃	

妊娠経過の診断

1. 妊娠に伴う母体の生理的変化

生理的作用・データ・情報	アセスメント	助産診断名【例】
■妊娠に伴う母体の生理的変化	・その変化が生理的範囲にあるか ・その範囲を逸脱した状態か （☞ 第2章Ⅱ-H 正常妊娠から逸脱時の診断，p144 参照）	❶妊娠週数に相当する生理的変化である
1. 子 宮 **1** 妊娠による子宮の形態的変化（表Ⅱ-2） (a) 大きさ 　（7週〜）子宮の増大・伸展 (b) 形 　（6〜12週）ピスカツェック（Piskacek）徴候 　西洋梨型→着床部位の膨隆→球形→卵形 　妊娠後期には重量は10〜20倍，容積は1,000倍，子宮壁2.5 cmの厚さが0.5 cmとなる (c) 位 置 　（13〜14週）小骨盤から出て腹腔内へ増大 (d) 硬 度 　（6〜12週著明）軟化 　　ヘガール（Hegar）第1・第2妊娠徴候	・妊娠週数に応じた子宮の増大がみられるか ・切迫流産・早産徴候との関係も合わせてみる． ・子宮底長の伸びと胎児発育との関係はどうか（図Ⅱ-4） ・身体的状態への影響の有無を査定する． ・子宮腟部のリビド着色	❷妊娠週数に相当する子宮の変化 ❸〜に関連した胎児発育不全の可能性 ❹生理的変化に伴う身体的適応状態

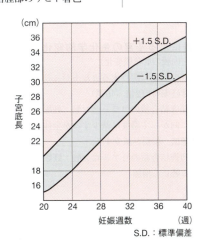

図Ⅱ-4　妊娠週数に伴う子宮底長の変化
（荒木 勤：最近産科学 正常編，改訂第22版，p199，文光堂，2008）

生理的作用・データ・情報	アセスメント	助産診断名【例】
2 妊娠による子宮の機能的変化(表Ⅱ-3) ・非妊娠時の子宮洞筋は子宮頸管筋に比較して収縮活性が高い． ・妊娠期はこのポテンシャリティが逆転して子宮洞筋は収縮活性が低下する． ・プロゲステロンが子宮洞筋収縮活性を低下させるプロゲステロンブロック説がある． ・オキシトシンについては子宮洞筋には感受性があるが頸管筋はない． ・プロスタグランジン（PG）の子宮支配について子宮洞筋と頸管筋では支配が明確に分けられている． *ブラクストン・ヒックス（Braxton-Hicks）収縮（図Ⅱ-5） ・妊娠中の散発的で一定の周期をもたない収縮 ・収縮は10～15 mmHgの大きなもので広い部分に広がる ・30週：1回/時 ・30週以後： 　振幅と回数増加，子宮全体に広がる回数が増加する時期は数週続く 　前陣痛といわれ子宮下部の伸展に働く **3 妊娠による子宮の生化学的変化** （子宮内膜の脱落膜変化） ・平滑筋の収縮に関与するカルモジュリン：非妊娠時の2倍（40週） ・子宮頸管結合織のコラーゲン量：妊娠後期に向かって濃度は減少するが全体量は増加．架橋が減少する． ・子宮頸管結合織のヒアルロン酸：妊娠後期に著しく増加		❺効果的な子宮収縮状態

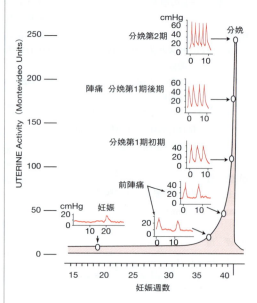

図Ⅱ-5 妊娠中の子宮活動
（一條元彦編：分娩進行の見方，産婦人科シリーズ26，p88，南江堂，1980）

情報・その他

表Ⅱ-2 妊娠による子宮の形態的変化

部位 時期	非妊娠時	妊娠時			
		妊娠週数	子宮の大きさ	子宮底の高さ	恥骨結合上縁から子宮底までの長さ
子宮体部 形態	鶏卵大 長さ 7 cm 幅 5 cm 厚さ 2.5 cm 重量 50 g	4 週 8 週 12 週 16 週 20 週 	鶏卵大 鵞卵大 手拳大 小児頭大 成人頭大	 恥骨結合上2〜3横指 恥骨結合と臍との中央 臍高 臍上2〜3横指 剣状突起と臍との中央 剣状突起下2〜3横指 剣状突起と臍との中央	 16 cm 20 cm 24 cm 28 cm 31 cm 34 cm
子宮の区分と名称	非妊娠時：子宮体／峡部／子宮頸／子宮腟部（解剖学的内子宮口＝非妊娠時の実際の内子宮口、組織学的内子宮口、外子宮口）	妊娠時：子宮上部／下子宮／子宮頸（産科学的内子宮口＝妊娠時の実際の内子宮口、外子宮口）※子宮峡部は妊娠により子宮下部と呼び方が変わる		分娩時：子宮洞筋／通過管／子宮口（＊分娩時の絞扼輪の発生可能な部位、収縮輪（分娩時））	
頸部		初産婦：内・外子宮口閉鎖／内子宮口開大開始，外子宮口なお閉鎖，頸管は短縮，楔状に開大され始め，卵膜は剥離され，少量の出血（しるし）がある．		経産婦：外子宮口はすでに開大（分娩初期）／内子宮口の開大に並行して，頸管，外子宮口も開大を増す．卵膜は剥離され，"しるし"がある．	

（岡田弘二：新産科データブック，産婦人科の世界，医学の世界社，1985より一部改変）

表Ⅱ-3 子宮の機能的変化

	子宮洞・頸管筋activityの優位性		ヒト子宮・腟筋に対するPG作用		
	子宮洞	子宮頸管	A_2	E_2	$F_{2\alpha}$
非妊娠時	弱収縮（小さい波）	弱収縮	弱弛緩	強弛緩	強収縮
妊娠期	弱収縮	弱収縮	弱弛緩	弱弛緩	強収縮
分娩期	強収縮	弱収縮	弱弛緩	強収縮	強収縮

凡例：■強収縮　■弱収縮　■強弛緩　■弱弛緩

生理的作用・データ・情報	アセスメント	助産診断名【例】
2. 腟・外陰・帯下 **１ 腟** ・腟腔の拡大延長，腟壁平滑筋線維の肥大延長 ・**腟壁の潤軟**，**伸展性** ・（8週～）**リビド着色**：静脈の拡張による ・腟内容の酸度 pH4.0 程度に上昇，腟上皮のグリコーゲン含有量の増加 **２ 外 陰** ・大小陰唇の肥大，潤軟，色素沈着 ・（妊娠中期以降）陰裂の哆開と**リビド色**を呈した腟前庭の露出 ・（妊娠後期）大陰唇およびその付近に静脈の怒張または**静脈瘤** ・外陰の著しい湿潤，汗腺分泌や**白色帯下の増加** **３ 妊娠中の帯下** ・妊娠経過とともに**帯下量は増加**するが，一般に帯下感はない ・性　状：白色糊状，清浄度第1度，pH4.0～4.8 　　　　 多数のデーデルライン桿菌を含む	・妊娠性変化が認められるか ・感染予防のセルフケアへと導く． ・分娩時の会陰裂傷や会陰切開に要判断 ・生理的範囲内の帯下量か ・月経停止後，比較的早期にエストロゲンの作用により，濃厚・粘稠・白色乳汁様の腟分泌物が増加する．悪臭や瘙痒はなく，量もパッドを必要とするほどではない．腟上皮のグリコーゲン含有の増加と乳酸の増加で腟の自浄作用は高まるが，酸に強いトリコモナス症やカンジダ症が起こりやすい．また妊娠にともない新陳代謝が活発になるため，皮膚からの老廃物の排泄も増加する．分娩開始前の粘液腺排出と区別し，正確な分娩開始の予知をする．	❻妊娠性変化 ❼妊娠性変化（帯下）

Ⅱ．妊娠期の助産診断とアセスメント・ツール

生理的作用・データ・情報	アセスメント	助産診断名【例】
3. 乳 房 **1 乳房体** ・（6〜15週）**乳腺肥大**，容積上昇，膨満． ・（8週〜）**乳房表層の皮下静脈の際立ち** 乳房の肥大→(刺痛と圧痛)←性ホルモンの増加・静脈血のうっ滞 **2 乳 輪** ・（12週〜）**乳輪色素沈着亢進**，**モントゴメリー（Montgomery）小結節** ・（16週〜）**第二乳輪** **3 乳 頭** ・（3〜6週）乳頭過敏ヒリヒリ，チクチク，**乳頭の突出** **4 分泌活性** ・（12週〜）初乳産生相維持 ・（12週頃）圧迫による初乳の排出 ・（16週〜）初乳の分泌 〈乳腺内の生理作用〉 ・DNA・RNA含量の上昇 ・核酸合成の上昇	・妊娠中に**乳房型**を診断（妊娠前半・後半） 妊娠後期には非妊娠時の3〜4倍の重さとなる． ・乳輪部の着色は良好か ・妊娠経過に伴う乳房の変化や母乳栄養にむけての身体的準備と状態をアセスメントする．	 ❽妊娠性変化としての乳房痛 ❾乳頭の妊娠初期徴候

Ⅱ-C-1

生理的作用・データ・情報	アセスメント	助産診断名【例】

4. 血液

1 血液型

・血液型不適合の有無を知る

2 血漿量

血漿量の相対的増加 → **生理的水血症** → 動脈血のPO_2, PCO_2変化

相対的低蛋白血症
アルブミン減少

⑩血漿量の生理的増加

3 赤血球, Ht, Hb（図Ⅱ-6）
・妊娠28〜36週：最低値を示す.

・貧血，その他血液所見は生理的範囲にあるか

赤血球の絶対量の増加 ──┐
胎児・胎盤における鉄の需要増加 ──┤
　　　　　　　　　　　　　　　↓
＋循環血液量の著しい増加により相対的に貧血傾向となる
→鉄不足傾向（表Ⅱ-4）

TIBC（総鉄結合能）は増加
血清フェリチンは低下

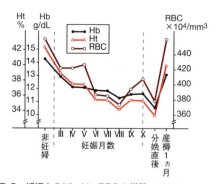

図Ⅱ-6　妊娠中のHb, Ht, RBCの推移（寺尾俊彦ほか，1989）

生理的作用・データ・情報	アセスメント	助産診断名【例】
・妊娠中は血液の増加や胎児の鉄必要量が増加し、出産時には血液損失するため、妊婦の鉄必要量は妊娠していない女性の約2倍になる。	表Ⅱ-4 妊娠・分娩による鉄の必要量 (WHO, 1970)	

表Ⅱ-4 妊娠・分娩による鉄の必要量 (WHO, 1970)

	妊娠前半期	妊娠後半期	合計	妊娠・分娩による損失
赤血球の増加	—	500	500	—
分娩時の出血	—	—	—	250
胎児の鉄	—	290	290	290
胎盤の鉄	—	25	25	25
基本的損失（皮膚など）	110	110	220	—
計	110	925	1,035	565

(単位：mg)

4 白血球
・妊娠初期から増加、妊娠時8,000～10,000/mm³ を示す。

5 血小板
・血小板粘着能の亢進

```
βトロンボグロブリン増加 → 妊娠時の血小板：活性化傾向
         ↑
    血小板粘着能の亢進
```

6 凝固能
・凝固因子増加［内因子系に著明］

```
フィブリノゲン増加
        ↓
    赤沈（ESR）の亢進
```

・凝固時間：短縮傾向
・凝固性亢進（TEG）

```
凝固因子の第XIII因子は低下 → 妊娠の維持に関与
（胎盤で産生）
```

7 線溶能
・線溶活性は低下

```
線溶活性低下 → プラスミノーゲンの増加
```

⓫妊娠に伴う生理的変化

生理的作用・データ・情報	アセスメント	助産診断名【例】

8 酸塩基平衡

黄体ホルモンの増加 → 妊娠早期から過呼吸（換気機能の亢進）
→ 肺胞のPCO_2低下　PO_2増加

・平均値：代謝性の呼吸性アルカローシスの状態にある
　pH わずかに上昇
　PCO_2 減少
　HCO_3^- 正常の下限

〈母体および胎児にとっては合目的な理由〉

代謝性の呼吸性アルカローシス状態
↓
過呼吸 → 母体PCO_2低下
・PO_2上昇→胎盤：胎児側へのO_2拡散
・pH上昇→胎児側からのCO_2拡散 — 容易

母体血中，Hb酸素飽和度増加

胎盤での胎児血とのガス交換 → pH低下，PCO_2上昇→Hb-O_2解離が容易
　母子間のO_2,CO_2ガス交換が効果的に行われる

9 出血，止血

出血・止血に関与する因子
① 血管の状態
② 血小板の数と機能
③ 凝固および線溶系の因子

→ 自然止血の条件
① 損傷血管径　0.2 mm以下
② 血小板数10万/μL以上，血小板の機能正常
③ 血液凝固系因子20％以下の低下は困難
④ 線溶現象の亢進があってはならない

Ⅱ. 妊娠期の助産診断とアセスメント・ツール

生理的作用・データ・情報	アセスメント	助産診断名【例】

5. 循環器系 (図Ⅱ-7)

1 循環血液量
- 妊娠初期から増加しはじめ，妊娠20週以降は急激に増加
- 妊娠32週　非妊娠時の約40〜50％増 (1,500〜20,000 mL)
- 血漿量の増加率（約50％）＞赤血球の増加率（約20％）
- 循環血液量の平均値：
  多胎妊娠＞単胎妊娠
  経産婦＞初産婦
- 分娩後→分娩後の血液量1〜2週間で非妊娠時と同値
   分娩時の出血
   産褥早期の利尿

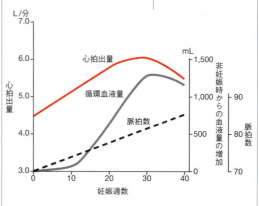

図Ⅱ-7　妊娠中の循環動態の変化（Rhodesによる）

┌─────────────────────────────────────┐
│ 循環血液量の増加 ← レニン・アルドステロン分泌増加が関与 │
├─────────────────────────────────────┤
│ 血漿量の増加率＞赤血球の増加率 → Ht値，Hb濃度の低下 │
└─────────────────────────────────────┘

2 心拍数
- 安静時の心拍数：妊娠8週から増加
- **妊娠後期は非妊娠時より約10 bpm増加**

・数，リズムは正常か

⑫妊娠の生理的変化：身体的機能の適応状態

┌─────────────────────────────────────┐
│ 妊娠初期は非妊娠時より約10 bpm増加 │
│   ↓   │
│ 妊婦の労作時に起こる心拍出量の増加は │
│ 心拍数の増加によって補われる   │
│   ↑↓   │
│ 妊娠時の労作に伴う酸素消費量の増加   │
│ （特徴）・体重増加に相応する増加量を上回る │
│   ・物質代謝需要亢進（BMR 20％ 増大のうち1/2は胎児による）│
└─────────────────────────────────────┘

- 心機能亢進
   → 収縮期雑音（妊婦の約20％）
     ［レバイン（Levine）2度］
     （☞ p269の表Ⅱ-82 レバインの分類 参照）

・拡張期雑音には要注意

II-C-1

生理的作用・データ・情報	アセスメント	助産診断名【例】
3 心拍出量 ・妊娠10週から急速に増加 ・妊娠20週　30〜50％増 ・妊娠32週以降　軽度の下降 ・妊娠32週以降 　[心拍出量軽度の下降] ← [静脈還流の減少傾向に伴う] 　[妊娠子宮による下大静脈圧迫] → **仰臥位低血圧症候群**（supine hypotensive syndrome） ・側臥位よりも仰臥位で低い心拍出量 ・妊娠28〜32週13％，分娩予定日28％ 〈仰臥位低血圧症候群〉 ・分娩予定日周辺の妊婦　3〜7分以上　仰臥位をとると起こる 　　　　[血管拡張] 　　　　　↓　← 子宮による下大静脈の圧迫 血流が骨盤，下肢にプールされ心拍出量が急に低下する．その1％が徐脈を伴う低血圧を生じ，冷汗，蒼白，胸内苦悶を訴える 　・静脈瘤のある妊婦 　・腰椎麻酔時　　　→ 発生しやすい 　　　　↓ 　 左側臥位で消失	・心拍出量は妊婦の姿勢により変化するので注意が必要 ・左側臥位で消失 　分娩時には起こらない 　子宮収縮によって，妊娠子宮が下大静脈から挙上遊離するため	
4 血圧 **5 静脈圧** ・**拡張期血圧**の低下 ・軽度の収縮期血圧低下 ・脈圧はやや増加 　→妊娠28週に著明，以後予定日に向かって非妊娠時の血圧に復帰 ・高年妊婦は妊娠後期で血圧上昇傾向 ・前腕部の静脈圧は妊娠中は変化なし ・仰臥位で測定した大腿静脈圧→妊娠経過とともに上昇する ・静脈圧の上昇は下肢の浮腫，痔核，下肢・外陰部の静脈瘤形成の原因となる	・正常範囲内にあるか	

Ⅱ. 妊娠期の助産診断とアセスメント・ツール

生理的作用・データ・情報	アセスメント	助産診断名【例】
6 下肢痙攣 ・下肢に起こる痙攣性の筋肉収縮であり，突然強い痛みを伴う．増大した子宮の圧迫のために重心の変化が起き，それにともない無理な姿勢をとることで筋肉が疲労，その他血液循環の悪化，カルシウム不足により起こる． ・子宮への循環血液量が増加したり増大する子宮が腹部の大静脈を圧迫したりして，下肢からの血液還流を妨げうっ滞させる．さらに，妊娠によるプロゲステロンの増加が静脈管壁の緊張を低下させ静脈が拡張するため静脈怒張・**静脈瘤**をみる． ・妊娠後期になるほど子宮の増大が進むため悪化しやすい．		

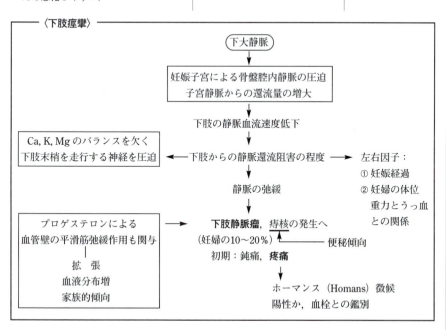

生理的作用・データ・情報	アセスメント	助産診断名【例】
7 臓器血行 ・妊娠子宮の血管－増生拡張：子宮血流量 約500 mL/分（分娩予定日頃） ・腎血流量：妊娠後期約30％増 ・乳房, 肺, 皮膚など血流の増加, 血管拡張 ・肝, 脳の血流量は変わらない **8 心臓転位** 横隔膜の挙上 → 心尖が前上方に移動 → 肺動脈起始部　軽度の屈曲 　↓　　　　　　　　　　　　　　　　　　　　　　　　　↓ ・ECG所見 aV$_R$のRは小となる　　　　　　　　　心雑音との関係 ・虚血性のST, Tに類する所見が起こることもある		

II. 妊娠期の助産診断とアセスメント・ツール

生理的作用・データ・情報	アセスメント	助産診断名【例】

6. 肺機能

1 肺機能への影響（図II-8）
・変化：❶換気，❷拡散，❸呼吸のメカニズム，❹換気と還流，❺換気と制御

❶ 妊娠の生理的変化：身体機能の適応状態

```
横隔膜の挙上 ─┐
プロゲステロンの増加 ├─ 肺機能への影響…変化
酸素需要の増加 ─┘
```

❶**換気**
・妊娠による全肺容量に変化なし
・1回換気量(TV)，深吸気量(IC)，肺活量(VC) 増加
　予備呼気量(ERV)，機能的残気量(FRC) 減少
　　　　酸素消費量が増加
　　　　横隔膜の挙上（約4 cm）
　　　❹ ─❸腹式呼吸が中心
　　肺胞のガス換気と
　　肺胞毛細血管における血液還流の比 ── 変動する
　　　　妊娠早期 ─ 肺胞の過換気
　　　　妊娠早期 ─ 肺・血流量増加
　　　　妊娠25〜27週 ─
　　　　　心拍出量40％増＞酸素消費の増加

・努力性肺活量（FVC：forced vital capacity）：
　　普通VCの80％で妊娠時変化なし
・**分時換気量**：TV増加にともない妊娠時に大きく増加
・妊娠時における**肺換気量の増加**
　　・ガス交換とその分布が効率よく行われる
　　・動脈血中の炭酸ガス分圧の減少

❷**拡散**・妊娠時，拡散能力の変化は，不明確
❺**換気と制御**
　　PCO₂
　　PO₂　に変化 ── 一過性の呼吸性アルカローシス
　　pH

換気の促進 ─ アシドーシス
・妊娠時の過換気状態 ← プロゲステロン
　　　　　　　　酸素消費量が増加しない妊娠早期
妊婦の60〜70％なんらかの呼吸困難＝過換気状態

1回換気量（tidal volume：TV）深吸気量（inspiratory capacity：IC）
肺活量（vital capacity：VC）予備呼気量（expiratory reserve volume：ERV）
機能的残気量（functional residual capacity：FRC）

情報・その他

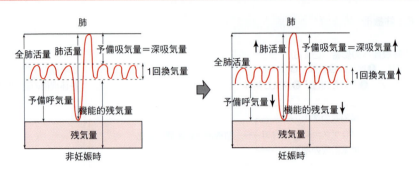

図Ⅱ-8　妊娠による肺機能の変化
・呼吸数　10％増
・1回換気量　45％増
・分時換気量　50％増
(岡田弘二：新産科データブック，産婦人科の世界，医学の世界社，1985)

II．妊娠期の助産診断とアセスメント・ツール

生理的作用・データ・情報	アセスメント	助産診断名【例】
7. 消化器系 ・代表的消化器症状（表Ⅱ-5）を示す． **1 妊娠悪阻（つわり）** ・5～8週から5ヵ月まで：（3徴）悪心，嘔吐，食欲不振 **2 虫垂の移動（図Ⅱ-9）** 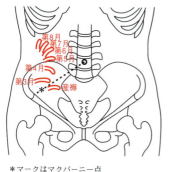 ＊マークはマクバーニー点 図Ⅱ-9 妊娠各月および産褥期における虫垂の位置 (Baer, Reis and Arens)	・5ヵ月過ぎての嘔吐：他の消化器系疾患 ・体重減少，ケトアシドーシス，脱水による電解質のバランス障害：重症悪阻 ・妊娠3ヵ月以降（上昇転移），妊娠9ヵ月（最高位） ・癒着・盲腸の固定（妊婦の50～60%；林田ら） →マクバーニー（McBurney）点付近，局所疼痛 ・虫垂炎と妊娠への影響：流早産，子宮内感染，胎児死亡	

表Ⅱ-5 妊娠による消化器系の変化

歯・口腔	口腔内炎症性疾患の増加→う歯・歯肉炎（40～75%）・エプーリス（0.5～2.0%）・口角炎（11%）・口内炎（8%）・舌炎など
唾液腺	耳下腺腫脹・唾液pHの酸性化・流涎
食道	①運動低下・胃食道括約筋の緊張低下など ②食道静脈瘤（妊婦子宮の圧迫，循環血液量増加などによる）
胃	①分泌の変化（酸およびペプシンの分泌低下・粘液の分泌増加） ②運動低下・低緊張 → 分娩時に著明（→麻酔分娩時に注意） → 妊婦の胸やけ・悪心 ←
小腸	①腸管運動低下 ②全般的な消化吸収機能の改善傾向
大腸	①運動低下 ②水・Naの吸収率亢進 → 便秘傾向
肛門	妊娠子宮の圧迫・骨盤内うっ血 → 痔核の増加
胆嚢	胆嚢腫大・胆汁排泄率遅延・胆汁濃縮・胆汁酸／コレステロール比の変化 →胆石発症の誘因
食生活	①食欲増進 ②味覚異常（味覚の欠如・低下・錯誤）→嗜好の変化→異嗜症

（岡田弘二：新産科データブック，産婦人科の世界，医学の世界社，1985）

生理的作用・データ・情報	アセスメント	助産診断名【例】
3 嘔気,嘔吐	・エストロゲン（ステロイドの高レベル） ・hCG 高レベル	
4 便 秘 ・排便回数は1日1回がもっとも多く，平均では27.9±9.5時間に1回である．1日の排便量は約150 g（80〜200 g）で，その75％は水分である．増大した子宮が腸管を圧迫したり，妊娠で運動不足になったりする上にプロゲステロンの作用で腸管の運動性が低下するため便秘に傾く． ・つわりで食物（とくに繊維）や水分の摂取不足が便秘を招き，反対に便秘の苦痛でつわりを増悪させたりする．	・プロゲステロン上昇 ・平滑筋の運動抑制 ・胃液の分泌抑制 　脂肪，飲み物（量） 　冷たい飲み物，甘い物 　姿勢	⓭妊娠の生理的変化に関連した便秘
5 鼓 腸 ・プロゲステロンが胃腸に作用し，蠕動減少をもたらし，腸性鼓腸を起こしやすい． ・子宮の増大とともに腸の位置変化（圧迫）が起こり，腸性鼓腸を起こしやすい．	・打診にて高調鼓音を呈する．	
6 胸やけ ・妊娠中あらゆる時期に起こる神経筋肉現象である．プロゲステロンの増加により胃噴門部括約筋が弛緩し，胃・腸の運動量が低下して胃の内容物や胃液が食道へ逆流するために胸やけを起こす．さらに妊娠後期には胎児の発育が著しく，子宮が増大し胃を圧迫するようになるため食欲不振，食後のもたれやむかつき，胸やけが出現することがある．		⓮妊娠の生理的変化に関連した胸やけ

・胃腸の運動抑制→胃内容物の空虚化遅延
・胃内容量：小←増大子宮　平滑筋弛緩

生理的作用・データ・情報	アセスメント	助産診断名【例】
8. 肝機能（表Ⅱ-6, 7） ・増加：血清中脂質．エストロゲンは肝でトリグリセリド（中性脂肪）生合成を促進 ・低下：アルブミン，γグロブリン：エストロゲンの影響でくも状血管腫，手掌紅斑などの症状が出現することあり **9. 腎機能** **1 腎変化** (a) 大きさの変化 ・増大→水腎傾向（生理的範囲内）妊娠20週頃，腎盂・腎盃の拡大 (b) 蛋白尿，尿糖の出現 ┌─────────────────┐ │妊娠後期，微量の蛋白尿，尿糖がみられる│ └─────────↑───────┘ ┌─────────────────┐ │糖排出域の低下（140〜90 mg/dL）│ └─────────────────┘ 　　腎血流量亢進（＋25％），糸球体濾過量上昇（＋50％）に対し，近位尿細管のグルコース再吸収能が低下することにより生じる 　　妊婦の平均尿糖排出量　350 mg/日（非妊娠時の4倍強） 　　臨床的に尿糖を認める妊婦　5〜50％ **2 腎機能の変化** ・糸球体濾過量（GFR：glomerular filtration rate） 15週：最高値　非妊娠時の40〜50％増 36週くらいまでその状態が続き，分娩直前にやや低下 ・腎血漿流量（RPF：renal plasma flow） 14〜15週：約50％増 25〜26週：下降始まる（GFRよりも早く低下）	・右側に尿路結石様症状や腎盂腎炎などの尿路感染を起こしやすい	⓯妊娠の生理的変化に関連した蛋白尿の微量出現

Ⅱ-C-1

情報・その他

表Ⅱ-6 正常妊婦の肝機能（1）

検査項目		非妊婦	妊婦	妊娠中の変動
血清蛋白		6.5〜8.0 (g/dL)	5.7〜7.3 (g/dL)	↘
血清アルブミン		3.9〜5.5 (g/dL)	2.7〜3.9 (g/dL)	↘
血清グロブリン		2.5〜3.8 (g/dL)	2.5〜3.8 (g/dL)	→
分画	アルブミン	56.7〜71.5 (%)	27.4〜46.0 (%)	↘
	α₁グロブリン	2.4〜5.2 (%)	3.5〜8.9 (%)	↗
	α₂グロブリン	6.1〜10.1 (%)	7.5〜14.4 (%)	↗
	βグロブリン	6.5〜12.3 (%)	11.3〜21.2 (%)	↗
	γグロブリン	18.2〜24.6 (%)	14.9〜24.2 (%)	↘
A/G 比		1.6〜2.4	0.7〜1.0	↘
総ビリルビン		0.2〜0.8 (mg/dL)	0.2〜0.8 (mg/dL)	→
直接ビリルビン		0〜0.2 (mg/dL)	0.2〜0.6 (mg/dL)	↗
間接ビリルビン		0〜0.6 (mg/dL)	0.2〜0.4 (mg/dL)	↘
黄疸指数		4〜6	4〜6	→
CCFT		0〜1	0〜1	→
ZTT		4〜12 (μ)	4.5〜11.7 (μ)	→
αフェトプロテイン				

↗ 非妊婦時に比べ妊娠中高値となるもの
→ 非妊婦時に比べ妊娠中変わらないもの
↘ 非妊婦時に比べ妊娠中低値となるもの

（岡田弘二：新産科データブック，産婦人科の世界，医学の世界社，1985）

表Ⅱ-7 正常妊婦の肝機能（2）

検査項目	非妊婦	妊婦	妊娠中の変動
アミラーゼ	60〜160 (S-RU)	60〜160 (S-RU)	→
γ-GTP	0〜60 (mU/mL)	0〜60 (mU/mL)	→
LAP	8〜22 (mU/mL)	30〜50 (mU/mL)	↗
CAP	9 U以下	2.5〜7.5 (mg/dL/hr)	↗
アルカリホスファターゼ	1.5〜4.0 (BodU)	4.0〜6.5 (BodU)	↗
AST	8〜40 (KU)	8〜40 (KU)	→
ALT	5〜35 (KU)	5〜35 (KU)	→
LDH	50〜450 (WU)	50〜450 (WU)	→
コレステロール	130〜230 (mg/mL)	200〜300 (mg/mL)	↗
総脂質	550〜850 (mg/dL)	800〜1000 (mg/dL)	↗
βリポ蛋白	150〜500 (mg%)	280〜500 (mg%)	↗
中性脂肪	50〜150 (mg/dL)	160〜400 (mg/dL)	↗
NEFA	170〜590 (μEq/L)	290〜650 (μEq/L)	↗
リン脂質	135〜240 (mg/dL)	250〜360 (mg/dL)	↗
BSPテスト	30分 0〜5 (%) 45分 0〜2 (%)	30分 0〜5 (%) 45分 0〜2 (%)	→

↗ 非妊婦時に比べ妊娠中高値となるもの
→ 非妊婦時に比べ妊娠中変わらないもの
↘ 非妊婦時に比べ妊娠中低値となるもの

（岡田弘二：新産科データブック，産婦人科の世界，医学の世界社，1985）

生理的作用・データ・情報	アセスメント	助産診断名【例】
10. 泌尿器系 **1 尿管拡張** ・6〜10週頃から，最高22〜24週頃 　とくに右側>左側 (a) **機械的原因** ・子宮の増大，骨盤腔よりの上昇： 　尿管の間接的圧迫 ・妊娠子宮の右傾傾向 ・S状結腸のクッション的働き (b) **機能的原因** ・諸ホルモン→尿管平滑筋の緊張，蠕動の低下 ・プロゲステロン ・尿管周囲の充血，浮腫 **2 下部尿路の変化** (a) **膀　胱** ①容積200〜300 mLの尿貯蓄で尿意 　　　　尿　意 　　　　　↓ ・プロゲステロン, エストロゲン → 膀胱壁への関与 ・妊娠の進行　膀胱底と子宮頸部の接合面　拡大 　　　　　　　　　　　　　　　　↓ 　　　　　　　　　　膀胱上方に牽引 　　　　　　　　物理的因子からも尿意感覚の変化 　　　　　　　　　　　　　＝ 　　　　　　　　　　　尿意頻数 (b) **頻　尿** ・妊娠の初期と後期によく起こる．妊娠10〜15週頃には子宮が小骨盤腔を満たす大きさになり，膀胱が圧迫変形して容量が減少するために頻尿となる．妊娠後期には下降した児頭が膀胱を圧迫するために起こりやすい．またエストロゲンの作用で膀胱粘膜が充血・うっ血することで頻尿を訴えたり，筋肉の働きが鈍り，組織が柔軟になって尿も		⓰妊娠性変化に伴う頻尿

生理的作用・データ・情報	アセスメント	助産診断名【例】
れを起こしたりすることもある．膀胱炎との鑑別が必要である（図Ⅱ-10）． (c) 形態・位置 ・妊娠初期：半月状，上方に牽引，右側へ偏位 ・妊娠中期：三日月状，膀胱壁の緊張性低下 ・8ヵ月頃：尿量の増加 ・分娩周辺期：三日月状，先進部位による圧迫，子宮頸部の牽引，膀胱壁軟化，充血，浮腫 (d) 充血，尿道口の移動 ・外尿道口は下方，内尿道口は後方，尿道と膀胱底との角度の変化 (e) 尿　道 ・尿道狭窄など排尿の障害	・尿回数，尿量について体重増加と浮腫との関係もみる． 【浮　腫】 ・一般に2〜3L以上の水分が貯留して初めて確認され，多くの場合体内のナトリウム貯留を伴う． ・妊娠により循環血漿量は増加し，妊娠30〜32週で最高となる．血漿量の増加は心拍出量の増加をともない，腎血漿流量も増加する． ・妊娠中期には腹部の増大に加え，乳房の発育が進み，妊婦のからだに脂肪が蓄積される． ・妊娠後期には増大した子宮が大静脈を圧迫するために下肢の静脈圧が上昇，毛細血管の透過性が高まる．さらにはエストロゲンやアルドステロンの増加によりナトリウムや水分の再吸収率が増し，間質内の水分が貯留して浮腫をきたしやすい． （☞第2章Ⅱ-G-7 浮腫，p132参照）	

生理的作用・データ・情報	アセスメント	助産診断名【例】

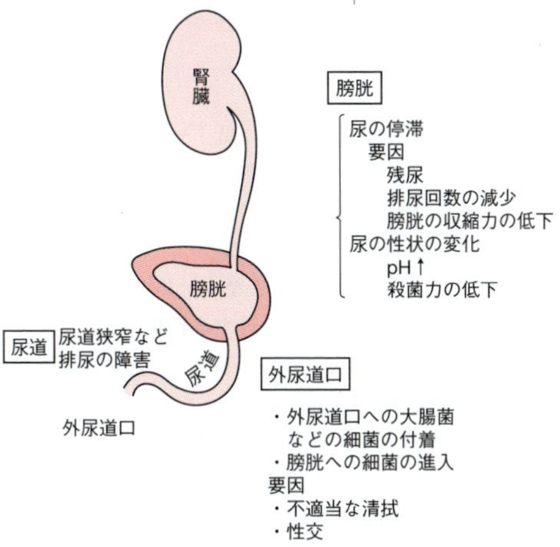

腎臓
膀胱
尿の停滞
要因
残尿
排尿回数の減少
膀胱の収縮力の低下
尿の性状の変化
pH↑
殺菌力の低下
膀胱
尿道
尿道狭窄など
排尿の障害
尿道
外尿道口
外尿道口
・外尿道口への大腸菌
などの細菌の付着
・膀胱への細菌の進入
要因
・不適当な清拭
・性交

図Ⅱ-10　膀胱・尿道炎の発生機序

11. 体　温

1 体温の変化

エストロゲン　…体温下降作用
プロゲステロン　…**体温上昇**作用
血管拡張　**熱く感じる**　**代謝亢進**（発汗，紅潮）

2 高温相の状態

妊娠初期　プロゲステロン優位→高温期にみられる高温を維持

妊娠中期　エストロゲン優位→中期から体温下降（**図Ⅱ-11**）

℃
37.5
37.0
36.5
5ヵ月頃までには
低温相へ移行
1ヵ月
2ヵ月
3ヵ月
4ヵ月
5ヵ月
妊娠月数

図Ⅱ-11　高温相の状態

⓱妊娠性変化に伴う代謝亢進

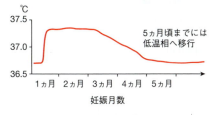

生理的作用・データ・情報	アセスメント	助産診断名【例】
12. 内分泌		
1 ホルモンの変化		
・LH（luteinizing hormone, 黄体化ホルモン），FSH（follicle stimulating hormone, 卵胞刺激ホルモン）	・LH, FSHの基礎分泌は低下←プロゲステロン，エストロゲンの視床下部に対するネガティブフィードバック作用による	
・PRL（prolactin, プロラクチン）	・PRLは妊娠経過にともない上昇．妊娠中，ストレスに対するPRL放出は欠如	
・TRH（thyrotropin-releasing hormone, 甲状腺刺激ホルモン放出ホルモン）	・TRHは過反応を示す	
・TSH（thyroid stimulating hormone, 甲状腺刺激ホルモン）	・TSHの変化：妊娠経過に伴う変動はなく，非妊娠時の正常範囲からやや高めのレベル	
・ACTH（adrenocorticotropic hormone, 副腎皮質刺激ホルモン）	・ACTH：妊娠12週で上昇を認め，34週まで高値を示し，漸減する	
・GH（growth hormone, 成長ホルモン）	・GH：hPLと交差反応を示す GH値は非妊娠時と差がないといわれているが，アルギニン負荷後のGHの反応性は妊娠の進行につれ鈍くなる	
・オキシトシン	・オキシトシン：妊娠中は一定	
・バソプレシン	・バソプレシン：とくに変化ない，浮腫のある妊婦でも正常者と変わらない	
・ニューロフィジン	・ニューロフィジン：I，IIの2型があるが，妊娠中はII型のほうが高く，非妊娠時と逆の現象	
・プロスタグランジンおよびその他アラキドン酸代謝物	・プロスタグランジンおよびその他アラキドン酸代謝物：作用臓器—平滑筋，血管，末梢神経	
・レニン，アルドステロン	・レニン，アルドステロン分泌促進→Na^+利尿作用	
2 妊娠時の体液貯留，血管作動性，血管感受性にかかわる諸因子		
(a) 水・電解質調節		
①Na^+，水貯留		
・調節因子：アルドステロン Na^+再吸収とK^+排泄		

生理的作用・データ・情報	アセスメント	助産診断名【例】
②水が主体 ・調節因子：AVP（アルギニン・バソプレシン） (b) 血管作動性物質 [妊娠時の血圧調節] ・昇圧系（レニン-アンジオテンシン） ・降圧系（キニン-カリクレイン），プロスタグランジン (c) 中枢性昇圧因子　AVP (d) インスリン ①血糖 ・空腹時の血糖：非妊娠時よりも約10 mg/dL低値 ・糖負荷後1～3時間：非妊娠時よりも約15～25 mg/dL高値 ②インスリン分泌能：血糖曲線を考慮に入れる必要 　A：インスリン分泌亢進，かつ血糖値も高値 　B：インスリンの分泌障害 　C：インスリン依存性糖尿病 (e) 副腎ホルモン作用 ・妊娠中，種々のストレスに対して適応		

13. 皮　膚

1 色素の変化

・乳輪部，臍，腋窩，会陰，下腹部正中線の着色
　前額部や頬部に雀卵斑やしみが増加

		助産診断名【例】
		⑱妊娠性変化に伴う色素沈着

2 物理的伸展－妊娠線

```
プロゲステロン ┐                メラニン形成細胞を刺激
エストロゲン   ┘ レベルの上昇 → メラニン形成細胞刺激ホルモン
                                （2ヵ月末～）
```

3 瘙　痒（外陰部）

```
外陰部 ┌ 循環量の増加 ┐
       │ 代謝の亢進   ├─→ 発汗促進
       │ 帯下　酸性度↑┘─→ 微生物増殖（デーデルライン桿菌）
                      └─→ 腟上皮細胞中グリコーゲン量↑
```

生理的作用・データ・情報	アセスメント	助産診断名【例】

4 皮　膚
・エストロゲン上昇→胆汁酸塩の停留
・発汗作用と皮脂腺の活動性　増加

14. 筋・骨格

1 恥骨の痛み（32～40週）

・プロゲステロン＋リラキシンにより，恥骨結合の拡張と可動性の増大が認められる．軟骨の軟化

2 筋肉，靱帯
・過伸展→疼痛へ
・骨盤諸関節は弛緩し可動性を増す

・可動性を少なくすればよい
　妊婦用ガードルなど
・過度の伸展を少なくする
　正しい姿勢の保持

3 子宮円靱帯痛
・子宮の拡大→円靱帯の伸展

・骨盤（子宮）をゆっくりと傾ける
　突っ張りがとれる
・長時間の座位を避ける

4 腰・背部痛
・増量するエストロゲンの作用により，筋肉・靱帯結合織が弛緩し支持力が低下するため痛みが起こる．この筋肉・靱帯結合織の弛緩は，関節の可動性を増加させ，分娩時骨盤腔の拡大すなわち胎児の娩出を容易にする働きがある．
・また腹部が増大するにつれて身体のバランスを保つために，重心は前方に移動し，両肩をそらし背骨の内側へ彎曲が増す．骨盤はそり身の姿勢になるために骨盤底筋群の負担が増す．妊娠各期で約半数が腰痛を訴える（図Ⅱ-12）．
・妊娠の初期に子宮増大に伴う靱帯の牽引痛を認めることがあり，流早産に関連した子宮収縮と鑑別する必要がある．
・横座りの姿勢は片方の仙腸関節を圧迫し，動きを減少させ，腰痛を生じさせる．

❾ ADLの抑制なし

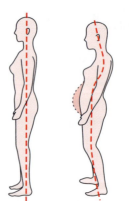

図Ⅱ-12　妊娠による姿勢の変化

生理的作用・データ・情報	アセスメント	助産診断名【例】

15. 体重の変化

1 体重増加量 (表Ⅱ-8)
・妊娠初期：1 kg
・妊娠中期および後期：3～5 kg
・妊娠期間中の平均：7～11 kg
・妊娠後期の生理的体重増加量300～400 g/週

表Ⅱ-8 妊娠週数と体重増加量

妊娠週数	体重増加量*
13～20週	312 g/週
21～28週	400 g/週
29～40週	317 g/週

*週平均約360 g
妊娠週数によっては，週あたりの体重増加量に幅があり，均一の増加にならない．

⑳順調なウエイトコントロール

2 妊婦の体重管理
・妊婦の体重管理は胎児の体重が漸次増加していく現象の中で，体重コントロールの難しさがある．

(a) BMI (body mass indexの適応 (表Ⅱ-9)

$$= \frac{体重 (kg)}{身長 (m)^2}$$

表Ⅱ-9 体格区分別の推奨体重増加量

体格区分	妊娠全期間を通しての推奨体重増加量	妊娠中期から後期における1週間あたりの推奨体重増加量
低体重 (やせ)：BMI 18.5未満	9～12kg	0.3～0.5kg/週
ふつう：BMI 18.5以上25.0未満	7～12kg	0.3～0.5kg/週
肥満：BMI 25.0以上	個別対応	個別対応

注）BMI＝体重(kg)÷身長(m)÷身長(m)

(厚生労働省：妊産婦のための食生活指針，2005)

生理的作用・データ・情報	アセスメント	助産診断名【例】

(b) カウプ（Kaup）指数の適応（表Ⅱ-10）

$$= \frac{体重 (g)}{身長 (cm)^2} \times 10$$

正常妊婦の73％はカウプ指数が 18.5〜28.0

表Ⅱ-10　カウプ指数を用いた体重管理

身長	増加量 +10〜12 kg 超やせ（-20％以下）	+8〜10 kg 標準体重	+0〜5 kg 超肥満（+20％以上）
140	34.5	43.1	51.7
141	35.0	43.7	52.5
142	35.5	44.4	53.2
143	36.0	45.0	54.0
144	36.5	45.6	54.7
145	37.0	46.3	55.5
146	37.5	46.9	56.3
147	38.0	47.5	57.0
148	38.6	48.2	57.8
149	39.1	48.8	58.6
150	39.6	49.5	59.4
151	40.1	50.2	60.1
152	40.7	50.8	61.0
153	41.2	51.5	61.8
154	41.8	52.2	62.6
155	42.3	52.9	63.4
156	42.8	53.5	64.2
157	43.4	54.2	65.1
158	43.9	54.9	65.9
159	44.5	55.6	66.7
160	45.1	56.3	67.6
161	45.6	57.0	68.4
162	46.2	57.7	69.2
163	46.8	58.5	70.1
164	47.3	59.2	71.0
165	47.9	59.5	71.9
166	48.5	60.6	72.7
167	49.1	61.4	73.6
168	49.7	62.1	74.5
169	50.3	62.8	75.4
170	50.9	63.6	76.3
171	51.5	64.3	77.2
172	52.1	65.1	78.1
173	52.7	65.8	79.0

Ⅱ．妊娠期の助産診断とアセスメント・ツール

2. 初産婦と経産婦の鑑別診断

生理的作用・データ・情報	アセスメント	助産診断名【例】
1 初産婦と経産婦の鑑別（表Ⅱ-11）	・初産婦と経産婦では分娩経過も異なるため鑑別することは助産学上重要である． ・通常は内診と臨床所見により鑑別する．	❶初妊婦／初産婦／経産婦

表Ⅱ-11 初妊婦と経産婦の違い

	初妊婦	経産婦
乳 房	緊張，杯状，乳頭短小，新妊娠線	懸垂弛緩，乳頭長大，旧妊娠線
腹 部	腹壁緊張，新妊娠線	腹壁弛緩，旧妊娠線
陰 門	閉鎖	哆開
陰唇小帯		消失〜弛緩，瘢痕形成
会 陰	緊張	弛緩，裂傷・会陰の瘢痕
処女膜	破瓜状態	欠損〜処女膜痕状
腟入口	狭く閉鎖	広く哆開
腟	狭く皺襞多し	広く皺襞少ない，平滑
子宮腟部	円錐形，短小，妊娠後期に短縮	円柱状，大，妊娠後期まで保存
外子宮口	小，円形〜楕円形	大，横裂〜不整形哆開
胎児下降部	児頭は妊娠後期で骨盤入口に固定することが多い	児頭は分娩直前まで固定しないことが多い

注）経産婦の場合，乳房の懸垂弛緩や乳頭が長いのは，前回までに直接母乳を与えた場合である．

（杉山陽一：小産科書，改訂第4版，p66, 金芳堂, 1989）

2 妊娠・分娩回数	・妊娠・分娩回数は今後の妊娠分娩，産褥・新生児期の経過に関与する因子である．問診を中心に妊娠中・分娩中の情報を正確に収集する（表Ⅱ-12）.	
・妊娠回数	・今回の妊娠回数を含めて数える方法と含めない方法とがある．各施設で統一して用いる．	❷4妊2経産 ❸3妊2経産
・妊娠期間と区分（表Ⅱ-13）	・現在は週数は満で，月数は数えで表す．	

情報・その他

表Ⅱ-12 既往妊娠・分娩歴

結婚 25歳（平成24年5月15日） 再婚 歳（ 月 日） 夫の健否（健）

回	年齢	分娩年月	妊娠経過	分娩経過	性別	児の状況
1	26	H25年10	妊娠高血圧症候群	39週NSVD	女	3,360 g健康
2	28	H27年9		37週CS	男	3,520 g健康
3	31	H30年4	重症妊娠悪阻	11週D&C		
4						
5						

NSVD：正常自然経腟分娩　　CS：帝王切開　　D&C：人工妊娠中絶を受けている

表Ⅱ-13 妊娠期間と区分一覧表

日数 満	週数 満	週数 数え	月数 数え	区分 三分	区分 二分	trimester*	日本の定義	WHOの定義	法規による規程
0 - 6		第 1	第 1	妊娠初期	妊娠前半期	第1三半期	←0日：最終月経第1日	母体保護法による人工妊娠中絶の実施時期	
7 - 13	1	第 2							
14 - 20	2	第 3					実際の妊娠成立		
21 - 27	3	第 4							
28 - 34	4	第 5	第 2						
35 - 41	5	第 6							
42 - 48	6	第 7							
49 - 55	7	第 8							
56 - 62	8	第 9	第 3				流産		
63 - 69	9	第10							
70 - 76	10	第11							
77 - 83	11	第12							死産の届出に関する規定
84 - 90	12	第13	第 4						
91 - 97	13	第14							
98 - 104	14	第15							
105 - 111	15	第16							
112 - 118	16	第17	第 5			第2三半期			
119 - 125	17	第18							
126 - 132	18	第19							
133 - 139	19	第20							
140 - 146	20	第21	第 6	妊娠中期			←体重500 gに相当(WHO)	満22週未満	
147 - 153	21	第22					↓子宮外生育が可能とされた時期		
154 - 160	22	第23					(1991年1月より)		
161 - 167	23	第24							
168 - 174	24	第25	第 7						死産証書（または死胎検案書）の作成
175 - 181	25	第26							
182 - 188	26	第27							
189 - 195	27	第28					←体重1,000 gに相当(WHO)		
196 - 202	28	第29	第 8	妊娠後期	妊娠後半期	第3三半期		妊娠満22週以降における人工死産は母体保護法によらないもの	
203 - 209	29	第30							
210 - 216	30	第31							
217 - 223	31	第32					早期産		
224 - 230	32	第33	第 9						
231 - 237	33	第34							
238 - 244	34	第35						pre-term	
245 - 251	35	第36							
252 - 258	36	第37							
259 - 265	37	第38	第10						
266 - 272	38	第39					正期産	term	
273 - 279	39	第40							
280 - 286	40	第41							
287 - 293	41	第42							
294 - 300	42	第43	第11				過期産	post-term	
301 - 305	43	第44							

＊欧米三分

3. 胎児および胎児付属物に関する診断

生理的作用・データ・情報	アセスメント	助産診断名
1 胎芽・胎児の生死 (a) 妊娠初期 ・流産徴候（出血，腹痛など）やつわりのある場合はGSやCRLの増大と胎児心拍動の有無によって胎児生死を確認する． ・超音波断層法：GS・CRLの増大，心房・心室の描写，胎児心拍動の有無 (b) 妊娠中期 ・胎児の心機能の証明 ・性器出血，腹痛 ・腹部膨隆増大傾向の停止 ・子宮底長・腹囲計測値・他覚的触診法 ・胎動の消失 ・一度肥大した乳房の弛緩・縮小，乳汁分泌の停止，下腹部の冷感，異物感，全身違和感，倦怠感，悪寒 ・X線像：スパルディング・ホルネル（Spalding-Horner）頭蓋徴候，ブレイクマン（Brakemann）脊柱徴候 （他☞第3章Ⅱ-G-k 図Ⅱ-76, p659参照）	・胎児の存在によってのみ現れる確かな徴候（positive signs）をとらえる ・**増大を認めるか** ・心機能の波形の存在 ・**胎児心拍動の確認可**（図Ⅱ-13） 10分間の検査で証明し得ないもの→陰性 ・流産徴候がある場合は（☞第2章Ⅱ-I-2 心疾患, p266参照） ・トラウベ（Traube）聴診による胎児心音の聴取可 ・妊娠週数にみあった増加があるか ・**胎動の触知** 【胎児死亡診断】 ・胎児死亡診断は娩出後に確定する． ・娩出した時点で呼吸，心拍動，臍帯拍動あるいは明らかな随意筋の運動のいずれも示さない場合は死産と診断する（☞第3章Ⅱ-G-k 表Ⅱ-75 胎児死後の変化, p663参照）	❶胎児生死

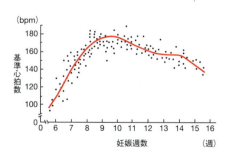 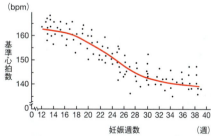

図Ⅱ-13 妊娠週数に伴う基準心拍数の変化
（荒木 勤：最新産科学 正常編, 改訂第22版, p164, 文光堂, 2009）

生理的作用・データ・情報	アセスメント	助産診断名【例】
2 胎児の数 (a) 多 胎 ・妊娠後半期：子宮の増大が急速 ・**子宮底長・腹囲**：相当妊娠週数よりも大きい ・レオポルド（Leopold）触診法（☞第2章Ⅲ-G 胎児心音の聴取, p330参照） ・内診・外診 ・聴 診 (b) X線像, 超音波像	・腹部：不規則な形態 ・多くの部分で胎動を触知 ・多数の小部分を触れる ・児頭は腹部に比して小さい ・2個以上の児頭を触れる ・内診・外診所見の矛盾 ・胎児心音同時聴取（2ヵ所以上） ・多胎像の証明	❷単胎/多胎
3 胎児の発育と成熟 (a) 胎児の発育（表Ⅱ-14） ①胎児の推定身長：ハッセ（Haase）の身長概算法 ②胎児の推定体重：榊体重概算法 ③胎児の発育・レオポルド触診法によって得られる胎児の所見 　・出生時体重・身長・基準曲線（厚生省研究班） ④胎児の発育・成熟度の判定：子宮底長, 腹囲. 超音波断層法 ⑤超音波による胎児推定体重（EFW：estimated fetal body weight）（表Ⅱ-15）	・出生体重の推定（☞第2章Ⅲ-M-4 胎児発育の観察, p345参照） **【胎児発育状態の指標】** ・妊娠12週まではCRLの測定値 ・それ以降BPD値　$\left.\begin{array}{l}\text{BPD値}\\\text{FL値}\end{array}\right\} 9.0\,\text{cm}$ 以上 その他, 測定値の総合判断	❸週数相当児 ❹推定体重 （　）g±SDである
(b) 胎児の成熟度の判定 ①羊水情報 　・クレアチニン検査：胎児の腎機能	・1.6 mg/dL以上：35週以後 ・2.0 mg/dL以上：37週以後	❺週数相当の成熟度が期待できる

表Ⅱ-14 胎児の妊娠月数と身長・体重概算法

妊娠月数（週数）	ハッセ身長概算法 (cm)	榊体重概算法 (g)
1 (3)	1×1 = 1	$1^3 \times 2 = 2$
2 (7)	2×2 = 4	$2^3 \times 2 = 16$
3 (11)	3×3 = 9	$3^3 \times 2 = 54$
4 (15)	4×4 = 16	$4^3 \times 2 = 128$
5 (19)	5×5 = 25	$5^3 \times 2 = 250$
6 (23)	6×5 = 30	$6^3 \times 3 = 648$
7 (27)	7×5 = 35	$7^3 \times 3 = 1,029$
8 (31)	8×5 = 40	$8^3 \times 3 = 1,536$
9 (35)	9×5 = 45	$9^3 \times 3 = 2,187$
10 (39)	10×5 = 50	$10^3 \times 3 = 3,000$

表Ⅱ-15 超音波胎児推定体重

$$EFW\,(g) = 1.07 \times BPD\,(cm)^3 + 3.00 \times 10^{-1}\,AC\,(cm)^2 \times FL\,(cm)$$
（超音波胎児計測の標準化と日本人の基準値, 2003）

AC：腹囲, abdominal circumference
FL：大腿骨長, femur length
APTD：躯幹前後径, anteroposterior trunk diameter
TTD：躯幹横径, transverse trunk diameter

II. 妊娠期の助産診断とアセスメント・ツール

生理的作用・データ・情報	アセスメント	助産診断名【例】
・ビリルビン濃度:通常36週までに消失. 胎児血溶血の目安. 吸光度で検査(ΔOD450) ・レシチン/スフィンゴミエリンの濃度:L/S比 ・シェイクテスト:肺サーファクタントの存在	・肺成熟2以上:**肺成熟陽性** ・エタノール比が1:2の割合以上の試験管で泡沫を認める:**肺成熟陽性**	
②出生前診断のスクリーニング(図II-14, 表II-16) ・トリプルマーカー:αフェトプロテイン(AFP),ヒト絨毛ゴナドトロピン(hCG),非結合型エストリオール(uE_3) ・クアトロテスト:AFP, hCG, uE_3, に加えインヒビンA(inhibinA) ・クアトロテスト検査値の増減と母胎年齢などから胎児のダウン(Down)症罹患確率の算出がされる. ・これらのマーカーから無脳児, 18トリソミー, 神経管の形成異常の罹患確率に対する算出が可能である. ・これらの母体血清マーカーは確定診断でない. ・羊水細胞, 絨毛組織, 胎児血液 ・母体血清αフェトプロテイン(AFP) ・フリーβ-hCG ・尿中エストリオール(E_3)	・染色体・代謝などの異常 ・遺伝カウンセリングの実施 ・母体血清マーカーに対する適切な情報提供 ・確定診断でないこと ・検査の受否は, カップルでよく相談して意思決定をする. ・マーカー検査結果により, 次の羊水検査を選択するか否かについても, カップルで判断するものである. ・16〜18週 ・低値:ダウン症, 妊娠高血圧症候群 　高値:神経管奇形, 多胎妊娠 ・高値:ダウン症 ・低値:ダウン症	

II-C-3

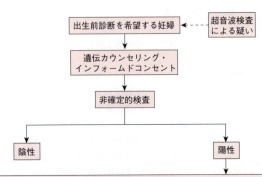
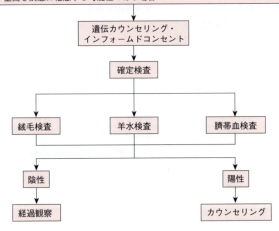

図Ⅱ-14 出生前診断のフローチャート

情報・その他

表Ⅱ-16 出生前診断のために行われる各検査の特徴

	検査	対象となる胎児疾患	施行時期	検査感度[*1]	長所	短所
非確定的検査	中期母体血清マーカー（トリプルテスト，クアドラプルテストなど）	胎児染色体異常	15〜20週	69%（トリプルテスト）81%（クアドラプルテスト）	検査が陰性の場合には，羊水検査を回避できるかもしれない．胎児二分脊椎の診断につながるかもしれない	確定診断ではない対象となる染色体異常は，18，21トリソミー（13トリソミー対象でない）
	母体血を用いた胎児染色体検査	胎児染色体異常	10週以降	99%[4)*2]	陽性的中率[*3]が高い．また，検査が陰性の場合には，羊水検査を回避できるかもしれない	確定診断ではない対象となる染色体異常は，13，18，21トリソミー
	ソフトマーカーを用いた超音波検査（妊娠初期）	胎児染色体異常	11〜13週	64〜70%	検査が陰性の場合には，羊水検査を回避できるかもしれない	確定診断ではない
	初期血清マーカーとソフトマーカーの組み合わせ（妊娠初期）	胎児染色体異常	11〜13週	82〜87%	検査が陰性の場合には，羊水検査を回避できるかもしれない	確定診断ではない対象となる染色体異常は，18，21トリソミー（13トリソミー対象でない）
	ソフトマーカーを用いた超音波検査（妊娠中期）	胎児染色体異常	18週	50〜75%	検査が陰性の場合には，羊水検査を回避できるかもしれない	確定診断ではない
	形態異常検出を目的とした超音波検査	胎児疾患一般	全週数	36〜56%	胎児に対して非侵襲的確定的検査にもなりうる	検査者によって，発見率が異なる発見率は決して高くない
確定的検査	絨毛検査	胎児染色体異常・遺伝子異常	11週以降	ほぼ100%	早い週数に検査が可能	手技が困難胎盤限局性モザイクが約1%に認められる検査に伴う流産1%[*4]
	羊水検査	胎児染色体異常・遺伝子異常	15〜16週以降	ほぼ100%	ほぼ100%で染色異常がわかる手技が容易	羊水検査に伴う流産 0.3〜0.5%[*4]
	臍帯血検査	胎児染色体異常・遺伝子異常，胎児貧血など	18週以降	ほぼ100%	胎児感染，貧血も診断可能	手技が困難検査に伴う胎児死亡 約1.4%[*4]

[*1]検査感度：実際に異常であった被検査者中，検査で異常と識別された被験者の割合．非確定的検査については，21トリソミーの検査感度を示している．
[*2]陽性的中率（検査で陽性と判定された被験者中，実際に異常である確率）とは異なる．
[*3]陽性的中率は，検査を受けた母集団の有病率（発生率）に依存する．<u>35歳以上の妊婦を対象とした日本からの報告では，21トリソミーの陽性的中率は95.9%であった．</u>
[*4]侵襲的検査（羊水検査，絨毛採取，臍帯血検査）について，安全性や推奨された手技に関する報告があり，リスクの説明や検査の実施に際しては各施設で参考にする．

（日本産科婦人科学会/日本産婦人科医会編・監：産婦人科診療ガイドライン-産科編2017，p94，2017）

生理的作用・データ・情報	アセスメント	助産診断名【例】
4 胎児の健康状態 ・NST（non-stress test, ノンストレステスト）（☞第2章Ⅲ-L, p338参照），CST（contraction stress test, 子宮収縮刺激テスト）による判定：胎児心拍数モニタリング（☞第3章Ⅲ-A, p664参照） ・生物理的プロフィール（BPS：biophysical profile scoring）（表Ⅱ-17, 18）：NST，呼吸運動，胎動，胎児緊張，羊水量 ・胎児血pH（表Ⅱ-19, 20）胎児末梢血	・胎児血pH 7.25以上：正常 ・胎児血pH 7.15以下：急速遂娩	❻胎児はwell-being ❼潜在性胎児機能不全の状況にある

表Ⅱ-17 生物理的プロフィール得点（BPS）の判定 (Manning FA, 1980)

項 目	判 定（点数）	
	正常（2点）	異常（0点）
1. 呼吸様運動	30分間に30秒以上続く運動が1回以上	30分間に30秒以上続く運動がない　30分間でないか30秒未満
2. 胎 動	30分間に3回以上の運動（四肢または体幹の運動，連続した運動は1回に数える）	30分間に2回以下の運動　弱い
3. 筋緊張	30分間に1回以上の四肢または体幹の伸展および屈曲（手の開閉があれば正常とする）	弱い緩徐な四肢の運動のみ，四肢の伸展のみ，あるいは運動なし
4. 羊水量	2つの垂直断面像で2 cm以上のポケットが1ヵ所以上	ポケットがないかあるいは2 cm未満
5. 胎児心拍数（NST）	20分間に胎動にともなう15秒以上，かつ15 bpm以上の一過性頻脈が2回以上	30分間に胎動に伴う15秒以上，かつ15 bpm以上の一過性頻脈が1回以下

表Ⅱ-18 BPSによる分娩管理プロトコール (Manning FA, 1980)

BPSスコア	判 定	管理法
10	正 常 （慢性胎児低酸素症のリスクは少ない）	経過観察．母体側適応のある場合のみ分娩をはかる．1週間後の再検　糖尿病・過期妊娠時は週2回
8	同 上	同 上　羊水過少があれば分娩をはかる
6	境界域 （慢性胎児低酸素症の疑い）	4～6時間ごとに検査を繰り返す　羊水過少があれば分娩をはかる
4	同 上	36週以後ならば分娩　35週以前でL/S<2.0ならば24時間後再検　再度4以下ならば分娩
0～2	異 常 （慢性胎児低酸素症の可能性大）	検査時間を120分に延長し，4点以下が続けば週数にかかわらず分娩

II．妊娠期の助産診断とアセスメント・ツール

生理的作用・データ・情報	アセスメント	助産診断名【例】

表Ⅱ-19 胎児末梢血のpH，PO_2，PCO_2，BE

	pH	PO_2	PCO_2	BE
要注意	7.25以下	15 mmHg以下	50 mmHg以上	−8 mEq/L以下
危険域	7.20以下	10 mmHg以下	60 mmHg以上	−10 mEq/L以下

（五十嵐正雄：産婦人科最新治療指針，p170，永井書店，1996）

表Ⅱ-20 胎児末梢血のpHの判定法

7.25 以上	normal
7.24〜7.20	pre-pathological acidosis
7.19〜7.15	slight acidosis
7.14〜7.10	moderate acidosis
7.09〜7.00	advanced acidosis
6.99 以下	severe acidosis

（五十嵐正雄：産婦人科最新治療指針，p170，永井書店，1996）

5 胎児の位置の表現法
(a) 日本・ドイツ式による分類
・表現法：胎位・胎向・胎勢
・妊娠中の胎児の位置関係を表現する方法として適している．
① 胎　位：胎児の縦軸と子宮の縦軸との関係をいう．
・縦位：頭位：児頭が子宮の下方にある．
　　　　骨盤位：骨盤が子宮の下方にある
・横位：胎児の縦軸と子宮の縦軸とが直角，もしくはこれに近い交差するもの
・斜位：斜めに交差するもの
② 胎　向：胎児の背部と左右の子宮壁との関係をいう
（横位では頭部と左右の子宮壁との関係をいう）
・第1胎向
　・縦位：児背が母体の左側にある．
　・横位：児頭が母体の左側にある．
・第2胎向
　・縦位：児背が母体の右側にある
　・横位：児頭が母体の右側にある
・第1分類：（背前位）児背が母体の前

アセスメント欄：
・レオポルド触診法によって胎位・胎向を診断する

助産診断名：
❾正常胎盤付着位置

生理的作用・データ・情報	アセスメント	助産診断名【例】
方を向く ・第2分類：(背後位) 児背が母体の後方を向く ③胎　勢：胎児の姿勢を示す ・屈曲胎勢：屈位：後頭位 ・反屈胎勢：反屈位：前頭位，額位，顔位 (b) 英米仏式による分類 ・表現法：方位点と骨盤腔の方向区分（図Ⅱ-15） ・胎児の先進部と母体との位置関係を表現するには， ①胎児の先進部が確認できる分娩時に用いられることが多い（☞第3章Ⅱ-D 胎児に関する診断，p403 参照）． ②胎児の先進部（方位点）が，いま骨盤腔のどの部分にあるかを表現する（図Ⅱ-15）． ③3項目を略語を使って表現する（例：LOT，ROA）．	・胎勢は内診を行わないと正確な診断はできない． 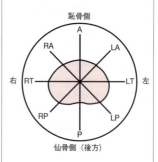 図Ⅱ-15　骨盤腔の方向区分	

1項目	2項目	3項目
●胎児の方位点は骨盤腔の左か，右か	●胎児の方位点	●胎児の方位点の骨盤腔の位置 　母体の前，後，横か
L, R	O, F, M, S, Sc	A, T, P
L: left　左 R: right　右	O: occiput　後頭 F: front　額部 M: mentum　頤部 S: sacrum　仙骨 Sc: scapula　肩甲骨	A: anterior　前 T: transverse　横 P: posterior　後

生理的作用・データ・情報	アセスメント	助産診断名【例】
6 胎児付属物 (a) 胎盤位置と胎盤のaging ・超音波断層法による所見	・（☞第2章Ⅲ-M-6 胎盤の観察，p352 参照） ・子宮の増大にともなって胎盤の位置も移動する． ・経腟分娩の可否に影響をもたらす前置胎盤，低置胎盤の有無と妊娠経過に伴う変化について診断する．	❾正常胎盤付着位置 ❿正常胎盤：グレード0である

生理的作用・データ・情報	アセスメント	助産診断名【例】
(b) 羊水量 (図Ⅱ-16) ・レオポルド触診法による羊水量のスクリーニング ・超音波断層法による所見 　10週：30mL 　16週：190mL 　32〜35週：900mL 　34週に羊水量は最大	・(☞第2章Ⅲ-M-7 羊水量の観察, p354 参照) ・羊水の妊娠後期の減少は, 胎児が低酸素症への適応として血液再配分による腎血流量の減少をきたすためである.	⑪正常羊水量
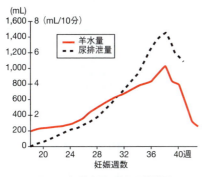 図Ⅱ-16　羊水量と胎児尿排泄量 (工藤尚文ほか：過期妊娠. 周産期医学 21 (増): 190-191, 1991)		
⑦ 胎児胎盤機能 ・エストリオール (E_3)：E_3 排泄値：25 mg/日 (39〜41週) (表Ⅱ-21〜23, 図Ⅱ-17) 　28週以降で4 μg/mL以下は注意 ・hPL：安全域：6 μg/mL以上, 28週以降4 μg/mL以下は注意 (表Ⅱ-23, 24, 図Ⅱ-18)	【胎児胎盤系予備能の評価】 ・胎盤機能から胎児の子宮内における現況を把握し, 経過を予測する. ・胎盤機能測定の必要な場合 (☞第2章Ⅱ-H-b3 過期妊娠, p190 参照)	⑫胎児胎盤機能正常

情報・その他

表Ⅱ-21 尿中エストリオール値による胎児-胎盤機能の評価

妊娠週数	正常値		警戒値	危険値
	定量法	半定量法		
32～36	15mg/日以上	5μg/mL以上	15～10mg/日	10mg/日以下
37, 38	20mg/日以上	10μg/mL以上	20～10mg/日	15mg/日以下
39～41	25mg/日以上		25～10mg/日	15mg/日以下

(日野原重明監：産科疾患, 看護のための最新医学講座, 第2版, p69, 中山書店, 2005)

表Ⅱ-22 尿中エストロゲン半定量法（LAIR）による判定基準

	尿希釈倍数			エストロゲン濃度 (mg/L)	判定基準と処置	
	×200	×100	×50			
判定結果	−	−	−	<5	緊急対策域	頻回の測定と臨床諸所見, 他の胎盤機能検査などを反復し, 速やかに適切な産科処置を要す
	−	−	+	5	警戒域	5～10 mg/dLであれば頻回に測定を行い, 他の臨床諸検査成績をも参照して, 注意して経過を観察する
	−	+	+	10	注意域	
	+	+	+	≧20	安全域	安全域と考えられるので経過を観察する

LAIRなどによる尿中エストロゲン測定法は, あくまでも半定量的検査法である.

表Ⅱ-23 エストリオール（E_3）・ヒト胎盤性ラクトーゲン（hPL）値と妊娠中の異常

	E_3	hPL
低値	胎児機能不全 胎盤機能不全 妊娠高血圧症候群 FGR 過期産 糖尿病合併妊娠 子宮内胎児死亡 無脳児 先天性副腎発育不全症 サルファターゼ欠損症 母体の腎障害, 肝障害, 　大量の副腎皮質ステロイド 　投与 貧血　など	胎盤機能不全 妊娠高血圧症候群 FGR 過期産 子宮内胎児死亡 胞状奇胎
正常域		Rh不適合妊娠 無脳児
高値	多胎妊娠 巨大児	多胎妊娠, 糖尿病 （Rh不適合妊娠）

表Ⅱ-24 hPLの正常値

妊娠32～37週	4 μg/mL以上
妊娠38週以降	5 μg/mL以上

＊妊娠28週以降で4μg/mL未満のときには連続測定が必要

情報・その他

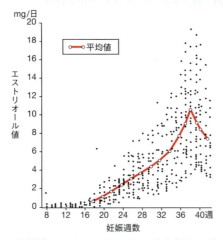

図Ⅱ-17　正常妊娠におけるエストリオール値［ブラウン（Brown）法］
(塚田一郎：現代産科婦人科学大系，15A，中山書店，1972)

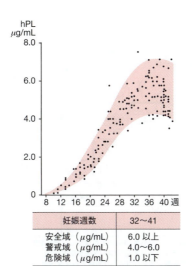

妊娠週数	32〜41
安全域（μg/mL）	6.0 以上
警戒域（μg/mL）	4.0〜6.0
危険域（μg/mL）	1.0 以下

注：hPLの半減期は約15分なので，数回測定して低下
　　傾向があるときは胎盤機能低下を考える．
　　hPL ≧ 4 μg/mLをもって胎児の成熟を推定する．

図Ⅱ-18　正常妊娠時の血中hPL量の推移
(杉山陽一監：産科・婦人科臨床マニュアル，改訂第2版増補，p136，金原出版，1992)

D 分娩開始の予知の診断

1. 分娩発来の機序

データ・情報	アセスメント	助産診断名【例】
◆分娩発来に関する因子を多角的な面よりとらえる（図Ⅱ-19）.	【分娩発来機序についての有力な説】 ・確定的なものは認められていない. ・胎児の成熟を示すシグナルが母体に送られ蓄積される. これが一定レベルに達すると陣痛が発来するものと考えられている.	

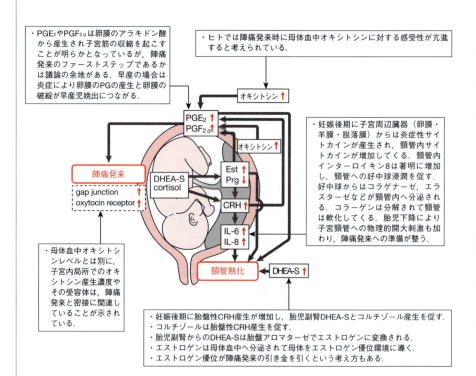

図Ⅱ-19 陣痛発来機序の仮説

2. 分娩の前徴

データ・情報	アセスメント	助産診断名【例】
1 自覚症状 ①子宮底の下降感, 胎児の下降感 ・心窩部の空虚感 ・胃部圧迫感の軽減 ②前陣痛（偽陣痛），腰痛，下腹部の緊張感 ③血性分泌（産徴） ④頻尿 ⑤胎動の減少 ⑥鼠径部の牽引痛 ⑦白色の頸管粘液の分泌	・分娩開始の前駆症状をみる. ・腹部はやや前方に突出する. ・分娩発来の2～3週間前より児頭が骨盤腔に固定するため胎児下降，すなわち子宮底の下降が認められる. ・下腹部よりも骨盤に圧迫感を感じ，胎児が下降した感をもつ. ・胃部圧迫感がなくなり，呼吸が楽になる. ・不規則で弱い子宮収縮＝前陣痛（初産婦＞経産婦） 　妊娠陣痛に比してかなり強く起こる不規則な子宮収縮である. ・①②④⑤の症状は分娩開始の10～15日前頃より自覚 ・内子宮口周辺の卵膜が子宮内壁より剥離することによって生じる産徴があると，1～2日以内に分娩が開始するといわれており有用性がある.他の自覚症状を分娩の予知に定量的に用いるには不適当である.	❶分娩前駆期にある ❷前駆症状の出現

II-D-1,2

データ・情報	アセスメント	助産診断名【例】
2 内診所見による分娩開始日の推定法 (a) 子宮頸管の成熟度 ①ビショップ（Bishop）スコア（表Ⅱ-25, 26, 図Ⅱ-20）	・日常の臨床において有用と考えられているものは胎児の下降度，頸管の成熟度などの内診所見により判定する方法である． ・頸管の成熟度を判定することで分娩開始の予測ができる． ・ビショップスコア9点以上を成熟 ・分娩開始まで1週間か？	❸頸管の成熟 やや成熟 未熟 ❹分娩準備状態 成熟 ❺分娩準備状態 未成熟

表Ⅱ-25 ビショップスコア

	0点	1点	2点	3点
子宮口開大度 cervical dilatation	閉 鎖 closed	1〜2 cm	3〜4 cm	5〜6 cm
展退度 effacement	0〜30%	40〜50%	60〜70%	80%〜
硬 度 consistency	硬 （鼻翼状） firm	中 （口唇状） medium	軟 （マシュマロ状） soft	
子宮口位置 cervical position	後 方 posterior	中 央 middleposition	前 方 anterior	
児頭下降度 fetal station*	− 3 cm	− 2 cm	− 1〜0 cm	＋ 1，＋ 2 cm

1) *胎児（児頭）の先進部が坐骨棘間径線の何cm上にあるか（− X cm），下にあるか（＋ X cm）
2) 0〜4点…未熟（分娩誘発効果不良），5〜8点…やや成熟，9〜13点…成熟
3) 10点以上なら分娩誘発は24時間以内に90％成功する．

（五十嵐正雄：産婦人科最新診断治療指針，p170，永井書店，1996）

情報・その他

表Ⅱ-26 ビショップスコアの自然分娩発来時期に対する予測診断の信頼性

pelvic score	1	2	3	4	5	6	7	8	9	10	11
false positive (%)	66.7	64.2	60.2	53.1	47.2	40.2	36.7	27.0	9.1	9.3	0
false negative (%)	0	1.4	2.7	8.1	19.8	38.3	48.6	59.9	72.9	82.4	97.3

$$\text{false positive (\%)} = \frac{\text{そのスコア以上で1週間以内に分娩が発来しなかった症例数}}{\text{そのスコア以上になった全症例数}} \times 100$$

$$\text{false negative (\%)} = \frac{\text{そのスコア未満で1週間以内に分娩が発来した症例数}}{\text{得点に関係なく1週間以内に分娩が発来した症例数}} \times 100$$

(一條元彦編:分娩進行の見方, 産婦人科シリーズ 26, p163, 南江堂, 1980)

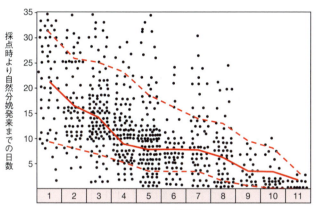

図Ⅱ-20 ビショップスコアと自然分娩発来時期との関係
図中実線は平均を,破線は 80 パーセンタイル信頼限界を示す
(一條元彦編:分娩進行の見方, 産婦人科シリーズ 26, p163, 南江堂, 1980)

データ・情報	アセスメント	助産診断名【例】
②梅沢・岩崎の内診所見採点基準（表Ⅱ-27, 28）	・**梅沢・岩崎**（1965） 児頭の下降度の表現法：移動, やや固定, 固定 陣痛発来0〜2日前に8点以上を示した（初産婦75％, 経産婦68％） ・**梅沢・岩崎変法**（佐藤：1976） 下降度の表現をホッジ（Hodge）の第2平行平面を基準として表現, 陣痛発来0〜2日前に8点以上となった例はきわめて少ない. 7点以上：初産婦62％, 経産婦59％であった.	
③石原の頸管成熟度スコア（表Ⅱ-29）	・石原のスコア7〜8点：1両日以内に陣痛発来 初産婦86％, 経産婦94％ 1〜2点は3〜4日以内に分娩発来になることはない：初産婦95％, 経産婦100％	
④秋山のスコア（表Ⅱ-30）	・秋山スコア7〜8点：4〜3日以内に開始	
(b) 胎児下降度	・児頭の下降は分娩開始日の3週間前から始まる. ・ある程度下降した後は, それ以上, 分娩が開始するまでは下降しない. したがって, 分娩開始の数日前に, 児頭の高さから開始日を推定することはできない.	

情報・その他

表Ⅱ-27 梅沢・岩崎法

所見	点数		
	0	1	2
硬度	硬（鼻翼状）	中（弛緩した唇状）	軟（マシュマロ状）
展退	3 cm 以上	2.9〜1.5 cm	1.4 cm 以下
位置	後方	やや後方	中央
開大	1指以下	1〜2指	2指以上
固定	移動	やや固定	固定

（一條元彦編：分娩進行の見方，産婦人科シリーズ 26, p29, 南江堂, 1980）

表Ⅱ-28 梅沢・岩崎変法

所見	点数		
	0	1	2
硬度	硬	中	軟
展退	3 cm <	2.9〜1.5 cm	1.4 cm
位置	後方	やや後方	中央
開大	1.4 cm >	1.5〜2.9 cm	3 cm <
下降	−2 cm 以上	−2〜0 cm	0 cm 以下

（一條元彦編：分娩進行の見方，産婦人科シリーズ 26, p168, 南江堂, 1980）

表Ⅱ-29 石原の頸管成熟度スコア

所見	点数		
	0	1	2
硬度	硬靭（鼻翼状）	中間（弛緩した唇状）	軟（マシュマロ状）
展退度	長い (1.6 cm <)	中間 (1.5 cm〜0.6 cm)	展退 (0.5 cm >)
位置	後	やや後	中央
開大度	0〜指尖	1.5 cm〜2.9 cm	3.0 cm <

（一條元彦編：分娩進行の見方，産婦人科シリーズ 26, p29, 南江堂, 1980）

表Ⅱ-30 秋山スコア

所見	点数					子宮口位置 後・中・前		
	−2	−1	0	1	2	3	4	5
開大 (cm)		0	1	2	3	4	5	6
下降 (cm)		−3	−2	−1	0	1	2	3
硬い	硬（鼻翼）	やや硬（頰）	中間（唇）	やや軟（耳朶）	軟（マシュマロ）			
厚さ (cm)	厚 2.5 <	やや厚 2.5〜1.5	中間 1.5〜1.0	やや薄 1.0〜0.5	薄 0.5 >			

（一條元彦編：分娩進行の見方，産婦人科シリーズ 26, p172, 南江堂, 1980）

データ・情報	アセスメント	助産診断名【例】
(c) 子宮頸管のタイプ 【コックス（Cocks）の分類】（図Ⅱ-21, 表Ⅱ-31） **1型**：初産婦ではこの型を呈するものが多い． 　頸管は強く展退し，外子宮口は楽に1指を通ずる． 　4～5日以内に90%くらいは分娩を開始する． **2型**：経産婦の妊娠後期の成熟型 　内・外子宮口とも同程度に開大し，1指を楽に通ずることができるが，頸管は長く，ほとんどその全長が保たれている． 　強く軟化しているこの型と分娩開始までの期間との間には関係はみられない． **3型**：頸管は全長閉鎖し，子宮腟部は強靱で，外子宮口には1指も通ずることはできない． 　初産婦に多い，経産婦には少ないが，未熟型であって5～9日以内に分娩が開始するものはこの型にはない． **4型**：未熟型，子宮腟部は硬く，外子宮口には指頭を通ずることができるが，内子宮口は堅くて，1指を通ずることはできない． 　経産婦では全例，初産婦では82%に分娩が起こるのは5～7日後である． **5型**：頸管はほとんど展退して消失しているのに外子宮口がきわめて硬く閉ざされている． 　外子宮口縁には針金でも通っているかのような抵抗がある． 　この種のものはいわゆる子宮頸部難産（cervical dystocia）を起こすもので，分娩は障害される．	・頸管の硬さ，展退度，開大度によって5型に分類される． 1型，2型：成熟頸管 3型，4型，5型：未成熟頸管 A型（1型から4型のいずれの型であってもA型を併せて認めることがある）：子宮頸部が後方へ偏位し，外子宮口が仙骨窩のほうへ後方を向いている外子宮口を有する頸の後方変位と定義されている．	

データ・情報	アセスメント	助産診断名【例】
*内・外子宮口の開大状態から分娩予定日を正確に推定することは不可能であり，推定にとどまる程度である．		

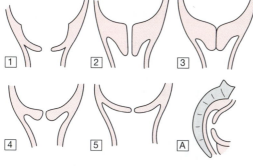

図Ⅱ-21　コックスの頸管タイプ別分類
（一條元彦編：分娩進行の見方，産婦人科シリーズ26，p70，南江堂，1980）

表Ⅱ-31　コックスの頸管タイプ別分類

	頸管硬度	頸管長	子宮口
1型	軟	展 退	1 指
2型	軟	長 い	閉 鎖
3型	硬	長 い	閉 鎖
4型	硬	短 い	1 指（外子宮口）
5型		頸管奇形	

3 検　査
・オキシトシンテスト

・子宮筋のオキシトシンに対する感受性は，妊娠が進むにつれて高くなる．

E 健康生活状態に関する診断

1. 健康生活への適応状況に関する診断

生理的作用・データ・情報	アセスメント	助産診断名【例】
1 健康管理 ・母体が胎児にとっての環境であると理解しているか ・身体を冷やさない ・妊婦健康診査を受診する ・有害な環境を避ける ・喫　煙 ・飲　酒	・妊娠を受け入れているか． ・母体の健康が胎児へ影響することを理解できているか． ・妊娠による体の変化や妊娠合併症について理解しているか． ・妊娠後に禁煙をしているか． ・妊娠後に飲酒を控えているか． ・定期的に妊婦健康診査を受けているか． ・身体の変化を自覚して，生活習慣を整えているか． ・リラックスして妊娠生活を楽しみ，出産に向けた準備を整えているか．	❶不適切な妊娠中の健康管理
2 活動と休息・睡眠 ・1日の活動量（1日をどのように過ごしているか） ・休息・睡眠の時間：量と質 ・妊娠による睡眠ニーズの変化 ・勤労：有・無 ［勤労状況］ ・職種・業務の内容・職場の環境 　母体にとって有害な業務への従事はないか（重量物の持ち運び，騒音・振動の激しい作業） ・労働時間・シフト ・職場の理解 ・通勤の状態（方法，所要時間，階段，混雑度） ・勤労中の主な姿勢（長時間の立位や腹圧をかける動作） ・マタニティマークの活用	・活動量は非妊娠時と同じか． ・休息や睡眠によって疲労感が残らない活動量か． ・妊娠中は心身の負担が多くなるため十分な睡眠が必要となる． ・休息や睡眠を妨げる因子はないか． ・休息と睡眠をとるためのセルフケアの知識の程度を査定する． ・勤労女性では母体および胎児の健康を阻害する要因の有無を理解し，トラブルを防ぐセルフケア能力があるか．	❷適切に休息をとるセルフケア行動である ❸睡眠に関するセルフケア不足 ❹頻尿による不十分な睡眠状態

ケアの要点	具体的評価内容
【A】健康管理 助産診断名：❶ 1. 勤労妊婦は休憩時間の過ごし方の工夫，業務内容の変更・調整，健診のための時間の確保.	・勤労妊婦は労働環境・条件の調整.
【B】活動と休息・睡眠 助産診断名：❷，❸，❹ 1. 8時間程度の睡眠時間をとる. 2. 十分な睡眠時間が確保できない場合は午睡など，わずかな時間を活用する方法を取り入れる. 3. 安眠するために必要な条件（寝具，体位，寝衣，環境の調整など），睡眠時間の質と量を調整するセルフケアが実施できる. 4. 睡眠前にほどよい疲労感が得られるような活動と休息・睡眠のバランスを保つことができる.	・起床時に疲労感が残らない程度の活動と休息のバランスをとることができるか.

II-E-1

生理的作用・データ・情報	アセスメント	助産診断名【例】
3 動作と運動 (a) ADL行動の状況 ・歩行の速度・安定性 ・階段の昇降：難・易・負担 ・椅子や床からの立ち上がり：難・易・負担 ・自転車・自動車の運転：難・易・負担 ・物品の運搬：難・易・負担 ・子どもと遊び：難・易・負担 ・炊事：難・易・負担 ・ふとんの上げ下ろし：難・易・負担 ・掃除：難・易・負担 ・身体を洗う：難・易・負担 ・洗髪：難・易・負担 ・睡眠時の姿勢：仰臥位・側臥位ほか	・妊娠による動作・姿勢・運動に関するニーズの変化および対処方法について妊婦は理解できているか．知識，行動の状況，意欲の程度，情報のニーズを査定する． ・腹圧をかける動作，頻繁な階段の昇降，長時間の起立は子宮収縮を引き起こす要因となる．	❺適切な動作/不適切な動作 ❻生活行動の適応状況にある
(b) 運動（スポーツ） ・適度な運動を行っている・行っていない ・妊娠前の運動習慣：有・無 ・運動期間・運動の種類・強度 ・妊娠中の適度な運動の効果と禁忌および注意事項についての知識 ・妊娠期の運動プログラムへの参加とその反応	・妊娠中は非妊娠時に比較して運動不足になる（Petersen, 2005）ことを知っているか． ・行っている運動は妊娠中に望ましい種目であるか（妊婦スポーツの運動指針）． ・妊娠前から行っている運動は基本的に中止する必要がないが，運動強度を制限する必要があることを知っているか． ・妊娠後に運動を開始する際は，妊娠16週以降で妊娠経過に異常がないか． ・推奨される母体の運動強度は，心拍数で150bpm以下，自覚的運動強度は「ややきつい」以下．連続運動を行う場合は，自覚的運動強度は「やや楽である」以下にする． ・腹部に圧迫が加わる運動や瞬発性の運動，転倒の危険がある運動は避けられているか． ・運動や運動プログラムへの参	❼適切な運動/不適切な運動 ❽〜に対する知識の不足 ❾運動不足解消への意欲がある

ケアの要点	具体的評価内容

【C】動作と運動

助産診断名：❺，❻

1. 日常生活動作，行動に支障をきたす要因の除去：妊娠初期の自転車の運転，妊娠後期における車の運転（ハンドルさばき）．
2. 母体および胎児の健康を阻害する要因の有無を明らかにする：同一姿勢の長時間持続を避ける．
3. トラブルを防ぐことができるセルフケア能力を査定する．たとえば，子宮が収縮しない・腹圧が過度にかからない姿勢や行動の取り方，安定した重心の移動とそれに伴う行動の取り方，浮腫・腰痛・静脈瘤予防のセルフケア行動．
4. 適切な動作が行えるよう家族や周囲のサポートが得られる．

・ADLに支障はないか．
・適切（安全）な動作，行動がとれるか．たとえば，腹部を圧迫しないか．
・腰痛や子宮収縮が起こらないか．

・腹圧がかからないか．
・子宮収縮が起こらないか．
・ふらつきや転倒はないか．
・腰痛や浮腫や静脈瘤がみられないか．

【D】運　動

助産診断名：❼，❽，❾

1. 妊婦にとって安全な運動であるかを査定する．
2. 適度な運動を行う．
3. 運動不足の原因を探る．
4. 妊婦の状態に合わせた運動をともに計画する．
5. できれば負担のかからない日常生活行動に運動を組み込んで実施する．

・母児にとって安全な運動が行えるか．
・運動は意欲的に行えるか．

生理的作用・データ・情報	アセスメント	助産診断名【例】
	加に楽しみを感じているか. ・運動により体力の維持および心肺系と筋骨格系を高めることができているか. ・リラクゼーション効果を得られているか.	
4 栄 養 ・妊娠中の栄養に関する知識 ・食事摂取基準についての理解 ・栄養摂取のための調理法 ・感染予防のための調理法 ・食習慣 　特徴：食事時間，食事をともにする人，偏食，嗜好品 　妊娠してからの食行動の変化とニーズ ・食欲：非妊娠時の比較：不変・増加・減退 ・食生活改善への意欲と実践：改善された食生活の維持 ・つわり時の食事に関する理解 ・貧血予防のための食事に関する理解 ・妊娠高血圧症候群のための食事に関する理解 ・妊娠糖尿病のための食事に関する理解 ・妊娠合併症予防のための食事に関する理解 ・妊娠中に不足しがちな栄養素に関する理解	・食事摂取基準，付加量の知識. ・生活活動強度，年齢，体格（body mass index：BMI）から査定する必要があることを妊婦は理解しているか. ・胎児の発育，母児の健康維持のための工夫や食習慣，嗜好品を取り入れた食事の楽しみを損なわないような栄養摂取行動がとれているか. ・望ましい食生活に向けた意欲はあるか. ・生肉，生ハム，サラミ，加熱していないチーズなど感染の原因となる微生物がいる食品を摂取していないか．また生野菜をしっかり洗っているか.	❿～に関する知識の不足 ⓫適切な栄養摂取 ⓬食生活改善への意欲がある
5 清 潔 ・非妊娠時の清潔習慣（入浴など） ・温度，入浴時間，石けんについての理解 ・外陰部の清潔方法 ・妊娠中の清潔保持に関する知識と実施 ・口腔の清潔の必要性の理解，方法の理解，セルフケア	・プロゲステロンの影響により0.2～0.4℃体温が上昇し基礎代謝率は上がり，発汗が増加する. ・腟分泌物の増加がみられる. ・つわりの出現や食事回数の増加などから口腔の清潔が保ちにくくなる. ・妊娠による口腔内のトラブルを未然に防ぐための査定をする.	⓭清潔の必要性の認識がある ⓮不適切な清潔行動

ケアの要点	具体的評価内容
【E】栄 養 助産診断名：❿, ⓫, ⓬ 1. 体格，BMI，食事摂取状況を知る． 2. 食事摂取に関連する身体的，心理・社会的要因を査定する． 3. 食物に対する情緒的ニーズ，食習慣などの査定から状況を乗り越えるためのプランをともに立てる． 4. 意欲を確認する． 5. 食事改善の動機を明らかにし，妊婦への励ましをする． 6. 食生活改善に向け情報提供する． 過食・偏食を避ける．食事時間は規則的にする．刺激物は多くはとらない．消化吸収のよい食品を選ぶ．良質の蛋白質・カルシウムの取り方を知る．食塩・水分を控えること．つわりのときの食生活，妊娠高血圧症候群予防・妊娠糖尿病予防・貧血予防，適切な体重増加につながる食生活を送るための方法を知る．	・必要な栄養素を摂取できるか． ・食生活を楽しみことができるか． ・食事の方法が改善したか． ・栄養状態，血液検査値の改善がみられるか．
【F】清 潔 助産診断名：⓭, ⓮ 1. 適切な保清行動がとれる．帯下の状態に応じた清潔の保持と下着の交換，妊娠中の代謝と保清の関係を理解する．口腔の清潔が維持できる．	・清潔の必要性を理解し，適切な保清行動がとれるか．

II-E-1

生理的作用・データ・情報	アセスメント	助産診断名【例】
6 排泄 ・排尿状態：回数，頻尿傾向 ・排便状態：回数，便秘傾向 ・過剰な発汗 ・不快感や苦痛の程度 ・健康探求行動：食事，運動，排泄の習慣など便秘予防の知識と行動	・排尿・排便の状態はスムーズか． ・妊娠の生理的変化による影響に対して身体的適応状態にあるのかマイナートラブル領域にあるのかを査定する． （☞第2章Ⅱ-G, p118, p124参照）	⑮マイナートラブル：頻尿 ⑯便秘傾向の改善に向けた適切な健康探求行動
7 性生活 ・妊娠中の性欲 ・性生活の変化についての理解と程度 ・ボディ・コミュニケーションの工夫の有無 ・腹部を圧迫しない体位の理解と工夫 ・夫婦の満足感	・一般につわりの出現および流産への不安などにより性欲は減退する．妊娠中期に入ると亢進する．後期には腹部の増大に伴う腰背部痛・早産・破水などの心配などにより減退する． ・夫側の性欲の変化はない．パートナーの反応や母体を気づかうことから自然と抑制が働き欲求不満となる傾向もある． ・性交時に子宮収縮が起こる場合（オーガズムや乳頭への刺激）は流早産の危険性が高まるので問題とする．それ以外の性交は問題にならない．妊婦のニーズ，セクシャル・コミュニケーションとしての満足感，性生活に対する不安についてアセスメントする．	⑰性生活に対する不満はない ⑱性生活時の体位の工夫に関する知識の不足

ケアの要点	具体的評価内容
【G】排　泄 助産診断名：⑮，⑯ 1. 妊娠中の頻尿に対する理解と対処法を知る． 　　夜間に睡眠の妨げとなる就寝前の飲水量を控える． 　　外陰部の清潔に心がける． 2. 便秘を予防する． 　　排便習慣を身に付ける． 　　食物繊維の多い食品を摂取する． 　　適度な運動をする． 【H】性生活 助産診断名：⑰，⑱ 1. 妊婦に負担のかからない性生活を送る． 　　体位の工夫，夫婦愛の精神的きずなを強くする関係性のあり方を考える．	・頻尿が緩和・改善するか． ・頻尿のために不眠にならないか． ・円満な夫婦関係であるか．

II-E-1

2. 心理・社会的側面に関する診断

生理的作用・データ・情報	アセスメント	助産診断名【例】
1. 妊娠初期 **① パーソナリティ因子** (a) 性格，人格的成熟度 ・(例) 楽観的／悲観的，おおらか／神経質 ・考え方の柔軟性 ・ストレスや危機的状況時の対処のしかた ・意思決定力や理解力	・妊娠前の物事のとらえ方やストレス・危機状況の対処方法，適応能力は，妊娠後に生じる心身や環境の変化への対処や適応に関係する． ・バースプランの立案や妊娠・出産・育児に必要な知識・技術の習得のために，女性には意思決定力や理解力が必要であり，助産師はそれらをアセスメントした上で，ケアや指導方法を考えなければならない．	
② 心理的因子 (a) 妊娠に対する反応 ・妊娠確定時の気持ちや反応 ・アンビバレントな感情（肯定的・否定的感情を同時にもつ）	・妊娠の受容に関係する． ・妊娠に対してアンビバレントな感情をもつことは正常であることを知らないと，女性は少しでも否定的な感情をもったことに罪悪感を抱くおそれがある．	❶妊娠の受容（あるいは困難）
③ 認知的因子 (a) 自己概念 ①身体的変化への対処 　・つわり，疲労，乳房緊満感，乳頭の敏感性上昇，切迫流産 ②心理的変化への対処 　・気分の変動，内向性，消極性	・妊娠期は内分泌環境の変化によって，さまざまな身体的・心理的変化が生じる． ・「頭ではわかっているが，身体がついていかない」という身体の変化に気持ちや認識がともなわない状態である「チグハグ感」にうまく適応でき	❷「チグハグ感」によるセルフエスチームの低下 ❸妊娠に伴う心身の変化への効果的対処

ケアの要点	具体的評価内容

【A】妊娠に対する反応

助産診断名：❶

1. 妊娠に対する肯定的および否定的感情を表出するよう促す．
2. 表出された感情を受け止め，共有する．
3. アンビバレントな感情は正常であることを保証する．
4. 妊娠期の生活，妊婦健診，分娩施設に関する情報を提供する．

・妊娠に対する肯定的感情や否定的感情を表す．
・アンビバレントな感情を受け入れる．
・妊娠を夫や他者に知らせる．
・分娩施設を探し始める．
・妊婦健診を定期的に受ける．
・妊娠前の生活習慣（嗜好，生活リズム，運動習慣など）を見直す．

【B】身体的変化への対処

助産診断名：❷，❸

1. 妊娠初期の身体的変化を説明し，予期的指導を行う．
2. 症状緩和の方法を教える．
3. 妊娠初期の心理的変化を説明し，これらの感情や心理的傾向が正常であることを保証する．

・妊娠に伴う身体症状（つわり，疲労，切迫流産など）の心配を解消する．
・気分の変動，内向性，消極性，自己没頭（sefl-absorption）を受け入れる．

II-E-2

生理的作用・データ・情報	アセスメント	助産診断名【例】
③ボディ・イメージ ・理想とする身体像 ・非妊娠時のボディ・イメージ ・予期される体形変化に対する気持ち ④ジェンダー・アイデンティティ 「産む性」としての女性である自己に対する気持ち，性役割観 ⑤セルフエスティーム	いと，焦燥感や悲観的感情をもち，女性としての自己や母親役割獲得に対する自信の低下につながる． ・理想とするボディ・イメージと現実とのギャップは，妊娠や胎児に対する否定的感情を招く． ・「産む性」としての自分を受容することが，母親になる過程の第1歩．受容ができていない場合，葛藤を生むおそれがある．	
(b) 母親役割 ・生育歴や女性本人が受けた養育経験 ・養育者（実母やそれに代わる人）との関係 ・母親役割モデル ・育児経験や乳幼児との接触経験	・自分の母親（あるいはそれに代わる人）や友人など身近な女性をモデルにその養育態度や方法を取捨選択しながら自分なりのスタイルを確立していくので，助産師はこれらを把握し，その女性にあった母親像をともに考える． ・育児経験や乳幼児との接触経験およびその成功経験がある女性ほど，育児不安が低く知識や技術の習得も容易である．	❹母親役割取得の準備 〜役割モデルの獲得 〜成功した育児経験 ❺母親役割獲得の準備困難 〜役割モデルの不在
(c) 意思決定 ・バースプラン（出産施設の選択など） ・妊娠前のライフスタイルの見直し	・主体的に妊娠・分娩に取り組むことによって，満足感や達成感が得られ，母親としての自信につながる．	
(d) 胎児との相互関係 ・おなかにいる胎児に対する気持ち	・妊娠の受容や胎児との愛着形成に関係する．	❻胎児に対する肯定的な感情

ケアの要点	具体的評価内容
【C】母親役割 助産診断名：❹, ❺ 1. 役割モデルの存在を確認する． 2. 役割モデルの探索を促す． 3. 必要時，役割モデル例を提示する．	・役割モデルを探す．
【D】胎児との相互関係 助産診断名：❻ 1. 胎児や妊娠に対する感情の表出を促す． 2. アンビバレントな感情は正常であることを保証する． 3. 胎児心音を聞かせたり，超音波映像を見せたりしてイメージ化を促す．	・アンビバレントな感情を受け入れる． ・胎児の存在を自覚し，喜ぶ．

II-E-2

生理的作用・データ・情報	アセスメント	助産診断名【例】
4 社会的因子 **(a) 夫との関係・父親役割** ・妊娠確定時の夫の気持ちや反応 ・性生活パターンの変化への対処 **(b) 家族関係** ・家族構成，同居家族 ・家族間の人間関係 ・ストレス・危機状況時の家族コーピング 　家族で話し合って対処してきた，1人で対処法を考え，必要時助けを求めてきたなど ・妊娠確定時の家族の反応 **(c) サポートシステム** ・女性が期待するサポートの量と質 ・家族サポートの量と質 ・ピアサポートの量と質 ・その他の資源から（公的・民間サービスなどから）のサポートの量と質 ・経済的条件	・夫が妊娠を喜ぶほど，女性の妊娠の受容や胎児への愛着は促進される． ・妊娠によって性生活が減少したり，夫婦の性欲求に不一致が生じたりすることがある．これにうまく対処しなければ，夫婦関係に影響することがある． ・情緒的・社会的に安定した家族関係は，女性の心身の安定につながる． ・妊娠，出産すなわち家族メンバーが増えるという出来事は，家族全員に影響を与える．喜びばかりでなく時にはストレスも与えるため，助産師はその家族のコーピングスタイルを把握しケアや指導を行う． ・家族の妊娠に対する反応は，女性の妊娠の受容や胎児との愛着形成，家族システムの再構成に影響する． ・家族や友人の手段的・情緒的サポートは，女性の心身の負担を軽減させる． ・期待と現実のサポートのギャップは，とくに家族内のストレスや葛藤の原因になる． ・環境や価値観の似た同世代の人々，とくに最近，妊娠・出産や育児を経験した，あるいは現在経験している人々が近くにいることは，情報収集や役割モデルの獲得に役立ち，情緒的な支えにもなる． ・妊婦健診，出産，育児に必要な費用は確保されているか．	❼夫による妊娠の受容（あるいは困難） ❽性生活の不一致による夫婦間のストレス ❾家族による妊娠の受容（あるいは困難） ❿サポートシステムの調整

ケアの要点	具体的評価内容
【E】夫との関係・父親役割 助産診断名：❼, ❽ 1. 感情や情報の共有を促進する． 2. 父親役割モデルの存在の確認あるいは探索を促す． 3. 予測される心身の変化について夫婦に説明し，妊娠中の適切な性生活の方法を具体的に説明する． 4. 妊娠中の性生活に関する夫婦間の話し合いを促す．	・夫と妊娠の喜びを分かち合う． ・父親役割モデルを探す． ・役割の変化や生活の変化について話し合う． ・性生活の変化を受容する．
【F】家族関係 助産診断名：❾ 1. 上の子どもが否定的な反応を示しても，それは正常であることを伝える． 2. 予測される家族の変化（関係，役割，日課など）や変化しないことについて話し始めるよう勧める．	・家族と妊娠の喜びを分かち合う．
【G】サポートシステム 助産診断名：❿ 1. 妊娠・育児期間に必要なサポートとサポート源について考えるよう促す．	・必要なサポートについて考える． ・サポートシステムの調整を始める．

II-E-2

生理的作用・データ・情報	アセスメント	助産診断名【例】
(d) 勤労 ・仕事の有無，内容，就業時間 ・通勤時間，手段 ・仕事の継続の意志や計画	・母親と勤労女性としての役割やアイデンティティの葛藤の可能性がある． ・妊娠に伴う心身の変化が仕事に影響したり，仕事が妊娠中の女性の身体や心理に影響したりする可能性がある．	❶母親と勤労女性としての役割を両立する準備
2. 妊娠中期 **① 心理的因子** (a) 妊娠に対する反応 ・心理的特徴：安定，健康感	・妊娠中期は比較的，心理的にも身体的にも安定するといわれている．しかし，そのことが不適切なライフスタイルにつながっていないかアセスメントする必要がある．	
② 認知的因子 (a) 自己概念 ①身体的変化への対処 　マイナートラブル(☞第2章Ⅱ-G, p114参照) ②心理的変化への対処 ③ボディ・イメージ 　・腹部や乳房の増大，体重増加，妊娠線に対する気持ち 　・衣服や下着の選択 　・外出などの行動	・妊娠期に合ったセルフケア行動がとれているか． ・身体に合った服や下着を着用しているか． ・理想のボディ・イメージに固執して，外出を控えたりしていないか．	❷ボディ・イメージの変化の受容 ❸身体的変化への効果的対処（　＊　） ＊具体的な変化を記入する
(b) 母親役割 ①役割モデルの有無 　・役割モデルから得た情報や助言，そのうち参考・活用したもの，しなかったもの ②母親学級（両親学級）の参加 ③育児用品・環境の準備：「巣作り行動(nesting behavior)」 ④子どもへの関心や接触 ⑤生まれてくる子どもや母親になった自分のイメージ ⑥子どもの成長や将来についてのイメージ・希望	**【妊娠期の母親役割の取得過程】** ・模倣：母親役割のシンボルや規範的な実践を探しまねをする． ・ロールプレイ：子どもを通して，母親役割行動を試行する．子どもへの関心の増加や子どもに対する認識の変化を含む． ・空想：自分の子どもや自分自身の状況や経験の可能性を想像する．	❹母親役割獲得の準備 〜模倣，ロールプレイ 〜空想 〜悲嘆作業 〜取り入れ―取り込み―解き放ち

ケアの要点	具体的評価内容
【H】勤労 助産診断名：⓫ 1. 母性保護規定に関する情報を提供する． 2. 職場で活用できる制度について情報収集するように勧める．	・母性保護規定に関する情報を集め，活用する（あるいは，活用計画を立てる）．
【I】身体的変化への対処 助産診断名：⓬, ⓭ 1. ボディ・イメージの変化に対する悲嘆を肯定する． 2. 悲嘆感情の表出を肯定し促す． 3. 予測される身体的変化について説明し，予期的指導を行う． 4. マイナートラブル解消あるいは緩和のための，具体的な方法を指導する．	・腹部や乳房の増大，体重増加に伴うボディ・イメージの変化についての気持ちや考えを述べる． ・マタニティ服を着用する． ・身体に合ったブラジャーを着用する． ・健康感が高まる． ・マイナートラブル解消あるいは緩和の方法を習得する．
【J】母親役割 助産診断名：⓮ 1. 母親学級/両親学級参加を勧める． 2. ロールプレイする機会を提供する． 3. 育児環境や育児用品に関する情報を提供する． 4. 悲嘆感情の表出を肯定し促す（例：役割の変化，キャリアの中断，行動の制限）．	・母親学級/両親学級に参加する． ・「巣作り行動（nesting behavior）」 ・子どもへの関心や接触が増加する． ・悲嘆の感情を表出する．

生理的作用・データ・情報	アセスメント	助産診断名【例】
⑦役割葛藤への対処 ・妊娠によってできなくなったこと，あきらめたこと ・仕事との両立，キャリアの中断	・取り入れ―取り込み―解き放ち：役割モデルが自分に合うかどうかを投影し，合う場合は取り込み，合わない場合は拒絶する． ・悲嘆作業：妊娠による身体的変化やライフスタイルの変化にともなって体験する喪失を受容していく．	
(c) 意思決定 ・バースプラン ・妊娠期の自分や家族に望ましいライフスタイルの選択，実行：栄養，睡眠，休息，運動，清潔 ・育児スタイルの選択準備	☞第2章II-E-2-1妊娠初期, p86参照． ・妊娠期の適切なライフスタイルに関する情報や理解は十分であるか ・適切なセルフケア行動がとれているか ・育児スタイル（育児態度，方針，方法など）に関する情報や理解は十分であるか	❶十分な情報収集と意思決定力に基づく妊娠期の適切な保健行動の選択・実行 ❶十分な情報収集と意思決定力に基づくバースプランの作成
(d) 胎児との相互関係 ・胎動に対する気持ち ・胎児とのコミュニケーション 　おなかを触る，軽く叩く，話しかける，音楽を聴かせる，胎児にニックネームをつけるなど ・生まれてくる赤ちゃんのイメージ ・子どもの名前を考え始める	・胎動初覚後，女性は自己の一部から心理的に胎児を分離させる． ・胎児への愛着が高まり，母親としての自分や生まれてくる赤ちゃんの想像が具体的になる．	❶胎児とのアタッチメント
3 社会的因子 (a) 夫との関係・父親役割 ・お互いの役割の変化についての考え ・性生活パターンの変化への対処	・出産後の親役割への移行を円滑にするため，妊娠期に親役割について話し合っておく． ☞第2章II-E-2-1妊娠初期, p88参照．	❶夫婦による親役割移行の準備 ❶性生活の変化の受容

ケアの要点	具体的評価内容
【K】適切な保健行動の選択・実行 助産診断名：❶❺, ❶❻ 1. 適切な保健行動のための具体的な方法について話し合う． 2. 保健行動が適切であり，胎児と女性の健康が増進されていることを保証する． 3. バースプランについて話し合う． 4. 情報を提供する． 5. プランの実現に向けた最大限の協力を約束する． 6. プラン実行のための方略について話し合う．	・適切な量と栄養バランスの食事をとる． ・腟分泌物増加に対して，外陰部の清潔を保つため，下着の交換やシャワー浴を行う． ・適切な睡眠や休息を確保する． ・適切な運動を行う． ・バースプランについて話す．
【L】胎児との相互関係 助産診断名：❶❼ 1. 胎児に対する感情の表出を肯定し促す． 2. 胎児との相互作用のしかたを具体的に説明する． 3. 胎児心音を聞かせる，超音波映像を見せる，レオポルド触診法で胎位胎向を確認し教えるなどして，空想を刺激する．	・胎動を感じる． ・胎動を喜ぶ，不思議に思う． ・おなかを触る，軽く叩く． ・胎児に話しかける． ・胎児にニックネームをつける． ・生まれてくる赤ちゃんを空想する． ・子どもの名前を考え始める．
【M】夫との関係・父親役割 助産診断名：❶❽, ❶❾ 1. お互いの母親役割／父親役割について話し合うよう促す． 2. 胎児との相互関係を促進する（例：超音波画像を見せる，胎児心音を聞かせる，腹部を触って胎動を感じさせる）． 3. 両親学級の参加を勧める． 4. ロールプレイする機会を提供する． 5. 予測される心身の変化について夫婦に説明し，妊娠中の適切な性生活の方法を具体的に説明する．	・お互いの母親役割／父親役割について話し合う． ・胎児の成長を喜ぶ． ・ロールプレイに参加する． ・妊娠の進行に伴う性生活の変化について理解する． ・妊娠期の性生活に対するお互いの気持ちを話し合う． ・適切な性行動をとる．

II-E-2

生理的作用・データ・情報	アセスメント	助産診断名【例】
(b) 家族関係 ・妊娠後の上の子の行動の変化 成長あるいは退行現象 ・上の子が胎児/赤ちゃんを受け入れるための準備 ・赤ちゃんについて話す，胎動に触れさせる，育児準備を手伝わせるなど ・児の出生後の生活や家族関係の変化についての話し合い	・上の子による母親の妊娠や，きょうだいの誕生に対する否定的反応は，経産婦にとって大きなストレス因子となる． ・妊娠期にあらかじめ，出産後の生活や関係の変化，サポートシステムについて話し合っておくと，出産後のストレスが少なくてすむ．	⑳新しい家族作りの準備
(c) サポートシステム	☞第2章II-E-2-1 妊娠初期，p84参照．	㉑満足なサポートシステム ㉒情報・情緒的サポートの不足
(d) 勤 労 ・母性保護規定の活用状況や計画 ・アイデンティティ・役割間葛藤の有無	☞第2章II-E-2-1 妊娠初期，p84参照．	㉓母親と勤労女性としての役割を両立する準備

3. 妊娠後期

1 心理的因子

生理的作用・データ・情報	アセスメント	助産診断名【例】
[分娩を前にした心理的特徴] ・分娩に対する不安，胎児との別れによる喪失感 ・妊娠による心身の負担から解放される喜び	・どのような感情をもっているか． ・不安や喪失感にどのように対処しているか．	㉔分娩を前にした心理的変化への効果的対処 ㉕ボディ・イメージの変化の受容 ㉖身体的変化への効果的対処（ ＊ ） ＊具体的な変化を入れる

II．妊娠期の助産診断とアセスメント・ツール

ケアの要点	具体的評価内容
6. 妊娠中の性生活に関する夫婦間の話し合いを促す．	
【N】家族関係 助産診断名：⑳ 1. 上の子の発達段階や性格に応じた方法を提示あるいはともに考える． 　例：胎動を手で感じさせる，赤ちゃんについて話す，育児準備を一緒にする． 2. 家族内の話し合いを促す． 3. 家族が適応しやすい生活環境に調整するための具体的な方略を話し合う．	・上の子が胎児を受け入れるのを援助する． ・児の出生後の家族の日課，生活リズム，ライフスタイルについて話し合う．
【O】サポートシステム 助産診断名：㉑，㉒ 1. ソーシャルサポート確保のための具体的な方略を話し合う． 2. 社会資源に関する情報を提供する． 3. 必要時，他の専門職や関連機関に紹介する．	・必要なソーシャルサポートやサポート源について話し合う． ・必要なソーシャルサポートが得られる．
【P】勤　労 助産診断名：㉓ 1. 母性保護規定や社内制度の活用状況または計画を把握する． 2. 葛藤感情の表出を促す． 3. 葛藤解決のための具体的な方略をともに考える（例：役割モデル，サポートグループ）．	・母性保護のための規定や制度を活用している（あるいは，計画している）． ・葛藤を解決する方法を見つけ，実施する．
【Q】分娩前の心理 助産診断名：㉔，㉕ 1. 不安や喪失感が正常であることを保証する． 2. 感情の表出を肯定し促す．	・分娩に対する不安を受け止める． ・妊娠期が終わる喜びを感じ，表出する．
【R】身体的変化への対応 助産診断名：㉕，㉖ 1. ボディ・イメージの変化に対する悲嘆感情の表出を肯定し促す． 2. マイナートラブル解消あるいは緩和のための具体的な方法を指導する． 3. 予測される分娩前徴候を説明し，予期的指導を行う．	・腹部や乳房の増大，妊娠線の出現，体重増加に伴うボディ・イメージの変化を受け入れる． ・マイナートラブル解消あるいは緩和の方法を習得する． ・分娩前徴候について知り対処する．

II-E-2

生理的作用・データ・情報	アセスメント	助産診断名【例】
2 認知的因子 (a) 自己概念 ・分娩に臨む自分に対する気持ちや自信，満足感	☞第2章II-E-2-2 妊娠中期, p90参照. ・分娩に対する心理的・物理的準備状態への自信や満足感は，主体的な分娩や母親としての自己に対する自信につながる.	
(b) 母親役割 ・呼吸法やリラックス法の練習	☞第2章II-E-2-2 妊娠中期, p90参照.	㉗母親役割獲得の準備 〜分娩準備
(c) 意思決定 ・育児スタイルの選択	☞第2章II-E-2-2 妊娠中期, p90参照. ・十分な話し合いのもと，育児スタイルが決定されたか.	㉘十分な情報収集と意思決定力に基づく育児スタイルの選択
(d) 胎児との相互関係 ・妊娠終了による胎児に対する喪失感	☞第2章II-E-2-2 妊娠中期, p90参照. ・妊娠後期には，出産による胎児との分離に対して心理的に準備をする.	㉙胎児とのアタッチメント 〜出産による胎児との分離に対する準備
3 社会的因子 ・夫との関係・父親役割 ・家族関係 ・サポートシステム ・勤労	☞第2章II-E-2-2 妊娠中期, p92参照.	

Ⅱ．妊娠期の助産診断とアセスメント・ツール

ケアの要点	具体的評価内容
【S】母親役割 助産診断名：㉗ 1. 母親学級/両親学級の参加を勧める． 2. ロールプレイをする機会を提供する． 3. 呼吸法やリラックス法の指導をする． 4. 「巣作り行動（nesting behavior）」を確認し支持する． 5. 母親や子どもと接触する機会を提供する． 6. 理想とする母親行動について話し合う．	・母親学級/両親学級に参加する． ・おむつ交換や沐浴などのロールプレイに参加する． ・呼吸法やリラックス法の練習をする． ・「巣作り行動」を続ける． ・子どもへの関心や接触が増加する． ・自分の母親行動について空想する．
【T】意思決定 助産診断名：㉘ 1. 自分や家族のライフスタイル，生活リズム，性格に適した育児スタイルについて話し合う． 2. 情報を提供する．	・自分の育児スタイルについて話す．
【U】胎児との相互関係 助産診断名：㉙ 1. 分娩準備を促す． 2. 胎児心音を聞かせる，超音波映像を見せる，レオポルド触診法で胎位胎向を確認し教えるなどして，空想を刺激する．	・アタッチメント行動を続けている． ・早く妊娠期を終わらせたいと思う． ・胎児に対する喪失感を感じ始め，それを表出する．
【V】夫，家族との関係 助産診断名：⑱, ⑲, ⑳, ㉑, ㉒, ㉓ （☞ 第2章Ⅱ-E-2-2 妊娠中期，p92参照） 【W】夫との関係・父親役割 【X】家族関係 【Y】サポートシステム 【Z】勤労 （☞ 第2章Ⅱ-E-2-2 妊娠中期，p90参照）	

Ⅱ-E-2

母乳育児に関する診断

データ・情報	アセスメント	助産診断名【例】
1 母乳育児を取り巻く状況 (a) 母乳育児支援に有効な社会のモデル	・母乳育児が効果的に行われるためには，母子の状況だけでなく，社会，文化，保健医療の背景，支援の体制などが複雑に影響をしている（図Ⅱ-22）．	❶母乳育児を継続するための適切な環境の準備状態
(b) 母乳育児を行う女性の意識	・妊娠した女性の93.4％が，母乳で子どもを育てたいと思っている（図Ⅱ-23a）． ・しかし，過去30年ほど，母乳育児率は劇的な上昇をしていない（図Ⅱ-23b）． ・母乳育児は，学習が必要だが，現代の母親になる女性は，少子化で母乳育児のレディネスは限られている． ・母乳育児を始める前に，適切に支援を受けた女性は，母乳育児を継続することが明らかになっている．	❷母乳育児に対して母親になる女性が持つイメージ

Ⅱ．妊娠期の助産診断とアセスメント・ツール

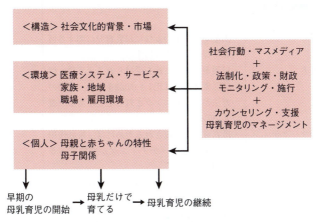

図Ⅱ-22 母乳育児を可能にする社会モデル (Rollins, C.N., 2016)

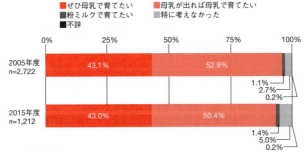

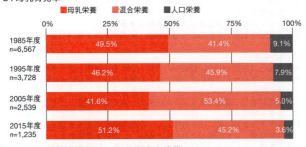

図Ⅱ-23 母乳育児についての考えと実際 (平成27年度乳幼児栄養調査より)

データ・情報	アセスメント	助産診断名【例】
(c) 母乳育児が継続しやすい環境 ①妊娠中の教育 ②保健医療従事者 ③母乳代用品のマーケティング ④母親の支援者	・出産する全ての女性に母乳育児に関する情報を提供するようにする. ・母親が適切な支援を受けられるように,保健医療従事者は正しい知識をもち,支援の方法がトレーニングされる必要がある(**表Ⅱ-32**). ・母乳育児が継続されるためには,母乳代用品の適切なマーケティングが必要である(**表Ⅱ-33**). ・現在の日本では,この規準が遵守されていない環境にあるため,母乳育児を継続する動機付けが重要になる. ・母乳育児をしている母親が十分に支援されるために,父親の協力は不可欠であり,父親になる男性の教育も重要である. ・現在の母親の母親の世代は,適切な方法で母乳育児を継続した経験をもつ者が少ないため,祖父母にも母乳育児についての教育が必要である.	

表Ⅱ-32 母乳育児を成功に導く10のステップ
(「母乳育児成功のための10ヵ条」2018年改訂版)

施設として必須の要件

1a.「母乳代用品のマーケティングに関する国際規準」と世界保健総会の関連決議を完全に順守する.
1b.乳児栄養の方針を文書にしスタッフと親にもれなく伝える.
1c.継続したモニタリングとデータ管理システムを確立する.
 2.スタッフが母乳育児を支援するための十分な知識,能力,スキルを持つようにする.

臨床における必須の実践
 3.母乳育児の重要性と方法について,妊娠中の女性およびその家族と話し合う.
 4.出産直後からのさえぎられることのない肌と肌との触れ合い(早期母子接触)ができるように,出産後できるだけ早く母乳育児を開始できるように母親を支援する.
 5.母親が母乳育児を開始し,継続できるように,また,よくある困難に対処できるように支援する.
 6.医学的に適応のある場合を除いて,母乳で育てられている新生児に母乳以外の飲食物を与えない.
 7.母親と赤ちゃんがそのまま一緒にいられるよう,24時間母子同室を実践する.
 8.赤ちゃんの欲しがるサインを認識しそれに応えるよう,母親を支援する.
 9.哺乳びん,人工乳首,おしゃぶりの使用とリスクについて,母親と十分話し合う.
10.親と赤ちゃんが継続的な支援とケアをタイムリーに受けられるよう,退院時に調整する.

(WHO/UNICEF 2018, NPO法人日本ラクテーション・コンサルタント協会 訳)

ケアの要点	具体的評価内容

表Ⅱ-33 母乳代用品のマーケティングに関する国際規準（要旨）

1. 消費者一般に対して，母乳代用品の宣伝・広告をしてはいけない．
2. 母親に試供品を渡してはいけない．
3. 保健施設や医療機関を通じて製品を売り込んではならない．
   これには人工乳の無料提供，もしくは低価格での販売も含まれる．
4. 企業はセールス員を通じて母親に直接売り込んではならない．
5. 保健医療従事者に贈り物をしたり個人的に試供品を提供したりしてはならない．
   保健医療従事者は，母親に決して製品を手渡してはならない．
6. 赤ちゃんの絵や写真を含めて，製品のラベル（表示）には人工栄養法を理想化するような言葉，あるいは絵や写真を使用してはならない．
7. 保健医療従事者への情報は科学的で事実にもとづくものであるべきである．
8. 人工栄養法に関する情報を提供するときは，必ず母乳育児の利点を説明し，人工栄養法のマイナス面，有害性を説明しなければならない．
9. 乳児用食品として不適切な製品，たとえば加糖練乳を乳児用として販売促進してはならない．
10. 母乳代用品の製造業者や流通業者は，その国が「国際規準」の国内法制を整備していないとしても「国際規準」を遵守した行動をとるべきである．

注：母乳代用品とは，乳児用人工乳，それを与えるための哺乳瓶や人工の乳首
　　さらに，補完食（離乳食）として与えられる，哺乳瓶や人工乳首を使用して与える調整乳，乳製品
　　その他，飲み物，食べ物，すべてを指す．

ケアの要点	具体的評価内容
【A】母乳育児の継続のための適切な環境づくりの支援 助産診断名：❶, ❷ 1. 母乳育児に影響を与える要因を把握する． 2. 十分な支援を受けられる環境を整備する． 3. 母親の意思が尊重されるように支援する． 4. 母親が困ったときには，適切な助言が受けられるような支援体制を整える． 5. 母親の支援者にも母乳育児に関する適切な情報を得られるようにする． 6. 支援者ごとに様々な助言をすることが，母親の混乱を招くため，正しい情報を忠実に伝えることが重要である．	・母親になる女性が，安心して母乳育児を行える状況におかれているか．

Ⅱ-F

データ・情報	アセスメント	助産診断名【例】
2 母乳育児に関する学習の状況 (a) 母乳育児の利点 ①児への恩恵	・乳幼児が罹患しやすい急性の感染症，呼吸器感染症，下痢，中耳炎，壊死性腸炎，尿路感染症などのリスクを減らす． ・SIDS（sudden infant death syndrome, 乳幼児突然死症候群），糖尿病，悪性リンパ腫，白血病，肥満，高コレステロール血症の発症のリスクを減らす． ・不正咬合を減らす． ・喘息やアレルギーのリスクを減らす． ・認知発達が人工栄養の子どもに比べて良い． ・予防接種の抗体陽性率があがる．	❸母乳育児に関する知識の準備学習状態
②母親への恩恵	・分娩後の子宮収縮の促進と出血の予防 ・自然に出産間隔をあけることができる． ・出産後のスムーズな体重の減少 ・閉経前の乳がん，卵巣がんのリスクが減少する． ・閉経後の大腿骨骨折のリスクの減少 ・糖尿病のリスクを減らす． ・産後の気分の落ち込みを防ぐ可能性 ・虐待やネグレクトを減らす効果の示唆	
③社会への利益	・乳幼児，母親の病気が減少することは，国家予算を圧迫する医療費の減少につながる． ・人工乳の製造や製品を輸送する際に必要な燃料やコストの減少 ・容器の消毒，水道，光熱費の節約 ・ごみ（缶）の処理が不要であり，資源の節約	
(b) 災害時の備え ①母乳栄養が子どもを守る一番の安全な栄養である．	・母乳は安全で乳幼児に十分な栄養である．母乳以外で育つ児がいる家庭では，相応の準備が必要である（表Ⅱ-34）．	

ケアの要点	具体的評価内容
【B】母乳育児を継続するために必要な知識を得るための支援 助産診断名：❸ 1. 妊娠中から母乳育児について学習できる機会を設ける． 2. 母乳育児によって得られる母子の恩恵を理解できるように支援する． 3. 母乳育児を行うために必要な育児期の具体的なイメージができるように支援する． 4. 分娩や育児に必要な準備や調整ができるようにする． 5. 母子ともに安全な出産を選択できるようにする． 6. 母乳育児を行うための具体的な行動が理解できるようにする．	・母乳育児が継続できるような知識を得ることができたか．

表Ⅱ-34 災害時必要物品（1週間分）

母乳だけで育てられている子ども	そのまま使える液体人工乳を使用する人工乳で育てられている子ども	粉ミルクを使用する人工乳で育てられている子ども
紙おむつ　100枚 おしり拭き　200枚	紙おむつ　100枚 おしり拭き　200枚 液体人工乳 56本 水　86L 大型の保存容器 金属ナイフ 小さなボウル 人工乳首，哺乳瓶，カップなど　56個 密封できるプラスチックバッグ ペーパータオル 洗剤 消毒液付きお手拭き	紙おむつ　100枚 おしり拭き　200枚 人工乳　2缶 水　170L 大型の保存容器 蓋つきの大きな鍋 やかん ガスコンロ LPG 14kg マッチ1箱　もしくはライター 計量カップ 金属ナイフ 金属トング 授乳用カップ（紙コップなら56個） ペーパータオル　300枚 洗剤
準備費用　50オーストラリアドル	準備費用　550オーストラリアドル	準備費用　250オーストラリアドル

(Karleen DG et al：Emergency preparedness for those who care for infants in developed country contexts（大山牧子ほか訳）．
〔http://www.ialc-net.jp/hisai/gribbleandberry.pdf〕）

データ・情報	アセスメント	助産診断名【例】
②人工栄養の使用による疾病の罹患率の上昇	・災害時に十分な消毒のできない容器，正しく調乳できていない人工乳を子どもに与えると栄養摂取不良や，感染症，特に重症の消化器感染症の発症のリスクを伴う． ・災害時の疾病の罹患は，そのまま生命の危機につながる．	
③十分な支援を得ること	・母乳は母親が一時的に食事を十分摂取できなくても，分泌が停止することはない． ・できる限り早く母親に十分な栄養が行きわたるようにし，いつでも授乳ができるような環境が重要である．	
(c) 人工栄養についての知識	・不適切な人工栄養の使用は，母乳栄養によって得られる多くの恩恵を得られなくなる可能性がある（表Ⅱ-35）． ・人工栄養では，免疫物質，成長因子，白血球，ホルモン類，抗炎症物質などの，成長に関わる重要な成分を摂取できない． ・母乳も人工乳も同じものだという意識の母親は安易に人工乳を使用しやすい．	
(d) 母乳育児を効果的に開始するための条件 ①安全な出産	・母親の侵襲の少ない出産ができるようにすることは，母乳育児をスムーズに開始するために重要である(表Ⅱ-36)．	
②母子同室	・母子同室は母子の相互作用の機会を増やし，母親の育児への自信を増し，児との絆を深める． ・児の感染のリスクを減らす．	
③早期母子接触（early skin to skin contact）	・児の啼泣を減らし，呼吸と体温の安定を図り，胎外生活への適応を促進する． ・医学的な介入が必要でないなら，母親と児は出産後すぐに肌と肌のふれあいを始めるようにする（☞第5章Ⅲ-B 出生直後のルーチンケア，p1110参照）．	

Ⅱ．妊娠期の助産診断とアセスメント・ツール

情報・その他

表Ⅱ-35 赤ちゃんが人工栄養で育ったときに，母乳栄養で育った場合と比べた病気のリスク

アレルギー，湿疹	2〜7倍
尿路感染症	2.6〜5.5倍
炎症性腸疾患	1.5〜1.9倍
Ⅰ型糖尿病	2.4倍
胃腸炎	3倍
ホジキン病	1.8〜6.7倍
中耳炎	2.4倍
髄膜炎	3.8倍
壊死性腸炎	6〜10倍
肺炎・下気道感染症	1.7〜5倍
敗血症	2.1倍
乳幼児突然死症候群	2倍
先進工業国での入院期間	3倍
発展途上国での罹患率	50倍
発展途上国での死亡率	7.9倍

(American Famiry Physician 61(7)：2093-2100, 2000)

表Ⅱ-36 お母さんにやさしいケア

MF.1	病院の方針では，以下のような「お母さんにやさしい」陣痛と分娩の実践と手順を求めていますか． ・母親本人が希望する場合，自分が選択した付添人にいてもらって，陣痛と分娩時に継続して身体的・精神的支援を受けることを促す． ・母親本人が希望する場合，陣痛中に飲み物や軽食をとってもらう． ・母親本人の個人的な好みを尊重しつつ，合併症のために鎮痛薬や麻酔薬が必要な場合以外は，薬を用いないで痛みを緩和する方法を使うことを考慮することを促す． ・母親本人が希望する場合は，陣痛中も歩いたり動いたりすることを促し，分娩時は自分の好きな姿勢をとることができるようにする． 　ただし合併症のために制限が必要で，その理由を本人に説明した場合はこのかぎりではない． ・人工破膜，会陰切開，陣痛の誘発や促進，(鉗子や吸引などの)器具を用いた分娩，帝王切開などの侵襲的な手技を含まないケアをする． 　ただし，合併症のために特別に必要で，その理由を本人に説明した場合はこの限りではない．
MF.2	スタッフは，上記に述べたような「お母さんにやさしい」陣痛と分娩の方針と手順についてのオリエンテーションとトレーニングを受けていますか．
MF.3	母親本人が希望する場合，出産時に継続して身体的・精神的支援を受けられるよう，自分が選択した付添人にいてもらってよいことを，妊娠期ケアで(施設が提供している場合)知らせていますか．
MF.4	ひとたび陣痛が始まった場合には，付添人を歓迎し，母親が望む支援を提供するよう促していますか．
MF.5	薬によらない陣痛の緩和方法の用い方と，母親と赤ちゃんにとって何がさらによいかについて，産前サービスで(施設が提供している場合)母親に助言していますか．
MF.6	母親と赤ちゃんにとっては，合併症のために特別に必要とされないかぎり，薬剤の使用は避けるか最小限であるほうが望ましいと母親に伝えていますか．
MF.7	合併症のために制限が特別に必要でないかぎり，陣痛中も動きまわったり，出産時は自分の好きな姿勢をとったりしてもよいことについて，産前サービスで(施設が提供しいている場合)母親に伝えていますか．
MF.8	合併症のために制限が特別に必要でないかぎり，陣痛中も動きまわったり，希望があれば，分娩時は自分の好きな，いかなる姿勢でもよいと，実際に母親に促していますか．

注：その施設のスタッフが「お母さんにやさしいケア」についての方針と実践についてのトレーニングを受けてから，この評価基準を加える．

(BFHI2009翻訳編集委員会訳：母乳育児支援ガイド　ベーシック・コース，p381，医学書院，2009)

データ・情報	アセスメント	助産診断名【例】
④自律授乳	・母親の児を受け入れる準備を容易にする効果がある. ・母乳育児の継続期間を延ばす効果がある. ・スケジュールや規則を決めずに児の欲求のままに授乳することは,十分な母乳分泌を促し,児の食欲を満たし,満腹の調整を発達させる.	
(e) 母乳育児を継続するのに必要なスキルの知識 ①授乳の際の抱き方や、児が効果的に吸啜できるための方法 ②児が十分に母乳を飲めているかを知る方法 ③助けを求めるときと方法	＊効果的に母乳育児を行うために必要なスキルに関する知識をもっているか. （☞ 第4章Ⅱ-D 効果的な母乳育児の診断,p832参照） ＊母乳育児期間に母親がどのような困難に遭遇し,どのような支援を得る必要があるかを知らせておく. ・乳房や乳頭の痛みがあるとき ・児の体重が増えないとき ・母乳育児を続けていく上で心配なことがあるとき ・母乳育児支援の専門家に適切な支援を受けられるようにする. ・母乳育児を継続している母親どうしのグループを紹介する.	
③ 母乳育児のための身体的な準備 (a) 乳房や乳頭の手入れ	・乳房や乳頭の形態は,ひとりとして同じものはなく,形態にこだわった支援をしてはならない.	❹母乳育児のための適切な身体的な準備状態

ケアの要点	具体的評価内容
【C】母乳育児のための身体的な準備の支援 助産診断名：❹ 1. ボディイメージが悪い場合には，母乳育児の継続が困難になることがあるため，身体的な特徴を評価するようなことは避ける（たとえば「乳首が短くて赤ちゃんが飲みにくそうね」といったような，乳房や乳頭の評価をしたり，自尊心を傷つけるような発言は避ける）． 2. 乳頭や乳房の特別な準備は必要がないため，母親が希望しないときには，乳房のチェックなどは行わない． 3. 栄養についての動機付けは具体的に行う． 4. 提案は現実的で継続可能なものにする．	・母親が母乳育児に向けた準備への動機付けができたか．

II-F

データ・情報	アセスメント	助産診断名【例】
	・乳頭の形や妊娠中の手入れと母乳育児の継続には相関がないので不必要な観察や手入れは避ける. ・乳房や乳頭の観察をする際には，母親に十分に配慮し，乳房に触れる際には必ず許可を得てから触れる. ・乳房の大小は，乳汁分泌とはなんら関係がない.	
(b) 母親の食事 ①食事内容 ②食事の回数 ③食事に関する特別な信条 ④授乳中の食事についての知識	＊授乳期を見据えて適切な栄養の知識を持ち，適切な食事摂取がされているか. ・極端な食事制限がない限りは，母乳中の栄養に過不足は生じない. ・母親の食事摂取で脂肪の組成は影響を受けやすいが，乳質が大きく変化するわけではない. ・授乳中の女性に特別に勧められる食べ物や，避けるべき食べ物は，文化的な背景によるところが多い. ・母親に摂食障害があると，母乳育児や児の食事に関する独特の価値観を持っていることがあるので，注意が必要である. ・ベジタリアン（菜食主義）の母親では，ビタミンB_{12}の補給が必要である. ・児のアレルギー予防のための，母親の食事制限は基本的には勧められていない．母親が予防や治療のために食事制限をしている場合に，重篤な児のビタミンB_1欠乏症の報告がある.	
(c) 前回の母乳育児の経験	＊母乳育児を希望しながら適切な支援を受けられずに早期に母乳育児を中断している場合や，好ましいとはいえない状況で母乳育児を継続した場合には，次の母乳育児の開始に向けた動機付けが必要である（**表Ⅱ-37**）.	❺母乳育児の継続に影響を与える過去の母乳育児歴

ケアの要点	具体的評価内容
【D】母乳育児への動機づけの支援 助産診断名：❺，❻ 1. 母親になる女性の思いを十分に聞く． 2. 適切で中立的な情報提供を行う． 3. 誤った知識をもっている場合には，その背景を共感し，適切な情報を提供する． 4. 母親の心配や不安を受けとめ，問題解決を支援する． 5. 母親が必要な情報をいくつか提供する． 6. 十分な知識の上での自己決定を支援する．	・母親が意思決定をするために母親の思いを理解し，適切な情報提供が行えたか．

データ・情報	アセスメント	助産診断名【例】
①母乳育児期間 ②人工乳の使用状況とその理由 ③どのような授乳方法であったか ④トラブルの既応 ⑤支援者の存在	・母乳育児に自信のない母親は早期に人工乳を使用したり，母乳育児の継続ができないことが多い． ・授乳にまつわる痛みによって母乳育児が中断されている場合には，授乳方法によっては痛みのない授乳が可能であることを情報提供する． ・多くは適切な支援を受けられなかったことや，知識不足からくるものであるため，事前の教育が非常に重要である． ・乳房マッサージのような日常的な支援を受けていた場合には，母親は乳房マッサージがないと母乳育児ができないと考えている場合があるので，セルフケアの範囲内で母乳育児が継続できることを知らせていく必要がある．	
(d) 妊娠中の母乳育児の継続	＊切迫流早産のリスクがある妊婦以外は，妊娠中の母乳育児は禁忌ではない．出産後も，きょうだいでの授乳は可能である． ・子宮筋のオキシトシンの感受性が高まるのは妊娠後期である． ・妊娠中に一時的に児が授乳を中断することもあるが，出産後に再度授乳を要求することもある．	
(e) 効果的な母乳育児の開始や継続に影響するリスク因子（表Ⅱ-37） ①母親の健康状態 ②母親の生活歴や生育歴	＊困難な状況でも十分な支援を受ければ，母乳育児を継続できることを知らせておく必要がある． ・母親に合併症がある場合は，母乳育児を継続する手段をあらかじめ相談しておく必要がある． ＊児に母乳を与えることは母子関係において基本的な関係をつくる養育行動であり母親の生活習慣や価値観は，母乳育児に対する価値観に影響を及ぼすことがある． ・母親自身のアタッチメントが安定していない，家庭に問題がある，社会的な孤立，う	❻ 母乳育児を中断するリスク

情報・その他

表Ⅱ-37 母乳育児を支援する上で，特別な配慮が必要な母親

- 上の赤ちゃんの母乳育児がうまくいかず，母乳育児をあきらめて人工乳をあげたり，母乳育児を全く行わなかった女性
- 仕事で家を離れたり，通学のために赤ちゃんと離れて過ごさざるを得ない女性
- 家庭の問題を抱えている
- うつ状態である
- 周囲や社会からの支援がなく孤立している
- 若い，シングルマザーである
- 赤ちゃんを養子に出そうとしている
- 母乳の産生を阻害するかもしれない，胸部の手術や外傷の既往がある
- 慢性疾患を抱えたり，薬を飲まなければいけなかったりする
- 出生後に特別なケアが必要なハイリスクの赤ちゃんや，双子である場合
- HIV,HTLV-1陽性の母親

(BFHI2009翻訳編集委員会(訳)：母乳育児支援ガイド ベーシック・コース，p78-79, 医学書院，2009より作成)

データ・情報	アセスメント	助産診断名【例】
	つ状態であるなどは，母乳育児の継続にリスクがある．	
③早期の母子分離	・出生後の母子分離が予測される場合には，母乳分泌維持のための準備が必要である（分娩直後から定期的な搾乳を行うなど乳汁分泌維持の方法）．	
④母親の就労	・就労を理由に，早期の母乳育児の中断は，母子ともに健康へのリスクが高くなるため，継続できるような動機付けが必要である．	
⑤特別な配慮の必要な児 （☞ 第4章Ⅱ-G-3 効果的な母乳育児継続の逸脱，p884参照）	・児の出生状況によっては，母乳育児の開始や継続に特別な配慮が必要である．	
(f) 母乳育児を母親が選択しない場合		❼母乳育児を行わない母親としての準備状態
①母親の権利と児の権利	・母乳育児は女性の権利であるので，母乳育児を選択しないことも母親になる女性の権利である． ・しかしながら，児には適切に母乳栄養が与えられる権利が存在する．	
②適切で十分な情報の上での選択	・母乳育児を選択しない女性は，母乳育児を行わなかった際に自分と赤ちゃん，社会が被る可能性のある不利益を十分に理解した上で選択することが必要である（誤った知識で不可能であるとか，選択できないということを防ぐ必要がある）．	
③潜在的な育児上の問題の存在	・母乳育児を選択しないと訴えている母親の中には，社会的に孤立していたり，家族関係が悪かったり，他の子どもの育児に非常に手がかかっているなど，育児上の大きな問題を抱えている場合がある．	

ケアの要点	具体的評価内容

【E】母親が母乳育児を選択しなかったときの支援
助産診断名：❼
1. 適切な情報を査定した結果での選択かを確認する．
2. 母乳育児をされなかった子どもの健康や発達の十分なモニタリングの体制を整える．
3. 熟考するチャンスを与えることも必要な場合がある．

II-F

母乳育児に関する診断

マイナートラブルの診断

1. つわり （☞第2章Ⅱ-H-c1 妊娠悪阻, p194参照）

2. 胸やけ

データ・情報	アセスメント	助産診断名【例】
1 妊娠に伴う生理的変化 (a) 症状（表Ⅱ-38） ・胸がやけるような感覚 ・胃液や胃内容物の逆流 ・あくび（欠伸） ・嘔気	☞第2章Ⅱ-C 妊娠経過の診断, p44参照.	❶胸やけに伴う不快感
2 逸脱状態を判断する因子 (a) 胃腸音（グル音）の有無と程度	・胃腸が正常に蠕動運動しているかどうかみる．正常では間欠的に聴取できる．胃腸雑音が消失していないか．亢進（高調・金属性・振水音の聴取）がないか．	
(b) 食事内容・摂取時間の変化 ・回数（通常は3回） ・量	・非妊娠時との変化．合併症なども含め妊婦の個別的な必要栄養量を総合的に考える． ☞第2章Ⅱ-E-1-**4** 栄養, p80参照. ・食事内容・摂取時間の変化によって胸やけが起こることもあれば，胸やけによってそれらが変化することもある．妊婦の生活リズムにどう影響したか．	❷胸やけに関連した日常生活動作の制限

[マイナートラブルと評価の視点]
1. マイナートラブル
　妊娠に伴う生理的変化については，第2章Ⅱ-C 妊娠経過の診断（☞p29）の関連項目も参照のこと．
2. 評価の視点
　妊婦が妊娠に伴う生理的変化に適応できるような日常生活動作がとれているか．
　マイナートラブルが母性の自覚や育みに対して障害となっていないか．
　・胎児が順調に発育し，健康であるか．
　・家族は妊婦がマイナートラブルに適応できるような日常生活が送れるようサポートし役割遂行できているか．

情報・その他

表Ⅱ-38　妊娠初期（2～3ヵ月）の多彩な不定愁訴

	項　目	発生率（%）		項　目	発生率（%）
血管運動神経系	熱　感	51.6	運動器系	腰　痛	31.6
	冷え性	43.8		肩こり	35.7
	のぼせ	17.3		関節痛	6.2
	心悸亢進	32.4		筋　痛	6.2
	頻　脈	18.6		腓筋痛	5.1
	遅　脈	0		脊椎痛	9.5
精神神経系	頭　痛	57.6		坐骨痛	8.6
	めまい	52.2	皮膚分泌系	発汗亢進	25.9
	不　眠	17.3		口内乾燥感	64.6
	耳　鳴	7.3		唾液分泌増加	46.5
	内光視	17.0	泌尿器系	頻　尿	42.4
	圧迫感	9.7		排尿痛	3.8
	恐怖感	9.5	消化器系	悪　心	91.6
	記憶力不良	15.9		嘔　吐	52.7
	判断力不良	11.4		食欲不振	92.4
知覚系	しびれ感	15.4		便　秘	63.4
	知覚過敏	35.1		下　痢	14.1
	知覚鈍麻	5.9	疲労感		83.2
	蟻走感	6.8			

（一條元彦ほか：妊婦のルーチン検査．産婦人科治療 62 (5)：498, 1991）

データ・情報	アセスメント	助産診断名【例】
(c) 休息・睡眠時の体位への妨げ	・症状が休息・睡眠など生活動作にまで影響を及ぼすようになると逸脱状態と考える．妨げの程度はどのくらいか．	❸胸やけに関連した体位の障害に伴う睡眠不足
❸ 症状の増悪に関する因子 (a) 側臥位	・胃液の逆流が起こりやすい体位ではないか．	
(b) 神経の緊張や精神的不安		❹妊娠に対する不安に関連した胸やけの増強
(c) 妊娠の生理についての知識不足	・妊娠中に起こりうる変化について理解不足のあまり神経の緊張や精神的不安を増強させ悪循環を招くこともある．	
(d) 不適切な食事 ①胃酸の分泌を高める食品 　・脂肪の多い食物 　・柑橘類 　・香辛料 　・コーヒー・紅茶 　・アルコール ②消化の悪い食品 ③1回に多量な摂取	・朝・夕食時など摂取前後に活動がともなっていないとさらに消化機能が落ちる．	❺不適切な食習慣に関連した胸やけの増悪
(e) 子宮の増大をはじめとする外部から胃への刺激 　・妊娠後期 　・多　胎 　・小柄な妊婦 　・巨大児 　・不適切な衣服 　・消化器系疾患の既往・現病歴(胃炎・胃潰瘍など)	・間接的に胃腸を圧迫したり，相対的に消化機能を悪化させる要因がないかどうか．	❻不適切な衣服着用に関連した胸やけの増悪

ケアの要点	具体的評価内容
【A】胃に負担のかからない体位・胃液の逆流を予防する体位にする 助産診断名：❶, ❷, ❸ 1. 頭を持ち上げ，半座位にする． 2. 食後すぐ横にならない． 3. 前屈姿勢をなるべく避ける． 【B】胃腸に負担のかからない食事内容，食行動にする 助産診断名：❶, ❺ 1. 胃酸の分泌を高める脂肪の多い食物，チョコレートなどの甘いもの，柑橘類，コーヒー・紅茶，香辛料，アルコール，タバコは避ける． 2. ガスの出にくい食物，消化のよいものを食べる． 3. 少量頻回に分食する．食べすぎない． 　ゆっくりよく噛んで食べ，消化を助ける． 【C】胃腸の運動を高める 助産診断名：❶, ❷, ❺ 1. 妊婦に行える範囲内で適度な運動を行う． 　妊婦体操，マタニティエアロビクス，マタニティスイミングなど 【D】腹圧が上がり胃液が逆流しない衣服・腹帯を着用する． 助産診断名：❻ 1. 衣服も締めすぎないように着用する． 2. 腹帯・コルセット・ガードルの締める位置を考える． 【E】精神的な不安を解消する 助産診断名：❹ 1. 精神的な不安やストレスが何か傾聴する． 【F】妊娠の生理について説明する 助産診断名：❶, ❹, ❺, ❻	・胸やけの症状が改善しているかどうか． ・胸やけのための対処行動を理解し，実施しているかどうか．

3. 便秘

データ・情報	アセスメント	助産診断名【例】
1 妊娠に伴う生理的変化 **2 逸脱状態を判断する因子（表Ⅱ-39）** ・便秘とは大便が長い間腸管内にとどまり、水分が減少して硬くなり排便に困難を伴う状態をいう．	☞第2章Ⅱ-C 妊娠経過の診断, p44参照． ・便秘状態が長期にわたる，便貯留に伴う切迫流早産症状が認められる，努責により腹圧がかかるといった状態があれば逸脱状態と考える．その際には薬物投与などの医学的介入が必要となる．まったく苦痛がなく健康な妊娠生活が送れるならばマイナートラブルの範囲内である．	
(a) 排便状態 ①回 数 　・1回/日 ②量 　・1回の排便量が35g以下 　・通常1日量は約150g(80〜200g) 　・75％は水分 ③性状・硬さ 　・有形便 　・便柱の太い硬便 　・兎糞状便など 　・下痢便は水分量が200mL/日以上，重量が200g/日以上のもの	・2〜3回/日から1回/4〜5日の人もあり，それなりに規則性があって苦痛もなければ正常である． ・排便回数など非妊娠時の排便状態より，回数が減るなど著しく変化していないかどうかを査定する．	❶便秘に伴う不快感 ❷便秘に関連した硬便に伴う痔核形成の危険性
(b) 症 状 　・残便感 　・食欲の減退や不振 　・倦怠感 　・腹部膨満 　・頭痛 　・不眠や不安	・毎日少量の排泄があっても，便が硬く，排便時に苦痛を伴い，症状があれば便秘とみなす．	❸便秘に関連した腹部膨満に伴う食欲不振

| ケアの要点 | 具体的評価内容 |

表Ⅱ-39 便秘の種類

	機能性便秘				器質性便秘
	食事による便秘	習慣による便秘	弛緩性便秘	痙攣性便秘	
原因	食物繊維が少ない偏食・小食	便意を放置せざるを得ない生活(育児・家事・就労など),下剤の誤用・乱用	大腸の緊張低下・運動の鈍化,腹筋力がなく排便時に十分な腹圧がかけられない	副交感神経の過緊張などにより主にS状結腸が痙攣して便の移送が妨げられる.過敏性腸症候群の合併など	下部大腸の狭窄,閉塞,外部からの圧迫(子宮増大)によって便の通過が困難となる.重篤な原因疾患がないか否定しておく
ケア	【A】	【B】	【A】【C】【D】	【D】	【F】

【A】便秘を予防,解消する食事内容を工夫する
助産診断名:❶,❷,❹,❺,❻,❼
1. 芋類・ゴボウ・キャベツ・寒天・ひじきなど繊維の多い食事をとる.
   a. 食物繊維の摂取は便秘と便秘による痔核症状の軽減に効果がある.
2. 水分を十分とる.
   a. 水分だけでは排便を促すことはできず,食物繊維が水分を吸収することで便量が増え,水分を多く含んだ便が移送を容易にすることを説明する.
   b. 起床時や空腹時に少し冷たい水や牛乳を飲むと,胃・結腸反射を起こし,大腸の蠕動運動を促す.下痢や子宮収縮がみられないか注意する.
   c. 食事内の水分量も考慮し,1日の水分必要量(50mL/kg)を算出する.妊婦の日常生活の中で,摂取量を確保する工夫を考える.
3. 発酵食品やオリゴ糖をとる.
   a. 腸内環境を整える働きがある.

【B】生活リズムの中に規則的な排便行動を取り入れる
助産診断名:❶,❷,❸,❹,❺,❻,❽
1. 朝食は必ず摂取し,1日3回規則的に食べる.
2. 睡眠中に消化液の分泌が亢進し,消化運動が活発になるため,睡眠・朝食後に便意がなくてもトイレに行く習慣をつける.

・食べた量に比した排便量かどうか.
・硬さも普通で,不快症状もなく努責をかけずに円滑に排泄できているかどうか.
・妊娠に伴う便秘を理解し,その対処行動がとれているかどうか.

II-G-3

データ・情報	アセスメント	助産診断名【例】
・排便時の努責の有無 ・嘔気や嘔吐	・排便時に腹圧をかける必要があると流早産を起こす危険性が高まる．	❹便秘に関連した努責を要する排泄に伴う早産の危険性
(c) その他の身体的不適応 ・早　産 ・つわりの増強 ・精神的気分不快 ・摂取不足に伴う体重減少 （・尿ケトン体の出現）		❺便秘に関連したつわりの増強に伴う気分不快感
❸ 症状の増悪に関する因子 (a) 非妊娠時からの便秘	・非妊娠時からの便秘は食習慣・排便習慣，便秘予防のための日常生活動作に原因があることが多い．妊婦とともに見直していく．	❻非妊娠時からの不適切な排便習慣に伴う便秘の増強
(b) 食物繊維の摂取不足	・繊維質は人の消化液では消化できず，未消化のまま大腸に運ばれる．保水性の高い繊維が便の量を増やし軟らかくして排便しやすくしているため，繊維質の摂取はどのくらいか食事内容をみていく．	
(c) 水分摂取不足		❼水分摂取不足に伴う便秘の可能性
(d) 運動不足	・腸の蠕動運動を低下させる．運動といっても妊婦には制限があるため他の因子を排除する方向にもっていく．	❽運動不足に伴う便秘の可能性
(e) 睡眠不足		
(f) 精神的ストレス		
(g) 痔核の形成（表Ⅱ-40，図Ⅱ-24） ・出血 ・疼痛 ・脱出 ・腫脹 ・掻痒感 ・粘液漏出	・痔核は肛門管の歯状線の上下で，口側に生じる内痔核と，肛門側に生じる外痔核に分けられる．臨床的には混合した内外痔核が多い． ・内痔核の脱出度分類であるGoligher分類は治療法選択の指標として有用といわれている（肛門疾患（痔核・痔瘻・裂肛）診療ガイド	❾痔核に関連した排泄抑制に伴う便秘の増悪

ケアの要点	具体的評価内容

3. 勤労妊婦は生活リズムの中でどの時間帯を当てるかともに考える．
4. 便意があれば我慢しない．
5. 過度の怒責や長時間の排便（便器に座り続ける）を避ける．

【C】消化機能を高める
助産診断名：❶，❷，❸，❹，❺，❻，❽
1. 散歩や妊婦体操など適度に運動する．
2. 睡眠を十分にとる．
3. 精神的リラックスを図る．
4. 腹部，腰背部（主に第4・5腰椎）を温罨法する．腹部への温罨法で蠕動運動を亢進させ，腰背部の神経支配領域を刺激して，排便の反射を促す．皮膚の温冷感覚には個人差があるため，貼用タオルは対象者が気持ち良いと感じる温度にする．皮膚温は45℃以上になると壊死が起こるため，貼用部位が43〜45℃未満となるようにする．ただしケアの準備やケア中にタオルが冷めることも考慮して，温度が維持できる方法を工夫する．貼用時間は10〜15分程度とする．
5. 温水洗浄便座で肛門を刺激する．

【D】下剤の使用を医師と相談する
助産診断名：❶，❷，❸，❻
1. 食物繊維の摂取で不快感が軽減されない場合は，下剤の使用を医師と相談する．日本では妊産褥婦に対して選択される膨張性下剤はクエン酸マグネシウム（マグコロール®），大腸刺激性下剤はセンノシド（プルゼニド®），ピコスルファートナトリウム（ラキソベロン®）がある．

データ・情報	アセスメント	助産診断名【例】
	ライン）．Goligher分類は，内痔核の脱出・還納程度を患者の自覚症状により4段階に分けたものである．	
	・痔核のため（疼痛や出血への恐怖）に排便を拒むと便秘はさらにひどくなる．痔核と便秘の関係について正しい知識をもっているかどうか．	
(h) 妊娠の生理についての知識不足		

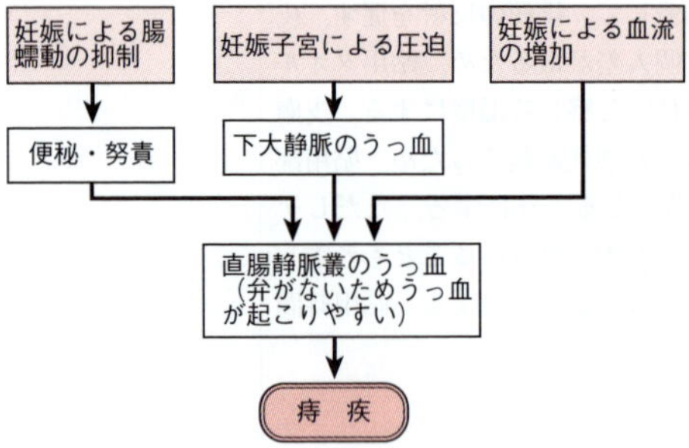

```
妊娠による腸      妊娠子宮による圧迫    妊娠による血流
蠕動の抑制                              の増加
    ↓                ↓                    
便秘・努責       下大静脈のうっ血          
         ↓        ↓         ↓
         直腸静脈叢のうっ血
         （弁がないためうっ血
          が起こりやすい）
                ↓
              痔　疾
```

図Ⅱ-24　痔疾の形成

ケアの要点 / 具体的評価内容

表Ⅱ-40 内痔核の脱出度に関する臨床病期分類 (Goligher 分類)

	Grade Ⅰ	Grade Ⅱ	Grade Ⅲ	Grade Ⅳ
痔核の脱出	排便時に肛門管内で痔核は隆起するが, 脱出はしない	排便時に肛門外に脱出するが, 排便が終わると自然に還納する	排便時に脱出し, 用手的な還納が必要である	常に肛門外に脱出し, 還納が不可能である

・長時間の坐位, 寒冷下の作業, 排便時の怒責, 飲酒, 肉体の疲れ, 精神的ストレス, 体の冷えを避けるなどの日常生活指導は, 痔核の保存的治療法として有用である.
・局所の血流障害を伴う痔核には温浴療法 (坐浴や入浴) が有効である.
・薬物療法は腫脹, 脱出, 疼痛, 出血などの症状緩和に効果を認めるが, 慢性の痔核自体を完治させる効能はない.
・薬剤には外用薬 (坐薬と軟膏) と内服薬がある. 坐薬は内痔核, 軟膏は外痔核に有用と考えられている. 妊婦に対して薬物療法を行う場合は, 胎児への影響を考慮し, 治療上の有益性が危険性を上回ると判断される場合にのみ投与する.
・治療の原則は保存的治療であるが, Ⅲ度以上の場合は, 外科的治療の適応となる. 医師と相談する.

(日本大腸肛門病学会編:肛門疾患診療ガイドライン2014年版, 南江堂, 2014)

【E】痔核を還納する

助産診断名:❾

1. 痔核は還納すれば疼痛が軽減する.
    a. オリーブ油など潤滑油を指腹に塗りゆっくり入口部の皺襞に添って折りこむように還納する.
    b. 入浴後など血液循環, 皮膚や組織がリラックスしているときがよい. 痔核がむくんでみずみずしい状態の場合は, 温かい指でしばらくそっとつまみ, 小さくなってから還納する.
2. 状態がひどい場合は, 薬剤や外科的処置など医学的治療を受ける.

【F】妊娠の生理について説明する

助産診断名:❶, ❹, ❺, ❻

4. 頻 尿

データ・情報	アセスメント	助産診断名【例】
1 妊娠に伴う生理的変化	☞ 第2章Ⅱ-C 妊娠経過の診断, p45, p47参照.	
2 逸脱状態を判断する因子	・頻回の排尿行動により睡眠が妨げられ，他の日常生活動作へ影響が出るようになるとマイナートラブルの範囲を逸脱していると考える．	
(a) 症 状 ①尿の回数と1回量 ・1日量約500〜2,000 mL ・乏尿400 mL/日以下 ・無尿50〜100 mL/日以下 ・多尿3,000 mL/日以上	・1日尿量は平均範囲内であっても，回数が多く日常生活に支障をきたす状況になっていないか．	
・尿意頻数（10回以上）	・頻尿の原因が膀胱炎などの尿路感染によって起こっていないかどうか． ・頻尿によってどのような障害が起こっているか． ・面倒などの理由で尿意の回数の割に排尿回数が減るとさらにひどくなる．	❶尿意頻数に関連した体動に伴う子宮収縮の増加 ❷排尿時痛に関連した排泄の苦痛に伴う頻尿の増悪 ❸頻尿に伴う睡眠不足の危険性
②蛋白尿 ・100〜150 mg/日の蛋白量は通常尿中に排泄される． ③排尿時痛 (b) 他の日常生活動作の変化	・テストテープなどで尿定性を調べる．	
3 症状の増悪に関する因子 (a) 泌尿器系疾患（膀胱炎・腎盂腎炎など）の既往・現病歴		
(b) 過剰な水分摂取	・切迫早産などで安静を強いられている場合，輸液など水分補給量については十分考慮する．	❹過剰な水分摂取に伴う睡眠不足の危険性
(c) 排尿の我慢 (d) 妊娠の生理についての知識不足		❺排尿の我慢に伴う頻尿増悪の危険性

ケアの要点	具体的評価内容
【A】尿意を感じたらすぐ排尿に行く 　助産診断名：❶, ❺ 【B】水分量を調節する 　助産診断名：❶, ❷, ❸, ❹ 　1. 尿の排泄で細菌の繁殖を抑えるために水分を十分摂取する． 　2. 早産治療入院時など輸液量を考える． 　3. 就寝前2～3時間の水分摂取は控える． 【C】尿道口付近の筋肉を鍛える 　助産診断名：❶, ❸, ❺ 　1. キーゲル（Kegel）体操を行う． 　　a. 排尿するときに意識的に何回か排尿を止める．腟入口部を3秒間収縮させ3秒間緩める． 　　b. キーゲル体操は分娩時の骨盤底筋肉の強化や骨盤誘導線の意識づけ，産後や老年期の尿もれ予防にも効果がある． 【D】妊娠の生理について説明する 　助産診断名：❶, ❸, ❺ 　なぜ妊婦は頻尿になるのか，膀胱の位置と胎児との関係，妊娠による機能的な変化を説明する（☞第2章Ⅱ-C-10泌尿器系, p47参照）	・睡眠をはじめ日常生活動作に影響なく排泄できているかどうか． ・尿路感染を起こしていないかどうか． ・妊娠に伴う頻尿を理解し，対処行動がとれているかどうか．

5. 腰・背部痛

データ・情報	アセスメント	助産診断名【例】
1 妊娠に伴う生理的変化	☞第2章Ⅱ-C 妊娠経過の診断, p52参照. ・妊娠の初期に子宮増大に伴う靱帯の牽引痛を認めることがあり, 流早産に関連した子宮収縮と鑑別する必要がある.	
2 逸脱状態を判断する因子 (a) 症　状 ①部　位 ②疼痛の程度 　・種　類：筋肉痛, 神経痛, 関連痛・放散痛 　・持続時間 (b) 日常生活動作への支障 (c) 睡眠の妨げ	・腰部, 殿部から大腿部にかけての痛みが多く, 歩行に支障をきたすこともある. 臥床しなければならない程度かどうか, 就寝時疼痛で目が覚める程度かどうか. 日常生活動作は何とか続けられる程度かどうかなど. ・これらが出現すればマイナートラブルの範囲を逸脱している.	❶ 腰痛に伴う否定的な妊娠への感情 ❷ 腰・背部痛に関連した日常生活動作の制限 ❸ 腰・背部痛に関連した睡眠障害
3 症状の増悪に関する因子 (a) 体　位	・とくに長時間の立位や座位が腰・背部痛を増悪させる. 日常生活動作(調理, 掃除, 洗濯干し, 買い物など)の中で工夫できるものはないか.	❹ 不適切な体位に伴う腰・背部痛の出現
(b) 妊娠中の過度の体重増加 (c) 肥　満 (d) 就労の有無と内容 (e) 無理な日常生活動作 (f) 腰痛を症状とする整形外科疾患の既往・現病歴 (g) 妊娠の生理についての知識不足	・妊娠中の体重増加は腰部の筋肉に持続的な負担をかける. 妊娠後期になるほど, 腰痛を訴える人の割合は多くなる. ・就労している場合, 長時間のデスクワークや立ち仕事など内容はどうか. 過労や睡眠・休息の不足が腰・背部痛につながる. ・悪い姿勢や誤った姿勢, 妊婦に合わない靴も腰・背部痛を増悪させる. ・先天性股関節脱臼やその他外転制限のある妊婦には, 分娩様式の選択や工夫が重要である.	❺ 過度の体重増加に伴う腰・背部痛の増悪 ❻ 知識不足に関連した誤った姿勢に伴う腰・背部痛の出現

ケアの要点	具体的評価内容
【A】腰・背部に負担がかからない日常生活行動をとる 助産診断名：❶，❷，❸，❹，❺，❻ 1. 重心を分けるような立ち方や正しい姿勢を心がける． 　　a. 足を開いて立つようにする． 2. 長時間の歩行は避ける． 3. 長時間同一の姿勢はとらない． 4. 身体を横たえる場合シムス体位をとる．クッション，抱き枕を利用するとよい． 5. 腹帯，ガードルやコルセットを腰に引きつけて巻く．とくに尖腹・懸垂腹の場合は効果がある． 6. 低すぎても高すぎても腰の位置が不安定になるため，靴のヒールを約3cmの高さにする． 7. 就寝時には硬めのふとんやマットレスを用いる． 8. きめ細やかな体重コントロールを行う．	・日常生活動作に支障がないかどうか． ・妊娠に伴う腰・背部痛を理解し，対処行動がとれ症状が緩和あるいは消失しているかどうか．

【B】腰・背部の筋肉を鍛える
助産診断名：❷，❺
1. 妊婦体操を勧める．
    a. 中でも四つん這いの姿勢で腰をゆっくり上下に動かす運動で疼痛の緩和が図れる．
2. マタニティエアロビクス，マタニティスイミングも効果がある．
3. 運動（水中での運動），マッサージ療法，グループまたは個別での背部ケアなどが腰・背部痛を緩和するのに役立つ可能性があると説明する．しかし効果的な運動介入プログラムの内容や時期，そのプログラムの安全性や効果は特定されていないことも説明する．鍼やカイロプラクティックによる介入の効果についても，エビデンスがまだ不十分である．

【C】疼痛緩和を図る
助産診断名：❶，❷，❸，❹，❻
1. 入浴やシャワー，局部の温罨法，湿布の貼用を行う．
2. 身体的・精神的リラックスを図る．

【D】妊娠の生理について説明する
助産診断名：❶，❹，❺，❻

II-G-5

6. 腟分泌物の増加

データ・情報	アセスメント	助産診断名【例】
1 妊娠に伴う生理的変化	☞第2章Ⅱ-C 妊娠経過の診断，p32参照．	
2 逸脱状態を判断する因子 (a) **色** ・白　色 ・黄　色 (b) **性　状** ・漿液性 ・膿　性 ・泡沫状など (c) **量** (d) **におい** (e) **症　状** ・瘙痒感 ・疼　痛 ・皮　疹		❶異常な腟分泌物に関連した不快感
	・帯下と瘙痒感の症状が現れるものにトリコモナス症，カンジダ性腟外陰炎が多い．トリコモナスはトリコモナス原虫によって起こり，多量の泡沫を含む白色や黄色の分泌物と瘙痒感がある． ・カンジダ症は白いチーズ様の苔状の分泌物が腟につき，灼熱感や瘙痒感が特徴である．産道感染によって新生児に鵞口瘡や寄生菌性紅斑ができることがある． ・クラミジアは粘液膿性の分泌物が出るが，症状の乏しい不顕性感染も多い．その他の皮膚疾患（白癬，毛じらみ）とも鑑別する．	❷異常な腟分泌物に関連した瘙痒感の増強 ❸瘙痒感に伴う不眠
3 症状の増悪に関する因子 (a) **感染の既往歴（非妊娠時）** ・トリコモナス ・カンジダ ・クラミジア　など		❹カンジダ症に伴う新生児鵞口瘡発症の危険性

ケアの要点	具体的評価内容
【A】腟内の自浄作用について理解する 　助産診断名：❶,❺,❻ 　1. 外陰部の皮膚は石けんでよく洗うが，粘膜の移行部や粘膜は石けんでこすって洗わないようにする．また，カンジダ外陰炎では石けんを使わず温水で洗い流すのみにとどめる．	・逸脱した腟分泌物が出ていないかどうか． ・妊娠に伴う腟分泌物の増加を理解し，対処行動がとれているかどうか．

II-G-6

データ・情報	アセスメント	助産診断名【例】
(b) 外陰部の不潔の程度	・安静が必要な妊婦の外陰部の清潔保持の方法を確認したり，性交や衣類交換など清潔保持のための行動がとれているか査定する．	❺外陰部の不潔に伴う腟分泌物の増加
(c) 吸湿性の悪い下着の着用	・下着の素材の種類やパッドの使用で，細菌が繁殖しやすい環境を招くおそれがある．排泄毎の交換などパッドの正しい使い方を伝える必要がある．	❻不適切な下着の着用に伴う腟分泌物の増加
(d) 糖尿病合併妊婦，肥満，多汗		
(e) ビタミンB欠乏		
(f) 抗菌薬を長期間投与している妊婦	・長期の抗菌薬投与により腟内常在菌デーデルライン桿菌が菌交代現象を起こしカンジダ症を発症することもある．とくに前期破水や感冒症状で抗菌薬を服用している妊婦は注意する．	❼前期破水に関連した抗菌薬の長期内服に伴うカンジダ症発症の危険性
(g) 妊娠の生理についての知識不足		

ケアの要点	具体的評価内容
【B】陰部を清潔にする 助産診断名：❶, ❷, ❸, ❹, ❺, ❻, ❼ 1. 入浴，シャワーにより全身の清潔と血液循環を促進し抵抗力をアップする． 2. 下半身浴やビデを利用する． 3. パッドを頻回（排泄毎）に使用する． 4. 下着は綿素材にし，頻回に替える． 5. 浴室を清潔にし，公衆浴場は控える． 6. 性交にはコンドームを使用する． 7. 前期破水で安静入院している場合，外陰部洗浄を定期的に行う．	・感染を起こしていないかどうか．

7. 浮腫

データ・情報	アセスメント	助産診断名【例】
1 妊娠に伴う生理的変化（図Ⅱ-25）	☞ 第2章Ⅱ-C 妊娠経過の診断, p29参照.	

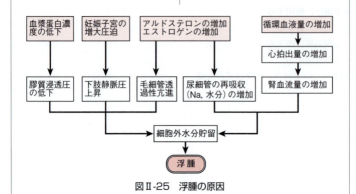

図Ⅱ-25　浮腫の原因

データ・情報	アセスメント	助産診断名【例】
2 逸脱状態を判断する因子 (a) 部　位 ①両下肢（頸骨上・足背） 　・下肢のだるさ 　・靴が履きにくい 　・靴下の圧痕 ②手　指 　・手の握りにくさ 　・知覚異常（しびれ感） 　・指輪がまわりにくい ③腹部（下着の圧痕） ④顔面（眼瞼） ⑤全　身	・妊婦健康診査の機会を利用し，下肢のみに限らず浮腫の部位を査定する．	❶浮腫に関連した知覚異常を伴う身体的不快感 ❷浮腫に関連した手の握りにくさを伴う日常生活動作の障害
(b) 程　度 ①体重増加 　500g以上/週の増加 ②尿量減少 ③口　渇	・妊婦から1日水分量を問診し，1日の尿回数や1日量の流出量，発汗状態から査定する．妊娠高血圧症候群との鑑別が必要である． ☞ 第2章Ⅱ-C 妊娠経過の診断, p29参照.	❸浮腫に関連した過剰な体重増加 ❹浮腫に関連した尿量減少

ケアの要点	具体的評価内容
【A】妊婦自身が症状を観察できるようにする 助産診断名：❶, ❷, ❸ 1. 手のしびれには手を握ったり，開いたりする． 2. 体重を毎日測定することを励行する． 3. 靴が履きにくい，指輪が回りにくい，顔面（眼瞼）が腫れぼったいなどあらかじめ症状を説明しておく． **【B】浮腫が起こらないような日常生活を送る** 助産診断名：❶, ❷, ❸, ❹, ❺ 1. 体位の工夫をする． 　a. 長時間の歩行や立位・座位は避ける． 　b. 就寝時は枕やクッションで下肢を挙上して休む． 2. 循環が妨げられないよう衣服を着用する． 　a. 腹・腕・胸・腰周りにゆとりのあるブラジャーや衣服を着る． 　b. 弾性ストッキングを着用する． 3. 子宮収縮などに注意しながら妊婦体操やその他の運動を行う． 　とくに下肢の浮腫の場合，足首の運動を行う． **【C】症状改善に，リフレクソロジーや足浴を行う** 助産診断名：❶, ❷, ❸, ❹, ❺ 1. リフレクソロジーや足浴は，十分なエビデンスはないものの副作用がみられていないため，症状改善に効果が期待できると説明する． 2. 妊娠30週以降，15分間のフットリフレクソロジーを行うと，同じ時間，ソファーで安静にする対照群と比較して，症状が軽減する人が有意に多いという研究がある（Mollart, 2003） 3. 立位で下肢を20分間，29〜33℃のぬるま湯に浸ける群は，座位で下肢を挙上した群に比べ，下肢浮腫の容積を優位に軽減したという研究がある（Irion, 2011）	・妊娠高血圧症候群ではなく妊娠に伴う浮腫であると理解し，確認できているかどうか． ・その対処行動がとれているかどうか． ・浮腫が増悪していないかどうか．

データ・情報	アセスメント	助産診断名【例】
④皮膚の状態 ・みずみずしさ ・光沢感		❺無理な日常生活に関連した循環不良を伴う浮腫の出現
⑤下肢脛骨稜を指で押して「凹み」の程度を診査する（図Ⅱ-26，表Ⅱ-41）	・起床時や活動後の夕方から夜間にかけて著明になる場合が多い．	
(c) 時　期		
❸ 症状の増悪に関する因子 (a) 体　位	・長時間の歩行や立位，塩分の取りすぎで心臓への還流が悪くなるため起こりやすい．	
(b) 筋力の少ない人（非妊娠時から運動をしていない人）	・老廃物を血液やリンパ液を通して排出するには，筋肉が重要な役割を担うため．	
(c) 食　事 ・塩分の過剰摂取：20〜30g/日以上 ・栄養障害：血漿蛋白濃度が5g/dL以下	・血漿膠質浸透圧の低下のために生じる．	❻塩分の過剰摂取に伴う浮腫の出現
(d) 貧　血		❼貧血に関連した浮腫の増悪
(e) 多　胎		
(f) 羊水過多症		
(g) 心・腎疾患の既往・現病歴		
(h) 妊娠の生理についての知識不足		

| ケアの要点 | 具体的評価内容 |

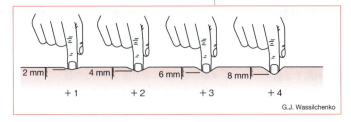

図Ⅱ-26 浮腫の検査
(Bobak M, Jensen D: Maternity & Gynecologic Care, p701, Mosby, 1989)

表Ⅱ-41 浮腫の判定基準例

浮腫の程度	評価基準
浮腫（−）	圧痕が全くない
浮腫（±）	圧痕は不鮮明だが，触診にて凹みを触知できる
浮腫（＋）	圧痕鮮明で，指頭の1/2程度の凹み
浮腫（＋＋）	圧痕鮮明で，指頭全部が埋まる程度の凹み
浮腫（＋＋＋）	圧痕鮮明で，指頭全部が見えなくなるくらいの凹み 下肢のみならず全身性に浮腫を観察できる

圧痕部の深さを圧した指頭部の厚さで測定して評価する方法．
（櫛引美代子：カラー写真で学ぶ妊産褥婦のケア，p10，医歯薬出版，2001）

【D】食事を減塩に工夫する
　助産診断名：❻
　　（☞第2章Ⅱ-H-c3 妊娠高血圧症候群，p209参照）

【E】食事をバランスよくとる
　助産診断名：❻，❼
　1. 鉄分を多く含んだ食事をとる．
　　（☞第2章Ⅱ-H-c2 貧血，p205参照）

【F】妊娠の生理について説明する
　助産診断名：❶，❷，❸，❹，❺,❻,❼

Ⅱ-G-7

8. 静脈瘤

データ・情報	アセスメント	助産診断名【例】
1 妊娠に伴う生理的変化 **2** 逸脱状態を判断する因子 (a) 部　位 　・膝の屈曲部 　・外陰部 　・腟　壁 　・肛　門 　・大腿部 　・下腿部 (b) 症　状 　・疼痛（鈍痛・重圧感） 　・淡青色・色素沈着 　・緊満感 　・腫瘤形成 　・湿疹・潰瘍 (c) 時　期 **3** 症状の増悪に関する因子 (a) 経産婦 (b) 妊娠時期（後期） (c) 過度の子宮増大 　・妊娠後期 　・多　胎 　・巨大児 　・妊娠中の過度な体重増加 (d) 体　位 (e) 身体を圧迫する衣服 (f) カルシウム・ビタミンC不足 (g) 妊娠の生理についての知識不足 **4** その他 (a) 分娩経過の予測	☞ 第2章Ⅱ-C 妊娠経過の診断, p32, p38参照. ＊静脈瘤は静脈壁が薄く伸展して静脈の直径が拡大することをいう. 結節状の瘤が血管の走行に沿って現れる. ＊静脈瘤の部位や症状の程度によって妊婦は不安に感じたり，ボディ・イメージを損なったりする. ・肛門部の静脈瘤に関しては他項 ☞ 第2章Ⅱ-G-3 便秘, p122参照. ・過度の子宮増大や長時間の立位姿勢は血液還流を妨げ，静脈瘤を増悪させる. ・分娩時に多量の出血や血腫の形成を起こすことがある.	❶静脈瘤に伴う身体的苦痛 ❷静脈瘤に関連した色素沈着に伴うボディ・イメージの変化 ❸過度の子宮増大に関連した静脈瘤出現の危険性 ❹巨大児に関連した過度の子宮増大に伴う静脈瘤の増悪 ❺不適切な食習慣に伴う静脈瘤の増悪

Ⅱ．妊娠期の助産診断とアセスメント・ツール

ケアの要点	具体的評価内容
・妊娠中に静脈瘤の発生を予防するものはない．	・血栓性静脈炎に移行せず，日常生活動作に支障がないかどうか． ・妊娠に伴う静脈瘤を理解し，対処行動がとれているかどうか． ・静脈瘤が消失もしくは症状の軽減がみられるかどうか．

【A】 **血液循環，とくに静脈還流を促す**
　助産診断名：❶，❸，❹
　1．長時間の歩行・立位・座位を避ける．
　　a．足を高くして横になり，仰臥位は避けてシムス位をとる．
　　b．勤労妊婦は休息を積極的にとるよう心がける．
　2．弾性ストッキングを着用する．
　　a．サイズを選び，朝起床してすぐ静脈の充血のないときに着用し立ち上がる．
　　b．弾性ストッキングは症状を軽減することができるが，発生を予防することはできない．弾性ストッキングの十分な質の高いエビデンスは示されていない．
　3．締めつける腹帯・コルセット・ガードルを避ける．
　　　ゆとりのある衣服を着用する．
　4．妊婦体操を勧める．
　　a．分娩後は早期離床に努める．
　　b．四肢を動かし骨盤の血行を促進する．
　　c．下肢を挙上する．
　5．急激な体重増加を避ける．

【B】 **血液循環を促すような食事を工夫する**
　助産診断名：❶，❸，❹，❺
　1．カルシウム・ビタミンCを多く摂取する．

【C】 **妊娠の生理について説明する**
　助産診断名：❷，❸，❹，❺
　1．肯定的なボディ・イメージへ援助する．

Ⅱ-G-8

9. 下肢の痙攣（こむらがえり）

データ・情報	アセスメント	助産診断名【例】
1 妊娠に伴う生理的変化	・下肢に起こる痙攣性の筋肉収縮であり，突然発症し，強い痛みを伴う． ☞ 第2章Ⅱ-C-1-5 循環器系, p39参照.	
2 逸脱状態を判断する因子 (a) 症　状 　・足がつる・こむらがえり 　・疼　痛 (b) 部　位 　・腓腹部 　・足　趾	・頻回の痙攣で日常生活動作に支障をきたす場合は，マイナートラブルの範囲を逸脱していると考える．	❶下肢の痙攣（こむらがえり）に伴う身体的不快感 ❷下肢の痙攣に伴う日常生活動作への不安
3 症状の増悪に関する因子 (a) 下肢の疲労	・疲労や緊張した姿勢の持続が下肢の神経に影響するために起こる．長時間の歩行，足に負担のかかる靴も症状を増悪させる．	
(b) 睡眠・休息の不足		
(c) 過度の子宮増大 　・妊娠後期 　・多　胎 　・巨大児 　・妊娠中の過度な体重増加 (d) カルシウム・ビタミンDの不足	・増大した子宮の圧迫のために重心の変化が起き，それにともない無理な姿勢をとることで筋肉が疲労することと，血液循環の悪化およびカルシウム・ビタミンD不足により起こる．	❸カルシウム不足に伴う下肢の痙攣
(e) リン酸の過剰摂取		
(f) 不適切な動作 　・足を伸ばしたとき 　・急に足に力を入れたとき 　・夜間睡眠中	・疲労時に急に筋肉を伸展すると生じやすい．	
(g) 妊娠の生理についての知識不足	・妊婦に生理的な変化についての知識があり，日常生活の上で工夫されているかどうか査定する．	

ケアの要点	具体的評価内容

【A】下肢の痙攣を予防する食事をとる
助産診断名：❶，❷，❸
1. カルシウム，ビタミンDを多く摂取する．
2. リン酸を含んだ食品を過剰に摂取しない．カルシウム不足が起こる．
   a. とくに肉，ハムなどの加工品，加工乳には食品添加物が含まれているので避ける．
 	
【B】下肢の血流循環を促す
助産診断名：❶，❷
1. 長時間歩行しない．
2. 就寝時は足を高く挙上する．
3. 妊婦体操をする．
   とくに背屈からの爪先運動を行う．
 	
【C】日常生活動作を工夫する
助産診断名：❶，❷，❸
1. 十分に睡眠をとる．
2. かかとの高くない適切な靴を履く．
 	
【D】痙攣発作時のケア
助産診断名：❶，❷，❸
1. 痙攣した足をまっすぐに伸ばし，膝頭を押し下げるようにしながら足関節を背屈させる．
 	
【E】妊娠の生理について説明する
助産診断名：❶，❷，❸
	・下肢の痙攣の頻度が増えていないかどうか．
	・日常生活動作に支障がないかどうか．
	・症状を増悪させる原因を理解し，その対処行動がとれているかどうか．

II-G-9

10. 鼻・歯肉からの出血

データ・情報	アセスメント	助産診断名【例】
1 妊娠に伴う生理的変化	☞第2章Ⅱ-C-1-4 血液，p36参照．	
2 逸脱状態を判断する因子 (a) 止血機能検査 (b) 血圧など	☞第2章Ⅱ-C-1-4 血液，p34参照． ・特発性血小板減少性紫斑病（ITP：idiopathic thrombocytopenic purpurra）との鑑別が必要である．	
3 症状の増悪に関する因子 (a) 鼻汁を強くかむ行動	・妊娠によって口腔内は粘稠性の唾液が増え，歯の表面には歯垢が付着して不潔になりやすくなっている．歯肉周辺は浮腫状になって出血しやすいため，歯肉炎やう歯を予防する必要がある．妊娠・授乳中は歯科治療の適応を制限することなく，口腔ケアを勧める． ・つわりなどで偏った食事を頻回に分食しているかどうか． ・嘔気を催すため歯磨きを怠っていないかどうか． ・食習慣，歯磨き行動を妊婦とともに見直す．	❶不適切な行動に伴う鼻出血の出現
(b) 頻回の食事 (c) 粘着性・糖分の多い食事 (d) 怠っている歯磨き行動 (e) 血液凝固系疾患の合併 (f) ビタミンC不足		❷不適切な食行動に伴う歯肉出血の危険性
(g) 妊娠の生理についての知識不足		❸知識不足に関連した鼻・歯肉からの出血に伴う不安の増強

ケアの要点	具体的評価内容

【A】出血時のケア
助産診断名：❶
1. 鼻出血は圧迫止血する．キーゼルバッハ部位からの出血が多いため，鼻の入口から約1cm入ったところにティッシュなどを固めて入れるか，小鼻全体を強くつまむ．
2. 鼻出血の場合，出血部位が心臓の位置より高いほうが止血しやすいため，座位や立位をとるよう伝える．
 	
【B】出血を促さないような日常生活動作を工夫する
助産診断名：❶，❷
1. 口腔内の清潔を保持する．
  a. 食後の歯磨きは強くこすらない．
  b. 出血傾向が強い場合は含嗽で補う．
2. 歯科でのう歯治療を勧める．
  a. 妊娠12〜31週が適当で，器官形成期や妊娠後期は避けることが望ましい．
 	
【C】妊娠の生理について説明する
助産診断名：❸
	・鼻・歯肉からの出血がないかどうか．
	・予防や逸脱時の対処行動を理解し，実施しているかどうか．

11. 呼吸数の増加

データ・情報	アセスメント	助産診断名【例】
1 妊娠に伴う生理的変化（図Ⅱ-27） 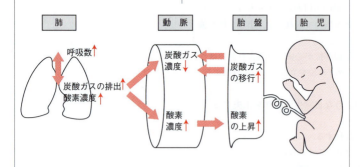 図Ⅱ-27　妊娠時の呼吸回数増加による母体・胎児への影響 **2 逸脱状態を判断する因子** (a) 症状 ・頻呼吸は24回/分以上（正常呼吸数14〜20回/分） ・深さ：正常1回換気量約400〜500 mL ・リズム不整 ・呼吸型不整 **3 症状の増悪に関する因子** (a) 呼吸器系疾患の合併 (b) 胸部を締め付ける衣服の着用 (c) 妊娠の生理についての知識不足	☞第2章Ⅱ-C　妊娠経過の診断，p41参照． ・呼吸数の増加を自覚し，身体的・精神的不快感を示していないかどうか．過換気症候群などで多呼吸になることもある．	❶呼吸数増加に伴う身体的苦痛 ❷呼吸数増加に伴う日常生活動作の制限 ❸不適切な衣服着用に伴う呼吸数増加

ケアの要点	具体的評価内容
【A】横隔膜が下がるような体位をとる 　助産診断名：❶, ❷ 　1. セミファウラー位や起座位をとる.	・妊娠に伴う呼吸数の増加を理解し, 対処行動がとれているかどうか. ・順調に胎児が発育しているかどうか. ・呼吸困難を訴えていないかどうか.
【B】呼吸運動を障害する日常生活を避ける 　助産診断名：❶, ❷, ❸ 　1. 締め付けないブラジャーや衣服を着用する.	
【C】妊娠の生理について説明する 　助産診断名：❶, ❷, ❸	

呼吸数の増加

マイナートラブルの診断

II-G-11

正常妊娠から逸脱時の診断

a ハイリスク妊娠の評価の視点

1 ハイリスク妊娠と助産師の役割

「母児のいずれかまたは両者に重大な予後が予測される妊娠」(日本産科婦人科学会編:産科婦人科用語集・用語解説集,2013)と定義されている.「予後に影響する因子は医学的なもの(高齢,多胎,各種合併症妊娠など)と社会的なもの(経済面や環境など)があり,その幅は広い」.妊娠や分娩は本来生理的な営みであり,妊娠や分娩によって,母児が死に至ったり,健康が損なわれたりすることはできる限り避けなければならない.助産師は正常な状態,正常な経過を正常と判断し,それを維持・強化すること,異常に至りそうな潜在的リスクを早期に発見し,いつ,どのような状態で正常から逸脱し得るのかを予測し,対処することが求められている.

医療システムの状況により,リスクを評価する意味は異なってくる.日本の周産期医療は,産科医不足,ハイリスクと低リスク妊娠の混在により病院と診療所の機能別役割分担が不明確なため高次医療施設の活用が有効ではないなどの課題があり,リスクに応じて適切なサービスが受けられるようシステムが整えられつつある.助産師は助産所,診療所,病院,院内助産システム,オープンシステム,高次医療施設など,置かれた場の人,対応力を念頭に,母児のリスク評価を行い,安全で快適な妊娠継続を支えることに努める.

2 妊娠リスクスコア

中林ら(2004)の表Ⅱ-42「初診時産科リスク自己評価表」,表Ⅱ-43「後半期妊娠リスク自己評価表」は,18項目の合計点で評価する.低リスク群が0〜1点,中等度リスク群が2〜3点,ハイリスク群が4点以上としている.中等度リスク群には「ハイリスク妊娠に対応可能な病院と密接に連携している施設での妊婦健診,分娩を考慮してください」,ハイリスク群には「ハイリスク妊娠に対応可能な病院での妊婦健診,分娩を考慮してください」としている.

3 Low risk 妊婦抽出のためのチェックリスト

―助産ケア中心の妊娠・出産支援システム(助産師主導院内助産システム)―

助産ケア中心の妊娠・出産支援システム(助産師主導院内助産システム)とは,予め当該病院常勤医師との間で策定されたルールに基づき,助産師が医師の同席・立会なしに妊

娠・分娩管理ができる体制，かつ必要に応じて速やかに医師との協働ケア（医師主導）に切り替えられる体制」と定義づけられている（産婦人科診療ガイドライン（2014））．産婦人科診療ガイドライン（2017）では，助産ケア中心の妊娠・出産支援システム（助産師主導院内助産システム）の対象にできる妊娠および分娩は，各病院（医院）においてあらかじめ当該施設常勤医師と常勤助産師とで協議して定められた基準に基づいて決定する（B）とされた．表Ⅱ-44「Low risk 妊婦抽出のためのチェックリスト」は，初診時など助産師主導院内助産システムにおけるハイリスクでない対象者を抽出する際に役立てることができる．表Ⅱ-45「妊娠週数別検査結果チェックリスト」は，妊娠が経過していく中で，顕在してくるリスクはないか判断する際に役立てることができる．

4 ハイリスク妊娠管理加算

　　診療報酬とは，保険医療機関及び保険薬局が保険医療サービスに対する対価として受け取る報酬を指す．診療報酬は「技術・サービスの対価」と「使用する薬剤などの対価」から構成されており，医科，歯科，調剤のそれぞれについて評価している．診療報酬は厚生労働大臣が中央社会保険医療協議会（中医協）の議論を踏まえ2年に一度再評価される．具体的な診療報酬は，原則として実施した医療行為ごとに，それぞれの項目に対応した点数表にもとづき，1点の単価を10円として計算される．その他，医療管理に対する加算があり，診療報酬ではハイリスクな妊婦に対する管理について「ハイリスク妊娠管理加算」がある．表Ⅱ-46「平成30年度　ハイリスク妊娠管理加算の算定対象」は診療報酬の観点から，医療上の技術やサービスを要するハイリスク妊娠として捉えることができる．

5 評価の視点

- 妊娠・分娩が正常に経過あるいは異常を最小限に抑えることができたか．
- 身体的苦痛や不快感を最小限に抑えることができたか．
- 不安や精神的ストレスを最小限に抑えることができたか．
- 妊婦が逸脱の予測や逸脱状態を理解し，適切な日常生活行動がとれているか．
- 家族が役割調整をしてサポートできているか．
- 胎児が順調に発育し，健康であるか．
- 妊婦とその家族が主体的で満足のいく妊娠期を過ごすことができているか．

情報・その他

表Ⅱ-42　初診時産科リスク自己評価表（A）
（妊娠がわかったときに確かめましょう）

1. あなたがお産をするときの年齢は何歳ですか？
   16〜34歳：0点，35〜39歳：1点，15歳以下：1点，40歳以上：5点　　　　　　　　□点
2. これまでにお産をしたことがありますか？
   はい：0点，いいえ初めての分娩です：1点　　　　　　　　□点
3. 身長は150cm以上ですか？
   はい：0点，いいえ150cm未満です：1点　　　　　　　　□点
4. 妊娠前の体重は何kgですか？
   65kg未満：0点，65〜79kg：1点，80〜99kg：2点，100kg以上：5点　　　　　　　　□点
5. タバコを1日20本以上吸いますか？
   いいえ：0点，はい：1点　　　　　　　　□点
6. 毎日お酒を飲みますか？
   いいえ：0点，はい：1点　　　　　　　　□点
7. 抗精神病薬を使用していますか？
   いいえ：0点，はい：2点　　　　　　　　□点
8. これまでに下記事項にあてはまればチェックしてください
   （　）高血圧があるが薬は服用していない，（　）先天性股関節脱臼，
   （　）子宮がん健診での異常（クラスⅢb以上）があるといわれた，（　）肝炎，
   （　）心臓病があるが，激しい運動をしなければ問題ない，（　）甲状腺疾患があるが症状はない，
   （　）糖尿病があるが薬は服用も注射もしていない，（　）風疹の抗体がない
   ＊チェック数×1点＝□点
9. これまでに下記事項にあてはまればチェックしてください
   （　）甲状腺疾患があり管理不良，（　）SLE，（　）慢性腎炎，（　）精神神経疾患，
   （　）気管支喘息，（　）血液疾患，（　）てんかん，（　）Rh陰性　＊チェック数×2点＝□点
10. これまでに下記事項にあてはまればチェックしてください
    （　）高血圧で薬を服用している，（　）心臓病があり，少しの運動でも苦しい，
    （　）糖尿病でインスリンを注射している，（　）抗リン脂質抗体症候群といわれた，（　）HIV陽性
    ＊チェック数×5点＝□点
11. これまでに下記事項にあてはまればチェックしてください
    （　）子宮筋腫，（　）子宮膣部の円錐切除術後
    前回妊娠時に（　）妊娠高血圧症候群軽症（140/90以上160/110未満）
    （　）産後出血多量（500mL以上），（　）巨大児（4kg以上）　＊チェック数×1点＝□点
12. これまでに下記事項にあてはまればチェックしてください
    （　）巨大子宮筋腫，（　）子宮手術後，（　）2回以上の自然流産，（　）帝王切開，（　）早産，
    （　）死産，（　）新生児死亡，（　）児の大きな奇形，（　）2,500g未満の児の出産
    ＊チェック数×2点＝□点
13. これまでに下記事項にあてはまればチェックしてください
    前回妊娠が（　）妊娠高血圧症候群重症（160/110以上），（　）常位胎盤早期剝離
    ＊チェック数×5点＝□点
14. 今回不妊治療は受けましたか？
    いいえ：0点，排卵誘発剤の注射：1点，対外受精：2点　　　　　　　　□点
15. 今回の妊娠は
    予定日不明妊娠：1点，減数手術を受けた：1点，長期不妊治療後の妊娠：2点　　　　　　　　□点
16. 今回の妊婦健診について
    28週以後の初診：1点，分娩時が初診：2点　　　　　　　　□点
17. 赤ちゃんに染色体異常があるといわれていますか？
    いわれていない：0点，疑いがある：1点，異常が確定している：2点　　　　　　　　□点
18. 妊娠初期検査で異常があるといわれていますか？
    B型肝炎陽性：1点，性感染症（梅毒，淋病，外陰ヘルペス，クラミジア）の治療中：2点　　　　□点

＜1〜18の点数を合計してみてください＞
0〜1点：現在のところ大きな問題はなく心配はいりません
2〜3点：ハイリスク妊娠に対応可能な病院と密接に連携している施設での妊婦健診，分娩を考慮してください
4点以上：ハイリスク妊娠に対応可能な病院での妊婦健診，分娩を考慮してください
＊医学的に不明な点や，適切な医療機関の情報等については主治医にお尋ねください．

（中林正雄：厚生労働科学研究費補助金 産科領域における安全対策に関する研究報告書，2004）

Ⅱ．妊娠期の助産診断とアセスメント・ツール

情報・その他

表Ⅱ-43 後半期妊娠リスク自己評価表（B）
（妊娠20～36週に再度チェックしましょう）

1. 妊婦健診は定期的に受けていましたか？
   受けていた：0点，妊婦健診は2回以下であった：1点 _____点
2. Rh血液型不適合があった方にお聞きします
   抗体は上昇しなかったといわれた：0点，抗体は上昇し赤ちゃんへの影響が考えられるといわれた：5点 _____点
3. 多胎の方にお聞きします
   2卵性双胎：1点，赤ちゃんの体重差が25％以上ある2卵性双胎：2点
   1卵性多胎あるいは3胎以上の多胎：5点 _____点
4. 妊娠糖尿病といわれている方にお聞きします
   食事療法だけでよい：1点，インスリン注射を必要とする：5点 _____点
5. 妊娠中に出血はありましたか？
   なし：0点，20週未満にあった：1点，20週以後にあった：2点 _____点
6. 破水あるいは切迫早産で入院しましたか？
   なし：0点，34週以後にあった：1点，33週以前にあった：2点 _____点
7. 妊娠高血圧症候群（妊娠中毒症）といわれましたか？
   なし：0点，軽症（血圧が140/90以上160/110未満）：1点，
   重症（血圧が160/110以上，高度の蛋白尿）：5点 _____点
8. 羊水量に異常があるといわれましたか？
   なし：0点，羊水過少：2点，羊水過多：5点 _____点
9. 胎盤の位置に異常があるといわれましたか？
   なし：0点，低位胎盤：1点，前置胎盤：2点，前回帝切で前置胎盤：5点 _____点
10. 赤ちゃんの大きさに異常があるといわれましたか？
    なし：0点，異常に大きい：1点，異常に小さい：2点 _____点
11. 赤ちゃんの位置に異常があるといわれましたか（妊娠36週以降）？
    なし：0点，初産で下がってこない：1点，逆子あるいは横位：2点 _____点

＜1～11の点数を合計してみてください＞
0～1点：現在のところ大きな問題はなく心配はいりません
2～3点：ハイリスク妊娠に対応可能な病院と密接に連携している施設での妊婦健診，分娩を考慮してください
4点以上：ハイリスク妊娠に対応可能な病院での妊婦健診，分娩を考慮してください

＊医学的に不明な点や，適切な医療機関の情報等については主治医にお尋ねください．

（中林正雄：厚生労働科学研究費補助金 産科領域における安全対策に関する研究報告書，2004）

情報・その他

表Ⅱ-44 Low risk妊婦抽出のためのチェックリスト

身体的所見（非妊時あるいは妊娠初期）
- □ 身長150cm以上
- □ 年齢35歳未満
- □ BMI（[体重kg]÷[身長m]^2）18.5以上，25未満
- □ 高身長（＞160cm）だが「やせていて極端に手足が長い」という印象がない
- □ 収縮期血圧140mmHg未満，拡張期血圧90mmHg未満
- □ 蛋白尿半定量陰性
- □ 尿糖陰性

家族歴
- □ 両親あるいは兄弟姉妹に高血圧なし
- □ 両親あるいは兄弟姉妹に糖尿病なし
- □ 両親あるいは兄弟姉妹に既知の遺伝性疾患なし
- □ 両親あるいは兄弟姉妹に40歳未満の突然死（事故等を除く）なし

既往歴
- □ 既知の内科・外科・神経疾患（喘息，糖尿病，心臓手術，自己免疫疾患，甲状腺疾患，てんかん，精神疾患など）なし
- □ 内科・精神疾患による長期（＞2か月）の薬剤服用歴なし
- □ 子宮頸部円錐切除術既往なし
- □ 子宮筋腫の診断歴，あるいは子宮筋腫核出術既往なし
- □ 子宮奇形の診断歴なし
- □ 3回以上の自然流産歴なし

以下は経産婦に対しての産科既往歴
- □ 帝王切開既往なし
- □ 切迫早産のための長期入院歴（≧14日間）なし
- □ 子宮頸管縫縮術歴なし
- □ 早産歴なし
- □ 妊娠糖尿病既往なし
- □ 妊娠高血圧症候群既往なし
- □ 子癇既往なし
- □ 常位胎盤早期剥離既往なし
- □ HELLP症候群既往なし
- □ 分娩時大量出血既往なし
- □ 子宮内反既往なし
- □ 重症仮死児（5分後Apgarスコア＜7）出産既往なし
- □ 早期新生児死亡児の出産既往なし
- □ 低出生体重児出産既往なし
- □ 出生体重≧3,800gの児の出産既往なし
- □ 体表ならびに内臓形態異常児の出産既往なし
- □ 先天性感染症児（GBS，サイトメガロウィルス等）の出産既往なし
- □ 運動神経麻痺（脳性麻痺，腕神経叢麻痺等）児出産既往なし
- □ 知的発達が遅れた児の出産既往なし

（日本産科婦人科学会/日本産婦人科医会編・監：産婦人科診療ガイドライン-産科編2017，p300，2017）

Ⅱ. 妊娠期の助産診断とアセスメント・ツール

> 情報・その他

表Ⅱ-45 妊娠週数別検査結果チェックリスト

妊娠13週頃まで
- □単胎妊娠
- □HBs抗原（−）
- □HCV抗体（−）
- □不規則抗体（−）
- □血液型（A, B, AB, O）確認済み
- □Rh（D）（＋）
- □風疹抗体HIが32×〜128×
- □梅毒スクリーニング（−）
- □HIVスクリーニング（−）
- □HTLV-1抗体（−）
- □随時血糖値＜100mg/dL（≧100mg/dLの場合は75gOGTT検査へ）
- □Hb濃度≧10.5g/dL（高度貧血の場合，精査あるいは鉄剤の処方など）
- □血小板数≧15万/μL（値にもよるが特発性血小板減少症合併も考慮する）
- □白血球数＜12,000/μL（≧12,000/μLの場合，感染症や白血病に注意）
- □子宮頸管クラミジア検査（−）（＋の場合，除菌を30週ぐらいまでにする必要あり）
- □子宮腟部細胞診正常（NILM）

20〜25週
- □子宮頸管長≧3.0cm
- □内子宮口funneling（−）
- □胎盤位置正常
- □羊水量正常
- □胎児発育正常

26週頃
- □50gGCTの1時間値＜140mg/dL
  （≧140mg/dLの場合，75gOGTT検査へ）

30週頃
- □子宮頸管長≧2.5cm
- □胎盤位置正常
- □羊水量正常
- □胎児発育正常範囲内
- □頭位
- □Hb濃度≧10.0g/dL
- □ヘマトクリット値＜35％
- □血小板数≧15万/μL
- □初期血小板数と比べて7万/μL以上の減少なし
- □白血球数＜12,000/μL

35〜37週
- □GBS（−）

37週頃
- □頭位
- □巨大児の可能性低い
- □Hb濃度≧9.5g/dL
- □ヘマトクリット値＜38％
- □血小板数≧15万/μL

（日本産科婦人科学会/日本産婦人科医会編・監：産婦人科診療ガイドライン-産科編2017, p301, 2017）

情報・その他

表Ⅱ-46 平成30年度ハイリスク妊娠管理加算の算定対象

- 妊娠22週から32週未満の早産の患者
- 妊娠高血圧症候群重症の患者
- 前置胎盤（妊娠28週以降で出血等の症状を伴う場合に限る）の患者
- 妊娠30週未満の切迫早産の患者であって，子宮収縮，子宮出血，頸管の開大，短縮又は軟化のいずれかの徴候を示しかつ以下のいずれかを満たすものに限る．
    - 前期破水を合併したもの
    - 羊水過多症又は羊水過少症のもの
    - 経腟超音波検査で子宮頸管長が20mm未満のもの
    - 切迫早産の診断で他の医療機関より搬送されたもの
    - 早産指数 (tocolysis index) が3点以上のもの
- 多胎妊娠の患者
- 子宮内胎児発育遅延の患者
- 心疾患の患者
- 糖尿病の患者
- 甲状腺疾患の患者
- 腎疾患の患者
- 膠原病の患者
- 特発性血小板減少性紫斑病の患者
- 白血病の患者
- 血友病の患者
- 出血傾向の患者
- HIV陽性の患者
- Rh不適合の患者
- 当該妊娠中に帝王切開術以外の開腹手術（腹腔鏡手術を含む）を行った患者又は行う予定のある患者
- 精神疾患の患者

ハイリスク妊娠管理加算（1日につき）　1,200点
ハイリスク妊産婦共同管理料（Ⅰ）800点，（Ⅱ）500点

b 妊娠持続期間の逸脱

1. 流産

● 流産とは

「妊娠22週未満の妊娠中絶」であり，妊娠12週未満の流産を「早期流産」，妊娠12週以降22週未満の流産を「後期流産」という．この流産が自然に起こるものを「自然流産」，人為的に行われるものを「人工流産」という．自然流産は全妊娠の7〜15％にみられ，臨床経過や排出様式により表Ⅱ-47のように分類できる．自然流産の80％以上は妊娠12週以内に起こる．流産は脱落膜を伴う出血から起こることが多いが，自然排出の前に胎芽や胎児が死亡していることがほとんどである．

流産の約半数は，胎児成分のみられない無胎芽である（枯死卵）．残りの半数は，胎芽成分がみられるが，受精卵，胚芽，胎児，胎盤の発育異常がある．胎芽成分がみられる流産のうち，約半数（全流産の25％）が染色体異常（常染色体トリソミー，モノソミーX，三倍体，四倍体，構造異常），残りが正常核型（46,XY，46,XX）である．染色体異常による流産は，第2三半期（妊娠14週0日〜27週6日相当）で35％，第3三半期（妊娠28週0日以降）では5％と週数を追うごとに少なくなるという報告や75％は妊娠8週までに起こるという報告などがあり，妊娠初期に起こることが多い．染色体異常の95％は母親の配偶子形成に原因があり，5％は父親に原因がある．

表Ⅱ-47 流産の分類

分類	臨床経過・排出様式
切迫流産	妊娠22週未満において，胎芽・胎児および付属物が排出されていない状態で，流産へ進行する可能性があると判断される臨床症状（性器出血，腹痛，頸管長短縮などの1つまたは複数）を呈する場合をいう．
進行流産	胎芽あるいは胎児およびその付属物がいまだ排出されていないが，流産は開始し，子宮頸管は開大し，子宮出血も増量している状態で，保存治療の対象とはならず，やがて，胎芽あるいは胎児は排出されるに至る
(完)全流産	流産の際に，胎芽あるいは胎児とその付属物が，完全に子宮外に排出された状態をいう
不全流産	流産の際に，胎芽あるいは胎児および付属物が完全に排出されず，一部が子宮内に残存し，子宮が十分に収縮せず，子宮口も閉鎖しないで，出血などの症状が持続している状態をいう．
稽留流産	妊娠22週未満に胎芽あるいは胎児が子宮内で死亡後，症状がなく子宮内に停滞している状態をいう．
遷延流産	妊娠22週未満に胎芽あるいは胎児が子宮内で死亡後，出血などの症状があり，かなりの期間，胎芽あるいは胎児が子宮内に留まる場合をいう
感染流産	性器感染を伴った流産をいう．通常，子宮内感染によって流産が起こった状態，また流産経過中に子宮内感染が起こった状態をいう．発熱，子宮腔よりの膿性分泌物の流出などの症状により，有熱流産，腐敗流産とも呼ばれ，放置すれば敗血症へと進行することもあり，敗血症（性）流産ともいわれるようになる．
習慣流産	連続3回以上の自然流産の繰り返しをいう
生化学的妊娠（生化学的流産）	尿を用いた妊娠反応では陽性だったものの，超音波検査で胎嚢の確認ができる前に流産した状態をいう．不妊治療後の女性など，尿を使った妊娠反応薬を早期に使用した場合にみられる．使用しない場合は，月経と考えて妊娠に気づかないことも多かったと考えられる．化学的流産ともいう．

（日本産科婦人科学会編：産科婦人科用語集・用語解説集，改訂第4版，2018をもとに作成）

データ・情報	アセスメント	助産診断名【例】
1 妊娠持続期間の逸脱の予期 **(a) 既往歴・現病歴** ①感染症 ・妊娠中に家族が多くの感染症に罹患していても，通常はあまり初期流産を起こさない． ・リステリア，パルボウイルス，サイトメガロウイルス，単純ヘルペスウイルス ・マイコプラズマ，ウレアプラズマ，HIV（ヒト免疫不全ウイルス） ・Chlamydia trachomatis 感染症（目や性器に感染するクラミジアの一種） ・歯周病の多微生物感染 ・細菌性腟症 ②糖尿病 ③甲状腺疾患 ・ヨウ素欠乏 ・潜在性甲状腺機能低下症	・どのような妊娠が妊娠持続期間を逸脱（流産）しやすいかを査定する（表Ⅱ-48） ・いくつかのウイルス，細菌，感染症は流産を起こす可能性がある．多くは全身性で，経血管的胎児胎盤部分に感染する．その他，経泌尿生殖器的に局所感染する． ・感染は流産を引き起こす影響はないという報告がある． ・流産率増加に関連するかはデータが不十分であるが主に習慣流産と関連する可能性があると言われている． ・対照群が1％に対し，流産の約4％で検出されたという報告がある． ・口腔内には現在700種の口腔細菌が同定されている． ・機序の詳細はまだ明らかにされていないが，2〜4倍リスクが増加すると疫学的に示された． ・第2三半期の流産と関連がある． ・インスリン依存性糖尿病合併妊娠は，自然流産率と先天奇形率が増加する．妊娠前後の適切な血糖管理で流産率は減少する． ・重度のヨウ素欠乏は流産率を増加させるという報告があるが，重度のヨウ素欠乏は先進国ではまれである． ・初期の流産と関係があるかもしれないという報告はあるが，甲状腺機能低下症による流産の増加率は	 ❶血糖管理不足による流産の可能性

情報・その他

表Ⅱ-48 流産の原因

要因	流産の原因となる病態
胎児側要因	早期流産：病的卵・異常発育卵（奇形）・染色体の異常（2/3以上） 後期流産：絨毛膜羊膜炎・胎盤・臍帯・卵膜の異常
母体側要因	性器異常：子宮奇形，子宮発育不全，頸管無力症，子宮筋腫，子宮内の癒着，陳旧性頸管裂傷など 卵巣機能異常：黄体機能不全，高プロラクチン血症 感染症：子宮頸管炎，絨毛膜炎，梅毒，単純ヘルペス，風疹，マイコプラズマ，サイトメガロウイルス，パルボウイルス，クラミジア 偶発合併症：免疫異常：自己免疫疾患［抗リン脂質抗体症候群（表Ⅱ-49）］，内分泌異常(卵巣機能不全，甲状腺機能低下症，糖尿病)，心疾患，腎疾患，結核，高血圧，悪性腫瘍など その他：生活環境，職場環境，薬物使用，外傷，放射線被曝，食物，精神的因子，年齢，喫煙，アルコールなど
夫婦間要因	免疫異常：免疫応答の異常，血液型不適合
父親要因	精子の異常・染色体の異常

(中井章人：EBNに基づく周産期リスクサインと妊産婦サポートマニュアル, p22-23, 43, ライフサイエンスセンター, 2005をもとに作成)

データ・情報	アセスメント	助産診断名【例】
・抗甲状腺ペルオキシダーゼ抗体，抗サイログロブリン抗体	未だ明確ではない． ・甲状腺機能が正常であっても，血中濃度高値は流産を増加させるマーカーとなる． ・チロキシンを補充することで流産のリスクを低下させるという報告もある．	
④Celiac（セリアック）病	・蛋白質グルテンに対する遺伝性の自己免疫疾患，欧米の罹患率は1％，日本の罹患率は不明である．反復流産を引きおこすと言われている．	
⑤未治療のチアノーゼ心疾患 ⑥炎症性腸疾患 ⑦全身性エリテマトーデス ⑧流産の既往	・下記（※の抗リン脂質抗体症候群）参照 ・流産を繰り返す女性は，胎児の発育が制限されるリスクが高いという報告がある． ・流産の既往といっても，連続3回以上の習慣流産と妊娠歴の間に生育可能な時期の分娩を含んだ流産の既往は区別し，後者はリスクが低いと考えられている． ・流産を反復する女性の一部では，流産の時期が同じになるという報告がある． ・反復する流産の原因は，両親の染色体異常，抗リン脂質抗体症候群，子宮の奇形の3つがいわれているが関与の程度についてはさまざまな報告がある．	❷不育症に関連した妊娠継続の困難
・両親の染色体異常	・反復する流産の2～4％といわれている．	
・抗リン脂質抗体症候群（※） （表Ⅱ-49）	・反復する流産のうち，約15％に自己免疫因子がみとめられたという報告がある．全身性エリテマトーデスの女性は流産のリスクが高い． ・自己免疫疾患の女性の多くは抗リン脂質抗体をもっている．反復す	

情報・その他

表Ⅱ-49 抗リン脂質抗体症候群の診断基準

※以下の臨床基準を1つ以上,かつ検査基準を1つ以上満たした場合,抗リン脂質抗体症候群と診断する.したがって,検査基準を満たしても臨床基準に該当する既往がなければ抗リン脂質抗体症候群とは診断されない.

【臨床基準】
1. 血栓症
   1回以上の動脈もしくは静脈血栓症の臨床的エピソード,血栓症は画像診断,ドプラ検査,または病理学的に確認されたもの.
2. 妊娠合併症
   a)妊娠10週以降で他に原因のない正常形態胎児の死亡.または
   b)重症妊娠高血圧症候群,子癇または胎盤機能不全による妊娠34週以前の形態学的異常のない胎児の1回以上の早産.または,
   c)妊娠10週以前の3回以上続けての他に原因のない流産

【検査基準】
1. ループスアンチコアグラントが12週以上の間隔をあけて2回以上陽性(国際血栓止血学会のガイドラインに沿った測定法による)
2. 抗カルジオリピン抗体(IgG型またはIgM型)が12週以上の間隔をあけて2回以上中等度以上の力価(>40GPL[MPL],または>99th percentile)で検出される(標準化されたELISA法による).
3. 抗β_2-glycoprotein1抗体(IgG型またはIgM型)が12週以上の間隔をあけて2回以上検出される(力価>99th percentile,標準化されたELISA法による).

(日本産科婦人科学会/日本産婦人科医会編・監:産婦人科診療ガイドライン-産科編2017,p137,2017)

データ・情報	アセスメント	助産診断名【例】
・子宮の奇形	る流産の既往がある女性は,健常者が2〜5%であるのに対し,5〜15%と抗体保有頻度が高い. ・抗リン脂質抗体症候群は血管内皮細胞を傷害し静脈血栓症のリスクも増加させる. ・子宮奇形は初期流産を増加させたり,妊娠中期の流早産を引き起こす要因となり得るといえる. ・3回以上流産している女性の15%は先天的な不全中隔が多く認められている. ・子宮奇形の修復が,初期の妊娠の転帰を改善するかどうかは明らかになっていない.	
⑨子宮筋腫	・子宮の平滑筋腫が胎盤が着床する部位の近くにあると,子宮内膜の血流が不良となり,流産を起こす場合がある.しかし筋腫と反復する流産の根拠を示すデータは不十分である.	
⑩悪性腫瘍に対する放射線治療・化学療法	・放射線治療に用いる放射線量は明らかに流産を起こす.ただし限界放射線量はわかっていない.5Rad未満の照射はリスクを増加させないという報告がある. ・かつて腹腔・骨盤腔の放射線治療を受けたがん生存者は,後に流産の危険が増加する可能性がある. ・小児期に化学療法や放射線治療を受けた女性は,流産のリスクが増加するという報告があるが,化学療法によるリスクは十分明らかになっていない. ・異所性妊娠と誤ってメトトレキサートを使用した場合,8例中3例は自然流産,2例は生存可能な大きさの胎児に多発奇形がみられた.	

情報・その他

子宮奇形
・先天性子宮奇形は200人に1人の割合で発生する．子宮奇形と胎児死亡率（早産含む）の関係は，双角子宮では40～70％，中隔子宮または単角子宮では34～88％，重複子宮で40％という報告がある．
・後天的な子宮奇形のうち，子宮内掻把など子宮内膜の広範囲な破壊で生じる子宮の癒着がある．検査と治療も兼ねて子宮卵管造影などで癒着をとると妊娠率が向上するという報告もある．

データ・情報	アセスメント	助産診断名【例】
(b) 今回の妊娠状態・経過 ①年齢 　・妊婦（胎児の母親）あるいはそのパートナー（父親）が40歳以上 　・母親が35歳以上 　・高齢の父親 ②肥満 ③栄養不足（妊娠悪阻） ④外科的手術	・いずれかの親が40歳以上の場合，流産は約2倍という報告がある． ・三倍体（染色体異常）は，親の高齢によって増加しない． ・正常核型の流産は，母親の年齢が35歳を過ぎると急激に増加するという報告がある． ・母体年齢の上昇に伴い卵子の異常，胚の異常の頻度が上昇し，流産率が上昇する． ・父親の年齢上昇も流産率の上昇に関与するという報告もある． ・精子の染色体異常は流産のリスクを増加させる． ・肥満と流産，反復流産，不妊は関連している．肥満に対する減量手術が流産のリスクを減少させるかどうかはわかっていない． ・体外受精（IVF）で妊娠した場合，BMIの増加とともに生産率は徐々に低下したという報告もある． ・1つの栄養素の欠乏や，すべての栄養素の中等度の欠乏が流産のリスクを増加させるかは明らかになっていない． ・妊娠悪阻でさえ流産はまれである．妊娠初期の胎児の必要とする栄養はきわめて少なく，母体の生存が危うくなるほど全身状態が著しく障害されない限りは，影響を受けない． ・妊娠初期の複雑ではない手術は流産のリスクを増加させないという報告がある．卵巣腫瘍摘出術は，流産を起こすことなく施行可能である． ・黄体や黄体を含む卵巣切除を妊娠	

データ・情報	アセスメント	助産診断名【例】
	10週までに行った場合は、プロゲステロンの補充が必要である.	
⑤外傷	・外傷は妊娠初期の流産の原因に多くはならない．しかし大きな外傷，特に腹部の外傷は，胎児死亡を起こすこともあり，妊娠週数が進むにつれ起こりやすい．	
⑥合法的嗜好品の常習		
・アルコール	・定期的あるいは大量の飲酒は流産を増加させる．少量の飲酒では流産のリスクは増加しない（少量でも胎児の異常を発生させることもあり，米国の小児科学会は妊娠中の飲酒を禁止とした）．	
・喫煙	・喫煙は妊娠しにくくし，流早産，出生体重の減少に関連する．	
・カフェインの過剰摂取	・明確ではないが流産のリスク増加と関連があると言われている．適度な摂取は流産の原因にはならず，大量摂取との関連は明らかになっていない． ・1日に約5杯（500mgのカフェイン）以上のコーヒーの摂取はわずかに流産率を増加させるという報告がある． ・毎日でも中等量（200mg以下）であれば流産のリスクを増加させないともいわれている．	
⑦薬物曝露	・妊娠期にはどのような薬物の曝露も制限した方が良いと考えられているが，環境毒素の曝露を正確に評価できないため，流産に関するデータは明確ではない． ・ヒ素，鉛，ホルムアルデヒド，ベンゼン，エチレンオキサイド，ジクロロジフェニルトリクロロエタン（DDT）などの化学物質が流産を増加させるという報告もある．	

II-H-b1

データ・情報	アセスメント	助産診断名【例】
⑧抗がん剤に曝露する仕事	・自然流産のリスクが軽度増加する. ・抗がん剤,消毒薬,X線に曝露する看護師は,わずかに流産率が増加するという報告がある.画像表示端末(VDT)や超音波に曝露されても流産率は増加しない. ・ガス除去装置のない笑気に毎日3時間以上曝露されている歯科助手は,流産のリスクが増加するという報告がある.	❸有害物質曝露環境での就労に対する流産への不安
(c) 現在の生活状況	・(a)(b)のように,直接,流産に影響する因子ではなく,流産の原因が十分明らかにされていない状況で,流産を予防する行動はあるのかないのか,予防行動はないと言い切れない状況の中,妊婦が流産に関連するのではとストレスをためたり,切迫流産・流産時,流産後の生活が健康に送れるかどうかを判断したりするために情報収集し,アセスメントしておく.	❹家事や就業に関連した過重労働に伴う流産への不安 ❺流産に結びつける思い込みによる日常生活への支障
①就労の有無と内容 ・就労の内容(重量物の運搬や挙上) ・拘束時間 ・通勤のための交通手段と混雑状況 ・職場での休息時間 ・待遇や母体保護規定	☞詳細は第2章Ⅱ-E 健康生活に関する診断,p76参照. ・実際の就労の内容(デスクワークや立ち仕事),職場での人間関係(援助を求めやすい雰囲気・同僚の有無や精神的ストレスの程度など),社会的資源が有効に活用できる職場環境かどうか,社会的資源についての知識の有無など.	
②家事の内容 ・掃除・洗濯・食事ほか	・過度な家事負担があるかどうか.	

ケアの要点	具体的評価内容
【A】流産の原因について説明する 　助産診断名：❶, ❷, ❸, ❹, ❺, ❻ 　1. 流産の原因や対処，予防行動などについて，明らかになっていることと不十分な点を医師と説明内容について調整し，医師の説明が理解できるかを観察（判断）する． 　2. 理解できていない，納得していない場合は，妊婦と家族の理解に合わせて，補足したり，医師に再度説明してもらうなど調整したりする． 　3. 最新の知識を共有できるようにしておく．	・どのような場合にどのように流産が発症するのか，妊婦自身がわかり予防するための行動がとれるかどうか．
【B】流産徴候を早期に発見する 　助産診断名：❶, ❷ 　1. 流産の発症機序について説明する． 　　妊娠週数と胎児の発育過程 　2. 定期的な妊婦健康診査の受診を勧める． 　　例：妊娠反応，超音波検査による胎嚢・胎児心拍などの確認，細菌性腟症・感染症の検査・診断 　3. 流産の徴候について説明する． 　　・出血，下腹痛，腰痛，破水など	・定期的に妊婦健診を受けることができるかどうか． ・必要な検査を理解し，受けることができるかどうか． ・妊婦自身が，流産の徴候が出現したとき，早急に受診行動がとれるかどうか．

データ・情報	アセスメント	助産診断名【例】
③生活圏の地理 　・住居環境 　・買い物場所や，受診先などの利便性・距離・交通手段 ④家族の健康状態 　・上の子どもの世話 　・老人・病人の介護 ⑤家族（夫）の分担・協力 　・誰 　・いつ 　・夫の帰宅時間など期待できる具体的な内容	・住居環境・生活環境が妊婦の行動に負担を与える環境かどうか． ・買い物場所や受診先が利便であるかどうか． ・妊婦にとって身体的・精神的負担を与える家庭内の状態がないかどうか． ・協力者の有無のみでなく，同居や近隣に居住しているかどうか，援助者との関係性（例：精神的ストレスとなる血縁者か，協力度の大きい友人など）はどうか，援助者の理解度・経験はどうか．	
⑥睡眠と休息状況 　・起床・就寝時間 　・昼寝の有無	・1日の生活リズムの中でどの程度の睡眠や休息が確保できているか，不足している場合の原因は何かなど．	❻流産への不安に関連した睡眠不足
⑦排　泄 　・尿・便回数，量 　・排尿時の異常の有無 　・便の性状 　・痔核の有無	・妊娠による生理的な頻尿や膀胱炎など尿路系の感染の有無との鑑別が必要．妊娠期の排便困難に伴う便秘や腹満感の有無，排便行動を妨げる要因の有無などをみる．下痢は直腸反射を促し子宮収縮へ，便秘や痔核は排便困難とし腹満感を増強する．	
⑧身体・衣類の清潔 　・外陰部の清潔保持	・不適切な清潔保持のため感染の危険性の有無，腹部への負担，長時間に及ぶ入浴行動など清潔保持の手段が適切か否か．	
⑨性生活 　・妊娠中の性生活に関する知識 　・コンドーム使用の有無	・精液中には子宮収縮を促すプロスタグランジンや頸管の熟化を促すIL-8という物質が含まれているため，コンドームの使用が必要である．	
❷ 妊娠持続期間の逸脱の診断 初期の流産の2/3は無症状であるが，確認できる症状はないかという観察は必要である．	＊流産の分類を鑑別する． a.妊娠はしているか否か b.妊娠の時期はいつか c.胎児は生存しているか d.どのような症状か	❼腹痛と出血を伴う切迫流産の危険性

ケアの要点	具体的評価内容
【C】心身の健康を保つために日常生活行動を整える 助産診断名：❶，❷，❸，❹，❺，❻ 1．身体的なストレスを避ける． 　1）妊娠期の正しい姿勢を心がける． 　2）不適切な運動や動作は避ける． 　　①腹圧をかけない 　　②重いものを持たない 　　③階段昇降は頻回に行わない 　　④長時間の立位や，同一姿勢はとらない 　　⑤車の運転は控える 　　⑥自転車には乗らない 　　⑦身体（足）を冷やさない 　3）家族の理解と協力を得る． 　4）職場の理解と協力を得る． 　5）感染を予防する． 　6）性生活について夫の理解と協力を得る． 2．精神的ストレスを避ける． 　1）睡眠・休息を十分とる． 　2）適度な散歩や入浴の方法を勧める． 　3）アロマテラピーを行う． 　4）妊婦のよき相談者となる． 3．妊娠高血圧症候群などの要因を予防する．	・心身を健康に保つために日常生活において留意することがわかり，できているかどうか． ・安楽な体位がわかり，楽な姿勢がとれているかどうか． ・掃除・洗濯・買い物など，安定した日常生活行動がとれているかどうか ・乗り物使用など移動時に留意できているかどうか． ・衣類・掛物など保温に留意できているかどうか． ・夫・その他の家族の協力を依頼することができるかどうか． ・就労している妊婦の場合は，職場の母性健康管理や母性保護に関する規定がわかり活用できるかどうか． ・妊婦自身の不安・ストレスの原因がわかり，セルフコントロールできているかどうか． ・既往歴・現病歴を考慮し合併症を予防できる．

II-H-b1

データ・情報	アセスメント	助産診断名【例】
(a) 現在の主症状の確認 ①性器出血の有無 ②下腹痛の有無 ③下腹部緊満感の有無	4つの過程を踏んで診断する． ①妊娠と関連する出血かどうか（図Ⅱ-28）． 　例：子宮腟部びらん，子宮頸管ポリープ，子宮がんなどによる性器出血の部位の確認を行う． ②正常な妊娠か，異所性妊娠*か胞状奇胎**か． ③流産としてどのような状態であるのか（表Ⅱ-50）．	*異所性妊娠： 尿中hCGは妊娠週数相当または低値，子宮内の胎嚢（−） Douglas free（+） **胞状奇胎： 尿中hCGの異常高値，胎嚢（−） small vesicular pattern
(b) 妊娠の診断と時期診断 ①最終月経の確認 ②基礎体温表の有無 　→排卵日の確認 ③妊娠反応検査	☞ 第2章Ⅱ-A　妊娠の診断，p22およびB　妊娠時期の診断，p25参照． ・妊娠継続の意義からも妊娠の時期診断を行う．妊娠初期の胎芽・胎児の生死の診断においても正確な妊娠週数が重要．	
(c) 胎児の生死 ①超音波断層法検査 　・妊娠4週中頃：胎嚢 　・妊娠5週中頃〜6週前半：胎芽（児）の心拍動確認 ②内分泌学的検査 　・尿中hCG	【診断のポイント】 ①妊娠6週で子宮内に胎嚢がない ②胎嚢の増加が1週間に4mm以下の場合 ③2.5cm以上の胎嚢内に胎児が確認できない ④一度確認された胎芽心拍動が消失する ⑤胎嚢が頸管部に移動する ＊胎児の死亡を診断した場合，出血量など，次頁（d）症状と経過と併せて流産の分類を鑑別する． ・尿中hCGの低値，胎嚢の増大（−），胎児心拍動（−），胎児を認めてから反復し2週間以上，胎児心拍動が認められない（稽留流産）．	妊娠4〜10週は，器官形成期であり，臨界期であり，異常が生じた場合奇形，胎芽・胎児死亡−流産となる場合がある．
(d) 症状と経過 ①痛みの部位と程度 　・下腹重圧感	・流産が開始しているか，切迫した状態か，進行抑制の可否を査定する． ・妊娠黄体のエストロゲンは骨盤のうっ血を起こし下腹部の緊張や疼	❽痛みや出血を伴う切迫流産の危険性

情報・その他

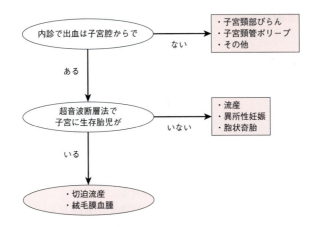

図Ⅱ-28 妊娠初期の性器出血の鑑別
(増﨑英明：流産・子宮外妊娠．臨床婦人科産科 53：1394-1396，1999 より一部改変し許諾を得て転載)

表Ⅱ-50 妊娠12週未満の流産診断時の注意点は？

1. 患者・家族への共感的態度を基本に，流産原因や反復流産の可能性についても説明する．
2. 異所性妊娠（子宮内外同時妊娠を含む）の否定に努める．
3. 胎芽・胎児・胎児心拍が確認できない場合，適切な間隔をあけて複数回診察した後で，稽留流産と診断する．
4. 流産診断後の取り扱いは以下のようにする．
    Ⅰ．稽留流産・不全流産・進行流産
      1）待機的管理，あるいは外科的治療（子宮内容除去術）を行う．
      2）胞状奇胎にも留意し，また子宮内容遺残による予定外の入院・手術の危険があることを説明する．
    Ⅱ．完全流産は外科的治療（子宮内容除去術）を行わずに経過を観察する．
5. 待機的管理においても，血液型検査（ABO式およびRh式）は実施する．

(日本産科婦人科学会/日本産婦人科医会編・監：産婦人科診療ガイドライン－産科編2017，p127，2017)

データ・情報	アセスメント	助産診断名【例】
・鈍痛，キリキリ痛む	痛の原因となる．便秘やガスの充満で腹部緊満感や腹部痛を起こすこともある．腹痛がある場合，痛みの部位は移動しているか，痛みが突発的か，急激に発症したのか，持続的か，間欠的か，痛みの程度は激痛か鈍痛かなど，疼痛の種類と他疾患との鑑別も必要である．	
②子宮頸管の状態 ・開　大	・妊娠の中絶となる子宮口の状態は，妊娠週数と関連する．子宮収縮抑制不可能な状態が子宮頸管の状態を進行させる．	❾子宮収縮抑制不可に伴う進行流産の危険性
③出血の状態 ・量 ・色	・性器出血は，少量から月経量以上になるものまで多様である． ・出血や子宮収縮があり，子宮内容物が排出された状態か否か．	
④絨毛膜下血腫の有無	・絨毛膜下血腫は絨毛膜板が脱落膜から剝離して血液が貯留したもので切迫流産の一症状である．広範囲にわたって剝離した場合の流産の危険性は3倍になる．	
⑤感染症の有無 ・発熱（38.0℃以上） ・圧痛の有無 ・腟分泌物のにおい ・WBC > 15,000 ・CRP陽性	・感染による流産の場合は，発熱，悪臭を伴う帯下，子宮の圧痛が出現する．	❿感染による発熱を伴う切迫流産の危険性

ケアの要点	具体的評価内容

【切迫流産の妊婦と家族へのケア】（妊娠持続期間の逸脱の予期のケアの要点【A】【B】【C】の内容に準ずる）

【D】腹部の緊張を抑え妊娠を継続できるよう安静保持を中心としたケアを行う 助産診断名：❼, ❽, ❾, ❿ 1. 切迫流産の徴候と現状の理解を得る. 　1) 性器出血, 下腹痛, 腰痛出現時に受診行動をとる. 　2) 治療内容について説明する. 　　①安静の必要性を説明する（自宅安静, 入院時）. 　　②妊娠初期の薬物療法は原則行わない. 　　③感染の診断と治療を行う（腟炎, 頸管炎）. 2. 身体的なストレスを避ける. 　1) 出血や腹緊が出現した場合, 安静にし経過をみる. 　2) 日常生活行動の留意点を説明し生活摂生に対する適応を図る（感染予防など）. 　3) 性生活について夫の理解と協力を得, 原則として性交は禁止する. 3. 妊婦の不安やストレスに対する精神的サポート 　1)「つわり」が出現することは, 妊娠は良好に経過している, ということを説明する. 　2) 妊娠初期の少量の不正出血は妊婦の約30％に出現するが出血の有無は流産率に影響しない. 　3) 家族の受け止めなどを考慮し, 妊婦の精神的サポートや日常生活における協力を得る.	・自身の妊娠経過, 現状を正しく理解し, 治療や日常生活上での留意点を守った行動がとれる. ・胎児の健康に対する不安な気持ちを表出できる. ・腹部への負担をかけるような行動をとらない. ・切迫流産に対する妊婦の思いや安静・治療を受けることから気になることなどを表出できる. ・妊娠継続に対して自信を失わず前向きに過ごすことができる. ・家族間のコミュニケーションがよくとれる.

〈流産の治療〉

切迫流産に薬剤治療は効果があるという明確なエビデンスは得られていない. さらに基本とされている安静療法すら有効性が証明されていない. 切迫流産に対し現在, 日本で保険適応の薬剤には, ピペリドレート塩酸塩（ダクチル®）, メドロキシプロゲステロン酢酸エステル（プロベラ®など）, ジトロゲステロン（デュファマトン®）プロゲステロン注射液, 注射用ヒト絨毛性性腺刺激ホルモン（hCG）があり, また止血による心理的効果を期待してトラネキサム酸（トランサミン®など）, カルバゾクロムスルホン酸ナトリウム水和物（アドナ®など）が投与されることがあるが, 流産予防効果の根拠は乏しい. 保険適応がある薬剤も効果があるとはいえないことを医師は妊婦に説明すると考えられるため, 知っておく必要がある.

データ・情報	アセスメント	助産診断名【例】
3 妊娠経過の予測 (a) 現在の状態・症状 ・出血の有無と程度 ・下腹痛の有無と程度 ・子宮頸管部 (b) 検査データ ①超音波検査 ・胎嚢（GS）の有無 ②内分泌検査（表Ⅱ-51） ・血中プロゲステロン ・尿中hCG (c) 日常生活動作 ☞ 第2章Ⅱ-H-b1-**1**-(c) 現在の生活状況, p160を参照.	・胎児の生存を確認した場合，今後の経過を予測し，妊娠継続が期待できるか，抑制不可能な流産となるか予測する. ・子宮内容物が完全に排出された場合は完全流産となる. ・広範囲にわたって剝離した場合の絨毛膜下血腫は，流産の危険性が3倍になる. ・妊娠4～5週の流産率11% ・妊娠7～8週：胎児が確認できない場合90%以上は流産である. ・GSが存在しても，尿中hCGが1,000 mIU/mL未満で，血中プロゲステロンが5ng/mL未満のときは，妊娠継続はない(Hahlin M, 1990).	⓫子宮内容物の排出に伴う完全流産の危険性
4 胎児の発育・健康状態 (a) 妊娠4～6週 ・超音波検査にて，胎嚢（GS）出現の有無 (b) 妊娠7～8週以降 ・胎児心拍動の有無	・染色体異常（三倍体）による妊娠だった場合，胎盤の水腫様変性や奇胎と関連がある．部分胞状奇胎の多くは早期に流産し，すべてに大奇形がある．また染色体異常(倍数体)は多くが妊娠初期に流産し，ほとんど生存しない．そのため胎盤の水腫様変性や奇胎などの所見がみられた場合，染色体異常（三倍体）を考える. ・妊娠4～6週では子宮内胎嚢出現の有無，大きさ，胎児心拍動の有無と胎児の発育程度をみる. ・妊娠4週後半から胎嚢確認 ・妊娠5週で100%胎嚢確認 ・胎児が5mm以上であれば胎児心拍動は確認でき，心拍動確認後の流産危険率は3%程度に減少する. ・妊娠反応と胎児心拍動が確認され	⓬染色体異常に関連した胎児の健康状態不良に伴う流産の危険性

ケアの要点	具体的評価内容
【流産した女性へのケア】 【E】精神的・こころのケアを行う（☞ 第5章Ⅲ-D　ペリネイタル・ロスのケア，p1124 参照） 助産診断名：❾，⓫，⓬，⓭ 1. 今回の妊娠に対する思いや，流産したことによる喪失感などの思いを傾聴する． 2. 悲しみを十分に表出させ悲嘆作業を援助する． 3. 妊娠12週以降の後期流産は死産として扱われるため必要な書類・届出について説明する． 【F】その他，子宮内容除去術を行う場合は，その説明と身体的ケアを行う 1. 身体の清潔と回復へ向けてのケアを行う． 2. 日常生活上の留意点を説明する．	・流産した悲しみを言葉や行動で表出することができる． ・後期流産した場合は必要な事務手続きと届出ができる． ・早期に身体的回復をきたすことができる．

表Ⅱ-51　内分泌学的な指標による予後判定

指標	意義	判定基準
hCG	絨毛の機能を反映 半減期が長い 血液，尿で検査	1週間に1回程度測定し，上昇していれば予後良好
hPL	絨毛の機能を反映 半減期が短い 血液で検査	1週間に1回程度測定し，上昇していれば予後良好
プロゲステロン	妊娠7週前後より以前は卵巣（妊娠黄体）の機能を，それ以降は次第に絨毛の機能を反映 妊娠5〜11週では，値は大きく変化しない．	血中で11 ng/mL以下の場合は予後不良が多い
17αヒドロキシプロゲステロン	卵巣（妊娠黄体）の機能を反映 妊娠5週で一旦ピーク，以降，漸減．妊娠後期に再上昇．	予後判定上の意義は未確定
エストラジオール	卵巣と絨毛の機能を反映．漸増する．	血中で300pg/mL以下の場合は予後不良が多い．

（佐藤孝道：流産の予後判定．日本産科婦人科学会雑誌 42 (12)：N233-N236，1990をもとに作成）

データ・情報	アセスメント	助産診断名【例】
	れば予後はよいと仮定する．胎児心拍動と卵黄嚢を確認するまでは約2週間待つ．卵黄嚢の大きさは胎児が発育して約3mmにとどまるのが正常，5mm以上は予後不良．	
(c) GS確認後の胎児心拍動の有無	・GS確認後7〜10日以降に胎児心拍動がみえない場合には枯死卵であることが多い．染色体異常の可能性も高い．	⓭流産に関連した胎児喪失に伴う悲嘆感

2. 早産

●早産とは

妊娠22週以降から37週未満までの分娩をいう．

「切迫早産」とは，下腹痛・出血，破水などの症状に加えて，規則的な子宮収縮や子宮口開大と展退の進行が認められ，早産の危険性が高いと考えられる状態をいう．

母児救命のため人為的に分娩時期を早める「人工早産」と，さまざまな原因により妊娠の継続が不可能となり自然に分娩にいたる「自然早産」に分類できる．

- 早産となるのは①卵膜損傷（破水）を伴わない自然早産，②早産期の前期破水，③母児に医学的適応がある場合の分娩，④多胎児の分娩がある．
- アメリカでは早産全体のうち，①は40〜45％，②は30〜35％，③は30〜35％という報告がある．
- ①卵膜損傷（破水）を伴わない自然早産は，分娩の早期開始を特徴とし，②早産期の前期破水とは区別する必要がある．
- 早産と正期産に共通する分娩の結果は子宮頸管熟化及び子宮筋活性化である．
- 早産の実際の経過は陣痛開始の数日・数週間前からみられる，徐々に進行または急激な変化が起因する．
- 正常な分娩プロセスが加速したものではなく，分娩を引き起こす経路がいくつか存在し，その経路は早産の原因によって異なるといわれている．
- 自然早産の主な原因として，子宮膨満（子宮筋の伸展），母親と胎児のストレス，子宮頸管の早期変化，感染の4つがある．

データ・情報	アセスメント	助産診断名【例】
1 妊娠持続期間の逸脱の予期 (a) 既往歴・現病歴 ①遺伝的要因 ②早産の既往 ③円錐切除術後 ④感染	・どのような妊娠が妊娠持続期間を逸脱（早産）しやすいかを査定する（表Ⅱ-52, 53）. ・早産には再発性，家族性，民族性という特徴がある．感染による早産の場合の絨毛膜羊膜炎を増悪させる免疫調節遺伝子が関連するという報告もある． ・最初の妊娠が早産であった女性は，正期産であった人に比べ早産の再発リスクは3倍に増加する． ・最初から2回の妊娠が早産であった女性の1/3が，3回目も早産であった．また再妊娠の70％で，前回の妊娠週数より2週間以内に分娩に至っていた． ・早産の原因は，前回の早産の原因と同じであるという報告もある． ・しかし早産の既往歴がある女性の早産は，早産全体の10％にすぎず，早産の既往歴をもって早産の予測を十分にできるとはいえない． ・胎児や羊水の重みを支える子宮頸管部が切除され短くなっているため，子宮口開大が進みやすい可能性がある． ・円錐切除術を受けた女性は，妊娠24週以前の早産のリスクが4倍になるという報告もあるが，早産率は上昇しないという反対の報告もある． ・感染について現時点でわかっていることは，早産の25～40％が子宮内感染に起因する． ・羊水中に細菌が認められた妊婦は，培養検査で菌が検出されなかった人に比べ臨床的絨毛膜羊膜炎（表Ⅱ-54）や前期破水を発症する可	❶早産の既往に伴う妊娠継続への不安

情報・その他

表Ⅱ-52　早産の原因

要因	早産の原因となる病態
胎児・胎盤付属物側要因	絨毛膜羊膜炎，前期破水，羊水感染，羊水過多症，羊水過少症，胎児の奇形，多胎妊娠，常位胎盤早期剥離，前置胎盤
母体側要因	子宮頸管無力症，産道感染（細菌性腟症，頸管炎） 子宮奇形，子宮筋腫 母体合併症（妊娠高血圧症候群，糖尿病，甲状腺機能不全など） その他：母体年齢，流産・早産歴，経妊，経産回数の増加，喫煙，労働，ストレスなど

(中井章人：EBNに基づく周産期リスクサインと妊産婦サポートマニュアル，p22-23，43，ライフサイエンスセンター，2005をもとに作成)

表Ⅱ-53　早産のリスク因子

1. 既往妊娠分娩歴
   早産，後期流産，死産，墜落産，多産（5回以上），複数回の中絶，短い妊娠間隔
2. 妊娠時の異常
   細菌性腟症，絨毛膜羊膜炎
   子宮頸管無力症
   子宮形態異常（子宮頸部円錐切除術後，子宮筋腫，子宮奇形）
   感染症（尿路感染，肺炎など）
   多胎妊娠，羊水過多
   妊娠高血圧症候群，糖尿病合併妊娠，妊娠糖尿病
   抗リン脂質抗体症候群
3. 生活習慣や社会的背景
   喫煙者，アルコールや薬物使用，やせ，肥満
   母体年齢（17歳未満，35歳以上）
   社会的・経済的・教育的低レベル層
   ストレス，重労働，住宅環境など

(杉本充弘編著：ナースの産科学，p188，中外医学社，2013)

表Ⅱ-54　絨毛膜羊膜炎の発症機序と症状

絨毛膜羊膜炎は，腟の常在菌が上行感染することで起こる炎症性疾患である．細菌感染の防御因子（サイトカイン・顆粒球エラスターゼ，プロスタグランジンなど）が炎症によって過剰反応することにより，頸管熟化，前期破水，子宮収縮を引き起こし流早産の原因となる．

絨毛膜羊膜炎の症状	母体の検査所見
・発熱（38.0℃以上） ・頻脈（100回/分以上） ・子宮体部の圧痛 ・抑制困難な子宮収縮 ・悪臭を伴う腟・頸管分泌物	・白血球数（WBC）↑ ・C反応性蛋白（CRP）↑ ・顆粒球エラスターゼ↑ ・がん胎児性フィブロネクチン↑

データ・情報	アセスメント	助産診断名【例】
	能性が高い． ・腟から子宮へ微生物が侵入感染（不顕性感染の持続）が早産を誘発すると考えられている． ・絨毛膜羊膜炎と早産には関連があるという報告がいくつもある． ・子宮内感染における微生物侵入のレベルは，細菌性腟症（第1段階），脱落膜感染（第2段階），子宮内感染（第3段階），胎児感染（第4段階）にわけられ，子宮筋の収縮と卵膜からのプロスタグランディン産生と脆弱化が起こる． ・感染による羊膜の弱体化を招く炎症反応を特定する早期リスクマーカーとして胎児性フィブロネクチン検査，白血球エラスターゼ検査がキット化されている．	
・細菌性腟症 細菌性腟症とは，正常な過酸化水素を産生する乳酸菌（lactobacillus）優勢の腟内細菌叢がGardnerella vaginalis, Mobiluncus属菌種, Mycoplasma hominisなどの嫌気性菌に置き換わることをいう．	・細菌性腟症は，早産の他，自然流産，早産期の前期破水，絨毛膜羊膜炎，羊水感染との関連が示唆されている． ・細菌性腟症では早産率が2～7倍高率になる． ・細菌性腟症の発症に，慢性ストレス，人種，頻回の腟洗浄など環境要因が関連している． ・しかし現時点で，細菌性腟症のスクリーニングや治療が早産を予防するという明らかなデータは示されていない．	❷細菌性腟症に伴う早産の危険性
⑤母親と胎児のストレス	・ストレスを定量化することは複雑で難しいが，母親のストレスと早産との相関関係を示す報告，母親のストレスとストレス誘発性早産の潜在的な機序となる胎盤―副腎皮質系との間には相関関係があるという報告がある． ・身体的被虐待の女性と早産，低出	

ケアの要点

助産診断名：❶, ❷, ❸

【A】早産の可能性について説明し予防する
1. 早産の要因について説明をする（(表Ⅱ-55) 早産の既往，現病歴と今回妊娠経過との関連性など）．
2. 子宮下部の清潔保持と感染予防の必要性について説明する．

【B】早産徴候を早期に発見する
1. 早産の発症機序について説明する．
2. 定期的な妊婦健康診査の受診を勧める．
   例： ・細菌性腟症・絨毛膜炎の検査・診断
       ・早産マーカー：胎児がん性フィブロネクチン，顆粒球エラスターゼ
       ・超音波検査による子宮頸管長の計測
3. 早産の徴候について説明する．
   ・出血，下腹痛，腰痛，破水について

【C】早産を予防する日常生活行動へのケア
☞第2章Ⅱ-H-b1 ケアの要点【C】, p163を参照．

具体的評価内容

・どのような場合にどのように早産が発症するのか，妊婦自身がわかり予防するための行動がとれるかどうか．
・妊婦自身が流・早産の危険性を認識して早期に発見できるかどうか．
・定期的に妊婦健診を受けることができるかどうか．
・必要な検査を理解し，受けることができるかどうか．

・妊婦自身が，早産の徴候が出現したとき，早急に受診行動がとれるかどうか．
・早産を予防するために日常生活において留意することがわかり，できているかどうか．

表Ⅱ-55 早産リスクのスコアリング

点数	妊娠状態	既往歴	社会環境	生活状況
1	異常な疲労感	分娩後1年以内の流産（1回）	2児を有する貧困世帯	職業女性
2	体重増加：32週までに13 kg，*高血圧，蛋白尿，細菌尿	流産（2回）	*20歳以下の妊娠 *40歳以上の妊娠	喫煙1日10本以上
3	32週の骨盤位，体重減少2 kg，児頭の固定，熱発性疾患	流産（3回）	極度な貧困世帯 身長150 cm以下 体重45 kg以下	重労働 長い疲労をともなう旅行
4	12週以降の出血，頸管展退・開大，子宮筋の刺激過敏症	腎盂腎炎合併	18歳以下の妊娠	
5	前置胎盤，羊水過多症	子宮奇形，妊娠中期流産，ジエチルスチルベストロール被曝		
10	双胎，開腹手術	早産 *妊娠中期流産2回以上		

*リスクの高い因子
評価　0～5点：低リスク，6～9点：中リスク，10点以上：高リスク

(Creasy et al, 1980, 今中基晴ほか；早産の疫学 周産期医学 28 (2)：135-138, 1998)

データ・情報	アセスメント	助産診断名【例】
	生体重児に関連があるという報告もある.	
(b) 今回の妊娠状態・経過		
①妊娠間隔	・18か月未満と59か月（約5年）以上の妊娠間隔は，早産，低出生体重児のリスク増加につながるという報告がある.	
②母親の年齢（若年・高年）	・②〜⑤は疫学的に早産のリスクが上昇する要因とされている.	
③低身長		
④妊娠中の過剰な体重増加/肥満		
⑤ビタミンC欠乏症		
⑥子宮膨満（子宮筋の伸展） ・多胎妊娠 ・羊水過多 ・巨大児	・早期の子宮膨満が子宮筋の収縮関連タンパク（contraction-associated proteins:CAPs）の発現を開始させるよう作用すると考えられている. ・過度の子宮伸展が子宮筋収縮の静止状態の早期喪失を引き起こす. ・また過度の子宮伸展が胎盤・胎児の内分泌カスケード（一連の影響）の早期活性化につながる可能性がある．胎盤・胎児の内分泌カスケードの早期活性化が，母体の副腎皮質刺激ホルモン放出ホルモン濃度とエストロゲン濃度の早期上昇を招き，子宮筋のCAP遺伝子の発現をさらに亢進するといわれている. ・子宮伸展や胎盤・胎児の内分泌カスケードの早期活性化が，子宮頸管熟化に影響している可能性もある.	❸羊水過多に伴う子宮筋伸展による陣痛開始の恐れ
⑦前期破水 ・社会経済的状態の悪さ ・BMI 19.8以下 ・栄養失調 ・喫煙 ・早産期の前期破水の既往	☞ 第3章Ⅱ-G-f1 前期破水・早期破水, p540参照.	

データ・情報	アセスメント	助産診断名【例】
⑧切迫流産	・妊娠初期（妊娠6～13週）の不正出血は，軽度出血と重度出血いずれも早産，胎盤早期剝離，24週未満の流産に関連していたという報告がある．	
⑨先天異常	・先天異常が早産，低出生体重児に関連しているという報告がある．	
⑩歯周病	・歯周病が早産に関連する（2.83倍）という報告がある．妊娠13～17週の歯周病の妊婦を妊娠中の治療群と分娩後の治療群に無作為に割り付けた研究で，妊娠中の治療群は歯周病を改善し，治療は安全であることが示されたが，治療によって早産の発生率が有意に変化することはなかった．スクリーニングや治療を推奨するほどの根拠は十分にはない．	早産
⑪頸管無力症	・頸管無力症は無痛性頸管拡張に続き，卵膜の膨隆と腟内への脱出がみられ，胎児が娩出する経過をたどる． ・妊娠5～6か月で腹痛なく破水した場合，頸管無力症と判断する． ・経腟超音波断層法により，拡張した内子宮口への卵膜の突出（funneling）と頸管長を観察し予測する．	
(c) 現在の生活状況 ①喫煙 ②違法薬物の使用 ③貧困 ④長時間労働／激しい肉体労働	・疫学的に早産のリスクが上昇する要因とされている．	

II-H-b2

データ・情報	アセスメント	助産診断名【例】
2 妊娠持続期間の逸脱の診断	・妊娠による生理的な子宮収縮か. ・早産が開始しているか否か（表Ⅱ-56, 57）. ・妊娠の継続が可能か否か鑑別する.	
(a) 妊娠週数の確認	・妊娠22週以降37週未満であるか.	
(b) 現在の状態・症状 ①子宮収縮の有無 ・開始時期 ・周期, 持続時間 ・緊満度・硬さ	・下腹痛, 性器出血, 破水などの症状に加えて, 子宮口開大と関連するような規則的な子宮収縮かどうか. ・周期が短くなっているか, 持続時間が長く強さが増し痛みを伴うか, 子宮収縮の抑制を妨げるその他の因子と合わせて抑制不可能か否か, 査定する.	❹子宮収縮に関連した妊娠継続不安の増強
②子宮頸管の状態 ・子宮頸管長 ・開大・展退 ・硬度・位置 ・先進部の下降度 ・ビショップ（Bishop）スコア	・全妊婦を対象に, 妊娠18〜24週頃に子宮頸管長を測定する（C実施考慮）. ・流早産既往があり妊娠24週未満で頸管長が25mm未満は治療的縫縮がすすめられる. ・規則的な子宮収縮があり, 子宮口開大, 頸管展退など, ビショップスコアの進行が認められる場合は切迫早産である.	❺子宮収縮・子宮頸管短縮・出血に伴う切迫早産の危険性
③出血の状態 ・量：流出感 ・性状：粘稠性 ・色：鮮血か茶褐色か ・出血様式 ・発症時期	・出血を症状とする他の状態との鑑別が必要. 絨毛膜下血腫から炎症を起こし, 破水, 早産にいたる場合と, 炎症のために卵膜が変性し, 剝離・出血にいたる場合がある. ・子宮口開大に伴う産徴か, 出血の際の子宮収縮との関連をみる.	
④前期破水 ・破水の時期 ・色 ・性状 ・量 ・臭気	・前期破水の30〜50％に破水前性器出血を認めることがある. 内診後の出血や痔核による出血も区別する. ・茶褐色は出血してから時間が経過していると考えられるので鮮血よりも時間的に様子観察が可能.	❻前期破水を伴う切迫早産

情報・その他

表Ⅱ-56 早産指数（tocolysis index）

	0	1	2	3	4
子宮収縮	無	不規則	規則的	—	—
破 水	無	—	高 位	—	低 位
出 血	無	有	—	—	—
子宮口開大	無	1 cm	2 cm	3 cm	≧4 cm

＊3点以上で入院

(Baumgarten, 1977)

表Ⅱ-57 早産マーカー

顆粒球エラスターゼ	・頸管熟化の指標で，頸管に炎症や物理的な刺激が加わると，顆粒球より蛋白分解酵素のエラスターゼが分泌され，頸管部のコラーゲン線維と接着物質を分解し子宮頸管熟化や破水を起こす．
がん胎児性フィブロネクチン	・胎児由来の糖蛋白質で胎児血液や羊水中に多く含まれる． ・通常は頸管や腟には認められないが，子宮収縮や頸管の開大により卵膜が損傷すると腟・頸管内に漏出する． ・陽性の場合，1～2週間以内に分娩になる危険が増加する．

データ・情報	アセスメント	助産診断名【例】
⑤感染症 ・発熱・頻脈の有無 ・子宮の圧痛の有無 ・腟分泌物悪臭の有無 ・検査結果	☞ 破水について詳細は第3章Ⅱ-G-f1 前期破水・早期破水, p540参照. ・病理学では絨毛膜羊膜炎（CAM）, 臨床的には子宮内感染（IUI）という. ・CRP高値の妊婦は, 陰性の妊婦に比べて子宮収縮が抑制しにくい. 【臨床的絨毛膜羊膜炎の診断基準】 「38℃以上の発熱と以下の4項目のうち少なくとも1つ以上, 発熱がない場合は4項目がすべてそろっている場合」 　①母体頻脈（100bpm以上） 　②子宮の圧痛 　③白血球増多(15,000個/μL以上) 　④腟分泌物の悪臭	❼感染に関連した子宮収縮増強に伴う早産
⑥妊娠高血圧症候群 ⑦前置胎盤 ⑧合併症 ⑨胎児の健康状態 ・児心音 ・推定体重	・妊娠35週までの早産率4.1％, 自然早産75％, 妊娠継続が母児に不利益となるため分娩とした治療的早産25％. ☞ 第2章Ⅱ-H-b2-④ 胎児の発育・健康状態, p184を参照.	❽早産による低出生体重児出生への不安 ❾小さい子どもを出産してしまうことへの自責感
(c) 現在の生活状況	・第2章Ⅱ-H-b1流産の (c) 現在の生活状況（☞ p160参照）と, データ・情報, アセスメントは同じである. ただし早産の場合は, 子宮膨満（子宮筋の伸展）, 母親と胎児のストレス, 子宮頸管の早期変化, 感染が原因で起こるため, 子宮頸管熟化や子宮筋活性化につながらない日常生活が送れているかどうか確認する.	❿日常生活行動に関連した切迫早産の危険性

ケアの要点	具体的評価内容
【D】子宮収縮や出血を抑え妊娠を継続できるようケアを行う 助産診断名：❹〜❿【切迫流産の妊婦と家族へのケア】 (早産予期のケア【A】【B】【C】に準ずる) 1. 早産の徴候と現状の理解を得る（早産指数）. 　1) 子宮収縮の程度（陣痛開始の有無，間欠，発作） 　2) 出血や破水について説明する. 　3) 内診の必要性を説明し，適時診察する. 　　①子宮頸管長，子宮口開大，展退度，先進部の下降 　　②破水の有無，胎胞の有無 2. 安静療法を指示された妊婦へのケア ☞第2章Ⅱ-H-b1 流産のケア【D】，p167を参照. ＊自宅・職場で生活する切迫早産妊婦へのケア 3. 感染症を予防する. 　　①腟の常在菌デーデルライン桿菌について説明する. 　　②外陰部の粘膜の移行部や粘膜は石けんでこすらない. 　　③発熱の有無や，帯下・腟分泌物の臭気など観察する. 4. 就労状況の確認と職場環境での過ごし方の留意点を説明する. 5. 日常的な家事の工夫と，夫・家族による家事行動への支援. 6. 十分な睡眠時間が確保できるよう工夫する. 7. 便通をコントロールする. 　　①坐薬や下剤の使用は子宮収縮を促進する場合もあるため，繊維性の食物や適度な水分摂取など留意する. 8. 性生活についてパートナーの理解と協力を得る. 　　①精液に子宮収縮を促す物質が含まれていることを説明しコンドームの着用を勧める. 　　②性交や乳頭刺激は腹部緊満状態への影響に留意. 　　③切迫早産で腹部緊満感がある場合は性行動禁止. 9. 禁煙指導 　　①喫煙習慣の有無を確認し，喫煙が早産のリスク因子であることを説明し，禁煙を勧める. 　　②妊婦の周囲にいる人への禁煙指導も行う.	・妊婦自身が妊娠経過，現状を正しく把握し，治療や日常生活上の留意点を守った生活行動がとれる. ・陣痛様の痛み，出血の増量，破水など出現時に早期に病院への連絡や受診行動がとれる. ・安静を保つことができる. ・身体の清潔，外陰部の清潔を保つことができる. ・通勤時に腹部への刺激や負担が加わらないような行動がとれる. ・身体的に腹部への負担がかからないよう家事を工夫して行うことができる. ・妊婦自身にとって楽な姿勢で休息・睡眠がとれる. ・1日1回，または妊婦自身にとって規則的な便通をコントロールできる. ・妊娠期の性生活を理解し，パートナーの理解と協力を得る. ・禁煙または節煙することができる.

II-H-b2

データ・情報	アセスメント	助産診断名【例】
3 妊娠経過の予測 (a) 現在の状態・症状 ・早産における予後からみた医学的治療の限界 　①子宮収縮（1〜2回/10分） 　②子宮口開大（4 cm以下） 　③展退（50〜70％）以下 　④早産指数5点以下 　⑤前期破水 (b) 内分泌的検査 (c) 日常生活動作 ☞ 第2章Ⅱ-H-b1 流産の (c) 現在の生活状況, p160を参照. (d) 医学的治療 ①医師の診断と治療について, 妊婦とその家族へのインフォームド・コンセントの状況 ②安静療法 　頸管短縮の場合入院管理（早産指数3点以上で入院） ③薬物療法 　・子宮収縮抑制薬 　・副作用の有無 　・感染を原因とする場合の抗菌薬 ④子宮頸管縫縮術	＊早産進行抑制の可否, 胎児の健康状態（母体外適応の可否), 母体の身体的妊娠適応の可否など妊娠中断の根拠を査定し, 経過予測を行う. ・妊娠34〜36週での前期破水は胎児肺の成熟を確認し分娩誘発を考慮するが, 妊娠33週以前の前期破水に対しては, 感染徴候がなく, 児の状態が安定していれば待機して妊娠期間の延長を図る. ・妊婦の日常生活動作, セルフケア能力と併せて (a) から進行抑制の可否, 経過診断予測を行う. ・産科医の診断と, 外来治療か入院治療か, 妊娠継続の可否を診断する. ・原則, 妊娠35週まで入院し治療を受けることにより, 日常生活動作の制限の有無, 精神的ストレスの有無, 治療方針や今後の経過をどのように理解し行動がとられているか, 入院生活への適応がなされているかなど査定する. ・安静度の制限が守られているか. ・薬物療法時（子宮弛緩薬）リトドリン, 硫酸マグネシウムの使用時, 呼吸抑制や深部腱反射などのチェック, マグネシウムの血中モニターがなされているか. ・子宮頸管縫縮術の方法とその後の行動, 留意事項が守られているか.	⓫長期入院に伴う, 家庭生活（夫・上の子の生活）に対する気がかり ⓬医学的治療に関連した長期にわたる行動制限からくる精神的ストレス

II. 妊娠期の助産診断とアセスメント・ツール

ケアの要点	具体的評価内容
【E】切迫早産妊婦のもつ不安への精神的ケア 助産診断名：⓫, ⓬, ⓭ 1. なにを不安に思っているのか傾聴する． 2. 切迫早産の原因や治療について説明し必要な情報を提供する． 3. 入院治療が必要となる場合，長期入院を余儀なくされることから，留守中の家族・家庭生活の調整や入院の準備として必要なことを説明しておく． 4. 緊急時の対応について説明する．	・不安の要因となっていることを言葉として具体的に表出できる． ・入院中のサポート体制を整えることができる．
【F】長期的に入院が必要とされる場合のケア 助産診断名：⓭, ⓮ 1. 切迫早産による入院期間は症状により異なるが，長期的に家庭から離れ行動範囲を制限される妊婦には身体的ストレスや精神的ストレスが加わるため，安楽・快適な入院生活が送れるよう日常生活の支援を行う． 2. 切迫早産治療入院のまま，出産にいたる場合は，出産の経過を説明し準備を行い，手術分娩になる場合は帝王切開について説明する．	・基本的な生理的・身体的ニーズは満たされる． ・早産となる危険性に向けて出産準備や心構えができる．
【G】低出生体重児の親となる母親と家族へのケア 助産診断名：❽, ❾ 1. 妊娠週数を確認し，その時期における胎児の発育・成長や健康状態について説明する． 2. 妊娠34週以降は，比較的予後が良好であることを説明する． 3. 早産児の後遺症や合併症の発生率や，身体発育の未熟性などの特徴を事前に説明する． 4. 児の発育・健康状態によりNICU（neonatal intensive care unit，新生児集中治療室）への入院が予測される場合は事前にNICUを見学し，出産後の母児の生活について説明しておく． 5. 体験者（peer）の話を聞く．	・低出生体重児で生まれてくる子どもの特徴を理解し，親となる準備をすることができる． ・出産後の子どもの入院環境を具体的にイメージすることができる．

II-H-b2

データ・情報	アセスメント	助産診断名【例】
(e) 母体の身体的適応の可否 ・妊娠高血圧症候群 ・その他の合併症	・妊娠高血圧症候群や，その他合併症の悪化にともない，妊娠継続が不可能となりやむなく妊娠の終了（ターミネーション）を余儀なくされる．	⓭妊娠継続できないことや手術分娩になることに関連した不安
4 胎児の発育・健康状態 (a) 胎児の発育 (b) 胎児の健康状態 ・NST，CTG所見 ・母体ステロイド投与の有無（妊娠24〜34週未満早産が1週間内に予想される場合）	＊母体外生活適応の準備ができているかを査定する． ・体重は妊娠23週末で約600g，妊娠27週末で約1,000g，妊娠31週末で約1,500g発育しているかどうか． ・胎児の推定体重や，胎児肺成熟の管理として羊水中のL/S比の測定，肺成熟がない場合母体にステロイド投与が行われる．胎児肺サーファクタントが産生されているか，脳・皮膚・消化管の成熟が促されているか．	⓮早産による低出生体重児の健康状態リスク
5 分娩経過などの予測 (a) 分娩時期 ①妊娠週数の確認 ②陣痛の有無と程度 　・分娩陣痛発来時間 　・陣痛間欠・発作 ③出血の有無と性状 　・量・性状・色 　・出血様式 ④子宮頸管の状態 　・ビショップ（Bishop）スコア ⑤破水の有無	＊胎児の胎外生活適応能力と早産進行度から適切な時期を査定する． ・子宮収縮抑制剤による医学的治療効果が得られず抑制不可能な場合，分娩開始しているか否か査定する（表Ⅱ-58）． ・不規則な腹部緊満感程度から，次第に規則的な陣痛様下腹痛となり，増強し，抑制困難な状態かどうか． ・産徴が現れ少量の出血が，陣痛様下腹痛と併せて次第に増量するか（常位胎盤早期剝離，前置胎盤，早産分娩開始との鑑別が必要）． ・内診所見で，分娩の進行がみられ，子宮口開大の進行が著しいか． ・子宮内感染徴候を有する場合，細菌検査の結果，児の娩出時期を検討する．	⓯分娩開始徴候による妊娠□週□日の早産：分娩第1期

情報・その他

子宮頸管縫縮術
・妊娠16〜20週：シロッカー（Shirodkar）手術
・妊娠20週以降：マクドナルド（McDonald）手術
・早産予防目的の子宮頸管縫縮術は，以下3つの状況で行われる．
　①第2三半期での再発性の分娩既往があり，子宮頸管無力症と診断された場合
　②超音波断層法によって子宮頸管長の短縮が認められる場合
　③切迫早産の徴候が臨床的に現れ始めた妊婦が頸管無力症と診断された場合（緊急の治療）
・子宮頸管縫縮術の有効性については，超音波断層法によって子宮頸管長の短縮のみが認められるケースでは有益であると明確に証明されているとはいえないが，早産の既往がある妊婦に，子宮頸管長の短縮が認められた場合，子宮頸管縫縮術を行うことで早産率を低下させる可能性があるという報告がある．

データ・情報	アセスメント	助産診断名【例】
(b) 分娩様式の方針 ・帝王切開術分娩の適応 ・妊娠28〜34週 ・骨盤位：妊娠32週未満 ・推定体重1,500g未満 ・胎児機能不全 ・双胎先進児が骨盤位 ・その他：母児の健康状態が悪化した場合	・胎児心拍数の異常がみられた場合，胎児の健康状態を考慮し緊急帝王切開術とする． ・切迫早産は，産科管理とNICUの連携が必要である．出生する児の状態を予測しNICUのベッド確保，人的・物的準備が可能か，緊急に母体搬送となる場合もあることから，産婦の精神的ストレスの有無を査定する．	❶⓰母児の異常に関連した妊娠□週□日の帝王切開術に伴うリスク ⓱母体搬送に伴う母親や家族の精神的ストレス

ケアの要点	具体的評価内容

助産診断名：⑬，⑭，⑮,⑯,⑰

【H】早産にいたった産婦と家族へのケア（分娩前）
1. 内診所見により，著しい分娩の進行がみられ，すでに陣痛は，抑制困難な状況である場合は，母児双方にとってもっとも安全な方法での分娩準備とする．
2. 妊娠□週□日の早産であること，母児のリスクについて医師からの説明を確認し，産婦と家族の理解度を確認する．

・分娩に向けて主体的に取り組むことができる．

・現在，発生してることがらを事実として認識し，不明点を確認することができる．

【I】早産にいたった産婦と家族へのケア（分娩後）
1. 緊急帝王切開など，突然，妊娠が終了することになった場合は，今までの入院治療生活をねぎらう．
2. 出産体験の振り返りを行い，産婦の出産や家族，生まれた子どもに対する思いを傾聴する．
3. 母子分離状況を余儀なくされる場合は，児に関する情報の提供や，早期の面会を図る．
4. 家族との面会を促し精神的慰安を図る．

・早産となり未熟な子どもを出産した自責感などを言葉として表出できる．

・早産となった出産体験を肯定的に受容できる．

表Ⅱ-58 子宮収縮を抑制してはならない状態

1. 子宮収縮抑制剤使用の禁忌または好ましくない状態	母体側	①急速遂娩を必要とする出血性疾患 ②妊娠高血圧症候群，子癇 ③重篤な高血圧性疾患（慢性高血圧など） ④心疾患，肺疾患（肺水腫，弁疾患など） ⑤甲状腺機能亢進症，重篤な糖尿病 ⑥本剤への重篤な過敏症の既往 ⑦その他，妊娠継続が好ましくない場合
	胎児側	①子宮内胎児死亡，奇形 ②胎児機能不全 ③子宮内感染，絨毛膜羊膜炎（CAM） ④重症の胎児発育不全（FGR） ⑤その他，妊娠継続が好ましくない場合
2. 子宮収縮抑制困難と考えられる状態		①分娩が進行する場合（破水・胎胞形成） ②子宮口開大度5cm以上，展退度80％以上 ③早産指数 7以上　Bishop 採点9点以上
3. 子宮収縮を止める必要がない状態		①妊娠34〜35週で，胎児の推定体重2,000g以上 ②妊娠週数の誤り（胎児が成熟している）

（中井章人：EBNに基づく周産期リスクサインと妊産婦サポートマニュアル，p47，ライフサイエンスセンター，2005）

3. 過期妊娠

データ・情報	アセスメント	助産診断名【例】
1 妊娠持続期間の逸脱の予期（3～4%）	・どのような妊婦が過期妊娠になりやすいか査定する（表Ⅱ-59）．妊娠時期の診断が超音波断層法の普及によりさらに正確になり見かけ上頻度は減少している．	
(a) 誤った妊娠週数	・分娩予定日の再評価を行う．再度，徴候，検査結果の開始時期や持続期間から正確な妊娠時期を診断する．	❶ 予定日誤認（みせかけの過期妊娠）の可能性
(b) 過期妊娠の要因の有無（表Ⅱ-60） ①初産婦 ②過期産妊娠既往 ③遺伝的素因（妊婦自身が過期産で出生） ④無脳児 ⑤胎盤スルファターゼ欠損症 ⑥胎児性別：男児	・過期妊娠は初産婦に多く，高年に多い． ・本人が過期産で生まれた母は過期産となる可能性が高いなど遺伝的素因・体質も過期妊娠と関係する． ・脳下垂体の欠損した無脳児や胎盤スルファターゼ欠損症では，しばしば過期妊娠がみられる．	
(c) 妊娠に伴う生理的な分娩開始徴候が適時にない妊婦（表Ⅱ-61） ①分娩発来機序の不全 ・軟産道熟化度 ・CST・OCT ②胎児発育不全	・胎児はすでに成熟しているが妊婦の分娩発来の機転が遅れている． ・軟産道の軟化や子宮収縮などの分娩準備が未熟であり，誘発分娩は不適応である． ・胎盤機能が悪く，胎児が発育不全であり陣痛発来がないと考えられる．	❷ 分娩発来の機転に関連した過期妊娠の危険性

【過期妊娠（postterm pregnancy）とは】

妊娠42週0日以降の妊娠，すなわち，受精から280日以降にいたっても分娩していない状態をいう．分娩予定日を2週間以上経過した妊娠42週以降の分娩を過期産という．

情報・その他

表Ⅱ-59　妊娠41週以降妊婦の取り扱い

1. 妊娠初期の胎児計測値などから妊娠週数が正しいことを再確認する．
2. 胎児well-beingを2回/週以上評価する．
3. 妊娠41週台では分娩誘発を行うか，陣痛発来待機する．
4. 妊娠42週0日以降では原則として分娩誘発を勧める．

（日本産科婦人科学会/日本産婦人科医会編・監：産婦人科診療ガイドライン-産科編2017, p247, 2017）

表Ⅱ-60　過期妊娠のリスク因子（原因）

1. 予定日誤認（みせかけの過期妊娠）
2. 無脳児
3. 胎盤スルファターゼ欠損症
4. 過期産妊娠既往
5. 初産婦
6. 男児
7. 遺伝的素因（妊婦自身が過期産で出生）
8. 多くは原因不明

（松原茂樹：妊娠41週以降の分娩．周産期医学 39(3)：403, 2009より一部改変し許諾を得て転載）

表Ⅱ-61　過期妊娠での胎児評価法

胎児機能不全，胎盤機能不全の評価	・胎児心拍数図（CTG・NST） ・oxytocin challenge test（OCT）オキシトシン刺激試験 ・contraction stress test（CST）子宮収縮負荷試験 ・biophysical profile score（BPP・BPS） ・modified BPS（NST＋AFI） ・臍帯血液波形分析 ・胎児推定体重評価 ・母体血液検査
羊水過少の評価	・amniotic fluid index（AFI） ・羊水ポケット ・modified BPS（NST＋AFI）
羊水混濁の評価	・強度混濁がある場合には胎児心拍図を連続モニター

（松原茂樹：妊娠41週以降の分娩．周産期医学 39(3)：405, 2009より一部改変し許諾を得て転載）

データ・情報	アセスメント	助産診断名【例】
2 妊娠持続期間の逸脱の診断 (a) 妊娠時期の診断 ①超音波計測値 ・妊娠7〜10週のCRL ・妊娠12〜15週のBPD ②古典的方法 ・最終月経開始日（月経周期の確認） ・性交日 ・基礎体温表 ・つわり出現時期 ・胎動初覚時期 ・子宮底長 ・推定体重 など	☞第2章II-B 妊娠時期の診断, p25参照. ・妊娠初期の超音波断層法によるCRL, BPDは週数相応の長さであるか. （例：妊娠7週のCRLは12mm） ・月経周期が規則的か否か, 最終月経の間違いはないか（みかけの妊娠週数）. ・基礎体温表から, 排卵日の確定, 性交日との関連をみて, 真の妊娠週数はどうかなど妊娠時期を再評価する.	❸妊娠時期に関連した過期妊娠の危険性
3 胎児の発育・健康状態 (a) 胎児胎盤機能検査 (☞ p189の表Ⅱ-61 参照) （真の過期産の病態論的分類） ①生理的過期産 ②胎児発育過剰児 ③胎盤機能不全型 ④胎児胎盤不均衡型 ・NST：胎児心拍数パターン ・胎児体重の変化	・妊娠週数相応の胎児の発育か査定する. ・胎盤を通過する母体の血液は妊娠38週以降には減少して, 胎盤の機能を減退させる. ・胎盤側の機能不全を主徴とした胎児発育不全である. 先天異常と分娩障害を除いた胎児の発育や機能が低下している状態をいう. ・reactive NSTであっても, 数日内に胎児機能不全をきたす例が相当頻度（10/125＝8％）に存在する. ・胎児発育不全の場合, 体重が2〜3週間増加してこない場合は胎児機能不全を考えて分娩誘発を考慮する.	❹過期妊娠に関連した胎盤機能不全に伴う胎児の健康状態悪化の危険性（表Ⅱ-62） ❺過期妊娠に関連した胎児胎盤系機能不良に伴う分娩誘発の可能性
4 分娩経過などの予測 (a) 分娩時期 ①胎盤機能の不良 ・尿中 E_3 の低下 　10 mg/日以下 ・血中 hPL の低下	・胎盤機能が正常であれば, むやみに陣痛を誘発せず, 胎児娩出を急がない. 胎児に過熟徴候あるいは成熟不全徴候がある場合は, 胎児胎盤系機能検査があまり悪くならないうちに分娩方向にもっていく.	

ケアの要点	具体的評価内容

表Ⅱ-62 過期産が児罹病率・死亡率を高める理由

1. 胎盤機能の低下
2. 羊水過少：軽度の子宮収縮で臍帯が圧迫されやすく，児は子宮内で軽度血流低下・軽度低酸素状態におかれやすい．
3. 胎便混濁羊水：過期妊娠児は低酸素でなくても排便するので羊水混濁の頻度が高い．
4. 巨大児にともなう分娩時障害

(松原茂樹：妊娠41週以降の分娩．周産期医学 39 (3)：404，2009より一部改変し許諾を得て転載)

ケアの要点	具体的評価内容
【A】過期妊娠について理解を得るためのケア 助産診断名：❶，❷，❸ 1. 過期妊娠の意味について説明する． 　・妊娠時期の診断・予定日から14日過ぎた状態． 2. 過期妊娠の問題と産科管理の方向性を説明する． 　・胎児の健康問題への影響と理由と検査 　・誘発か待機かの分娩方針のメリット・デメリット 3. 妊婦と家族のもつ不安への説明 　・焦らず，誘発か待機か判断できるよう情報提供する． 　・妊娠41週経過後からの入院の可能性と準備するものなど説明する． 　・帝王切開術など急変時の対応について説明する．	・予定日を過ぎることについてみせかけの予定日と真の予定日がわかる． ・妊産婦と家族が焦らず，自身の妊娠・出産の時期を考えることができる．
【B】過期妊娠の胎児の異常を早期に発見するためのケア 助産診断名：❹，❺，❻，❼，❽,❾,❿ 1. 胎児の健康に関する検査について説明する． 　・必要な検査を行い胎児評価を行う． 　・検査に対する妊産婦の不安について精神的ケアを行う． 2. 胎児の心拍数の観察 　・観察：心拍数のパターンの軽度の変化を見逃さない．	・安心して検査に臨むことができる． ・胎動の有無や変化について自覚し伝えることができる．

Ⅱ-H-b3

データ・情報	アセスメント	助産診断名【例】
②胎児心拍パターン：NST 　・variable deceleration, late deceleration 出現の有無 ③胎動の減少および消失 ④腹囲減少（羊水量減少） 　・羊水過少の評価 　・AFIと羊水ポケット ⑤羊水混濁の有無と程度	・胎児心拍パターンの変化がみられた場合，variable deceleration 出現時や，late deceleration 出現時にはOCT/CSTか，妊娠のターミネーションを考慮する． ・AFI（amniotic fluid index：羊水指数）5 cm以下のほうが羊水ポケット 2 cm以下よりも胎児機能不全の予知に好適である． ・NST：reassuring FHR, AFI：5 cm以上の両者を満足すればmodified BPSは正常．	❻過期妊娠に関連した胎児胎盤系機能不良に伴う胎児機能不全の危険性 ❼過期妊娠に関連した羊水量減少による臍帯圧迫の危険性
⑥妊婦や家族の精神的ストレス	・妊婦や夫・家族が，出産の遅れに対して児の健康に対する不安やストレスを抱えているか否か．	❽過期妊娠に関連した母親・家族がもつ胎児の健康に対する不安
(b) 分娩様式 ①児頭骨盤不均衡（cephalopelvic disproportion：CPD）の診断 　・産道の状態 　・胎児の推定体重 　・胎位，胎向，胎勢異常の有無 　・回旋状態 ②胎児の健康状態	・胎児の大きさ（巨大児か否か），過熟化の程度を査定する．妊娠週数が進むと胎児が発育して大きくなり，仮骨化が進むために児頭の応形機能が不良となる．肩甲周囲径が児頭周囲径よりも大きくなり前在肩甲娩出困難となり鎖骨骨折を起こしやすい． ・羊水混濁や羊水過少，胎児心拍パターンの悪化がみられた場合は，分娩進行程度により吸引・鉗子分娩や帝王切開術分娩の適応となる．	❾過期妊娠に関連した胎児の過剰発育によるCPDの危険性 ❿胎児頭骨の骨化進行による応形機能低下による危険性 ⓫過期妊娠に関連した胎児胎盤系機能不良に伴う異常分娩の危険性 ⓬過期妊娠に関連した微弱陣痛に伴う遷延分娩の危険性
(c) 母体への影響 ①子宮底長 ②腹　囲 ③胎児推定体重 ④陣痛発作・間欠 ⑤先進部の下降度 ⑥出血量	・過期妊娠による子宮の増大にともない，収縮が正常に働かず微弱陣痛やその後，遷延分娩，肩甲娩出困難，弛緩出血に陥りやすい．	⓭過期妊娠に関連した子宮収縮不良に伴う弛緩出血の危険性

ケアの要点	具体的評価内容
【C】過期妊娠妊産婦の安全な出産に向けてのケア 助産診断名：❽，❾，❿，⓫，⓬，⓭ 1. 正常分娩の産婦のケアに準ずる． 2. 誘発分娩となる場合は，産婦への説明を行う． 3. 母体の変化，胎児の健康状態の変化に留意した観察を行う． 4. 分娩進行中の産婦に寄り添い，主体的な行動がとれるよう支援する． 5. 適時，分娩の進行状態について説明する． 6. 微弱陣痛を予防し，産婦の疲労を防ぐ過ごし方を支える． 6. 弛緩出血の予防と観察を行う．	・産婦が主体的に出産に取り組める． ・不安や苦痛など，経過中の思いを表出できる． ・呼吸法などで痛みをコントロールできる． ・経過中，食事・睡眠休息など適時とることができる． ・母児とも，安全に分娩を終了することができる．

c 妊娠に伴う身体的適応からの逸脱

1. 妊娠悪阻

データ・情報	アセスメント	助産診断名【例】
1 妊娠に伴う生理的変化からの逸脱の予期 つわりは妊娠の50〜80% (a) 妊娠の診断 (b) 変化の程度 (c) 症　状 ・嘔　気 ・嘔　吐 ・食欲不振など (d) 時　期 (e) 初産婦	・つわり，嗜好・味覚の変化 ☞第2章Ⅱ-E-1-**4** 栄養，p80参照． ・妊娠していない場合，胃がんなどの腹部腫瘍，胃・十二指腸潰瘍や急性虫垂炎・腸閉塞などの消化器系疾患，脳腫瘍，食中毒との鑑別が必要である（図Ⅱ-29）． ・悪心・嘔吐は夜間の胃液分泌亢進が原因で朝に起こることが多い． ・妊娠悪阻は経産婦より初産婦に多い（図Ⅱ-30）．	❶妊娠悪阻に関連した身体的症状に伴う妊娠継続への不安

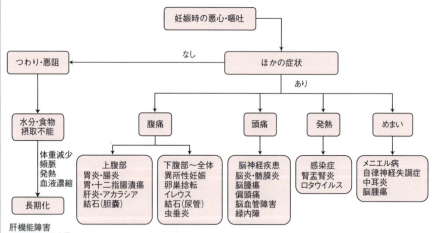

図Ⅱ-29　妊娠時の悪心・嘔吐と合併症

II．妊娠期の助産診断とアセスメント・ツール

【妊娠悪阻とは】
　妊娠初期の生理的なつわり，すなわち悪心・嘔気・時に嘔吐・食欲不振・嗜好の変化など軽度の消化器症状が悪化して脱水・栄養障害・代謝障害などを来たし全身状態が障害されるにいたったものをいう．

ケアの要点	具体的評価内容
【A】つわり，妊娠悪阻を増悪させる原因を除去する 　助産診断名：❶，❷，❸，❹，❺，❿，⓫，⓬ 1. 妊娠の受容度を把握する． 　a. 妊娠の受容の生理的変化（☞第2章Ⅱ-E-2 心理・社会的側面に関する診断，p84参照） 　b. 母親になる自信と自覚を促す． 2. 無理解・非協力な夫などの家族機能や職場環境の状態を把握する． 　a. 代替の調理者（ハウスキーパーの利用），家族の役割分担の調整（上の子の育児はベビーシッター利用），外食や出来合いの食品の利用，家事の工夫（手抜き）など，具体的に話す． 3. 神経質など妊婦の性格を知る． 4. 知識として妊娠の生理やつわりの増悪因子を説明する． 　a. 約半数の妊婦に起こり，16週には消失することが多い，といって安心させる． 　b. やがて食べられるようになると保証する．	・体重減少が抑制あるいは体重増加しているかどうか． ・嘔気・嘔吐が消失しているかどうか． ・尿量が増加しているかどうか． ・尿中ケトン体が消失しているかどうか． ・日常生活動作に障害がないかどうか． ・妊娠に伴うつわりを理解し，対処行動がとれているかどうか． ・便秘がないかどうか． ・妊婦が妊娠を受容し満足しているかどうか． ・円滑に家族が機能しているかどうか． ・順調に胎児が発育しているかどうか．

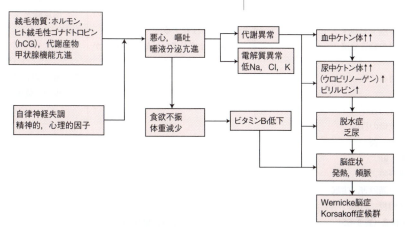

図Ⅱ-30　妊娠悪阻の病態像

（荒木勤：最新産科学 異常編，p5，文光堂，2015）

データ・情報	アセスメント	助産診断名【例】
2 逸脱の診断 ・妊娠悪阻は妊娠の0.02〜0.3％前後に認められる.	・食欲の減退や不振，食事回数や内容の変化，口腔の不潔が続くと，身体的不適応な状態として脱水や電解質異常，口腔疾患，不眠・不安症状が起こる．妊娠悪阻は3期に分けられる（表Ⅱ-63）．	❷妊娠悪阻に関連した栄養不良に伴う胎児発育への障害
・悪阻の重症度（表Ⅱ-64） (a) 正常な妊娠成立の有無	・原則として入院基準を11点以上としている. ・胞状奇胎の場合，つわり様症状が強く出現する．羊水過多症・妊娠高血圧症候群との鑑別が必要である．	
(b) 症　状 ①体重減少 　・非妊娠時に比して5％以上の減少	・妊娠に伴うつわりで体重が多少減少しても，妊娠初期の平均体重増加は1kgある．体重減少が5％以上になった場合，正常からの逸脱を考える．	❸妊娠悪阻に関連した体重減少
②尿中ケトン体の出現と程度	・全身の脱水徴候で，糖質摂取が不十分な場合に出現する．エネルギー源としてブドウ糖が十分利用できず，脂肪が代わりに代謝され，ケトン体が出現する．糖尿病との鑑別が必要である．	
③尿量減少 ④飢餓熱・頻脈 　・体温38℃以上 ⑤多量の唾液分泌	・妊娠に伴う生理的な体温変化との関係にも注意する. ・唾液の分泌が多い妊婦はつわりが長引きやすい.	❹妊娠悪阻に関連した尿量減少
⑥皮膚の状態 　・色 　・弾力性 　・乾燥の程度 　・舌　苔 ⑦嘔　吐 ⑧神経障害 　・意識障害，嗜眠 　・幻視，幻聴	・とくに顔面の血色や弾力性が悪くなり，かさつく.	❺妊娠悪阻に関連した皮膚の乾燥
(c) 検査（表Ⅱ-65） (d) 日常生活動作の変化	・動きが緩慢となり，臥床時間が増す.	

情報・その他

表Ⅱ-63 つわり・妊娠悪阻の分類

分類		症状	ケア・治療
つわり		軽度,体重減少5%未満	
妊娠悪阻	第1期	悪心,過度な嘔吐 体重減少5%以上	安静,エネルギー・水分補給, 電解質補正
	第2期 (中毒期)	発熱,肝障害,頻脈 電解質異常,BUN上昇	
	第3期 (脳症期)	不眠,傾眠,頭痛,昏睡, 痙攣	人工妊娠中絶も考慮する

表Ⅱ-64 悪阻の重症度

	1点	2点	3点	4点	5点
悪心の持続 時間(/日)	0時間	≦1時間	2-3時間	4-6時間	≧6時間
嘔吐の回数 (/日)	なし	1-2回	3-4回	5-6回	≧7回
嘔吐の発作 (/日)	なし	1-2回	3-4回	5-6回	≧7回

軽症 ≦6点,中等症 7-12点,重症 ≧13点

(Lacasse A, Rey E, Ferreira E et al : Validity of a modified Pregnancy-Unique Quantification of Emesis and Nausea (PUQE) scoring index to assess severity of nausea and vomiting of pregnancy. Am J Obstet Gynecol 198 (1) : 71, 2008)

表Ⅱ-65 妊娠悪阻と特徴的臨床検査所見

検査項目	所見	病態
AST (IU/L)	軽度上昇	脱水
ALT (IU/L)	軽度上昇	脱水
ビリルビン値 (mg/dL)	軽度上昇	脱水
アミラーゼ (IU/L)	軽度上昇	嘔吐
尿中ケトン体	陰性~陽性	脂肪燃焼
電解質・酸塩基平衡	低クロル性アルカローシス	嘔吐で胃液喪失
hCG (mIU/mL)	高値	多胎・絨毛性疾患
TSH (U/mL)	正常~低値	一過性で20週までに正常化
FT_4	正常~高値	一過性20週までに正常化
ピロリ菌	陽性率が高い	

いずれの検査項目も,妊娠悪阻の重症度とは相関しない.

(ACOG Practice Bulletin No. 189 : Nausea And Vomiting Of Pregnancy. Obstet Gynecol131 : e15-e30, 2018)

データ・情報	アセスメント	助産診断名【例】
3 症状の増悪に関する因子 (a) 非妊娠時の食習慣 ・質 ・量 ・食べ方	・つわりから妊娠悪阻に移行する場合と妊娠悪阻を増悪させる場合とを考える. ・糖質不足は妊娠悪阻につながる.	❻不規則な食習慣に伴う妊娠悪阻の増悪
(b) 疲労や睡眠不足	・嘔気・嘔吐などで疲労や睡眠不足が起こり,症状を増悪させるという悪循環を招く.	❼嘔吐に関連した睡眠不足に伴う妊娠悪阻の増悪
(c) 含嗽・歯磨き (d) 家事としての調理・食物のにおい	・嗜好の変化によりにおいにも敏感になる.それまで調理を担当していた妊婦がつくることができなくなり,役割分担の調整も必要となる.	❽過敏な嗅覚に関連した役割遂行への障害
(e) 便 秘	・マイナートラブルである便秘で腹部膨満感を来たし,さらに嘔気・嘔吐を招く.	❾便秘に関連した嘔吐に伴うつわりの増悪
(f) 妊娠の拒否や精神的な不安	・つわりの訴えは,妊婦が話を聞いてほしいなど精神的慰安を求めている場合もあり,その奥に潜む心理状態を査定する.	❿妊娠の拒否に伴うつわりの増悪
(g) 夫・家族のサポート不足	・サポート不足は妊婦の精神的な不安を助長させる.	⓫家族のサポート不足に関連した精神的不安に伴う妊娠悪阻の悪化
(h) 妊娠の生理についての知識不足	・妊娠に伴う生理的変化についての知識が不足し,妊娠初期の栄養や食事の工夫ができない.	⓬生理的変化に対する知識不足に伴う不安の増強
(i) 空腹時の無理な活動 (j) 妊娠に伴う口腔内状態の変化(図Ⅱ-31)	・唾液の性状の変化,歯肉の充血・肥大で食物摂取がしにくい状態ができ,つわりや妊娠悪阻を増悪させる.	

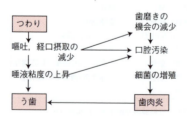

図Ⅱ-31 つわりにより口腔疾患が多発する理由

ケアの要点	具体的評価内容

【B】食事を工夫する
助産診断名：❷，❸，❹，❺，❽，⓬
1. 吐くことを気にせず，空腹にしない．
   a. 空腹時悪化するので，起きたときにすぐ食べる．
2. 食べたいものを食べたいだけ食べるようにする．
   a. 小さなおにぎり，バナナ，せんべい，キャンディ，ビスケットなどいつでもつまめるものを用意する．
   b. 朝，枕元に上記の軽食を常置する．
   c. つわりのない妊婦やいわゆる食べづわりの場合，摂取量が増える傾向にあるため過剰な体重増加に気をつける．
3. 少量頻回の分食にする．
4. 糖質中心のあっさりしたにおいの少ないものをとる．
5. 冷やして食べる．
6. 酸味（柑橘類・酢の物・ヨーグルト）や香りを利用．

【C】つわりがひどく入院する場合のケア
助産診断名：❷，❸，❹，❺，❼，❽
1. 妊婦の好みを熟知した家族の差し入れを歓迎する．
2. 栄養士と連携し，入院時は妊婦の嗜好に合わせた食事を準備する．
3. 嘔吐の激しい場合は絶食にし，状態により水分補給や少量ずつ流動食にして内容に変化をつける．
4. 水分補給は約2,500 mL/日を目安に補液をし，水分・糖分・ビタミン補給する．
5. トイレの傍や同室者との人間関係が良好な部屋に配慮する．
6. 吐物が誘因にならないよう，嘔吐後早く片づける．
7. 体重・体温測定・水分出納をチェックする．
8. 人工妊娠中絶となった場合，その準備と介補を行う．

【D】日常生活を工夫する
助産診断名：❶，❻，❼，❽，❾，❿，⓫，⓬
1. 食後30分くらい安静にする．
2. 朝はゆっくりふとん内で過ごし，気分がよいとき起きる．
3. 十分な睡眠・休息をとる．
4. 便通コントロールを行う．
5. 誘因にならないよう調節しながら口腔の清潔（含嗽・歯磨き）を保持する．
6. シャワー・洗髪・足浴で気分をリフレッシュする．
7. 夫とデートしたり，友人と会話したりして家にばかりこもらないようにする．

2. 貧血

データ・情報	アセスメント	助産診断名【例】
1 妊娠に伴う生理的変化からの逸脱の予期	☞ 第2章Ⅱ-C-1-4 血液, p34参照.	
2 逸脱の診断（図Ⅱ-32） ・貧血の95％が鉄欠乏性貧血 ・全妊婦の20〜30％	・貧血の重症化の予測をする. 鉄欠乏状態では貯蔵鉄が減少し, 続いて血清鉄が減少する. その後, 血中ヘモグロビン値やヘマトクリット値, MCV, MCHCの順に低下していく. ビタミン欠乏性貧血は葉酸欠乏とビタミン B_{12} 欠乏が主であり, 葉酸の欠乏は血小板の減少を引き起こす. MCV, MCHCによって貧血の種類を鑑別する. 低色素性小球性貧血 　MCV ≦ 80 　MCHC ≦ 30 高色素性大球性貧血 　MCV　101＜ 　MCHC　31〜35 正色素性正球性貧血 　MCV　81〜100 　MCHC　31〜35	
(a) 検査 ☞第2章Ⅱ-C-1-4 血液, p34参照. ・血中ヘモグロビン値：11 g/dL未満は逸脱 　医学的治療開始：10 g/dL以下 ・血中ヘマトクリット値：33％未満 ・赤血球数：300万/mm³以下	・10 g/dL以下は治療が必要であるといわれている. しかし10 g/dLにいたっていなくても予測できる場合には, ケアは予期的に開始する. 生理的な希釈が起こらず13 g/dL以上となる場合は, 胎児死亡や低出生体重児の増加が報告されている. 8〜9 g/dL以下になるまでは無症状のことが多い.	

【妊婦貧血とは】

妊婦にみられる貧血を妊婦貧血と総称し，血中ヘモグロビン値11.0 g/dL未満，ヘマトクリット値33％未満のものを妊娠性貧血という．さらに妊娠性貧血のうち小球性低色素性で，血清鉄低下・TIBC上昇など鉄欠乏が確認されるものは妊娠性鉄欠乏性貧血という（日本産科婦人科学会栄養問題委員会，1992）．

情報・その他

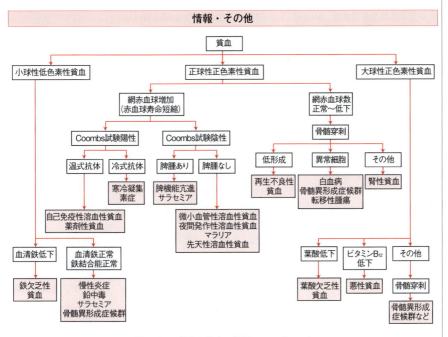

図Ⅱ-32 貧血の検査・診断フローチャート
（関 博之：血液疾患合併妊娠，産科婦人科疾患最新の治療2016-2018，吉川史隆ほか編，p131，南江堂，2016）

データ・情報	アセスメント	助産診断名【例】
・平均赤血球容積（MCV：mean corpuscular volume）：85 fL 未満 ・フェリチン：20 以下 ・平均赤血球ヘモグロビン量（MCH：mean corpuscular hemoglobin） ・鉄（Fe）：60 μg/dL 以下 ・平均赤血球血色素濃度（MCHC：mean corpuscular hemoglobin concentration） ・葉　酸	・MCV (fL) ＝ Ht (%)/RBC ($\times 10^6$/μL)×10 ・MCH (pg) ＝ Hb (g/dL)/RBC ($\times 10^6$/μL)×10 ・MCHC (%) ＝ Hb (g/dL)/Ht (%)×100	
(b) 自覚症状	・心拍出量および心拍数の増大から心不全を起こす危険がある．	
・疲労感	・筋肉の酸素欠乏症のために起こる．	❶鉄欠乏性貧血に関連した身体的疲労の出現
・動悸・息切れ・心悸亢進	・心臓への酸素欠乏症のために起こる．代償作用として心拍数増加が動悸，呼吸数増加が息切れとして感じる．	
・めまい・頭痛・立ちくらみ	・脳への酸素欠乏症のために起こる．	❷貧血に関連しためまいに伴う妊娠への不安
・食欲不振 ・微　熱		❸鉄欠乏性貧血に関連した食欲不振に伴うつわりの増強
(c) 他覚症状（観察） ・顔　色：黄色 ・皮膚・眼瞼粘膜下の色：白・蒼白色 ・爪の色・状態	・白色や蒼白色を呈すると逸脱を疑う．酸素欠乏症の代償作用として主要臓器への血管が拡張し，酸素供給を維持しようとする．しかし皮膚の血管は収縮するためヘモグロビン濃度が低下し皮膚色が蒼白となる．	

ケアの要点	具体的評価内容
【A】貧血改善に向けた動機づけをする 助産診断名：❶, ❷, ❸, ❹, ❺, ❻, ❼ 1. 新生児は貯蔵鉄が少ないため，母体が鉄欠乏であると乳児期に鉄欠乏性貧血を起こす可能性があると説明する． 2. 好き嫌いの激しい偏食の妊婦には，まず妊娠の自覚から促す． 3. 分娩時の出血，産褥期の乳汁分泌不良，育児期の易疲労性など貧血の予後を説明する．	・貧血症状がない，もしくは改善しているかどうか． ・妊娠週数に相当して検査結果が正常範囲内で経過しているかどうか． ・貧血を予期して対処行動をとっているかどうか． ・日常生活に支障を来たしていないかどうか．

II-H-c2

データ・情報	アセスメント	助産診断名【例】
3 症状の増悪に関する因子 （a）非妊娠時の貧血状態	・初期から貧血がある場合には今後増悪が予測される．分娩時の出血量を考えると分娩時の出血性ショックや産褥期の乳汁分泌不良，易疲労性による育児不適応なども考えなければならないため，妊娠期のケアが重要となる．今回の妊娠経過における流早産の出血，前置胎盤などの出血の影響も考慮する．	❹貧血に対する知識不足に関連した増悪の危険性
（b）日常の食生活 ①偏　食 ②鉄分の少ない食事 ③不規則な食事 　・回　数 　・摂取時間 ④不十分な咀嚼 ⑤不十分な食後の休息		❺不適切な食生活に関連した貧血の増悪
（c）多　胎 （d）短い出産間隔・頻産婦 （e）過重な労働	・単胎よりも鉄分などの需要が増える． ・産後の回復が不十分のまま次の妊娠の負荷がかかることが考えられる． ・貧血がひどくなると酸素欠乏状態になり，日常生活動作が制限される上，過重な労働が加わると重症化する．	❻多胎に関連した鉄需要増大に伴う貧血の出現 ❼出産間隔の短縮に関連した身体回復遅延に伴う貧血状態
4 妊娠経過の予測 （a）流・早産 （b）妊娠高血圧症候群	☞ 第2章Ⅱ-H-b1 流産，p151およびb2 早産，p171参照．	
5 分娩経過などの予測 （a）微弱陣痛・遷延分娩 （b）弛緩出血 （c）乳汁分泌不良 （d）胎児発育不全（FGR）	☞ 第3章Ⅱ-G-a1 微弱陣痛，p432参照． ☞ 第2章Ⅱ-H-d2 FGR，p244参照．	❽貧血に関連した疲労に伴う育児拒否 ❾貧血に伴う乳汁分泌不良の危険性

ケアの要点	具体的評価内容

【B】食事を工夫する

助産診断名：❶，❷，❸，❹，❺，❻,❼，❽，❾

1. 鉄を多く含む食品を摂取する．
    a. レバーだけでなく代替品（魚介類，肉，卵，大豆）なども効果がある．
2. 鉄の吸収を促進するビタミン（C，B_{12}，葉酸），アミノ酸，カルシウムなどを摂取する．
    a. カルシウムは40 mgの付加が必要である．牛乳などの乳製品，小魚などをとる．
    b. カルシウムの吸収率をアップするために蛋白質を含む食品を摂取する．
3. 食後3時間まではタンニンを含む緑茶・紅茶・コーヒーは控えるほうが望ましい．
4. 偏食せずにバランスのよい食事をとり，便秘を予防する．

【C】適度の運動で食欲を高める

助産診断名：❶，❸，❺

【D】鉄剤服用時の注意を説明する

助産診断名：❶，❷，❸，❽，❾

1. 消化器系への副作用や便が黒くなることを前もって話しておく．
    a. 副作用には便秘・下痢・顔面紅潮・耳鳴・悪心・嘔吐・蕁麻疹・瘙痒感がある．
2. 空腹時ではなく食直後に服用する．
3. 鉄吸収を効果的にするために，タンニンを含む緑茶・紅茶・コーヒーと一緒に服用しないほうが望ましい．実際には，鉄吸収率の低下も加味して，鉄含有量が多めの鉄剤を投与しており，一般には禁茶にする必要はないといわれている．しかし看護職者としては，過剰な投与をよしとせず，禁茶によって服用自体を止めないか，妊婦の生活の質は低下しないかを十分にアセスメントした上で，正確な情報を提供し，より効果的に吸収する具体的な服用方法を説明する．とくに消化機能が弱く，鉄含有量を抑えた鉄剤を服用している妊婦は，タンニンを含む緑茶・紅茶・コーヒーを極端に濃くしたり，1回の飲用を多量にしないよう説明する．

3. 妊娠高血圧症候群

> **【妊娠高血圧症候群とは】**（日本妊娠高血圧学会，2018）
> 　妊娠時に高血圧を認めた場合，妊娠高血圧症候群（hypertensive disorders of pregnancy：HDP）とする．妊娠高血圧症候群は妊娠高血圧腎症，妊娠高血圧，加重型妊娠高血圧腎症，高血圧合併妊娠に分類される．

データ・情報	アセスメント	助産診断名【例】
1 妊娠に伴う身体的適応からの逸脱の予期 ・全妊娠の1～3％（日本での患者数1万～3万人/年） ・収縮期血圧140mmHg以上，または，拡張期血圧が90mmHg以上の場合を高血圧と診断する．	・どのような対象が妊娠高血圧症候群になりやすいのか査定する．原因は不明であるが妊娠に伴う母体の恒常性の維持機構が適応不全を起こしていると考えられている． ・妊娠高血圧症候群は糖尿病合併妊婦の12～13％，慢性高血圧の20％，双胎妊娠の30％の頻度で起こる．その他の胞状奇胎・羊水過多など，絨毛量や子宮内圧の増大によっても発生しやすい． ・根拠はいまだ不明確ではあるが臨床的に関係のあるものを下記に挙げる．	
(a) 既往歴・現病歴 ①高血圧症 ②腎疾患 ③糖尿病 ④全身性エリテマトーデス(SLE) ⑤甲状腺疾患	・合併症が治癒しているかどうか．コントロールされているかどうか．治療中であれば今回の妊娠にどのような影響があるのか．医師よりどのような説明がなされ，どこまで理解できているのか．	
(b) 家族歴 ①高血圧症 ②糖尿病 ③実母や姉妹の妊娠高血圧症候群歴	・今回の妊娠にどのような影響があるのか．対象がどこまで理解できているのか．	❶実母や姉妹の妊娠高血圧症候群歴に伴う妊娠継続への不安

Ⅱ．妊娠期の助産診断とアセスメント・ツール

【病型分類】
① 妊娠高血圧腎症（preeclampsia：PE）
② 妊娠高血圧（gestational hypertension：GH）
③ 加重型妊娠高血圧腎症（superimposed preeclampsia：SPE）
④ 高血圧合併妊娠（chronic hypertension：CH）

ケアの要点	具体的評価内容
【A】体重コントロールを行う 助産診断名：❹，❻ 1. 妊娠糖尿病・耐糖能異常の項（☞第2章Ⅱ-H-c4, p220参照） **【B】子宮胎盤循環量を維持するため安静を保持する** 助産診断名：❼，❽，❾，❿，⓫，⓭，⓮，⓰，⓳，⓴，㉒，㉔ 1. 自覚症状のない妊婦へ十分な説明を行う． 2. 身体を横にするだけでもよい． 3. 流産・早産の項（☞第2章Ⅱ-H-b1, p151およびb2, p171）参照 **【C】正しく症状をみる** 助産診断名：⓫，⓬，⓭，⓮，⓰，⓱，⓲，⓳，⓴，㉒，㉔ 1. 血圧測定は座位で，肘関節を伸展させ心臓の高さで測定する． 2. 日本循環器管理研究協議会によると，測定は5分以上の安静後が望ましい． 3. 高値の場合は2分以上間隔をおいて再検する． 4. 室温は20℃前後の静かな部屋で体位は起座位とする． 5. 分娩第1期は1〜2時間毎に測定する． a. 自動血圧計を用いるとよい． 6. 分娩第2期は15分毎が望ましい． 7. 白衣性高血圧の有無を確認する． 8. 測定前の運動・食事・喫煙などの影響因子を考慮する．	・今回妊娠高血圧症候群になりやすい背景があると理解しているかどうか． ・妊娠高血圧症候群による胎児発育障害がないかどうか． ・妊娠高血圧症候群の経過や影響が予測できているかどうか． ・精神的不安定の解消など自ら対処行動を起こしているかどうか． ・安静が保持できているかどうか． ・疼痛や苦痛なく過ごせているかどうか． ・分娩時期が適切であるかどうか． ・分娩様式が適切であるかどうか． ・救急時の準備が十分整っているかどうか．

Ⅱ-H-c3

データ・情報	アセスメント	助産診断名【例】
(c) 産科既往歴 ①妊娠高血圧症候群 ②子宮内胎児死亡	・前回までの産科既往症の原因はどこまで明らかにされているか．前回どの程度まで説明と理解を得て，今回妊娠に臨んでいるのか．	❷前回妊娠高血圧症候群既往に伴う妊娠高血圧症候群発症の危険性
(d) 今回の妊娠 ①初産婦 　・初回妊娠，とくに初回性交による妊娠（ハネムーンベビー） ②多　胎 ③羊水過多症 ④貧　血 ⑤胞状奇胎	・今回の妊娠状態が妊娠高血圧症候群とどのような関係があるのかについての理解の程度はどうか．	❸初回性交による妊娠に伴う妊娠高血圧症候群発症の危険性
(e) 年　齢 ①高年初産　35歳以上 ②若年初産　19歳以下	・妊娠高血圧症候群に限らず，他の年齢に伴うリスクも併せてどこまで理解し，対処方法を考えているか．	
(f) 肥満・るいそう ①非妊娠時BMI 　・BMI　25以上 　・BMI　18以下 　・肥満度20％以上	・肥満・るいそう状態になった原因は何か．その原因と妊娠高血圧症候群発症の誘因といわれているものとに関係はないか． ・非妊娠時BMI 24以上あるいは妊娠中の体重増加が15 kg以上の場合妊娠高血圧症候群を発症しやすい．	❹体重コントロール不良に伴う妊娠高血圧症候群発症の危険性
(g) 生活環境 ①就労の内容 ②過　労 ③過剰な塩分摂取・喫煙	・現在の生活環境にならざるを得ない原因は何か．対象はそれをどう考えているか．対処方法はないかを対象とともに考えていく．	❺高塩分の食習慣に伴う妊娠高血圧症候群発症の危険性 ❻家族の無理解による食生活改善不可に伴う妊娠高血圧症候群の増悪 ❼就労に関連した休息不足に伴う妊娠高血圧症候群増悪の危険性

ケアの要点	具体的評価内容

9. 高血圧の自覚症状に注意する．
    a. 頭痛，頭重感，耳鳴，動悸などがある．
    b. すぐ申し出てもらうように説明する．
10. 入院安静中は，定期的な体重・血圧測定，蛋白尿の排泄や浮腫の程度を判断するための蓄尿を行う．

【D】食事を減塩に工夫する

塩分や水分の制限が有効でないという考えもあるが，和食は塩分の多い食事であるため日本人は制限が必要なことが多い．

助産診断名：❸，❹，❺，❻，⓫，⓬，⓭，⓮，⓰，⓱，⓴，㉒

1. 味噌汁の汁やうどんのつゆなど汁物をとらない．
2. 味噌汁は具だくさんにして汁は少なく，栄養を豊富にとれるよう工夫する．
3. 漬け物はとらない．
4. 調味料は下味には使わず，調理後にかけたりつけたりする．
5. 柑橘類（ゆず・レモン）や香辛料（木の芽・しそ・三つ葉・アーモンド・ごま・のり），焦げ目・こくを利用する．
6. 醤油の代わりに出し汁（煮干し・鰹節・昆布・干し椎茸）を利用する．
7. 熱いものは熱く，冷たいものは冷たくして温度を利用する．
8. 1品は味付けをし，その他の副菜は味なしにして交互に食べるようにする．
9. その他，低カロリー，高蛋白の食事を指導する．
10. 日本産科婦人科学会周産期委員会（1998）から妊娠高血圧症候群の生活指導および栄養管理の指針が示されている（表Ⅱ-66）．

データ・情報	アセスメント	助産診断名【例】
④ストレス		❽妊娠高血圧症候群に対する安静に関連した日常生活動作の制限 ❾妊娠高血圧症候群に対する安静に関連したストレスの増強 ❿妊娠高血圧症候群に対する安静に関連した役割遂行の障害
(h) 妊娠時期 ①妊娠後期 ②妊娠28〜39週	・妊娠後期の好発時期に備えて予期的指導はなされているか．それに対して対象は対処方法を知り，実施しているか．	
2 逸脱の診断（表Ⅱ-67，68） ・日本妊娠高血圧学会，妊娠高血圧症候群の診療指針2015 (a) 症状がさらに逸脱した状態 ①上腹部痛 ②眼華閃発：漿液性網膜剝離 ④腱反射の亢進 ⑤不安・焦燥感 ⑥見当識障害	・病態生理的には全身にわたる細動脈血管の攣縮，アンジオテンシンⅡに対する血管感受性の亢進ならびに凝固線溶系の異常が認められる．細動脈血管の攣縮と血管感受性の亢進とを介して末梢血管抵抗が増加し，心拍出量は正常あるいはやや低下するにもかかわらず血圧上昇を招く．さらに循環血液量の減少，血液粘度の増加および血液凝固亢進などの諸状態が重なって子宮胎盤，脳，肝臓，腎臓，心臓などへの血流低下をきたす．	⓫眼華閃発に関連した重篤な妊娠高血圧症候群に伴う生命危機への不安
3 妊娠経過の予測 (a) 症　状	・妊娠高血圧腎症は，高血圧に蛋白尿を伴うもので，もっともよくみられる典型的なタイプである．妊娠高血圧症は，高血圧のみで妊娠高血圧腎症の1/3の頻度で起こる．加重型妊娠高血圧腎症は，もともと高血圧，腎臓病などがあるタイプで，妊娠初期・中期から症状が出現し増悪しやすい．妊娠28週未満に発症する浮腫や，急激に発症する重度の全身浮腫などの病的な浮腫を除き，浮腫の臨床的意義はほとんどない（図Ⅱ-33）．	

情報・その他

表Ⅱ-66 妊娠高血圧症候群の生活指導および栄養指導

1. 生活指導
   * 安静
   * ストレスを避ける
   【予防には軽度の運動，規則正しい生活が勧められる】
2. 栄養管理（食事指導）
   a) エネルギー摂取（総カロリー）
      非妊娠時BMI24以下の妊婦：30 kcal × 理想体重 (kg) + 200 kcal/日
      非妊娠時BMI24以上の妊婦：30 kcal × 理想体重 (kg) /日
      【予防には妊娠中の適切な体重増加が勧められる】
      BMI < 18 では10〜12 kg 増
      BMI 18〜24 では7〜10 kg 増　　BMI (body mass index) = 体重 (kg) / 身長 $(m)^2$
      BMI > 24 では5〜7 kg 増
   b) 塩分摂取
      7〜8 g/日程度とする．（極端な塩分制限は勧められない）
      【予防には10 g/日以下が勧められる】
   c) 水分摂取
      1日尿量 500 mL以下や肺水腫では前日尿量に500 mLを加える程度にするが，それ以外は制限しない．口渇を感じない程度の摂取が望ましい．
   d) 蛋白質摂取量
      理想体重 × 1.0 g/日
      【予防には理想体重 × 1.2〜1.4 g/日が望ましい】
   e) 動物性脂肪と糖質は制限し，高ビタミン食とすることが望ましい．
      【予防には食事摂取カルシウム 900 mg/日に加え，1〜2 g/日のカルシウム摂取が有効との報告もある．また海草中のカリウムや魚油，肝油（不飽和脂肪酸），マグネシウムを多く含む食品に高血圧予防効果があるとの報告もある】

注：重症，軽症ともに基本的には同じ指導で差し支えない．混合型ではその基礎疾患の病態に応じた内容に変更することが勧められる．

(日本産科婦人科学会周産期委員会, 1998)

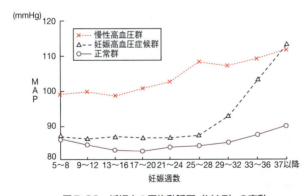

図Ⅱ-33 妊娠中の平均動脈圧（MAP）の変動

(篠原康二：ハイリスク妊娠（木戸口公一編），p92，医薬ジャーナル社，1996)

データ・情報	アセスメント	助産診断名【例】
①血圧 ・非妊娠時血圧 ・高血圧症状 　頭痛 　眼華閃発 　めまい ・子癇 ・脳出血		❷高血圧をはじめとする身体的不適応状態に伴う不安増大 ❸高血圧に関連した頭痛に伴う不快感
②蛋白尿 ・尿量（非妊娠時と現在） ・1日の回数 ・テストテープによる尿定性 **次のいずれかに該当する場合を蛋白尿と診断する．** 1. 24時間尿でエスバッハ法などによって300mg/日以上の蛋白尿が検出された場合． 2. 随時尿でprotein/creatinine（P/C）比が0.3mg/mg・CRE以上である場合． ＊24時間蓄尿や随時尿を用いたペーパーテストで2回以上連続して尿蛋白++以上陽性である場合を蛋白尿と診断することを許容する．	・腎糸球体における内皮細胞の形態学的な傷害および血管の攣縮と血栓形成による糸球体の機能的な傷害によるため蛋白尿が出現する．通常糸球体濾過量（GFR）は30〜50％増加し，血清クレアチニン値も非妊娠時より低下するが，妊娠高血圧症候群ではGFRが維持または低下する． ・24時間蓄尿により1日の蛋白排泄量を知る必要がある．腟分泌物が混入して蛋白が陽性になることがあるため，採尿時に中間尿を採るよう説明する．膀胱炎との鑑別が必要である．	
③浮腫 ・体重増加 　500g/週以上 　2kg/月以上の増加 ・尿量減少 ・腫れぼったい顔面 　眼瞼・目の下の腫れ ・手指・手の甲の腫れ 　指輪が回りにくい，抜けない ・足の甲の腫れ，靴がきつい	・血管内皮細胞自体の傷害に基づく血管透過性の亢進と血管の攣縮による毛細血管内圧の上昇が関与して浮腫が発生する．長時間の歩行や立位により浮腫が起こることがある． ・朝の洗面時など手の感触や視覚でわかるため，妊婦にあらかじめ指導する必要がある．	❹妊娠高血圧症候群に関連した浮腫に伴う尿量減少
④口渇 ・体位 ・貧血の有無		❺貧血に伴う妊娠高血圧症候群発症の危険性

情報・その他

表Ⅱ-67　病型分類

①妊娠高血圧腎症：preeclampsia（PE）
　1）妊娠20週以降に初めて高血圧を発症し，かつ，蛋白尿を伴うもので，分娩12週までに正常に復する場合．
　2）妊娠20週以降に初めて発症した高血圧に，蛋白尿を認めなくても以下のいずれかを認める場合で，分娩12週までに正常に復する場合．
　　ⅰ）基礎疾患の無い肝機能障害（肝酵素上昇【ALTもしくはAST＞40IU/L】，治療に反応せず他の診断がつかない重度の持続する右季肋部もしくは心窩部痛）
　　ⅱ）進行性の腎障害（Cr＞1.0mg/dL，他の腎疾患は否定）
　　ⅲ）脳卒中，神経障害（間代性痙攣・子癇・視野障害・一次性頭痛を除く頭痛など）
　　ⅳ）血液凝固障害（HDPに伴う血小板減少【＜15万/μL】・DIC・溶血）
　3）妊娠20週以降に初めて発症した高血圧に，蛋白尿を認めなくても子宮胎盤機能不全（*¹胎児発育不全【FGR】，*²臍帯動脈血流波形異常，*³死産）を伴う場合．
②妊娠高血圧：gestational hypertension（GH）
　妊娠20週以降に初めて高血圧を発症し，分娩12週までに正常に復する場合で，かつ妊娠高血圧腎症の定義に当てはまらないもの．
③加重型妊娠高血圧腎症：superimposed preeclampsia（SPE）
　1）高血圧が妊娠前あるいは妊娠20週までに存在し，妊娠20週以降に蛋白尿，もしくは基礎疾患の無い肝腎機能障害，脳卒中，神経障害，血液凝固障害のいずれかを伴う場合．
　2）高血圧と蛋白尿が妊娠前あるいは妊娠20週までに存在し，妊娠20週以降にいずれかまたは両症状が増悪する場合．
　3）蛋白尿のみを呈する腎疾患が妊娠前あるいは妊娠20週までに存在し，妊娠20週以降に高血圧が発症する場合．
　4）高血圧が妊娠前あるいは妊娠20週までに存在し，妊娠20週以降に子宮胎盤機能不全を伴う場合．
④高血圧合併妊娠：chronic hypertension（CH）
　高血圧が妊娠前あるいは妊娠20週までに存在し，加重型妊娠高血圧腎症を発症していない場合．
　補足：*1　FGRの定義は，日本超音波医学会の分類「超音波胎児計測の標準化と日本人の基準値」に従い胎児推定体重が－1.5SD以下となる場合とする．染色体異常のない，もしくは，奇形症候群のないものとする．
　　　　*2　臍帯動脈血流波形異常は，臍帯動脈血管抵抗の異常高値や血流途絶あるいは逆流を認める場合とする．
　　　　*3　死産は，染色体異常のない，もしくは，奇形症候群のない死産の場合とする．

（日本妊娠高血圧学会：妊娠高血圧症候群の新定義・臨床分類，2018）

表Ⅱ-68　症候による亜分類

①重症について
　次のいずれかに該当するものを重症と規定する．なお，軽症という用語はハイリスクでない妊娠高血圧症候群と誤解されるため，原則用いない．
　　1. 妊娠高血圧・妊娠高血圧腎症・加重型妊娠高血圧腎症・高血圧合併妊娠において，血圧が次のいずれかに該当する場合
　　　　収縮期血圧　160mmHg以上の場合
　　　　拡張期血圧　110mmHg以上の場合
　　2. 妊娠高血圧腎症・加重型妊娠高血圧腎症において，母体の臓器障害または子宮胎盤機能不全を認める場合
　・蛋白尿の多寡による重症分類は行わない．
②発症時期による病型分類
　　妊娠34週未満に発症するものは，早発型（early onset type:EO）
　　妊娠34週以降に発症するものは，遅発型（late onset type:LO）
　　＊わが国では妊娠32週で区別すべきとの意見があり，今後，本学会で区分点を検討する予定である．

（日本妊娠高血圧学会：妊娠高血圧症候群の新定義・臨床分類，2018）

データ・情報	アセスメント	助産診断名【例】
⑤その他 ・不眠 ・悪心・嘔吐・胃痛 ・視力障害 ・眼底所見 　網膜血管の攣縮 　狭　窄 　出　血 　浮　腫 ・欠尿・無尿 ・全身症状 　肺水腫 　心不全 　出血傾向 　子　癇 ⑥検　査 ・GFR ・血中クレアチニン ・尿酸値 ・BUN ・ヘマトクリット ・凝固因子の低下 ・血小板 ・DICスコア ・E_3 ・血中hPL	・妊娠時は血液凝固因子の増加により血液凝固能が亢進する一方，線溶能低下，血小板の活性化が起こり血栓を形成しやすくなる．胎盤でも凝固亢進，トロンビン産生の亢進がある．正常な妊娠では凝固亢進状態に対応して，正常の恒常性を維持しようとする．しかし妊娠高血圧症候群では血管内皮細胞の傷害のために，凝固線溶能が亢進する．	⓰妊娠高血圧症候群増悪に伴う不眠 ⓱妊娠高血圧症候群増悪に関連した視力障害に伴う不安増強
(b) 流・早産		
(c) 妊産婦死亡		
(d) 医学的治療 　①医師の方針（図Ⅱ-34） 　②薬物治療	・主な妊婦の医学的管理は血圧の調節と子癇発作の防止，各臓器障害の防止である．胎児に対しては妊婦の管理を行うことによって，胎児-胎盤機能を正常に維持するよう努める．医学的な治療の詳細は対象の状態，医師の方針により異なるためここでは挙げない．	⓲医学的治療の無理解に伴う妊娠高血圧症候群の増悪

情報・その他

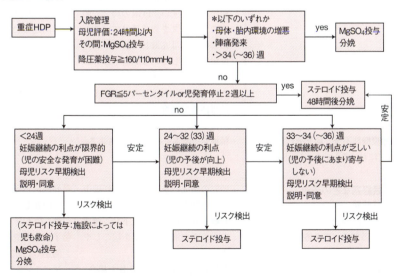

図Ⅱ-34 妊娠高血圧症候群（HDP）の管理

(日高敦夫ほか：妊娠高血圧症候群(PIH)管理ガイドライン2009，日本妊娠高血圧学会編，p161，メジカルビュー社，2009 より一部改変し許諾を得て転載)

データ・情報	アセスメント	助産診断名【例】
4 胎児の発育・健康状態の把握	・NSTで遅発一過性徐脈が頻発する場合を1つの目安にする．子宮収縮の際の低下した胎盤血液量に対して胎児予備能力がないことを示している．超音波断層法により胎児の発育が遅延傾向にある場合，胎盤機能が悪化していることが予測されるので母体外に出すほうがよい．羊水量の減少は子宮内膜での循環不良が考えられ，胎児パルスドプラにおいての逆流は胎内環境の不良を示している． その他は他項（☞ 第2章Ⅱ-C-3 胎児および胎児付属物に関する診断, p57）を参照．	
(a) 胎児発育不全	・胎児は母体の不適応状態により胎盤循環が抑制され，発育不全（FGR）を起こし，羊水量減少や低酸素状態になりやすい．FGRの場合，胎内でストレスを強く受けているために肺成熟は亢進している．胎児に栄養供給している胎盤そのものが強い虚血性変化を示しているためFGRの回復は望めないが，多くは母体外で発育のキャッチアップが起こる．	❶妊娠高血圧症候群に関連した発育不全症の危険性 ❷妊娠高血圧症候群に関連した胎児機能不全の危険性 ❷妊娠高血圧症候群に関連したFGR出産に伴う心理的自責感の出現
(b) 胎児機能不全，胎児死亡 　NSTにおける late deceleration	・精神発達障害を起こすこともある．	
5 分娩経過などの予測 (a) 分娩時期 ・妊娠終結（ターミネーション）を考慮する要件（表Ⅱ-69） (b) 分娩様式	・胎児の肺成熟を待つために妊娠中絶の時期を遅らせてはならない．妊婦も肝・腎機能が低下し，前述のような血液凝固異常を起こしやすい． ・胎児機能不全が認められた場合，胎児が母体外で生活可能であれば帝王切開術を行う．重症高血圧がある場合，胎児の肺成熟が認めら	❷妊娠高血圧症候群に関連した生命危機への不安 ❷子宮内胎児死亡に関連した精神的アンバランス状態 ❷分娩後疲労増大に伴う妊娠高血圧症移行への危険性

ケアの要点	具体的評価内容

【E】入院時のケア

助産診断名:❽, ❾, ❿, ⓫, ⓬, ⓭, ⓮, ⓰, ⓱, ⓳, ⓴, ㉑, ㉒, ㉓

1. 入院中のストレスを軽減する.
    a. 入院環境は,ストレスのかからない静かな部屋,トイレ付き個室やトイレに近い部屋を準備する.
    b. 子癇発作予防のために光を遮断するカーテン(暗幕)がある部屋,騒音が大きくない静かな部屋,緊急時にすぐ対応できるナースステーションに近い部屋などを準備する.
    c. 現状と今後の予測について対象不安を受容しながら説明する.

【F】精神的援助を行う

助産診断名:❶, ❾, ⓫, ⓬, ⓰, ⓱, ⓲, ㉑, ㉓

1. 妊娠高血圧症候群になりやすい背景があっても,原因は不明で予期的対処行動を起こし,主体的に妊娠生活を過ごすよう説明する.
2. 安静の必要性を説明する.
3. 気分転換がはかれる工夫をともに考える.
4. 医師の治療方針が十分理解できているかみる.
    a. 説明時には同席し,反応をみたり,平易な言葉に言い換えたりする.
    b. 不安な気持ちを受容する.

【G】今後の予防に向けたケア

助産診断名:❶, ❸, ㉔

1. 次回挙児希望時の妊娠高血圧症候群発症について保健指導を行う.
    a. 次回のバースプランを立てる.

データ・情報	アセスメント	助産診断名【例】
	れれば妊娠37週未満でも分娩誘発を行う． ・母児ともに危険な状態ではなく，妊娠32週以降で推定体重1,500 g以上の頭位・単胎児は原則として経腟分娩とする．	
(c) その他 ①胎盤の白色梗塞 ②関連疾患 　・HELLP症候群 　・急性脂肪肝 　・常位胎盤早期剥離	・妊娠高血圧症候群の程度と胎盤の梗塞の程度から体内環境を査定し，新生児の体外適応状態を予期する指標にする． ☞ 第3章Ⅱ-G-i　異常出血，p596参照．	

情報・その他

表Ⅱ-69 妊娠高血圧症候群症例で妊娠週数に関係なく妊娠終結を考慮する要件

	母体要件
1	治療に抵抗する高血圧 （降圧薬を投与してもsBP≧160mmHg.and/or dBP≧110mmHg）
2	血小板減少（10万/mm³未満） 凝固系異常（6～12時間で急激に増悪する場合）
3	肝機能障害（基準値の2倍以上）
4	持続する右季肋部痛，心窩部痛
5	HELLP症候群
6	進行する腎機能障害 （ほかに腎疾患が存在しない場合，Cr≧1.1mg/dLまたは2倍以上の高値）
7	肺水腫
8	高度な胸水貯留，高度な腹水貯留，漿液性網膜剥離
9	中枢神経障害（子癇,脳卒中）または視覚異常（皮質盲）
10	高度な頭痛，切迫子癇
11	胎盤早期剥離
12	重症高血圧を伴う妊娠高血圧症候群重症例の妊娠34週以降
	胎児要件
1	胎児胎盤機能不全 non-reassuring fetal status（NRFS） 臍帯動脈血流異常（逆流,持続する拡張期血流の途絶は厳重管理） 高度子宮内胎児発育不全,胎児発育または胎児頭位発育の停止（2週間以上） 羊水減少（AFI≦5.0cm,最大pocket≦2.0cm）

Cr：クレアチニン，NRFS：non-reassuring fetal status，胎児機能不全
AFI：amniotic fluid index，羊水インデックス

（高血圧症候群の診療指針2015，妊娠終結の決定条件は？ 日本高血圧学会，p201，メジカルビュー社，2016）

4. 妊娠糖尿病・耐糖能異常

データ・情報	アセスメント	助産診断名【例】
1 妊娠に伴う身体的適応からの逸脱の予期	・どのような対象が妊娠糖尿病や耐糖能異常になりやすいのか，初診時にリスク因子を抽出する．	
(a) 既往歴・現病歴 ・非妊娠時の身体コントロール	・妊娠の可否 ・増殖性網膜症がある場合や腎機能が低下している場合以外は医学的に妊娠許可してもよいとしている．増殖性網膜症は眼科的治療を行い安定後可能になる． ・非妊娠時の身体コントロールが必要な理由は，①妊娠7週まで高血糖による先天奇形が起こる確率が高い，②妊娠中，妊婦の血管合併症を予防できるためである．	❶妊娠糖尿病に伴う妊娠高血圧症候群発症の危険性 ❷非妊娠時の血糖コントロール不良に伴う妊娠の不可
①糖尿病 ②肥満 ③HbA1c（NGSP値）6.5%以上	・HbA1c値はその測定前4〜6週間の血糖値を反映する． ・妊娠初期のHbA1cが6.5%以上では流産の可能性が高く，身体的不適応を起こす危険性が高い．胎児の先天奇形発生の頻度も高くなる．	❸肥満に伴う耐糖能異常発症の危険性
(b) 家族歴 ①糖尿病	・妊婦の耐糖能異常の体質はその子の1/3〜1/4に遺伝し，同時に母親の食生活を模倣するので発症の危険性は高くなる．	❹糖尿病家系に関連した糖尿病発症の危険性に伴う不安
(c) 産科既往歴 ①分娩5回以上の頻産婦 ②Large-for-dates（LFD）児分娩 ③原因不明の習慣性流・早産，周期性死亡 ④先天奇形児分娩 ⑤羊水過多 ⑥カンジダ症を繰り返し発症	・根拠はいまだ不明確なものもあるが関連があるといわれているものを挙げる． ・③〜⑥は妊娠糖尿病であったり，糖尿病が見過ごされたりしていた可能性があると考えられるものである．	

情報・その他

表Ⅱ-70 妊娠中の糖代謝異常と診断基準

1. **妊娠糖尿病 gestational diabetes mellitus（GDM）**
   75 g OGTT において次の基準の 1 点以上を満たした場合に診断する．
   ① 空腹時血糖値　≧92 mg/dL　　（5.1 mmol/L）
   ② 1 時間値　　　≧180 mg/dL　　（10.0 mmol/L）
   ③ 2 時間値　　　≧153 mg/dL　　（8.5 mmol/L）

2. **妊娠中の明らかな糖尿病 overt diabetes in pregnancy（註1）**
   以下のいずれかを満たした場合に診断する．
   ① 空腹時血糖値　≧126 mg/dL
   ② HbA1c 値　≧6.5％
   ＊随時血糖値≧200 mg/dL，あるいは 75 g OGTT で 2 時間値≧200 mg/dL の場合は，"妊娠中の明らかな糖尿病"の存在を念頭におき，①または②の基準を満たすかどうか確認する（註2）

3. **糖尿病合併妊娠 pregestational diabetes mellitus**
   ① 妊娠前にすでに診断されている糖尿病
   ② 確実な糖尿病網膜症があるもの

註1．妊娠中の明らかな糖尿病には，妊娠前に見逃されていた糖尿病と，妊娠中に糖代謝の変化の影響を受けた糖代謝異常，および妊娠中に発症した 1 型糖尿病が含まれる．いずれも分娩後は診断の再確認が必要である．

註2．妊娠中，特に妊娠後期は妊娠による生理的なインスリン抵抗性の増大を反映して糖負荷後血糖値は非妊時よりも高値を示す．そのため，随時血糖値や 75 g OGTT 負荷後血糖値は非妊時の糖尿病診断基準をそのまま当てはめることはできない．

（日本糖尿病・妊娠学会と日本糖尿病学会との合同委員会：2015年8月1日）

（日本産科婦人科学会/日本産婦人科医会編・監：産婦人科診療ガイドライン-産科編2017，p27，2017）

データ・情報	アセスメント	助産診断名【例】
(d) 今回の妊娠 ①高年妊婦 ②強度の尿糖陽性または2回以上反復する尿糖陽性 ③羊水過多 ④妊娠期過度の体重増加 ⑤カンジダ症を繰り返し発症 **2** 逸脱の診断 (a) 逸脱の種類 ・定義 　妊娠糖尿病（GDM）の診断基準，妊娠時に診断された明らかな糖尿病（表Ⅱ-70） (b) スクリーニング・診断（表Ⅱ-70） ・GDMのスクリーニングおよび診断（表Ⅱ-71） ・糖尿病の診断手順	・GDMでは妊娠中に糖忍容力の低下を認める． ・GDMを今回妊娠で発症したのか，またははじめて認識されたさまざまの程度の耐糖能異常として定義している． ・朝食に糖分をとると陽性になる．次回妊婦健診まで経過観察できるか査定する． ・耐糖能の低下は，妊娠の20週以降にみられるため，スクリーニングは妊娠24〜28週で行うのが望ましい． ・妊娠30週以降の検査は，GDMがすでに胎児へ影響を及ぼしている場合，信頼性が低くなる． ・糖尿病の罹病期間が長い場合は頻回に行う必要がある．なんら治療もせず妊娠継続すると，失明する危険性もある．	❺体重コントロール不良に伴う妊娠糖尿病発症の危険性

情報・その他

表Ⅱ-71 妊婦の耐糖能のスクリーニングおよび診断の方法

1．耐糖能スクリーニングを全妊婦に行う
2．スクリーニングには以下に示す二段階法を用いて行う．
 1）妊娠初期に随時血糖測定（カットオフ値は各施設で独自に設定する）．
 2）妊娠中期（24〜28週）に50 g GCT（≧140mg/dLを陽性），あるいは随時血糖測定（≧100mg/dLを陽性）．その対象は妊娠初期随時血糖法で陰性であった妊婦，ならびに同検査陽性であったが75 g OGTTで非GDMとされた妊婦
3．スクリーニング陽性妊婦には診断検査（75 g OGTT）を行う．
4．空腹時血糖値≧126mg/dL時には，75 g OGTTを行わず，"妊娠中の明らかな糖尿病（overt diabetes in pregnancy）"と診断する．
5．随時血糖値≦200mg/dL，もしくは50 g GCT≧200mg/dL時には，75 g OGTTは行わず，"妊娠中の明らかな糖尿病（overt diabetes in pregnancy）"の可能性について検討する．

（日本産科婦人科学会/日本産婦人科医会編・監：産婦人科診療ガイドライン-産科編2017, p26, 2017）

データ・情報	アセスメント	助産診断名【例】
(c) 管理（血糖コントロール） ・早朝空腹時血糖は 95 mg/dL 以下，食前血糖値 100 mg/dL 以下，食後 2 時間値は 120 mg/dL 以下に維持 ・60 mg/dL 以下は避ける． ・HbA1c は 4.3〜5.8% 以下	・感染症やケトアシドーシスを予防する．妊娠早期から糖尿病管理を行ったほうが妊娠後期からよりも有意に奇形発生頻度が低い． ・HbA1c が高いと先天奇形の危険性が増す．ただし高くても健常児が生まれることも多い．糖尿病合併妊娠における周産期死因の 33〜66% を先天奇形が占める．その頻度は 6〜9% で正常妊娠の 3〜4 倍に上る．心血管系奇形や中枢神経系の奇形は糖尿病合併妊娠において頻度が高い．	❻ 血糖コントロール不良に伴うケトアシドーシス出現の危険性
3 妊娠経過の予測 (a) 妊娠に伴う生理的な変化 (b) 妊娠が糖尿病などの耐糖能異常に与える影響 ・症状の増悪 　糖尿病性網膜症 　ケトアシドーシスの発症 　GDM の頻度は 0.15〜12.3%	☞ 第 2 章 Ⅱ-C-1-12 内分泌，p50 参照． ・非妊娠時よりインスリンを使用している糖尿病合併妊婦はインスリン必要量がやや減少し，妊娠悪阻で十分なエネルギーが摂取できないと低血糖が起こる危険性がある． ・妊娠後期には食後，高血糖がみられる．しかし抗インスリン作用があるにもかかわらず空腹時血糖は低下する．それは母体が絶えず胎児に対しては優先的にブドウ糖を含むエネルギーを供給し続けなければならず，空腹時にも胎児側へエネルギーを供給するので母体自身がエネルギー供給できなくなるためである．母体は脂肪で補おうとする結果，空腹時に血糖値は低下しケトン体や遊離脂肪酸の増加がみられる．そのため比較的低い血糖でもケトアシドーシスを起こしやすくなる．2 型糖尿病でも妊娠後期にケトアシドーシスをきたしうる．	

情報・その他

データ・情報	アセスメント	助産診断名【例】
(c) 糖尿病などの耐糖能異常が妊娠に与える影響 ①妊娠高血圧症候群	・妊娠高血圧症候群は，糖尿病合併妊娠の約12〜13％，正常妊娠の4倍の頻度で起こる．糖尿病合併妊婦が妊娠高血圧症候群を発症すると，周産期死亡の頻度が高くなる．	❼糖尿病合併妊娠に関連した妊娠高血圧症候群発症
②羊水過多症	・糖尿病合併妊婦の約30〜50％に認められる．胎児の高血糖が胎児腎臓における浸透圧利尿を促進し，胎児の尿産生が亢進するためと考えられている．非妊娠時の血糖コントロールが悪い糖尿病合併妊娠は胎児奇形が多く，中枢神経系や消化管の奇形による羊水過多症も起こりやすい．	❽糖尿病合併妊娠に関連した羊水過多症に伴う胎児奇形の危険性
③早　産	・糖尿病合併妊婦に早産の危険性が起こった場合，母体の糖代謝や電解質代謝に影響を及ぼし，高血糖・高インスリン血症・ケトアシドーシスをきたす可能性が高いため，子宮収縮抑制薬であるβ刺激薬は避けて治療が行われる．胎児の肺成熟を促進するグルココルチコイドも血糖を上昇させる作用があるため，血糖や尿中ケトン体に注意しなければならない．	❾糖尿病合併妊娠に関連した早産に伴う医学的管理の制限
④細菌感染 ⑤癒合不全		❿耐糖能異常に関連した細菌感染の危険性 ⓫耐糖能異常に関連した腟自浄作用不適応の危険性

Ⅱ．妊娠期の助産診断とアセスメント・ツール

ケアの要点	具体的評価内容
【A】体重コントロールを行う 助産診断名：❶，❸，❹，❺，❼，⓭ 1. 肥満妊婦や過度な体重増加をしている妊婦にはなぜ現状があるのかともに原因を探る． 2. 非妊娠時BMIより目標体重を設定する． 　a. BMIは非妊娠時体重(kg)/身長(m)^{2}で算出する． 　b. 他項（☞ 第2章Ⅱ-H-c3妊娠高血圧症候群，p211の**表Ⅱ-66**）参照． 3. 糖尿病合併の肥満妊婦における無理な体重制限は低血糖など血糖コントロールに大きくかかわってくるので注意を要する． 4. 摂取エネルギーを計算する． 5. 食事を工夫する． 　a. 肉でも赤身・鶏肉・白身魚・鶏卵・牛乳・ヨーグルト・スキムミルク・大豆などを調理に使う． 　b. 調理方法は油を多く使う「揚げる」「炒める」よりは「焼く」「蒸す」「ゆでる」などに代える． 　c. 昆布や野菜スティックなど低カロリーで栄養豊富，咀嚼に時間のかかるものを間食にする． 　d. 1人分ずつ皿に盛り，皿数を多くする． 　e. 時間を決めて食べる． 　　・糖尿病合併妊婦の場合は食後の高血糖を予防するため1日3回でなく6回に分ける（**図Ⅱ-35**）． 　　・睡眠前と朝食までの時間が長くならないよう配慮する． 　f. 目に付くところに食べ物を置かない． 　g. 必要なもの以外は買わずに，買い物時はリストアップして出かける． 　h. 満腹時に買い物する． 　i. 調理に手間と時間のかかるものを選ぶ． 　j. 糖尿病合併妊婦の場合，低血糖症状を理解し，出現時のために常にオレンジジュースなどの血糖補充用食品を準備する． 　k. 食後の高血糖予防のために食物繊維を多くとる． 　l. アルコールは控える． 6. 体重や食事のことだけにとらわれない． 　a. 妊娠生活を楽しみながらコントロールできるよう妊婦の気持ちを理解する． 　b. ほめたり励ましたりともに歩んでいくことを伝える．	・糖尿病合併や妊娠糖尿病・耐糖能異常発症が予期される背景があると理解しているかどうか． ・糖尿病合併や妊娠糖尿病・耐糖能異常の経過や影響が予期できているかどうか． ・医学的治療方針を理解し血糖・体重コントロールが良好かどうか． ・主体的に治療に臨んでいるかどうか． ・胎児の発育・健康状態が正常かどうか． ・分娩時期が適切であるかどうか． ・分娩様式が適切であるかどうか．

Ⅱ-H-c4

データ・情報	アセスメント	助産診断名【例】
(d) 治療・管理 ①薬物療法 　医学的コントロールの目標 　・早朝空腹時血糖値95 mg/dL以下 　・空腹時血糖値100 mg/dL以下 　・食後2時間血糖値120 mg/dL以下 ②妊娠高血圧症候群の予防 　・妊娠前のクレアチニンクリアランスが80 mL/分以下 　・尿蛋白が500 mg/日以上	・早朝空腹時血糖値95 mg/dL, 空腹時血糖値100 mg/dL, 食後2時間血糖値120 mg/dLはインスリン療法を併用する. ・妊娠中は腎機能や定期的な血圧チェックを行い, 妊娠継続可否の査定につなげる.	
4 胎児の発育・健康状態（図Ⅱ-36） (a) 流　産 (b) 奇　形	・非妊娠時から妊娠初期において, 血糖コントロールが十分でない場合, 流産率は約12.7％と高い. ・糖尿病合併妊娠では正常妊娠に比べ, 重症奇形が約2〜3倍の確率で起こる. 筋骨格系・中枢神経系, とくに神経管欠損・心血管系の奇形が多く, 消化器系・泌尿器系の奇形は比較的少ない. 心血管系奇形の約半分は大血管転位症・心室中隔欠損症・大動脈縮窄症である. また非妊娠時から妊娠初期において血糖コントロールが十分でない場合, 奇形の発生率が高い. 妊娠初期のHbA1cが8.5％以上の場合, 超音波検査や妊娠16〜20週に母体血中αフェトプロテイン（AFP）の測定などで中枢神経系の異常をチェックする必要がある.	⑫血糖コントロール不良に伴う流産の危険性
(c) LGA・巨大児（4,000 g以上）	・糖尿病合併妊娠の15〜45％に巨大児が出生する. 母体の高血糖が胎児の高血糖を引き起こして, 胎児が高インスリン血症となり細胞での糖の取り込みや利用が亢進するために起こる. 巨大児は分娩時肩甲難産から子宮内胎児死亡, 新生児仮死, 鎖骨・上腕骨の骨折, 上	⑬血糖コントロール不良に伴う過剰な胎児発育

情報・その他

【非肥満妊婦】
・妊娠前半：標準体重×30 kcal＋150 kcal
・妊娠後半：標準体重×30 kcal＋350 kcal
・授乳期　：標準体重×30 kcal＋600 kcal
【肥満妊婦】　標準体重×30 kcal

分割食の一例

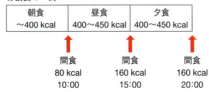

図Ⅱ-35　妊娠糖尿病妊婦において推奨される食事療法
（清水弘行：妊娠糖尿病の栄養管理とインスリン療法．臨床婦人科産科 65（1）：673, 2011）

データ・情報	アセスメント	助産診断名【例】
	腕神経叢麻痺をきたすことが多い．体型上，腹囲が非常に大きいため推定体重に加え，超音波断層法において胎児の腹囲が90パーセンタイル以上の場合は高い確率で巨大児が出生する．	
(d) 子宮内胎児死亡（IUFD）	・原因は不明であるが，妊娠34週以降胎児が突然死亡することがある．母体の高血糖は体内環境を悪化させると考えられているが，具体的には母体血糖値が120 mg/dL以上になると胎動が減少したり，母体の高血糖でNST上に短期細変動（STV：short-term variability）が減少したり，胎盤の血管抵抗が上昇したりする．	⓮高血糖持続に伴う子宮内胎児死亡の危険性 ⓯糖尿病合併妊婦からの出生に伴う呼吸状態不良の可能性
(e) 肺成熟の遅延 ①呼吸窮迫症候群（RDS）	・正常妊娠では，胎児の肺は妊娠34～35週で急速に成熟し，99％は妊娠37週までに肺サーファクタントを有する．しかし糖尿病合併妊娠の場合，肺成熟は遅延し妊娠38.5週まではRDS発症の危険性がある．母体の血中ミオイノシトールが上昇し，肺サーファクタントの機能発現に重要な役割を果たすホスファチジルグリセロール（PG）の産生経路を阻害するためと考えられている．糖尿病合併妊娠の場合，胎児の肺成熟の判定にレシチン/スフィンゴミエリン（L/S）比のみでは不十分であり，羊水中のPGの測定が有効である．PGが3％以上存在するとRDSの発症は少ない．	
②胎児発育不全（FGR）	・微小血管障害が強かったり，妊娠高血圧症候群合併の場合，巨大児とは逆に胎児発育不全を起こす．	

情報・その他

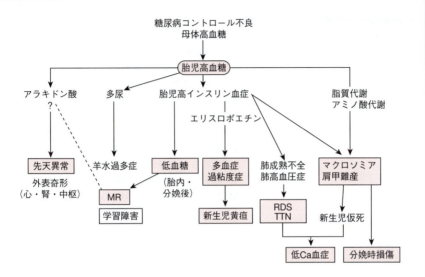

図Ⅱ-36 合併症発生過程
(宿田孝弘：ハイリスク妊娠（木戸口公一編），p178，医薬ジャーナル社，1996)

データ・情報	アセスメント	助産診断名【例】
5 分娩経過などの予測 (a) 分娩時期	・原則として妊娠37週以降，胎児の肺成熟が完成される時期までは分娩させない．母体の血糖コントロールが十分でない場合，胎児肺成熟を確認するために妊娠37週より羊水穿刺を行い，PGが3％以上存在するなら分娩方向へもっていく．また妊娠経過中，胎児機能不全が認められた場合も分娩させる．重症型妊娠高血圧症候群や腎機能の著しい低下などの母体適応による計画分娩もある．	
(b) 分娩様式	・原則として経腟分娩とする．胎児の推定体重が4,500 g以上，腹囲が90パーセンタイル以上の場合，帝王切開術分娩の適応を考える．肩甲難産が起こってから帝王切開術に切り替えることは難しい．胎児の推定体重がさほど大きくなく，子宮頸管の熟化が認められる場合は経腟分娩を試みる．	⑯巨大児分娩の予測に伴う肩甲難産の可能性
(c) 分娩経過の予測 ①血糖コントロール	・分娩中の血糖を80～120 mg/dLに維持できれば，出生後の新生児低血糖を予防できる．	

ケアの要点	具体的評価内容
【B】医学的治療を円滑にすすめる 　　助産診断名：❶, ❷, ❻, ❼, ❽, ❾, ❿, ⓫, ⓬, 　　　　　　　　⓭ 　1. 医師の治療方針が十分理解できているかみる. 　2. 自己血糖測定法を指導する. 　3. 胎児の発育・健康状態を観察する. 　4. 高血糖, 低血糖など症状を早期発見する. 　5. インスリン療法を行っている場合は, セルフケアできているかどうかみる.	

II-H-c4

d 胎児発育の逸脱

1. 多 胎

データ・情報	アセスメント	助産診断名【例】
1 胎児発育の逸脱の予期	・どのような対象が多胎になりやすいか査定する。 　自然排卵による多胎の発生は，Hellin (1895) によると $1/89^{n-1}$ (n は胎児数) とされる．人種差もあるため日本では双胎1/100，三胎 $1/100^2$，四胎 $1/100^3$ といわれている．	
(a) **不妊治療** ①内分泌治療（排卵誘発） ②生殖補助医療（ART：assisted reproductive technology） 　・体外受精・胚移植（IVF-ET） 　・顕微授精 　・凍結胚・融解移植	・クロミフェンは約6〜8％，hMG（ヒト閉経期尿性ゴナドトロピン）では約20％の多胎の発生がある． ・不妊治療を受けている場合，心理・社会的に貴重児であることや妊娠継続への強い不安，期待が大きい．	❶不妊治療に伴う多胎妊娠成立の可能性
(b) **家族歴**（家系）	・一卵性双胎の発生頻度は人種にかかわらず一定であるとされる（0.4〜0.5％）．	
(c) **人 種** 黒人＞白人＞黄色人種	・二卵性双胎は黒人，白人，黄色人種の順で少なくなる傾向があり，母体血中FSH濃度が関連しているとも言われている．	
(d) **母体の高齢化** 35〜40歳	・母親の年齢は35〜40歳をピークに，また経産回数に比例して発生率が高い．	
2 逸脱の診断 (a) **胎児の数** ①超音波断層法による複数の胎嚢・胎児の証明 ②トラウベやドプラによる複数の児心音の聴取	・胎児の数を診断する． （☞ 第2章 II-C-3 胎児および胎児付属物に関する診断，p58参照） ・児背側と児胸側を聴取している可能性もあるため，児心音のリズムの相違を確認することが大切であ	

Ⅱ．妊娠期の助産診断とアセスメント・ツール

【多胎とは】
　2つ以上の胎児が同時に子宮内に存在する状態を多胎妊娠という．
　胎児の数により双胎，三胎(品胎)，四胎(要胎)，五胎(周胎)などという．

ケアの要点	具体的評価内容
【A】多胎であるという自覚と受容を促す 助産診断名：❶ 1. 不妊治療に没頭している場合，妊娠成立までが目標になっている傾向がある． 　　妊娠継続や出産・育児にむけた予期的指導を行う． 2. 妊婦に喫煙の影響を理解させる． 　a. 禁煙を励行する． 　b. 精神的ストレスなど喫煙せざるを得ない他の因子をともに考える． 　c. 受動喫煙の影響についても話す． 　d. 夫・家族には換気扇の下，ベランダで吸ってもらうよう勧める． 3. 母子健康手帳を胎児数分交付してもらうよう説明するとともに，定期健康診査の時期・重要性について話す． 4. 育児の準備を進める（☞ 第2章Ⅱ-H-d1 多胎，p234参照）． 　a. 経済面はどうか． 　b. 社会資源の活用は知っているか． 　c. 人的サポートはどうか． 　　多胎児を持つ親のグループの紹介． 　　ベビーシッターの存在を紹介し，具体的な申し込み方法を話す． 　d. 住環境はどうか． 　e. 物的サポートはどうか． 　　レンタル育児用品の存在を紹介し，具体的な申し込み方法を話す．	・多胎になることを予期しているかどうか． ・多胎であることを受容しているかどうか． ・妊娠に対する喜びと不安のアンビバレントな感情や，後悔・自責感といった複雑な感情を抑制していないかどうか． ・多胎に伴う医学的リスクやマイナートラブルを予期しているかどうか． ・身体的変化が正常範囲内であるかどうか． ・マイナートラブルから逸脱した場合や予測される場合に適切な対処行動がとれているかどうか． ・分娩・育児への準備が整っているかどうか． ・分娩時期が適切であるかどうか． ・分娩様式が適切であるかどうか．

Ⅱ-H-d1

データ・情報	アセスメント	助産診断名【例】
③レオポルド触診法による複数の胎児触知 ④妊娠週数に比して過大な子宮・腹囲と急速な増大率 ⑤急速な体重増加 (b) 双胎の卵性・膜性（図Ⅱ-37, 38, 表Ⅱ-72） ①二絨毛膜二羊膜：DD twin ・一個の受精卵が受精後3日以内の絨毛膜分化前に分割 ②一絨毛膜二羊膜：MD twin ・受精後4～8日の胞胚期に分割 ③一絨毛膜一羊膜：MM twin ・着床後，羊膜腔ができてから分割，受精後8～12日の間． ・受精後13日以降の胚盤形成以降に分割した場合，結合体双胎 (conjoined twins) となりうる [双胎（胎児）間輸血症候群 (twin-twin transfusion syndrome:TTTS) の医学的診断基準]（表Ⅱ-73） 1. MD多胎である場合 　①多尿による羊水過多（大きい膀胱，最大羊水深度＞8cm）	る．リズムが同じ場合，胎児に触知や音で刺激を与えて，心拍の変動をみる必要がある． ・妊娠高血圧症候群による浮腫の出現との鑑別が必要である． ・卵性や膜性を診断することは，胎児の予後とそれに関連した分娩時期・分娩様式の診断をするのに重要である． ・羊膜・絨毛膜数を超音波画像で確認する．二卵性であればほぼ100%が二絨毛膜二羊膜双胎と考えられるが，まれに一絨毛膜性双胎の可能性がある． ・一絨毛膜性双胎の予後は悪く，まれに二重結合体や無脳無心体，双胎間輸血症候群が起こることもある．**双胎(胎児)間輸血症候群**は胎盤内の血管吻合により胎盤血流量に不均衡が生じ，供血児側は羊水過小・発育不全，貧血・脱水などの循環動態の異常が，受血児側は羊水過多・多血症から浮腫・心筋肥大・心不全が起こりやすい．早ければ妊娠16週以前から発症することがある．一卵性双胎には遺伝的傾向がなく，20～35歳の初妊婦や1回経産婦に多い．二卵性双胎は高年の頻産婦に多く，遺伝的傾向がある． ・MD twinの約10%にTTTSが発症するとされる．	❷一絨毛膜性双胎に伴う双胎間輸血症候群発症の危険性 ❸一絨毛膜一羊膜双胎に伴う臍帯相互巻絡による胎児死亡の危険性

Ⅱ．妊娠期の助産診断とアセスメント・ツール

情報・その他

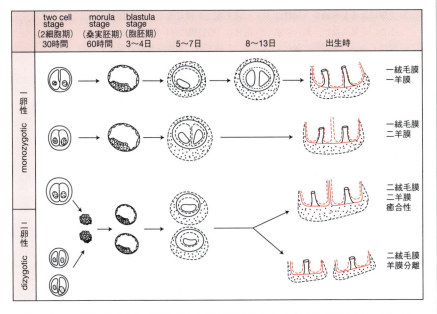

図Ⅱ-37　一卵性双胎および二卵性双胎にみられる胎盤のタイプとその形成過程（根本，桜井より）

（岡村州博：Text 産科学，p59，南山堂，1994）

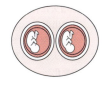
a．二絨毛膜二羊膜
（DD：dichorionic diamniotic）

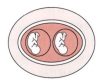
b．一絨毛膜二羊膜
（MD：monochorionic diamniotic）

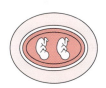
c．一絨毛膜一羊膜
（MM：monochorionic monoamniotic）

図Ⅱ-38　超音波による妊娠初期の双胎膜性診断

データ・情報	アセスメント	助産診断名【例】
②乏尿による羊水過少（膀胱は小さいか見えない，最大羊水深度＜2cm）を同時に満たすもの ・体重差，ヘモグロビン差は考慮しない ・羊水過多・過少をきたす胎児異常や前期破水は除外する 2. MM双胎である場合 　①羊水過多＞8cmを認める 　②一児の多尿およびもう一児の乏尿の所見があるもの 　（MD双胎の10～20％の頻度）	・一絨毛膜二羊膜双胎では妊娠10週前後に，胎児間に薄い隔膜（T sign）が，二絨毛膜二羊膜双胎には厚く白い絨毛膜組織がテント状に認められる〔λ（ラムダ）sign〕． ・TTTSと診断された場合は，重症度の判定が行なわれる（表Ⅱ-73）． ・超音波診断法による胎盤と卵膜の数．	
(c) 子宮増大に伴う身体的変化	・子宮の増大に伴う身体的状態を診断する．正常な身体的適応状態からの逸脱については，☞第2章Ⅱ-F-2-**3** 胸やけ，p116を参照．	
①呼吸数増加	・腹部の増大で横隔膜の挙上が起こり呼吸数が増加する．呼吸困難や心悸亢進が出現すれば，身体的不適応状態である．	❹多胎に関連した過度の子宮増大に伴う呼吸困難発症の危険性
②食後のもたれ・胸やけ	・腹部の増大で胃が上方に転位するため，食後のもたれや胸やけが出現する．	❺多胎に関連した腹部増大に伴う胸やけの出現
③便　秘	・妊娠による腹部の増大とプロゲステロン分泌で，大腸下部の圧迫を招き便秘に傾く．	❻多胎に関連した腹部増大に伴う便秘の悪化
④頻　尿	・腹部の増大で膀胱の圧迫が起こり頻尿が起こる．	
⑤下肢静脈瘤・痔核	・腹部の増大が骨盤内の静脈還流を妨げるため，下肢静脈瘤や直腸周囲の痔核が出現することがある．	❼多胎に関連した腹部増大に伴う下肢静脈瘤の増悪
⑥仰臥位低血圧症候群	・腹部の増大が下大静脈の還流低下，さらに心拍出量の低下を来たし仰臥位低血圧症候群に陥りやすい．	

情報・その他

表Ⅱ-72 膜性診断

妊娠4〜5週： 胎囊の数を確認
　　　　　　　1つなら一絨毛膜性双胎，2つなら二絨毛膜性双胎
　　　　　　　＊まれに初期は胎囊が1つしか見えないが，遅れて2つ見えてくる症例もあるので注意
妊娠6〜10週：2つの胎囊にそれぞれ胎児がいればDD双胎
　　　　　　　1つの胎囊に2個の胎児がいれば一絨毛膜性双胎であるが，一羊膜性か二羊膜性かは，これだけでは鑑別できない
妊娠10週以降：λ（ラムダ）signがあればDD双胎
　　　　　　　T signがあればMD双胎

（関 博之：胎児発育不全とその管理．臨床婦人科産科 63（3）：232-237, 2009）

表Ⅱ-73 双胎間輸血症候群（TTTS）の重症度（Quintero分類）

stage Ⅰ：供血児の膀胱がまだ見える．胎児血流異常を認めない．
stage Ⅱ：供血児の膀胱が見えない．
stage Ⅲ：いずれかの児に以下の重大な血流異常を認める
　　　　　臍帯動脈の拡張期血流途絶・逆流
　　　　　静脈管の逆流
　　　　　臍帯静脈の連続する波動
stage Ⅳ：いずれかの児に胎児水腫を認める
stage Ⅴ：胎児死亡

＊血流異常を認めるが供血児の膀胱がみえるものは，stageⅢ atypicalと亜分類し，膀胱が見えないstageⅢ classicalと区別する．

(Quintero RA et al：Stage-based treatment of twin-twin transfusion syndrome. Am J Obstet Gynecol 188：1333-1340, 2003)

データ・情報	アセスメント	助産診断名【例】
⑦こむらがえり（下肢の痙攣）	・腹部の増大が末端の神経を圧迫するためこむらがえりが起こりやすい．	
⑧腰背痛	・重心の変化にともない，腰椎・頸胸椎の彎曲が起こり腰背痛が起こりやすい．	
⑨栄養所要量の増加　易疲労性	・体重増加にともない，エネルギーの需要が増え栄養所要量が増加したり，疲労しやすくなったりする．	❽多胎に関連したエネルギー消費増大に伴う易疲労性
3 妊娠経過の予測 (a) 妊娠週数 （☞ 第2章Ⅱ-B 妊娠時期の診断，p25参照）	・胎児の母体外適応の可否とその他の状態を査定する．	
(b) 胎 位	・とくに分娩様式の診断と関連する．	
(c) 日常生活動作 　妊娠持続期間の逸脱	（☞ 第2章Ⅱ-H-b 妊娠持続期間の逸脱，p151参照）	
(d) 母体の身体的不適応状態 ①性器出血	（☞ 第2章Ⅱ-H 正常妊娠から逸脱時の診断，p144参照）	
②妊娠高血圧症候群	・多胎の30〜40％に妊娠高血圧症候群がみられる．急速な子宮容積の増大やそれに伴う大きな胎盤が母体に負荷をかけるためと考えられる．また多胎では胎児骨格の成長のためにカルシウムの消費が多く，カルシウム不足と妊娠高血圧症候群の関連もいわれている．	❾多胎に関連した過度の子宮増大に伴う流・早産の危険性
③貧 血	・多胎では循環血液量が増え，胎盤重量も増すため鉄消費量が大きくなり鉄欠乏性貧血になりやすい． （☞ 第2章Ⅱ-H-c2 貧血，p200参照）	❿多胎に関連した鉄消費量増大に伴う貧血
④羊水過多	・羊水量は妊娠38週頃ピークとなるが，羊水ポケットが10cm以上を示すものは羊水過多を疑う． ・羊水過多に伴う母体の相対的な脱水状態により口渇感が出現する場合もあるが，胎児水腫を合併した場合には，母体に浮腫や胸水など	⓫多胎に関連した羊水過多に伴う日常生活動作の制限

ケアの要点	具体的評価内容
【B】逸脱状態を早期に発見する 助産診断名：❷，❸，❹，❺，❻，❼，❽，❾，❿，⓫，⓬，⓭ 1. 多胎が及ぼす影響についてあらかじめ説明する． 2. 多胎の膜性についても図示しわかりやすく説明する． 3. 変則的な妊婦健康診査の意義を理解させる． 4. 胎児の発育・健康状態を観察する． **【C】早産を予防する** 助産診断名：❾ 1. 流産・早産の項（☞第2章Ⅱ-H-b1，p151および b2，p171）参照 **【D】マイナートラブルを軽減する** 助産診断名：❹，❺，❻，❼，❽ 1. マイナートラブルの項（☞第2章Ⅱ-G，p114）参照 2. 懸垂腹や尖腹になりやすいため，腹帯を腰の位置でしっかり引きつけて巻く．	

データ・情報	アセスメント	助産診断名【例】
⑤前期破水 ⑥前置胎盤	のmirror syndromeを併発し，重篤な転帰をとることがある． ☞ 第3章Ⅱ-G-f1, p540参照． ・大きな胎盤や2つ以上の胎盤にとって，子宮腔の広さが十分でないため，前置胎盤のほかに前置血管などの胎盤の付着異常が起こりやすい．	
4 胎児の発育・健康状態 (a) 胎児発育不全（図Ⅱ-39，表Ⅱ-74）	☞ 第2章Ⅱ-C 妊娠経過の診断, p57参照． ・妊娠32週頃から胎児の発育が緩慢になりやすく，胎児数が多いほど著明である．単胎の2倍の頻度で発生する．双胎の場合，胎児間の推定体重差［（大きな児の推定体重−小さな児の推定体重）/大きな児の推定体重］が25％以上のdiscordant twins（胎児発育不均衡双胎）に注意しなければならない．臍帯付着異常や双胎間輸血症候群などを疑う．	⑫多胎に関連した胎児発育不全に伴う胎児機能不全の危険性
(b) 流・早産	・多胎により子宮腔および子宮の急速な増大が認められ，子宮自体が負荷になって子宮収縮を起こす．妊娠24週以降，子宮底長の増加率が単胎に比し大きいため流早産の危険性が増す．	
(c) 胎位異常 (d) 胎児機能不全	・胎児機能不全・新生児仮死は第1児に比し，第2児のほうがリスクが高い．両児が同時に破水し，下降が進み懸鉤を生じることもある．双胎間輸血症候群で重症の場合，胎児モニタリングにおいて供血児はsinusoidal pattern，受血児はaccerelation, variabilityとも乏しいパターンを示す．	⑬多胎に関連した胎位異常に伴う分娩様式決定への不安
5 分娩経過などの予測	☞ 第3章Ⅱ-G-h 多胎, p574参照．	

情報・その他

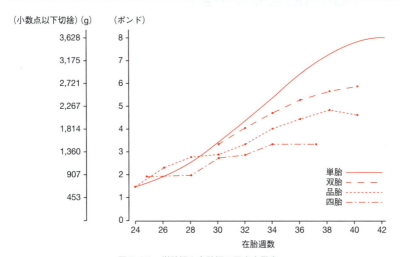

図Ⅱ-39 単胎児と多胎児の子宮内発育
(McKeown T et al: Observation of foetal growth in multiple pregnancy in man. J Endocrinol 8(4): 386-401, 1952)

表Ⅱ-74 胎数と主な周産期合併症の出現率

	単胎	双胎	三胎	四胎	五胎
n(母体数)	584,385	25,108	789	17	1
分娩の週数(w)	38.1±2.8	35.0±3.1	32.1±2.9	28.1±3.1	27
分娩時出血量(g)	542±474	1,226±746	1,763±866	1,950±886	2,070
弛緩出血	3.7	4.9	4.1	5.9	100
母体DIC	0.2	0.4	0.4	0	0
妊娠高血圧症候群	4.6	7.9	6	5.9	0
切迫流産	2.5	4.9	15.6	29.4	100
切迫早産	14.1	55.6	72.5	58.8	100
<37w早産	14	60	97.2	100	100
<34w早産	6.2	20.4	64	100	100
出生体重(g)	2,852±601	2,110±563	1,567±461	1,079±471	838±69
低出生体重	18.5	76.3	98.2	100	100
極低出生体重	4.2	13.6	41.4	89.7	100
超低出生体重	2.1	5.8	12.2	44.1	100
児蘇生	20	44.5	69.7	88.2	100
児NICU入院	12.7	37.3	59.8	77.9	100
児死亡	1.4	2.7	3.2	11.8	0

values are %

(林昌子,中井章人:多胎の最新疫学,周産期医学45(1):6, 2015)

2. FGR（胎児発育不全）

データ・情報	アセスメント	助産診断名【例】
1 胎児発育の逸脱の予期（表Ⅱ-75, 76） (a) 既往歴・現病歴 ①高血圧症 ②心疾患 ③腎疾患 ④糖尿病 ⑤甲状腺疾患 ⑥膠原病 ⑦高度な貧血 ⑧前回FGR分娩 ⑨前回妊娠高血圧症候群 ⑩凝固・線溶系の異常	・どのような対象が胎児発育不全となりやすいのか査定する．	❶高血圧症合併に伴う胎児発育不全発症の危険性 ❷SLE合併に関連した胎児発育逸脱の危険性 ❸前回FGR分娩に関連した胎児発育への過度の不安
(b) 家族歴 ・両親とも小柄な体格	・遺伝的，家族的要因による軽度のFGRは問題のないことが多い．	
(c) 今回の妊娠経過 ①妊娠高血圧症候群 ②多　胎 ③染色体異常 ④先天性奇形・催奇性因子 ⑤子宮内感染 ⑥子宮奇形	・母体合併症による発育不全の原因の60％を妊娠高血圧症候群が占める． ・均衡型（symmetrical）FGRの30％を占める． ・生殖器の発育が未熟であると発育不全を起こしやすい．	❹妊娠高血圧症候群悪化による胎児発育不全の危険性 ❺多胎（妊娠）に伴う胎児発育不全の危険性
(d) 現在の生活状況 ①母体の栄養不良 ②薬物の使用 ③喫　煙 ④過度なアルコール摂取	・抗痙攣薬，葉酸拮抗薬，ワルファリン，抗がん薬は胎児発育を障害することが知られている． ・喫煙はニコチンが血管を収縮させて子宮への循環血液量を減少させる．	❻母体栄養不良に伴う胎児発育不全の危険性 ❼喫煙（間接喫煙）に伴う胎児発育不全の危険性

II．妊娠期の助産診断とアセスメント・ツール

【胎児発育不全（FGR: fetal growth restriction）とは】
発育，成熟の抑制または異常が認められ在胎期間に比べ，胎児推定体重が小さいものをいう．

情報・その他

表II-75　FGRのリスク因子 (Linらより改変)

胎児因子	胎盤因子
①染色体異常 ・トリソミー（13，18，21番染色体） ・モノソミー（X染色体） ・欠損 ・uniparentaldisomy（UPD） ・confined placental mosaicism（CPM） ②先天奇形 ・無脳児 ・横隔膜ヘルニア ・臍帯ヘルニア ・腹壁破裂 ・腎欠損，腎異形成 ・胎児脾臓欠損 ・多発奇形 ③多胎妊娠 ・一絨毛膜性妊娠 ・一児奇形 ・双胎間輸血症候群 ・discordant twins ・品胎など ④先天性感染症 ・ウイルス，細菌，原虫など	①胎盤絨毛の侵入障害 ②複数の胎盤梗塞 ③臍帯―胎盤における血管障害 ④臍帯付着部障害 ⑤前置胎盤 ⑥有郭胎盤 ⑦絨毛血管腫
	母体因子
	①遺伝，体質 ②栄養障害 ・炎症性腸疾患，膵炎，体重増加不良 ③低酸素状態血管障害 ・肺疾患，心疾患，貧血など ④血管疾患 ・慢性高血圧，妊娠高血圧症候群，膠原病，糖尿病 ⑤腎疾患 ・糸球体腎炎，血管性腎硬化症，腎移植 ⑥抗リン脂質抗体症候群 ⑦環境および薬剤 ・高地，ストレス，喫煙，アルコール，麻薬，薬剤など ⑧異常産科既往 ・死産，流産，FGR，早産など

（軸丸三枝子，佐藤昌司：子宮内胎児発育遅延．ペリネイタルケア（夏季増刊）：126, 2007）

データ・情報	アセスメント	助産診断名【例】
2 逸脱の診断をする因子 (a) 妊娠（在胎）週数の確認 　（☞ 第2章Ⅱ-C-3 胎児および胎児付属物に関する診断，p57参照）	・妊娠（在胎）週数の診断をする．胎児発育は妊娠週数に比べてどの程度か査定するため，まず正確な妊娠週数の診断が重要である．	❽極度の体重増加不良に関連した胎児発育不全
(b) 胎児の発育・健康状態 　（☞ 第2章Ⅱ-C-3 胎児および胎児付属物に関する診断，p57参照） 　・一時点の計測のみではなく経時的に診断する．	・統一した診断基準はない． ・超音波計測により胎児推定体重を算出し，「胎児体重の妊娠週数毎の基準値」（☞ 第2章Ⅲ-M-4のp350の表Ⅲ-10参照）を基に，−1.5 SD未満を目安としてFGRを診断する．	
①子宮底長・腹囲と増加率の不良 ②超音波断層法 　・推定体重：−1.5 SD未満あるいは，10パーセンタイル未満 　・BPD増加率4 mm/3週未満または6 mm/4週未満 ③レオポルド触診法 ④母体体重増加不良 　0.9 kg/4週未満 ⑤羊水量過少	・平均値−1.5 SD未満または妊娠週数に比し，−6 cm以下を判断基準にする． ・MDTwinにおいて，一児のみが発育不全になったものは，Selective IUGR（intrauterine growth restriction）とされる．	
(c) 発育不全の型 ①体　型 　・symmetrical FGR（type I，頭部，軀幹ともに発育不全を生じる均衡型） 　・asymmetrical FGR（type II，頭部に比べ軀幹の発育が遅延する不均衡型） 　・combined type 混合型	・発育不全の型を診断する．型を診断することにより，その原因と胎児の予後が査定できる（図Ⅱ-40）． ・FGRの10〜30％を占め，体重と身長の均衡がとれたFGRであり，妊娠前半の臓器形成期（細胞数増加が著しいが重量増大は緩慢な時期）に発生しやすい． ・FGRの70〜90％を占め，身長に比して体重の少ないFGRであり，発育促進期（細胞数はあまり変化せず各細胞の肥大による重量増加が著明な時期）に発生しやすい．	

情報・その他

表Ⅱ-76　妊娠3半期とFGRの原因（Thorntonら，2004）

1st trimester	2nd trimester	3rd trimester
環境要因	環境要因	環境要因
放射線被曝	母体栄養障害	高地居住，喫煙，ストレス
薬物	炎症性腸疾患，膵炎など	胎盤要因
代謝拮抗剤，抗痙攣薬	社会経済的因子	胎盤血管障害
抗凝固薬，麻薬	胎盤要因	母体要因
アルコール	胎盤絨毛の侵入障害	低酸素
血管腫	多発梗塞，周郭胎盤	肺疾患，心疾患，貧血
胎児要因	前置胎盤	ヘモグロビン異常
胎内感染	胎盤の部分早期剝離	血管疾患
TORCH，先天梅毒	妊娠高血圧症候群	慢性高血圧，膠原病
HIV，マラリア	多胎妊娠	糖尿病，妊娠高血圧症候群
染色体異常		腎疾患
21，18，13trisomy		糸球体腎炎，リポイド腎炎
monosomy（45XO）		血管性腎硬化症，腎移植
Uniparental disomy（UPD）		抗リン脂質抗体症候群
Confined placental mosaicism		
（CPM）		
先天奇形（多発奇形）		
無脳児，横隔膜ヘルニア		
臍帯ヘルニア，腹壁破裂		
Potter症候群など		

（石川浩史：胎児心拍数陣痛図：レベル5への対応．周産期医学46：407，2016）

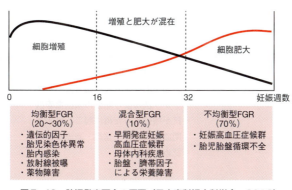

図Ⅱ-40　胎児発育不全の原因（日本産科婦人科学会，2013）

（森川守：子宮内胎児蘇生の実際とその評価．周産期医学46：410，2016）

データ・情報	アセスメント	助産診断名【例】
②原　因 ・胎児発育不全型 　（fetal hypoplasia type）	・染色体異常などの胎児自身の内的因子がFGRの発症要因であり，早期から発育不全を来たし，胎児の細胞数も少なく，頭部も含め全体に身体の小さいsymmetrical typeとなることが多い．諸臓器の先天疾患を合併する頻度も高く，生命・発達予後の例が含まれている．	
・胎児栄養障害型 　（fetal malnutrition type）	・妊娠高血圧症候群における胎盤の機能低下など外的環境因子によるFGRで，妊娠の比較的後期に発症する．胎児への諸栄養ならびに酸素供給が低下しているため発育が障害され，全身の骨格系は保たれるが，脂肪の蓄積が少なく，痩せた体型となり，asymmetrical typeが多い．しかし重症の妊娠高血圧症候群や重篤な母体合併症では，symmetrical FGRの体型を呈する．	
3 妊娠経過の予測 **4** 胎児の発育・健康状態 （☞ 第2章Ⅱ-C-3 胎児および胎児付属物に関する診断, p57参照）	・とくにFGRの経過予測に用いるBPS（biophysical profile scoring）は胎児の予備能を査定するのに有効である．慢性の低酸素血症やアシドーシスは呼吸様運動や胎動に伴うNST上のaccelerationや胎児緊張を消失させる．超音波パルスドプラ法により胎盤の末梢血管抵抗が増強するために起こる拡張末期血流の減少・途絶・逆流などが認められる．	❾発育不全を伴う子宮収縮増強に関連した胎児機能不全発症の危険性

ケアの要点

【A】子宮胎盤への血液循環をよくする
助産診断名：❶，❷，❹，❺，❻，❼，❽，❾，❿，⓫，⓬

1. 安静を保持する．
   a. 流・早産の項（☞ 第2章Ⅱ-H-b1，p151およびb2，p171）参照
   b. 自覚症状をともなわないため，とくに安静の必要性を理解させる工夫がいる．
2. 妊婦やパートナが喫煙している場合は，禁煙を指導する．
3. ビール1〜2杯の飲酒でもFGRの危険が上昇するため，禁酒を指導する．
4. バランスのよい食事をとる．
5. 妊娠後半期における母体の厳しい体重増加制限は避ける．

【B】精神的援助を行う
助産診断名：❶，❸，⓬，⓭

1. なにが不安かを傾聴し，明らかにする．
2. 原因が不明なことも多く，自責の念に対して十分受容し，解消する．
3. 気分転換の図れるものをともに考える．

【C】胎児well-beingの評価を経時的に行い，適切な分娩時期様式の決定を支える
助産診断名：❾

1. NST，CST，BPS．
2. 超音波パルスドプラ法による胎児臍帯動脈血流測定など．
3. 超音波による胎児計測と羊水量の推移．
4. 分娩中は分娩監視装置による連続的モニタリングを行う．
5. 胎児機能不全が疑われる場合には，帝王切開術の選択もふまえた分娩を考慮する．

具体的評価内容

- 今回発育不全になりやすい既往・現病歴があると理解しているかどうか．
- 胎児発育を促す行動がとれているかどうか．
- 妊婦が状態を受容し，満足した生活が送れているかどうか．
- 胎児の発育・健康状態はどうか．
- 分娩時期が適切であるかどうか．
- 分娩様式が適切であるかどうか．

データ・情報	アセスメント	助産診断名【例】
(a) 不適切な安静保持 (b) 喫煙・アルコールの持続	・直接胎児発育を促進する手段はないため，間接的に胎盤への血流量を増やし子宮収縮を抑制する安静の保持とそれらを障害する因子を取り除く必要がある．	❿喫煙と胎児発育に関連した知識不足に伴う禁煙の拒否
(c) 栄養不良の持続		⓫食物摂取不良持続に伴う胎児発育不全
5 分娩経過などの予測	・流産・早産の予防と同様に，妊婦がどのような日常生活動作をとっているか，子宮への血流を障害するような行動はとっていないか査定する．	⓬胎児発育不全に関連した否定的な自己概念 ⓭発育不全に関連した安静に伴う家族への役割遂行障害
(a) 分娩時期 ・胎児機能不全 ・推定体重・BPD が –1.5 SD 以上 ・2週間以上の発育停止	・主に胎児の発育・健康状態と妊婦の身体的適応状態から適切な時期を査定する．胎児機能不全や推定体重・BPD が –1.5 SD 以上小さく，2週間以上発育が停止している場合などは分娩方向へもっていく．	
(b) 分娩様式 ・FGR の重症度と早産による未熟性とのバランスが考慮された上で決定される． ・FGR で児が小さいと頭蓋内出血のおそれがあるため，実際は帝王切開が多い．	・原則的には妊娠32週以上，推定体重1,500 g 以上では経腟分娩とする．–2.0 SD 以下の重症 FGR や推定体重1,000g 未満または1,500g 未満の骨盤位などの場合は帝王切開術分娩の適応となる． ・FGR 児は予備能が低下しており既に軽度〜中程度の低酸素状態に陥っている可能性が高いことに留意する．	

資料・その他

【コラム】喜び大きく課題も多い多胎家庭支援

多胎妊娠は，胎児の体重差がみられることも多く，流早産や妊娠高血圧症候群等の発症リスクも高いため，妊娠中に管理入院を強いられる妊婦も少なくない．その場合，長期入院が家族関係に影響を及ぼし，育児の開始時期に家族関係の修復という課題を残すこともある．一方で，妊娠初期から診断のつく多胎妊娠は，ハイリスク妊産婦の中でも早期から計画的に介入することが可能となる．妊婦の児に対する不安やさまざまな心身ストレスへの対応に加えて，妊娠中から，多胎児出産・育児に向けた具体的イメージをもてるよう，「同じ経験をした仲間同士の支えあい；ピアサポート」による支援を行うことはとても効果的である．

児を「平等」に育てることに固執するあまり，個々の子どもに応じた対応の必要性を見失い，苦しむ母親も多く見受けられる．母親のストレス解消とリラックスの重要性を伝え，おおいに人の手を借りる柔軟性や，家事は必要最低限に抑えるといった寛容性をもつなど，家族を含めた無理のない支援をすることが重要である．

多胎育児家庭をめぐる複合的な負担の重積（図Ⅱ-41）による，育児破綻や家庭破綻を防ぐためには，従来型の個別支援に加え，医療機関と地域（保健所・保健センター・育児支援団体等）との連携による，ネットワーク型の幅広くきめ細やかな支援活動が一層求められている．必要な時期に必要な支援を適切に提供することで，多胎家庭の育児に対する自信の涵養を促し，真の「自立支援」に繋ぐことのできるやさしいケアを目指したい．

参考文献
1) 大木秀一ほか：多胎育児支援ハンドブック―多胎の妊娠・出産・育児―，多胎育児サポートネットワーク 多胎育児支援全国普及事業推進委員会，2010
2) 贊育子ほか：多胎児を育てる母親の育児支援の検討―多胎児と単胎児の母親のレジリエンスの比較―，ヒューマンケア研究学会誌5(1)：35－40，2013

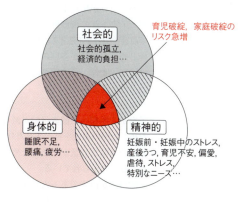

図Ⅱ-41　多胎育児家庭の負担

e 胎児付属物の逸脱

1. 前置胎盤

データ・情報	アセスメント	助産診断名【例】
1 胎児付属物の逸脱の予期 発生頻度 　妊娠約1/200例 (a) 既往歴 ①子宮内膜炎 ②子宮筋腫 ③子宮奇形 ④頻回あるいは過度の子宮内搔爬 ⑤帝王切開術,子宮筋腫核出術などによる子宮内膜の瘢痕化 　(1回既往帝切で相対危険度4.5倍,2回で7.4倍,4回以上で44.9倍) ⑥経産婦　5%（初産婦　0.2%） 　(1回経産で1.9倍,2回で2.2倍,3回で2.6倍) (b) 今回の妊娠 ①喫煙習慣あり ②高地に居住 ③多　胎 ④胎盤の形態異常 ⑤妊卵の発育遅延により着床が遅れた可能性	・どのような背景があると前置胎盤が起こりやすいのか査定する.前置胎盤の原因として,①最初から子宮峡に着床する原発性,②子宮腔の比較的下方に着床した胎盤が発育するにつれ下方に増大し二次的に子宮峡に達する続発性がある. ・搔爬による損傷・感染などによる子宮内膜の癒着を残している場合には適切な着床部位が減少するため着床異常や癒着胎盤を起こしやすい. ・妊娠初期に子宮下部にあった胎盤も,胎盤の発育速度より子宮下部伸展のほうが早く上方に移動するが,子宮下部の術創瘢痕化が原因で前置胎盤となると考えられている. ・統計的に経産婦が多いのは子宮内の炎症・萎縮・瘢痕の可能性が高いためと考えられている. ・子宮から胎盤への酸素供給が減るため,胎盤の表面を拡大させたり,胎児の必要栄養量が増えるために起こると考えられている. ・胎盤自体が巨大であったり副胎盤や二分裂胎盤などでも頻度が増す. ・卵トロホブラストの発育遅延・卵管運動の亢進・卵管の過短などにより,子宮腔内に到達した妊卵がまだ着床可能状態に達しないときに起こる.	❶頻回の子宮内搔爬既往に伴う前置胎盤の危険性 ❷前回帝王切開術既往に関連した子宮内膜瘢痕化に伴う前置胎盤の危険性 ❸長年の喫煙習慣に関連した前置胎盤の危険性

Ⅱ．妊娠期の助産診断とアセスメント・ツール

> 【前置胎盤とは】
>   胎盤の一部または大部分が子宮下部（子宮峡）に付着し，内子宮口におよぶものをいう．内子宮口にかかる程度により全・部分・辺縁の3種類に分類する（日本産科婦人科学会，1983）．

ケアの要点	具体的評価内容
【A】精神的な援助を行う 助産診断名：❹，❺，❾ 1. 出血の不安に怯えながら妊娠期を過ごす気持ちを受容する． 2. 夫・家族の妊婦に対する精神的サポートを援助する． 3. 妊婦とその家族のバースプラン変更を援助する． 　a. 全前置胎盤と診断されると帝王切開術の適応になる． 　b. 次回の分娩様式が限定される．とくに頸部切開など帝王切開術の方法も次回の様式に大きく影響する． 　c. 胎児娩出後に子宮収縮が不良な場合には，子宮摘出の可能性がある． 　d. 医師の説明が理解できたか，同席して反応をみる． 　e. とくに生児を得ていない初産婦には自己決定するまでの援助を十分行う．	・今回前置胎盤になりやすい既往歴があると理解しているかどうか． ・今回の妊娠経過・分娩様式・今後の家族計画に対してどのような影響があると予期しているか． ・精神的な動揺の解消など自ら対処行動を起こしているかどうか． ・バースプランを変更し，現状を受け入れているかどうか． ・貧血や出血性ショックなどを起こさず，母児の安全が保証されているかどうか． ・日常生活動作が適切で症状が増悪していないかどうか． ・分娩時期が適切であるかどうか． ・分娩様式が適切であるかどうか． ・救急の準備が十分整っているかどうか．

Ⅱ-H-e1

データ・情報	アセスメント	助産診断名【例】
2 逸脱の診断（図Ⅱ-42） **(a) 胎盤の付着部位** a. 全前置胎盤（total placenta previa）：内子宮口を胎盤が完全に覆っており，胎盤辺縁と内子宮口との最短距離は2cm以上 b. 部分前置胎盤（partial placenta previa）：内子宮口の一部を覆っており，上記距離2cm未満 c. 辺縁前置胎盤（marginal placenta previa）：胎盤の下縁が内子宮口に達しており，同距離はほぼ0cm ＊組織学的内子宮口と胎盤辺縁との距離が2cm以内のものは低置胎盤（low lying placenta）とされる． ①超音波断層法による胎盤陰影の検出（妊娠16〜20週以降の経腟超音波法診断が望ましい） ②ドプラによる胎盤雑音の検出 ③内　診 　子宮腟部の著明な柔軟化，子宮口内における直接の胎盤触知，胎盤感・倚褥感（腟円蓋と児頭の間に胎盤特有の柔らかい弾力性のある組織を触知する） ④MRI（磁気共鳴イメージング）による位置診断	・胎盤の付着部位を診断する．正常な着床部位（子宮体部）から逸脱しているかどうか．通常，子宮上部後壁がもっとも多い． ・一部が内子宮口以下に達している頸管胎盤や子宮下部に付着するが内子宮口に達していない低置胎盤，胎盤組織の大部分が頸管に着床している頸管妊娠との鑑別が必要である． ・妊娠中期に低い位置にあっても，子宮の増大に従い上方に移動することがあるため妊娠20週以降，31週末までに診断をつける． ・膀胱内の尿量が多く子宮下部を圧迫すると前置胎盤と誤診されることがあるので排尿を済ませて医師の診断を受けるよう促す． ・胎盤付着部から木枯らしのような音（wind sound）が聴取できる． ・胎盤感・倚褥感は先進部が児頭で，胎盤のある側の児頭を頸管壁の外側からふれる際に児頭との間に柔らかく，弾力性の海綿様組織の感覚をいう．胎盤の実質のみで卵膜をまったく触知しない場合，全前置胎盤を考える．児頭が未固定な場合は所見が不明瞭である．多量の出血が起こる可能性があるため内診の操作は極力避ける． ・前置胎盤という診断がつく前に，内診する機会がある場合に備えてこのような所見を知っておく必要がある． ・軟部組織の識別に優れており，癒着胎盤の診断に有用と考えられている．	❹全前置胎盤の知識不足に関連した生命への危険に伴う不安の増強 ❺全前置胎盤に関連した分娩様式変更に伴う不満足なバースプラン

情報・その他

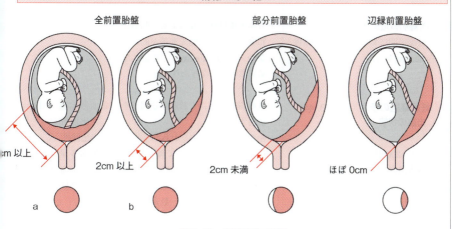

図Ⅱ-42　前置胎盤の種類

白は卵膜，赤は胎盤を示す．
前置胎盤は臨床上の概念として，胎盤が，開大した内子宮口の 1) 全部を覆う（全前置胎盤），2) 一部を覆う（部分前置胎盤），3) 辺縁に達する（辺縁前置胎盤）状態に対する診断名であるが，内子宮口が閉鎖した状況での超音波断層法による診断では，全前置胎盤を組織学的内子宮口を覆う胎盤の辺縁から同子宮口までの最短距離が 2 cm 以上の状態，部分前置胎盤を上記距離が 2 cm 未満の状態，辺縁前置胎盤を同距離がほぼ 0 の状態と暫定的に定義されている．

（荒木　勤：最新産科学 異常編，改訂第22版，p90，文光堂，2012）

データ・情報	アセスメント	助産診断名【例】
⑤X線胎盤造影法 ⑥妊娠後期における胎児下降障害 floating head	・分娩準備時期になっても，胎盤が邪魔になって胎児先進部が固定しなかったり（floating），胎位・胎勢異常をともなったりする．	
3 妊娠経過の予測（図Ⅱ-43, 44） (a) 出血の状態 ①量 ・100〜200mL/時以上は多い ・警告出血 ・ショック状態 ②流出の仕方 ・妊娠24週頃以降の無痛性出血 ・数日〜数週間隔 ・反復・持続 ③貧　血 ・Hb 10g/dL　Ht 30%以上を保持 (b) 分娩進行状態 ①子宮収縮 ②子宮口開大 ・開大4cm以上，卵膜触知は分娩方向 ③子宮頸管長 ・30mm以下の場合，警告出血や緊急帝王切開になるリスクが高い ④破水の有無	・妊娠継続の可否を診断する因子を検出する． ・極少量（警告出血）からショック状態を呈するものまで幅がある．疼痛をともなわず鮮血で，妊娠24週頃以降に誘因なく起こることが多い．出血は数日〜数週の間隔で反復あるいは持続する．前置胎盤の出血は子宮口の開大・展退に伴う子宮壁と胎盤付着面とのズレによって起こる．過激な運動や性交などで誘発されることもある．常位胎盤早期剝離や子宮破裂と鑑別する． ・逸脱する場合，医師は造血薬投与を考える． ・出血を契機として切迫流早産の症状が出現し，流早産に終わるものも多い．子宮峡部に付着する胎盤からの出血が多く，峡部伸展が強いほど出血は増える．分娩時には陣痛発作時に胎盤剝離面が広がるので外出血は増強し，間欠時には減少する．分娩時まで前置胎盤の診断がついておらず，症状が観察された場合，反対に前置胎盤を疑う．内子宮口開大を予防するために頸管縫縮術をすることもある． ・破水前の出血は陣痛発作時増強し，間欠時には減少・停止する．辺縁前置胎盤では破水後，胎児先進部が下降・固定すると胎盤剝離面を圧迫するため出血が減少・停止することがある．破水すると胎盤は	❻前置胎盤に関連した出血性ショックの危険性 ❼出血多量による妊婦の生命危機に関連した妊娠継続不可能 ❽前置胎盤の出血に関連した子宮収縮増強に伴う早産の危険性 ❾前置胎盤に伴う安静入院に関連した日常生活動作の制限

II. 妊娠期の助産診断とアセスメント・ツール

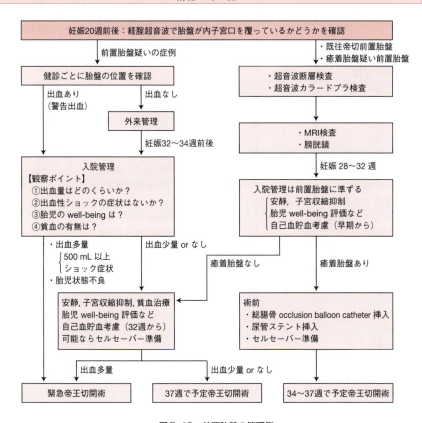

図II-43 前置胎盤の管理例
(牧野真太郎：症例から学ぶ周産期診療ワークブック（日本周産期・新生児医学会　教育・研修委員会編），p56，メジカルビュー社，2012より一部改変し許諾を得て転載)

データ・情報	アセスメント	助産診断名【例】
	子宮下部とも上方に退縮し境界移動がなくなるため剥離が止まる．	
(c) 腹部の状態 ・板状に硬い腹壁 ・腹　痛		❿前置胎盤に関連した強度の腹痛に伴う生命危機への不安増強
(d) 検　査 ・血小板の減少 ・血中FDPの上昇 ・フィブリノゲンの減少 ・赤沈の遅延 ・アンチトロンビンⅢの上昇 ①全血算（CBC） 　・RBC 　・WBC 　・Hb 　・Ht 　・Plt減少 ②止血機能 　・FDP 　・PT 　・PTT 　・フィブリノゲン ③CRP ④hPL ⑤尿中E_3	・凝固障害を早期発見する．医師の診断に用いられている検査結果の把握に努める． ・危機的出血への対応として，産科における大量出血時の患者救命優先を目的に，クロスマッチを省略した緊急時のABO異型適合血輸血が可能となっている（表Ⅱ-77）．	
(e) 安静保持の有無	・まず妊婦自身（家族も含めて）が前置胎盤であるという状態を理解しているかどうかをみる．必要性の理解が得られた後，動静が遵守できない原因をともに考え，実行・確認の段階へ進めていく．	⓫安静保持に対するノンコンプライアンスに伴う出血増量の危険性 ⓬胎動に関連した子宮収縮増強に伴う出血増量の危険性

情報・その他

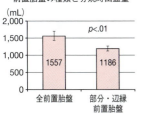
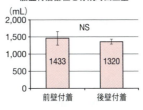
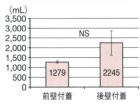

図Ⅱ-44　前置胎盤の分娩時出血量

(末原則幸ほか：前置胎盤の診断とその予後に関する研究. 平成9年度厚生省心身障害研究「妊産婦死亡の防止に関する研究」, p143, 1997)

表Ⅱ-77　緊急時の適合血の選択

患者血液型	赤血球液 (RBC)	新鮮凍結血漿 (FFP)	血小板濃厚液 (PC)
A	A＞O	A＞AB＞B	A＞AB＞B
B	B＞O	B＞AB＞A	B＞AB＞A
AB	AB＞A＝B＞O	AB＞A＝B	AB＞A＝B
O	Oのみ	全型適合	全型適合

(日本産科婦人科学会/日本産婦人科医会/日本周産期・新生児医学会, 日本麻酔科学会/日本輸血・細胞治療学会：産科危機的出血への対応指針, 2017)

データ・情報	アセスメント	助産診断名【例】
4 胎児の発育・健康状態 （☞ 第2章Ⅱ-C-3 胎児および胎児付属物に関する診断, p57参照） ①胎動消失 ②胎児機能不全 ・NST non reassuring パターン	・出血や子宮口開大に伴う分娩進行時の胎児の健康状態の診断と同様.	⓭胎動に関連した出血の持続に伴う胎児機能不全
5 分娩経過などの予測 (a) 分娩時期 急速遂娩の条件 ①妊娠37週以降の出血 ②分娩陣痛の開始 ③大量出血で止血不可能 ④胎児機能不全など健康状態不良	・母体の救命が最優先される. 胎盤の付着部位, 出血および貧血の程度, 子宮口成熟（開大）度, 妊娠週数, 胎児の健康状態（推定体重や成熟度）, 経産回数, 妊娠に伴う合併症の有無と程度を考慮し, 分娩時期を査定する. 　妊娠30週前に前置胎盤が疑われる場合は, 出血が認められるまで待機する. 分娩が進行して, 抑制が不可能である場合は分娩の方向へもっていく.	⓮部分前置胎盤に関連した胎児下降不良に伴う帝王切開術分娩への移行の可能性
(b) 分娩様式 ①胎盤の付着部位	・胎盤の付着部位や状態を踏まえて経腟分娩可能か否かを診断する. ・一部もしくは辺縁前置胎盤で, その他の症状がない場合は経腟分娩可能である. 全前置胎盤は帝王切開術分娩の絶対適応である. また子宮後壁よりも前壁にある場合は胎盤組織を鈍性に分けて頸部切開分娩をすることもある.	⓯出血多量に関連した止血困難に伴う帝王切開術分娩の適応
②胎児の生死・健康状態	・胎児がすでに死亡している場合や胎児が未熟で生存の可能性がない場合は, 胎盤の付着部位を基準に診断する. 胎児の生存が期待でき子宮口の開大が進行していない場合や, 生存が期待できなくても多量の出血で止血が困難な場合には, 帝王切開術分娩を選択する.	

ケアの要点	具体的評価内容
【B】出血など症状の悪化を防ぐために安静を保持する 　助産診断名：❻, ❼, ❽, ❾, ❿, ⓫, ⓬, ⓭, ⓯, ⓲, 　　　　　　　⓳ 1. 子宮収縮を抑制する． 　　流産・早産の項（☞第2章Ⅱ-H-b1，p151およびb2，p171）参照 2. 出血が持続している場合の外陰部洗浄や外陰部清拭を行う． 　a. 1日2〜3回など定期的に行う． 　b. セルフケア可能な場合，排泄毎にビデや消毒綿を用いて行うよう説明する． 　c. 看護者が実施する場合，床上で体位に注意しながら手早く行う． 　d. 長時間仰臥位の姿勢をさせない． 3. 胎児の健康状態を観察する．	

Ⅱ-H-e1

データ・情報	アセスメント	助産診断名【例】
③分娩進行状態	・部分・辺縁前置胎盤かつ子宮口開大が進んでいる場合は，誘発・促進による急速遂娩も考慮する．止血には早期の人工破膜やメトロイリンテルが有効なこともあるが，可能な限り出血を少なく娩出させることが重要である．ただし，進行抑制の可否や胎児の母体外生活の可否を十分査定する．	
④胎 位	・骨盤位の場合，メトロイリンテル・双合回転術で不全足位にして骨盤位牽出術を行うこともあるが，出血を増強させる危険性が高いため帝王切開術分娩が多い．	
(c) 分娩経過の予測		
①微弱陣痛 ②遷延分娩 ③臍帯脱出	・胎児先進部の下降が胎盤で障害されて起こりやすい．	⓰前置胎盤に関連した胎児下降不良に伴う微弱な陣痛
④頸管裂傷 ⑤弛緩出血	・胎盤付着により子宮下部は柔軟化・脆弱化しており，頸管裂傷による出血や子宮下部収縮不良に伴う弛緩出血などが起こりやすい．胎盤娩出時には子宮峡部や頸部は胎盤絨毛の侵蝕により裂傷を起こし，血管が断裂して大出血になる．とくに前置胎盤では子宮下部の弛緩と筋線維の収退縮が不完全でより多く出血する．出血が全血の10～20％にいたらなければバイタルサインは正常で，出血がそれ以上になると血圧降下・頻脈が現れる．	⓱前置胎盤に関連した子宮下部脆弱に伴う頸管裂傷発生の危険性 ⓲前置胎盤に関連した弛緩出血に伴う出血性ショックの危険性
⑥播種性血管内凝固症候群（DIC）	・妊産婦の血液は凝固しやすくなっており，DICになりやすい．さらに前置胎盤ではほかに挙げているように大量出血の危険性が高いためDICの頻度は増す．	

Ⅱ．妊娠期の助産診断とアセスメント・ツール

ケアの要点	具体的評価内容

【C】 前置胎盤のリスクを軽減する

助産診断名：❶，❷，❸

1. 再度子宮内掻爬を行わないよう望まない妊娠を避ける．
    a．家族計画指導を行う．
2. 喫煙を控える．

【D】 救急時の準備をする

助産診断名：❻，❼，❽，❿，⓫，⓬，⓮，⓯，⓱，⓲

1. 輸血の準備をする．
    a．ドナーの確保を行う（必要に応じ自己血貯血，図Ⅱ-45）．
    b．分娩時の準備は他項（☞第3章Ⅱ-G，p629）参照．
2. 緊急帝王切開術に備え，常時準備確認する．
    a．関連スタッフに予期的情報を与え連絡を密にする．
3. 帝王切開分娩を複数回繰り返している場合や癒着胎盤で用手剝離を行った場合，退院時指導を行う．
    a．過度に不安を与えないよう，指導時工夫を要する．

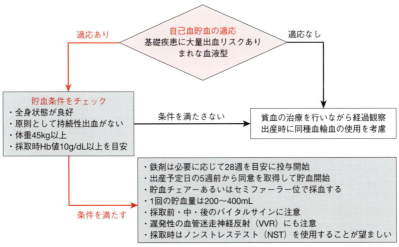

注：①VVR：vasovagal reactions．通常採血中，採血終了直後に発生するが，採血終了1時間以上経過して発生する場合がある．
　　②自己血有効期間はCPDA-1全血で35日，MAP加赤血球濃厚液42日，新鮮凍結血漿1年とする．
返血は通常の同種血輸血の基準に準じ，安易に返血しない．

図Ⅱ-45　妊婦における自己血貯血のフローチャート

(日本産科婦人科学会/日本産婦人科医会/日本周産期・新生児医学会/日本麻酔科学会/日本輸血・細胞治療学会：産科危機的出血への指針，p3，2017)

データ・情報	アセスメント	助産診断名【例】
⑦感　染 ⑧早　産 ⑨胎位異常 ⑩子宮内発育不全 ⑪前期破水 ⑫臍帯の卵膜付着 ⑬癒着胎盤（前置胎盤の約5〜10％） 　［パルスドプラによる医学的診断］ 　・胎盤の厚さ1cm以下 　・胎盤と筋層間の輪郭欠乏 　・胎盤組織以外の組織が拡張した血管構造 　［カラードプラによる診断］ 　・胎盤実質内の血液間隙 　・胎盤と筋層間の低エコー帯の消失 　・子宮筋層の菲薄化，断裂，不正 　・空隙部位の激しい血流	・剝離した胎盤に付着した凝血などを経て上行感染を起こしやすい． ・癒着胎盤の発症頻度は帝王切開率上昇にともない，増加している． ・前置胎盤の場合，脱落膜の形成が不十分であるために胎盤絨毛が脱落膜を越えて容易に筋層内に侵入する．癒着胎盤になると胎盤付着側の筋層内血管拡張・断裂や子宮下部の不十分な脱落膜側の止血機構により出血が多くなる．子宮全摘となる可能性も高い． ・体外受精，子宮手術の既往，子宮内膜焼灼術，多産，高齢妊娠，多胎妊娠が癒着胎盤のリスク因子となる．	⓳前置胎盤に関連した下部剝離面からの上行感染の危険性

2. 常位胎盤早期剝離 (☞ 第3章Ⅱ-G-i 異常出血, p596 参照)

3. 羊水過多・過少 (☞ 第3章Ⅱ-G-g 羊水の異常, p556 参照)

妊娠時合併症を有する診断

1. 糖尿病 (☞ 第2章Ⅱ-H-c4 妊娠糖尿病・耐糖能異常, p220 参照)

2. 心疾患

データ・情報	アセスメント	助産診断名【例】
1 心疾患の種類 (a) 医学的診断名 (b) 発症時期（先天性など） (c) 外科的手術既往の有無 (d) 現在の状態と治療内容 ・心疾患合併妊娠の頻度：全分娩の約1％ ・母体死亡の8％ ・先天性心疾患47.3％ ・後天性心疾患（主としてリウマチ性弁膜症）38.1％ ・不整脈14.6％	・僧帽弁狭窄症，心室中隔欠損症，心房中隔欠損症，ファロー（Fallot）四徴症などの合併が多いが，まず合併している心疾患の病態と程度を知り，医師の治療方針を十分に把握する．病歴期間などから，対象の疾病への理解度やセルフケア能力を査定する．	❶心疾患合併妊娠に伴う妊娠継続への過度の不安
2 妊娠の可否 (a) 身体的許容 ① NYHAの分類（表Ⅱ-78） ② ACOG分類（表Ⅱ-79） ③ 妊娠の際に厳重注意を要する，あるいは妊娠を避けることが強く望まれる心疾患（表Ⅱ-80） ④ 妊娠の可否，継続の可否に留意する事項（表Ⅱ-81） ・非妊娠時の身体コントロール ・妊娠負荷の絶対禁忌 ・医学的管理下で可能 ・妊娠可能	・医師が診断している心疾患の重症度を把握する． ・一般にNYHA Ⅱ度以下で妊娠を許可されることが多いが，症状の悪化や他の合併症を併発することがあるためNYHAの分類だけでは判断されていない． ・表Ⅱ-80の疾患では，母体・胎児ともに死亡率や罹病率が高く，妊娠を勧めることはできない．妊娠が判明した場合，話し合いによって中絶することが好ましいが，妊娠を継続する場合には，高いリスクを十分に伝えた上で，厳重な注	❷非妊娠時の身体コントロール不良に伴う妊娠不可

[妊娠時合併症と評価の視点]
1. 合併症（1.〜7.）
2. 評価の視点
   ・妊婦が合併症妊娠による影響を理解し身体的変化に適応できる日常生活行動がとれているか．
   ・妊婦に対する医学的治療が身体的・精神的に有効に受け入れられているか．
   ・胎児が順調に発育し，健康であるか．
   ・身体的苦痛や不快感を最小限に抑えることができているか．
   ・不安や精神的ストレスを最小限に抑えることができているか．
   ・家族が役割調整をしてサポートできているか．
   ・妊婦とその家族が主体的で満足のいく妊娠期を過ごすことができているか．

情報・その他

表Ⅱ-78　NYHA分類

分類	臨床症状
class Ⅰ	身体活動の制約のない心臓病患者で，日常生活における身体活動の程度では，疲労感，動悸，呼吸困難，狭心痛は発生しない．
class Ⅱ	身体的活動に軽度ないし中等度の制約があり，安静時は快適であるが，日常的な身体活動で疲労感，動悸，呼吸困難，狭心痛が発生する．
class Ⅲ	身体的活動に著しい制約があり，安静時は快適であるが，軽度の身体活動でも過度の疲労感，動悸，呼吸困難，狭心痛の形で不快感が発生する．
class Ⅳ	いかなる身体活動にも不快感がともない，安静時にも心不全徴候や狭心痛が発生する．

(New York Heart Association (NYHA), 1979)

表Ⅱ-79　心疾患別にみた妊産婦死亡率（ACOG分類）

疾患名	死亡率（％）
グループ1　低リスク 　心房中隔欠損，心室中隔欠損 　動脈管開存，肺動脈弁・三尖弁の疾患 　ファロー四徴症（修復後），生体弁による弁置換， 　僧帽弁狭窄（NYHA class Ⅰ，Ⅱ）	＜1
グループ2　中リスク 　2A： 　僧帽弁狭窄（NYHA class Ⅲ，Ⅳ），大動脈弁狭窄， 　大動脈縮窄症（弁に病変がない），ファロー四徴症（未修復）， 　心筋梗塞の既往，マルファン症候群（大動脈病変がない） 　2B： 　僧帽弁狭窄（心房細動あり），人工弁による弁置換	5〜15
グループ3　高リスク 　原発性肺高血圧症，アイゼンメンゲル症候群， 　大動脈縮窄症（弁に病変あり）， 　マルファン症候群（大動脈病変あり），心臓心筋症	25〜50

(米国産婦人科学会，1992より一部改変)

データ・情報	アセスメント	助産診断名【例】
(b) 医療施設の専門性 (c) 対象の価値観 (d) 社会環境・倫理	意を要する．妊娠前に外科的手術を行うことで改善する場合もある．多因子遺伝の先天性心疾患の場合など遺伝カウンセリングの側面からも考えなければならない． ・心疾患合併妊娠が人的・物的面から管理できる施設かどうか． ・家族背景や挙児希望の強さはどうか．価値観とは異なるが，まれに妊娠によって心疾患が診断されたり，未治療のまま放置している対象がいるので注意する． ・家族の理解と協力状態はどうか．社会，看護，施設の倫理委員会など統一見解や自身の倫理観に常に注意を払うようにしておく．	❸先天性心疾患に関連した遺伝問題に伴う妊娠継続への不安
3 妊娠が心疾患に与える影響 (a) 心臓の位置 ・収縮期雑音 　レバイン（Levine）の分類 　（表Ⅱ-82） (b) 予備心機能状態 ・循環血液量 ・心拍出量 ・心拍数 ・平均動脈血圧	☞ 第2章Ⅱ-C-1-5 循環器系，p37参照． ＊妊産婦の循環血液量は妊娠6～12週頃より増加し始め，妊娠30週には非妊娠時の30～50％増となる．心拍出量も妊娠20～24週には30～50％増加する．また子宮胎盤循環はA-Vシャントとして循環系に作用する．これらは心臓に対して前負荷となる．心機能を正しく評価し，妊娠継続の可否を判定する必要がある．妊娠に伴う生理的な血液凝固系変化も疾患に影響を与える．	❹妊娠継続に関連した心機能低下に伴う日常生活動作の制限

情報・その他

表Ⅱ-80 妊娠の際に厳重な注意を要する，あるいは，妊娠を避けることが強く望まれる心疾患

- 肺高血圧症（Eisenmenger症候群）
- 流出路狭窄（大動脈弁高度狭窄平均圧：＞40〜50mmHg）
- 心不全（NYHA分類Ⅲ・Ⅳ度，左室駆出率＜35〜40％）
- Marfan症候群（上行大動脈拡張期径＞40mm）
- 機械弁
- チアノーゼ性心疾患（動脈血酸素飽和度＜85％）

(心疾患患者の妊娠・出産の適応，管理に関するガイドライン（2010年改訂版），p8, 2010)

表Ⅱ-81 妊娠の可否，継続の可否に留意する事項

一般事項	年齢	高年齢になるほど心不全発症の可能性大
	家庭環境	夫婦仲，家族構成，社会経済環境
	妊娠・経産回数	妊娠の回数により心負荷は増大，挙児希望の程度
症状	心不全の既往	心不全既往妊婦は妊娠中に再発症することが多い
	自覚症状	新機能分類，旧NYHAⅢ度以上は母体死亡率が高い
	心拡大	CTR 60％以上は妊娠中の心不全発症，増悪の可能性大
	心電図	明らかな右室肥大と心房細動をともなう僧帽弁疾患は要警戒
	肺高血圧	肺動脈圧50 mmHg以上は妊娠により危険な状態が発生
留意すべき疾患	アイゼンメンゲル症候群	妊娠により予後悪化，子宮内発育不全症，自覚症状は少ない
	人工弁置換術後	ワルファリンをヘパリンに変更．妊娠中の再置換は危険，妊娠前に再評価，妊娠中の置換弁機能不全は児生存可能なら分娩を先行
	CHD術後	術後の心機能，手術成功の程度が問題．妊娠前に再評価要
	不整脈	原因となる器質性疾患の検索，VTは可及的速やかに治療
	心筋症	疾患そのものの予後が問題．妊娠中心不全発症の可能性大
	マルファン症候群	妊娠中の大動脈解離に要警戒
	原発性肺高血圧	妊娠による母体死亡の危険．診断が困難で心不全発症後遭遇例が多い

(武田佳彦，平野郁子：心疾患合併妊娠．産科と婦人科 63（増）：215, 1996)

表Ⅱ-82 レバインの分類

分類	状況
Ⅰ度	注意深い聴診でのみ聞き得るもっとも弱い雑音
Ⅱ度	聴診器を当てた途端に聞き得る弱い雑音
Ⅲ度	中等度の雑音で明瞭に聴取可能．振戦は伴わない
Ⅳ度	耳に近く聞こえる雑音．振戦を伴う
Ⅴ度	聴診で聞き得るもっとも大きな雑音．聴診器を胸壁から離すと聞こえない
Ⅵ度	聴診器を離しても聞こえる雑音

データ・情報	アセスメント	助産診断名【例】
(c) 症 状 ① 生理的症状 ・努力短息呼吸 ・頻 脈 ・動 悸 ・心肥大 ・下肢の浮腫 ・機能性心雑音	・左心室の容積が増加し左室駆出量や1回の拍出量が増加する傾向にある．努力短息呼吸は子宮増大に伴う横隔膜の挙上と換気率上昇によりしばしばみられる．これら症状より強い呼吸困難，労作時の失神，血痰，発作性の夜間呼吸困難，労作時の胸部痛などがあれば心疾患の症状であると疑う．逸脱した呼吸困難や頻脈は，休息時または軽度の運動でも増悪する．	❺心疾患合併に関連した努力短息呼吸の出現
② 逸脱症状 ・労作時の呼吸困難 ・心尖部における拡張期心雑音 ・頻 脈 ・咳 嗽 ・喀 血 ・肺基底部のラ音		❻心疾患合併に関連した心機能低下に伴う動悸の出現
③ その他 ・仰臥位低血圧症候群	・増大した子宮が下大静脈を圧迫し，心臓への静脈還流が減少するため，心拍出量が減少して低血圧をきたす．	❼心疾患に関連した心機能低下に伴う頻回の仰臥位低血圧症候群発症の危険性
❹ 心疾患が妊娠に与える影響 (a) 症状の増悪 ・低酸素血症の亢進 ・自覚症状の悪化 ・心臓超音波所見の悪化	・上記のような妊娠に伴う生理的変化が増悪する危険性が高いが，僧帽弁逸脱症，不整脈は比較的母児ともにリスクが少ないという報告もある． ・妊娠中に外科的手術を行うこともある．	❽心疾患合併に関連した呼吸困難の出現に伴う妊娠継続不可能
(b) 母体への影響 ・流早産 ・貧 血 ・妊娠高血圧症候群	・肺高血圧症を伴う先天性心疾患では，母体適応人工早産や人工妊娠中絶の割合が高い．	❾心疾患合併に関連した肺水腫増悪に伴う妊娠継続不可能
(c) 妊娠中の母体への治療	・臨床検査上，心予備能低下を認めた場合あるいは前述の逸脱症状や上気道感染，尿路感染の合併で心	❿心疾患合併に関連した医学的治療に伴うストレス

ケアの要点	具体的評価内容

【A】症状を観察する

助産診断名：❶，❹，❺，❻，❼，❽

1. 非妊娠時からの心疾患の合併症の有無を診断するために，妊娠による負荷がかかる前に聴診する．
   a. 初診時スクリーニングの機会を利用する．
   b. 聴診器は高調音が減弱しない25〜31cmの長さが適当である．
   c. 基本的には仰臥位・座位・左側臥位で対象の右側から行う．
   d. 座位・左側臥位は，仰臥位で聴取しがたい心雑音の聴取に用いる．
2. 疾病の症状を把握し，早期発見に努める．

- 心疾患の合併が今回の妊娠経過に影響を及ぼすことを正確に理解しているかどうか．
- 医学的治療を有効に受けているかどうか．
- 経過の予測など主体的に受容しているかどうか．
- 症状がない，あるいは増強していないかどうか．
- 母児への影響が出現していない，あるいは最小限かどうか．
- 分娩時期が適切であるかどうか．
- 分娩様式が適切であるかどうか．

【B】心臓の負荷を減らす

助産診断名：❶，❹，❺，❻，❼，❽，❾，⓫，⓬，

1. 十分な睡眠と休息を勧める．
2. 起座位をとる．
3. 低カロリーや減塩の食事指導をする．
4. 過重な体重増加を来たさないよう体重コントロールを行う．
5. 定期健診以外にも体重測定を励行する．
6. 妊婦健診ではとくに検尿や血圧の結果をみる．
7. 不安の軽減に努め，日常生活動作の工夫について説明する．
8. 分娩時のストレスを極力軽減するために，有効な呼吸法・努責法を練習する．

データ・情報	アセスメント	助産診断名【例】
	労作の増加があった場合，入院となり食事管理，ジギタリゼーション，利尿薬投与などが行われる．看護者は逸脱症状を早期に発見し，医師に報告する． ・僧房弁狭窄に不整脈や頻脈が出現した場合，うっ血性心不全予防のためβ遮断薬を投与し，左心室を充満させ，うっ血性心不全には肺水腫に移行する前に軽症のうちからファウラー位，酸素テント，ジギタリス急速飽和，即効性利尿薬（フロセミド），ペチジン投与などによる治療をモニター下で行う．看護者は循環器内科，外科医，新生児科医の方針を把握し，医師の介補や症状の観察，対象の精神的看護を行う．	
5 妊娠継続の可否 比較的安全に妊娠分娩を経過しうるものとそうでないもの（表Ⅱ-83） （a）予備心機能状態 ① 検　査 ・心臓超音波検査 ・12誘導心電図 ・ホルター（Holter）心電図 ・胸部X線写真 ・動脈血ガス分析 ・中心静脈圧測定 ・血液検査 ・呼吸機能検査　など （b）心機能障害の程度 ① 末梢血管抵抗減少 ・心不全の有無 ・肺水腫の有無 ・心内膜炎の有無	・医師は妊娠前の心機能を評価し，妊娠経過中の循環動態変化の管理を行う．妊娠中の症状の変化を観察し，産科医，循環器内科医・外科医，麻酔科医の方針に従う． ・循環血液量の増加など妊娠の生理的変化を考慮して，検査を行い変化をみる．医師は症状や病態に応じて入院の時期を判断する． ・末梢血管抵抗の減少に対応する心拍出量の増加や静脈帰来を得にくいため脳や心臓に虚血症状を起こすことがある．リスクが高まるも	

ケアの要点

【C】医学的治療を円滑に進める

助産診断名：❶, ❸, ❼, ❽, ❾, ❿, ⓫, ⓬, ⓭, ⓯

1. 医師の治療方針が十分理解できているかみる．
    a. 妊娠が心疾患に与える影響，心疾患が妊娠に与える影響を理解度に合わせて説明する．
2. 精神的援助を行う．
    a. 何が不安の原因であるか傾聴し，明らかにする．
3. 胎児の発育・健康状態を観察する．

具体的評価内容

表Ⅱ-83　比較的安全に妊娠，分娩を経過しうるもの（A）とそうでないもの（B）

【A】妊娠分娩負荷に比較的よく耐える心疾患	以上の各項とも，妊娠，分娩時に肺水腫を含むうっ血性心不全を起こす危険性が大きい
1. NYHA Ⅰ度～Ⅱ度のもの 2. 中等度までの僧帽弁逆流または大動脈弁逆流 3. 肺高血圧症のない左から右へのシャントをもつ先天性心疾患（心房中隔欠損，心室中隔欠損，動脈管開存など） 4. 特発性肥大性大動脈弁下狭窄症（IHSS）．ただし遺伝素因あり	6. 左心肥大や大動脈上行脚拡大の著しい大動脈弁膜症 7. 大動脈瘤をともなうもの（マルファン症候群，大動脈縮窄症，大動脈炎症候群など：マルファン症候群では約半数が大動脈解離を起こす） 8. 原発性肺高血圧症（母死亡が高頻度） 9. チアノーゼを呈している先天性心疾患（ファロー四徴症，アイゼンメンゲル症候群など：アイゼンメンゲル症候群では，出産時虚脱，血栓塞栓症などによる30％にのぼる母死亡があり，児死亡も28％と高い） 10. 遺伝素因の強い先天性心疾患（特発性肥大性大動脈弁下狭窄症やマルファン症候群ではいずれも常染色体優性遺伝を示し，児の50％に同一疾患が出現する） 11. 弁膜症に加えて慢性疾患の合併（糖尿病，甲状腺疾患など）のあるものや，年齢が35歳以上であると心不全を起こしやすい
【B】心疾患合併妊娠におけるリスクの高い事項 1. 妊娠前にうっ血性心不全，血栓塞栓症，脳出血などの重症の合併症を起こしており，まだ根治手術が行われていないもの．また術後の例でも心機能の改善のないもの 2. NYHA Ⅲ度～Ⅳ度のもの．また，労作負荷時の肘正中静脈圧上昇が著しいもの 3. 頻脈をともなう心房細動のあるもの 4. 著しい心拡大があるもの 5. 連合弁膜疾患	

（松浦俊平：心疾患合併妊婦の管理．産科と婦人科 58 (10): 1760, 1991）

データ・情報	アセスメント	助産診断名【例】
・心房細動・不整脈の有無 (c) 薬物療法（表Ⅱ-84） ① 効　果 ② 副作用 (d) 運動制限・食事療法 (e) その他の妊娠合併症 ① 妊娠高血圧症候群 ② 感染症	のに肺高血圧を主徴とする心疾患，閉塞型心筋症，大動脈弁狭窄などがある． ・右から左への逆シャントのある心疾患でもシャント量が増し，分娩時出血などで血圧低下などがあると急速にチアノーゼの度合が増して循環虚血に陥ることがある．一方僧房弁逆流，大動脈弁逆流などでは末梢血管抵抗の減少が逆流を軽減するため悪化を起こしにくい． ・正常妊娠より心疾患合併妊娠は，左記①②などの妊娠合併症にともない，循環器系に対する負荷が増大し，心不全発症の危険性がある．とくに心不全の初期には感冒様症状が出現するためよく観察する．	⓫心疾患合併妊娠に関連した日常生活動作の制限に伴うストレスの増強
⑥ 胎児の発育・健康状態の把握 (☞ 第2章Ⅱ-C 妊娠経過の診断，p57参照) (a) 早産　2〜3倍 (b) FGR　2〜3倍 ・チアノーゼ性先天心疾患では50％以上 (c) 周産期死亡 ・チアノーゼ性先天心疾患では約5％ (d) 胎児奇形 ワルファリンの副作用 ① 軟骨発育不全 　・鞍　鼻 　・鼻腔形成不全 　・単　頸	・とくに在胎週数に見合った発育をしているか，子宮収縮や胎動にともない胎児機能不全徴候がないか胎児予備能力の程度などを査定する． ・慢性の低酸素状態のために胎児発育不全や低出生体重児が多い． ・人工弁置換術を受けた妊婦では，長期間抗凝固薬が投与される場合が多く，ワルファリンの投与により催奇形性，胎児の出血傾向に伴う死亡が報告されている． ・治療の中止は心疾患の悪化をきたすため，薬剤の使用は続いていることが多い．とくに妊娠初期(妊娠6〜9週)のワルファリン使用による副作用は知っておく．妊娠後期には頭蓋内出血を起こしやすい	⓬心疾患合併に関連した低酸素状態持続に伴う胎児発育不全の危険性

情報・その他

表Ⅱ-84 心疾患妊娠に使用される代表的薬剤と留意点

薬　剤	留意点
ジギタリス	児に心拍数低下をもたらすことがあり，胎児心拍数モニター下で使用．胎児機能不全による徐脈と鑑別．中毒量に達しない限り問題はない．胎児採血により胎児血中濃度測定可．予防的投与の必要はない．
利尿薬	循環血液量の低下により，児にとって深刻な子宮循環不全を起こすことがある．胎児心拍数モニター要．超音波断層法による胎児発育の評価，羊水量の変化に注意．超音波ドプラ法による子宮－胎盤－胎児循環の評価は利用できる．中心静脈圧測定下で投与するのが最も安全．予防的投与は不要．
ワルファリン	妊娠初期の投与で催奇形性の報告あり，それ以後の投与でも児に頭蓋内出血の可能性．胎盤通過性のないヘパリンに切り替えることが望ましい．ただしヘパリンの投与方法には工夫が必要．
抗不整脈薬	陰性の変力作用（心収縮力の低下）は児にも出現する．母児とも十分なモニター下で使用．心電図，動脈圧，胎児心拍数，胎児血流計測など．

（和田弘子ほか：ハイリスク妊娠（木戸口公一編），p61，医薬ジャーナル社，1996）

データ・情報	アセスメント	助産診断名【例】
・低身長 ・眼球離開 ②知能発育不全 ③脳神経系奇形 　・視神経萎縮 　・聾　啞 　・小脳症 ④先天性心疾患（表Ⅱ-85） **7** 分娩経過などの予測 (a) 分娩時期 (b) 分娩様式	（分娩介助時の注意点）．使用されている薬剤の胎児への催奇性など副作用は把握する必要がある． ・ビタミンK依存蛋白であるオステオカルシンの形成をワルファリンが阻害する． ・分娩時には陣痛のたびに周期的に300～500mLの血液が子宮胎盤循環より母体の系統血行に輸注され，分娩終了後には心臓への静脈帰来が増加する．心予備能が低下している場合などは分娩時から産褥早期にかけて急性心不全などを起こしうる．分娩時は出血，感染などの産科的合併症を未然に予防することが通常の分娩以上に必要である． ・母体の心機能をはじめとする身体的適応状態と胎児の健康状態から医師の方針を確認・把握する． ・基本的に経腟分娩である．ただ分娩時の努責は心臓の負荷を増すため，状態に応じて硬膜外麻酔を用いることが多い．努責をかけずに硬膜外麻酔下で鉗子・吸引分娩することが望ましい．分娩は常時緊急帝王切開術が施行できる状態（ダブルセットアップ）にしておく．母体心疾患の悪化により人工早産を余儀なくされた場合は全身麻酔下で帝王切開術を施行する．	⓭心機能低下に関連した努責禁止に伴う帝王切開術分娩の適応 ⓮心疾患に関連した易疲労性に伴う育児負担の危険性 ⓯心疾患と知識不足に伴う家族計画への無理解

情報・その他

表Ⅱ-85 心疾患合併妊婦における胎児への影響

母	児
心室中隔欠損症術後	心室中隔欠損症
心房中隔欠損症術後	心房中隔欠損症，三尖弁閉鎖不全症，エプスタイン（Epstein）奇形
ファロー四徴症術後	完全大血管転位症，肺動脈弁閉鎖症，心室中隔欠損症，心房中隔欠損症
心内膜床欠損症術後	共通房室弁口

（和田弘子ほか：ハイリスク妊娠（木戸口公一編），p59，医薬ジャーナル社，1996より一部改変し許諾を得て転載）

3. 腎・泌尿器系疾患

データ・情報	アセスメント	助産診断名【例】
1 腎疾患の種類 (a) 医学的診断名 (b) 発症時期（先天性など） (c) 外科的手術既往の有無 　（腎移植後など） (d) 現在の状態と治療内容（透析） ・慢性腎臓病（CKD）の重症度分類（表Ⅱ-86） ・比較的早期からの入院管理や妊娠中の血液透析の導入などの状況（表Ⅱ-87） **2 妊娠の可否** ・妊娠の診断基準 ・腎疾患患者の妊娠診療ガイドライン2017（表Ⅱ-88） (a) 身体的許容 医学的評価の目安 ・血中尿素窒素（BUN） ・クレアチニン ・尿　酸 ・24時間クレアチニンクリアランス（糸球体濾過量（GFR）） ・尿蛋白 ・尿沈渣 ・血　圧 (b) 医療施設の専門性 (c) 対象の価値観 (d) 社会環境・倫理観	・合併している腎・泌尿器系疾患の病態と程度を知り、医師の治療方針を把握する。病歴期間などから、対象の疾病への理解度やセルフケア能力を査定する。 ・非妊娠時の透析条件では、胎児死亡、新生児死亡率が高いとされている（妊娠高血圧症候群の診療指針2015より） ・妊娠前に腎生検を行っておくと腎病変の組織型から妊娠の予後を予測することができる。医学的診断や病態により妊娠の可否が異なるため、医師の方針を十分に把握する。 ・心疾患と同様． ・心疾患と同様． ・心疾患と同様．	❶腎移植後妊娠に伴う妊娠継続への不安 ❷ネフローゼ症候群に関連した症状の安定に伴う妊娠可能

情報・その他

表II-86 慢性腎臓病（CKD）の重症度分類

原疾患	蛋白尿区分		A1	A2	A3
糖尿病	尿アルブミン定量 (mg/日) 尿アルブミンCr比 (mg/gCr)		正常 30未満	微量アルブミン尿 30〜299	顕性アルブミン尿 300以上
高血圧 腎炎 多発性嚢胞腎 移植腎 不明 その他	尿蛋白定量 (g/日) 尿蛋白Cr比 (g/gCr)		正常 0.15未満	軽度蛋白尿 0.15〜0.49	高度蛋白尿 0.50以上
GFR区分 (mL/分/1.73m²)	G1	正常または高値	≧90		
	G2	正常または軽度低下	60〜89		
	G3a	軽度〜中等度低下	45〜59		
	G3b	中等度〜高度低下	30〜44		
	G4	高度低下	15〜29		
	G5	末期腎不全（ESKD）	<15		

重症度は原疾患・GFR区分・蛋白尿区分を合わせたステージにより評価する．CKDの重症度は死亡，末期腎不全，心血管死亡発症のリスクを　　　のステージを基準に，　　　，　　　，　　　の順にステージが上昇するほどリスクは上昇する．

（日本腎臓学会：CKD診療ガイド2012, p3, 東京医学社, 2012)

表II-87 慢性腎臓病患者の妊娠管理　維持血液透析患者の透析量

- 確保すべき透析量の指針として，透析前のBUN値を50mg/dL未満を目標に，週4回以上，週当たりの透析時間は20時間以上の透析を行うことを推奨する
- 週6回，週当たりの透析時間は24時間以上が望ましい

（日本腎臓学会　学術委員会　腎疾患者の妊娠：診療の手引き改訂委員会編；腎疾患者の妊娠診療ガイドライン2017, p45, 診断と治療社, 2017)

データ・情報	アセスメント	助産診断名【例】
3 妊娠が腎・泌尿器系疾患に与える影響 (a) 位置・形態 (b) 妊娠に伴う生理的変化 （☞ 第2章Ⅱ-C-1-9,10 腎機能, 泌尿器系, p45参照） (c) 症状の増悪	・妊娠により腎臓は増大し, 腎盂, 尿管は拡張する. 腎血流量と糸球体濾過量（GFR）は妊娠初期より増加し, 妊娠28週前後で最大となり, 妊娠前に比べ約50%増加する. 慢性腎不全の場合, 妊娠高血圧症候群の発症または悪化は, 軽症患者で8〜34%, 中等度から高度患者で20〜87%に認められている. 腎疾患の増悪とともに胎児-胎盤機能の低下を招く. 詳細は, ☞ 第2章Ⅱ-H-c3 妊娠高血圧症候群, p206参照.	❸ 子宮増大に関連した尿管の形態変化に伴う膀胱炎発症の危険性 ❹ 不適切な日常生活動作に関連した腎機能悪化に伴う血圧の上昇 ❺ 不適切な日常生活動作に関連した腎機能悪化に伴う浮腫の出現
(d) 疾病例 ①膀胱炎 ②腎盂腎炎	・妊娠中の合併は1〜2%と少ないが, 排尿痛・頻尿・尿混濁を症状とするため妊娠に伴う頻尿との鑑別が必要である. 発熱が出現すれば腎盂腎炎が疑われる. ・妊娠に伴う右側上部尿管の拡張が影響し, 右側の強い背部痛・不快感・右側腹部から下肢への放散痛が出現した場合に疑われる. 妊娠中の合併は約2%で, そのうち大腸菌によるものが70%くらいある. 高熱・腎部圧痛（叩打痛）・膿尿があれば急性腎盂腎炎と診断される.	

情報・その他

表Ⅱ-88 慢性腎臓病患者が妊娠を希望した場合のリスク評価

1) ネフローゼ症候群を呈している
   - 妊娠経過中に蛋白尿増加，腎機能悪化，早産，低出生体重児となるケースが多く，リスクが高い
2) 蛋白尿（3.5g）が持続している
   - 母体合併症のリスクが高く，分娩後の腎機能低下のリスクも高い
3) 軽度から中等度の腎機能障害
   - CKD重症度分類のGFR区分G1，G2であっても，妊娠合併症のリスクは高い
   - CKD重症度分類のGFR区分G3，G4，G5は，腎機能が重症になるほど妊娠合併症のリスクは高く，腎機能低下，透析導入の可能性もあり，十分な説明が必要である
4) 顕微鏡的血尿が持続している
   - 血尿単独で，腎機能が正常な場合，CKD重症度分類のGFR区分G1もしくはG2の場合が多いため，上記3）と同様に考え，妊娠合併症のリスクは高い。しかし，分娩後の腎機能の悪化には影響しないと考えられる
5) ループス腎炎
   - SLEの疾患活動性およびループス腎炎の寛解が維持されていなければ，合併症のリスクは高い
   - 寛解が維持できている状態では合併症のリスクは高くない
6) 糖尿病性腎症
   - 挙児を希望する場合には，児の先天異常と母体の糖尿病合併症悪化を予防するため，妊娠前の治療・管理が必要（計画妊娠）
   - 糖尿病性腎症合併妊娠は，妊娠高血圧腎症や周産期合併症のリスクが高い。さらに，糖尿病性腎症第3期以上もしくは腎機能低下症例は妊娠による腎機能増悪の可能性があり，妊娠を希望する場合は十分に説明する必要がある。
   - 妊娠高血圧症候群（特に妊娠高血圧腎症）を発症した糖尿病合併女性は将来的に腎症や網膜剥離の増悪リスクが高いため，分娩後も慎重なフォローアップが必要である
7) 多発性嚢胞腎
   - 高血圧や妊娠高血圧症の発症率が高い
8) 維持透析患者
   - 健康な妊婦と比較して生児を得る確率が低く，早産，低出生体重児の頻度が高い
   - 妊娠，出産を強く希望する場合は，妊娠予後や合併症，頻回長時間透析による妊娠予後改善の可能性について情報提供をする必要がある
9) 腎移植患者
   - 妊娠合併症のリスクは正常妊娠妊婦よりも高いが，腎機能が安定している状態であれば，移植後1年以上経過すれば妊娠は比較的安全である

（日本腎臓学会学術委員会　腎疾患者の妊娠：診療の手引き改訂委員会編；腎疾患者の妊娠診療ガイドライン2017，p8-31，診断と治療社，2017を参考に作成）

データ・情報	アセスメント	助産診断名【例】
4 腎・泌尿器系疾患が妊娠に与える影響 (a) 症　状 ①血　尿	・血尿は正常な場合でも出現することがあるが，肉眼で1 L中に1 mLくらいの血液があると判断することができる．特発性の腎出血は右側に多く妊娠後期に起こりやすい．間欠的に繰り返すことが多いが安静にしていたり，分娩が終了すれば止血することも多い．	❻血尿に関連した安静に伴う精神的ストレス
②蛋白尿 ③高血圧 ④浮腫　など (b) 母体への影響 ①腎機能のさらなる低下 ②妊娠高血圧症候群		
5 妊娠継続の可否 (a) 予備腎機能状態 ①クレアチニンクリアランス (Ccr)	・血清クレアチニン（Cr）値は酵素法とヤッフェ法によって測定される．酵素法では正常値は概ね0.8mg/dL以下であるが，妊娠中は低下する．血液尿素窒素（BUN）も妊娠中は低下する．	
②尿酸値の上昇 ③慢性糸球体腎炎で尿酸値 　　　6.0 mg/dL以上	・尿酸値の上昇は妊娠高血圧症候群の重症度を表す．また慢性糸球体腎炎で尿酸値が6.0 mg/dL以上は予後が悪い．	❼尿路結石に関連した強い疼痛を伴う妊娠継続への不安
(b) 疾病例 ①急性腎炎症候群 　・高血圧 　・浮　腫 　・乏尿・無尿 　・尿沈渣，補体の動き 　・ASLO，CICの測定	・妊娠後に急性腎炎が生じた場合，胎児死亡が多いといわれている．高血圧・浮腫・乏尿・無尿をともない旧定義の妊娠中毒症とよく似た症状を呈する．発症の時期・尿沈渣・補体の動き，ASLO（抗ストレプトリジンO, antistreptolysin-O），CIC（循環免疫複合体，circulating immune complex）の測定により鑑別できる．医師は発症時期や疾患	

II. 妊娠期の助産診断とアセスメント・ツール

ケアの要点	具体的評価内容
【A】安静を保持する 助産診断名：❺, ❻, ❽ 1. 流・早産の項（☞ 第2章Ⅱ-H-b1, p151およびb2, p171）参照 【B】食事を減塩に工夫する 助産診断名：❶, ❷, ❹, ❺ 1. 食事療法は医師の指示に従う． 2. 妊娠高血圧症候群の項（☞ 第2章Ⅱ-H-c3, p206）参照	・腎・泌尿器系疾患の合併が今回の妊娠経過に影響を及ぼすことを理解しているかどうか

腎・泌尿器系疾患

妊娠時合併症を有する診断

II-I-3

データ・情報	アセスメント	助産診断名【例】
②ネフローゼ症候群 ・Ccr ≦ 70 mL/分以下（妊娠前） ・Ccr ≦ 50 mL/分以下あるいは血清 Cr 1.5 mg 以上	の進行も含めて妊娠の継続の可否を診断しているため，方針はよく把握する必要がある． ・Ccr 70 mL/分以下の症例では，妊娠中に腎機能の低下をみることが多い．Ccr ≦ 50 mL/分以下あるいは血清 Cr 1.5 mg/dL 以上の場合では妊娠中に高血圧を合併し，また合併症がなくても腎機能の不可逆的進行で，腎機能の低下を早めると考えられている．	
③尿路結石 ・右側上部尿路 ・糖尿病家系 ・強い疼痛 ・腎機能低下	・尿路結石も右側上部尿路に多く，両側性のものは約10％である．糖尿病家系に多い．強い疼痛や腎機能の低下が起こった場合は外科治療を行う場合もあるが通常は保存療法である．	
6 胎児の発育・健康状態の把握 （☞ 第2章 II-C-3 胎児および胎児付属物に関する診断，p57 参照） ①胎児胎盤機能不全 ②胎児発育不全 ③流産・早産	・とくに胎児発育不全を把握し，それに伴う情報を査定する．胎児の老廃物の多くは，胎盤を経て母体の腎臓より排泄される．そのため腎疾患合併妊婦の場合，BUN やクレアチニンなどの老廃物の増加が直接胎児の BUN やクレアチンの増加を招き，低蛋白血症や高血圧は，栄養などの胎盤輸送量低下を起こして胎児発育不全が起こりやすい．	❽腎疾患合併に関連したコントロール不良に伴う胎児発育不全
7 分娩経過などの予測 (a) 分娩時期 (b) 分娩様式	・母体の腎機能をはじめとする身体的適応状態と胎児の健康状態から医師の方針を確認・把握する． ・基本的に経腟分娩である．母体腎疾患の悪化により人工早産を余儀なくされる場合は帝王切開術を施行する．	

ケアの要点	具体的評価内容
【C】医学的治療を円滑に進める 　助産診断名：❶，❷，❸，❹，❺，❻，❼，❽ 　1．医師の治療方針が十分理解できているかみる． 　　a．妊娠が腎・泌尿器系疾患に与える影響，腎・泌尿器系疾患が妊娠に与える影響を理解度に合わせて説明する． 　2．精神的援助を行う． 　　a．何が不安の原因であるか傾聴し，明らかにする． 　3．胎児の発育・健康状態を観察する． 　4．疾病の症状を把握し，早期発見に努める．	・医学的治療を有効に受けているかどうか． ・経過の予測など主体的に受容しているかどうか． ・症状がない，あるいは増強していないかどうか． ・母児への影響が出現していない，あるいは最小限かどうか． ・分娩時期が適切であるかどうか． ・分娩様式が適切であるかどうか．

4. 呼吸器系疾患（気管支喘息）

データ・情報	アセスメント	助産診断名【例】
1 呼吸器系疾患の種類 (a) 医学的診断名 ① 気管支喘息 　妊婦の4〜7％に合併 (b) 発症時期 (c) 外科的手術既往の有無 (d) 現在の状態と治療内容 **2** 妊娠の可否 (a) 身体的許容 ①既往歴 　・小児喘息の有無 　・発症要因・アレルゲンの特定 ②家族歴 　・アレルギー性素因の有無 ③症　状 　・連続性ラ音 　・喘　鳴 　・呼気性呼吸困難 　・咳　嗽 　・起座呼吸 　・チアノーゼ 　・嘔　吐 ④検　査 　・動脈血ガス分析 　・経皮SaO_2モニター 　・肺機能検査 　・脱水状態の把握 (b) 医療施設の専門性 (c) 対象の価値観 (d) 社会環境・倫理	・合併している呼吸器系疾患とその程度を知り，医師の治療方針を把握する．肺炎や肺結核をはじめ多くの呼吸器系合併症があるが，ここでは主に頻度の高い気管支喘息を取り上げる．病歴の長い対象が多いため，まず疾病への理解度やセルフケア能力を査定する． ・医師の診断を把握する． ・貧血の妊婦ではチアノーゼの判断が難しい． ・軽症の喘息発作時，PO_2は低下し，pHは軽度上昇，PCO_2も低下する．重症の場合，PO_2はさらに低下し，pHは低下，PCO_2は上昇する． ・心疾患と同様． ・心疾患と同様． ・心疾患と同様．	

ケアの要点	具体的評価内容
【A】不安を緩和する 助産診断名：❸，❹ 1. 呼吸が困難な場合，多くは生命の危機への不安が増大しがちである． 2. 何が不安の原因であるか傾聴し明らかにする． **【B】体位を工夫する** 助産診断名：❶，❷，❸，❹，❻ 1. 呼吸困難な場合　起座位をとり横隔膜を下げる．	・呼吸器疾患の合併が今回の妊娠経過に影響を及ぼすことを理解しているかどうか． ・医学的治療を有効に受けているかどうか． ・経過の予測など主体的に受容しているかどうか． ・症状がないあるいは増強していないかどうか． ・母児への影響が出現していない，あるいは最小限かどうか． ・分娩時期が適切であるかどうか． ・分娩様式が適切であるかどうか．

データ・情報	アセスメント	助産診断名【例】
3 妊娠が呼吸器系疾患に与える影響（喘息） (a) 位　置 (b) 妊娠に伴う生理的な呼吸器系変化 (c) 症状の増悪 　　妊娠24〜36週	☞ 第2章Ⅱ-C-1-6 肺機能, p41参照. 【分娩時の喘息発作】 ・アレルゲンが季節的なものであれば増悪を予測できる．妊娠中に喘息が軽快するもの，不変のもの，悪化するものはおのおの1/3程度である．妊娠による改善はプロゲステロンの平滑筋弛緩作用や内因性のステロイドの増加が考えられる．一方各種プロスタグランジン（とくにプラスタグランジン$F_{2\alpha}$）の増加や，胃・食道逆流による反射性気管支攣縮効果でも増悪する．妊娠前重症例ほど妊娠中悪化する傾向にあり，また前回妊娠中の喘息の経過は再現されるといわれている．妊娠期間中もっとも増悪がみられるのは妊娠24〜36週で，妊娠36〜40週には軽快していることが多い．分娩時の喘息発作は非常にまれである.	❶子宮増大に関連した喘息を伴う呼吸困難の増悪
4 呼吸器系疾患が妊娠に与える影響（喘息），重度の喘息合併の場合（図Ⅱ-46）: ・周産期死亡率の増加 ・妊娠高血圧症候群 ・早　産 ・低出生体重児	・重症でない限り，一般的に妊娠の予後にはほとんど影響しない．母体が低酸素状態になると胎児も低酸素状態となる． ・命にかかわる合併症としては，喘息重積発作状態，肺炎，縦隔気腫，急性肺性心，不整脈，呼吸停止となるような呼吸筋の疲労がある.	❷喘息による咳嗽に関連した過度の腹圧を伴う早産の危険性

ケアの要点	具体的評価内容

【C】日常生活動作を工夫する

助産診断名：❶, ❷, ❸, ❹, ❻

1. 咳をする場合は腹部に手を置くなど早産を予防する．
2. できるだけアレルゲンとなるものは除去する．家では，ほこり，ダニ，ペットの毛などを掃除してアレルゲンの量を減らす．
3. ストレスをためないように工夫する．
4. 運動誘発性なら過度な運動は避ける．
5. アスピリン喘息では，風邪のとき，安易に非ステロイド系の消炎・解熱鎮痛薬を使用しない．
6. 禁煙する．受動喫煙を避ける．
7. アルコール摂取を避ける．

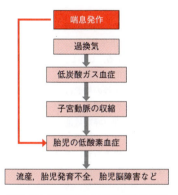

図Ⅱ-46 妊娠における喘息発作の影響

(日本アレルギー学会 喘息ガイドライン専門部会 監：喘息予防・管理ガイドライン2018, p198, 協和企画, 2018)

データ・情報	アセスメント	助産診断名【例】
5 妊娠継続の可否 (a) 呼吸機能の状態	・適切な日常生活動作や薬物療法などのコントロールが円滑であれば，問題はない．	❸ 頻回の喘息発作に関連した睡眠不足 ❹ 頻回の喘息発作に関連した妊娠継続への不安
(b) 喘息発作	・客観的な指標である気道および呼吸の機能は重症度と一致しないことも多い．そのため努力呼吸，頻脈，奇異脈，呼気延長，補助呼吸筋の使用などがみられる場合，とくに中心性のチアノーゼと意識レベルの変化がみられる場合には致命的な発作の徴候であるため注意が必要である．	
(c) 医学的治療	・喘息を合併する妊婦では周産期死亡率，子癇前症，低出生体重児，早産のリスクが増加する．しかし，喘息が重症でも医学的治療がなされた場合には周産期予後の増悪は認められなかったという報告もある．妊娠中の喘息管理（呼吸機能検査，喘息を悪化させる環境因子の除去，薬剤治療，患者教育）の重要性がいわれている．	❺ 医学的方針の無理解に関連した不適切な薬剤服用に伴う発作の危険性
①慢性喘息 ・妊娠中・授乳中の喘息管理の段階的アプローチ：治療（表Ⅱ-89） ②急性喘息発作	・軽度では，必要時にβ₂刺激薬の吸入で十分であることが多い． ・副腎皮質ステロイドの吸入は，持続性の喘息に用いることが望ましい． ・第1選択としてβ₂刺激薬（アドレナリン，イソプレナリン，テルブタリン）． 副腎皮質ステロイドは，重症の急性喘息発作患者に早期に投与するべきであるといわれている．	

ケアの要点	具体的評価内容
【D】医学的治療を円滑に進める 助産診断名：❶, ❷, ❸, ❹, ❺, ❻ 1. 医師の治療方針が十分理解できているかみる． 　a. 妊娠が呼吸器系疾患に与える影響, 呼吸器系疾患が妊娠に与える影響を理解度に合わせて説明する． 2. 患者教育を行い、喘息の重症化を予防する 　a. 喘息を安定させるため、重症化させる因子を理解できるよう説明する． 　b. 環境因子としてアレルゲン（動物のふけ・室内塵ダニ・ゴキブリ・花粉・カビ）、タバコの煙、刺激物（香料・スプレー）などを具体的に回避する方法を共に考える 　c. 自己モニタリング、吸入器の適切な使用、喘息管理計画を遵守できるようにする． 　d. 本人が喘息増悪の徴候に気づき、速やかに対応できるようにする 3. 胎児の発育・健康状態を観察する． 4. 疾病の症状を把握し、早期発見に努める．	

表Ⅱ-89　妊娠中の喘息患者の長期管理

重症度	症状	PEF or FEV₁	推奨される治療薬
軽症間欠型	≦2日/週 あるいは≦2晩/月	≧80%	SABA頓用（日常的な治療薬は不要）
軽症持続型	3〜6日/週 あるいは≧3晩/月	≧80%	低用量ICS （必要に応じてLTRA, テオフィリン徐放製剤, DSCG）
中症持続型	ほぼ毎日 あるいは≧1晩/週	61〜79%	低用量ICS+LABAあるいは 中用量ICS±LABA （必要に応じてLTRA, テオフィリン徐放製剤を併用）
重症持続型	持続的 あるいは夜間に頻回の発作	≦60%	高用量ICS+LABA 必要に応じて経口ステロイド薬 （60mg/日以下）

ICS：吸入ステロイド薬　　SABA：短時間作用性吸入β_2刺激薬　　LABA：長時間作用性吸入β_2刺激薬
DSCG：クロモグリク酸ナトリウム　　LTRA：ロイコトリエン受容体拮抗薬　　PEF：peak expiratory flow
（日本アレルギー学会 喘息ガイドライン専門部会監：喘息予防・管理ガイドライン2018, p199, 協和企画, 2018）

データ・情報	アセスメント	助産診断名【例】
③喘息重積状態と呼吸不全	・30〜60分の重点的治療に反応しないような重症の喘息発作を喘息重積状態と呼ぶ．呼吸状態が悪化し続けるときには，挿管による呼吸管理が考慮される．	
・妊娠中の喘息患者に使用できると考えられている薬剤と注意点（表Ⅱ-90）	・奇形の自然発生率：1〜3%であり（baseline risk），この自然発生率との比較が臨床判断の目安となる．	
④留意すべき産科的治療薬 ・子宮収縮薬：オキシトシンを選択する．	・プロスタグランジン系，エルゴタミン系の薬剤は気管支収縮作用で発作誘発の危険性があるため使用しない．	
・鎮痛薬：アセトアミノフェン製剤は使用可	・非ステロイド系抗炎症薬はアスピリン喘息には禁忌であり，その他の喘息妊婦にも投与は避ける．	
⑤誘発因子の除去（表Ⅱ-91） ⑥妊娠中喘息の急性増悪（自宅での治療法）（図Ⅱ-47）		
6 胎児の発育・健康状態の把握 （☞第2章Ⅱ-C-3 胎児および胎児付属物に関する診断，p57参照） (a) 新生児死亡 (b) 胎児発育不全 (c) 低血糖 (d) 徐脈 (e) 頻脈	・妊婦の呼吸状態が逸脱しやすい場合，胎児の発育状態はとくに把握する． ・頻度は約2倍である．	**6** 低酸素状態持続に伴う胎児発育不全
7 分娩経過などの予測 (a) 分娩時期	・母体の呼吸器系機能をはじめとする身体的適応状態と胎児の健康状態から医師の方針を確認・把握する．	
(b) 分娩様式	・原則として経腟分娩である．喘息発作が分娩中に出現し，治療を施しても軽快しない場合は帝王切開術分娩の適応となる． ・誘発・促進分娩の場合，気管支喘	

情報・その他

表Ⅱ-90 妊娠中の喘息患者に使用できると考えられている薬剤と注意点

1. 吸入薬
   1) 吸入ステロイド薬*1
   2) 吸入β2刺激薬（吸入ステロイド薬との配合剤を含む）*2
   3) 吸入抗コリン薬*3
   4) クロモグリク酸ナトリウム（DSCG）

2. 経口薬
   1) 経口ステロイド薬*4
   2) ロイコトリエン受容体拮抗薬*5
   3) テオフィリン徐放製剤*6
   4) 経口β2刺激薬
   5) 抗ヒスタミン薬*5

3. 注射薬
   1) ステロイド薬
   2) アミノフィリン
   3) ボスミン®（0.1%アドレナリン）*7

4. その他
   ・貼付β2刺激薬：ツロブテロール*8

*1：ヒトに対する安全性のエビデンスはブデソニドが最も多い．
*2：短時間作用性吸入β2刺激薬（SABA）に比べると長時間作用性吸入β2刺激薬（LABA）の安全性に関するエビデンスはまだ少ないが，妊娠中の投与の安全性はほぼ同等と考えられている．
*3：長期管理薬として用いた場合の妊娠に対する安全性のエビデンスはなく，発作治療薬としてのみ安全性が認められている．
*4：プレドニゾロン，メチルプレドニゾロンは胎盤通過性が小さいことが知られている．
*5：妊娠中の投与は有益性が上回る場合のみに限定するべきであるが妊娠を知らずに服用していたとしても危険性は少ないと考えられている．ロラタジン，セチリジン，レボセチリジンの使用は比較的安全とされている．
*6：中毒域の血清レベルをモニターが必要．血中濃度を5〜12μg/mLを目標にする．
*7：子宮動脈の収縮を惹起するためアナフィラキシーなどの場合のみ使用する．
*8：吸入薬，経口薬に準じて安全と考えられているが，今後のエビデンスの集積が必要である．

（日本アレルギー学会 喘息ガイドライン専門部会監：喘息予防・管理ガイドライン2018, p199, 協和企画, 2018）

表Ⅱ-91 気管支喘息誘発因子とその回避法

気管支喘息誘発因子	回避法
アレルギー	抗原の同定．抗原を可能な限り回避．塵埃とカビの除去．air filtrationが有効．
運動	運動前の準備運動の励行．規則正しい運動を十分に．水泳が最適．
呼吸器感染症	感冒，インフルエンザ罹患者との接触を避ける．感染のリスクが高い冬期の人の多い室内環境を避ける．インフルエンザワクチンの接種．
精神的ストレス	喘息発作時の適当なリラックス法と呼吸法の訓練．ストレスへの対処法を学ぶ．
肺刺激物	刺激物を避ける．空気汚染が強い場合，室内でできるだけ安静にする．禁煙．
天候	寒い朝にはスカーフなどで口を覆う．
薬剤	アスピリン，アスピリン含有の売薬，非ステロイド抗炎症薬を避ける．

（Mawhinney H, 1986）

データ・情報	アセスメント	助産診断名【例】
(c) 分娩経過の予測	息において投与禁忌なのはプロスタグランジン$F_{2\alpha}$（ジノプロスト，$PGF_{2\alpha}$）の製剤である． ・喘息の薬物療法で気管支平滑筋を弛緩させるβ_2刺激薬は，子宮筋も弛緩させて出血を起こし産婦が危険な状態になりうる．	

重症度の評価

PEF測定：自己最良値あるいは予測値の<50%は重篤な増悪を示唆する．
徴候や症状に注意を払う：咳，息切れ，喘鳴．胸部圧迫感の程度は不完全ながらも増悪の重篤度と関連する．
呼吸補助筋の収縮，胸骨上の陥没は深刻な増悪を示唆する．
胎児の活動に注意を払う*．

初期治療

短時間作用型吸入β_2刺激薬：MDIで20分おきに2〜4パフを最高3回まで，あるいはネブライザーを用いて単回投与．

改善良好

軽度の増悪
PEFが予測値または自己最良値の>80%．
喘鳴あるいは息切れなし．
短時間作用型吸入β_2刺激薬を4時間継続し，改善．
胎児の活動が十分*．

治療：
・短時間作用型吸入β_2刺激薬を3〜4時間ごとに24〜48時間継続しても可．
・吸入ステロイドで治療中の患者は，7〜10日間倍量に増量．

経過観察指導のために医師の診察を受ける．

改善不十分

中等度の増悪
PEFが予測値または自己最良値の50〜80%．
喘鳴および息切れが持続．
胎児の活動が減少*．

治療：
・経口ステロイドを追加．
・短時間作用型吸入β_2刺激薬を継続．

急ぎ（当日中に）医師の診察を受け，指導を仰ぐ．

改善なし

重篤な増悪
PEFが予測値または自己最良値の<50%．
著明な喘鳴および息切れ．
胎児の活動が減少*．

治療：
・経口ステロイドを追加．
・ただちに短時間作用型吸入β_2刺激薬を反復投与．
・呼吸困難が深刻で改善しない場合，担当医にただちに連絡し，救急外来へ急ぐ．救急車を呼ぶことも検討する．

急ぎ救急外来へ．

MDI：定量噴霧式吸入器．PEF：ピークフロー（最大呼気流量）．
*胎児の活動は，キック数が時間とともに減少するかどうかを観察してモニターする．

図Ⅱ-47 妊娠中，授乳中の喘息増悪管理（自宅での治療法）

（宮本昭正監，井上洋西訳：NIHによる米国喘息教育・予防プログラム 妊娠中の喘息管理：薬物療法ガイド，p10，ライフサイエンス出版，2005）

5. 消化器系疾患

データ・情報	アセスメント	助産診断名【例】
1 消化器系疾患の種類	・合併している消化器系疾患とその程度を知り，医師の治療方針を把握する．対象の疾病への理解度やセルフケア能力を査定する．	
(a) 医学的診断名	・妊娠中における消化性潰瘍（胃潰瘍・十二指腸潰瘍など）の発生頻度は少ない．ほかに炎症性腸疾患には，潰瘍性大腸炎とクローン（Crohn）病があるが妊娠中の発症は比較的少ない．	
(b) 発症時期		
(c) 外科的手術既往の有無		
(d) 現在の状態と治療内容		
2 妊娠の可否		
(a) 身体的許容	・心疾患と同様．	
(b) 医療施設の専門性	・心疾患と同様．	
(c) 対象の価値観	・心疾患と同様．	
(d) 社会環境・倫理	・心疾患と同様．	
3 妊娠が消化器系疾患に与える影響	☞ 第2章 II-C-1-7 消化器系, p43参照．	
(a) 位置	・圧痛点は妊娠初期には6〜7割に認められるが，妊娠後期には不明確になる．	❶知識不足に関連した不適切な食習慣に伴う胸やけの増悪
・圧痛点の位置	・虫垂炎は，圧痛点が妊娠がすすむにつれ移動するため診断がつきにくく発見が遅れて重症化しやすい．	
(b) 消化器系機能状態		
(c) 症状の増悪		
・疾病によって異なる．		
・虫垂炎：便秘，白血球数上昇，食欲不振，CRP上昇，悪心，嘔吐．	・虫垂炎でみられる症状は，正常妊娠でもみられるため疑いにくい．	

II-I-5

データ・情報	アセスメント	助産診断名【例】
4 消化器系疾患が妊娠に与える影響	・炎症性腸疾患合併妊婦の妊娠経過は正常妊婦と変わりない．急性虫垂炎（☞ p43の図Ⅱ-9参照）では，腹腔内に炎症があることにより炎症部位でのプロスタグランジンが上昇し，子宮収縮が起こり，流早産リスクが高まる．また，穿孔や腹膜炎を合併した場合，母児ともに死にいたることもある．腹痛と子宮収縮との鑑別が必要である．消化性潰瘍自体が慢性的に妊娠や胎児発育に影響を及ぼすという報告はないといわれている．	❷虫垂炎に関連した，切迫早産微候出現に伴う心身の苦痛
5 妊娠継続の可否 （a）消化器系機能障害の程度	・炎症性腸疾患合併において，妊娠がその寛解期よりも活動期に成立した場合，症状がやや増悪する．一般に妊娠初期と産褥期に増悪するといわれている．急性虫垂炎ではブラクストン・ヒックス（Braxton-Hicks）収縮によって常に子宮が不穏状態にあり，虫垂周囲への癒着を妨げるので汎発性腹膜炎になりやすい．また妊娠中に増加する副腎皮質ホルモンが感染の防御力を弱めている可能性もあると考えられている．	❸虫垂炎に関連した強度の腹痛に伴う生命危機への不安
（b）薬物療法 （c）食事療法	・逆流性食道炎に対しては，胎児への影響を考慮して胃腸透視検査を避けるため，医師は対症療法を基本としている．逆流液に対して中和剤や粘膜保護剤の投与も行われている．一般に急性虫垂炎の医学的診断がつけば手術療法が行われる．確定診断にいたらない場合は抗菌薬を投与しながら経過観察される．	
6 胎児の発育・健康状態の把握 （☞ 第2章Ⅱ-C-3 胎児および胎児付属物に関する診断，p57参照）		

ケアの要点	具体的評価内容

【A】**粘膜を刺激する食事，喫煙を避ける**
　　助産診断名：❶
1. マイナートラブル（☞ 第2章 II-G-2 胸やけ，p114）参照．

【B】**体位を工夫する**
　　助産診断名：❶
1. 逆流性食道炎に対しては半座位など逆流を防止する体位をとる．

【C】**心身ともに安定した状態で過ごせる**
　　助産診断名：❶、❷
1. 疾病に伴う症状，切迫症状を把握し，早期発見に努める．
2. 安静にする．
3. 症状によっては安静状態を保ちながら，本人ができる仕事・趣味などをともに検討する．
4. 妊婦の気持ちを十分に聴く機会をもうける．
5. 妊婦本人の責任でないことを保障する．

・消化器系疾患の合併が今回の妊娠経過に影響を及ぼすことを理解しているかどうか．

データ・情報	アセスメント	助産診断名【例】
7 分娩経過などの予測 (a) 分娩時期	・母体の消化器系機能をはじめとする身体的適応状態と胎児の健康状態から医師の方針を確認・把握する.	
(b) 分娩様式	・原則として経腟分娩可能である. 虫垂炎の発症時期が分娩開始直前や分娩中である場合, 経腟分娩終了まで待つ. 帝王切開術分娩は, 術後腹膜炎に移行する可能性が高く, 子宮内感染や敗血症にいたる危険も高まる.	
(c) その他	・急性虫垂炎における胎児の予後は穿孔の有無に左右される. 穿孔しているほうが流・早産による胎児死亡率は高い. 母体死亡率は妊娠後半のほうが予後不良である.	

ケアの要点	具体的評価内容
【D】**医学的治療を円滑に進める** 　助産診断名：❶，❷，❸ 1. 医師の治療方針が十分理解できているかみる． 　a. 妊娠が消化器系疾患に与える影響，消化器系疾患が妊娠に与える影響を理解度に合わせて説明する． 2. 精神的援助を行う． 　a. 何が不安の原因であるか傾聴し明らかにする． 　b. 虫垂炎が発症し，疼痛が出現すると，生命への危機感，妊娠継続，胎児への不安が増強するため不安の除去に努める． 3. 疾病の症状を把握し，早期発見に努める．	・医学的治療を有効に受けているかどうか． ・経過の予測など主体的に受容しているかどうか． ・症状がない，あるいは増強していないかどうか． ・母児への影響が出現していない，あるいは最小限かどうか． ・分娩時期が適切であるかどうか． ・分娩様式が適切であるかどうか．

6. 甲状腺疾患

データ・情報	アセスメント	助産診断名【例】
1 甲状腺疾患の種類 （a）医学的診断名 （b）発症時期 （c）外科的手術既往の有無 （d）現在の状態と治療内容	・甲状腺腫がびまん性で内科的治療の対象となる自己免疫性甲状腺疾患および亜急性甲状腺炎と，甲状腺腫が結節性で外科的治療の対象となる腫瘍性疾患がある．前者には機能亢進を伴うバセドウ（Basedow）病と半数に機能低下を伴う橋本病があり，後者には腺腫，腺腫様甲状腺腫，囊胞，がん，悪性リンパ腫がある． ・合併している甲状腺疾患とその程度を知り，医師の治療方針を把握する．対象の疾病への理解度やセルフケア能力を査定する（**表Ⅱ-92**）． ・一般に甲状腺機能亢進症は，甲状腺ホルモンの産生・分泌が亢進し，血中の甲状腺ホルモン濃度が高い状態をさす．甲状腺ホルモンの過剰（甲状腺中毒症）の原因には，甲状腺機能亢進症によるホルモンの過剰分泌ばかりでなく，甲状腺ホルモンの漏出もある．後者は一過性で甲状腺組織が一時的に破壊されて起こる． ・甲状腺機能低下は正常な濾胞細胞の数の減少によるものと，甲状腺機能を抑制する物質によるものとがある．橋本病は前者が原因である．バセドウ病や甲状腺腫瘍の術後，バセドウ病の放射性ヨード治療後の機能低下も細胞数の減少による．	

情報・その他

表Ⅱ-92 甲状腺疾患の病態と妊娠中の管理の必要性

A. 管理を必要としないもの
 ・結節性甲状腺腫
 ・甲状腺機能に異常のない橋本病
 ・サイロキシン補充で正常機能が維持されている甲状腺機能低下症
 ・抗甲状腺薬治療後寛解しているバセドウ病
 ・手術,放射性ヨード治療で寛解し,TSH*受容体抗体が陰性あるいは低濃度のバセドウ病

B. 管理を必要とするもの
 ・治療を要するバセドウ病
 ・正常機能に達していない甲状腺機能低下症
 ・手術,放射性ヨード治療で寛解後,TSH受容体抗体が高濃度で存在するバセドウ病
 ・TSH受容体抗体が高濃度である特発性粘液水腫

*TSH:thyroid stimulating hormone,甲状腺刺激ホルモン
(百渓尚子:甲状腺疾患合併妊娠とその取り扱い.産婦人科治療93(2):165, 2006)

データ・情報	アセスメント	助産診断名【例】
(e) 疾病例 ① 甲状腺機能亢進症 ・0.2〜0.4％ ・妊娠8〜13週	・妊娠初期のつわりの時期に一致して，甲状腺機能亢進状態がみられることがある（妊娠性甲状腺中毒症）．これは妊娠初期に急上昇するhCGの作用で，甲状腺細胞が刺激を受け，FT_4の上昇，TSHの低下をきたすと考えられている．hCGの濃度と並行して遊離サイロキシン（FT_4）が下降すれば，自然に正常化する．	❶ 甲状腺機能亢進症合併妊娠に対する知識不足に伴う不安の増大
・バセドウ病（88％）	・バセドウ病では甲状腺濾胞上の甲状腺刺激ホルモン受容体を抗原とする抗体(TSH受容体抗体：TRAb)が甲状腺を刺激して分泌亢進を来たしている．胞状奇胎，絨毛癌の場合は甲状腺刺激作用による分泌亢進である．TRAbが陽性ならバセドウ病である．バセドウ病の約10％はTBIIが陰性なので，TSHと遊離トリヨードサイロニン（FT_3），FT_4で鑑別診断する．	
・亜急性甲状腺炎（6％） ・無痛性甲状腺炎（5％） ・プランマー（Plummer）病（1％）	・甲状腺腫瘍にみられる機能亢進は腫瘍細胞が自律性にホルモンを過剰産生して起こる．亜急性甲状腺炎は有痛性の甲状腺腫，発熱，赤沈の著明な亢進，CRP高値などがある．	
② 甲状腺機能低下症 （0.11〜0.16％） ・橋本病（76％） ・特発性粘液水腫（甲状腺腫を欠く低下症）	・バセドウ病の術後や^{131}I治療後は機能が正常あるいは低下しているにもかかわらず，甲状腺刺激性のTRAbが陽性であることがあり，胎児が亢進症を罹患しうる．胎児甲状腺が発達する妊娠中期以降にTBIIを測定する．TBIIが強陽性の場合，中に胎児が低下症に陥っている場合がある．	

ケアの要点	具体的評価内容
【A】医学的治療を円滑に進める 　助産診断名：❶, ❷, ❸, ❹, ❺ 1. 医師の治療方針が十分理解できているかみる. 　a. 妊娠が甲状腺疾患に与える影響, 甲状腺疾患が妊娠に与える影響を理解度に合わせて説明する. 2. 胎児の発育・健康状態を観察する. 3. 疾病の症状を把握し, 早期発見に努める（図Ⅱ-48）. 4. 何が不安の原因か傾聴し明らかにする.	・甲状腺疾患の合併が今回の妊娠経過に影響を及ぼすことを正確に理解しているかどうか. ・医学的治療を有効に受けているかどうか. ・経過の予測など主体的に受容しているかどうか. ・症状がない, あるいは増強していないかどうか. ・母児への影響が出現していない, あるいは最小限かどうか. ・分娩時期が適切であるかどうか. ・分娩様式が適切であるかどうか.

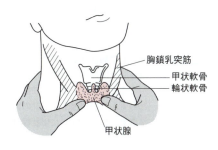

1. 甲状軟骨の下端で輪状軟骨の位置を目印に, 甲状腺はその上縁から5cm頭側に蝶が羽根を広げたような形で左右の上縁があり, 側葉はその上縁から4cmの位置にある.
2. 甲状腺のある部位に両手の拇指を軽く当てる. 片方の拇指で圧迫すると, もう一方の拇指で対側の甲状腺が触診しやすくなる.
3. 甲状軟骨の下縁から鎖骨まで触診し, 大きさ, 結節の有無と硬さ, 圧痛などを確認する
4. 頭部を軽く後屈, または嚥下することによって, 可動する甲状腺が触知しやすい.

正常甲状腺は小さくて軟らかいので, 通常は触れない. 大きさ, 輪郭, 表面の性状, 硬さ等によって, 何らかの甲状腺疾患を疑う.

図Ⅱ-48　甲状腺触診法

データ・情報	アセスメント	助産診断名【例】
2 妊娠の可否 (a) 身体的許容 ①甲状腺疾患家系 ②急激な体重の変化 ③妊娠高血圧症候群や低出生体重児の既往 ④流・死産の既往 (b) 医療施設の専門性 (c) 対象の価値観 (d) 社会環境・倫理観	・甲状腺機能亢進症は，抗甲状腺薬や外科的治療によりコントロールが進歩し胎児の生存率は高くなってきている． 一方，甲状腺機能低下症は過多月経・無排卵症が多い． ・心疾患と同様． ・心疾患と同様． ・心疾患と同様．	
3 妊娠が甲状腺疾患に与える影響 (a) 症状の増悪 ・甲状腺腫 ・眼球突出 ・発汗 ・頻脈（100回以上） ・高血圧 ・浮腫 ・蛋白尿 ・手指振戦	・バセドウ病は妊娠中の前進的な免疫抑制と関連して自然に軽快に向かうことも少なくない．妊娠するとわずかに甲状腺ホルモンの需要が増す．しかしhCGに甲状腺刺激作用があるために不足することはない．一方機能低下症では甲状腺細胞の数が減っているのでhCGの刺激に十分応えることができず，甲状腺ホルモンの補充量を多少増やす必要が出てくる． ・バセドウ病の症状の神経質・暑がり・動悸・息切れ・多汗・易疲労感などは正常妊娠でもみられるため鑑別が重要である． ・橋本病は，皮膚の乾燥・毛髪の荒れ・いらいら感・便秘などがありこれらも妊娠による生理的変化との鑑別が必要である．	❷バセドウ病合併妊娠に関連した易疲労感の増強に伴う日常生活動作の制限 ❸バセドウ病合併妊娠に関連した多汗に伴う身体的不快感

ケアの要点	具体的評価内容
【B】身体的負荷を軽減する 助産診断名：❷, ❸ 1. 疲労が出現しないよう日常生活動作を工夫する. 　a. 代替の調理者（ハウスキーパーの利用） 　b. 家族の役割分担の調整（上の子の育児はベビーシッターを利用） 　c. 外食や出来合いの食品の利用 　d. 家事の工夫（手抜き） 2. 産褥, 育児期の見通しをともに考え, 計画する. 3. 精神的援助 　a. 不安を傾聴する. 　b. 身体的苦痛を共感する.	

データ・情報	アセスメント	助産診断名【例】
(b) 検査（表Ⅱ-93） ・遊離サイロキシン（FT_4, FT_4） ・遊離トリヨードサイロニン（FT_3, FT_3） ・甲状腺刺激ホルモン（TSH） ・抗マイクロゾーム抗体（MCHA：PA法） ・抗サイログロブリン抗体（TGHA：PA法） ・TSH受容体抗体（TRAb，TBⅡ）など	・甲状腺ホルモンの過不足はTSHと遊離サイロキシン（FT_4）濃度で判定する．TSHは妊娠中も正常値が変わらない．TSH値が低ければ甲状腺ホルモンの過剰，高ければ甲状腺ホルモンの不足が存在する．過不足の程度としてはFT_4が妊娠中期以降にやや低値となることが多い．したがって基準値を超えていれば亢進症が存在するが，下回っていてもTSHが高値でなければ，低下症はない． ・TRAbが妊娠後期で高値であれば新生児甲状腺機能亢進症を発症しやすい．	
4 甲状腺疾患が妊娠に与える影響 (a) 妊娠高血圧症候群 (b) 流・早産 (c) 甲状腺クリーゼ	・甲状腺機能亢進症に適切な治療が行われない場合，流産，早産，死産のリスクが高くなる． ・管理不十分なバセドウ病の場合，急激な発熱，頻脈，下痢，嘔吐，発汗，痙攣などとともに意識レベルが低下する甲状腺クリーゼとなり，致死的ショック状態となる．	❹甲状腺機能亢進症に関連したコントロール不良に伴う流産
5 妊娠継続の可否 (a) 甲状腺機能状態 (b) 医学的治療 ①甲状腺機能亢進症 　・バセドウ病	・妊娠早期から適切な管理が必要である．コントロール良好であると合併症はほとんどみられない． ・抗甲状腺薬治療が選ばれる．妊娠中期までは母体の機能を正常に維持するのに十分な量を投与する．後期はFT_4濃度を多少高値に治療すると，胎児の機能を正常にすることができる．妊娠するとFT_4値の基準値が多少下降するので非妊娠時の基準値の上限付近に調整する．TBⅡが陽性の場合，チアマゾール（MMI）は催奇性に関する報	❺薬物治療の無理解に伴う症状の悪化

情報・その他

表Ⅱ-93 健常人における非妊娠時および妊娠時の甲状腺機能検査値

	非妊娠時	妊娠時		
		初 期	中 期	後 期
T_4 (μg/dL)	5.8〜10.5	6.6〜16.3	7.5〜16.1	8.2〜16.3
T_3 (ng/dL)	84〜162	90〜219	100〜247	126〜237
T_3/T_4 (ng/μg)	11.5〜18.7	10.3〜17.0	10.5〜18.5	10.6〜19.3
FT_4 (ng/dL)（平衡透析 RIA 法）	0.7〜1.8	0.6〜1.9	0.6〜1.3	0.5〜1.3
FT_4 (ng/dL)（栄研法）	0.8〜1.4	0.9〜1.8	0.8〜1.6	0.6〜1.5
FT_4 (ng/dL)（ガンマコート法）	1.0〜2.0	0.9〜2.1	0.8〜1.5	0.7〜1.5
FT_4 (ng/dL)（アマレックスM法）	0.8〜1.7	0.7〜1.8	0.6〜1.5	0.5〜1.3
FT_3 (pg/mL)（アマレックスM法）	2.7〜5.9	2.9〜4.4	2.4〜3.5	2.4〜3.5
TSH (μU/mL)（第1 ⅡIRMA法）	0.3〜4.5	<3.3	<3.0	0.3〜3.3
Tg (ng/mL)	<40	<47	<38	<62
TBG (μg/mL)	13.8〜26.3	15.4〜47.9	23.6〜63.7	34.0〜62.2

（網野信行ほか：甲状腺機能障害合併妊娠とその対策．産婦人科治療 68 (5)：610-615，1994）

データ・情報	アセスメント	助産診断名【例】
	告があり，妊娠を計画している患者や妊娠8週まではプロピルチオウラシル（PTU）が望ましい．MMIとPTUは胎盤通過性に差がない．PTUを増量しても十分効果が得られないことがあるので，著しい亢進症には薬効，副作用の観点からもMMIがよい．	
・無痛性甲状腺炎	・症状の強い場合は軽減するまでβ遮断薬を用いる．	
・亜急性甲状腺炎	・炎症症状が強くなければ非ステロイド系抗炎症薬で対処する．強ければ副腎皮質ステロイドを投与する．	
・妊娠一過性甲状腺中毒症（GTH）	・つわりの症状に加え，動悸，発汗，気分変調によって苦痛や不安が強まりやすい．	
	・亢進の程度が軽いことが多く，hCG濃度が下降するにつれて自然に軽快する．	
② 甲状腺機能低下症	・低下症に用いるレボチロキシン（L-T_4）は胎盤通過性がかなり低く，胎児が低下症に罹患している場合は，母体からの供給では不十分である．しかし，生後早期に治療を開始してTRAbが下降するまで続ければ心身の発育に影響を残さずにすむ．	
・橋本病	・放射性ヨード摂取率の高い場合や抗甲状腺抗体価の低い場合の機能低下は数ヵ月以内に自然に回復することが多い．	
・低T_3症候群	・甲状腺ホルモン薬は不要である．	
(c) 症　状 ① 高血圧 ② 頻　脈 (d) 胎盤機能状態		

ケアの要点	具体的評価内容
【C】救急時に備え準備する 　　助産診断名：❻, ❼ 　1. 過強陣痛 　　別項（☞ 第3章Ⅱ-G-a2, p464）参照 　2. 弛緩出血 　　別項（☞ 第3章Ⅱ-G-i3, p608）参照	

データ・情報	アセスメント	助産診断名【例】
6 胎児の発育・健康状態の把握 （☞ 第2章Ⅱ-C-3 胎児および胎児付属物に関する診断，p57参照）	・児に直接的な影響が及ぶことのある疾患はバセドウ病と特発性粘液水腫の一部である．これらは甲状腺機能異常を起こすTSH受容体抗体（TRAb）が胎盤を通過し，濃度が高いと胎児の甲状腺に異常を起こす．バセドウ病では甲状腺刺激性のTRAb，粘液水腫では抑制性のTRAbがそれぞれ亢進症，低下症を起こしうる．TRAbは生後消失し，正常となる．	
(a) 流・死産の増加		
(b) 胎児発育不全	・甲状腺機能のコントロールが不十分な場合に起こりやすい．	
(c) 新生児甲状腺機能亢進症	・新生児における甲状腺機能亢進症は，約2%の頻度で母体から刺激抗体（TSAb）が移行し，甲状腺腫，眼球突出，頻脈，発汗過多，多呼吸，不整脈，体重増加不良，心不全などの臨床症状を示す．γグロブリンの減衰に従って2〜3ヵ月で消失する．	
(d) その他	・母体に抗甲状腺薬が過剰に投与されていた場合には，胎児の甲状腺機能低下症や甲状腺腫が起こりやすい．	
7 分娩経過などの予測 (a) 分娩時期	・母体の甲状腺機能をはじめとする身体的適応状態と胎児の健康状態から医師の方針を確認・把握する．	
(b) 分娩様式	・経腟分娩可能である．	
(c) 分娩経過の予測		
① 過強陣痛	・交感神経が興奮状態にあるため過強陣痛になりやすい．	❻バセドウ病合併妊娠に伴う過強陣痛の危険性
② 弛緩出血	・血中カルシウムが減少するため凝固障害を起こしやすい．	❼バセドウ病合併妊娠に伴う弛緩出血の危険性

7. 自己免疫疾患

データ・情報	アセスメント	助産診断名【例】
1 自己免疫疾患の種類 (a) 医学的診断名 (b) 発症時期 (c) 現在の状態と治療内容 (d) 疾病名 ・全身性エリテマトーデス（SLE） （表Ⅱ-94） ・1,600妊娠に1例 **2** 妊娠の可否 (a) 身体的許容 ・全身性エリテマトーデス（SLE） （表Ⅱ-95）	・合併している自己免疫疾患とその程度を知り，医師の治療方針を把握する．対象の疾病への理解度やセルフケア能力を査定する． ・膠原病に分類される疾患には全身性エリテマトーデス（SLE），強皮症（PSS），皮膚筋炎（DM/PM），結節性動脈周囲炎（PAN），関節リウマチ（RA）のほか，混合性結合組織病（MCTD）やシェーグレン（Sjögren）症候群も膠原病類似疾患に分類されている． ・SLEは自己の組織抗原に対する自己抗体が産生され，抗体と抗原が免疫反応を起こすために発症する多臓器慢性炎症疾患である．妊孕力をもった年齢層の女性に好発する． ・SLE患者に対する，妊娠容認基準としての寛解の状態や寛解維持期間に関しては一定の基準がない．個々の症例毎に十分なリスクアセスメントを行い，ケースバイケースで対応することが望ましい．妊娠中使用可能な薬剤で疾患がコントロールされており，一定期間の寛解持続状態であることが望ましい．妊娠前の寛解持続期間については，現在のところ一定の見解はないが，6ヶ月とする報告がある．	❶SLE合併妊娠に関連した精神的不安状態 ❷SLE寛解期における強い挙児希望

情報・その他

表Ⅱ-94　全身性エリテマトーデスの1997年改訂分類基準

1. 顔面紅斑　　頬骨隆起部の，扁平あるいは隆起性の持続性紅斑．鼻口唇皺襞は避ける傾向がある
2. 円板状皮疹　癒着性，角化性鱗屑および毛嚢角栓をともなう隆起性紅斑．萎縮性瘢痕を残すことがある
3. 光線過敏症　日光光線に対する異常反応による皮疹（患者の既往歴または医師の観察による）
4. 口腔内潰瘍　通常無痛性の口腔あるいは鼻咽頭潰瘍（医師の観察による）
5. 関節炎　　　2ヵ所以上の末梢関節の非破壊性関節炎（圧縮，腫脹あるいは関節液貯留を特徴とする）
6. 漿膜炎
    - (a) 胸膜炎：胸膜痛の確実な既往，あるいは医師による摩擦音の聴取あるいは胸水の証明
    - (b) 心膜炎：心電図あるいは摩擦音により確認されたもの，あるいは心膜液の証明
7. 腎病変
    - (a) 蛋白尿：1日0.5g以上，定量されていない場合は（3+）以上の持続性蛋白尿
    - (b) 細胞性円柱：赤血球，ヘモグロビン，顆粒性，尿細管性，あるいは混合性でもよい
8. 神経学的病変
    - (a) 痙攣発作：薬剤あるいは尿毒症，ケトアシドーシス，電解質不均衡などの代謝異常によるものを除く
    - (b) 精神異常：同上
9. 血液学的異常
    - (a) 溶血性貧血：網状赤血球増加をともなう
    - (b) 白血球減少：2回以上にわたり4,000/μL以下
    - (c) リンパ球減少：2回以上にわたり1,500/μL以下
    - (d) 血小板減少：10万/μL以下，原因薬剤のないこと
10. 免疫学的異常
    - (a) 抗dsDNA抗体
    - (b) 抗Sm抗体
    - (c) 抗リン脂質抗体（IgGおよびIgM抗カルジオリピン抗体，ループス抗凝固因子，梅毒反応の生物学的偽陽性のいずれか）
11. 抗核抗体　蛍光抗体法あるいはそれに相当する手法による抗核抗体の高値．経過中のどの時点でもよい．薬剤誘発ループスに関連する薬剤は投与されていないこと

観察期間中に同時に，あるいは時期を隔てても，上記11項目中4項目以上あれば，全身性エリテマトーデスと分類してよい．各項目の小項目はいずれか1つあればよい．

（米国リウマチ学会，1997）

情報・その他

表Ⅱ-95 SLE合併妊娠・分娩・産褥における管理上の注意点

妊娠前	
妊娠の許可条件	ループス腎炎を合併している場合，活動期でない期間が最低6カ月以上．
胎児に対する使用薬剤の影響	ステロイド＋免疫抑制剤を使用している場合，胎児発育不全や破水（pPROM）の頻度が高くなる．
	ステロイドや免疫抑制剤の使用により胎児に口蓋裂などの危険性が若干高まる．
	もし配偶者が胎児毒性のある薬剤を使用している場合は，計画妊娠の3カ月前に中止．

妊娠時	
SLEの増悪	正常妊娠にみられる諸症状とSLEの症状が類似しているため，鑑別が難しい（全身倦怠感・手足の浮腫・腰痛などの関節痛・息切れ・手のしびれ・皮膚の変化）．
	自己抗体の増加（抗2本鎖DNA抗体，抗Sm抗体など），補体低下（C3, C4, CH50），汎血球減少，発熱などを指標とする．特に補体価の低下は重要な指標となる．
腎機能	蓄尿により，24時間クレアチニン・クリアランスおよび尿蛋白定量の推移をみる．
血液凝固系	特に抗リン脂質抗体症候群を合併している場合，血栓症の発症のみならず，流産（20〜40％），死産（〜10％），IUGR（〜37％），新生児死亡（〜6％）を合併することがあるので留意する．妊娠初期からのヘパリン＋低用量アスピリン療法が必要．
胎児への影響	超音波断層法による胎児発育やBPS（Biophysical Profile Scoring），超音波パルスドップラー法による胎児血流波形を用いた胎児well-beingの評価を行う．特に抗SS-A/Ro抗体や抗SS-B/La抗体陽性の場合は，胎児房室ブロックに注意する．

分娩・産褥期	
ストレス	陣痛・分娩がストレスになり，胎盤からのステロイドホルモンが消失するため，ステロイド使用量が増加する．
SLEの再燃	産褥期に再燃することが多いため，定期的な検診が必要．

（塩崎有宏，斎藤　滋：自己免疫疾患・膠原病合併妊娠（8.合併症妊娠の管理と治療，D.産科疾患の診断・治療・管理，研修コーナー）．日産婦誌 60（3）：46，2008）

データ・情報	アセスメント	助産診断名【例】
(b) 医療施設の専門性 (c) 対象の価値観 (d) 社会環境・倫理	・心疾患と同様. ・心疾患と同様. ・心疾患と同様.	
3 妊娠が自己免疫疾患に与える影響（表Ⅱ-96） (a) 症状の増悪	・妊娠・出産は日光や寒冷曝露,ウイルス感染などとともにSLEの発症要因の1つであると述べている. ・妊娠14週までと妊娠終了後は病状が悪化する傾向が強い.しかし一般に妊娠6ヵ月前からコントロールされ活動性が低い場合は,妊娠がSLEに及ぼす影響は少ないともいわれている.また尿蛋白が陽性であってもクレアチニンクリアランスが正常であれば腎機能が悪化する可能性は低い. ・抗リン脂質抗体症候群の治療進歩によって,流産・死産率は減少してきている.	❸SLE合併に関連した医学的管理主体に伴う依存的妊娠継続
4 自己免疫疾患が妊娠に与える影響 (a) 自然流産,早産,死産 　30〜40％ ・SLEの重症度 ・臓器病変の有無と活動性 (b) 妊娠高血圧症候群 (c) 胎児発育不全（FGR）	・SLEが寛解期であっても,抗リン脂質抗体が陽性の場合,子宮胎盤循環における血栓傾向によって不育症,流産,死産を引き起こす（☞p153の表Ⅱ-48参照）.妊娠早期から治療を開始することが望まれる.（図Ⅱ-49） ・SLEによる症状なのか,妊娠高血圧症候群によるものか鑑別が困難である.SLEの腎障害は蛋白質増加を伴うネフローゼ症候群である.	
5 妊娠継続の可否 (a) 妊娠前のコントロールの良否 (b) 妊娠期間中のコントロールの良否	・妊娠6ヵ月前から寛解状態であるSLE合併妊婦は経過がよい. ・妊娠中のコントロールにより自然流産や死産の危険性は低い.	

情報・その他

表Ⅱ-96 全身性エリテマトーデスの活動性判定基準

1. 発熱
2. 関節痛
3. 紅斑（顔面以外を含む）
4. 口腔内潰瘍または大量脱毛
5. 赤沈亢進（30 mm/時以上）
6. 低補体価（CH_{50}: 20 U/mL 以下）
7. 白血球減少（4,000/μL 以下）
8. 低アルブミン血症（3.5 g/dL 以下）
9. LE細胞またはLEテスト陽性

9項目中3項目以上満足すれば活動性ありと判定

（厚生省特定疾患調査研究班, 1986）

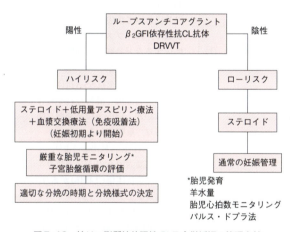

図Ⅱ-49 抗リン脂質抗体陽性SLE合併妊娠の管理方針

(吉田幸洋：3.クリニカルカンファランス―境界鎮域へのチャレンジ―
3.内科疾患合併妊娠の管理①膠原病, 日産婦誌 52(9): N-260, 2000)

データ・情報	アセスメント	助産診断名【例】
(c) 症状の増悪	・発熱・皮膚紅斑の出現や増強・浮腫・関節痛や腫脹が現れる.	❹ SLEに関連した関節痛に伴う日常生活動作の制限
(d) 医学的治療	・抗リン脂質抗体陽性の場合，妊娠維持を目的にステロイドに加え1日量100 mg以下の低用量アスピリンを持続的に投与する方法（シクロオキシゲナーゼを阻害し，血小板からのトロンボキサン放出を減少させ，血管内皮からのプロスタサイクリン産生は阻害しない）や，ヘパリンの持続投与（凝固阻害）またγグロブリンの大量療法（抗リン脂質抗体そのものの産生抑制）などが試みられている.	
(e) 検 査 ・抗リン脂質抗体 ・抗シェーグレン症候群A抗体（抗SS-A抗体）	・SLEにおいて疾患特異的に陽性率が高く，ループス腎炎の活動性と関係するなど診断や活動性の指標として有用である. ・抗リン脂質抗体や抗SS-A抗体などはSLEに特異的に認められるわけではないが，児の予後と密接な関係にあり，重要である. ・抗リン脂質抗体は検出法により，ループス抗凝固因子（LAC）と抗カルジオリピン抗体(a-CL抗体)があり，とくにコファクター（β_2 グリコプロテイン）依存性a-CL抗体は児の予後と関係があるとされている. 抗リン脂質抗体陽性の場合，血栓症，血小板減少症，習慣性流産のリスクが高いため妊娠中期以降，超音波パルスドプラ法による子宮胎盤循環および胎児胎盤循環の観察が行われる. 抗SS-A抗体陽性の場合，胎児の房室ブロック発見のため胎児心エコーで観察される. ・抗SS-A抗体陽性のうち，腎炎では，近値になる.	

ケアの要点	具体的評価内容
【A】症状を観察する 　助産診断名：❸，❹，❺ 　1. 関節の腫脹や疼痛，朝のこわばりなど日々増悪がないかチェックする． 　2. 関節の拘縮に対するリハビリテーションを計画する．妊娠にともない姿勢なども変化するため，安全な日常生活が送れるよう動作の工夫を考える． 　3. 胎児の発育・健康状態を観察する． 【B】医学的治療を円滑に進める 　助産診断名：❶，❷，❸，❹，❺ 　1. 医師の治療方針が十分理解できているかみる． 　　a. 妊娠が自己免疫疾患に与える影響，自己免疫疾患が妊娠に与える影響を理解度に合わせて説明する． 　　b. 服薬のコンプライアンスを把握し，効果的な治療を受けているか把握する． 　2. 精神的援助を行う． 　　a. 何が不安の原因であるか傾聴し，明らかにする．	・自己免疫疾患の合併が今回の妊娠経過に影響を及ぼすことを理解しているかどうか． ・医学的治療を有効に受けているかどうか． ・経過の予測など主体的に受容しているかどうか． ・症状がない，あるいは増強していないかどうか． ・母児への影響が出現していない，あるいは最小限かどうか． ・分娩時期が適切であるかどうか． ・分娩様式が適切であるかどうか． ・日常生活に支障はないか． ・不安が表出あるいは緩和されているかどうか．

II-I-7

データ・情報	アセスメント	助産診断名【例】
・抗シェーグレン症候群B抗体（抗SS-B抗体） ・血清抗体価（CH_{50}）	・抗SS-B抗体は妊娠中のSLE活動性の指標としてその変動が病態とよく相関する．	
6 胎児の発育・健康状態の把握 （☞第2章Ⅱ-C-3 胎児および胎児付属物に関する診断，p57参照）	・SLE合併妊婦の胎児の15〜20％になんらかの異常が認められる．	❺SLE合併に関連した胎児健康状態に対する不安
(a) 先天性心奇形 ・新生児ループス（NLE）	・抗SS-A抗体陽性の妊婦では，抗SS-A抗体が胎盤を経て，胎児の心臓の伝導細胞に付着し，新生児の約2％に房室ブロックを合併し，次回妊娠時には18％に上昇する．	
(b) 流・早産 (c) 子宮内胎児死亡 (d) 胎児発育不全（FGR） (e) 胎児機能不全（NRFS）	・流・早産や死産の発生率は治療と慎重な管理により低下してきている． ・抗核抗体や抗カルジオリピン抗体，ループス抗凝固物質などが母体の絨毛基底膜に作用し，胎盤に血栓を生じる．	
7 分娩経過などの予測 (a) 分娩時期	・母体の自己免疫機能をはじめとする身体的適応状態と胎児の健康状態から医師の方針を確認・把握する．	
(b) 分娩様式の判断	・原則は経腟分娩可能であるが，胎児ウェルネス低下時には帝王切開が行われる．	

III 助産診断・助産ケアのための診査技術・ケア技術ツール

A ID情報

1. 初診時の問診項目

- **ID情報**：氏名，生年月日，年齢，血液型，職業，国籍
  住所（現住所，帰省先），緊急時連絡先と妊婦との関係
- **主　訴**：受診の目的
  妊娠を疑っての来院ならば最終月経，つわり（有無，程度）その他愁訴
- **月経歴**：性機能の成熟度をみる
  初経年齢，月経周期，月経期間，月経血量，随伴症状，最終月経（不正出血との鑑別のため）
- **婚姻関係**：結婚年齢，結婚・離婚歴，入籍の有無
- **既往妊娠・分娩・産褥経過と児の状態**：年齢，妊娠週数，出産様式，妊娠・分娩・産褥経過，児の性別，出生体重，児の健否，児の栄養法など
- **現病歴**：[既往歴を参照]
- **既往歴**：腎疾患，高血圧，心疾患，肝疾患，結核，婦人科疾患，内分泌疾患，貧血，薬物・食物アレルギー，開腹手術，股関節炎，下肢の異常など
- **家族歴**：夫の血液型・年齢，職業・国籍・体格，夫・家族の健康状態・遺伝疾患（とくに高血圧，糖尿病），慢性疾患（とくに喘息），アレルギー疾患，多胎妊娠など
- **生活像・社会心理的状況**：住居環境，家庭生活状況，1日の生活帯，重要他者（氏名，年齢，職業，妊婦との関係，健康状態），労働環境，経済状態，信仰，嗜好（喫煙，飲酒）等
- ・問診（面接）中の行動，態度，意思や状況表現力などを把握する

2. 問診のすすめ方

① プライバシーを守る．
② 緊張を与えない接し方．
③ 問診の目的や内容を明確にし，説明を十分に行う．
④ 基本的な面接技法を用いる．
⑤ 対象の理解レベルを把握し，対象の状況に応じた方法で行う．

B コミュニケーション技法活用表

1. 面接技法

①促し (facilitation)

　　対象者が言ったことをさらに明確にするように促すための言語的あるいは非言語的なコミュニケーション
- 対象者が言った最後のことばを繰り返す．
- よくわからないといったような質問したいような表情をする．
- 「そのことについてもっと詳しく言ってみてください」などと尋ねる．

②オープン・エンド・クエスチョン (open-ended question)

　　全般的な情報について一般的なことばで表現するように求める．
- 「どのような痛みかもう少し言ってください」

③クローズド・クエスチョン (closed question)

　　特定の情報を求めるための質問である．
- 「これは走った後に出た最初の症状ですか」

④支援 (support)

　　医療従事者が対象者に対して関心を抱いたり心配していることや援助しようと思っていることを，言語と非言語的な両方法で示すことである．
- 対象者がさまざまな感情を表出する前にサポートを申し出るべきでない．
- サポーティブ（支持的）な発言例「少し熱く感じますが，すぐ終わります」

⑤共感 (empathy)

　　対象者のさまざまな感情やそれらの表現としての要求に対して理解し，共感していることを表明するコミュニケーションである．
- 「この手術前の処置がご心配なのはよくわかります」

⑥繰り返し (reflection)

　　対象者が言ったことの一部を医療従事者が自分のことばに言い換えて，返して確認をとること
- 「この症状は陣痛が強くなった後に始まったということですね」

⑦沈黙 (silence)

　　完全な無関心から積極的な関心までの幅広い反応を示すことのできる非言語的なコミュニケーションである．医療従事者のサイレンスが，さらに深く不明確な事柄を明らかにして表現するチャンスを対象者に与え，有用な情報を導くことになる．

⑧ **明確化 (clarification)**
　　　さらに詳しい情報や説明を対象者に求めるための対応である．
　・「症状は眠っているときに出ますね．あなたはどのようにして症状が出ていることに気づきますか」

⑨ **対決 (confrontation)**
　　　自分の行動，表情，しぐさなどにおける一貫性のなさや矛盾したある側面に対象者を直視させるための，あるいは注意を向けさせるための技法である．
　・「お腹が張っているにもかかわらず，あなたは室内歩行を続けるのですね」
　・信頼関係が築かれるまでは使用に注意を要する．

⑩ **要約 (summation)**
　　　対象者が本当に伝えた情報を要約して確認することである．
　・「こういうことですか，午後から陣痛が始まり，3時から5分間隔に痛みが来ているのですね」

⑪ **解釈 (interpretation)**
　　　対象者のデータ，出来事，考えなどについて，それらの相互関係に対象者が気づくようなことばで，医療従事者が系統立てて説明することである．
　・「あなたは仕事で腰を痛めたのですが，上司のことを言うとき，あなたはとても怒っているようにみえます．あなたは仕事場で起きたことについて上司を責めることができるでしょうか」
　・注意深く用いなければならない．信頼関係を築くまでは注意を要する．

⑫ **自己関連連想**
　　　対象者のもついくつかの感情が対象者自身のもつ隠れた自分の感情とどう関連しているのかを連想法によって気づいてもらう．
　・「～という気持ちと…という気持ちをもつと言われましたが，それらの気持ちをもつ××さんというのはどういう自分をもっておられるのでしょうね．心に浮かんできたことを言ってください」

2. コミュニケーション技法

①傾聴する

　　　相手の話しを効果的に聴く
「ことば」だけでなく「ことば」の背後にある感情なども聴く．
あいづち，温かいまなざし，沈黙時間の「間」を効果的に使う．

②適切な応答をする

- 繰り返し：相手のことばの一部または全部を繰り返す．
- 要約：相手が語った長い話しの内容の要点を言い返す．
- 解釈：相手の話しの中で，要点どうしの関係を系統立てて説明する．
- 明確化：相手が伝えたいと思っている内容を，相手に代わって明確なことばで表現する．
- 対決：相手の言動に対する非一貫性を指摘する．

③共感的理解をする

　　　客観的理解と混同しない．
　共感的理解は「この人はどんな気持ちなのかなぁ」と感じることから始まる．相手が何を言おうとしているかをつかむ．
　自分の気持ちが受け入れられ理解されることによって，心理的な不安などの感情が対象者自身の中でも受け入れられていく．このような自己理解のプロセスを歩むことにより，不安からの解放，前向きな思考に向けられる．
　客観的理解とは，相手の訴えや状態から相手に対する評価・判断をすることである．

レオポルド (Leopold) 触診法

1. 胎児部分の触診上の特徴 (表Ⅲ-1)

表Ⅲ-1

	部分	特徴	
大部分	頭部 head	球形 表面平滑で一様に硬い 浮球感が著明（固定前）	→ 羊水量や児頭の可動性などにより左右される.
	殿部 breech	大体球形 やや小さく柔軟 移動性少ない	
	背部 back	弓状に彎曲，可動性少ない 硬度は一様，板状の抵抗	
小部分	四肢 small portion	不規則な突起物 桿状，結節状 運動性あり 浮球感なし	

2. 触診の手順（レオポルド触診法）

第1手技 (図Ⅲ-1)

① 術者は妊婦に面するように位置する．（多くは右側）
② 指の先を互いに触れるようにすぼめ，尺骨側が弓状になるようにする．

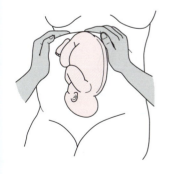

図Ⅲ-1 第1手技

③ 小指と中指の縁で子宮の上を交互に注意深く押さえて子宮底に触り，その境界を確かめる．このとき手の掌面は，膨隆した腹部を軽く触れる．

《手技上のポイント》

★ 境界を確実にするために肋骨弓，または剣状突起を探し，そこからの距離を手や横指の幅によって決める．

《第1手技からわかること》

① 子宮底の位置，形，胎児部分を判断し得る．
・鑑別ポイントは「1. 胎児部分の触診上の特徴」参照
② 形状の異常を判断できる．
 双角子宮
 弓状子宮

第2手技 (図Ⅲ-2〜5)

① 第1手技で子宮底部に置いた両手を，そのまま両側の側腹部のほうに滑らす．
② すぼめた手の内面で両側を平らに触れる．
③ 両手を交互に静置し，触った感じのみを感じるようにし，他手は注意深くその位置をかえ，子宮の縁に沿ってすべらせて，触れた胎児部分を診断する．

《手技上のポイント》

★ 左手で触診するときには，右手で反対側から子宮を支えて，左手の触診時に子宮が動かないように支えている．

《第2手技操作からわかること》

① 腹壁の緊張度
② 子宮壁の厚さ，およびその緊張，収縮などの状態
③ 羊水量の多寡
④ 円靱帯および収縮輪の位置
⑤ 子宮の形，大きさ
⑥ 児背と小部分の位置
⑦ 胎動の存否
⑧ 胎位，胎向

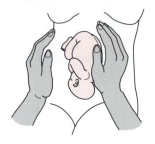

図Ⅲ-2 第2手技

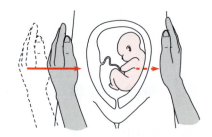

図Ⅲ-3 第2手技
妊娠24週以降は外診による浮球感もみることができる．

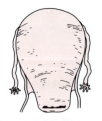

図Ⅲ-4
胎盤が子宮底の前壁に着床していると，子宮前壁が強くのばされるので両側円靱帯は子宮縁に平行になって，時にはやや外側に開いてくる．

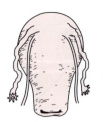

図Ⅲ-5
胎盤が子宮底の後壁に着床していると，両側の円靱帯は上方にやや集まってくる．

第3手技 (図Ⅲ-6, 7)

① 右手を恥骨結合の上まで下げる．
② 骨盤入口上の胎児下向部を，開いた母指と他の4指との間に静かに挟んでつかむ．

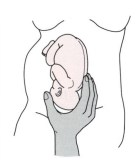

図Ⅲ-6　第3手技

《手技上のポイント》

★ 浮球感は，母指と小指で児頭に衝撃を与え（軽く後方に圧する程度），他3指でその反動を感じる（図Ⅲ-7）．

《第3手技操作からわかること》

① 下向部の種類，形，大きさ，硬さ，可動性，浮球感
② 骨盤内進入程度
③ 胎勢（後頭は丸く，反屈位では尖った鋭い頤を触れる）
　※児頭の位置は，入口部に対する後頭部と前頭部の関係によって確かめる．

　　　LOA：前頭部を右側後方
　　　　　　後頭部を触れるのに手が恥骨左枝の後方に深く入る．
　　　ROP：前頭部または頤部が左恥骨枝上
　　　　　　後頭が右側で深いところにある．

　※肩甲の位置によって胎向を決定する方法
　　丸い児頭から上方へ軟らかい隆起（肩甲）が触れるまで手をすべらせる．

　　　LOA：正中線上，もしくは，その右方で児背が左方
　　　LOT：正中線の左方
　　　（もしくはLOP）
　　　＊L：left，R：right，O：occiput，A：anterior，
　　　　P：posterior，T：transverse

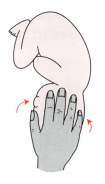

図Ⅲ-7　第3手技による浮球感の診査技術

母指と小指で児頭を軽く後方に圧する．示指・中指・薬指はそのまま腹壁上に密着させておく．児頭は後方に押し下げられるが，すぐに元の位置に跳ね返る．そのとき，子宮壁から腹壁に反動が伝わり，腹壁上にのせている示指・中指・薬指でその跳ね返り（浮球感）をとらえる．

第4手技 (図Ⅲ-8～10)

① 妊産婦の顔に背を向けて立つ.
② 両手の四指を密接して軽く曲げる.
③ 左右の下腹部に当て骨盤分界線に沿って, 胎児下向部と恥骨との間に静かに圧入する.
　(両手の指尖距離10～12 cm)
④ 両手の間に下向部を左右より挟み, 下向部の種類とその高さをみる.

《第4手技操作からわかること》
　以下のことが診断し得る.
① 下向部の種類, 形, 大きさ, 可動性
　　頤部（三角形状の硬い突起様）
　　後頭部（やや平坦で硬い後頭結節に続く）
・下向部の児頭が可動性のないときはすでに小骨盤内に進入して, その最大周囲径が骨盤入口に適合している.
② 骨盤腔内進入の程度

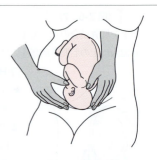

図Ⅲ-8　第4手技

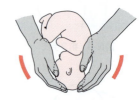

図Ⅲ-9　児頭骨盤入口上より上

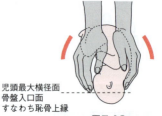

児頭最大横径面
骨盤入口面
すなわち恥骨上縁

図Ⅲ-10
児頭最大横径面が入口面に一致した頃より, 手の向きが図のように変化してくる.

ザイツ (Seitz) 法：児頭と骨盤の相互関係の診断技法

◎ 目 的
　児頭と骨盤の相互関係を直接知る．

◎ 方 法
　① 通常レオポルド触診法に引き続いて行うが，膀胱を空虚にし，仰臥位とし，下肢を伸ばさせる．
　② 陣痛発作時に一方の手掌を恥骨結合上に密着させておき，他手を胎児の頭部に平らに置く．
　③ 両手背平面の高低を比較し，判断する（図Ⅲ-11）．

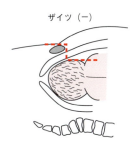
a. 凹＝通過可能

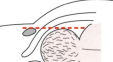
b. 平＝児頭骨盤不均衡の疑いがある

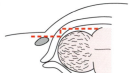
c. 凸＝児頭骨盤不均衡の疑いが強い

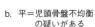

図Ⅲ-11　児頭と骨盤の相互関係

カーサ・モア法

◎目 的
　児頭と骨盤の相互関係を知る．

◎方 法
　① 顔を妊婦の足のほうに向け，左手で腹壁が緊張してつっぱるまで伸ばし，骨盤入口の軸に沿って児頭を下後方に押してみる（図Ⅲ-12）．
　② 右手の示指・中指の2指を用いて恥骨結合上の児頭の重なりの程度をみる．

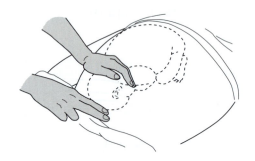

図Ⅲ-12　カーサ・モア法
恥骨結合上の児頭の重なりの程度を診断する．

ガウス（Gauss）頤部触診法

　頭位の場合，妊娠後期では特別な場合（腹壁がはなはだしく厚いとか腹壁の緊張が強いなど）を除き，ほとんど頤部を触れることができる．

◎ **目　的**
　児頭の下降度，回旋の状態，子宮口の開大程度を知る．

◎ **利　点**
　児頭の下降度，回旋の状態を知ることができ，胎向，胎勢もわかり，操作が簡単で，内診の回数を制限することができる．

◎ **方　法**
① 産婦に診察の了解を受ける．膀胱を空虚にし，仰臥位に休ませ，膝関節を曲げ，軽く膝を開かせ，下腹部を露出し，腹圧を加えないように深呼吸させる．
② レオポルド触診法第4手技（図Ⅲ-13左図）を用い，左右の鼠径部に向かって徐々に圧入し児頭を挟み，児頭に沿って両手を交互に上下左右に動かし，児頭の全面をなでてその形，大小，移動性，高さなどを調べる．
③ そのままの態勢で下肢を延ばさせ，児頭に沿って上方になで上げていくと，一方の手指は比較的なだらかな曲線で，後頭から児背に移行する彎曲したくぼみに触れ，その反対側に後頭結節より鋭角でしかも小さい頤部を触れたら，その高さ，位置を調べる．頤部がわかりにくい場合は，**図Ⅲ-13右図**のようにレオポルド第3手技を用いて確認することができる．ポイントは頤部を胎児の小部分と同側で，後頭結節より高位の位置に突起様の部位を探ると容易に触知する．

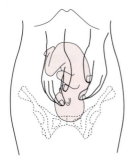

通常，頤部を見るには多くの場合第4手技を用いる．

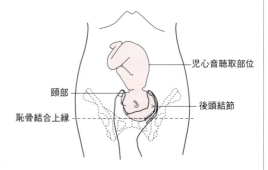

反屈位や方位点がROP，LOPの場合なども容易に部位を確認できる．

図Ⅲ-13　ガウス頤部触診法

G 胎児心音の聴取

◎ 聴取部位

　胎位，胎向，胎勢によって，最良聴取部位は変わる．

◎ 聴取方法

　産科聴診器もしくは超音波ドプラ法によって胎児心音などを聴取する（図Ⅲ-14）．

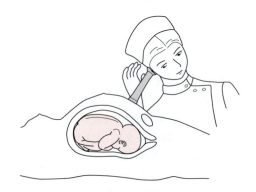

図Ⅲ-14　心音聴取
屈位では，児背上部から聴診するともっとも明瞭に聴取し得る．

◎ 最良聴取部位（図Ⅲ-15）

- 妊婦の体位：水平仰臥位，両脚伸展（腹壁を緊張）
- 聴取部位：頭頂位および骨盤位における児心音の最強度の点

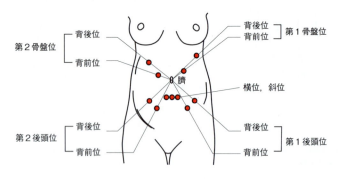

図Ⅲ-15　最良聴取部位

◎ 意　義：胎児生存の証
　・胎位・胎向・胎勢を診断する補助的手段
　・胎児数を判断
　・臍帯巻絡の徴候を知る手段
　・胎児機能不全の徴候を知る手段

◎ 腹部の聴診で聴取できる音
　①胎児心音：胎児心拍数は，1分間120〜140 bpm くらいで，陣痛発作時には変化をきたす（☞ 第3章Ⅲ-A-1 胎児心拍数陣痛図の判読，p666参照）．
　②臍帯雑音：臍帯の巻絡，圧迫，結節などによって，臍帯血行の障害されたときに聴取される．ズーズー音．
　③胎　動　音：胎動に基づく不規則な鈍い音．
　④子宮雑音：怒張した子宮動脈を血液が急速に流れるときに発する吹鳴性の雑音．母体心音と同時同数．
　⑤大動脈音：母体大動脈よりの脈拍音．母体脈拍と同時同数．
　⑥腸　雑　音：腸の運動，腸内容の移動に基づく雑音．

子宮底長の計測

◎ 目 的
　胎児の成長を推定する.

◎ 方 法
　仰臥位で両足は伸展し（今井法は屈曲のまま），恥骨結合上縁中央から子宮底にいたる子宮前壁の長さを（安藤法は子宮底の到達しうる最高点まで），メジャーによって測定する（図Ⅲ-16）.
　ポイント：＊印は子宮体前壁が腹壁に接する最高点

◎ 留意点
　方法は妊娠期間を通して同一の方法をとる必要がある.

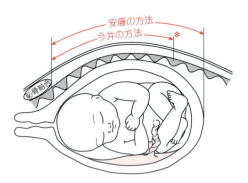

図Ⅲ-16　主な子宮底長計測法

子宮底長・高さの計測（触診）

◎ 目　的

　　胎児の成長を推定する．

◎ 方　法

　　仰臥位で両足は伸展し，恥骨結合上縁，臍，剣状突起を基準として中央から子宮前壁の子宮底部にいたる直線距離を触診によって測定する（図Ⅲ-17）（表現方法は，表Ⅲ-2）．

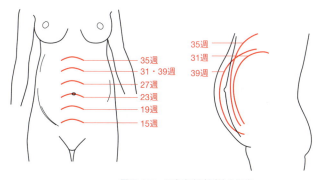

図Ⅲ-17　子宮底高計測時の目安

表Ⅲ-2　子宮底長と子宮底高

妊娠週数	子宮底長（測診）	子宮底高（触診）
15週	11 cm	恥骨結合上 2～3 横指
19週	16 cm	恥骨結合と臍との中央
23週	20 cm	臍高
27週	23 cm	臍上 2～3 横指
31週	27 cm	臍と剣状突起との中央
35週	30 cm	剣状突起下 2～3 横指
39週	32 cm	臍と剣状突起との中央

マクドナルド（McDonald）概算法：

$$子宮底長（cm）\times \frac{8}{7} = 妊娠週数$$

$$子宮底長（cm）\times \frac{2}{7} = 妊娠月数$$

腹囲の計測

◎ 目 的

　胎児の成長を推定する．

　腹部の浮腫の状態などの経時的変化を把握する．

◎ 方 法

　・臍を通過する計測法（一般的方法）（図Ⅲ-18）

　・最大周囲と思われる部位を3ヵ所計り，その平均値をとる方法

　　☆分娩開始時の平均値：85〜87cm

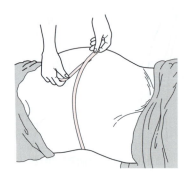

図Ⅲ-18　腹囲の計測
近年，胎児の発育を推定する目的では，計測値の活用は少ない．

K 骨盤外計測

◎目 的

大骨盤の諸径線を皮膚の上から測定する外計測によって間接的に小骨盤の状態を推定する.

◎方 法

産婦の体位…原則は立位（仰臥位，直側臥位でもよい）

① 骨盤計の種類（図Ⅲ-19）

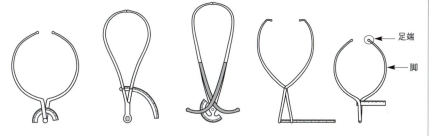

図Ⅲ-19　骨盤計

② 骨盤計の持ち方，測り方（図Ⅲ-20）

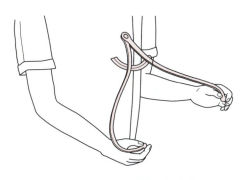

図Ⅲ-20　骨盤計の持ち方，測り方

両足端をペンを持つように母指と示指で保持し，中指の先端で測定点を探し，そこに両足端を固定し，角度板の目盛りを読んで，その距離を知る.

情報・その他

③ 骨盤諸径線の計測部位（表Ⅲ-3，図Ⅲ-21）

表Ⅲ-3

径　線	正常値(cm)	計測部位	備　考
棘間径	23	左右腸骨前上棘間	鼠径窩の外上方をさぐり，その両側外端の突起
稜間径	26	両側腸骨稜外縁間の最大距離	腸骨稜に沿って上方に進め，もっとも広い距離
転子間径	28〜(30)	両側大転子間の最大距離	骨盤計の足端を強く圧迫し，骨にできるだけ接近させる． 大転子の触知が困難なとき 1. 股関節を屈伸させてみる 2. クナップ（Knapp）線を求める
外結合線	19	第5腰椎の棘状突起先端下部と恥骨結合上縁中央部位との最短距離	第5腰椎棘状突起が触知困難な場合 1. ミカエリス（Michaelis）菱形を求め探知 2. ヤコビー（Jacoby）線を求め探知
外斜径	21	第1斜径（右斜径） 　腸骨右後上棘と 　左前上棘間 第2斜径（左斜径） 　腸骨左後上棘と 　右前上棘間	
側結合線	15	第1側結合線 　腸骨右前上棘と 　腸骨右後上棘間 第2側結合線 　腸骨左前上棘と 　腸骨左後上棘間	

情報・その他

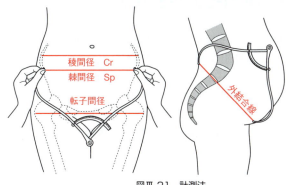

図Ⅲ-21 計測法

④ 骨盤外計測値より推定できる診断項目（表Ⅲ-4，図Ⅲ-21）

表Ⅲ-4

Cr－Sp ＜ 3 cm	骨盤が扁平	骨盤入口の横径の大きさ推定
転子間径 第1・2斜径 第1・2両者間 　1.5 cm 以上の差	斜狭骨盤	骨盤腔の横径を推定 骨盤入口の第1・2斜径の大きさを推定
◎外結合線 　　18 cm 未満	狭骨盤	小骨盤入口の前後径 （真結合線）の大きさを推測 外結合線 －（8～9 cm）＝ 真結合線
側結合線		外結合線長短の診断に際し参考

ノンストレステスト (NST: non-stress test)

　子宮収縮のない状態で，胎児心拍数を一定時間観察し，一過性頻脈の存在から胎児がwell-beingであることを妊娠中（分娩前）に確認する検査である．

◎ 方　法
　①静かな部屋にて，ゆったりとリラックスできる環境を確保する．
　②上半身を高くしたセミファウラー位，または（半）側臥位とする．
　③ドプラを用いて児心音の最良聴取部位に外測用胎児心拍数トランスデューサーを装着する．
　④子宮底部中央の平坦な部分に，外測用子宮収縮トランスデューサーを装着する．
　⑤血圧測定は5〜10分ごとに行う．
　⑥紙送り速度は3cm/分とする．
　⑦検査時間は，20分以上とする．
　⑧チェック項目は，妊娠中，分娩中でも胎児心拍数の読み方は同じであり，変える必要はなく，波形は心拍数基線，細変動の程度，心拍数一過性変動（周期性変動・偶発的変動）をそれぞれ別個に判断する．加えて胎動の有無，子宮収縮の有無もみる．

◎ 留意点
　＊妊娠31週以前では，正常例であっても胎児の中枢の未熟性のためにnon-reassuringパターンを示すことがある．

情報・その他

◎ NSTと管理方針（日本産婦人科医会ME委員会）（表Ⅲ-5）：

表Ⅲ-5　NSTによる診断（判定基準）と処置

判定	NST所見	判定基準	管理方針
Ⅰ型	reassuring	一過性頻脈（15bpm以上・15秒以上）20分間に2回以上	経過観察 NST
Ⅱ型	non-reassuring →reassuring	一過性頻脈の消失 　→触診による胎児刺激 　→一過性頻脈の出現	
Ⅲ型	non-reassuring	一過性頻脈の消失	NST頻回（1日2回）
Ⅳ型	胎児機能不全の疑い	持続性頻脈 軽度変動一過性徐脈 持続的な胎児心拍数基線細変動の減少 sinusoidal pattern	厳重注意 NST反復
Ⅴ型	胎児機能不全	高度徐脈の持続 遅発一過性徐脈 高度変動一過性徐脈 胎児心拍数基線細変動の消失	帝王切開

（日本産婦人科医会ME委員会）

超音波断層法

1. 超音波断層装置の使い方

◎ 装 置

経腹エコーと経腟エコーがある（表Ⅲ-6）．

表Ⅲ-6　経腹エコーと経腟エコーの長所，短所

	経腹エコー （3.5 MHz）	経腟エコー （5〜7.5 MHz）
解像度（分解能）	やや劣る	良好
走査深度	深い	浅い
走査範囲	広い	限られる
膀胱充満	必要	不要
後傾子宮 子宮頸部 付属器	見にくい	見やすい
肥満	見にくい	影響なし
オリエンテーション	容易	時に困難

（竹村秀雄：全国助産婦教育協議会研修会資料, 1996）

◎ 操作方法（図Ⅲ-22）

・妊婦の右側に設置する．
・検査するときは妊婦と向き合う（横断面では下から見上げた画像になる）．

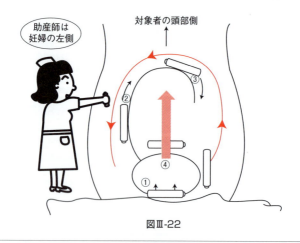

図Ⅲ-22

- 妊婦の右側から操作すると横断面では右方からみた画像になる．
- 電源スイッチを入れる．
- 妊婦氏名，妊娠週数などを入力する．
- 妊婦の腹部にエコーゼリーを塗る．
- プローブを持って腹部横断画面像をみる（☞ 下記，超音波診査の順番 参照）．
  妊婦の左側がモニターの向かって右側になるようにする→下から見上げた画像となる．
- ボリュームで画像の明るさを調節する．
- 表示深度（フィールドサイズ）で画像の大きさを調節する．
- 腹部の矢状断面画像をみる（縦断画面像）（図Ⅲ-23）．
- 妊婦の足方向がモニターの向かって右側になるようにする→右側からみた画像となる．
- 画像をみながらわかる範囲で説明をする（説明内容については妊婦が求めていないことなどは不用意にいってはならない）．
- フリーズスイッチ（フットスイッチ）で画像を停止する．
- キャリパーで計測する．
- プリントスイッチでプリントする．

◎ 超音波診査の順番
　①BPD（biparietal diameter，児頭大横径）の計測
　②脊柱に沿わせながら，心臓，肺，横隔膜，胃，腎臓などをみていく．
　③性器，大腿部，足，指などをみる．
　④矢状断面で大動脈，心臓の弁，心室，肺，胃，腎臓，膀胱などを輪切りにしてみる．
　⑤顔（形態や表情）
　⑥臍帯の血管数
　⑦羊水量
　⑧胎盤の位置

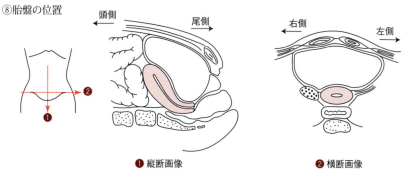

図Ⅲ-23　産婦人科領域における超音波断層法の基準断面

（竹村秀雄：全国助産婦教育協議会研修会資料，1996）

2. 超音波による妊娠の証明

経腹法による妊娠初期の超音波診断は，膀胱を充満した状態（フルブライダー）で行うと明瞭な画像を得られる．

・子宮腔内に胎嚢（GS）などの証明（図Ⅲ-24, 25）（☞第2章Ⅱ-A, B, p22～参照）

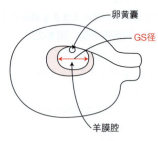

図Ⅲ-24　GSの測定

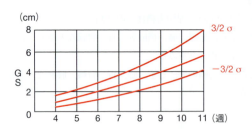

図Ⅲ-25　GSの計測値（経腟法）

（根本明彦ほか：胎児計測．産婦人科治療 62 (5)：506-513, 1991）

3. 妊娠週数の修正

・頭殿長（CRL）による妊娠時期の修正（☞第2章Ⅱ-B 妊娠時期の診断，p25参照）

　妊娠週数の同定はCRLによってなされる（図Ⅲ-26，27）．胎児が5 cm以上，あるいは12週以降になると個体差による発育のばらつきおよび姿勢変化による誤差が大きくなるため，同定することが難しくなる．

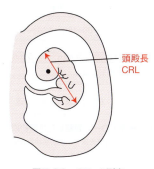

図Ⅲ-26　CRLの測定

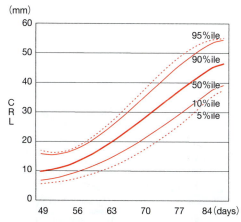

図Ⅲ-27　CRL値の妊娠日数に対する回帰曲線
（日本超音波医学会：超音波胎児計測の標準化と日本人の基準値，2003）

4. 胎児発育の観察

1）胎芽，胎児の発生段階（図Ⅲ-28）

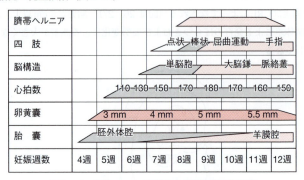

図Ⅲ-28　経腟エコーで観察した妊娠初期発生段階

（竹村秀雄：全国助産婦教育協議会研修会資料，1996）

2）妊娠中期・後期の胎児各部の計測（図Ⅲ-29）

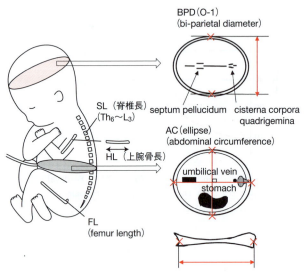

図Ⅲ-29　妊娠中期・後期の胎児計測

3) 胎児の体重推定法（図Ⅲ-30）

　超音波断層法による胎児の計測値より，胎児体重を推定することが可能である．一般に児頭大横径（BPD）が胎児発育をみる上で有力な指標とされ，BPD値より胎児体重（出生体重）を推定する方法がなされてきた．しかし，BPD値のみからの方式では誤差が大きいため他の部分の計測値を取り入れた方式が発表されている（表Ⅲ-7〜10）．

① $EFW = 1.07 BPD^3 + 3.00 \times 10^{-1} AC^2 \times FL$

　　EFW：推定児体重（g），BPD：児頭大横径（cm）

　　AC：腹囲……エスプリ計測（cm），FL：大腿骨長（cm）

　　　　　（日本超音波医学会：超音波胎児計測の標準化と日本人の基準値, 2003）

② 胎児体重（BW）= $1.25647 \times$（大横径^3）+ $3.50665 \times$ 躯幹断面積 × 大腿骨長 + 6.3

　　　　　　　　　　　　　　　　　　　　　　　　　　　　　　（大阪大学）

③ $BW = 23.8 \times$ 躯幹前後径 × 躯幹横径 + $1.73 \times$（大横径^3）− 217

④ $\log_{10} BW = -1.749 + 0.166 \times$（大横径）+ $0.46 \times$ 腹囲 − $2.646 \times$ 腹囲 ×（大横径）/1000

　　　　　　　　　　　　　　　　　　　　　　　　　　　　　　（Guzik DS）

⑤ $\log_{10} BW = 1.335 - 0.0034 \times$ 腹囲 × 大腿骨長 + $0.0316 \times$（大横径）+ 0.0457

　　　　　　　　　　　　　　　　　　　　　　　　　　　　　　（Flank P）

⑥ $BW = 1.07 \times$（大横径^3）+ $3.42 \times$ 躯幹前後径 × 躯幹横径 × 大腿骨長

　　　　　　　　　　　　　　　　　　　　　　　　　　　　　　（東京大学）

⑦ $BW = 0.5339 \times$（大横径^3）+ $3.318 \times$ 躯幹断面積 × 大腿骨長 + 584.8

　　　　　　　　　　　　　　　　　　　　　　　　　　　　　　（大阪大学）

⑧ $BW = 3.6 \times$（躯幹横径）×（躯幹前後径）×（脊椎長[L3中央-Th6中央]）+ 715

　　　　　　　　　　　　　　　　　　　　　　　　　　　　　　（愛育病院）

情報・その他

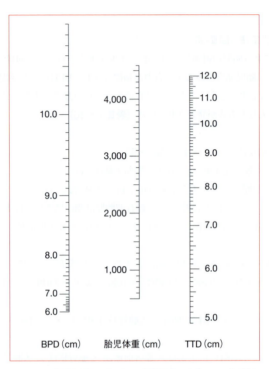

図Ⅲ-30 児頭大横径（BPD）と躯幹横径（TTD）とから胎児体重を推定する方法（Dornann ら，1982）
胎児大横径と臍帯の高さにおける躯幹横径から胎児体重を推定するノモグラム

（金岡　毅：母児医学の臨床, 金原出版, 1985）

情報・その他

表Ⅲ-7 BPD 値に対応する妊娠日数

BPD (mm)	Gestational Age Mean	SD	BPD (mm)	Gestational Age Mean	SD
13	10W+1	4	52	21W+6	1W+0
14	10W+3	4	53	22W+1	1W+1
15	10W+5	4	54	22W+3	1W+1
16	11W+0	4	55	22W+5	1W+1
17	11W+2	4	56	23W+1	1W+1
18	11W+4	4	57	23W+3	1W+1
19	11W+6	4	58	23W+5	1W+1
20	12W+1	4	59	24W+1	1W+1
21	12W+3	4	60	24W+3	1W+2
22	12W+6	4	61	24W+5	1W+2
23	13W+1	5	62	25W+1	1W+2
24	13W+3	5	63	25W+3	1W+2
25	13W+5	5	64	25W+5	1W+2
26	14W+0	5	65	26W+1	1W+2
27	14W+2	5	66	26W+3	1W+3
28	14W+4	5	67	26W+6	1W+3
29	14W+6	5	68	27W+2	1W+3
30	15W+1	5	69	27W+4	1W+3
31	15W+3	5	70	28W+0	1W+3
32	15W+5	5	71	28W+3	1W+3
33	16W+0	5	72	28W+5	1W+4
34	16W+2	5	73	29W+1	1W+4
35	16W+4	5	74	29W+4	1W+4
36	16W+6	6	75	30W+0	1W+4
37	17W+1	6	76	30W+3	1W+4
38	17W+4	6	77	30W+6	1W+5
39	17W+6	6	78	31W+2	1W+5
40	18W+1	6	79	31W+5	1W+5
41	18W+3	6	80	32W+1	1W+5
42	18W+5	6	81	32W+5	1W+5
43	19W+0	6	82	33W+1	1W+6
44	19W+2	6	83	33W+5	1W+6
45	19W+4	6	84	34W+2	1W+6
46	20W+0	1W+0	85	34W+6	1W+6
47	20W+2	1W+0	86	35W+3	2W+0
48	20W+4	1W+0	87	36W+0	2W+0
49	20W+6	1W+0	88	36W+5	2W+0
50	21W+1	1W+0	89	37W+4	2W+0
51	21W+3	1W+0	90	38W+3	2W+1

（日本超音波医学会：超音波胎児計測の標準化と日本人の基準値, 2003）

情報・その他

表Ⅲ-8　躯幹断面積 (FTA) の発育評価表

FTA (CM^2)

妊娠日数	平均値	標準偏差	妊娠日数	平均値	標準偏差	妊娠日数	平均値	標準偏差	妊娠日数	平均値	標準偏差
14w0d	5.6	(1.2)	21w0d	21.0	(2.8)	28w0d	43.4	(5.1)	35w0d	69.5	(8.0)
14w1d	5.8	(1.2)	21w1d	21.4	(2.8)	28w1d	44.0	(5.1)	35w1d	70.1	(8.0)
14w2d	6.0	(1.2)	21w2d	21.8	(2.9)	28w2d	44.5	(5.2)	35w2d	70.6	(8.1)
14w3d	6.3	(1.3)	21w3d	22.2	(2.9)	28w3d	45.0	(5.2)	35w3d	71.1	(8.2)
14w4d	6.5	(1.3)	21w4d	22.6	(3.0)	28w4d	45.5	(5.3)	35w4d	71.6	(8.2)
14w5d	6.8	(1.3)	21w5d	23.0	(3.0)	28w5d	46.0	(5.3)	35w5d	72.2	(8.3)
14w6d	7.1	(1.3)	21w6d	23.4	(3.0)	28w6d	46.6	(5.4)	35w6d	72.7	(8.4)
15w0d	7.3	(1.4)	22w0d	23.8	(3.1)	29w0d	47.1	(5.4)	36w0d	73.2	(8.4)
15w1d	7.6	(1.4)	22w1d	24.2	(3.1)	29w1d	47.6	(5.5)	36w1d	73.7	(8.5)
15w2d	7.8	(1.4)	22w2d	24.7	(3.2)	29w2d	48.1	(5.6)	36w2d	74.2	(8.6)
15w3d	8.1	(1.5)	22w3d	25.1	(3.2)	29w3d	48.7	(5.6)	36w3d	74.7	(8.6)
15w4d	8.4	(1.5)	22w4d	25.5	(3.3)	29w4d	49.2	(5.7)	36w4d	75.2	(8.7)
15w5d	8.7	(1.5)	22w5d	25.9	(3.3)	29w5d	49.7	(5.7)	36w5d	75.7	(8.8)
15w6d	8.9	(1.5)	22w6d	26.4	(3.3)	29w6d	50.2	(5.8)	36w6d	76.2	(8.8)
16w0d	9.2	(1.6)	23w0d	26.8	(3.4)	30w0d	50.8	(5.8)	37w0d	76.8	(8.9)
16w1d	9.5	(1.6)	23w1d	27.2	(3.4)	30w1d	51.3	(5.9)	37w1d	77.3	(9.0)
16w2d	9.8	(1.6)	23w2d	27.7	(3.5)	30w2d	51.8	(5.9)	37w2d	77.7	(9.1)
16w3d	10.1	(1.7)	23w3d	28.1	(3.5)	30w3d	52.4	(6.0)	37w3d	78.2	(9.1)
16w4d	10.4	(1.7)	23w4d	28.5	(3.6)	30w4d	52.9	(6.1)	37w4d	78.7	(9.2)
16w5d	10.7	(1.7)	23w5d	29.0	(3.6)	30w5d	53.4	(6.1)	37w5d	79.2	(9.3)
16w6d	11.0	(1.8)	23w6d	29.4	(3.7)	30w6d	54.0	(6.2)	37w6d	79.7	(9.3)
17w0d	11.3	(1.8)	24w0d	29.9	(3.7)	31w0d	54.5	(6.2)	38w0d	80.2	(9.4)
17w1d	11.6	(1.8)	24w1d	30.3	(3.7)	31w1d	55.0	(6.3)	38w1d	80.7	(9.5)
17w2d	11.9	(1.9)	24w2d	30.8	(3.8)	31w2d	55.6	(6.4)	38w2d	81.1	(9.6)
17w3d	12.2	(1.9)	24w3d	31.3	(3.8)	31w3d	56.1	(6.4)	38w3d	81.6	(9.6)
17w4d	12.5	(1.9)	24w4d	31.7	(3.9)	31w4d	56.7	(6.5)	38w4d	82.1	(9.7)
17w5d	12.8	(2.0)	24w5d	32.2	(3.9)	31w5d	57.2	(6.5)	38w5d	82.6	(9.8)
17w6d	13.2	(2.0)	24w6d	32.6	(4.0)	31w6d	57.7	(6.6)	38w6d	83.0	(9.8)
18w0d	13.5	(2.0)	25w0d	33.1	(4.0)	32w0d	58.3	(6.7)	39w0d	83.5	(9.9)
18w1d	13.8	(2.1)	25w1d	33.6	(4.1)	32w1d	58.8	(6.7)	39w1d	83.9	(10.0)
18w2d	14.1	(2.1)	25w2d	34.1	(4.1)	32w2d	59.4	(6.8)	39w2d	84.4	(10.1)
18w3d	14.5	(2.1)	25w3d	34.5	(4.2)	32w3d	59.9	(6.8)	39w3d	84.8	(10.1)
18w4d	14.8	(2.2)	25w4d	35.0	(4.2)	32w4d	60.4	(6.9)	39w4d	85.3	(10.2)
18w5d	15.2	(2.2)	25w5d	35.5	(4.3)	32w5d	61.0	(7.0)	39w5d	85.7	(10.3)
18w6d	15.5	(2.2)	25w6d	36.0	(4.3)	32w6d	61.5	(7.0)	39w6d	86.1	(10.4)
19w0d	15.8	(2.3)	26w0d	36.5	(4.4)	33w0d	62.1	(7.1)	40w0d	86.6	(10.4)
19w1d	16.2	(2.3)	26w1d	36.9	(4.4)	33w1d	62.6	(7.1)			
19w2d	16.6	(2.3)	26w2d	37.4	(4.5)	33w2d	63.1	(7.2)			
19w3d	16.9	(2.4)	26w3d	37.9	(4.5)	33w3d	63.7	(7.3)			
19w4d	17.3	(2.4)	26w4d	38.4	(4.6)	33w4d	64.2	(7.3)			
19w5d	17.6	(2.5)	26w5d	38.9	(4.6)	33w5d	64.7	(7.4)			
19w6d	18.0	(2.5)	26w6d	39.4	(4.7)	33w6d	65.3	(7.5)			
20w0d	18.4	(2.5)	27w0d	39.9	(4.7)	34w0d	65.8	(7.5)			
20w1d	18.7	(2.6)	27w1d	40.4	(4.8)	34w1d	66.4	(7.6)			
20w2d	19.1	(2.6)	27w2d	40.9	(4.8)	34w2d	66.9	(7.6)			
20w3d	19.5	(2.6)	27w3d	41.4	(4.9)	34w3d	67.4	(7.7)			
20w4d	19.9	(2.7)	27w4d	41.9	(4.9)	34w4d	67.9	(7.8)			
20w5d	20.2	(2.7)	27w5d	42.4	(5.0)	34w5d	68.5	(7.8)			
20w6d	20.6	(2.8)	27w6d	42.9	(5.0)	34w6d	69.0	(7.9)			

(青木嶺夫ほか：胎児発育の診断．産婦人科治療 47 (5)：547-556, 1983)

情報・その他

表Ⅲ-9　FL値に対応する妊娠日数

FL (mm)	Gestational Age Mean	SD	FL (mm)	Gestational Age Mean	SD
20	16W+1	6	46	26W+2	1W+3
21	16W+3	6	47	26W+5	1W+3
22	16W+6	6	48	27W+2	1W+3
23	17W+1	1W+0	49	27W+5	1W+3
24	17W+3	1W+0	50	28W+2	1W+3
25	17W+6	1W+0	51	28W+5	1W+3
26	18W+1	1W+0	52	29W+2	1W+4
27	18W+3	1W+0	53	29W+5	1W+4
28	18W+6	1W+0	54	30W+2	1W+4
29	19W+1	1W+0	55	30W+5	1W+4
30	19W+4	1W+1	56	31W+2	1W+4
31	20W+0	1W+1	57	31W+6	1W+4
32	20W+2	1W+1	58	32W+3	1W+4
33	20W+5	1W+1	59	33W+0	1W+5
34	21W+1	1W+1	60	33W+3	1W+5
35	21W+3	1W+1	61	34W+0	1W+5
36	21W+6	1W+1	62	34W+4	1W+5
37	22W+2	1W+2	63	35W+1	1W+5
38	22W+5	1W+2	64	35W+5	1W+5
39	23W+1	1W+2	65	36W+2	1W+5
40	23W+4	1W+2	66	37W+0	1W+5
41	24W+0	1W+2	67	37W+4	1W+6
42	24W+3	1W+2	68	38W+1	1W+6
43	24W+6	1W+2	69	38W+5	1W+6
44	25W+3	1W+2	70	39W+3	1W+6
45	25W+6	1W+3			

（日本超音波医学会：超音波胎児計測の標準化と日本人の基準値, 2003）

情報・その他

表Ⅲ-10　胎児体重の妊娠週数毎の基準値

gestational age	EFW (g)				
	−2.0SD	−1.5SD	mean	+1.5SD	+2.0SD
18W+0	126	141	187	232	247
19W+0	166	186	247	308	328
20W+0	211	236	313	390	416
21W+0	262	293	387	481	512
22W+0	320	357	469	580	617
23W+0	386	430	560	690	733
24W+0	461	511	660	809	859
25W+0	546	602	771	940	996
26W+0	639	702	892	1,081	1,144
27W+0	742	812	1,023	1,233	1,304
28W+0	853	930	1,163	1,396	1,474
29W+0	972	1,057	1,313	1,568	1,653
30W+0	1,098	1,191	1,470	1,749	1,842
31W+0	1,231	1,332	1,635	1,938	2,039
32W+0	1,368	1,477	1,805	2,133	2,243
33W+0	1,508	1,626	1,980	2,333	2,451
34W+0	1,650	1,776	2,156	2,536	2,663
35W+0	1,790	1,926	2,333	2,740	2,875
36W+0	1,927	2,072	2,507	2,942	3,086
37W+0	2,059	2,213	2,676	3,139	3,294
38W+0	2,181	2,345	2,838	3,330	3,494
39W+0	2,292	2,466	2,989	3,511	3,685
40W+0	2,388	2,572	3,125	3,678	3,862
41W+0	2,465	2,660	3,244	3,828	4,023

(日本超音波医学会：超音波胎児計測の標準化と日本人の基準値, 2003)

5. 胎位・胎向の観察

・頭位，骨盤位，横位などの観察を行う（図Ⅲ-31）．

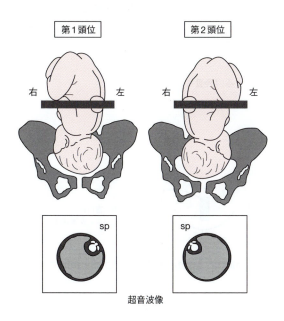

第1頭位では，胎児脊柱 (SP) は画面に向かって右側に，
第2頭位では，左側に表示する．

図Ⅲ-31　胎位の確認
（竹村秀雄：全国助産婦教育協議会研修会資料，1996）

6. 胎盤の観察

①胎盤の付着部位，胎盤の石灰化の有無，その他性状について観察する（図Ⅲ-32）．
②前置胎盤の診断は胎盤と内子宮口の位置関係を経腟法で診断される．
③常位胎盤早期剥離は子宮壁と胎盤付着部母体面との間に胎盤後血腫がエコーフリースペースとして描出される．
④胎盤のgrade
　胎盤gradeを評価する（表Ⅲ-11，図Ⅲ-33）．

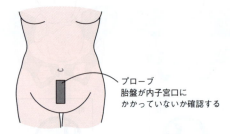

図Ⅲ-32　胎盤の付着部位をみるプローブのあて方

情報・その他

表Ⅲ-11 胎盤のgrade分類

grade	超音波像	備考
grade 0	胎盤実質は均一で，辺縁も平滑なもの	妊娠初期〜妊娠中期
grade Ⅰ	実質内に高輝度エコーが散在するもの	
grade Ⅱ	胎盤実質の分葉化がはじまり，基底部に高輝度エコーが明瞭に認められるもの	
grade Ⅲ	明らかに分葉化し，胎盤実質には高度の石灰化像が認められる．また部位により，内部エコーが少なく抜けたようにみえる	妊娠後期に多くみられる

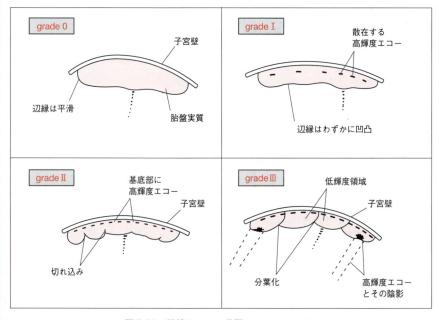

図Ⅲ-33 胎盤のgrade分類（Grannumらの研究）

7. 羊水量の観察

羊水量は胎児の健康状態を評価するのに重要な意味をもつ（図Ⅲ-34）．（☞第3章Ⅱ-G-g羊水の異常，p556参照）

羊水量測定法：①羊水ポケット (maximum volume pocket: MVP)（図Ⅲ-35）
　　　　　　　②羊水指数 (amniotic fluid index: AFI)（図Ⅲ-36）

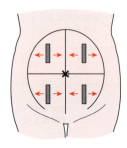

図Ⅲ-34　AFI（4分割法）の測定部位の4区分と超音波プローブの当て方
（竹村秀雄：全国助産婦教育協議会研修会資料，1996）

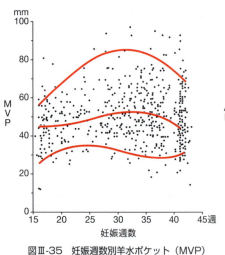

図Ⅲ-35　妊娠週数別羊水ポケット（MVP）

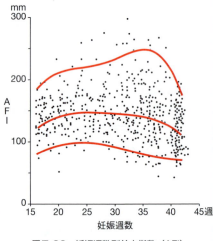

図Ⅲ-36　妊娠週数別羊水指数（AFI）

切迫早産のスクリーニング

切迫早産とは妊娠22週以降37週未満の時期に，規則的な子宮収縮と頸管熟化がみられ，早産の危険性が高い状態をいう．切迫早産のスクリーニングは，切迫早産であるか否かを，切迫早産の程度を表す所見で判断することである．

1. 早産指数

早産指数（tocolysis index）とは子宮収縮，破水の有無，出血の有無，子宮口の開大度をチェックポイントとし，各項目を点数化し合計点数により予後を判定する（**表Ⅲ-12**）．

表Ⅲ-12　早産指数

症　状	0	1	2	3	4
子宮収縮	無	不規則	規則	—	—
破水の有無	無	—	高位破水	—	低位破水
出血の有無	無	有	—	—	—
子宮口の開大	無	1cm	2cm	3cm	≧4cm

(Baumgarten, 1977)

各項目の合計の点数が高ければ高いほど早産の危険性が高い．3点以上で早産の確率が高くなり，入院治療の対象となる．5点以上では早産を止めることができない．

2. 子宮頸管長と子宮口の経腟超音波所見

子宮頸管の長さと内子宮口の所見が切迫早産を判断するのに有用である．
① 子宮頸管長
・正常妊婦の頸管長：妊娠の経過に従って徐々に短縮していく．
・妊娠30週未満：40〜38mm
・妊娠32〜40週：32〜25mm
・妊娠28週未満で30mm未満，妊娠24週未満で25mm以下であれば早産の危険が大である．
② 子宮口の開大
　子宮口の開大程度，開大している場合には開大程度が大きいほど早産の危険性は高くなる．とくに子宮口が閉鎖していても内子宮口がくさび状に開大している場合は早産の危険性が高くなる．

3. 細菌性腟症

　細菌性腟症（bacterial vaginosis：BV）は，何らかの原因により乳酸桿菌を主とする腟内正常細菌叢が複数の菌種に置き換わった状態で，嫌気性菌などが増加することが多い．妊娠時に細菌性腟症が存在すると，腟内の病原細菌が子宮頸管炎から子宮内に上行感染し，絨毛膜羊膜炎を引き起こし流・早産になることがある．

細菌性腟症の評価として，以下の点があげられる．
　①*Bacteroides*（バクテロイデス属），*Mobiluncus*（モビウンカス属），*Peptostreptococcus*（ペプトストレプトコッカス属），*Gardnerella vaginalis*（ガルドネラ・バジナリス），*Mycoplasma hominis*（マイコプラズマ・ホミニス），*Ureaplasma*（ウレアプラズマ属）の検出
　②腟分泌物pH：弱酸性（pH4.5以上）
　③帯下の増加，魚の生くさいにおい

4. 絨毛膜羊膜炎の臨床症状

　絨毛膜羊膜炎の多くは無症状で進行する．臨床的な感染症状である発熱，頻脈，白血球増多，CRP陽性が出現した場合は早産にいたる率が高い（**表Ⅲ-13**）．CRPの陽性は無症候性妊婦には精度は高くないが，症候性妊婦では有用である．

表Ⅲ-13　絨毛膜羊膜炎の臨床的診断基準

① 母体の発熱（≧38℃）がある場合，以下のうち1項目以上あること
・母体の頻脈（≧100bpm）
・子宮の圧痛
・腟分泌物・羊水の悪臭
・白血球増多（≧15,000/μL）
② 母体の発熱がない場合，上記の4項目すべてを満たすこと

(Lencki SG et al,1994)

5. 早産マーカー

絨毛膜羊膜炎が生じると子宮頸管の炎症関連マーカーが検出されるようになる．

①顆粒球エラスターゼ（子宮頸管粘液中）

顆粒球から分泌される炎症性プロテアーゼであり，絨毛膜羊膜炎では子宮頸管粘液中に検出される．子宮頸管のコラーゲンを分解し，子宮頸管熟化や破水を引き起こす．頸管組織内の炎症反応をよく表し，早産の3〜4週間前から高値を示す．

②がん胎児性フィブロネクチン（腟分泌物）

胎児由来の糖蛋白質であり，通常は胎児血・羊水中に存在し腟内には検出できない．しかし，絨毛膜羊膜炎を生じた際，炎症により卵膜が破綻し子宮収縮が起こってくると腟・頸管に検出されるようになる．妊娠20週以降に頸管に認められた場合は，破水，絨毛膜羊膜炎を疑う．早産の1〜2週間前から高値を示す．

③炎症性サイトカイン

炎症の病態形成に関与しているサイトカインを炎症性サイトカインと呼ぶ．これらの多くは単球/マクロファージ系の細胞によって産生されるが，線維芽細胞，血管内皮細胞などの組織間質を構成する細胞や，炎症の過程において浸潤する好中球からも産生される．とくにインターロイキン（IL-6，IL-8）が絨毛膜羊膜炎のマーカーとして有用である．

Ⅳ 妊婦健康診査の要点

1. 周産期医療の特殊性

連続性：妊娠・分娩・産褥・胎児・新生児の臨床経過は連続して考える．
緊急性：状態が急変しやすく異常症状が悪化して死亡や後遺症につながりやすい．
社会性：母体救急性の特徴から医療紛争につながりやすい．妊産褥婦の日常生活は家庭や社会状況と切り離せない関連性がある．
人間ドック的性格：ハイリスク妊娠が増加する背景要因（不妊治療，高齢化）を的確にピックアップできるスクリーニングが必要である．

2. 目的と意義

1）母子管理と家族発達への貢献

　一般的に妊娠・出産が順調に経過する中で，母体・胎児の生理的範囲を逸脱した所見やサインを的確に検知して，適切に対応し安全な母子管理と家族発達に貢献するために行われるものである．
　その妊婦健診による所見を統合した助産診断に基づき保健指導は行われる．その指導は不安感を抱いている妊婦に安心感を与え，順調な妊娠経過をたどるために行われる．よって産科医との連携や的確な状況判断を踏まえた妊婦健診の結果とwell beingにつながるケアプラン（保健指導服務）の妊産婦管理に占める意義は大きい．

2）超音波検査

　妊娠における選択的な超音波検査の活用とその価値はほぼ明確であり，胎児を現実的に夫婦で認知でき，また異常などへの不安を軽減し親としての自信を強める効果がある．一方で診察者は女性の超音波に対する見解は一様でないことを考慮しておく必要がある．また超音波の潜在的リスク（胎児への超音波被曝の副作用など）に対して信頼性のある組織化された研究や検討が今後の課題である．

3. 時期別の健康診査

　妊婦健診における各期の診断事項を**表Ⅳ-1**に示す．なお，鑑別すべき異常の種類（流産，異所性妊娠，多胎，胞状奇胎）の多い妊娠初期，予後に多大な影響を与える頸管所見，胎児発育，羊水量，胎盤位置をスクリーニングする超音波検査を行う妊娠20週ごろと30週ごろを除いて，助産師による健康診査が可能である．

表Ⅳ-1　妊婦健診における各期の診断事項

	初期	中期	後期
時期診断	1. 妊娠成立の確定 ──────→		
	2. 妊娠週数 ─────────────────────────────────────→		
状態・経過の診断	3. 母体の生理的変化と適応状態 ─────────────────────→		
	4. 胎児の成長・発育・健康状態 ─────────────────────→		
	5. 妊婦と夫および家族の心理・社会的適応状態 ─────→		
	1）妊婦の自己概念		
	2）妊婦および家族の役割機能状態		
	3）妊婦を主とする相互依存関係		
		6. 出産・育児に向けての身体的・心理的・社会的準備状態 ───→	
分娩・産褥期への予測診断	7. 妊娠経過の進行に伴う生理的・心理的・社会的適応力の予測		
	1）統計的（臨床的）な分娩予定時期 ──→		
	2）次回健診までの母児の変化に伴う妊娠継続およびリスク出現の可能性 ──→		
	3）分娩・産褥育児期の母子に対する影響 ──────→		
	4）家族の発達プロセスへの影響 ─────────→		
			5）分娩の開始時期
			6）分娩様式（自然，経腟）の可否
			7）分娩の不安・緊張などに対する妊婦の心身の準備と適応力
			8）妊婦に対する家族の支援と相互依存関係
			9）母乳栄養の準備段階と適否（母の関心，意欲，乳房の発育・形態，栄養状態など）*

＊乳房ケアはUNICEF/WHOは不要としているため記載せず．

4. 妊娠各期の妊婦健診例

データ・情報	アセスメント	助産診断名【例】
1 初期の妊婦健診 ［妊娠の確定と時期の診断および現在の経過・状態］ 最終月経：6月20日 月経周期：28日型 免疫学的妊娠反応（＋） 経腟超音波断層法による所見： 　GS内に心拍（＋） 　GS境界明瞭 　CRLは25mm	・ネーゲレ（Naegle）概算法により，分娩予定日は翌年の3月27日 ・妊娠成立 ・子宮内の正常妊娠 ・胎児は妊娠9週相当の発育	❶正常な妊娠の確定 ❷妊娠9週相当
尿検査：尿中ケトン体（−） 身体の自覚症状： 　嘔気（＋），嘔吐（−） 体重変化：非妊娠時52kg， 2週前より1kg減少	・つわり症状，体重減少は生理的範囲内であり，食欲の低下は妊娠による生理的変化の徴候で栄養状態の障害は考えにくい． ・体重減少は生理的範囲内	❸マイナートラブル（つわり）への生理的適応：良好
2 中期の妊婦健診 ［妊婦の生理的状態］ 妊娠22週1日 体重49.8kg（＋900g/2w），非妊娠時より＋1.3kg 尿検査： 　尿蛋白（−），尿糖（−），ケトン体（−） 血液検査： 　Hb 11.5g/dL，Ht 34% つわり症状消失後，食欲が回復し，1回の食事量や間食の回数が増えている．ときどき食後に，胸やけが軽度ある．以前は脂っこい食事を好んでいたが，胸やけが出てから，腹八分にしたり，油を控えるメニューにしている．	・体重増加は正常範囲内 ・尿検査所見は正常範囲内 ・貧血の自覚症状もなく，Hb,Htは生理的所見である． ・つわり症状の軽減にともない，食欲が亢進しているため，マイナートラブル（胸やけ）が生じている．その不快症状に対して工夫した食事摂取ができている． ・セルフケア良好で逸脱した症状はみられない．	❹食事の適切なセルフケアに伴うマイナートラブル（胸やけ）への対処行動：良好 ❺上記❹に関連した母体の生理的適応状態：良好

Ⅳ．妊婦健康診査の要点

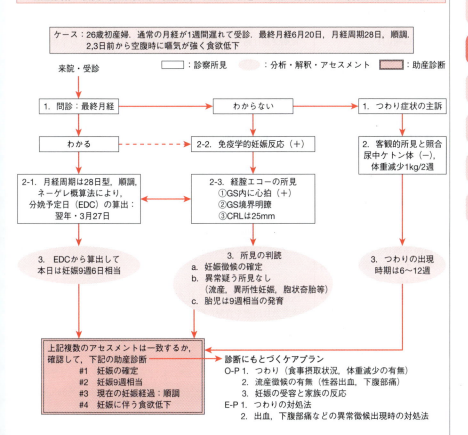

ケアの要点

【O-P1】妊婦の食事内容や量，工夫している点などを具体的に聴取する．

【E-P1】妊娠中の栄養について不足している知識を提供する．

【E-P2】栄養状態を良好に保つための方法をともに考える．

具体的評価内容

・日常生活に支障はないか．

・適切な対処法がとれるか．

・対処法はその妊婦にとって可能か．

データ・情報	アセスメント	助産診断名【例】
3 後期の妊婦健診 　［妊婦・家族の出産準備］ ・妊娠35週0日 ・定期健診のため受診 ・勤労妊婦で産休・育休取得予定 ・実母が家事支援しており，妊婦はその支援を喜んでいる． ・出産や育児について知人や書籍などから情報を得たり，健診時に質問して安心できている． ・出産や育児に向けた心身や物品準備はバースプランを考えて夫や実母と対話している． ・腹部の増大により生活動静が制限されるが，ベッド起床時などに横向きでゆっくり立つなど，体調に合わせていつ分娩開始のサインがあってもよいように生活している．	・定期受診行動や胎児をいたわる行動があり学習意欲も良好である． ・家族の対話と支援を肯定的に受容していることにより家族間の相互関係はよい． ・学習意欲と家族支援により妊娠生活と行動のセルフコントロールができている． ・夫や家族と出産について話し合い，バースプランについて順調に考えている． ・医療者やメディアなどの社会資源を利用できており出産や育児に向けた心身・物品準備が順調である．	❻妊婦の学習意欲や定期の受診に伴う妊婦役割行動：良好

ケアの要点	具体的評価内容
【O-P1】次回健診でバースプランについて聴き取り，疑問がないか検討する． 【T-P1】妊婦や家族のバースプランを尊重し，イメージトレーニングを行い調整する． 【E-P1】妊婦が役割行動をとれていることを評価し，支持する． 【E-P2】育児エネルギーの基盤になるように妊婦役割行動の遂行体験を促す．	・バースプランについて家族を含めた対話があるか． ・呼吸法やリラックス法の練習をしているか． ・分娩前徴候について知り対処できるか． ・出産前教育に参加しているか． ・家族の妊婦に対する支援はどうか．

V 出産準備教育 (birth education)

1. 出産準備教育とは

妊婦やその家族が妊娠における心身の変化や出産，その対処行動や準備などについての知識を得るダイナミックなプロセスであり，知識的・心理的・身体的な健康行動を促進することで，健全な妊娠生活を送り，出産を迎え，その後の育児生活を送るために行われるヘルスプロモーションの一環である（図V-1）.

また出産準備教育の内容は，図V-2に示すように，構造，過程，成果により構成される.

出産前教育の効果には，妊産婦のセルフ・エフィカシーの向上や産痛の緩和，父親の育児参加をはじめ，帝王切開率の減少，低出生体重児の減少，母乳育児率の向上などがある.

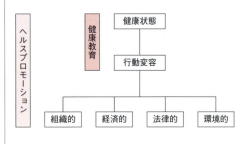

図V-1　Green, Kreuter, Partridge, Deeds のモデル

(Green LW et al,1980, Hawe Pほか：ヘルスプロモーションの評価：成果につながる5つのステップ（鳩野洋子ほか訳），医学書院，p169, 2003)

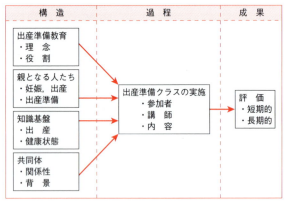

図V-2　出産準備クラスの概念枠組み

(Humenick S ef al, 1983, Nichols F et al: Philosophy and roles. Childbirth Education, 2nd ed, Saunders, p3-17,2000)

2. 理念

出産準備教育を実施することにより妊産婦とその家族のニーズを満たし，出産の満足度の向上など出産とその後の育児に肯定的な想いを抱くことができるように導くことである．その理念として以下の3点が挙げられる．

1) 知識（knowledge）
  　出産準備教育に関する研究と理論をもとにした実践と科学的根拠に基づいた探求の継続が必要である．
2) 価値観（values）
  　出産準備教育とエデュケーターの実践には，個々人の価値観が大きく影響を与える．
3) 存在意義（existence）
  　妊婦とその家族のニーズと出産準備教育の内容の改善点があるかぎり，出産準備教育は必要である．

さらに参加者たちがすでに習得している以下の能力を，親としての役割を果たす際に応用できるように手助けすることが求められる．
①問題を解決し，意思決定する能力
②情報源とその利用方法
③ストレス管理のテクニック
④柔軟なアプローチや思考方法
⑤親としての自信
⑥自分の限界を認識する能力

3. 種類

出産準備教育のプログラム内容に共通する要素には，(1) 分娩経過や手続きなどの準備に関する情報提供，(2) 陣痛への対処方法，(3) 分娩時のサポート体制の3点があげられる．

そのプログラム内容を含む出産準備教育の種類は，1) 時期別，2) 対象別，3) 型式別にさまざまな形式で実施される．以下に具体例を示す．

1) 時期別クラスの種類
  　妊娠初期・中期・後期クラスなどがあり，妊娠週数により異なる身体の変化やニーズに対応することをめざす（表V-1）．
2) 対象者別クラスの種類
  　対象者によってクラスのねらいやプログラムが異なるため，対象者を限定することで，より効果的なクラスをめざす．たとえば以下のようなものがある．
  ・夫婦で受講する両親のためのクラス
  ・2人目以降の出産の兄弟姉妹同伴のクラス
  ・帝王切開予定のクラス
  ・祖父母クラス
  ・母乳育児クラス
  ・若年妊婦（ティーン・エイジ・ママ）のクラス

3) 型式別クラスの種類（表V-2）

　クラスの型式は，対象者と講師双方の背景を踏まえ，それぞれの特徴を理解したうえで効果的な方法が選択される．たとえば以下のようなものがある．

- 講義型：権威的なピラミッド型で講義形式をとることにより，専門知識や情報提供を目的とする従来型のクラス．
- ピア交流型：会話を楽しむ雰囲気と，参加者同士の交流から新たな人間関係を構築することがねらいのクラス．
- ワークショップ参加型：参加者同士や指導者との信頼と相互支援に基づくエデュテインメント（楽しむ学習）の中で，情報の提供と共有，相互理解を目的とするワークショップ参加型のクラス．

表V-1　妊娠週数に応じた学習ニーズの内容

妊娠初期	妊娠中期	妊娠後期
・妊娠初期の心身の変化 ・マイナートラブルとその対処 ・胎児の成長 ・食事と栄養 ・注意すべき徴候 ・服薬や喫煙による影響 ・職場や日常生活上の注意点 ・セクシャリティ ・妊娠・出産に関する情報源 ・妊娠や出産に関する慣習，慣例，風俗	→	→
	・ストレス対処方法 ・出産準備	→
		・母乳育児の準備 ・産後の生活の変化 ・家族計画

（Robert J 1976, Nichols F et al：The content. Childbirth Education, 2nd ed, Saunders, p575-592, 2000より一部抜粋）

表V-2　型式別クラスの種類の比較

	従来型		ワークショップ参加型
	講義型	ピア交流型	
目的	情報提供	参加者同士の交流	情報の提供・共有と相互理解
情報の流れ	上から下（参加者）に流れる	参加者間の双方向性	参加者・教育者との多方向性
講師の役割	専門知識や情報提供	環境設定とテーマの設定	プログラムの企画と運営．専門的知識の提供．ファシリテーター
講師の技能	スピーチ，話し方		企画力．ファシリテーション
学びのプロセス	受け身で非効率的 講師の能力が左右	参加者同士の相互作用は密接	相互作用が密接 参加者の知恵と共感に専門的が知識付加されやすい
参加者の得るもの	知的刺激	新たな人間関係．共感や理解．正しい知的情報が欠落しがち	心身両面のニーズに対応 知性と感情両面のバランス
場の風土	権威的なピラミッド型	おしゃべりを楽しむ なごやかなサロン	信頼と相互支援に基づく エデュテインメント（楽しむ学習）

（戸田律子：参加型マタニティクラスBOOK, p8, 医学書院, 2007より一部改変し許諾を得て転載）

4. 評価方法

クラスの運営は企画，実施，評価の3つに大別され，各ステージに対してそれぞれ評価を行うことが重要である（図V-3）．

さらに，出産準備教育の効果について，図V-4のパス・ダイアグラムから考えられることは次の2点である．

① 自己効力感（出産に対処できそうだという気持ち）や，出産準備感（出産に向けて準備してきたと思える気持ち）が十分な女性は，満足な出産体験につながりやすい．そうした女性が出産を終えたとき，自分の成長を実感しやすい．

② クラスを企画・運営するときに，何を目標とし，どんな効果を期待するか，クラスの効果を何で測定するのか測定指標を考える際の1つのモデルとして活用できる．

〈まとめ〉
a. クラスのプログラム評価は，クラス内容の改善点などをフィードバックするために不可欠である．
b. 評価する方法には，参加者の満足度や支援・指導者の満足度などの基準がある（図V-3, 4）．
c. 出産前教育の評価に関する研究は多いが，妊婦の積極性や経済状況，各自がもっている情報など背景の違いが影響するため，その評価方法は困難で限界がある．
d. 複数の研究では低出生体重児の減少や帝王切開率の減少，陣痛の緩和，陣痛や分娩に対する自信などに焦点をあて，その効果を評価する報告もある．
e. 出産教育の効果について，主要な変数を置いた概念モデルの限界をふまえた活用と研究成果も蓄積される必要がある．
f. 何について評価するかは，クラスが何を目的とするかによる．形式的に行うだけの無意味な評価とならないよう注意が必要である．

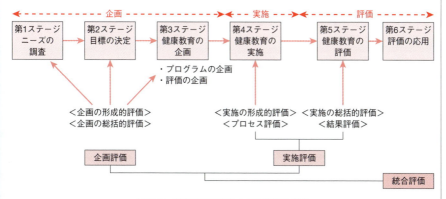

図V-3　健康教育の流れと各種評価の関連

（武藤孝司ほか：健康教育・ヘルスプロモーションの評価，p25，篠原出版，1994）

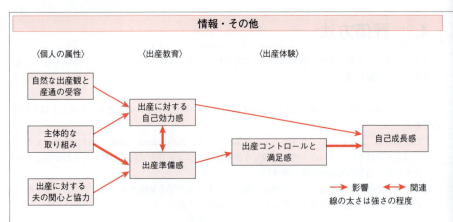

図V-4 出産教育の効果のパス・ダイアグラム
(亀田幸枝:出産教育の効果に関する概念モデルの作成と検証.日本助産学会誌18:21-23,2004より一部改変し許諾を得て転載)

第3章
分娩期の助産診断

　助産診断に基づいて行う助産ケアでは分娩期という特殊な状況下におかれる産婦が，人間のもつ身体の自然の仕組みを最大限に発揮できるように，産婦の反応や意思を十分に汲み取りながら全人的ケアを提供することが必要となる．

I 分娩期の助産診断の焦点

A 分娩期の助産診断とは何か

　分娩期の助産診断は助産学および産科学的診断の理論を活用しながら，分娩経過の診断および経過の予測を行う．さらに分娩進行に伴う産婦や胎児の健康状態を診断することにある．健康生活面での産婦や家族のニーズ，産婦の出産計画への支援，現存の健康生活にかかわる問題解決に向けた支援およびセルフコントロールへの援助などについても的確に診断し，助産ケアを行うものである．これら助産診断に基づいて行う助産ケアは分娩期という特殊な状況下におかれる産婦に対して全人的ケアの提供が必要となる．

　助産行為は正常な範囲において，助産師が行う助産診断および助産技術であり，助産師独自の判断のもとに実施するものである．正常な状況から逸脱が予測されるときには医師への報告を行いながら，異常の経過判断のもとに救急処置や産科手術の介補も行う．出産へのケアは分娩期の人間がもつ自然の仕組みを最大限に発揮できるように，産婦の反応や意思を十分に汲み取りながらケアを提供し，産婦・夫や家族が満足な，有意義な体験となるよう支援していきたいものである．

B 分娩期の助産診断の焦点

1 分娩開始の診断	・分娩は開始しているか，否か．
2 経腟分娩の可能性の診断	・妊娠後期において経腟分娩の可能性の診断を行っているが，分娩期においても分娩3要素を統合して分娩進行の中で確認していく．
3 母体が健康状態にあるか	・妊娠時からの健康状態の経過と分娩進行とともに起きる変化への適応状況をスクリーニング．
4 胎児の健康状態はどうか	・在胎期間に応じた発育であり，成熟児であるか，元気であるか．
5 分娩現象が正常か，正常分娩の妨げになるような影響因子（合併症など）はないか	・分娩進行状態の診断 ・逸脱状態のスクリーニングと回避・排除
6 発達課題の達成状況と心理・社会的側面からの分析	・出産を間近にした現状の受容状況 ・出産する産婦および育児に対する家族的・社会的な支援体制が備わっているか． ・バースプランはもっているか． ・役割行動は適切か． ・分娩の進行に伴う対処行動およびストレスへのコーピングは適切か．
7 分娩による心身の変化にともなったADLへの影響はあるか	・健康生活状況への影響因子のスクリーニング

II 分娩期の助産診断とアセスメント・ツール

A 正常分娩の臨床経過

1 分娩の前徴

突然に分娩が開始することもあるが，多くは妊娠後期になり分娩が近づくと，分娩の前徴が現れる．この時期を前駆期という．

前徴の主なもの（☞ 第2章Ⅱ-D-2 分娩の前徴，p69参照）

- **子宮底の下降**
  胎児の下降によって子宮底は下がり，同時にやや前方に突出する．妊婦は下腹部より骨盤に圧迫を感じ，胎児が下降した感をもつ．胃部の圧迫緊張が減じ，呼吸は楽になる．

- **前陣痛**（☞ p376参照）
  分娩が近づくと，不規則で弱い子宮収縮がおきてくる．妊婦は不規則な周期をもって現れる下腹部緊張感，下腹痛あるいは腰痛として，これを自覚する．前陣痛は発来してもそのまま自然にいったん消失することが多いが，ときには引き続き真の分娩陣痛に移行することがある．

- **尿意頻数**
  児頭下降のため，尿意頻数を訴える．

- **胎動の減少**
  妊婦は胎動の減少を訴えることが多い．

- **腟および頸管分泌物の増加**
  腟内の分泌物は増量する．

- **下向児頭の骨盤入口への進入と固定**（☞ p387参照）
  前陣痛により下向児頭は骨盤入口に圧入されて，児頭の最大周囲径の面は骨盤入口に一致し，固定された状態になる．児頭の進入状態には，浮動，固定，嵌入がある．妊娠後期になると，初妊婦では下向児頭は固定することが多いが，経産婦では経産回数の増加とともに，下向児頭が固定する頻度は減ってくる．

- **前腟壁の下降**
  胎児下降部は，下降して前腟円蓋および後腟円蓋に接近する．内診すると児頭の前腟円蓋への接近が著しく感じられ，前腟壁の下降がみられる．

- 子宮腟部の消失

    展退は経産婦より初産婦において著明である．展退の進行は☞p385の図Ⅱ-10参照のこと．

- 子宮腟部の仙骨側移動

    児頭下降のため，子宮腟部は仙骨側へ移動する．

- 子宮頸部・外子宮口縁の軟化

    妊娠後期には，胎児副腎より多量に分泌されるDHA-Aやエストロゲン，プロスタグランジンなどによるコラーゲン分解酵素活性性の亢進が関与し，軟化する．

- 子宮頸管の軽度開大

    初産婦では，外子宮口はほぼ1横指径位に開大する．経産婦では，子宮頸管は存在し，外子宮口はほぼ2指通ずるくらいに開大する．

- オキシトシンに対する子宮筋の感受性亢進

    妊娠中の大量のエストロゲンにより子宮筋のオキシトシン受容体数が増加し，これによりオキシトシンに対する子宮筋の感受性が高まる．子宮収縮によって胎児が子宮頸管のほうに圧迫されると，この刺激によりオキシトシンの分泌はさらに亢進する．増大したオキシトシン分泌はさらに強い子宮収縮を引き起こす．

2 分娩第1期，開口期

陣痛が発来し始めてから，子宮下部の下端から外子宮口が全開大するまでの期間をいう．

- 開口期の陣痛

    分娩陣痛の開始は☞p376参照のこと．分娩が開始すると，陣痛発作は始め10～20秒，陣痛間欠15～30分であった弱い陣痛もしだいに規則正しく，かつ強くなり，やがて陣痛発作30秒～1分，陣痛間欠2～5分となる．この陣痛により子宮頸管は短縮し，子宮口は次第に開大される．

- 頸管栓の排出

    子宮頸管を閉塞していた粘液栓である頸管栓は，頸管が短縮し，開大されると，排出されてくる．

- 産徴

    頸管栓の排出頃に少量の性器出血を認める．これを産徴という．分娩開始の確徴である．機序としては，陣痛の開始とともに子宮頸管は徐々に開大し，内子宮口周辺の卵膜は子宮壁より剥離して，その部分より少量の出血を生じる．

- 胎胞形成

    子宮壁より剥離した卵膜の内側には，陣痛発作で子宮内圧が上昇するたびに羊水が圧入され，開大された頸管内に卵膜が胞状に膨隆してくる．これを胎胞

という．胎胞は楔作用で子宮頸管を上方から徐々に開大する作用をもつ．陣痛発作時には，羊水が子宮腔内より胎胞内に流入して胎胞は増大し，緊張する．陣痛間欠時には胎胞内の羊水は児頭と産道との間を通って子宮腔内に戻るため，胎胞は縮小し弛緩する．この状態を胎胞形成という．胎胞内の羊水は前羊水と呼び，子宮腔内の羊水を後羊水という．児頭が骨盤腔内に下降し，固定されると前羊水と後羊水の交流はなくなり，胎胞の緊張は持続する．この状態において，児頭の周囲と産道内側は輪状に密着している．輪状の部分を**接触輪**という．同じ早期破水でもこの接触輪形成の前に起きているか，後に起きているかで臨床的意義は異なる（☞第3章Ⅱ-G-f破水時期の異常，p540参照）．

・破水

緊張し続ける胎胞は，さらに陣痛が強くなると緊張は極度に達し，次の陣痛発作によって遂に胎胞は破裂する．この現象を破水という．この際前羊水（約20mL）は流出する．破水は子宮口全開大に近い頃に起こるのが正常とされ，適時破水という（☞第3章Ⅱ-G-f破水時期の異常，p540参照）．

・子宮頸管の開大

子宮頸管は，胎胞あるいは下向児頭の骨盤腔内下降による働きと，陣痛で子宮下部がつり上げられる働きによって次第に開大されていく．この頸管開大の状態は(p368の図Ⅱ-13)に示すように初産婦と経産婦とでは若干の差がみられる．p383の図Ⅱ-33に初産婦と経産婦における先進部下降と頸管開大の関係を示した．初産婦では，内子宮口から下方に向かって漏斗状に漸次開大し，子宮腟部が消失した後，外子宮口が開大し始める．経産婦では，分娩前にすでに外子宮口は約2指を通じ，内子宮口は約1指を通ずる程度開大している．分娩進行とともに，子宮腟部および頸管が保たれたまま，内子宮口がほぼ同時に開大し始める．頸管が全開大するまで，子宮腟部は展退しないことが多い．

陣痛開始とともに子宮洞筋が収縮すると，子宮上部と子宮下部との境界部に子宮腔内に向かって輪状の隆起が突出する．これは外診によって輪状に触知するので**収縮輪**という．この収縮輪は，子宮口の開大および胎児の下降とともに上昇し，子宮口全開大の頃には，ほぼ恥骨結合上4横指の位置に達する．

・先進児頭および肩甲の回旋原理

［第1回旋］先進児頭の骨盤入口進入の機転，［第2回旋］下降機転（☞ p396-397参照）．

3 分娩第2期，娩出期

破水後，一時陣痛は弱くなるが，その後は陣痛発作1分程度と長く，陣痛間欠は約1分と短い娩出陣痛が始まる．下向児頭は，陣痛とともに開大した頸管を通過して骨盤腔内を下降し，骨盤底に達する．胎児心音は最強聴取部位も次第に低くなり，正中線上かつ恥骨結合上へと移

動する．児頭の下降（［第2回旋］下降機転，☞ p397参照）により頸部神経節は刺激され，陣痛は強さを増し，陣痛のたびに腹圧が加わって，共圧陣痛の状態となる（☞ p384参照）．産婦は強度の下腹痛・腰痛を訴え，顔面紅潮や発汗をみる．児頭が下がると，陣痛のたびごとに会陰が膨隆するようになる（［第3回旋］伸展運動の始まり ☞ p397〜398参照）．やがて陣痛発作時に陰裂が少し開きその間から児頭の一部が見えてくる．陣痛間欠時には，児頭は後退して見えなくなる．この状態を児頭の**排臨**という．この時期は，肛門が開いて直腸前壁が露出してくる．会陰部は伸展拡大し，陣痛発作時には光沢を帯びるようになる．また，陣痛発作時には便や尿を排泄することもある．児頭は一進一退を繰り返しつつ，その露出面を拡大してくるが，陣痛間欠時でも児頭は後退しなくなる．この状態を**発露**という．やがて児頭通過面の最大周囲は陰裂を通過する．額，眼，鼻，口，下顎の順に後連合上を通過し，児頭の娩出が終わる（［第3回旋］伸展運動の終了）．**肩甲の回旋原理**：［第4回旋］肩甲の回旋下降（☞ p398参照）にともなって児頭のねじれが戻る．陣痛は，いったん休止するが，再び陣痛が起こり，肩甲が娩出される．これに続いて躯幹，上下肢，後羊水とともに娩出される．胎児娩出直後の子宮底高は，臍高となる．

4 分娩第3期，後産期

　胎児を娩出した後，陣痛はしばらく休止する．数分後に軽い陣痛が発来する．これを後産陣痛という．この陣痛は，弱く，不規則で，発作回数も少ない．胎盤が子宮内面より剥離すると，胎盤剥離の徴候が現れる．胎盤剥離面では，剥離した部分の血管が断裂して血腫を形成する．これを胎盤後血腫という．剥離出血は，後産陣痛によって，胎盤剥離面より出血した血液の一部が胎盤娩出前に，子宮壁と卵膜の間を通って外部へ流出し，子宮出血としてみられている．剥離した胎盤は，腹圧と後産陣痛によって，臍帯，卵膜および胎盤後血腫の大部分とともに母体外へ娩出される．分娩時の生理的出血の大部分は，後産期にみられる．正常の場合でも，胎盤娩出後，子宮収縮の間欠期に若干の子宮出血が持続する．やがて減量し，悪露へと移行する．これらの止血機転には，子宮洞筋の収縮が関与している．分娩時出血量とは，分娩中および分娩後2時間までの出血量をいう．正常値は500mL未満であり，500mL以上を分娩時異常出血としている．分娩第3期に起こる性器出血を第3期出血という．

　胎盤娩出直後の子宮底高は，臍下2〜3横指径である．

5 分娩の所要時間

　分娩所要時間は，個人差が大きく，娩出力の強弱，産道の抵抗および胎児の大小，姿勢などに左右される．一般に初産婦，高年初産婦は，経産婦に比して長時間を要するといわれている．わが国の産婦の分娩所要時間は，☞ p401の表Ⅱ-11を参照のこと．

分娩開始の診断

データ・情報	アセスメント	助産診断名【例】
1 分娩陣痛の開始 「周期的かつ次第に増強して分娩（胎児娩出）まで持続する陣痛が開始した場合に，周期が10分以内（頻度が1時間に6回以上）になった時点を分娩開始時期とする」（日本産科婦人科学会産科諸定義委員会） **2 子宮頸管の展退および子宮口の開大** ・予定日頃，陣痛開始以前の子宮頸管はそれほど展退を示さず，非妊娠時の約2/3になっている． ・分娩3日前：初産婦は展退65％，開大1.8 cm 　経産婦は展退55％，開大2.2 cm ・陣痛開始時：初産婦は展退70％，開大2.5 cm 　経産婦は展退63％，開大3.5 cm (Hendrics, 1970) **3 血性粘液の分泌** ・子宮口の開大にともない頸管粘液量の増加がある．	**【分娩の難易】** ・基本的には①娩出力，②産道，③娩出物の3要素の相互関係により決まる． ＊娩出力：主として陣痛と腹圧からなる．子宮諸靱帯や骨盤底諸筋の収縮力もこれを助ける． **【陣痛の種類】** ①**妊娠陣痛**：妊娠中に起こる不規則な子宮収縮［ブラクストン・ヒックス（Braxton-Hicks）の収縮］．痛みをともなわないことが多い． ②**前陣痛**：妊娠後期に近づくと頻度と強さが増し，分娩陣痛の開始と誤ることがある．周期は不規則で突然の開始や休止がある．この前陣痛により子宮下部は伸展し，子宮頸部は次第に潤軟化，短縮（展退）し，さらに開大してくるとともに胎児は骨盤腔内に下降して分娩準備状態となる． ③**分娩陣痛**：分娩時に起こる陣痛をいう．時期により開口期陣痛・娩出期陣痛・後産期陣痛に区分できる． ④**後陣痛**：産褥期に不規則に起こる陣痛．子宮筋の退縮が促進される．	❶分娩開始の切迫 ❷分娩開始

C 分娩経過の診断

1. 分娩進行の診断

データ・情報	アセスメント	助産診断名【例】
◆分娩進行に直接的に関与する因子	・分娩進行に直接的に関与する因子の変化状況と現況を把握し，下記の間接的要因も合わせ総合的に判断していく． ①**直接的因子**：陣痛，子宮頸管開大度，展退度，硬度，子宮口の位置，胎位，胎向，下降度，回旋 ②**間接的要因**：年齢，初経産別，合併症の有無，血性分泌物の有無，破水，児心音聴取部位，腹部の形状，産痛状態，精神状態，出産に対する産婦の意欲，疲労度	❶順調な分娩進行
1 陣痛の特性 **(a) 陣痛の反復性** ・陣痛発作と陣痛間欠を交互に反復する． **(b) 陣痛の不随意性** ・陣痛発作は不随意性に起こり，主としてフランケンホイゼル（Frankenhäuser）子宮頸神経節の支配を受ける．精神活動，膀胱や直腸の充満，乳房の刺激などが子宮収縮に影響する．陣痛は薬物や器械的刺激によって増強され，誘発される． **(c) 陣痛の疼痛性** ・陣痛発作時には疼痛を伴う．初めは個人差もあるが背部に軽く起こる．仙骨部，腰部の圧迫痛，緊張痛となる．次いで下腹部全体にわたって強い圧迫痛や緊張痛となる．子宮収縮による疼痛と軟産道	・子宮筋の動作（function）不全の原因の1つである情緒的因子がいかなる過程であるか，明らかでないが，交感神経系を直接刺激するか，あるいは副腎を刺激するとアドレナリンの放出が増して細胞内のcAMPを上昇させ，収縮力を減弱させる機構が関与するとも考えられる． ①子宮収縮による子宮壁内の知覚神経の圧迫 ②子宮およびその付近の腹膜の牽引 ③軟産道の圧迫や伸展	

データ・情報	アセスメント	助産診断名【例】
の圧迫による疼痛を含めて産痛と呼ぶ. **2** 陣痛の程度 (a) 陣痛の強さ（表Ⅱ-1） 1) 測定方法 2) 陣痛の強さの表現法 　①子宮内圧 　②陣痛周期（表Ⅱ-2）	①**触診法**：母体腹壁の子宮底部に手を当てて子宮の収縮状態を観察する. ②**外測法**：母体腹壁に陣痛測定のプローブを装着し測定する．子宮内圧を測定することはできない．子宮外の軟部組織の厚さなど外部因子による影響を考慮しなければならない．陣痛周期と持続時間を知る. ③**内測法**：破水後子宮内に内圧測定用センサーもしくはオープンエンドカテーテルを挿入し収縮状態を測定する．子宮内圧を直接mmHgで測定できる．ただし，破水後でないと測定できない. ・子宮内圧によって表現する（日本産科婦人科学会産科諸定義委員会）	

表Ⅱ-1　陣痛の強さの基準：分娩時子宮内圧

子宮口	4〜6 cm	7〜8 cm	9 cm〜第2期
平　均	40 mmHg	45 mmHg	50 mmHg
過　強	70 mmHg以上	80 mmHg以上	55 mmHg以上
微　弱	10 mmHg未満	10 mmHg未満	40 mmHg未満

（日本産科婦人科学会用語問題委員会）

表Ⅱ-2　陣痛周期の基準

子宮口	4〜6 cm	7〜8 cm	9〜10 cm	第2期
平　均	3分	2分30秒	2分	2分
過　強	1分30秒以内	1分以内	1分以内	1分以内
微　弱	6分30秒以上	6分以上	4分以上	初産　4分以上 経産　3分30秒以上

（日本産科婦人科学会用語問題委員会）

データ・情報	アセスメント	助産診断名【例】
	・すべての症例に内測法を実施することは難しい．臨床的には陣痛周期と陣痛発作時間とで表現することも認められている．	
③陣痛持続時間（表Ⅱ-3） ・測定方法（図Ⅱ-1）	①内測法： ・子宮内圧10 mmHgの点を測定した収縮持続時間を使用する（触診の子宮収縮開始点［9 mmHg］とほぼ同じ） ②外測法： ・振幅の1/5点を測定した収縮持続時間	

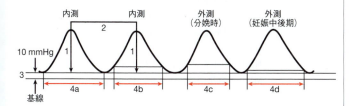

1：振幅 4a：基線上を測定した収縮持続時間
2：陣痛周期 4b：子宮内圧10 mmHgの点を測定した収縮持続時間
3：トーヌス 4c：振幅の1/5点を測定した収縮持続時間
　　　　　 4d：基線上2 mmHgの点を測定した収縮持続時間

図Ⅱ-1　子宮収縮測定点
（一條元彦編：分娩進行の見方，産婦人科シリーズ 26, p82, 南江堂，1980）

表Ⅱ-3　陣痛持続時間による判定（外測法）（内測法）

子宮口 強さ	4～8 cm	9 cm～第2期	開大に関係なし
平　均	70秒	60秒	50秒
過　強	2分以上	1分30秒以上	1分30秒以上
微　弱	40秒以内	30秒以内	30秒以内

（日本産科婦人科学会 産婦人科用語問題委員会）

データ・情報	アセスメント	助産診断名【例】
④最大陣痛数 ・正常分娩の陣痛数の限界 　（最大陣痛数）	・陣痛数は正常範囲にあるか． フライ（Frey）は分娩経過の予後判定を陣痛数から行うことを目的とし，正常分娩の陣痛数を定めた（表Ⅱ-4）．	

データ・情報	アセスメント	助産診断名【例】

表Ⅱ-4　フライ最大陣痛数

分娩の時間	最大陣痛数	
	初産婦	経産婦
分娩第1期	100〜150	50〜100
分娩第2期	50〜75	25〜35
破水から胎児娩出まで	150〜200	100〜195
分娩第3期	10〜15	

⑤子宮活動量
・モンテビデオ
　（MV：Montevideo）単位
　（図Ⅱ-2）

・子宮活動量として羊水圧の上昇によって計測された収縮の振幅と10分間の収縮回数の積.
・収縮, 回数は平均値とする.
・収縮回数の算定：収縮の最高点からほぼ10分前後の収縮の最高点までの時間を計測し，これを10分間に換算.
・開口期の子宮活動量は187±40 MV単位娩出期は235±60 MV単位である.
・内測法による子宮活動量の判定にはプラニメータ値がある.

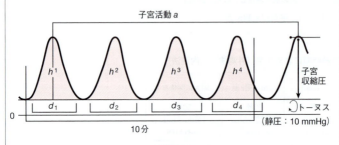

$h^1 \sim h^4$：収縮圧　　$d_1 \sim d_4$：収縮の持続時間

$$モンテビデオ単位 = \frac{h^1 + h^2 + h^3 + h^4}{4} \times \frac{4 \times 10}{a}$$

$$= 平均子宮収縮圧 \times 10分間あたりの子宮収縮回数$$

図Ⅱ-2　モンテビデオ単位
（一條元彦編：分娩進行の見方, 産婦人科シリーズ26, p83, 南江堂, 1980）

データ・情報	アセスメント	助産診断名【例】
(b) 分娩時の子宮収縮 ・前陣痛と分娩陣痛の間の区別は明らかでない．子宮収縮の振幅と回数，持続時間が増す． 1) 分娩第1期：初期は振幅40 mmHg，トーヌス(tonus) 10 mmHg，子宮活動110 MV単位 全開大後振幅47 mmHg，回数4.2/10分，子宮活動187 MV単位 2) 分娩第2期：振幅47 mmHg，回数5/10分，子宮活動235 MV単位 腹圧の助けにより胎児を下降，娩出させる． 3) 分娩第3期：回数は減じるが，振幅50 mmHg，胎盤を剥離し，娩出させる．	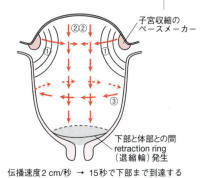 図Ⅱ-3　子宮収縮の伝播	
(c) 子宮収縮の作用 1) 子宮収縮の作用 ①子宮下部の形成　②頸管の開大 ③胎児の下降　④娩出 2) 子宮収縮の作用に必要な条件 ①子宮収縮が最高になったとき，子宮全体が収縮する（図Ⅱ-3）． ②子宮は協調性収縮を起こし，頸部には最大の牽引力が作用する． 　・子宮収縮の伝播は子宮上部から下部へ起こる． 　・左右対称的で同時性である． 　・収縮の持続時間は上部が下部より長い． 　・収縮の強さは上部が下部より強い（子宮底優位の子宮収縮）． ③収縮時内圧は35～55 mmHgになる． ④子宮収縮の周期は2～4分，回	・収縮に必要な条件が整っているか，陣痛の有効性を査定する． ・胎児の下降に障害があれば，これにうち勝つために収縮力が増し，収縮の頻度が増す． （例）遷延分娩：子宮下部，頸管優位となる． ・妊娠陣痛 　①子宮下部優位 　②contractionのみでretractionをともなっていない． contraction：筋線維の一過性の収縮 retraction：筋線維の持続的退縮	

データ・情報	アセスメント	助産診断名【例】
数は2.5〜5/10分である. ⑤陣痛間欠時には弛緩しなければならない.このときのトーヌスは8〜12 mmHgである. (d) 子宮筋の動作（function）（図Ⅱ-4） ・子宮の動作は全く自動的で,中枢神経の作用不要である. ・中枢神経障害があっても分娩できる. ・自律性,リズムをもった収縮と攣縮（子宮壁,自律神経支配）	【特　徴】 ①ヒトの子宮筋の動作は,性周期,妊娠,分娩によって異なる. ・子宮体部筋は子宮内容を排出する本性がある（妊娠中は基本的に非妊娠時同じ）. 　粘膜筋腫は筋腫分娩になる. 　リングは排泄する. ・しかし,妊娠中は生理的胎盤機能（絨毛より大量のプロゲステロンを生産）により,胎児成熟を保護する. ②1回の陣痛=2.4〜6.7 kcalの熱消費量 ・分娩中　1,000〜1,500 kcal＝30 km歩く. ・1分間　100 m歩く＝4.7 kcal ③陣痛の子宮のトーヌスは自律神経支配（交感・副交感神経） ・体部は交感神経優位,交感神経支配は下腹神経叢を経て行われる. 　仙骨胛前面→小骨盤腔→子宮頸管の側方,子宮腟神経叢に入る. ・頸部は副交感神経優位,副交感神経系は骨盤神経によるが,第2〜第4の仙骨神経からの数本の線維で,フランケンホイゼル神経節に入り他の線維と混ざる. ・側方には子宮腟神経叢の中に目立ったフランケンホイゼル神経節がある.	

データ・情報	アセスメント	助産診断名【例】

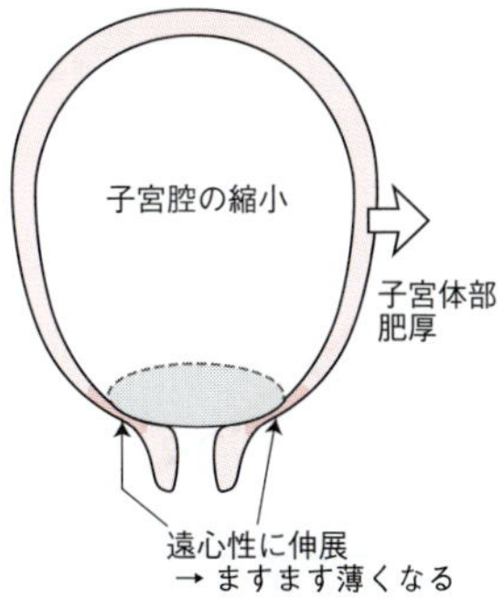

図Ⅱ-4 子宮筋の動作
（子宮腔の縮小／子宮体部肥厚／遠心性に伸展→ますます薄くなる）

【contraction と retraction】
- 子宮の動作はcontractionとretraction，そしてトーヌスという用語を用いて説明される．
- contractionは筋線維の一過性の収縮をいう．弛緩するとまた元の長さに戻る．retraction（contractionの間欠時に効果を発揮）によって子宮腔は次第に縮小し，胎児娩出の原動力となる．さらにretractionは筋線維の持続的短縮が断続的に起こる状態であって，retractionが続いている間は筋線維は元の長さに戻らない．
- 分娩中はこの両者の協力によって子宮腔は次第に縮小する．子宮体部筋がretracionを営む間，子宮下部，頸管はrelaxationを起こす．
  1) 子宮下部，頸管壁は常に上方に引き上げられる．
  2) 子宮体部のretractionに反応して胎児の娩出に協力する．
- 間欠時の羊水圧：トーヌスは一定［正常：10 mmHg］
- retractionが進むと子宮体部壁は次第に厚くなるが，子宮下部と頸管壁は次第に上方に引き上げられ，下降児頭によって遠心性に伸展するのでますます薄くなる．これがこの異なった両者の間にretraction ringが発生する理由となる．

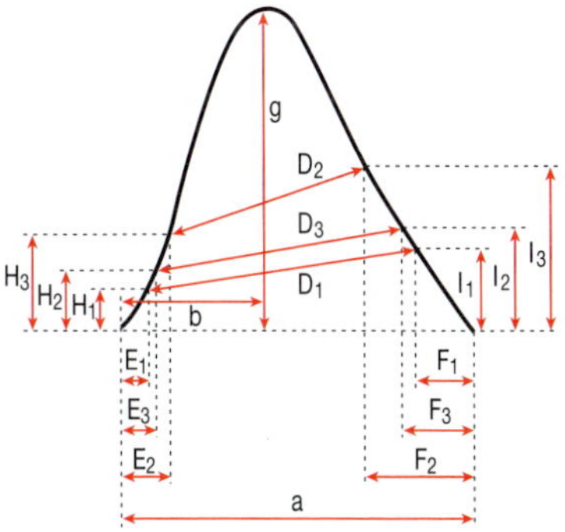

(e) 子宮収縮の自覚（図Ⅱ-5）
基本はバルーン法の収縮曲線
産婦の自覚　69秒
痛みとして感じる収縮時間　48秒
触診で収縮を確認できる収縮時間64秒

		1期の値	2期の値
a	収縮時間	110 秒	119 秒
b	上昇時間	41	34
g	収縮の強さ	44	49
D_1	自覚による収縮時間	69	68
D_2	痛みとして感じる収縮時間	48	46
D_3	触診しえた収縮時間	64	57
E_1	収縮開始から自覚までの時間	10	12
E_2	収縮開始から痛みとして感じるまでの時間	21	19
E_3	収縮開始から触診しうるまでの時間	14	15
F_1	自覚消失より弛緩までの時間	27	29
F_2	痛みとして感じなくなってから弛緩までの時間	42	39
F_3	触診不能時の収縮の強さ	35 mmHg	34 mmHg
H_1	自覚開始時の収縮の強さ	6	9
H_2	痛み始めたときの収縮の強さ	17	20
H_3	触診しえたときの収縮の強さ	9	10
I_1	自覚消失時の収縮の強さ	10	11
I_2	痛みとして感じなくなったときの収縮の強さ	19	20
I_3	触診不能になったときの収縮の強さ	14	15

図Ⅱ-5 子宮収縮波の自覚・触診・痛覚
（一條元彦編：分娩進行の見方，産婦人科シリーズ 26, p90, 南江堂, 1980）

データ・情報	アセスメント	助産診断名【例】

3 陣痛波形

(a) バウムガーテン(Baumgarten)
　分類（図Ⅱ-6, 7）
　Ⅰ型：a＞b
　Ⅱ型：a＝b
　Ⅲ型：a＜b

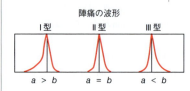

図Ⅱ-6　陣痛波形の分類(Baumgarten)

(一條元彦編：分娩進行の見方，産婦人科シリーズ26，p88，南江堂，1980)

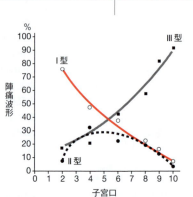

図Ⅱ-7　陣痛波形の分娩時変化(Baumgarten)

(一條元彦編：分娩進行の見方，産婦人科シリーズ26，p88，南江堂，1980)

4 腹　圧

・腹壁筋と横隔膜筋が協力して収縮すると腹腔内圧が上昇し，子宮体に影響し胎児の娩出を助ける．
・腹圧は横紋筋の収縮であるから随意性である．しかし，分娩が進み軟産道を胎児下降部が強く圧迫するようになると陣痛発作とともに反射的に腹圧が起こるようになる．
・先進部が陰裂を通過しようとする直前には，腹圧は不随意に起こる．これを共圧陣痛と呼び，娩出期の末期において陣痛発作に一致した腹圧の協力作用が胎児の娩出に大きな役割を果たす（図Ⅱ-8）．
・開口期の内圧を描く曲線は子宮収縮を表す．娩出期の内圧曲線は内圧の上昇とともに子宮収縮圧に腹圧が加わり棘波状となる（図Ⅱ-9）．

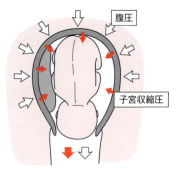

図Ⅱ-8　共圧陣痛 (Vorherr)

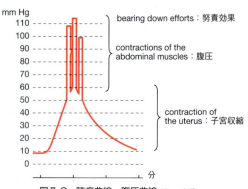

図Ⅱ-9　陣痛曲線，腹圧曲線 (Greenhill)

データ・情報	アセスメント	助産診断名【例】
5 頸管展退度 (effacement)（図Ⅱ-10） ・現在は頸管全体の長さの短縮程度をいう．	・頸管が展退していない状態：展退度0％ ・子宮下部の厚さと等しくなった状態：展退度100％あるいは頸管消失という．この中間は50％と表現する．	

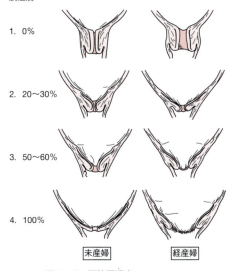

図Ⅱ-10　頸管展退度 (Eastman, 1961)
（新井正男：分娩の管理．必修産婦人科学，改訂第4版（小川重男編），p96，南江堂，1991）

6 頸管開大度 (dilatation of the cervix) ・頸管開大度を子宮口開大度とすることもあるが，外子宮口が開大していない場合と内子宮口が開大していない場合があるので注意を要する． ・表現法：頸管内の最狭部の直径をcmで表す（図Ⅱ-11）． ・他に子宮口1横指開大（1.5cm）などの言い方がある（表Ⅱ-5）．	・この内子宮口は解剖学的内子宮口や組織学的内子宮口の意味ではなく，子宮腔に接する内側の子宮口の意味である（図Ⅱ-12, 13）． ・指の太さは個人差があるので自分の**内診指を採寸**しておくことも情報共有する上で大切である． ・頸管開大度は陣痛発作と間欠時には差がある．また，内診指の挿入可能性，あるいは拡張可能性をいう場合や自然に開大している状態をみる場合とでは差が生じる（図Ⅱ-14）．	

情報・その他

表Ⅱ-5 頸管開大度の表現

横指径	閉鎖	指頭のみ	1横指開大	2横指開大	3横指開大	4横指開大	全開大
cm表現	0 cm	0.5 cm	1.5 cm	3.5 cm	5.5 cm	7.5 cm	10 cm

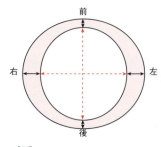

[例]
不均等に開大するときは前後左右について10 cmから各辺縁の厚さを引いて表す．図は前後9 cm，左右7 cm，一般に狭いほうを代表値として扱う．

図Ⅱ-11 不均等な頸管開大度の見方

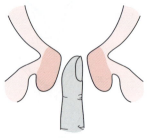

[例]
外子宮口3.5 cm，内測子宮口1.5 cm開大，頸管は1.5 cm開大とする．頸管の長さは約2 cm，展退度は0％である．

図Ⅱ-12 頸管開大度の見方

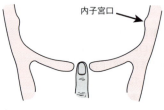

[例]
外子宮口は1.5 cm開大，内測子宮口は消失，頸管の長さは0.25 cm，展退度は100％とする．

図Ⅱ-13 頸管開大度の見方

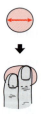

陣痛間欠時に軽く接触する程度に触れ，円を想定しながら測る．

図Ⅱ-14 頸管開大度の見方

データ・情報	アセスメント	助産診断名【例】

7 児頭下降度 (station)
・デリー（De Lee）は棘間線を含むホッジ（Hodge）のⅢPから先進部への直線的垂直距離をstationとした．棘間線に達するまでは垂直距離であるが，棘間線を通過後は実際には児頭先進部までの最短距離が測られる．

(a) 児頭下降度の表現方法
1) 古典的骨盤平面系（図Ⅱ-15）
・X線側面撮影では児頭像とともにその縦径を明確にとらえ得るので，骨盤入口，骨盤闊，骨盤峡，骨盤出口部での判断に不便はない．しかし臨床上触診によって闊部・峡部の平面を確認することが困難である．

2) 平行平面系（図Ⅱ-16）
［先進部の位置の表現］
・主要面より上方にあれば→［-X cm］
・面より下方にあれば→［+X cm］と記す
①児頭が骨盤入口より上にある場合：ホッジⅠP
②児頭が骨盤入口にある場合：ホッジⅡP (CP)［CP=主要面とも呼ばれる］
③児頭が骨盤闊にある場合：ホッジⅢP (SP)［SP=棘間面とも呼ばれる］
　＝ station 0 に相当する
④児頭が骨盤峡にある場合：ホッジⅣP

3) station方式（図Ⅱ-17）
・坐骨棘間線すなわち平行平面系の第3平面を基準にして，これから児頭先進部までの垂直距離を骨盤

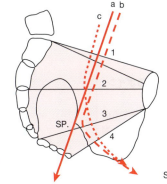

a：棘間線垂直軸
b：産科学的骨盤軸
c：解剖学的骨盤軸
　（骨盤誘導線）
1：入口部
2：闊部
3：峡部
4：出口部前後径
SP.：坐骨棘間面

図Ⅱ-15　古典的骨盤平面系

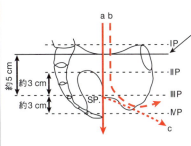

骨盤分界線に沿う入口部下縁に平行な面

a：棘間線垂直軸
b：産科学的骨盤軸
c：解剖学的骨盤軸
　（骨盤誘導線）
ⅠP：恥骨結合上端-仙骨岬角
ⅡP：Ⅰに平行な恥骨結合下端
ⅢP：坐骨棘を通る平行面
ⅣP：仙骨先端を通る平行面
SP.：坐骨棘間面

図Ⅱ-16　ホッジの平行平面系

データ・情報	アセスメント	助産診断名【例】

軸（骨盤誘導線）に沿って上下に1cm間隔に平行面を想定し，基準面を0cm，上方にある場合は−Xcm，下方にある場合は+Xcmで記す．

(b) 児頭下降度を測定するポイント
・先進部が平行面ⅢPに到達する前示指を恥骨結合下縁に，中指先端をSP（坐骨棘）または仙棘靱帯にあて，ⅡP面・ⅢP面を想定して測定する図Ⅱ-18の児頭は−1.5cmである．
・先進部が平行面ⅢPを越えたならば骨盤軸に沿って坐骨棘間線との最短距離を測定する．

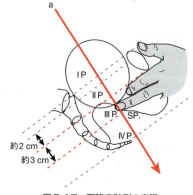

図Ⅱ-17　下降度計測の実際

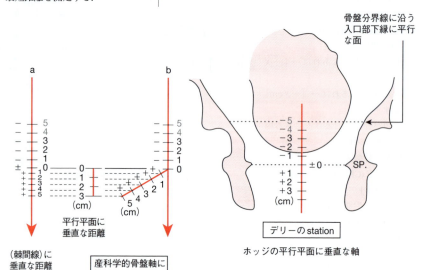

図Ⅱ-18　棘間線垂直軸と産科学的骨盤軸のstation
（坂元正一，水野正彦，武谷雄二監：プリンシプル産科婦人科学2改訂版，p272，メジカルビュー社，1998より一部改変し許諾を得て転載）

II. 分娩期の助産診断とアセスメント・ツール

データ・情報	アセスメント	助産診断名【例】
図Ⅱ-21の児頭はaの棘間線垂直軸上では+1 cm, bの産科学的骨盤軸上では+2 cmである. **8 児頭の骨盤内進入（図Ⅱ-19）** ・浮動 (floating)：児頭が入口上にあって容易に移動する場合. ・固定 (dipping)：児頭先進部は入口面を過ぎているが嵌入にいたらない場合. ・嵌入 (engagement)：児頭の大横径が入口面を通過した状態. ・正常分娩では児頭が固定から嵌入に至る間（骨盤に進入場合）矢状縫合が入口横径に平行する. ・順（正）軸進入：矢状縫合が骨盤入口のほぼ中央に位置し，左右の頭頂骨が入口面に対してほぼ同一の高さにあるものをいう（☞ 第3章Ⅱ-G-c1 不正軸進入, p498参照）.	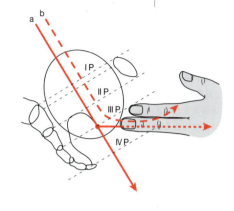 図Ⅱ-19　内診指による児頭骨盤内進入の状態の所見（とり方）	

情報・その他

[児頭と骨盤は児頭の骨盤内における下降状況を推論するためのツールとして活用してください]

＜ツールの活用にあたって＞

　胎児ことに先進部が骨産道内のどの部分にあるかを正確に表現することは，妊娠後期から分娩期を通じて助産管理の上できわめて重要なことである．

　胎児下降度をどのように判断すればよいか？

　実際に，ツールを使って下記の推論をしてみましょう．

【準備】
1．図Ⅱ-20〜22の骨盤図と児頭図をPPC用のOHPシートでコピーする．
　（注意：コピーは個人学習の目的のみ使用可能とします）
2．上記の図の外側（模型輪郭）に沿って切り取る．

【活用の実際】
1) 骨盤図と児頭図を擦り合わせます．
2) 骨盤入口面から骨盤誘導線に沿って児頭図を擦り合わせながら，進入させます．
3) 骨産道内における児頭先進部の位置関係をp394 表Ⅱ-6を参考に推論する．
4) 同じく，児頭最大周囲系の位置関係についてもみましょう．
5) 具体的に推論1, 2をしてみましょう．

推論1：嵌入前の先進部は第2平行面よりも上・下どちらにありますか．主要面から何cm離れているでしょう．

推論2：「児頭が嵌入する」とは先進部は主要面上ですか？　主要面との距離を示しましょう．このとき児頭最大周囲径はどのあたりに位置するでしょう．

情報・その他

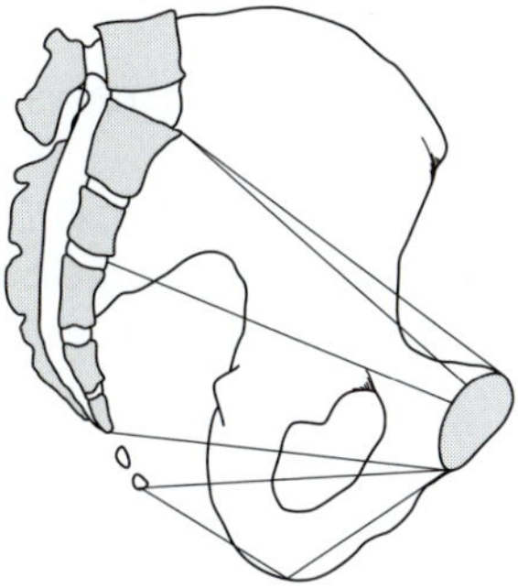

図Ⅱ-20 古典的骨盤平面系

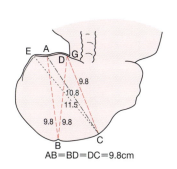

図Ⅱ-21 児 頭

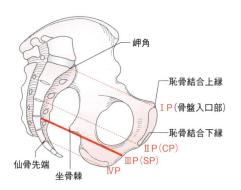

図Ⅱ-22 ホッジ平行平面系

2. 分娩進行状況の総合判定

データ・情報	アセスメント	助産診断名【例】
1 分娩3要素の評価 (a) 娩出力 ・陣痛周期，陣痛発作時間，陣痛間欠時間 ・子宮内圧とその時間的経過 ・子宮収縮パターンの分析 (b) 胎　児（☞ 第3章Ⅱ-D 胎児に関する診断，p403参照） ・下降の程度 ・回旋状態 ・胎児のバイタルサイン：胎児心拍曲線，pH測定値 (c) 産　道 ・骨盤入口に問題がなければ，分娩第1期は頸管展退度と頸管開大度に着眼する． ・分娩第2期は骨盤底，会陰の伸展性と排臨・発露の時期に注意する．	・胎児機能不全状態は分娩の3要素と直接関係しない． ・ただ，3要素が時間的に相互に作用して児に影響をもたらした結果と考えられる（図Ⅱ-23）．	

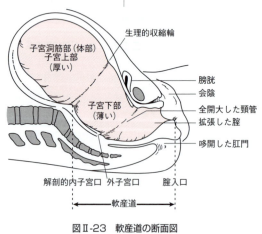

図Ⅱ-23　軟産道の断面図

データ・情報	アセスメント	助産診断名【例】
2 下降度と骨盤平面 (a) 古典的骨盤平面 ・恥骨結合後面の触知度や坐骨棘との関係などから相対的に判定され，臨床上よく用いられる． (b) ホッジ（Hodge）の平行平面 (c) 児頭の大きさの指標	・内診だけでは平面や径線の厳密な判定は難しい． ・各平面の前後径中心線である骨盤誘導線と児頭先進部の下降線と一致しない． ・ⅡP面の恥骨結合下縁を内診によって判断しやすい．先進部の位置を決めるのに便利である． ・最大周囲径 　入口部では最大横径（大横径を含む面） 　闊部・峡部での屈位の場合は小斜径周囲と考えてよい．	
3 児頭回旋 (a) 先進部の種類と方向 ・大泉門・小泉門の位置をもとめる（小泉門は左斜め前方）． ・矢状縫合の方向（第1斜径に一致，時計の時刻表示では1-7時方向） (b) 方位点と骨盤区分による方法 （☞ 第2章Ⅱ-C-3-**5** 胎児の位置の表現法，p63参照）	・児頭下降度とともに分娩進行状況の判断に有力な指標となる．	
4 児頭下降度，頸管開大度と児頭回旋の関係（表Ⅱ-6）	・相互的な対応関係については産婦の個人差などもあり，正確な対応関係を表すことは難しいが，臨床的には分娩進行の正常あるいは異常状態を内診所見によって，それらを対応させながら判定していく．	

表Ⅱ-6　後頭位の正常分娩における下降度・頸管開大度・回旋状態の内診所見の対応関係

フリードマン(Friedman)頸管開大度		ホッジ(Hodge)区分	古典的(解剖学的)区分と方位点	station *1	station *2	児頭最大横径面の位置
初産	経産					
		IP(第1平行平面)上	入口上			入口面より2横指径上
		分界線平行面		−5 −4		
		先進部：ⅡP ROT	先進部：闊部 LOT	−3 −2		ほぼ1P (高在)
1.5	2.0			−1		
2.0 4.0	3.0	先進部：ⅢP ROA	先進部：坐骨棘線上 LOA	±0		(闊部)
8.0	8.0	先進部：ⅢP+2 cm	先進部：SP+2 cm	+1 (+1.2)	+1 +2	(中在) 峡部
9.5	9.5	先進部：ⅣP		(+1.8) +2	+2	峡部
10	10					
		OA	OA	(+2.4) +3	+4	(低在) 出口部 〈棘間線垂直軸では+3 cm〉

station *1：デリー(De Lee)のstation(ホッジの平行平面に垂直な軸)，*2：産科学的骨盤軸に沿うstation
児頭図の──：児頭大横径
　　　　……：最大周囲径(児頭の骨盤軸に直角)

II．分娩期の助産診断とアセスメント・ツール

骨盤内腔触知		頤部の高さ	後陰唇交連から先進部までの距離	児頭の可動性：児頭の骨盤内進入状態の表現法
恥骨結合後面	坐骨棘			
全部	可能	4横指径より上	10 cm以上は未固定	浮動 floating
2/3	可能 児頭の前方に触れる	4横指径	10 cm 9 cm 8 cm（挿入指3節上）	
1/2	可能	2横指径	7 cm 6 cm 5 cm（挿入指2節上）	固定 dipping 嵌入（児頭最大横径面が入口部を通過）engagement
1/3 下縁のみ	不可能	0	4 cm 3 cm（挿入指1節）	深く嵌入
下縁のみ	先進部の後側方		2 cm	
				排臨
			1 cm 0 cm	発露

［作表にあたって］用語概念の相違や産婦の個人差も大きいため，正確な対応関係をあげることは困難である．しかし，臨床では分娩進行の判断をする場合，これらの内診所見を対応させながら進行状態の正常・異常を判断しなければならない．

（北川眞理子：看護のコツと落とし穴，母性・女性看護編（小島操子ほか編），p71，中山書店，2000）

データ・情報	アセスメント	助産診断名【例】
胎児の産道通過機転 ・第1回旋—第1胎勢回旋—横軸回旋—内回旋—屈曲運動 ・第2回旋—第1胎向回旋—縦軸回旋—旋進運動 ・第3回旋—第2胎勢回旋—横軸回旋—反屈運動 ・第4回旋—第2胎向回旋—縦軸回旋—外回旋—戻り運動 **1 児頭の変形と胎児円筒** (a) 骨重積 ・縫合，泉門は接近し，頭蓋の内容を縮小する． (b) 応形機能（図Ⅱ-24） ・児頭は先進する方向に細長く大斜径線が延長し，その周囲を短縮する． 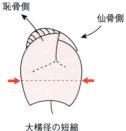 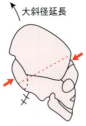 図Ⅱ-24 応形機能（正軸進入の場合） **2 回旋の原理** (a) 第1回旋：入口進入の機転	・汎子宮内圧を受け圧縮される．四肢は体幹に密着し，円筒形となる．共圧陣痛時，子宮腔内の圧力は上昇する（羊膜腔内の水圧＝子宮内圧）．これにより子宮内圧は前後左右より圧迫されるため，妊娠中卵形であった子宮の形は（胎児も）圧迫され胎児円筒をつくる． 骨盤入口進入：矢状縫合横径に一致 ↓ 小泉門下降（頤部は胸壁に密着） ・**陣痛が強くなると子宮内圧上昇** 子宮底優位に収縮 ↓ 胎児殿部 ↓ 胎児脊柱（胎児脊柱圧，胎児軸圧） ↓ 小泉門先進（屈位）	

データ・情報	アセスメント	助産診断名【例】
	・児頭通過面の最大径 　後頭，前後径（33 cm）→ 小斜径（32 cm）短縮される．	
(b) 第2回旋：下降機転 ① ルンゲ（Runge）説 　・抵抗を少なくするため，長軸を骨盤最長径線に合わせるように回旋（この説では後頭がなぜか前方に回旋するか説明がつかない）． ② 前方回旋説［オルスハウゼン（Olshausen）］ 　・子宮は細長く，前後に短縮される．側方に向かっていた児背は<u>中央に向かって移動しようとする</u>． ③ 諸筋の骨盤底説［ウィリアムス（Williams）］	・原則1：通過面の最大径である小斜径が骨盤各部の最大径に一致するように回旋する． ・前方が後方より抵抗が少ない． ・後方は母体脊柱がある． ・原則2：第1回旋終了し，後頭部が先進 　　　　↓ ・後頭部が骨盤底筋の抵抗をもっとも早く受ける． 　（肛門挙筋V字型） ・抵抗の少ない前方に回旋	
(c) 第3回旋（図Ⅱ-25）：伸展運動 ・骨盤底と会陰の強い抵抗 ・骨盤出口まで下降 ・後頭部（恥骨弓下に現れる）…頤部胸壁から離れる…反屈運動をする． 　　　　↓ 第1回旋と同じ「てこの原理」（作用逆方向） 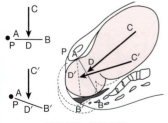 図Ⅱ-25　第3回旋	・児頭の横軸A，Bは胎児の縦軸C，Dに加わる子宮収縮力により押し下げられる．骨盤下部では骨盤底筋の抵抗に合い，恥骨弓下Pを後頭結節が滑脱する頃には，その直後，項部AがPを支点として，前頭部BをB'の方向へと移動する．これにともない胎児の縦軸に加わる圧C，DからC'，D'の方向へと変わり，抵抗の弱い腟口部（骨盤誘導線の延長方向）へと胎児を進ませる．	

データ・情報	アセスメント	助産診断名【例】

・出口部から胎児軸圧と骨盤底に伝えられた娩出力の作用…骨盤底の反発力(P)
　　　　　　　　　ベクトルの法則　　↓
　　　　　　　　　　　　　　　産道の彎曲方向に作用

　＊側臥位…後頭側を下にする
　　殿部重力で下方に，児頭は反対側に移動し，入口嵌入しやすくなる．また，固定した場合は側臥位をとると骨盤面は滑りやすく先進してくる（骨盤形態）．

・第3回旋における支点は何か（恥骨で支えられるもの）（図Ⅱ-26～29，表Ⅱ-7）

　[区　分] A: anterior（前）　　　[方位点] O: occiput（後頭）
　　　　　 T: transverse（横）　　　　　　 F: front（額）
　　　　　 P: posterior（後）　　　　　　　M: mentum（頤）
　　　　　 L: left（左）　　　　　　　　　　S: sacrum（仙骨）
　　　　　 R: right（右）　　　　　　　　　Sc: scapula（肩甲骨）

　表現法　①　――――　②　――――　③
　　　　　L or R　　　方位点　　　　骨盤腔での象限
　　　　　　　　　先進するもの　　　(A.T.P)

・正常経過をたどる出口部ではOA↕である．
・児頭の矢状縫合が前後径に一致していれば方位点の最初に入れるLあるいはRの表現は不要となる．

・力の平行四辺形の原理　　　　　・第2回旋の終わった児頭Pは，子宮収縮によりBの方向へB, Pの力で押されているが，骨盤底筋の抵抗によりAの方向へA, Pの力が加わってくることにより，抵抗の弱いCの方向，C, Pの力で娩出されることになる（図Ⅱ-26）．

(d) **第4回旋**：肩甲が回旋下降，それにともなって起こる児頭の回旋（ねじれを戻す）

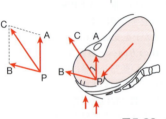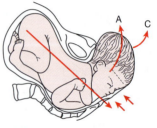

図Ⅱ-26　第3回旋

情報・その他

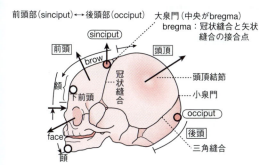

図Ⅱ-27 児頭の区分

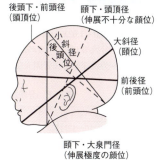

図Ⅱ-28 児頭諸径線

a. 前方後頭位

小斜径短縮、大斜径延長して長頭蓋となる

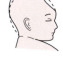

b. 後方後頭位

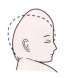

c. 前頭（頂）位

前後径短縮、小斜径延長、短頭蓋となる

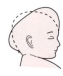

d. 額 位

小斜径延長、大斜径短縮、全体として三角形になる

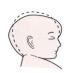

e. 顔 位

前後径と大斜径が延長、垂直形

図Ⅱ-29 児頭の変形

表Ⅱ-7 各種頭位における分娩様式と児頭

胎 位	方位点	先進部	径 線	支 点	児頭形
頭位（頭頂位・後頭位） vertex presentation	occiput	大泉門〜小泉門の中間	小斜径周囲	後頭	a, b, c
額位（前頭（頂）位） brow presentation	front	額 大泉門	大斜径 前後径	上顎部 額 部	d c
顔位 face presentation	mentum	顔 面	気管後頭周囲 （頤下・大泉門径） （頤下・頭頂径）	頤 部 （鼻） （喉頸部）	e
骨盤位（殿位） breech presentation	sacrum	殿 部	殿 幅		c
横位 transverse presentation	scapula	肩	肩 幅		

データ・情報	アセスメント	助産診断名【例】

3 分娩所要時間（表Ⅱ-8, 9）
- 初産　$Y = 18.2 - 3.60X + 0.23X$
- 経産　$Y = 10.0 - 1.62X + 0.10X$
　　　　$Y = $ 分娩第1期の所要時間
　　　　$X = $ 分娩開始時頸管開大度

【分娩進行の遅延の評価】
・頸管開大速度や児頭下降速度を時間的に評価する.
・全体の経過時間の限界を設けて分娩遷延の診断がされる.

表Ⅱ-8　分娩所要時間 (Friedman)

	第1期	第2期	第3期	計
初産婦	10〜12時間	1〜2時間	15〜30分	11〜15時間
経産婦	5〜6時間	30分〜1時間	10〜20分	6〜8時間

表Ⅱ-9　頭位分娩の所要時間 (Friedman)

	初産婦	経産婦
潜伏期（時）	8.6 ± 0.27	5.3 ± 0.19
加速期（時）	4.9 ± 0.15	2.2 ± 0.07
最大傾斜期（時）	3.0 ± 0.08	5.7 ± 0.16
減速期（時）	0.9 ± 0.05	0.23 ± 0.01
分娩第2期（時）	0.95 ± 0.04	0.29 ± 0.01

4 頸管開大度曲線（表Ⅱ-10, 11, 図Ⅱ-30）

(a) 潜伏期
・規則的な陣痛開始から急速な開大に移るまでをいう.
・頸管の潤軟化と展退, 外子宮口の開大は緩徐.
・初産婦3 cm, 経産婦2 cm程度に開大するまでは潜伏期であることが多い.

(b) 活動期
・頸管の展退が進み, 子宮口が急速に開大する時期
・①加速期, ②最大傾斜期, ③減速期に分けられる.

・頸管の開大度を時間的に図示し, 単位時間あたりの開大速度によって正常・異常の判定を行う.

表Ⅱ-10　子宮口開大と児頭下降の対応 (Friedman)

	頸管開大度	児頭下降期
1	潜伏期	潜伏期
2	加速期	潜伏期
3	最大傾斜期	加速期
4	減速期	最大傾斜期
5	第2期	最大傾斜期

情報・その他

表Ⅱ-11 分娩時間

群	潜伏期 (時間)	加速期 (時間)	最大開大 (cm/時間)	減速期 (時間)	最大下降 (cm/時間)	第2期 (時間)
初産婦						
平 均	6.4	4.6	3.0	0.84	3.3	1.1
標準偏差	5.1	3.6	1.9	1.0	2.3	0.8
限 界	20.1	11.7	1.2	2.7	0.96	2.9
経産婦						
平 均	4.8	2.4	5.7	0.36	6.6	0.39
標準偏差	4.9	2.2	3.6	0.3	4.0	0.3
限 界	13.6	5.2	1.5	0.86	2.1	1.1

(一條元彦編:分娩進行の見方, 産婦人科シリーズ26, p19, 南江堂, 1980)

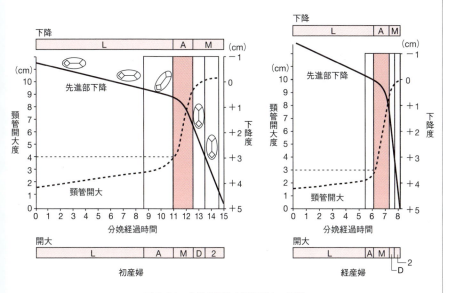

図Ⅱ-30 先進部下降と頸管開大の関係

L: latent phase 潜伏期
A: acceleration phase 加速期
M: phase of maximum slope 最大傾斜期(極期) } active phase 活動期
D: deceleration phase 減速期
2: 分娩第2期(娩出期)
児頭下降については M は急速下降期である.

データ・情報	アセスメント	助産診断名【例】
5 分娩時出血量 ・正常限界　500 mL未満	・母体の循環動態の与える影響からの指標である. ・1,000 mLを超えると血圧低下などのショック症状をきたしやすい. （☞ 第3章Ⅱ-G-i 異常出血, p603参照）	
6 破水の診断 （☞ 第3章Ⅱ-G-f 破水時期の異常, p540参照）		

D 胎児に関する診断

データ・情報	アセスメント	助産診断名【例】

1 分娩時の胎位・胎向・胎勢の診断（図Ⅱ-31）（☞ 第2章Ⅱ-C-3-5 胎児の位置の表現法, p63参照）

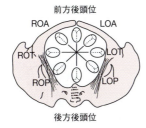
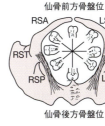

図Ⅱ-31 後頭位の頭向と骨盤位の胎向
（一條元彦編：分娩進行の見方, 産婦人科シリーズ 26, p45, 南江堂, 1980）

2 胎児の発育と健康状態の診断

(a) 胎児の発育（☞ 第2章Ⅱ-C-3-3 胎児の発育と成熟, p58参照）

1) 胎児体重（W）の推定
   a) 超音波断層法の計測値から算定する方法（☞ 第2章Ⅲ-M, p345参照）
   b) 子宮底長より算出する方法（A：子宮底長）
      ① ヤコブソン（Jacobson）
         $W = 155 \times (A - 11 \text{ または } 12)$
      ② 新道法 $W = 69.21\,A + 830.35$
      ③ 箕浦法 $W = 127.6\,A - 1,199$
      ④ 永井法 $W = 405\,A - 10,040$
   c) 腹囲より算出する方法（B：腹囲）
      ① 新道法
         $W = 51.336\,B - 1,498.38$
      ② 箕浦法 $W = 45.5\,B - 1,102.7$

・station (−) のときは 12
・station (+) のときは 11

❶ 在胎週数に応じた発育
❷ 推定体重
  3,300 g + 155 SD
❸ 胎児の健康状態良好
❹ LFD（light for date）の可能性

データ・情報	アセスメント	助産診断名【例】

d) 大垣法
- 子宮底長(A),副子宮底長($A^$),圧縮腹囲($B^$)より算出する方法(図Ⅱ-32).
- $W_1 =$子宮底長からの推定値
  子宮底長(A)が30 cmで2,000 gとし,1 cm増毎に+200 g増加
- $W_2 =$副子宮底長からの推定値
  副子宮底長($A^$)が30 cmで2,000 gとし,1 cm増毎に+200 g増加
- $W_3 =$圧縮腹囲からの推定値
  圧縮腹囲($B^$)が60 cmで2,000 gとし,1 cm増毎に+100 g増加
- まずW_1, W_2, W_3をそれぞれ求める.次にW_1, W_2, W_3の平均値つまり $(W_1 + W_2 + W_3) \div 3$ の値(D)を求め,表Ⅱ-12より胎児の予測体重(W)を概算する.

[例]
- 子宮底長(A)= 37 cmの場合
  $W_1 = 2,000\ g + 7 \times 200\ g = 3,400\ g$
- 副子宮底長($A^$)= 35 cmの場合
  $W_2 = 2,000\ g + 5 \times 200\ g = 3,000\ g$
- 圧縮腹囲($B^$)= 75 cmの場合
  $W_3 = 2,000\ g + 15 \times 100\ g = 3,500\ g$
- $D = (3,400+3,000+3,500)/3 = 3,300\ g$
- 表Ⅱ-12より,$D + 150\ g = 3,450\ g$は3,500 gに近い値であるので,この値を予測体重(W)とする.

*表Ⅱ-12で(W)に合う条件が2つある場合は,その2つの値の中間の値を予測体重とすることもある.

3 胎児の健康状態の診断
(a) 胎児の健康状態の診断
(b) 胎児機能不全の診断

4 胎児の生死の診断

☞ 第3章Ⅲ-A 分娩時の胎児心拍数モニタリング,p664およびⅡ-Ge 胎児機能不全,p522参照.

☞ 第2章Ⅱ-C-3-**1** 胎芽・胎児の生死,p57およびⅡ-H-b1-**2**-(c) 胎児の生死,p164参照.

❺胎児機能不全のハイリスク状態

❻胎児生存

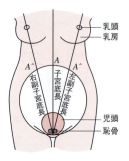

図Ⅱ-32 大垣法による胎児体重推定法
(塚田一郎:現代産婦人科学大系,15A,中山書店,1972より改変)

表Ⅱ-12 大垣法による胎児の予測体重

$D + 300\ g$値が4,000 g前後ならば,その値を予測体重とする
$D + 150\ g$値が3,500 g前後ならば,その値を予測体重とする
$D + 0\ g$値が3,000 g前後ならば,その値を予測体重とする
$D - 150\ g$値が2,500 g前後ならば,その値を予測体重とする
$D - 300\ g$値が2,000 g前後ならば,その値を予測体重とする

(塚田一郎:現代産婦人科学大系,15A,中山書店,1972より改変)

E 健康生活状態に関する診断

1. 健康生活への適応状況に関する診断

データ・情報	アセスメント	助産診断名【例】
1 体 力 ・睡眠や休息状況 ・血圧, 脈拍, 呼吸 ・顔色, 疲労の状態（自覚症状など）：注意力散漫, 運動機能の低下, 頭痛, 倦怠感, 冷汗, 耳なりなどの感覚器機能の低下など	・分娩時の労作の状態をみる．入院前の睡眠や疲労状態の程度をみる． ・分娩時に筋肉の収縮する状態が持続すると筋肉内のグリコーゲンは不足してくる．また, 酸素不足の状況では, 筋肉内の乳酸が増え続けグリコーゲン分解が妨げられる結果, 筋肉の収縮力は低下する． ・微弱陣痛や微弱な努責力をよぶ可能性がある．	❶分娩所要時間の延長に伴う強い疲労状況にある ❷睡眠不足による体力不足
2 栄 養 ・食事摂取量と内容：糖分の摂取 ・口渇, 口唇の乾燥状態や空腹の訴え	・分娩時労作との関係をみる． ・摂取水分量と排泄量とのバランス	❸欠食による体力不足 ❹適切な食物・水分摂取
3 排 泄 ・水分摂取量と尿量や発汗との関係 ・排尿の円滑さ ・分娩開始時の排便の有無 ・排便感	・分娩進行に関連させてみる． ・排便がないときは分娩進行状況との関連で浣腸実施の判断をする．	❺不調な排泄状態
4 清 潔 ・発汗や排泄物（血性分泌物, 尿・便, 羊水, 吐物）による皮膚・口腔・外陰部の清潔レベル ・産婦の清潔ニーズの充足状況	・分娩進行と分泌物や排泄物との関係を判断する． ・産婦の基本的ニーズを充足し, 産婦への感染防止への対応をする．	❻清潔ニーズの充足状態

II-E-1

データ・情報	アセスメント	助産診断名【例】
5 産 痛 ・産痛の感じ方（図Ⅱ-33） 　痛みの強さと性状→産痛の部位，持続性，強さ（4段尺度など） ・産痛に対する反応：表情，姿勢や行動，骨格筋肉の緊張・弛緩 ・自律神経系の反応（図Ⅱ-34） 　交感神経が緊張状態となる 　心拍数の増加，呼吸数の増加，血圧上昇，発汗など ・産痛に影響する因子の抽出	・産痛は個人差が大きい． ・生理的，精神的要素も影響する． ・不安，恐怖，疲労，分娩異常，人間関係，出産に対する理解，出産に臨む産婦の意識，呼吸法など出産準備学習の習得状況など．	❼順調な疼痛コントロール状態 ❽疼痛に伴う出産の否定的受容

―――＜産痛の発生機序＞―――

子宮収縮そのものによる疼痛と軟産道などの圧迫，伸展，開大による疼痛が含まれる．

1. トーヌス25 mmHg以上が産痛として自覚する値
2. 収縮されて筋肉内にある神経が刺激される
3. 酸素欠乏として痛みを起こす末梢神経圧迫，筋肉痛，筋肉疲労（だるさ）
4. 開口期には子宮下部，腟の上部組織が牽引される
5. 娩出期には外陰，会陰，腟の圧迫と伸展が増強
6. その他（子宮支持靱帯の伸展，付属器および腹膜，膀胱，直腸，尿管の圧迫・伸展）

―――＜神経支配＞―――

知覚神経伝導路（求心性神経伝導路）

第1期：
　子宮体部から交感神経→子宮腟神経叢→骨盤神経叢→下腹部神経叢経由
　→T12，T11
　痛みが強くなると（大腿上部と中部仙髄域L1，L2）

第1期〜第2期：
　子宮下部，頸管，上部腟から仙部副交感神経，仙骨神経叢経由
　→S2，S3，S4

第2期：
　腟，骨盤底，会陰，外陰から体部神経である陰部神経→S2，S3，S4
　ほかに腸骨鼠径神経→L1，L2，S1，S2，S3

第3期：第1期と同じ

情報・その他

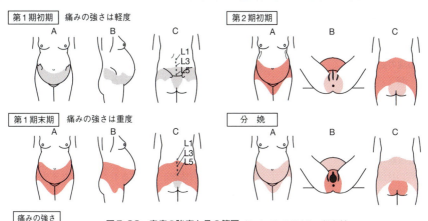

図Ⅱ-33 産痛の強度とその範囲 (Bonica JJ, 1967 より一部改変)

内臓痛は皮膚に投影される特徴をもつ（関連痛）．陣痛の第1期の初めには鈍痛あるいは不快感として第11および第12胸髄皮膚分節に現れる．

第1期で，子宮の収縮が増大してくると（子宮頸の拡張3～4cm）第11および第12胸髄皮膚分節での痛みはますます強くなり，鋭く痙攣を起こすような痛みに変わる．また，その部位は第10胸髄および第1腰髄分節に広がり，腰部から仙部の上半分，腹部および上部大腿部に感じられる．

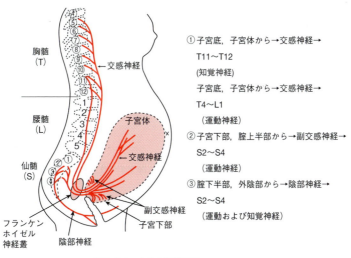

① 子宮底，子宮体から→交感神経→
T11～T12
（知覚神経）
子宮底，子宮体から→交感神経→
T4～L1
（運動神経）

② 子宮下部，腟上半部から→副交感神経→
S2～S4
（運動神経）

③ 腟下半部，外陰部から→陰部神経→
S2～S4
（運動および知覚神経）

図Ⅱ-34 産痛の伝達経路 (Hershenson, 1955)

2. 心理・社会的側面に関する診断

データ・情報	アセスメント	助産診断名【例】
1 自己コントロール・主体感 (a) 心理の変化 　・表　情 　・言　葉 　・態　度 　・行　動 (b) 妊娠期の取り組み 　・学習の状況 　・母親学級の受講 　・知　識 　・バースプラン (c) 意思決定 (d) 経産婦の場合 　・前回の出産体験 (e) 環　境 　・室温，湿度，照明，音，設備，物品の配置，雰囲気	【分娩進行に伴う女性の心理と行動（表Ⅱ-13）】 ・肯定・否定いろいろな感情が渦巻いており，必ずしも「否定的感情＝リスク，問題」ではない． ・分娩に伴う心身の劇的な変化に，産婦がどう対処しているかを観察しアセスメントする． ・経産婦：前回の体験から生じる不安，心配，恐怖感はないか． ・理想や期待と現実のギャップはないか． ・どの程度，ケアや医療介入に対する決定に関与したいか（例：自分で選択・決定したい，家族と相談したい，信頼する医療者に任せたい）． ・プライバシーが保護され，心理的安定を促進する環境であるかどうか（不安や恐怖感を増強させる環境因子はないか）． ・バースプランはどのようなものか． ・破水や出血の増加など徴候に気づき，医療者に伝えることができるか． 【適応状態】 ・自分の現在の状況やすべきことが理解できる． ・自分の今後の状況の予測が理解できる． ・対処するための方法を会得している，あるいは会得しようとしている．	❶心理的変化に対する効果的な対処 ❷過度な不安・緊張状態による呼吸法の乱れ ❸女性が望むレベルでの意思決定への関与 ❹現状の受容拒否や理解できない今後の分娩進行による自己コントロールの消失

情報・その他

表Ⅱ-13 分娩進行に伴う女性の心理と行動

【分娩開始前】
- 前駆陣痛や産徴などの分娩徴候がみられると，分娩が近づいてきた予感による不安・緊張と期待・喜びが入り交じる．
- 陣痛発来や適切な入院のタイミングがわかるかどうか不安になる．
- 妊娠による様々な苦痛や制限から解放される喜びを感じる一方，胎児と離れる寂しさを感じる．

【分娩第1期：潜伏期】
- 分娩陣痛が始まり，不安・緊張と期待・喜びが入り交じる．
- 入院後は慣れない環境や人（医療者）に囲まれることによる不安・緊張があるが，入院したことによる安心感も得られる．
- 精神的な余裕があり，言語的コミュニケーションができる．

【分娩第1期：加速期以降】
- 妊娠期に学習した産痛緩和法を思い出しながら実施する．
- 増強する産痛に耐えられるか心配になり，一人になることへの不安・恐怖を感じる．
- 増強してくる産痛の対処方法を見つけられないときは焦り・不安を感じる．
- 自分に適した産痛の対処法を見つけ出したときは安心し，自信につながる．
- 児やサポート者とともにがんばろうという意欲がでる．
- 周囲の人や物の動き・処置に対し敏感性が高まり，傷つきやすくなる．
- 産痛が増強し，範囲が拡大してくると，自分の身体の変化についていけない焦りを感じる．
- 言語的コミュニケーションが減少する．
- 周囲への関心・気遣いが減少し，自己に没頭する．
- 怒責感が強くなると不安・恐怖感が強まり，自制困難となる．

【分娩第2期以降】
- いよいよ出産という自覚や怒責できる安心感から，新しい力が出て意欲が高まる．
- 慣れない分娩室の環境や見えないところで行われる処置への不安・緊張，圧倒される感覚をもつ．
- 陣痛に合わせた怒責がうまくできないときや，産痛・肛門部の圧迫感・会陰部の灼熱感にうまく対処できないときは自制困難となる．
- 児娩出後，幸福感や満足感が湧き上がる．
- 無事に出産を終え，安堵する．
- 児への関心が強く，ずっと見ていたい，そばにいたいと思う．
- 疲労が著しいときは出産を終えた安堵感が強く，児への関心が低いことがある．

データ・情報	アセスメント	助産診断名【例】
	【不適応状態】 ・過度な不安や緊張 ・不穏状態 ・呼び掛けに反応しない. ・呼吸法やリラックス法が実施できない.	
2 産痛やその他の不快・苦痛への対処 (a) 産痛 ・部位 ・程度 　産痛に対する反応 ・表　情 ・言　葉 ・態　度 ・行　動	・妊娠前に学習した産痛緩和法を用いて対処している/しようとしているか. ・助産師から対処法を得ようとしているか. ・産痛の部位や程度の変化に応じた対処ができているか. ・姿勢や動作の変化, 頻繁な体位変換は疲労・緊張・産痛の増強のサインである. ・処置に対する理解や反応はどうか. ・CTG装着や持続点滴は束縛感をもたらし, 産婦の主体性やコントロール感の低下につながる.	❺産痛に対する効果的な対処 ❻適切な呼吸法・リラックス法による自己コントロールの維持 ❼現状の受容拒否や理解できない今後の分娩進行による非効果的な産痛緩和 ❽強い不安や恐怖心による産痛緩和法の習得拒否
(b) 処　置 ・CTG (cardiotocogram, 胎児心拍数陣痛図) ・持続点滴 ・内診　など	・CTG装着や持続点滴は体動を制限するため, 産婦の希望する対処法(体位やマッサージなど)を妨げ, 疲労を増強させる.	❾CTGの持続的な装着・持続点滴による束縛感から生じる主体性の低下
(c) 妊娠期の取り組み ・学習の状況 ・母親学級の受講 ・知　識 ・バースプラン	・妊娠期の学習状況はどうか. ・理想や期待と現実のギャップはないか. ・自分の現在の状況やすべきことが理解できているか. ・自分の今後の状況の予測が理解できているか.	❿妊娠期の学習による効果的な対処 ⓫分娩前の学習経験の不足による非効果的な産痛緩和

Ⅱ．分娩期の助産診断とアセスメント・ツール

ケアの要点	具体的評価内容
【A】自己コントロール・主体感 助産診断名：❶，❷，❸，❹ ・予測される変化について説明し，予期的指導を行う． ・周囲への関心が低下するので，サポート者との相互作用が難しくなる．アイコンタクトや，より直接的で簡単な指導や会話をする． ・分娩進行状況や予測を伝える． ・うまく対処できていることを保証し励ます． ・タッチ，表情，声のトーンで共感や理解を表す． ・できる限りバースプラン実現に努める． ・バースプランの実現が難しいときは，代替策を産婦と話し合う（分娩進行にともない相互作用が困難になるので，話し合いは早期に行う．進行の途中の場合は，代替案を提示し，産婦の了解を得る）． ・産婦の希望する意思決定関与のレベルやタイプを把握する（どのタイプであっても，事前の情報提供と確認は怠らない）． ・環境調整．	・予測される変化を理解している． ・不安や心配がある場合，それを助産師・看護師あるいはサポート者に表現している． ・分娩進行に伴う心身の変化に自分自身で，あるいは助産師・看護師，あるいはサポート者の援助を得ながら対処している． ・バースプラン（あるいはその代替策）の実現に満足している． ・意思決定に満足している．
【B】産痛やその他の不快・苦痛への対処 助産診断名：❺，❻，❼，❽，❾，❿，⓫ ・分娩進行に従って周囲への関心が低下するので，サポート者との相互作用が難しくなる．アイコンタクトや，より直接的で簡単な指導や会話をする． ・分娩進行状況や予測を伝える． ・うまく対処できていることを保証し励ます． ・予測される変化について説明し，予期的指導を行う． ・状況に適した産痛緩和法を具体的に指導する． ・CTG装着や内診，点滴は必要時のみ行う．	・予測される変化を理解している． ・分娩進行に伴う心身の変化に自分自身で，あるいは助産師・看護師あるいはサポート者の援助を得ながら対処している． ・CTGや内診，点滴の必要性を理解している． ・CTGや点滴が産婦の希望する対処法の妨げになっていない．

Ⅱ-E-2

データ・情報	アセスメント	助産診断名【例】
3 相互関係 (a) サポート者の心理の変化 ・表　情 ・言　葉 ・態　度 ・行　動	・期待（どんな子が生まれるか），安心（入院したこと），やる気 ・不安，恐怖感，心配，圧迫感，ショック（産婦の変化に対して），自分自身の不確かさ，自信の喪失，身の置きどころのない感じ，無関心，無我夢中	❶産婦とサポート者の役割期待の一致に関連した主体的な分娩への取り組み ❸現状や今後の予測に関する情報の理解に関連した効果的なリード
(b) 産婦とサポート者との関係 ・役割期待 ・バースプラン ・かかわり，反応	・バースプランはどんなものか ・バースプラン作成にどの程度かかわったか ・産婦がサポート者に期待する役割とサポート者が希望する役割は一致しているか 　［例］ 　　・呼吸法やリラックス法をリードしてほしい 　　・マッサージをしたり，一緒に呼吸法をするなど，ともに分娩に臨んでほしい 　　・そばにいるだけでよい	❹理想と現実のギャップに伴う非効果的なサポート
(c) 妊娠期の取り組み ・学習の状況 ・母親学級の受講 ・知　識 ・バースプラン (d) 環　境 ・室温，湿度，照明，音，設備，物品の配置，雰囲気	・サポート者の役割に関する話し合いはできているか ・サポート者はどんなかかわり（タッチング，励まし，産痛緩和，食事の世話など）をしているか ・産婦はサポートに満足しているか ・姿勢や動作の変化は疲労・緊張・産痛の増強のサイン ・プライバシーが保護され，相互作用を促進する環境であるか（不安や恐怖感を増強させ，相互作用を妨げる環境因子はないか） 　室温，湿度，照明，音，設備，物品の配置，雰囲気	❺産婦の期待やニーズとの不一致に関連した非効果的な相互関係 ❻サポート者の疲労による非効果的な相互関係

ケアの要点	具体的評価内容
【C】相互関係 　助産診断名：❶❷, ❶❸, ❶❹, ❶❺, ❶❻ ・サポート者に情報提供する（具体的データを提示すると安心させることができる）． ・サポート者が質問や気がかり，不安を表出しやすい関係・環境を作る． ・相互作用が難しくなってきているので，産婦のニーズを助産師が解釈して伝える． ・産痛緩和の方法を具体的に示す（モデルとなる）． ・サポート者にも休息や食事を促す． ・予測される産婦の変化や必要な処置について予期的指導を行う． ・サポートがうまくいっていることを保証し励ます． ・産婦とサポート者の性格特性や希望にあったサポート方法を考え，提示する． ・環境調整．	・産婦とサポート者の期待する役割が一致している． ・産婦とサポート者が協同して分娩に取り組んでいる． ・産婦とサポート者がともに援助に満足している． ・サポート者も予測される変化を理解している．

分娩リスクの診断

1) 助産師の業務範囲と分娩リスク診断能力

2016年にはわが国の出生数が100万人を下回り，少子化はまだまだ進行を続けている．周産期医療の水準は世界トップレベルを維持している中で，わが国は人口減少時代を迎えており，生まれてくる子どもの命の重みは増すばかりである．

21世紀に入って以降わが国が直面した周産期医療の危機的な状況は，いまだ続く産科医師や新生児科医師の不足，過酷な労務環境，地域格差の拡大など，大きな課題を抱えており改善されたとは言い難い．それゆえ産科医師や新生児科医師と連携・協働する助産師は，相互の役割分担を明確に意識して，自立した専門職としての機能的な業務遂行が求められる．その働き方を病院や診療所において具現化したものが助産師外来や院内助産所（院内助産システムと同義）といえる．

また，わが国の助産師は開業権を有しており，助産師には助産所を開業している者も存在する．開業助産師こそ自立した専門職として，なお一層，医師との役割分担を意識し，連携・協働することが求められている．

産婦人科診療ガイドライン-産科編2017（日本産科婦人科学会/日本産婦人科医会，2017）には，CQ414「助産ケア中心の妊娠・出産支援システム（助産師主導院内産システム）の対象にできる妊娠および分娩は，各病院（医院）においてあらかじめ当該施設常勤医師と常勤助産師とで協議して定められた基準に基づいて決定する」とあり，推奨レベルB（実施すること等が勧められる）とされている．また，各施設において「正常からの逸脱」の判断や「医師への報告」の基準を検討するのに参考となるチェックリストも示されている．助産師は，院内助産所等で扱える対象者について，これらのチェックリストを活用しながら事前に常勤の産科医師と協議しておく必要がある．

・Low risk 妊婦抽出のためのチェックリスト（☞ p148の表Ⅱ-44参照）
・妊娠週数別検査結果チェックリスト（☞ p149の表Ⅱ-45参照）
・健診時毎回行うチェックリスト（表Ⅱ-14）
・分娩開始時，分娩中のチェックリスト（表Ⅱ-15）

院内助産所等においては，助産師は保健師助産師看護師法，医療法，医師法17条で定められている業務範囲の中で，特に妊娠・分娩経過が正常に経過している妊産婦に対して主導的に分娩介助や保健指導等の助産ケアを提供する．しかしながら分娩経過はいつ正常から逸脱し異常へ移行するかわからないという曖昧さと，異常への移行は急速に進むという危険性をはらんでいる．だからこそ，院内助産所等で自立した活動を行う助産師は，法的に定められている助産師の業務範囲を十分理解し，分娩リスク診断を的確に行える能力を身につける必要がある．

とはいえ，すべての分娩は院内助産所等のような助産師主導の分娩を含め，医師と助産師が連携・協働するチーム医療が基本である．助産師は，どのような分娩に立ち会おうとも，常に分娩リスクの診断が行えることが求められている．

2）分娩リスク診断のためのガイドライン

　分娩リスク診断を考える上では,「助産業務ガイドライン2014（日本助産師会出版, 2014)」「産婦人科診療ガイドライン-産科編2017（日本産科婦人科学会/日本産婦人科医会, 2017)」が大変参考になる.

　さらには, 2009年から開始された日本医療機能評価機構の産科医療補償制度において, 機構が毎年発行している「再発防止に関する報告書」からも, 助産師が分娩リスクの診断を行う際に教訓となる内容が豊富に示されている.

　本稿ではこれらのガイドライン等をもとに, 今後, 助産師が院内助産所等で自立した助産活動を担う際に求められる分娩リスク診断について具体的に論じる.

表Ⅱ-14　健診時毎回行うチェックリスト

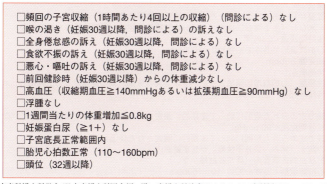

- □頻回の子宮収縮（1時間あたり4回以上の収縮）（問診による）なし
- □喉の渇き（妊娠30週以降, 問診による）の訴えなし
- □全身倦怠感の訴え（妊娠30週以降, 問診による）なし
- □食欲不振の訴え（妊娠30週以降, 問診による）なし
- □悪心・嘔吐の訴え（妊娠30週以降, 問診による）なし
- □前回健診時（妊娠30週以降）からの体重減少なし
- □高血圧（収縮期血圧≧140mmHgあるいは拡張期血圧≧90mmHg）なし
- □浮腫なし
- □1週間当たりの体重増加≦0.8kg
- □妊娠蛋白尿（≧1＋）なし
- □子宮底長正常範囲内
- □胎児心拍数正常（110～160bpm）
- □頭位（32週以降）

（日本産科婦人科学会/日本産婦人科医会編・監：産婦人科診療ガイドライン-産科編2017, p301, 2017）

情報・その他
表Ⅱ-15　分娩開始時，分娩中のチェックリスト

- ☐ 陣痛開始時刻（　月　日　時　分，例：午後3時25分の場合は15時25分と記載）
- ☐ 破水時刻（　月　日　時　分）
- ☐ GBS母子感染予防のための抗菌剤投与開始時刻（　月　日　時　分）
- ☐ 子宮口全開大確認時刻（　月　日　時　分）

分娩開始時/破水確認時
- ☐ 帝王切開既往なしを確認
- ☐ GBS状態確認（培養陽性/前児がGBS感染症/GBS状態不明であれば抗菌剤投与開始，CQ603）
- ☐ 頭位
- ☐ 36週0日～40週6日
- ☐ 予想児体重≧3,800gの可能性は低い
- ☐ 正常体温（＜37.0度）
- ☐ 正常母体脈拍数（＜100bpm）
- ☐ 正常血圧（収縮期血圧＜140mmHg，かつ拡張期血圧＜90mmHg）
- ☐ 蛋白尿（-）
- ☐ 羊水混濁なし（ある場合にはただちに分娩監視装置装着）
- ☐ 血性羊水なし（ある場合にはただちに分娩監視装置装着，早剥診断のための検査）
- ☐ 破水後時間経過＜24時間
- ☐ 胎児心拍数波形で基本心拍数110～160bpm
- ☐ 基線細変動≧6bpm
- ☐ 一過性徐脈なし
- ☐ 一過性頻脈（心拍数増加開始よりピークまで30秒未満，かつ基線からの上昇幅15bpm以上，かつ持続が15秒～2分未満）あり

分娩中
- ☐ 各施設で定められた規則に則って定期的に測定された血圧が正常（収縮期血圧＜140mmHg，かつ拡張期血圧＜90mmHg）
- ☐ 各施設で定められた規則に則って定期的に測定された体温が37.3度以下
- ☐ 妊婦の訴え（痛み，気分不快等）が想定範囲内
- ☐ 子宮形状が想定範囲内（異常収縮輪がない）
- ☐ 胎児心拍数波形：基本心拍数110～160bpm
- ☐ 胎児心拍数波形：基線細変動≧6bpm
- ☐ 胎児心拍数波形：早発一過性徐脈（基線より最下点までの時間≧30秒，かつ心拍数最下点と子宮収縮最強点が一致），あるいは軽度変動性一過性徐脈（心拍数減少幅≧15bpm，かつ基線より最下点までの時間＜30秒，持続時間2分未満，かつ高度変動性徐脈ではない）が合計5回以内
- ☐ 胎児心拍数波形：高度変動性一過性徐脈（基線より最下点までの時間＜30秒で，最下点＜70bpmあるいは最下点70～79bpmかつ回復までに60秒以上2分未満）なし
- ☐ 胎児心拍数波形：遅発性一過性徐脈（基線より最下点までの時間≧30秒，かつ心拍数最下点は子宮収縮最強点に遅れて出現）なし
- ☐ 胎児心拍数波形：遷延一過性徐脈（心拍数減少幅15≧bpm，かつ持続時間2分～10分未満）なし
- ☐ 回旋異常は考えにくい
- ☐ 血性羊水なし（血性の場合，早剥を考慮する）
- ☐ 羊水混濁なし，あるいは軽度にはあるがその後の胎児心拍数波形が持続的に正常である
- ☐ 陣痛発来後経過時間≦36時間
- ☐ 分娩第一期総出血量＜100mL
- ☐ 子宮口全開大後経過時間≦4時間
- ☐ 出生児に異常を認めない
- ☐ 異常出血（サラサラとして凝固しにくい）がなく，かつ分娩時総出血量≦800mL（ある場合にはただちに静脈ラインキープ）
- ☐ 会陰裂傷≦1度
- ☐ 外陰・産道（腟）血腫がない
- ☐ 分娩後，肛門部を圧迫するような強い痛みがない（ある場合，腟壁等の血腫を疑う）
- ☐ 分娩1時間後バイタルサイン正常（収縮期血圧≧95mmHgかつ脈拍数＜100bpm）
- ☐ 分娩1時間後意識正常で呼びかけに正常に反応
- ☐ 分娩2時間後バイタルサイン正常（収縮期血圧≧95mmHgかつ脈拍数＜100bpm）
- ☐ 分娩2時間後意識正常で呼びかけに正常に反応

（日本産科婦人科学会/日本産婦人科医会編・監：産婦人科診療ガイドライン-産科編2017，p302，2017）

1. 助産師が扱う分娩の適応

データ・情報	アセスメント	助産診断名【例】
1 助産師主導で管理できる対象者	【適　応】 ・妊娠経過中に継続的に管理され，正常に経過しているもの ・単胎，頭位で経腟分娩が可能と判断されたもの ・妊娠中，複数回，助産師と連携する産婦人科医師の診察を受けているもの ・助産師，産婦人科医師双方が助産師主導の院内助産所での分娩管理が可能と判断したもの	
2 連携する産婦人科医師と相談の上，協働管理すべき対象者	【適　応】 ・理学的所見のあるもの：身長150cm未満，非妊娠時BMI18.5未満または25以上，年齢35歳以上 ・産科以外の既往のあるもの：各専門医のフォローを定期的に受けており，妊娠中の発症がなく，治療を必要としていない ・産科的既往がある妊婦で妊娠中の発症を認めないもの：軽度妊娠高血圧症候群の既往，常位胎盤早期剥離の既往，妊娠34〜36週の早産の既往，鉗子分娩または吸引分娩の既往，胎児発育不全の既往，妊娠中期以降の子宮内胎児死亡の既往，先天性疾患を有する児の分娩歴，分娩時大量出血の既往，頻産婦（出産5回以上），癒着胎盤・胎盤用手剥離の既往 ・異常妊娠経過が予測されるもの，あるいは妊娠中に異常が発症したもの：母子感染の危険性のある感染症（クラミジア感染やGBS）の治療後，出産後に母子感染の危険性（HTLV-1の危険性がある場合），	

II-F-1

データ・情報	アセスメント	助産診断名【例】
3 産婦人科医師が管理すべき対象者（助産師は診療の補助的役割を担いつつ医師と協働）	予定日（妊娠41週を超過した場合） 【適　応】 ・合併症のある妊婦：気管支喘息，血小板減少症，甲状腺機能亢進症，甲状腺機能低下症，心疾患，糖尿病合併妊娠，膠原病，腎障害，重症筋無力症，精神科疾患等 ・婦人科疾患の既往または合併症のある妊婦：円錐切除後妊娠，子宮筋腫核出術後妊娠，子宮頸部高度異形成，子宮がん等 ・母子感染の危険性のある感染症の妊婦：B型肝炎，C型肝炎，HIV感染，性器ヘルペス，梅毒等 ・産科的既往がある妊婦で妊娠中の発症や再発の可能性があり，周産期管理が必要とされるもの：妊娠34週未満の早産既往，帝王切開の既往，頸管無力症の既往，妊娠糖尿病の既往，重症妊娠高血圧症候群の既往，子癇の既往，ヘルプ症候群の既往，血液型不適応妊娠の既往等 ・異常な妊娠経過の妊婦：前置胎盤，多胎妊娠，切迫流早産，妊娠高血圧症候群，妊娠糖尿病，胎児外表奇形，胎児発育不全，巨大児，羊水過多，羊水過少，子宮内胎児死亡，胎児水腫，血液型不適合妊娠，34～35週の骨盤位，羊水塞栓，常位胎盤早期剥離，深部静脈血栓症等 ・異常な分娩経過をたどるもの ・産褥期に異常があるもの	

ケアの要点	具体的評価内容
【A】助産師が扱う分娩の判断 ・助産師は目の前にいる妊産婦に対して，常に医師との十分な連携を取りながらも，助産師が主導的にかかわってよいのか，医師との協働のもとでの分娩管理体制が適当であるのかを見極めることができなければならない．助産師に求められる分娩リスク診断能力でもっとも重要なのは，「助産師主導」か「産科医師との協働」かの判断である．その判断には「助産業務ガイドライン2014（日本助産師会出版，2014）」の妊婦管理適応リストが大変参考になる． ・分娩に対する助産師の関与の仕方は，今回の妊娠経過，産科的既往，合併症の有無などから総合的に判断して，A：助産師主導で管理できる対象者，B：連携する産婦人科医師と相談の上，協働管理すべき対象者，C：産婦人科医師が管理すべき対象者（助産師は診療の補助的役割を担いつつ産科医師と協働）の3つに分類することができる．	

2. 分娩リスクの診断と産科医師との協働

データ・情報	アセスメント	助産診断名【例】
1 分娩開始前の分娩リスク診断 ・妊娠期から分娩リスクを予測できる場合は，分娩開始を待たずにできるだけ早期に産科医師との協働体制を整備しておく．分娩開始前から分娩リスクが予測できる母子の状態には以下のようなものがあげられる．	・切迫早産の傾向があり，早産になる可能性がある． ・予定日が（妊娠41週以降に）超過している． ・子宮内胎児発育不全の傾向がある． ・推定児体重から出生時に巨大児や低出生体重児の可能性がある．	
2 分娩目的で入院した際の分娩リスク診断 ①異常な出血	・明らかに産徴とは異なる異常な出血（量・性状）がある．	
②異常な腹痛	・陣痛周期とは関係なく疼痛が続いている． ・陣痛時に異常な痛がり方をする．	
③前期破水・早期破水	・破水後12時間以上経過しても陣痛が開始していない． ・破水後陣痛が開始しても破水から24時間以上経過している．	
④羊水の異常	・羊水が混濁している． ・羊水が血性である． ・羊水の臭気が強い．	
⑤胎位の異常	・頭位以外の胎位である．	
⑥胎児心拍の異常 （☞ p665の表Ⅲ-1参照）	・胎児徐脈（胎児心拍数基線が110 bpm未満）を認める． ・胎児頻脈（胎児心拍数基線が160 bpmを超える）を認める． ・心拍数基線細変動の減少，または消失を認める． ・くり返す遅発一過性徐脈を認める． ・くり返す変動一過性徐脈を認める． ・遷延一過性徐脈を認める．	
⑦母体バイタルサインの異常	・38℃以上の発熱がある． ・100回/分以上の頻脈である． ・多呼吸や喘ぎ呼吸など異常な呼吸が認められる．	

ケアの要点	具体的評価内容
【A】経過別分娩リスク診断 ・助産師は，正常な妊娠・分娩経過をたどっていても，それぞれの妊産婦に対して常に分娩リスクを診断し，先に述べたように助産師がどのような関与の仕方でその分娩を支援することが望ましいかを認識して助産ケアにあたる必要がある． ・妊娠期は助産師主導で管理することが可能であっても，**1**〜**6**に示すような母子の症状が観察された際には，速やかに産科医師と連携・協働体制を整えなければならない．必要に応じて，新生児科医師との連携・協働体制も整備する． ・そのまま助産師主導による管理を継続することは，決して選択すべきではない．なぜなら，その選択が母子の安全を脅かすことにつながり，危機管理体制が整備されていない状況を作り出すことになるからである． ・まずは，母子の症状を速やかに産科医師に報告して必要な指示を受け，産科医師との協働体制での分娩管理が可能なのか，あるいは産科医師による分娩管理が望ましいのかを決定する必要がある． ・大切なのは，助産師だけで分娩リスクを抱え込まず，産科医師と相談しながら速やかに適切な分娩管理体制を整備できる円滑な連携である．	

データ・情報	アセスメント	助産診断名【例】
	・収縮期血圧140mmHg以上，あるいは拡張期血圧90mmHg以上である． ・収縮期血圧100mmHg以下である． ・その他，嘔気，嘔吐，頭痛，顔色不良，息苦しさ，意識低下など異常な徴候がある．	
3 **分娩第1～2期の分娩リスク診断** ①異常な出血	・鮮血が多量に出血する． ・凝固しないサラサラした血液が流出する．	
②児頭の下降不全	・児頭が骨盤腔に嵌入しない． ・児頭が固定せず，ザイツ法（＋）である． ・内診により矢状縫合の位置が正常と異なる． ・児頭の下降が伴わず，産瘤のみが増大する． ・破水後，前羊水の流出が続いている．	
③分娩の遷延	・陣痛が有効でない． ・分娩開始後，初産婦では30時間以上，経産婦では15時間以上経過している． ・子宮口全開大後，有効な陣痛はあるが2時間以上分娩が進行しない．	
④羊水の異常	・羊水が混濁している． ・羊水が血性である． ・羊水の臭気が強い．	
⑤胎児心拍の異常	・胎児徐脈（胎児心拍数基線が110bpm未満）を認める． ・胎児頻脈（胎児心拍数基線が160bpmを超える）を認める． ・心拍数基線細変動の減少，または消失を認める． ・くり返す遅発一過性徐脈を認める． ・くり返す変動一過性徐脈を認める．	

データ・情報	アセスメント	助産診断名【例】
⑥母体のバイタルサインの異常	・遷延一過性徐脈を認める. ・38℃以上の発熱がある. ・100回/分以上の頻脈である. ・多呼吸や喘ぎ呼吸など異常な呼吸が認められる. ・収縮期血圧140mmHg以上,あるいは拡張期血圧90mmHg以上である. ・収縮期血圧100mmHg以下である. ・その他,嘔気,嘔吐,頭痛,顔色不良,息苦しさ,意識低下など異常な徴候がある.	

4 分娩第3期の分娩リスク診断

データ・情報	アセスメント	助産診断名【例】
①異常な出血	・胎盤娩出までの出血が500mL以上で凝固しないサラサラした出血が続く.	
②軟産道の損傷	・胎児娩出後から鮮血が持続的に流出する. ・内診により子宮頸部あるいは腟壁に裂傷を認める. ・会陰部に筋層を超える裂傷がある.	
③胎盤の娩出困難	・胎児娩出後,30分以上たっても胎盤剝離徴候を認めない.	
④胎盤や卵膜の遺残	・胎盤娩出時に卵膜が一部腟内に残存した. ・胎盤娩出後に,胎盤実質あるいは卵膜に欠損を認める.	
⑤子宮の破裂・内反	・胎盤娩出後に,腹壁上から子宮底が触知できない. ・多量の出血が持続する.	
⑥母体のバイタルサインの異常	・38℃以上の発熱がある. ・100回/分以上の頻脈である. ・ショックインデックス(SI)が1以上である. ・多呼吸や喘ぎ呼吸など異常な呼吸が認められる. ・収縮期血圧140mmHg以上,あるいは拡張期血圧90mmHg以上であ	

データ・情報	アセスメント	助産診断名【例】
	・収縮期血圧100mmHg以下である. ・その他，嘔気，嘔吐，頭痛，顔色不良，息苦しさ，意識低下など異常な徴候がある.	
5 分娩第4期(胎盤娩出後2時間)の分娩リスク診断 ①異常な出血	・拍動性の出血が持続的にある. ・凝固しないサラサラした血が流出する. ・分娩後2時間の出血量が200mL以上である.	
②子宮収縮不全	・胎盤娩出後に暗赤色の出血を持続的に，あるいは断続的に認める.	
③軟産道の損傷	・内診により子宮頸部あるいは腟壁に裂傷を認める. ・会陰部に筋層を超える裂傷がある.	
④外陰部や外陰部の血腫	・腟壁や外陰部に強い疼痛があり，かつ弾力のある腫瘤を認める.	
⑤母体のバイタルサインの異常	・38℃以上の発熱がある. ・100回/分以上の頻脈である. ・ショックインデックス(SI)が1以上である. ・多呼吸や喘ぎ呼吸など異常な呼吸が認められる. ・収縮期血圧140mmHg以上，あるいは拡張期血圧90mmHg以上である. ・収縮期血圧100mmHg以下である. ・その他，嘔気，嘔吐，頭痛，顔色不良，息苦しさ，意識低下など異常な徴候がある.	
6 出生直後の新生児リスク診断 ・出生直後は，胎内環境から胎外環境への適応がなされる時期であり，体温や呼吸，循環が不安定になりやすいため，十分な観察が必要と		

情報・その他

表Ⅱ-16　NICUがない施設における新生児搬送の対象となる徴候

早産児	母体搬送が間に合わない場合
低出生体重児	栄養の確立，無呼吸発作の発生の有無等につき観察が必要
新生児仮死	アプガースコアが回復しても呼吸障害や皮膚蒼白が遷延する場合，大泉門膨隆を認める場合
分娩外傷	外傷による障害程度が強いと疑われたとき
呼吸障害	（別表「新生児呼吸障害の原因」「搬送すべき呼吸障害の症状」を参照）
無呼吸発作	原因検索（感染・低血糖・体温異常・黄疸・頭蓋内出血など）
チアノーゼ	還元ヘモグロビンの上昇（5g/dL以上）による低酸素の症状と認識し，先天性心疾患・多血症・呼吸器疾患等の検索・治療
筋緊張低下	外科的疾患・頭蓋内出血・髄膜炎・敗血症・代謝異常等の鑑別
痙攣	低酸素脳症・頭蓋内出血・核黄疸等の鑑別が必要
大奇形	生活に支障をきたす場合・合併奇形の可能性
多発奇形	合併奇形の検索・新生児期治療の可能性
特異顔貌	染色体異常・奇形症候群の鑑別
哺乳障害	多岐にわたる原因の早急な検索が必要
嘔吐	初期嘔吐や胃軸捻転以外の原因の検察が必要．特に胆汁を含む吐物，下痢，血便を伴う場合は緊急搬送を考慮
腹部膨満	腸回転異常・小腸閉鎖などの鑑別
発熱	皮膚温37.5℃以上の場合は直腸温などの深部温を測定し原因を検索
低体温	皮膚温35.5℃以下の場合，体温管理が必要になるか否か検討する（別表「体温管理が必要になる場合」参照）
黄疸	早発黄疸．光線療法に抵抗する黄疸．症状を伴う黄疸では原因検索・治療が必要（別表「病的黄疸の目安」参照）
吐血・下血	アプトテストで児血によるものと確認された場合
心雑音・不整脈	原因の検索が必要

各施設の新生児管理状況を考慮し過大評価を許容する

（日本産科婦人科学会/日本産婦人科医会編・監：産婦人科診療ガイドライン-産科編2017, p414, 2017）

データ・情報	アセスメント	助産診断名【例】
される.「産婦人科診療ガイドライン-産科編2017」に示されたNICUを有しない施設での新生児搬送の対象となる徴候（**表Ⅱ-16**）などを参考にして，適時に産科医師や新生児科医師との連携・協働体制を整える必要がある		
①出生直後の評価 右記いずれかを認めたら蘇生処置を開始する（NCPR2015アルゴリズムに沿って実施）.	・早産児 ・弱い呼吸や啼泣 ・筋緊張低下	
②アプガースコアによる評価	・生後1分値，5分値を判定する．出生5分値のアプガールスコア7点未満が「新生児仮死」であり，0〜3点が「第2度仮死」，4〜6点が「第1度仮死」である． ・生後5分値が7点未満の場合は，7点になるまで5分毎に生後20分まで判定する． ・蘇生処置はアプガースコア1分値の評価前に開始されるべきなので，アプガースコアは蘇生必要性の判断基準にはしない．	
③呼吸障害	・呻吟，陥没呼吸，多呼吸，鼻翼呼吸が続いている． ・無呼吸発作を繰り返す．	
④チアノーゼ	・全身にチアノーゼを認める． ・呼吸障害や嘔吐，活気のなさ，浮腫などを伴うチアノーゼを認める． ・心雑音を伴うチアノーゼを認める．	
⑤痙攣	・硬直性，あるいは間代性の痙攣がある． ・痙攣様運動を認める．	
⑦嘔気・嘔吐	・強い嘔気や嘔吐を繰り返す． ・胆汁様嘔吐や血性嘔吐がある． ・嘔気や嘔吐とともに，哺乳力低下や腹部膨満などを認める．	
⑧排泄の異常	・24時間以上排尿，あるいは排便がなく，腹部膨満を認める．	

データ・情報	アセスメント	助産診断名【例】
	・尿や便の性状に異常（血尿，灰白色便，血便など）を認める．	
	・脱水症状を伴う下痢が続いている．	
⑨発熱	・肛門体温が38.0℃以上である．	
	・体温が37.5℃以上で，他の症状を伴う．	
⑩低体温	・肛門体温で36.0℃未満である．	
	・体温が36.5℃未満で，他の症状を伴う．	
⑪心拍の異常	・徐脈（100回/分未満）が続いている．	
	・リズム不整がある．	
	・心雑音にチアノーゼや多呼吸が伴う．	
	・生後24時間以降も心雑音を認める．	
⑫黄疸	・生後24時間以内に黄疸を認める．	
	・光線療法の基準に達している．	
⑬奇形	・緊急手術を必要とする奇形を認める．	
	・外表奇形がある．	
⑭出血	・吐血や下血を認める．	
	・皮膚が蒼白である．	
⑮全身状態の異常	・筋緊張が不良である．	
	・腹部膨満を認める．	
	・姿勢のバランスが悪い．	
	・原始反射が見られない．	
	・成熟徴候を認めない．	
⑯出生時体重	・2,500g未満の低出生体重児である．	
	・4,000g以上の巨大児である．	
⑰その他	・not doing well（何となくおかしい）	
	・哺乳力がない．	
	・活気がない．	
	・体重増加が不良である．	
	・特異な顔貌をしている．	

3. 分娩中の胎児心拍数と陣痛の観察

　分娩時は，定期的に胎児の健常性と陣痛の評価を行い，胎児に切迫する危険徴候を早期に発見できるよう，分娩監視を行う必要がある．

　産婦人科診療ガイドライン-産科編2017（日本産科婦人科学会／日本産婦人科医会, 2017）によると，分娩が正常に経過している場合は，分娩監視装置を継続的に装着しなくてもよいとされている．しかしながら，入院時を含め分娩第1期には一定時間（20分以上）分娩監視装置を装着し胎児の健常性と陣痛を評価する．また，次の分娩監視装置装着までの一定時間（6時間以内）は間歇的胎児心拍数聴取を15分〜90分ごとに実施する．分娩第1期を通じて連続的に分娩監視装置を装着してもよい．さらに，以下の場合は分娩監視装置による連続監視が必要とされている．

・分娩第2期のすべての産婦（B）
・子宮収縮薬使用中（A）
・用量41mL以上のメトロイリンテル挿入中（B）
・用量41mL未満のメトロイリンテル挿入中であっても陣痛が発来した場合（C）
・無痛分娩中（B）
・38℃以上の母体発熱中（B）
・上記以外に産婦が突然強い子宮収縮や腹痛を訴えた場合（C）
　（※推奨レベルA：強く勧められる，B：勧められる，C：考慮される）

　助産業務ガイドライン2014（日本助産師会出版，2014）によると，間歇的胎児心拍数聴取の場合，聴取時間は子宮収縮直後に60秒間測定し，子宮収縮に対する心拍数の変動について児の健常性を評価するとされている．「胎児の健常性が保たれている（reassuring fetal status）」とは，胎児心拍数基線と基線細変動が正常であり，一過性頻脈があり，かつ一過性徐脈がない状態を指す．

　「胎児の健常性が保たれていない（non-reassuring fetal status）」ことが予測される場合は，早めに分娩監視装置による連続監視を行い，産科医師との協働体制の整備に取りかかることが望ましい．

　産婦人科診療ガイドライン-産科編2017（日本産科婦人科学会／日本産婦人科医会，2017）には，胎児心拍数波形分類に基づく対応と処置（☞ p533の表Ⅱ-33参照）が示されている．これによると助産師が経過観察としてよいのはレベル1（正常波形）のみで，レベル2になると分娩監視装置を装着して連続監視を行い，産科医師に報告することが求められている．

4. 分娩リスク診断を行う助産師の能力

　院内助産所等で助産師主導の分娩管理を行う場合，助産師は分娩リスク診断を確実に行う能力を有しておく必要がある．

　「平成20年度厚生労働科学特別研究　助産師と産科医の協働の推進に関する研究（研究代表者　池ノ上克），院内助産ガイドライン　医師と助産師の役割分担と協働（研究分担者　中林正雄）」には，以下に示すような助産師としての経験と能力を有していることが望ましいと述べられている．

1) **望ましい助産師としての経験**
   - 助産師臨床経験が3～5年以上
   - 100例程度の分娩介助経験
   - 母親学級や母乳相談等の保健指導経験
   - 院内外での必要な研修を受講していること

2) **有していることが望ましい能力**
   - 確実な問診・聴診・触診技術
   - 母体・胎児の健康状態のアセスメントとスクリーニング能力
   - 産婦・褥婦のニーズの把握と情報の選択能力
   - 分娩期・産褥期のトラブルやリスクへの対処能力
   - 異常発生時の対処能力
   - 産婦・褥婦とその家族とのコミュニケーション能力
   - 関係者・部署との連携能力

　2015年から開始された公益財団法人日本助産評価機構による助産実践能力（クリニカルラダー／CLoCMiP）レベルⅢ認証制度は，日本看護協会が開発した助産実践能力クリニカルラダーのレベルⅢに達していることを客観的に評価する仕組みである．レベルⅢは，助産師外来や院内助産システムにおいて，助産師が自立して個別性に配慮した助産ケアを提供できる能力に相当する．今後，このように第三者による助産実践能力の評価システムが一層洗練され，広まっていくことは間違いない．

　以上からもわかるように，助産師が自立して助産実践を行うためには，ただ単に助産師としての一定の経験があればよいだけではなく，経験に裏打ちされた的確な技術，アセスメント能力，コミュニケーション能力，危機管理能力，他部署との連携能力等，専門的技術とともに幅広い対応力が同時に求められており，助産師は継続的に自己の能力を向上させる努力が必要である．

5. 産科医療補償制度における再発防止の視点からみた分娩リスクの診断

　2009年より開始された産科医療補償制度は，分娩に関連して発症した重度脳性麻痺児に対する補償の機能と脳性麻痺の原因分析・再発防止の機能とを併せ持つ制度として創設された．
　その目的として，以下の3点があげられる．
　　①分娩に関連して発症した重度脳性麻痺児とその家族の経済的負担を速やかに補償する
　　②脳性麻痺発症の原因分析を行い，同じような事例の再発防止に資する情報を提供する
　　③これらにより，紛争の防止・早期解決および産科医療の質の向上を図る
　2011年以降，毎年「産科医療補償制度　再発防止に関する報告書」が発行され，後方視的ではあるが，補償対象となった事例の原因分析報告書に基づき再発防止に資する内容が提言されている．その中には，助産師が分娩リスクの診断を行う際に教訓となる内容が豊富に示されている．
　再発防止委員会は，「数量的・疫学的分析」と「テーマに沿った分析」を行っている．「数量的・疫学的分析」では，個々の事例における情報を体系的に整理・蓄積し，分析対象事例の概略を示し，蓄積された事例から新たな知見などを見出すことが目的である．しかしながら，制度開始から期間が短いため統計的分析にかなう事例数が蓄積されているとはいえず，十分な分析ができるにはもう少し時間が必要である．一方，「テーマに沿った分析」は，蓄積された事例から見えてきた知見などを中心に，深く分析することが必要な事例についてテーマを選定し，そのテーマにそって分析することで再発防止策等を示すことが目的である．
　これまで，「テーマに沿った分析」で取り上げられたテーマは以下の通りである．
・2011年：分娩中の胎児心拍数聴取，新生児蘇生，子宮収縮薬，臍帯脱出
・2012年：吸引分娩，常位胎盤早期剝離の保健指導，診療録等の記載
・2013年：胎児心拍数聴取，子宮収縮薬，臍帯脱出，常位胎盤早期剝離
・2014年：子宮破裂，子宮内感染，クリステレル胎児圧出法，搬送体制
・2015年：新生児蘇生，臍帯脱出以外の臍帯因子，妊娠高血圧症候群
・2016年：常位胎盤早期剝離，母児間輸血症候群，生後5分まで新生児蘇生処置が不要であった事例
・2017年：早産，多胎
・2018年：遷延分娩，胎児心拍数陣痛図の判読
　　　　　（これらの詳細は，すべて産科医療補償制度のHP (http://www.sanka-hp.jcqhc.or.jp/) から閲覧，ダウンロード可能）
　以下に「テーマに沿った分析」で取り上げられた2事例を紹介し，助産師の分娩リスクの診断への活用についてみていく．

1）子宮収縮薬について
【事　例】
　初産婦．妊娠39週6日，産婦は陣痛発来したため入院した．入院して6時間後，子宮口がほぼ全開大の時点でオキシトシンを1A混注し，5ミリ単位/分で開始した．児は1時間23分後に出生した．
　診療録には，オキシトシン開始時の投与量やその後の増量等，オキシトシン使用に関する記載や，胎児心拍数やその波形等，胎児機能の評価に関する記載はなかった．
　　　　　　　　　　　（産科医療補償制度　再発防止に関する報告書　第1回の事例をもとに村上が作成）

【事例から得られる助産師の分娩リスクの診断への活用】

「産婦人科診療ガイドライン-産科編2017」には，子宮収縮薬であるオキシトシンの用法・用量について以下のように示している．

「オキシトシン通常5～10単位を5％ブドウ糖注射液（500mL）等に混和し，点滴速度を1～2ミリ単位/分から開始し，陣痛発来状況及び胎児心拍等を観察しながら適宜増減する．なお，点滴速度は20ミリ単位/分を超えないようにする」

この基準に照らし合わせると，上記事例の「オキシトシンを1A混注し，5ミリ単位/分で開始した」行為は，基準から逸脱している．

輸液の指示は産科医師の責任のもとで出されるが，輸液管理は産科医師とともに助産師も行う．したがって，輸液管理を行う医療者の責任として，助産師もオキシトシンの用法・用量を理解しておく必要がある．もし，基準から逸脱した用法・用量で輸液が行われているのであれば，その点を指摘できるようなリスク管理能力が必要である．

さらに，上記事例では記録の不備も指摘できる．子宮収縮薬を使用する際は，必ず分娩監視装置による連続モニタリングを行い，子宮収縮や胎児心拍数を記録し，胎児機能の評価を行うとともに，子宮収縮薬の開始時の投与量やその後の増量等，用法や用量について助産師も記載しておく必要がある．

2） 吸引分娩について

【事 例】

初産婦．妊娠40週3日に予定日超過のため分娩誘発目的に入院した．

1日目にラミナリアにより頸管拡張を行い，2日目にオキシトシンを投与し分娩誘発を行った．

子宮口が全開大し，一過性徐脈が認められるため，クリステレル胎児圧出法（原文のまま）を併用し吸引分娩を3回施行したが，吸引分娩を開始して45分経過しても分娩に至らないため，帝王切開術を決定し，27分後に児を娩出した．アプガースコアは1分後3点，5分後3点であった．

（産科医療補償制度 再発防止に関する報告書 第2回の事例をもとに村上が作成）

【事例から得られる助産師の分娩リスクの診断への活用】

吸引分娩の総牽引時間と回数は，産婦人科診療ガイドライン-産科編2017では「吸引分娩中に，総牽引時間が20分を超える，あるいは総牽引回数が5回となっても児が娩出しない場合は，鉗子分娩あるいは帝王切開術を行う」とされている．

上記事例では，吸引分娩を3回施行したことは基準から逸脱していないが，吸引分娩を開始して45分経過しても分娩に至っていない点は基準から逸脱している．

吸引分娩で牽引するのは産科医師であるが，多くの場合助産師も分娩に立ち会う．その際には吸引分娩の「総牽引時間20分以内・総牽引回数5回以内」の基準を理解しておく必要がある．もし基準を超えて吸引分娩が実施されるような場面に遭遇したら，その点を指摘できるようなリスク管理能力が必要である．

さらに，吸引分娩では子宮底圧迫法（クリステレル胎児圧出法）が併用されることが多い．子宮底圧迫法は胎児循環を悪化させ，胎児の低酸素状態も悪化させる可能性がある．助産師は，吸引分娩や子宮底圧迫法が有効でない場合には，適時にそのことについて産科医師をはじめとする分娩立ち会い者に伝える必要がある．

正常分娩から逸脱時の診断

a 陣痛異常

1. 微弱陣痛

データ・情報	アセスメント	助産診断名【例】
1 微弱陣痛の診断基準 (a) 子宮内圧 ・子宮口開大4～8 cm 　≦ 10 mmHg ・子宮口開大9 cm以降 　≦ 40 mmHg (b) 陣痛周期 ・子宮口開大4～6 cm 　≧ 6分30秒 ・子宮口開大7～8 cm 　≧ 6分 ・子宮口開大9～10 cm 　≧ 4分 ・分娩第2期 　初産婦≧ 4分 　経産婦≧ 3分30秒	・子宮内圧，陣痛周期，陣痛持続時間を測定し子宮口開大度と併せて診断する． ・子宮口開大が4～8 cmで子宮内圧10 mmHg以下の場合，子宮口開大9 cm以降の子宮内圧が40 mmHg以下の場合，微弱陣痛と診断される．(☞第3章Ⅱ-C-1-**2** 陣痛の程度，p378参照) ・子宮口開大が4～6 cmで陣痛周期が6分30秒以上，7～8 cmで6分以上，9～10 cmで4分以上，分娩第2期では初産4分以上，経産3分30秒以上の場合，微弱陣痛と診断される．(☞第3章Ⅱ-C-1-**2** 陣痛の程度，p378参照)	

II. 分娩期の助産診断とアセスメント・ツール

> 【陣痛異常とは】
> 　分娩3要素の1つである分娩陣痛は，反復する子宮収縮の頻度・持続時間・強さ・波形などで分析される．陣痛は分娩3要素のほか，産婦個人の適応状況（生理的・心理的・社会的），環境などの影響を大きく受ける．
> 　陣痛の異常としては「微弱陣痛」と「過強陣痛」が主に挙げられる．

ケアの要点	具体的評価内容
【A】前駆陣痛時のケア 助産診断名：❸，❹ **1. 前駆陣痛による疲労の予防** ・前駆陣痛と分娩陣痛の見分け方を事前に伝えておく． ・前駆陣痛の対処法を伝える． ［前駆陣痛の対処方法］ 　1）子宮収縮に集中しない． 　・発作時間，陣痛周期など時計をみて計らない． 　2）日常生活を続ける． 　・ただし，分娩が近づいた徴候でもあるので，分娩準備はしておく． 　・夜間に起こることが多いが，そのまま睡眠をとる． 　3）気分転換を行う． 　・入浴，食事，テレビ，ラジオ，散歩など． 　4）不安なときは医療機関に電話し，相談する． 　・できるだけ家でゆったり過ごすことを勧めるが，不安を強く訴え，入院を希望する場合は，状況に応じて考慮する．入院したほうが安心して心身の休息がとれる場合がある． 　5）前駆陣痛で入院した場合，母児の状態，産婦の希望など考慮して，退院もしくは外泊，外出を勧める．	・前駆陣痛と分娩陣痛の区別ができる． ・前駆陣痛があっても日常生活を営むことができる．

II-G-a1

データ・情報	アセスメント	助産診断名【例】
(c) 陣痛持続時間 ①内測法（10 mmHg点） 　≦30秒 ②外測法（1/5点） 　・子宮口開大4〜8 cm 　　≦40秒 　・子宮口開大9〜10 cm 　　≦30秒	☞第3章Ⅱ-C-1-2 陣痛の程度, p378参照. ・子宮口開大と関係なく10 mmHg点の持続時間が30秒以内の場合, 微弱陣痛と診断される. ・1/5点の持続時間が, 子宮口開大4〜8 cmで40秒以内, 9〜10 cmで30秒以内の場合, 微弱陣痛と診断される（表Ⅱ-17）.	

表Ⅱ-17 微弱陣痛の診断基準（子宮内圧, 陣痛周期, 陣痛持続時間）

子宮口開大度	子宮内圧	陣痛周期	陣痛持続時間
4〜6 cm	10 mmHg未満	6分30秒以上	40秒以内
7〜8 cm	10 mmHg未満	6分以上	40秒以内
9cm〜第2期	40 mmHg未満	初産：4分以上 経産：3分30秒以上	30秒以内

（日本産科婦人科学会編：産科婦人科用語集・用語解説集, 改訂第4版, p308, 2018および武谷雄二ほか監：プリンシプル産科婦人科学―産科編, 第3版, p265, メジカルビュー社, 2014より作成）

データ・情報	アセスメント	助産診断名【例】
(d) モンテビデオ単位（MV）（表Ⅱ-18） ・≦100 MV	・子宮口開大と関係なく100 MV以下の場合, 微弱陣痛とされる.	

表Ⅱ-18 モンテビデオ単位（Caldeyro-Barcia, 1960）

	開口期	分娩末期	娩出期
平均	〜120 MV	〜200 MV	〜250 MV
過強		250 MV以上	
微弱		100 MV以下	

（一條元彦編：分娩進行の見方, 産婦人科シリーズ26, p81, 南江堂, 1980より作成）

データ・情報	アセスメント	助産診断名【例】
(e) プラニメータ値（表Ⅱ-19） ・分娩第1期 ≦90 mmHg/分 ・分娩第2期 ≦50 mmHg/分	・分娩第1期で90 mmHg/分以下, 分娩第2期で50 mmHg/分以下の場合, 微弱陣痛とされる.	

表Ⅱ-19 プラニメータ値（Reynolds, 1949）

	分娩第1期	分娩第2期
平均	100〜130 mmHg/分	130〜190 mmHg/分
過強	300 mmHg/分以上	
微弱	90 mmHg/分以下	50 mmHg/分以下

（一條元彦編：分娩進行の見方, 産婦人科シリーズ26, p81, 南江堂, 1980より作成）

ケアの要点	具体的評価内容
【B】疲労時のケア 助産診断名:❷, ㉑, ㉓, ㉚ 1. 分娩第1期（潜伏期，未破水） 　a. 母児に対して悪影響が少ないので，自然の経過にまかせたほうがよいことが多い. 　b. 睡眠を促す. 　　（例） 　　・睡眠がとりやすい環境（室温，採光，音楽，においなど） 　　・睡眠の効果を伝える. 　　・分娩進行に対して焦りの気持ちをもたないよう説明 　c. 食事の摂取を勧める. 　　・食欲がない場合が多いが，少しずつでも摂取すること 　　（例）消化のよいもの 　　　　水分摂取（スープ，果汁，牛乳など） 　d. 排泄を促す. 　　・常に膀胱，直腸を空にするよう，時間毎にトイレにいくようにする. 　e. リラックス，気分転換を勧める. 　　・マッサージ，タッチリラックスなどで，筋肉の緊張をほぐす. 　　・入浴，シャワー，テレビ，ラジオなど勧める. 　f. 早期から呼吸法を行わない. 　　（☞第3章Ⅲ-E 呼吸法，p746参照） 　　・産痛が増強し出した頃から行う. 　　　できるだけ普通の呼吸で過ごす. 　g. 精神的援助 　　・付き添いの家族を含め，焦燥感をもたないよう声かけ，助言を行う. 　　・落ちつき，安心するよう，できるだけ付き添い，訪室する. 　h. 薬剤の使用 　　・興奮状態にあり，リラックス，休息が上手にとれない産婦については，精神安定薬，睡眠薬など考慮する（使用が望ましい状態であることを医師に報告する）.	・疲労回復のための行動がとれる. 　（例）睡眠，食事，入浴，散歩による気分 ・定期的な排泄がある. ・精神的に安定している.

データ・情報	アセスメント	助産診断名【例】
2 微弱陣痛発生の因子 (a) 在胎週数 ・過期妊娠：妊娠週数≧ 42 週 0 日	・過期妊娠の場合，妊娠継続による精神的身体的負担の増加や子宮過大，胎児の巨大化などにより微弱陣痛をきたすことがある．	❶過期妊娠による児巨大化に伴う微弱陣痛の危険性 ❷過期妊娠による心身休息不足に伴う微弱陣痛の危険性
(b) 前駆陣痛	・前駆陣痛との区別を付ける． 産婦自身，分娩陣痛との区別が付けづらいことが多い．分娩が開始したと勘違いし，興奮，緊張状態となり睡眠不足や疲労を招き，微弱陣痛の原因になることがある．	❸前駆陣痛のため心身緊張状態持続による体力消耗の危険性 ❹早すぎる入院による心身休息不足に伴う微弱陣痛の危険性
(c) 軟産道強靱 ・子宮下部 ・子宮頸部 ・会陰，腟	・厳密な定義はない．他の異常がなく内診上軟産道が軟化せず，分娩進行の妨げと考えられる場合，軟産道強靱といわれている． ・正常な陣痛によって分娩が開始しても胎児の産道通過に対する抵抗が大きいため，分娩が長時間になり産婦の疲労が増し，**微弱陣痛（続発性）**を引き起こす． [原因] ・頸管縫縮術後や前回分娩による頸管裂傷縫合による瘢痕・腟壁裂傷縫合瘢痕 ・感染による潰瘍瘢痕 ・子宮頸部筋腫 ・肥満（軟産道への脂肪沈着） ・高齢初産婦 ・先天性腟狭窄，腟中隔　など． ・内診によって診断されるが主観に左右されるため明確さを欠く． ・子宮頸部については**成熟度評価**として点数化されている．	❺頸管縫縮術後による子宮口開大遅延からくる疲労性微弱陣痛の危険性 ❻過度の体重増加による胎児下降不良からくる疲労性微弱陣痛の危険性 ❼高齢初産婦に伴う子宮口開大遅延からくる疲労性微弱陣痛の危険性

ケアの要点	具体的評価内容

2. 分娩第1期（破水後）
 a. 破水後，微弱陣痛にて分娩遷延が起こると感染などへの悪影響が出現してくる．
 b. 感染に関連した観察項目
  ・バイタルサイン（体温，脈拍など）
  ・体熱感，倦怠感など
  ・胎児心音
  ・羊水（混濁，悪臭など）
 c. 感染徴候，胎児機能不全徴候など出現時
  ・母児の危険徴候を細かく観察し，陣痛促進の必要性を医師に報告する．
	・感染を起こさない．

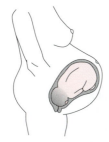

図Ⅱ-35 尖腹
(pointed abdomen)

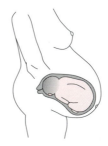

図Ⅱ-36 懸垂腹
(pendulous abdomen)

データ・情報	アセスメント	助産診断名【例】
(d) 骨産道 ①狭骨盤 　[定　義] 　・産科的真結合線＜9.5 cm 　　または入口面横径＜10.5 cm	・**狭骨盤**により児頭の下降が妨げられるため，子宮頸部神経叢への刺激が不十分になり微弱陣痛となる．また，児頭が骨盤入口上で固定せず移動するため，子宮が前傾・前屈し，腹壁の緊張の強い初産婦では尖腹を（図Ⅱ-35），腹壁の弛緩している経産婦では懸垂腹をきたすことが多い（図Ⅱ-36）．児頭の不正軸進入，胎位異常や胎勢異常をきたすことが多く微弱陣痛，分娩遷延につながる． 　　低身長の場合，全身骨格が小さく骨盤も小さいことが多い．150 cm以下，とくに145 cm以下の産婦は，狭骨盤である危険性が高い． 　　X線計測や骨盤外計測などにより，事前に診断できる（表Ⅱ-20）．	❽児頭下降不良による子宮下部神経刺激不足に伴う微弱陣痛の危険性 ❾懸垂腹（尖腹）による胎児下降不良に伴う微弱陣痛の危険性 ❿低身長による胎児下降不良に伴う微弱陣痛の危険性
②児頭骨盤不均衡（CPD） 　[CPDを疑う場合] 　・身長≦150 cm 　・子宮底長≧36 cm 　・骨盤外計測値≦正常値より1 cm 　・尖腹，懸垂腹（図Ⅱ-35, 36） 　など	・児頭と骨盤を相対的に比較して，児頭の骨盤通過可否を判断するやり方が実際には，多用されている． 　　表Ⅱ-21に示した項目に当てはまる産婦にはCPDを疑い診断検査を行ったほうがよい． 　（☞ 第2章Ⅲ-D ザイツ法，p327参照）	
③CPD診断法 　・レオポルド（Leopold）触診法 　・ザイツ（Seitz）法 　・ミュラー（Müller）法 　・X線骨盤計測法 　・超音波診断法 　など	 ・骨盤入口部撮影法［マルチウス（Marutius）法］ ・骨盤側面撮影法［グースマン（Guthmann）法］ ・骨盤外計測 ・超音波診断法：児頭大横径(BPD)などがある．	

ケアの要点	具体的評価内容

表Ⅱ-20 骨盤の大きさの基準

	狭骨盤	比較的狭骨盤	正常骨盤（平均値）
産科真結合線	9.5 cm未満	9.5～10.5 cm未満	10.5～12.5 cm（11.5 cm）
入口部横径	10.5 cm未満	10.5～11.5 cm未満	11.5～13.0 cm（12.3 cm）
外結合線（参考）	18.0 cm未満		18.0～20.0 cm（19.3 cm）

（日本産科婦人科学会編：産科婦人科用語集・用語解説集，改訂第4版，p50，2018より作成）

表Ⅱ-21 CPDを疑うべき対象

1. 初産婦で妊娠36週以降先進児頭の浮動を示すもの．
2. 尖腹，懸垂腹．
3. 身長150 cm以下，とくに145 cm以下のもの．
4. 子宮底長36 cm以上，とくに38 cm以上で巨大児が疑われるもの．
5. 骨盤外計測値が正常値より1 cm以上短縮しているもの．
6. 脊柱，骨盤，下肢などの骨または関節の疾患，外傷による高度骨盤変形，運動障害の後遺症のあるもの．
7. 既往分娩において帝王切開，鉗子手術，困難な吸引分娩，遷延分娩，周産期死亡などのあったもの．
8. 分娩開始後，長時間たっても児頭の下降徴候のみられないもの．
9. 内診によって骨盤腔の狭小，変形あるいはCPDが疑われるもの．
10. 高年初産，長期不妊の既往のあるもの．

（荒木 勤：最新産科学 異常編，改訂第22版，p282，文光堂，2012）

【C】回旋異常に伴う児頭下降不良時のケア

助産診断名：❽，❾，⓬，⓮，㉔

1. **分娩体位の工夫**

   a. **胎児回旋の修正，助長**

   1) 第2分類から第1分類への矯正
   - 児は最小周囲径である前方後頭位で娩出するため，第2分類（児背が母体の背側にある）よりも第1分類（児背は母体の腹側にある）のほうが，第2回旋の距離が短くてすむ．
   - 胎児の重心は脊柱にあるので，母体の体位をシムス位，四つん這い位とする．（☞第3章Ⅲ-D 産痛のコントロールと緩和，p740参照）

   ・第1分類で分娩が経過する．

   2) 体位変換
   - 回旋の途中，児頭が骨盤のどこかに引っかかっており，胎児を揺らすと，引っかかりがとれて，回旋，下降がスムースにいくことがある．
   - 胎児の揺らし方
     陣痛発作時，座位，四つん這い位，立位，歩行するなどして，産婦が体を動かすことである．
   - 同一体位を長時間続けない．

   ・児頭下降が順調である．

データ・情報	アセスメント	助産診断名【例】
(e) 胎児因子 ① 胎児数 ・多 胎 ② 推定胎児体重 ・巨大児 ≧ 4,000 g ③ 奇 形 ・水頭症, 無脳児 など ④ 胎位, 胎勢 ・横位, 骨盤位, 反屈位, 後方後頭位 など	・多胎や巨大児などによる子宮壁の過度伸展により, 微弱陣痛を引き起こすことがある. ・巨大児は骨盤との不均衡を起こしやすく分娩の遷延から微弱陣痛を起こしやすい. ・骨盤位, 横位などの胎位異常の場合, 胎児下降部が児頭に比べ軟かく, 小さいため, 子宮頸部神経叢への刺激が不十分になり微弱陣痛となる. また回旋異常, 児頭下降不良などで分娩が長時間となり, 疲労から微弱陣痛となる.	⑪ 多胎妊娠, 巨大児による子宮筋過度伸展に伴う微弱陣痛の危険性 ⑫ 第2分類による分娩時間遷延に伴う微弱陣痛の危険性 ⑬ 微弱陣痛に関連した分娩遷延による胎児状態悪化の危険性
(f) 付属物 ① 胎 盤 ・胎盤付着部位:低置胎盤, 前置胎盤 ② 臍 帯 ・臍帯過短:臍帯長 ≦ 25 cm ・臍帯過長:臍帯長 ≧ 70 cm ・臍帯巻絡	・前置胎盤, 低置胎盤では, 胎位異常(骨盤位や横位)を起こしやすい. ・児頭の固定や回旋の障害になることがあり微弱陣痛を引き起こすことがある. ・日本産科婦人科学会では臍帯長が正常の長さ(50 cm)の1/2以下の場合を過短臍帯, 70 cm以上のものを過長臍帯と呼ぶ. 　臍帯過短の場合, 児頭の下降が困難で分娩が遷延し微弱陣痛を引き起こす. 　しかし胎盤付着部位が子宮底の場合, 臍帯が外陰まで達するには約32 cm以上を必要とする. 娩出時には子宮底も下降するため約20 cmあれば分娩障害を来たさない, という説もある. 　臍帯過長の場合, 臍帯巻絡をきたすことが多く, 巻絡回数が多いときは臍帯過短のときと同様に, 児の下降を妨げるため分娩遷延となり微弱陣痛を引き起こす.	⑭ 低置胎盤による, 回旋障害に伴う微弱陣痛の危険性 ⑮ 頻回な棘波出現による, 臍帯巻絡が予想されることに伴う微弱陣痛の危険性 ⑯ 臍帯過短に伴う胎児下降障害に関連した微弱陣痛の危険性

ケアの要点	具体的評価内容
1. 分娩体位の工夫（つづき） 　b. 第1回旋の助長 　1) 座位（やや前屈） 　　前傾座位をとれば，第1回旋を行いやすくなる． 　　（☞ 第3章Ⅱ-G-b1 反屈位，p474参照） 　c. 胎児下降の助長（☞ 第3章Ⅱ-C 分娩経過の診断，p377参照） 　1) 座位，蹲踞位，膝位 　・骨盤は胎児が下降しやすい角度になる． 　　子宮収縮の方向と胎児重力が，同じ方向のため陣痛の効果が上がる． 　・とくに，開脚座位や蹲踞位は，骨盤出口部を開大させるので，胎児はより回旋，下降を行いやすい． 　2) 立位，歩行 　・骨盤は少々前方に傾き，骨盤誘導線もやや後方に向くが胎児重力を下降に利用できる体位である． 　・歩行は，立位の利点に加えて，骨盤内の関節を変化させるので，より，児の回旋と下降を促進する． 　d. 避けたほうがよい体位（☞ 第3章Ⅱ-C 分娩経過の診断，p377参照） 　1) 仰臥位 　・第1回旋を行いにくく，ともすれば反屈気味になることがある． 　・骨盤誘導線の向きが，上向きになり，胎児重力が活かされない． 　・子宮収縮の力の方向と，胎児重力の方向が異なる． 　　また，収縮時，子宮は抵抗の少ない横隔膜の方向へも延長するため，胎児娩出方向への力が減少し，分娩が長引く原因になる．	・児頭下降が順調である．

データ・情報	アセスメント	助産診断名【例】
(g) 羊水過多 ・推定羊水量≧800 mL ・羊水ポケット≧8 cm ・AFI≧24または25 cm（日本産婦人科学会）	・羊水量が800 mLを超えるとき羊水過多と定義される． 　子宮壁の過伸展により微弱陣痛になりやすい．また，児の先進部が固定しにくいため胎位・胎勢異常を起こしやすく，このことも微弱陣痛を引き起こす原因となる．	❶過度の羊水量による子宮壁の過度伸展に伴う微弱陣痛の危険性 ❶胎児の過度の移動性(羊水過多による)に伴う胎児先進部固定不良の可能性 ❶胎児先進部固定不良による分娩遷延に伴う疲労性微弱陣痛の危険性
(h) 母体の状態 ①年　齢 　・≧35歳初産婦	【高年初産婦】 35歳以上の初産婦をいう． 　加齢による軟産道の筋線維の萎縮，結合織の増加に伴う軟産道の伸展不良により，子宮口開大の遅延，腟・会陰の抵抗増大などから，分娩が遷延し微弱陣痛を引き起こすことがある． 　そのほかに子宮機能の低下，卵巣機能低下に伴う内分泌環境の低下による微弱陣痛がある．また，子宮筋腫の合併症が比較的多く部位，大きさによっては，児の下降障害，回旋異常の原因となり，ひいては微弱陣痛を引き起こすことになる． 　体力的にも劣っていることが多く，疲労から微弱陣痛を引き起こすことがある．	❷⓪高齢による，軟産道伸展不良に伴う微弱陣痛の危険性 ❷①高齢による，体力低下に伴う微弱陣痛の危険性
・≦19歳初産婦	【若年初産婦】 19歳以下の初産婦をいう． 　骨盤や骨盤底筋群など発育途上にあるため，骨産道，軟産道障害による微弱陣痛を引き起こすことが	❷②若年による分娩準備不備に伴う微弱陣痛の危険性

ケアの要点	具体的評価内容

【D】陣痛効果増強に向けてのケア

助産診断名：❶, ❷, ❻, ⓫, ⓱, ㉑, ㉒, ㉓, ㉕, ㉖, ㉘, ㉙, ㉚, ㉝, ㉞

1. 体位

a. 仰臥位をとらない

　子宮により母体の背骨上を走る大血管を圧迫し，心拍出量が減少することにより，子宮への血流量を減少するため子宮筋を疲労させてしまう．

b. 側臥位

　仰臥位に比べて，陣痛発作は少なくなるが，陣痛の強さは強くなる．

　子宮の仕事量（モンテビデオ単位など）からみると変化はないが，陣痛間隔が長くなるので休息がとりやすい．

・陣痛が増強する．
・有効分娩陣痛が出現する．

2. 栄養，水分補給

a. 消化のよいものを与え，子宮筋にグルコース補給を行う．
　例）味噌汁，スープ，塩おむすびなど

b. 食欲がないことが多いが，食事の必要性を説明し，摂取を勧める．

c. 水分補給
　発汗，不感蒸泄が多いので，こまめに行い脱水に注意する．

d. 輸液
　嘔吐，嘔気があり，摂取できないときは，輸液が必要であることを医師に報告する．

3. 呼吸法，リラックス法などの援助

4. 陣痛促進薬

a. 分娩進行状態，時間，産婦の状態など考慮して，薬剤使用の必要性を医師に報告する．

II-G-a1

データ・情報	アセスメント	助産診断名【例】
	ある．また，若年の場合，望まない妊娠が比較的多く，分娩に対する心身の準備が十分になされていないことが多い．分娩に対して，過剰な恐怖感を抱くことにもなり，カテコラミンの分泌過剰，リラックスできないことによる体力消耗などにより，微弱陣痛を引き起こすことがある．	㉓リラックス，休息方法がとれないことによる体力消耗に伴う微弱陣痛の危険性
②産科歴 ・頻産婦	・**頻産婦**の場合，子宮筋の機能不全，腹壁弛緩による子宮の位置異常（懸垂腹）により，微弱陣痛を引き起こすことがある．	㉔子宮の位置異常による胎児下降不良に伴う微弱陣痛の危険性
・帝王切開既往 ・前回分娩時の軟産道裂傷	・**帝王切開**後の子宮下部瘢痕，前回分娩時の頸管裂傷時の頸管瘢痕，腟・会陰裂傷による瘢痕など，軟産道強靱の原因の有無	
③妊娠経過 ・体重増加，肥満 　子宮底長≧36cm ・切迫早産 ・貧血 ・その他合併症など ④性格	以下のものも微弱陣痛を引き起こす要因 ・体重増加，肥満 ・過大な子宮底長 ・切迫早産など安静治療のための体力の衰え ・貧血，病後などの全身衰弱 ・合併症など ・神経質な性格は分娩に対する強い恐怖感をもっていることが多く，疼痛の閾値も低いため，陣痛に対して反射性抑制刺激が働き，微弱陣痛になる． 　分娩進行に対する焦りをもつことも多く，リラックス，休息を取ることが下手であり，疲労しやすく，続発性微弱陣痛を引き起こす．	㉕早産に対する安静治療による体力低下に伴う微弱陣痛の危険性 ㉖貧血など全身衰弱に伴う微弱陣痛の危険性 ㉗過大な分娩に対する恐怖に伴う微弱陣痛の危険 ㉘心身の休息がとれないことに伴う微弱陣痛の危険性

ケアの要点	具体的評価内容

5. ツボ療法

陣痛増強,和痛に対して有効といわれているが,そのメカニズムは,はっきりしていない.

分娩時のみでなく,妊娠中から継続して行い,専用の器具を使用するが,分娩時に指圧でツボを刺激してもある程度の効果が期待できる.

(例) 三陰交:子宮の収縮力を高める働きがあるといわれている.和痛効果がある(図Ⅱ-37).
　　　合谷:陣痛を誘発し分娩を促進する.
　　　次髎:陣痛を誘発し分娩を促進する和痛効果がある.
　　　腎愈:和痛効果がある.
　　　太衝:和痛効果がある.

これらのツボ,ツボ付近の快痛部位を指圧する.
産婦が不快感を訴えたときは,即中止する.

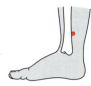

内くるぶしのもっとも高いところから,上に指4本(脛骨の際)のところ

図Ⅱ-37 三陰交(さんいんこう)

データ・情報	アセスメント	助産診断名【例】
(i) 基本的ニーズの欠如 ①食事不摂取	・陣痛による苦痛や緊張のため食欲はなくなり，摂取が困難になることが多い．グルコース不足により子宮筋の収縮は弱くなり，子宮筋以外の筋も衰弱する．また，グルコース不足はケトン症を招き嘔吐，疲労を来たし，微弱陣痛へとつながっていく．	㉙陣痛による食欲不振，摂取困難に伴う微弱陣痛の危険性
②休息・睡眠不足	・精神的，身体的にも疲労しやすい状態にある．とくに分娩経過が長引いているときに，睡眠，休息がとれないと疲労が蓄積され微弱陣痛をきたすことになる．	㉚睡眠不足，疲労蓄積に伴う微弱陣痛の危険性
③排　泄 　膀胱，直腸充満 　など	・膀胱，直腸の充満は児の下降，回旋を妨げ，分娩遷延，微弱陣痛につながる．	㉛膀胱，直腸の充満に伴う微弱陣痛の危険性
(j) セルフケア能力の欠如 ①陣痛対処法の欠如 　・呼吸法 　・リラックス 　・和痛法 　・安楽な体位など ②分娩経過の理解欠如 ③表　情 　・緊張，不安，恐怖，興奮など ④態　度 　・消極的，依存的，拒否的など	・産痛によって，全身の筋肉が緊張し，子宮口や骨盤底筋群などの軟産道も緊張するため，産道の抵抗が大きくなり児の下降が妨げられる． ・分娩に対する恐怖，不安は交感神経を刺激してカテコラミンの分泌を高めこのホルモンの過剰な生産は子宮収縮を妨げる． ・過呼吸，全身の緊張など全身の疲労を増強させ子宮の収縮を弱める． ・疲労回復法（リラックス，和痛法など）がとれないため疲労が蓄積され，子宮の収縮が弱まり，分娩が遷延し，さらに疲労が増強する． 　このように，分娩に対する過大な不安，恐怖などは，分娩進行に際してさまざまな悪影響を及ぼし，続発性微弱陣痛を引き起こす要因となる．	㉜全身の筋肉緊張（過緊張）による軟産道の伸展不良に伴う微弱陣痛の危険性 ㉝過呼吸による全身疲労の蓄積に伴う微弱陣痛の危険性 ㉞分娩に対する過剰な緊張持続によるリラックスができないことに伴う微弱陣痛の危険性

Ⅱ. 分娩期の助産診断とアセスメント・ツール

ケアの要点	具体的評価内容
【E】軟産道強靱に対するケア 助産診断名：❺, ❼, ⓴, ㉜ 1. 軟産道の弛緩のためのケア 　a. 入浴，シャワー浴 　　入浴は温かめの湯に長めにつかる．浮力を利用して四つ這いや側臥位など，さまざまな体位をとるのもよい． 　b. 足　浴 　　座位で，深めのバケツに膝までつかるぐらい，多めに湯を入れる． 　　三陰交や土踏まずのマッサージ，圧迫を行うと，より効果的である． 　c. 下肢の温罨法 　　・ふとんをかける． 　　・靴下をはく． 　　・アンカ，湯たんぽなどを使用する． 　d. 室温の調整 　　分娩労作によって，暑がる産婦が多いが，あまり室温を下げない．どうしても暑いときは，うちわの使用，局所の冷罨法（アイスノン®，氷枕など）を行う． 　e. リラックスを促す 　　1) タッチリラックス 　　2) マッサージ 　　3) 圧迫，指圧 　　4) アロマテラピー 　　　ラベンダー，クラリセージ，ジャスミン，ローズ，ナツメグなどのオイルを産婦の好みで． 　　＜使用方法＞ 　　　a) 熱湯を入れた洗面器に1～2滴落とす． 　　　b) 浴槽，足浴のお湯に1～2滴落とす． 　　　c) 洗面器に1～2滴落とし，そこに浸したタオルをしぼり，首の後ろや腰に当てる． 　　　d) オイルマッサージ：手に1～2滴落として，腰部などをマッサージする．すべりがよく，ケアする側も疲れが少ない． 　　5) 音　楽 　　　lowピッチのものがリラックス作用を促す． 　　（例）唱歌，賛美歌，フォーク，子守歌など	・子宮頸管の軟化がみられる． ・子宮口が開大してくる．

Ⅱ-G-a1

データ・情報	アセスメント	助産診断名【例】
(k) 劣悪な分娩環境 ①分娩環境 ・照明 ・室温 ・騒音 ・スタッフとの人間関係 ・家族の援助	・産婦の精神・身体的状態を良好に保つため物的環境，人的環境など，産婦にとってできるだけ，最良のものにする必要がある．	㉟劣悪な分娩環境による，休息がとれないことに伴う微弱陣痛の危険性 ㊱医療スタッフへの不信感による分娩への恐怖・不安が増強する危険性
(l) 経腟分娩時麻酔 ①局所麻酔 ・硬膜外麻酔 ・サドルブロック ・傍頸管ブロック ・陰部神経ブロック ②全身麻酔 ・静脈麻酔薬 ・吸入麻酔薬 など	・母体に過度の疼痛やストレスがかかると，カテコラミンの過剰分泌を来たし陣痛を増強にしたり，微弱にしたりする．またカテコラミンの作用によって子宮血管の収縮を来たし，胎盤血流量の減少，臍帯静脈血流量の低下を生じ胎児への酸素供給量が減少する． ・産婦が受ける過大な分娩時の疼痛とストレスは，分娩経過や胎児にさまざまな悪影響を与える． ・分娩時，麻酔の使用は，産痛の悪影響を軽減するのに有効である．しかし麻酔薬の副作用や過度の投与によっては，微弱陣痛を引き起こすことがある．	㊲過度の疼痛に対して行われる分娩麻酔による微弱陣痛の危険性
3 分娩経過の予測 (a) 微弱陣痛の分類 ①原発性微弱陣痛 ・分娩開始時から ②続発性微弱陣痛 ・分娩途中から	・微弱陣痛が発生する時期により，原発性微弱陣痛と続発性微弱陣痛に分けられる． ・分娩開始の時期からすでに陣痛が弱いものをいう． ・分娩開始当初は正常であった陣痛が徐々に弱くなるものをいう．疲労が原因のことが多いことから**疲労性微弱陣痛**ともいう．	
(b) 分娩第1期（表Ⅱ-22, 23）	・子宮収縮が弱く分娩が遷延する．フリードマン（Friedman）により，延長型，遷延型，停止型に区分されている．各型は（図Ⅱ-38）のような曲線となる．	㊳分娩活動期遷延に関連した児頭回旋異常の危険性

ケアの要点	具体的評価内容
6) 呼吸法の誘導 7) 環境整備 　産婦にとってできるだけ快適な環境に整える． 8) 産前より本人にあった訓練方法を勧める． 　（例）瞑想，イメジェリー，自律訓練法，ラマーズ法，ソフロロジー法，リーブ法など 2. 薬剤投与，器械の使用 　a. 薬　剤 　　1) プロスタグランジン製剤 　　2) ブチルスコポラミン（ブスコパン®など） 　b. 器　械 　　1) 子宮頸管拡張材（ラミナリア，ラミセル，ダイラパン） 　　2) メトロイリンテル 　などがある． 　　作用，副作用に注意し，処置前後の変化を経時的に観察する必要がある．	

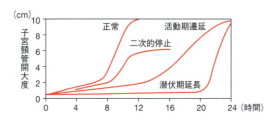

図Ⅱ-38　フリードマンによる難産のタイプ分類
(竹村秀雄ほか：プラクティカル産科学，p283，メディカ出版，1992)

- 延長型：潜伏期が初産婦で20時間以上，経産婦で14時間以上の場合をいう．
- 遷延型：分娩が活動期に入りながら遷延しているもので，子宮口開大の進行が初産婦で1.2 cm/時以下，経産婦で1.5cm/時以下，児頭下降が初産婦で1.0 cm/時以下，経産婦で2.0 cm/時以下のものをいう．
- 停止型：ある程度まで分娩が進んだにもかかわらずその時点で分娩進行が停止してしまったものである．

データ・情報	アセスメント	助産診断名【例】
①延長型 ・初産婦≧20時間 ・経産婦≧14時間	【延長型（潜伏期遷延）】 ・前駆陣痛のことがあるので，分娩の開始を再度検討する．気分転換や十分な休息をとると，陣痛が遠のいたり，正常な陣痛が開始することがある．未破水であれば母児への悪影響はほとんどないので，上手に休息をとれるような援助が必要である．そのほか産科麻酔や頸管熟化不全が原因のこともある．	
②遷延型 ・活動期子宮口開大遷延 　初産婦≦1.2 cm/時 　経産婦≦1.5 cm/時 ・児頭下降遷延 　初産婦≦1.0 cm/時	【遷延型（活動期遷延）】 ・原因として，CPD，回旋異常，胎位異常，頸管熟化不全，臍帯異常による児下降障害などがあげられる．CPD以外では，分娩促進や未破水で胎児心音良好であれば休息への援助がなされる．	
(c) 分娩第1期末期～分娩第2期 ①停止型 ・減速期遷延 　初産婦≧3時間 　経産婦≧1時間 ・二次的開大停止 　子宮口開大停止≧2時間 ・児頭下降停止≧1時間 ・下降障害：減速期以降の児頭下降停止	・減速期における分娩進行が初産婦で3時間以上，経産婦で1時間以上停止している場合，子宮口開大が初産・経産関係なく2時間以上停止している場合，児頭下降が初経関係なく1時間以上停止している場合，減速期以降の児頭下降が停止している場合である． ・CPDであれば帝王切開である．CPD以外の場合は，胎児の状態，母体の状態，産婦や家族の希望などによって分娩様式が決定される．経腟分娩の場合，オキシトシンでの分娩促進がなされる．児心音の状態に注意し，吸引，鉗子分娩の準備や帝王切開の準備も行うほうがよい．	㊴微弱陣痛に関連した子宮筋収縮不良に伴う弛緩出血の危険性

情報・その他

表Ⅱ-22 機能面からみた分娩の臨床的特徴

	準備期	開口期	骨盤期
機　能	統合された極性や，方向性のある収縮 頸管は成熟している	頸管は急速に開大	骨盤通過，分娩機構 胎児下降 分　娩
時　期	潜伏期および加速期	最大傾斜期	減速期および2期
測　定	経過時間	開大率 開大遅延 下降遅延	下降率
診断可能な異常	潜伏期遷延	開大遅延 下降遅延	減速期遷延 続発性開大停止 下降停止 下降不全

（一條元彦編：分娩進行の見方，産婦人科シリーズ 26，p18，南江堂，1980）

表Ⅱ-23 難産のタイプ，診断基準，治療法

タイプ		診断基準		治療法	例外的治療法
		初　産	経　産		
延長型	潜伏期遷延	20時間以上	14時間以上	治療的休息	オキシトシン または帝切 （必要な場合）
遷延型	1. 活動期頸管開大遷延 2. 児頭下降遷延	1.2 cm/時以下 1.0 cm/時以下	1.5 cm/時以下 2.0 cm/時以下	期待と援助	CPDに対しては帝切
停止型	1. 減速期遷延 2. 二次的開大停止 3. 児頭下降停止 4. 下降障害	3時間以上 2時間以上 1時間以上 減速期以降児頭下降せぬもの	1時間以上 2時間以上 1時間以上	CPDなければ オキシトシン CPDあれば帝切	疲労時は休息 帝　切

（竹村秀雄：分娩経過図（パルトグラム）からみる難産．ペリネイタルケア 16(7)：623-634, 1997）

情報・その他

表Ⅱ-24　産痛緩和ケアの種類

		種類	特徴
産婦が中心になって行う産痛緩和法	主に精神的準備	音楽	・静かに心を落ちつかせる音楽によって，心の安定を図る． ・人の生体リズムは，4：4ビートに調和する． ・lowピッチはリラックス作用をもつ（唱歌・賛美歌・フォーク・子守歌など）
		歌うお産	・呼吸法の代わりに歌いながら出産するもので，とくに胎児が生まれるときに歌い上げる． ・歌は横隔膜を上下させる腹式呼吸と同じ効果があり，リラックスできる．
		瞑想	・心地よい体位の静かな雰囲気のなかで，あらゆる考えと邪魔するものを締め出し，無になる． ・例：マインドミュージック（静かに心を落ち着かせる音楽）を使用し，清澄な羊水に浮かぶ胎児が，自分を温かく包んでくれる自然母なるものに身をゆだねるイメージをする（生命誕生・胎児のイメージ）． ・例：音楽を止め，生まれたベビーが次第に成長していくイメージをする（発育する乳児のイメージ）．
		イメジェリー （心に描く映像）	・ヨガの瞑想の影響を受けたもの（心が分娩に果たす役割を尊重し，より良い精神状態を目指す） ・多くの産婦によいヒントとなるイメージは，例：①子宮口，産道が弛んでいて柔らかい，それが広がっていく．そこを赤ちゃんの頭が降りていく．②花が開く様子を想像する．十分に膨らんだ蕾が朝日に照らされて，1枚1枚とのびやかに花びらを開いていくなど
	主に身体的準備	バイオフィードバック	・筋電図は神経・筋肉の緊張を測定 ・サーモメーターは末端の皮膚温を測定 ・電気皮膚反射は電気伝導率の変化を測定 ・脳波は脳のα，β，θ波を区別する
		自律訓練法	・公式化された語句に受動的注意集中しながら反復暗唱，それに関連した身体部位に心的留意を保つことによって，段階的に生体機能の変換を図る． ・"私の右腕は重い"や"私の左腕は温かい"などの示唆を通して訓練する．前額を冷やすことと同時に心臓（鼓動）と呼吸をゆっくりすることを含む．
		漸進性リラクセーション （筋弛緩法）	・随意筋を系統的に緊張させ，弛緩させることから出発して，心理的弛緩を得る．Jacobsonによって開発され，Wolpeによって自宅での6週間の実践に変化 ・最初はおのおのの筋肉を緊張させ，弛緩させる感覚を参加者が気づくことに焦点を当てる．
		神経と筋肉の分離	・漸進性リラクセーションに続くもので，ある筋肉を緊張させ，同時に他の筋肉を弛緩させようとするもの ・コーチが弛緩と緊張をチェックすることによってフィードバックする．
		呼吸法	・呼吸のコントロールによって大脳皮質を興奮させ，皮質下を抑制し，情緒がコントロールされ，冷静・沈着に分娩を乗り切る． ・産痛への注意を呼吸に集中させることにより，産痛をあまり強く感じないことを利用
ケア提供者が中心に行う緩和法		（治療的）タッチ・マッサージ・圧迫・指圧（はり・灸）	・これらはすべて感覚刺激であり，ゲート・コントロール説の応用である． ・分娩時の和痛に用いる主な使用部位は次髎，関元，三陰交，百会，前頂，耳（交感，神門），大衝など，娩出直前には手指の会陰点の刺激も行う．
		麻酔薬	・産痛の神経伝達経路を遮断する

（我部山キヨ子編：臨床助産師必携，第2版，p297，医学書院，2006）

II．分娩期の助産診断とアセスメント・ツール

ケアの要点	具体的評価内容
【F】精神的援助 助産診断名：㉒，㉗，㉞，㊱ 1. **不安・恐怖の軽減，除去** 　a．産痛への対処 　　1) 不用意な声かけをしない． 　　　(例)「これからますます痛くなりますよ」「このぐらいの痛みはまだ，軽いほうですよ」 　　2) 産婦の訴えを聞き受容する． 　　3) 分娩経過と産痛部位の移行についての説明をする．（☞第3章Ⅲ-D　産痛と緩和，p740参照） 　　4) 産痛緩和ケアの実施（表Ⅱ-24） 　　5) 温罨法，冷罨法の実施 　　・温罨法 　　　温湿布，湯たんぽ，電気アンカ，蒸しタオル，温めたアイスノン®，電気毛布，入浴，シャワーなど 　　・冷罨法 　　　氷嚢，氷枕，アイスノン®，氷水に浸したタオル，細かく砕いた氷を入れたディスポーザブルのゴム手袋など 　　　効果と禁忌については**表Ⅱ-25**に示す． 　　6) 産痛を増強させる因子の除去（表Ⅱ-26） 　　7) 薬剤の使用 　　　産婦，胎児の状態を考慮して麻酔分娩が望ましいと判断したときは，その旨を医師に報告する．	・分娩に対する不安，恐怖が軽減消失する． ・産痛軽減に向けて積極的な行動がとれる．
2. **分娩前教育** 　本来妊娠中から徐々に進めるものであるが，とびこみ産婦や未受診産婦など分娩に対する知識が不足していると考えられる者には，分娩第1期の前半や陣痛間欠時に要点をわかりやすく説明する．	・分娩に対する知識を得ることができる．
3. **環境整備（物的，人的）** 　分娩期を快適に過ごせるよう考慮する． 　(例) 部屋の明るさ，室温，音（スタッフ間の会話，他の産婦の叫び声などとくに注意する），におい（血液，羊水，汗，体臭，吐物，消毒液など不快に感じるようなものは除去する），スタッフの態度，家族との面会・付き添いの考慮など	・分娩期を快適に過ごすことができる．

II-G-a1

情報・その他

表Ⅱ-25 温罨法と冷罨法の生理学的効果と禁忌

	温罨法	冷罨法
作用	① 血流増加 ② 末梢皮膚・筋肉温の上昇 ③ 細胞代謝の上昇 ④ 筋紡錘を弛緩させ, 筋痙攣を低下 ⑤ 毛細血管・筋肉の弛緩 ⑥ 疼痛閾値の上昇	① 血流低下→止血 ② 末梢皮膚・筋肉温の低下 ③ 細胞代謝の低下→抗炎症 ④ 筋痙攣を低下（温罨法より持続） ⑤ 浮腫軽減 ⑥ 感受性の低下・麻痺により, 求心性神経の刺激伝達を遅延
禁忌	① 炎症→増悪, 疼痛増悪, 浮腫増大 ② 感染→悪化 ③ 出血部→出血増加 ④ 知覚低下部位→熱傷	

(島田三恵子：助産ケアに生かす産痛緩和法. 助産婦雑誌 51 (9)：752, 1997)

表Ⅱ-26 産痛の強度に影響する因子

	項　目	（産痛を強く感じる）内容
生理的因子	母親の身長 初　産 月経痛の強度 妊婦異常 分娩異常 分娩時の処置 分娩所要時間 児体重	・身長が小さい. ・はじめての経験であるため不安を抱きやすい. ・月経痛が強い. ・合併症（合併症のある者は, 困難で痛みの強い分娩を予期しているが, 分娩が普通に進行すると痛みを弱く受けとる）. ・妊娠期に腹緊がある人は, 産痛が弱い. ・破水, 羊水混濁, 胎児機能不全が出現した者. ・処置を受けた者. ・分娩所要時間が長い. ・児体重が重い. 頭囲が大きい.
心理的因子	分娩をうまく処理する自信 前回の産痛の強度の認識 過去の痛みの強度 自尊感情 入院時の不安 health locus of control（HLC）	・うまく処理する自信がない. ・前回の産痛の強度の認識が強い. ・過去に強い疼痛経験をもつ（過去の疼痛経験は痛みに対する防御を形成し, 痛みに対する敏感な感受性を形作る）. ・自尊感情が低い. ・入院時の不安が強い. ・内部統制が強い.
社会的因子	社会参加への志向性 実母との親密度	・妊娠や分娩を社会参加遂行の妨げとして認識する. ・親密度が強い（実母との親密度が強いほど, 産痛を意味あるものと受け取り, 産痛を強く認識する）

(我部山キヨ子編：臨床助産師必携, 第2版, p251, 医学書院, 2006)

ケアの要点	具体的評価内容

<分娩第2期>
【G】微弱腹圧に対するケア
助産診断名：⓾
1. 疲労の軽減・回復
  a. 無益な努責の中止
    全開したからといって，陣痛発作毎に無理に努責を行うことは疲労を助長するだけである．胎児の状態が良好であれば産婦の努責感の出現を待機する．
  b. 水分・エネルギー補給
    1) お茶，白湯，果汁，牛乳など
    2) 経口摂取できないときは，点滴の必要性を医師に報告する．
  c. リラックス促進
    陣痛間欠時にはゆったりした呼吸でリラックスさせ，エネルギーを蓄えさせる．
  d. 体位の工夫
    側臥位になると，陣痛間隔が長くなるため，間欠時に休息をとりやすくなる．
  e. 精神的援助
    1) 産婦への鼓舞，激励
    2) 焦燥感の軽減
    3) 長時間産婦を1人にしない．
	・疲労の回復がなされ有効な腹圧をかけることができる．
	・有効な努責がかけられる．

II-G-a1

データ・情報	アセスメント	助産診断名【例】
(d) 分娩第2期遷延 ①分娩第2期 　・初産婦≧2時間 　・経産婦≧1時間 ②原　因 　・児頭骨盤不均衡（CPD） 　・児頭回旋異常 　・子宮筋の疲労 　・微弱陣痛 　・産婦の疲労 　・微弱腹圧 　・軟産道強靱（会陰，腟） 　・膀胱・直腸の充満 　　など	・分娩第2期が初産婦で2時間以上，経産婦で1時間以上かかり，児娩出が遷延するものをいう． ・娩出期である分娩第2期は，陣痛とともに腹圧が重要な要素となってくる．腹筋は随意筋であるが，娩出期の腹圧は陣痛によって誘発されるため，微弱陣痛の場合は，腹圧も弱いものになる． ・会陰，腟といった軟産道が強靱な場合，分娩時間が長引き，疲労性微弱陣痛になる．とくに，娩出期は努責をかけることが多いので，長時間になると疲労の蓄積具合も大きい． ・直腸や膀胱の充満によって，児の下降が妨げられ微弱陣痛を引き起こすことがある． ・児頭の胎勢，回旋異常の場合，分娩進行が停止し，長時間第2期を過ごすことによって微弱陣痛となる． ・児頭が骨盤上口で固定しないときは，CPDを疑い，対処する． ・軟産道は，児頭と骨盤の間で圧迫されるため血行障害が起こり，浮腫，腫脹，血腫の形成など引き起こされる．さらに，血行障害が長時間にわたると，組織は壊死に陥り，瘻管（膀胱と腟，直腸と腟など）をつくることがある．	❹微弱陣痛に関連した微弱腹圧娩出力低下に伴う分娩第2期遷延の危険性 ❹会陰，腟伸展不良による，胎児下降不良に伴う微弱陣痛の危険性 ❹直腸，膀胱充満による胎児下降不良に伴う微弱陣痛の危険 ❹回旋異常による分娩第2期遷延に伴う微弱陣痛の危険性 ❹微弱陣痛に関連した分娩第2期遷延に伴う軟産道障害の危険性

ケアの要点

【G】微弱腹圧に対するケア（つづき）

2. 娩出力（努責）の援助

   a. 薬剤使用

   陣痛促進薬使用の必要性を医師に報告する．

   b. 体位の工夫

   1) 側臥位

   陣痛間隔は長くなるが，収縮力が強くなる．

   2) 蹲踞位，半臥蹲踞位（図Ⅱ-39）

   和式便所にしゃがんでいるような姿勢であり，努責しやすい体位である．

   貯留した便と同様に，児頭が腟の下方まで下降すると，アウエルバッハ（Auerbach）神経叢が刺激され，腹直筋が収縮，横隔膜が下降し，子宮収縮と協調して，娩出力となる（表Ⅱ-27）．

具体的評価内容

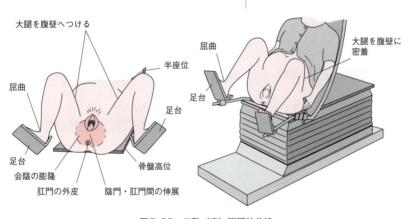

図Ⅱ-39　半臥（座）蹲踞位分娩

表Ⅱ-27　排便にみられる生体反応（排泄反射）

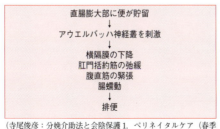

（寺尾俊彦：分娩介助法と会陰保護 1．ペリネイタルケア（春季増刊）12：138-143，1993）

情報・その他

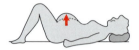

お腹や頬をふくらます

お腹に力を入れすぎたり，口に息をためたりすると，肝心の産道に力が入らない．
　　コツ：吸い込んだとたんにいきまない．息を胸に十分吸い，腹や口に入れない．

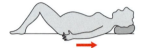

からだがずり上がる

つかまる場所を，両手でしっかりつかまない場合
　　コツ：つかんだ"とって"を引きよせるようにする．

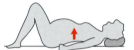

背中が浮き上がる

両足に力を入れすぎた場合
　　コツ：背中とおしりと両足は，同じ平面から，はなれないようにする．

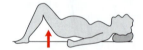

おしりが浮き上がる

下腹に力を入れすぎたり，あごが上がった場合
　　コツ：あごを胸につけて肛門の方向にいきむ．

図Ⅱ-40　問題とされるいきみ方とその直し方

(朝来野幸子：上手な努責法とその指導．周産期医学 15(5)：767-771, 1985)

ケアの要点	具体的評価内容
c. 努責の誘導 1) 努責の方向（☞ 第3章Ⅲ-F 腹圧のコントロール・努責法，p750参照） 　a) 児頭は骨盤誘導線に沿って下降するため，肛門の方向に努責させる．方向がつかみにくいときは努責前に軽く肛門部位を圧迫し方向をつかませる．殿部を突き上げるような，硬い便を出すような気持ちで行うことを伝える． 　b) 鏡の使用（☞ 第3章Ⅲ-F, p750参照） 　　産婦に鏡を見せ，児頭の進行状態を自分で確認させる．どこに力を加えれば児頭の娩出に効果的か実際にみることができ，かなり効果的である． 　c) 努責の矯正 　　努責の方向，方法が間違っていると，無駄に体力を使い，児へ悪影響を与えるだけであるので，すぐに矯正する（図Ⅱ-40）． 　d) 排泄反射を利用して，手指を腟内に挿入し，腟を広げるようにすると，アウエルバッハ神経叢が刺激され，努責力を助長する（半臥蹲踞位のとき）． 2) 努責時の呼吸法 　産婦と一緒に2～3回行い，誘導する． 　どのような呼吸法にするかは，産婦や胎児の状態，時期をみて判断する． d. 努責の補助 1) 子宮底圧迫法（クリステレル胎児圧出法）：両手を子宮底に当てて，陣痛発作時に胎児を圧出する方法．有害事象の報告が多く，急速遂娩が必要な場合の補助的手段とする． ［実施する場合］ ・吸引・鉗子分娩の娩出力の補助が必要な場合 ・吸引・鉗子分娩を準備し施行するまでの時間を考慮して，先進部がst＋4～＋5に達していて，比較的安全に早期娩出が可能と判断された場合 　＊実施回数は［20分5回以内］とする． 2) その他の人工操作 　a) 吸引分娩 　b) 鉗子分娩	・会陰，腟の伸展が増強する．

データ・情報	アセスメント	助産診断名【例】
(e) 分娩第3期, 4期 　　≧30分 ・子宮収縮不良 ・弛緩出血	・分娩第3期の微弱陣痛は，分娩第1期，2期から引き続いていることが多い． ・子宮筋の疲労，過伸展により収縮が不良になり，胎盤娩出が遅れたり，弛緩出血を起こすことがある． ・事前に血管確保し子宮収縮薬やアイスノン®など，子宮収縮不良，弛緩出血に対する準備をしておく．	㊺微弱陣痛に関連した子宮筋収縮不良に伴う弛緩出血の危険性
4 胎児・新生児の健康状態の予測 (a) 胎児機能不全 ①胎児心拍数陣痛図（CTG） 　・基線細変動消失 　・遅発一過性徐脈 　・高度変動一過性徐脈 　など ②児頭採血 　・代謝性アシドーシス 　　pH＜7.25 ③羊水混濁 　など	・長時間，陣痛のストレスの侵襲を受けることにより児の予備能力が低下し胎児機能不全の状態に移行することがある． ・破水後長時間経過している場合は，胎児が子宮内感染を起こすこともある． ・児頭が骨盤内に嵌入した後，微弱陣痛によって，分娩第2期が長引く場合，児頭は産道内で圧迫されるため，胎児機能不全に陥ることになり，重症のときは頭蓋内出血を起こすことがある．また，陣痛に加えて努責をかけることになるため，胎盤血流量が減少し，胎児にとって大きなストレスになり反射によって胎便を娩出することがあるので羊水の状態に注意する．	㊻微弱陣痛に関連した分娩第2期遷延に伴う胎児機能不全の危険性
(b) 新生児仮死 ・アプガー（Apgar）スコア（1分後） 　7～10：正常 　4～6：軽症仮死（第1度仮死） 　0～3：重症仮死（第2度仮死） 　（☞ p710, 711参照）	・胎児機能不全に引き続き，新生児の状態を予測した蘇生の準備をしておく．	

ケアの要点

【H】分娩第2期における軟産道強靭へのケア
助産診断名：㊶

1. **会陰, 腟の柔軟化**
   a. リラックス促進
      陣痛間欠時, 肛門部を軽く押さえ殿部と大腿の力を抜くように, 全身をリラックスさせるように声をかける.
   b. 会陰筋のマッサージ
      陣痛間欠時に, 球海綿体筋, 会陰横筋, 肛門挙筋周囲を弧を描くように軽くマッサージする（図Ⅱ-41）.（☞第3章Ⅲ-F 腹圧のコントロール・努責法, p750参照）
   c. 下肢の温罨法
      靴下, 足袋, 湯たんぽなどを使用して下肢を温める.

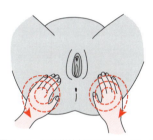

図Ⅱ-41 肛門挙筋部周囲のマッサージ

【I】直腸, 膀胱の充満除去に対するケア
助産診断名：㊷

1. **導尿**
   尿の貯留が認められた場合は, 陣痛間欠時に行う.

2. **排便**
   努責時に便の排出がある場合や内診時, 腟壁を通して便の貯留が認められる場合は, 貯留している便を排出させる.
   努責時に示指と中指を腟内に挿入し, 後腟円蓋部から肛門部に向かって圧し, 貯留している便の排出を試みる.
   清潔野を作製している場合は便の汚染に注意する.

具体的評価内容

・膀胱, 直腸の充満がない.

データ・情報	アセスメント	助産診断名【例】
(c) **分娩外傷** ・頭蓋内出血 ・頭血腫 ・帽状腱膜下出血 など	・児が産道を通過するときに受ける物理的外傷である．微弱陣痛の場合，吸引分娩や鉗子分娩がなされることが多いので，とくに頭部損傷に注意する．	

ケアの要点	具体的評価内容
【J】胎児機能不全（詳細は☞第3章Ⅱ-G-e 胎児機能不全, p522参照） 助産診断名：❹❻ 　1．胎児の状態把握 　　a）CTG所見 　　b）産瘤の状態 　　c）羊水混濁の有無と程度 　　d）胎便混入の有無と程度 　　e）児頭採血の所見 　　など，これらの情報から胎児の状態を把握する． 　2．胎児機能不全の徴候がみられた場合 　　a）母体への酸素投与 　　b）体位変換（仰臥位は避ける） 　　c）意識的な努責の中止 　　d）状況に応じて急速遂娩（鉗子分娩，吸引分娩），クリステレル胎児圧出法	
【K】軟産道壊死の予防 助産診断名：❹❹ 　1．児下降度の確認 　　骨盤内嵌入の有無（嵌入している場合，軟産道は児頭と骨盤に圧迫されている） 　2．前駆症状の観察 　　a）浮腫，腫脹の出現 　　b）腟の疼痛，灼熱感の出現 　　c）血尿の出現 　3．急速遂娩 　　急速遂娩の必要性を医師に報告する．	・軟産道壊死を起こさない．
＜分娩第3期，第4期＞ **【L】弛緩出血**（☞第3章Ⅱ-G-i 異常出血, p586参照） 助産診断名：❹❺	・弛緩出血を起こさない．

2. 過強陣痛

データ・情報	アセスメント	助産診断名【例】
1 過強陣痛の診断基準（表Ⅱ-28） (a) 子宮内圧 ・子宮口開大4～6cm ≧ 70mmHg ・子宮口開大7～8cm ≧ 80mmHg ・子宮口開大9cm以降 ≧ 55mmHg (b) 陣痛周期 ・子宮口開大4～6cm ≦ 1分30秒 ・子宮口開大7cm以降 ≦ 1分 (c) 陣痛持続時間 ①内測法（10mmHg点）≧ 1分30秒 ②外測法（1/5点） 　・子宮口開大4～8cm ≧ 2分 　・子宮口開大9cm以降 ≧ 1分30秒	・陣痛の強さ，周期，持続時間の一部または全体が異常に強い場合をいう．子宮内圧，陣痛周期，陣痛持続時間を測定し子宮開大度と併せて診断する． ・子宮口開大が4～6cmで子宮内圧70mmHg以上の場合，開大7～8cmで子宮内圧80mmHg以上の場合，開大9cm以降で子宮内圧55mmHg以上の場合，過強陣痛と診断される．（☞第3章Ⅱ-C 分娩経過の診断，p377参照） ・子宮口開大が4～6cmで陣痛周期が1分30秒以内，7cm以降で1分以内の場合，過強陣痛と診断される．（☞第3章Ⅱ-C，p377参照） ・子宮口開大と関係なく10mmHg点の持続時間が1分30秒以上の場合，過強陣痛と診断される． ・1/5点の持続時間が，子宮口開大4～8cmで2/5点の持続時間が，子宮口開大4～8cmで2分以上，9cm以降で1分30秒以上の場合過強陣痛と診断される．（☞第3章Ⅱ-C-1 分娩進行の診断，p378参照）	

表Ⅱ-28 過強陣痛の診断基準（子宮内圧，陣痛周期，陣痛持続時間）

子宮口開大度	子宮内圧	陣痛周期	陣痛持続時間
4～6cm	70mmHg以上	1分30秒以内	2分以上
7～8cm	80mmHg以上	1分以内	2分以上
9cm～第2期	55mmHg以上	1分以内	1分30秒以上

（日本産科婦人科学会編：産科婦人科用語集・用語解説集，改訂第4版，p29-30，2018および武谷雄二ほか監：プリンシプル産科婦人科学－産科編，第3版，p265，メジカルビュー社，2014より作成）

Ⅱ. 分娩期の助産診断とアセスメント・ツール

ケアの要点	具体的評価内容
【A】陣痛抑制に向けたケア 助産診断名：❸, ❺, ❻, ❼ 1. 陣痛の抑制 　a. 産婦の体位 　　1）側臥位：陣痛間隔が長くなる. 　　2）胸膝位：胎児重力は分娩進行と全く逆の方向に働くため一時的に陣痛を緩和できる. 　b. 呼吸法 　　1）ゆっくりとしたペースの深呼吸を行う. 　　2）努責をかけているときは中止する. 　　3）軽く口を開け目を開けた状態で呼吸する. 　　4）助産師が一緒に呼吸法を行い誘導する. 　c. リラックス促進 　　1）産婦に付き添い安心感を与える. 　　2）タッチリラックス 　d. 薬剤使用 　　1）子宮収縮薬の使用 　　（例）$β_2$刺激薬, 硫酸マグネシウム：急速抑制を行うので, 頻脈, 低血圧など副作用に注意する. 　　　　（☞ 第3章Ⅲ-C-❹ 陣痛誘発法, p732参照） 　　2）麻酔の使用 　　（例）吸入麻酔（亜酸化窒素（笑気®）など）, 静脈麻酔, 局所麻酔（硬膜外麻酔, 陰部神経遮断麻酔など） ＊医師の指示の下で行われるが, 使用の是非, タイミングなどは産婦を常時観察している助産師の役割である.	・陣痛が抑制される.
2. 原因の除去 　a. 子宮収縮薬投与の一時中止か減量 　b. 過大な産道抵抗 　　1）陣痛抑制を行う. 　　2）経腟分娩の可否の診断（医師による） 　　　経腟不可に備えて, 帝王切開の準備を行う. 　c. 不安恐怖の軽減緩和	・過強陣痛の原因が除去される.

Ⅱ-G-a2

データ・情報	アセスメント	助産診断名【例】
(d) モンテビデオ単位（☞ p434の表Ⅱ-18参照） ≧ 250 MV	・子宮口開大と関係なく250 MV以上の場合，過強陣痛とされる．	
(e) プラニメータ値（☞ p434の表Ⅱ-19参照） ≧ 300 mmHg/分	・分娩時期に関係なく300 mmHg/分以上の場合，過強陣痛とされる．	
2 過強陣痛発生の因子 (a) 軟産道強靱 ・分娩経過 　→陣痛正常の場合 　　活動期遷延や分娩第2期遷延の場合 ・頸管熟化不全 　ビショップ（Bishop）スコア≦4点 ・軟産道の瘢痕 ・会陰，腟の伸展不良（主観的所見）	・原因については（☞ 第3章Ⅱ-G-a1 微弱陣痛，p432参照） ・産道通過の過剰な抵抗力が刺激となり，過強陣痛を引き起こす． ・陣痛＞軟産道 　軟産道損傷（頸管裂傷，腟壁裂傷，会陰裂傷など） 　急産，墜落産による，児の頭部損傷，臍帯断裂，胎盤早剥，子宮内反症など起こす危険性がある． ・陣痛＜軟産道 　分娩遷延，疲労により微弱陣痛へ移行する． 　痙攣陣痛に移行し，子宮破裂，胎児機能不全など引き起こす場合もある．	❶急激な分娩進行に伴う軟産道損傷の危険性 ❷急激な分娩進行に伴う新生児分娩外傷発症の危険性
(b) 骨産道 ・狭骨盤 ・児頭骨盤不均衡（CPD） （詳細は☞ 第3章Ⅱ-G-a1 微弱陣痛，p432参照）	・狭骨盤など過剰な産道抵抗が刺激となり過強陣痛を引き起こす．また児頭が骨盤入口に固定しないため，陣痛発作時，全子宮圧が胎胞に加わり，早期破水を起こしやすい．児頭が固定していないため，多量の羊水が流出する．そのため，子宮壁が刺激されて過強陣痛を引き起こす．	❸産道抵抗が大きいことにより刺激過剰に伴う子宮収縮力増強の危険
(c) 胎児因子 ①推定胎児体重 　・巨大児 ≧ 4,000 g ②胎児奇形	・巨大児，胎位・胎勢異常，回旋異常，水頭症，CPDなど産道通過に対する抵抗が大きい場合，過剰刺激となり過強陣痛を引き起こす．	❹過強陣痛により胎盤血流減少による胎児機能不全の危険性

ケアの要点	具体的評価内容
(例) 長時間産婦を1人にしない,不安を表出させる,頻回に声かけを行う,知識不足からくるものであれば説明する.	

【B】急産,墜落産防止
助産診断名:❶,❷,❽,⓫

1. 過強陣痛の早期発見
   a. 産婦の状態
      1) 陣痛時の激しい疼痛
      2) 苦悶様表情
      3) 顔面の発赤・腫脹,時にチアノーゼ
      4) 自制のきかない反射的な努責とそれに伴う尿便失禁
   b. 陣痛の状態
      1) CTG(内測法,外測法)
      2) 腹部触診法
      3) 産婦の自覚(個人差が大きい)

2. 分娩進行状態の把握
   a. かなり急激に進行することがあるので油断しないこと
      産婦の観察が最重要である.
   b. 産婦の自覚症状
      (例) 軽い肛門圧迫感や努責感,産痛部位の移行,陣痛発作時の表情の変化 など
   c. 内 診
      粗暴な内診だとそれが刺激となって収縮を強めることがあるので丁寧に行う.
   d. 児心音聴取部位の変化
   e. 児心音の変化
      (例) 頻回な早発一過性徐脈の出現

・分娩進行状態を的確に把握し,分娩準備がなされる.

データ・情報	アセスメント	助産診断名【例】
・水頭症 など ③胎位，胎勢 　・横位，骨盤位 　・反屈位 など (d) 付属物 ①臍　帯 　・過短臍帯 ≦ 25 cm 　・臍帯巻絡 (e) 羊水過少 ・羊水ポケット ≦ 2 cm ・AFI ≦ 5 cm (f) 母体の状態 ①児頭骨盤不均衡の因子 　・母体肥満 　・低身長 ≦ 150 cm 　・糖尿病合併による巨大児の予測 ②高年初産 ≧ 35 歳 ③分娩体験 　・恐　怖 　・不　安 　・拒　絶 ④性　格 　・神経質	・過短臍帯の場合，過強陣痛によって胎盤早剥，臍帯断裂，子宮内反など起こす危険性が高い． 　過短臍帯による児の下降不良が刺激になって過強陣痛を引き起こすことがある． ・過期妊娠やポッター（Potter）症候群，前期破水，早期破水など羊水過少の場合，子宮壁に対する過剰な刺激が過強陣痛を引き起こす． ・**肥満，低身長，糖尿病合併妊娠による児の巨大化**，高年初産婦，前回分娩時の軟産道裂傷の瘢痕など胎児の産道通過抵抗が大きく分娩困難が予測される場合は過剰刺激による過強陣痛の危険性がある． ・**前回の分娩体験が悲惨**であった場合，分娩に対して強い拒絶，恐怖感をもっていることがある． ・**分娩に対する強い恐怖感，不安**，焦燥感など激しい精神活動も過強陣痛の原因となりうる． ・**表情**（緊張，不安，恐怖，興奮など），**態度**（拒否的，消極的，依存的など）からも，過強陣痛発症の危険性を予測できる． ・**神経質な性格の産婦**は，子宮筋の興奮性が亢進していることがあり過強陣痛の原因となりうる．	❺羊水過少状態により子宮壁への過剰刺激に伴う過強陣痛の危険性 ❻分娩に対する強い不安，恐怖による子宮筋の興奮性亢進の危険性

ケアの要点	具体的評価内容
3. 事故防止 急産の既往のある産婦はとくに注意する． a. 分娩中の起立歩行は必要最小限にする． b. 排泄前には内診を行う． 　・トイレには付き添い，鍵はかけず，短時間で切り上げさせる． 　・状態によっては，床上排泄とする． c. 分娩室の準備，移室は早めに行う． d. 意識的な努責は行わない．ゆっくりした呼吸法の誘導を行う． e. 早めに会陰保護を行う．軟産道の状態によっては，早めに会陰切開を施行させる． f. 急速な児娩出に注意する． 　・臍帯牽引による臍帯断裂や胎盤早期剥離や子宮内反，児の転落など引き起こす危険性がある．	・分娩室にて安全に出産できる．

II-G-a2

データ・情報	アセスメント	助産診断名【例】
(g) 医療介入（陣痛誘発・促進） ① 薬　物 　・オキシトシン 　・プロスタグランジン（PGE_2, $PGF_{2\alpha}$） ② 器　械 　・子宮頸管拡張材 　・メトロイリンテル 　・人工破膜 　・卵膜用手剝離	【陣痛促進薬】 ・陣痛促進薬の乱用，拙劣な器械操作など，過強陣痛の原因となる． ・とくに陣痛促進薬の副作用としての過強陣痛が多い．使用の際には，分娩監視装置の使用，自動点滴装置による投与量の調節，産婦の自覚症状・訴えなど十分な注意を要する．（☞ 第3章Ⅲ-C 分娩誘発の助産管理，p722参照） ・分娩を誘発・促進したほうが母児に好ましい条件（適応）のとき，分娩を誘発してよい条件（要約）がそろっており，分娩誘発をしてはいけない条件（禁忌）がなければ行う．（☞ 第3章Ⅲ-C-**4** 陣痛誘発法，p732参照）	❼陣痛促進薬の過剰投与による過強陣痛の危険性
(h) 基本的ニーズ欠如 ・食事，睡眠，排泄，保清，休息など	・基本的ニーズが欠如していると，不安や緊張が増大し，産婦の精神状態に悪影響を与え，過強陣痛を起こすきっかけになり得る．	
(i) セルフケア能力の欠如 ① 陣痛への対処法 　・呼吸法 　・リラックス法 　・和痛法 など ② 分娩経過の理解 　・定期健診の受診状況 　・母親学級の参加状況 　　など	・過強陣痛の原因として，産婦の精神的な因子も大きくかかわっているため，分娩や陣痛に対する心身の準備状況，胎児への愛着など，良好な状態にあるか否かをみる．	
3 分娩経過の予測 (a) 急　産 　分娩時間（1期＋2期）≦ 4時間 (b) 墜落産	・産道の抵抗が少ない場合，きわめて短時間に分娩が終了する． ・**急産**とは分娩第1, 2期合わせて4時間以内のものをいう． ・**墜落産**とは起立中，歩行中，排便中に分娩することをいい，街路産ともいう．	❽過強陣痛により分娩が急激に進行することに伴う墜落産の危険性 ❾過強陣痛による子宮破裂発症の危険性

ケアの要点	具体的評価内容
4. 墜落産時 　a. 分娩外傷の有無と処置 　・胎　児 　　1) 頭蓋骨骨折 　　2) 臍帯断裂による出血 　　3) 新生児仮死 　　など 　・母　体 　　1) 高度な軟産道裂傷 　　2) 外陰部血腫 　　3) 大出血（子宮内反，常位胎盤早期剥離，弛緩出血） 　　など 　b. 感染徴候の観察 　　母児とも通常より分娩外傷がひどく，分娩の場所がトイレや廊下など不潔なところが多いので感染を起こしやすい状態にある． 　　1) バイタルサイン 　　2) 自覚症状 　　3) 抗菌薬投与の確認 　　など	

データ・情報	アセスメント	助産診断名【例】
(c) 急速分娩 ・子宮口急速開大 　　初産婦≧5cm/時 　　経産婦≧10cm/時 ・胎児急速下降 　　初産婦≧5cm/時 　　経産婦≧10cm/時	・子宮口開大で最大傾斜期が初産婦で5cm/時以上、経産婦で10cm/時以上の場合を急速開大という。胎児下降で最大傾斜期が初産婦で5cm/時以上、経産婦で10cm/時以上の場合を急速下降という。このような場合、高度の軟産道裂傷を生じる危険性が大きい。そのほか、血腫、子宮内反、弛緩出血などを起こす危険性もある。 ・産道の抵抗が大きい場合 分娩は進行せず、疲労により微弱陣痛へと移行する。あるいは、痙攣陣痛に移行し子宮破裂を起こすこともある。 ・陣痛時の疼痛が激しいため、苦悶し反射的に努責がかかるため顔面の発赤腫脹、チアノーゼをきたすことがある。	
4 胎児・新生児の健康状態の予測 (a) 胎児機能不全 ①胎児心拍数陣痛図（CTG） 　高度変動一過性徐脈 　高度徐脈 　遅発一過性徐脈 　など ②児頭採血 　代謝性アシドーシス 　　pH＜7.25 ③羊水混濁 など (b) 分娩外傷 ・頭蓋骨骨折 ・臍帯断裂 　など	・過強陣痛により、子宮胎盤血管が、過剰に圧迫され、循環血液量が減少し、胎児は低酸素状態に陥り、胎児機能不全になる危険性がある。 ・陣痛の強さが正常範囲内であっても、胎児発育不全や胎児胎盤機能不全などのように胎児に予備能力がない場合も胎児機能不全を起こす危険性がある。相対的な過強陣痛とみなすことができる。 ・墜落産の場合、児の外傷のリスクはもっとも高く、頭蓋骨骨折や臍帯断裂のよる出血などによって死亡することもある。	❿過強陣痛に関連した胎児低酸素状態に伴う胎児機能不全の危険性 ⓫過強陣痛に関連した墜落産に伴う児の外傷発生の危険性

ケアの要点	具体的評価内容
【C】胎児機能不全 　助産診断名：❹, ❿ 　1. 産婦への処置 　　1) 体位変換 　　2) 酸素投与 　　3) 陣痛抑制 　　4) 呼吸法の誘導 　　5) リラックス促進 　　6) 継続した児心音のモニタリング 　　7) 医師への報告 　　8) 帝王切開の準備	・過強陣痛による胎児機能不全を引き起こさない.

II-G-a2

b 回旋の異常

1. 反屈位（前頭位，額位，顔位）

データ・情報	アセスメント	助産診断名【例】
前頭位 ・軽度の反屈位であり前頭（大泉門）が先進して分娩するものをいい，大泉門は母体の前方（恥骨結合側）に向かって回旋する．(前方前頭位)		
1 診断基準 (a) 外診所見 ・レオポルド触診法 ・児心音聴取部位	・外診所見で診断するのは困難である． ・胎児体幹が伸びているため，子宮底がやや尖った形状を示すことがある． ・腹壁上から胎児後頭部が頤部と同じ高さに触れることがある． ・前頭が母体前方に回旋するので，腹壁上から児背が触れにくく，小部分が触れやすい．	❶胎児後頭部と頤部を同じ高さで触知できることに伴う前頭位の可能性
(b) 内診所見 ・矢状縫合 ・泉門の位置 （大泉門）	・大泉門が小泉門より先進している．大泉門は触れやすいが小泉門は触れにくい． ・大泉門は，母体前方恥骨結合側に向かって回旋する．	❷大泉門が小泉門より先進していることに伴う前頭位の可能性

Ⅱ. 分娩期の助産診断とアセスメント・ツール

> 【反屈位とは】
> 妊娠分娩時に第1回旋が起こらず，児頭が伸展・反屈し，胎児が頸椎を後方に屈して頤部が胸壁から離れ，後頭を後方に後退させて，児全体がS字形を示す．反屈の程度によって前頭位，額位，顔位に分類される．

ケアの要点	具体的評価内容

【A】回旋の矯正
助産診断名：❶，❷

a. 母体体位の工夫
1) 児の後頭または児背がある側を下にした側臥位
2) 前傾した座位（図Ⅱ-42）
3) 仰臥位をとらない．

・回旋が矯正され前方後頭位にて経腟分娩となる．

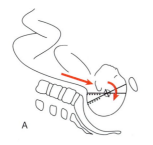 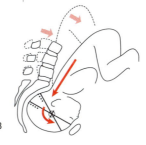

図Ⅱ-42 回旋の矯正
A: 仰臥位では反屈の程度を高めるが，B: 前傾した座位では児頭が屈位になりやすい．
(Fenwick L, Simkin P: Maternal positioning to prevent or alleviate dystocia in labor. Clin Obstet Gynecol 30 (1)：83-89, 1987)

データ・情報	アセスメント	助産診断名【例】
2 分娩経過の予測 (a) 分娩機転 ①第1回旋 ・大泉門先進下降	【第1前方前頭位の場合】 ①骨盤入口で，矢状縫合は骨盤横径に一致する． ・児頭は前後径周囲で骨盤入口に固定する． ・大泉門は母体の右側，小泉門は左側にあり，第1回旋で大泉門は先進，下降する．	
②第2回旋 ・大泉門の前方回旋	②骨盤濶部において，第2回旋を行う． ・大泉門は右上前方に回旋し，矢状縫合は第2斜径に一致する． ・骨盤出口において，矢状縫合は前後径に一致し，大泉門は恥骨結合側に向かい先進する．	
③第3回旋 ・支点：額と恥骨結合の接点 ・第1段（屈曲運動）：頭頂部，後頭部の会陰通過 ・第2段（反屈運動）：顔面の恥骨結合下の通過	③大泉門が陰裂間に現れ，続いて額が恥骨結合下に現れる． ・額と恥骨結合が接しているところを支点として，第3回旋が行われる． ・第3回旋の第1段として，頤部が胸部に近づく屈曲運動を行い，頭頂部，後頭部の順で会陰を通過する． ・第3回旋の第2段として，児の頸部は逆に反屈し，頤部が胸部から離れ，額，目，鼻，頤の順で顔面が恥骨結合下を通過する．	
④第4回旋	④第4回旋では，肩甲横径は，矢状縫合が通過した回旋とは逆の第1斜径を通過して，骨盤出口では縦径に一致する．児の右肩は母体の前方，左肩は母体の後方に向かい顔面は母体の右側に向かう． 以後は，正常分娩と同様である．	
(b) 正常分娩との相違 ・児頭産道通過面前後径周囲	・児の産道通過面は，前後径周囲であり，後頭位の小斜径周囲より大きい． ・産道通過の抵抗が大きいため，分	❸前頭位分娩に関連した分娩遷延の危険性

ケアの要点	具体的評価内容
【B】分娩遷延時 助産診断名：❸ 　a．**分娩進行状態，胎児回旋の状態把握** 　　1）内診所見 　　2）超音波断層法 　b．**微弱陣痛の有無を確認** 　　母児の状態に応じて子宮収縮薬の投与 　c．**分娩第2期の場合** 　　吸引分娩，鉗子分娩，クリステレル胎児圧出法	・遷延分娩，前頭位による侵襲を受けずに母児とも良好な状態で分娩がなされる．

反屈位（前頭位）

正常分娩から逸脱時の診断

II-G-b1

データ・情報	アセスメント	助産診断名【例】
	娩は遷延し，疲労性の微弱陣痛，早期破水を引き起こすことが多い．	
(c) 回旋の変化 ・前方後頭位 ・後方後頭位 ・低在横定位	・ほとんど，娩出時は正常の前方後頭位になる．時に後方後頭位，まれに低在横定位になることもある．	
3 母児の健康状態	・分娩が遷延することが多く，母児にさまざまな悪影響を及ぼす．しかし，反屈位の中では一番反屈の程度が軽いため額位，顔位に比べると母児の状態は良好である．	
(a) 母体 ・分娩遷延 ・軟産道裂傷 ・弛緩出血 ・疲労	・産道通過面が大きいため，頸管，腟，会陰といった軟産道の裂傷が多い． ・分娩遷延が多く，子宮筋が疲労し収縮不良になることから弛緩出血が多い． ・母体の分娩侵襲（疲労，裂傷，弛緩出血など）が大きいため，その後の育児行動に影響が出ることが多い．	❹前頭位分娩に関連した軟産道損傷の危険性
(b) 胎児 ・胎児機能不全 ・分娩外傷（頭血腫 など）	・分娩遷延，産道通過の大きな抵抗などから，胎児機能不全に陥りやすく，分娩外傷の発生が多い． ［児頭変形］ 　・前後径で短縮し，小斜径の方向に延長する（塔状頭）． 　・産瘤の部位：第1前頭位は大泉門の右側（右頭頂骨の前部） 　　第2前頭位は大泉門の左側（左頭頂骨の前部） 　・骨重積：第1前頭位は左側のものが右側のものの下に嵌入する．	❺前頭位分娩に関連した胎児機能不全発症の危険性

ケアの要点	具体的評価内容

【C】前頭位における胎児娩出
助産診断名：❹
  a. 胎児娩出時
    1）後頭が会陰を滑脱するまで，前頂を押し戻すような感じで圧しておく．
    2）後頭が娩出した後，児頭の顔面をゆっくり恥骨結合下を通過させる．
  b. **十分な会陰切開**（医師による）
  c. **胎児状態の観察**
    1）CTG装着
    2）胎児機能不全発生時
      ・吸引分娩や鉗子分娩の準備
      ・クリステレル（Kristeller）胎児圧出法の準備
	・軟産道の裂傷がなく分娩が終了する．

データ・情報	アセスメント	助産診断名【例】
額位 ・額が母体の前方に向かい先進するものを額位という．分娩初期に額を先進させていても，最終的には顔位，前頭位，後頭位に変化することが多い．破水後，額が先進して固定したものを額位とする．		
1 診断基準 (a) 外診所見 ・レオポルド触診法 　児頭の大きさ ・児心音聴取部位 　児背の反対側	・児頭がかなり大きくみえる． ・児頭が突出している側と児背が同側にある． ・児心音は胎児の小部分のある側，児背と反対側で聴取できる．	❻児頭の隆起と児背が同側にあることに伴う額位の可能性
(b) 内診所見 ・前頭縫合の位置 ・一端に大泉門，他端に鼻根，眼窩縁	・分娩開始時には，児頭の前頭縫合は骨盤の横径か斜径に傾き，一端に大泉門，他端に鼻根，眼窩縁を触れる． ・骨盤通過面が大斜径周囲（35〜36cm）のため，骨盤進入に時間がかかる．そのため，大きな産瘤ができ，内診では診断が難しいことが多い．	❼両側に大泉門と鼻根をそれぞれ触知することに伴う額位の可能性
2 分娩経過の予測 (a) 分娩機転 ①第1回旋 　・額部先進下降 ②第2回旋 　・前頭縫合の前方回旋 　・大泉門は母体後方	【第1前方額位の場合】 ①骨盤入口で前頭縫合は，骨盤入口の横径に一致して，額が先行して下降する． ②骨盤濶部では，前頭縫合は第2斜径を通って前方に回旋する．鼻根・上眼窩縁は母体の右前方に，大泉門は左後方に触れる． ・骨盤出口では，前頭縫合は骨盤の前後径に一致し，鼻根は母体前方に，大泉門は後方に触れる．	❽額位分娩に関連した分娩停止の危険性

ケアの要点	具体的評価内容
【A】回旋の矯正 助産診断名：❻, ❼ 　a. **母体体位の工夫** 　　1) 児の後頭がある側を下にした側臥位 　　2) 前傾した座位（☞ 第3章Ⅱ-G-b1 反屈位, p474 参照） 　　3) 仰臥位をとらない． 　b. **用手（内診指）による児頭の回旋**（医師による） 　　1) 後頭位か前頭位 　　　児頭が高位で移動性があり，児背が母体の前方にある場合，児頭の前屈を促進する． 　　2) 顔　位 　　　児背が母体の後方にある場合は，児頭の反屈を促進し顔位に変える．	・反屈位が矯正され，前方後頭位で娩出される． ・額位から顔位に変化する．

Ⅱ-G-b1

データ・情報	アセスメント	助産診断名【例】
③第3回旋 ・支点：鼻根部と恥骨結合の接点 ・第1段（屈曲運動）：前頭，前頂，後頭の会陰通過 ・第2段（反屈運動）：顔面の恥骨結合下通過	③額が陰裂間に現れ，鼻根部あたりが恥骨結合下縁に支えられる．鼻根（上顎部）と恥骨結合が接しているところを支点として，第3回旋が行われる． ・第3回旋の第1段として，児の頸部は屈曲運動を行い，前頭，頭頂，後頭の順で会陰を通過する． ・第3回旋の第2段として，児の頸部は反屈運動を行い，顔面が恥骨結合下を通過する．	
④第4回旋	④第4回旋で肩甲は，骨盤の第1斜径を通って進行し，骨盤出口で縦径に一致する．児の顔面は母体の右側に向かう．	
(b) 正常分娩との相違 ・児頭産道通過面大斜径周囲	・通過面が反屈位中最大の大斜径周囲であり，成熟児の分娩はきわめて困難である．大部分は分娩停止に陥ってしまう．	
(c) 回旋の変化 ・後方後頭位 ・顔位	・額位のままでは経腟分娩は困難であるため，用手的に後方後頭位や顔位に回旋させる．	
3 母児の健康状態	・反屈位の中で，母児への悪影響はもっとも大きい．	❾児頭の大斜径周囲での通過に関連した強度の軟産道損傷の危険性
(a) 母 体 ・分娩遷延・停止 ・切迫子宮破裂 ・軟産道の高度裂傷	・ほとんどの分娩は遷延もしくは停止する． ・大斜径周囲で通過するため，軟産道は強い圧迫からくる壊死や強度の裂傷になりやすい．また，子宮破裂を起こすこともある．	
・感 染	・分娩時間が長時間に及ぶことから，母体の感染の危険性が高くなる．	

ケアの要点	具体的評価内容
【B】分娩遷延，分娩停止 　助産診断名：❽ 　　a. 分娩進行状態，胎児回旋状態の確認 　　　1）内　診 　　　2）超音波断層法 　　　3）X線撮影 　　b. 帝王切開の準備 　　　額位のままであれば，児の予後など考慮して経腟分娩は避けたほうが無難である．	・分娩進行状態，胎児の状態を的確に把握し，母児とも良好な状態で分娩を終了することができる．

II-G-b1

反屈位（額位）

正常分娩から逸脱時の診断

データ・情報	アセスメント	助産診断名【例】
(b) 胎児 ・胎児機能不全 ・分娩外傷 　頭蓋内出血など	・分娩時間が長く，児頭への圧迫も強く，胎児機能不全に陥りやすい．**頭蓋内出血**になることもある． ・児頭変形：大斜径は短縮し，小斜径は延長，前額から頤部間も延長，顔面は扁平になる．児頭を側面よりみると額部，頤部，後頭部を頂点とした三角形を呈する． ・産瘤の部位：額に生じる．	❿額位分娩にともない児頭への強い圧迫に関連した胎児機能不全の危険性

顔　位

・もっとも高度の反屈胎勢をとるもので，顔面が骨盤入口に固定し，頤が先進する．大部分は頤部が母体の前方に向かう（前方顔位）が，頤部が母体の後方に向かう（後方顔位）ことがあるがまれである．

データ・情報	アセスメント	助産診断名【例】
1 診断基準 (a) 外診所見 ・レオポルド触診法 ・児心音聴取部位 　小部分と同側 (b) 内診所見 ・破水前：胎胞膨隆 ・破水後：顔面の先進下降	・児頭部と児背部との間に深い溝を触れる．反対側には三角形に突出した頤部を触れる． ・児心音は小部分のある側で明瞭に聴取できる． ・分娩初期，顔面は骨盤に進入しづらく，頸管とも不適合なため，骨盤腔内は空虚であり，胎胞が大きく膨隆する． ・破水後，眼，鼻，口，頤がほとんど同一の高さに触れる． 　第1顔位では頤が母体の右側を向く．	⓫小部分のある側で胎児心音が聴取されることに伴う顔位の可能性 ⓬胎児顔面を触知できることに伴う顔位分娩の可能性

Ⅱ. 分娩期の助産診断とアセスメント・ツール

ケアの要点	具体的評価内容
【C】胎児機能不全 　助産診断名：❿ 　　a. 継続した胎児心拍数モニタリング 　　b. 帝王切開の準備	・胎児機能不全が起こらない. ・胎内での侵襲は少なく，出生後児の状態は良好である.
【A】顔位の診断 　助産診断名：⓫, ⓬ 　　a. 外診所見 　　　レオポルド触診法 　　　児心音聴取部位 など 　　b. 内診所見 　　c. 超音波断層法 　　d. X線撮影	・早期に顔位と診断し，分娩経過の予測，ケアがなされる.

反屈位（顔位）

正常分娩から逸脱時の診断

Ⅱ-G-b1

データ・情報	アセスメント	助産診断名【例】
2 分娩経過の予測 (a) 分娩機転（頤前方顔位） ①第1回旋 ・顔面先進下降 ②第2回旋 ・頤部の前方回旋 ③第3回旋 ・支点：前頸部と恥骨後面 ・屈曲運動：顔面，前頭，後頭の会陰通過 ④第4回旋 (b) 分娩機転（頤後方顔位） ・第3回旋不可能	【第1頤前方顔位の場合】 ・児頭の縫合を標準にすることができないので，前頭縫合から頤部にかけての線（顔面線）を標準にする． ①骨盤入口では顔面線は，骨盤横径に一致する． ②頤部は先進・下降しながら前方に回旋し，骨盤濶部では顔面線は第2斜径に一致する．骨盤出口で顔面線は縦径に一致する． ③前方口角（第1顔位では右口角）が陰裂間に現れ，次いで頤が現れる．そこで，前頸部（舌骨，甲状軟骨）が，恥骨後面において支点となり，第3回旋（屈曲運動）が起こり，鼻，眼，額，前頭，頭頂，後頭の順に会陰を通過する． ④第4回旋では，肩甲横径は骨盤第1斜径を通って進行し骨盤出口で縦径に一致する．顔面は母体の右側に向かう． ［児頭嵌入］ ・他の頭位と異なり，先進部（頤，鼻根）が座骨棘の高さ（station ± 0）に達しても，児頭大横径は骨盤入口の2～3 cm上方にある．顔面が骨盤の出口付近にまで下降して，初めて児頭の嵌入がなされたとする． 【頤後方顔位】 ・極度に反屈しているため，娩出時第3回旋（反屈）が不可能であり分娩は停止する．	❸頤後方顔位に関連した分娩停止

ケアの要点	具体的評価内容
【B】顔位における胎児娩出 助産診断名：⑭, ⑮ 　a. 胎児娩出時 　　1) 顔面が排臨したら，前頂を後方に押して児頭を反屈させておき， 　　2) 頤部を恥骨結合下に娩出させる． 　　3) その後，児頭は前屈し，後頭が会陰を滑脱し児頭娩出となる． 　＊児頭が前屈する前に頤部を娩出させることが重要である． 　　頤下-頭頂間径　＜　頤-頭頂間径 　　（約11.5 cm）　　（約13.5 cm） 　b. 十分な会陰切開（医師による） 　c. 胎児状態の観察 　　1) CTG装着 　　2) 胎児機能不全発生時：鉗子分娩の準備	・頤-頭頂間径で児娩出がなされる． ・軟産道の裂傷がなく分娩が終了する．
【C】分娩停止 助産診断名：⑬ 　a. 分娩進行状態，回旋の状態把握 　　1) 内　診 　　2) 超音波断層法 　　3) X線撮影 　b. 微弱陣痛の有無を確認 　c. 頤部後頭顔位の場合 　　1) 頤部前方顔位への矯正 　　　頤のある側を下にした側臥位にする． 　　　（頤の先進下降，前方回旋を促進する体位である） 　d. 帝王切開の準備	・回旋の状態を早期に把握し分娩停止による母児の侵襲がなく分娩を終了することができる． ・頤部後頭顔位から頤部前方顔位に矯正され経腟分娩がなされる．

データ・情報	アセスメント	助産診断名【例】
(c) 回旋の変化 [頤後方顔位の場合] ・頤前方顔位 ・額位→後頭位 ・顔位低在横定位	・大部分は頤前方顔位で娩出される．時に額位から後頭位で娩出されることもある．顔位低在横定位や頤後頭顔位のままでは分娩は停止する．	
3 母児の健康状態	・顔面は骨盤との適合が悪く，頸管拡張力も乏しい，顔面骨は児頭のような応形機能をもたないことなどから，分娩は遷延する．	
(a) 母体 ・分娩遷延 ・軟産道高度裂傷 ・感染	・微弱陣痛，早期破水，分娩遷延を来たしやすい． ・分娩が長時間にわたることから，感染を来たしやすい． ・軟産道は児頭によって通常より強く圧迫・伸展されるため，強度の裂傷をつくりやすい．	⑭顔位分娩に関連した分娩遷延の危険性 ⑮顔位分娩に関連した強度の軟産道損傷の危険性
(b) 胎児 ①胎児機能不全 ②分娩外傷 　・頭蓋内出血 　・窒息 　・喉頭部の圧迫骨折 　・口唇・舌の腫脹	・児頭圧迫による頭蓋内出血 ・喉頭気管の恥骨結合による圧迫骨折・窒息 ・口唇，舌の腫脹による哺乳困難などを起こしやすい． [児頭変形] ・前後径，大斜径の方向に延長される． [産瘤] ・顔面にできるため面瘤とも呼ぶ．	⑯顔位分娩に関連した児の分娩外傷発症の危険性 ⑰顔位分娩に伴う口唇，舌の腫脹による哺乳障害の可能性

ケアの要点	具体的評価内容
【D】胎児分娩外傷 　助産診断名：⓰, ⓱ 　　a. 蘇生の準備 　　b. 新生児の検査 　　　とくに喉頭部骨折に注意する. 　　c. 点滴, チューブなどによる栄養補給 　　　2〜3日は哺乳困難である.	・顔位による分娩外傷がない.

II-G-b1

反屈位（顔位）

正常分娩から逸脱時の診断

2. 低在横定位

データ・情報	アセスメント	助産診断名【例】
1 診断基準 (a) 内診所見 ・矢状縫合：横径 (b) 低在横定位発生の因子 ・扁平骨盤，広骨盤 ・微弱陣痛	・矢状縫合は横径である． ・低在横定位の治療に際して，胎向を正確に把握しておく必要がある． ・扁平骨盤や直線仙骨の場合，児頭の第2回旋が妨げられるため回旋することなく下降して分娩が停止することがある． ・広骨盤の場合にもみられることがある． ・微弱陣痛のため回旋が行われないことがある．	❶扁平骨盤に関連した胎児第2回旋障害に伴う低在横定位の危険性
2 分娩経過の予測 ・児頭過小，胎児死亡→娩出 ・低在横定位 　→分娩停止，帝切 　→児頭回旋（後頭位分娩） 　→吸引・鉗子分娩	・児頭の過小，胎児死亡があり，強い陣痛であればそのまま娩出されることがある． ・児頭が正常大の場合は，骨産道や骨盤底筋群との関係からみて，低在横定位のままでの娩出はほぼ無理である． ・児頭の回旋（自然か人工）が起こり後頭位での分娩になるか，回旋が行われず母児の状態が悪化するようなことがあれば帝王切開になる．	❷低在横定位に関連した分娩遷延の危険性
3 母児の健康状態 (a) 母体 ・分娩遷延，停止 ・切迫子宮破裂 ・軟産道損傷	・分娩が遷延，停止するため，疲労性微弱陣痛を来たしやすい．また，微弱陣痛が原因で回旋が行われず低在横定位になることもある． ・低在横定位のまま，強い陣痛が続く場合，子宮下部が高度に伸展さ	❸微弱陣痛に関連して児頭第2回旋が行われないことに伴う低在横定位の危険性

Ⅱ．分娩期の助産診断とアセスメント・ツール

> **【低在横定位とは】**
> 頭位分娩の際に，児頭が骨盤底に達し，矢状縫合が骨盤横径に一致したままで分娩進行が停止したものをいう．

ケアの要点	具体的評価内容

【A】回旋の矯正および促進
助産診断名：❷, ❸
  a. 回旋の矯正
    1）母体の体位
      胎児後頭側を下にした側臥位とする．
    2）用手回旋
      内診指で児頭を少し押し上げながら，児頭を自然回旋と同じ方向に回す．
  b. 陣痛促進
    微弱陣痛の場合，陣痛を強めることによって第2回旋が起こることがある．
	・児頭の回旋がなされ前方後頭位にて経腟分娩となる．
	
	・有効陣痛発来によって胎児の第2回旋がなされる．

Ⅱ-G-b2

データ・情報	アセスメント	助産診断名【例】
	れ切迫子宮破裂の状態になることがある． ・母児の状態によって吸引分娩，鉗子分娩になることがあり，軟産道に大きな損傷を来たしやすい．	
(b) 胎 児 ①胎児機能不全 ②分娩外傷 　頭血腫 　頭蓋内出血 　など	・分娩が停止して長時間にわたると，胎児機能不全を来たしやすい． ・吸引分娩，鉗子分娩による児頭の損傷が起こる危険性がある．	❹低在横定位に伴う分娩遷延に関連した胎児機能不全発症の危険性

ケアの要点	具体的評価内容
【B】胎児娩出 助産診断名：❷，❹ 　a．吸引分娩，鉗子分娩の準備 　b．十分な会陰切開（医師による） 　c．帝王切開の準備 　　母児の状態，分娩進行状態による．	・分娩遷延，低在横定位による侵襲を受けず母児とも良好な状態で分娩がなされる．

II-G-b2

3. 後方後頭位

データ・情報	アセスメント	助産診断名【例】
1 診断基準 (a) 外診所見 ［レオポルド（Leopold）触診法］ ・恥骨直上部の陥没	・恥骨直上部に陥没を認め，児背は触れにくい． ・児頭は大きく感じられる． ・背後位（第2分類）をとっていることが多いため，児心音を聴取しにくい．	❶胎児第2分類に伴う後方後頭位の可能性
(b) 内診所見 ［泉門の位置］ ・大泉門：高い位置で母体前方 ・小泉門：低い位置で母体後方	・分娩初期，児頭を高く触れ大泉門は骨盤腔の中央に位置することが多い． ・骨盤出口では小泉門は低い位置で母体の後方に触れ，大泉門は高い位置で母体の前方に触れる． ・前方前頭位とでは泉門の高さが異なる．	❷母体前方の奥に大泉門を触れることに伴う後方後頭位の可能性
2 分娩経過の予測 (a) 分娩機転 ①第1回旋 　・後頭の先進 ②第2回旋 　・後頭部の母体後方回旋 ③第3回旋 　・支点：前頭と恥骨結合の接点 　・第1段：後頭部の会陰通過 　・第2段（反屈運動）：額，顔面の恥骨結合下の通過	①第1回旋は後頭が先進する． ②第2回旋において，先進後頭部が母体後方に回旋する． 　第1胎向では，矢状縫合は第2斜径に一致し，小泉門は母体の左後方手前に触れ，大泉門は母体の右前方奥深くに触れる． ③胎児がすでに強度の屈曲姿勢をとっており，さらに強く屈曲することは困難であるため，第3回旋での屈曲運動は少ない．前頭が恥骨下に支えられて後頭が会陰を滑脱し，続いて反屈運動により額，顔面の順に恥骨結合下に現れる． ④以降の分娩経過は前方後頭位と同様である．	

II．分娩期の助産診断とアセスメント・ツール

【後方後頭位とは】
　後頭位の回旋異常である．第2回旋で小泉門が後方に回旋し，後頭部が母体後方に回旋するものをいう．

ケアの要点	具体的評価内容
【A】回旋の矯正 　助産診断名：❶，❷ 　a. 第2分類から第1分類への矯正 　　1) 母体体位の工夫 　　・前傾した座位 　　・四つん這い位 　　・仰臥位は避ける． 　b. 用手回転 　　・児の後頭が背中の向く側を通るように回転させる． 　　・母指以外の4指を後在後頭の後方に挿入し後頭を前方に回転させる． 　　・LOPでは右手，ROPでは左手を使用する． 【B】後方後頭位の診断 　助産診断名：❷，❸，❹ 　a. 外　診 　　・レオポルド触診法 　b. 内　診 　　・泉門の位置 　c. 後方後頭位を疑う場合 　　1) 分娩第2期の遷延 　　2) 分娩第2期にもかかわらず羊水の流出がみられる． 　　3) 会陰の過度の膨隆と肛門の著明な哆開 　　4) 分娩第2期になると泉門の鑑別ができないことが多いので1)〜3)のような場合は後方後頭位を疑う． 　　5) 超音波断層法で診断できる．	・第2分類から第1分類へ矯正される． ・前方後頭位にて経腟分娩となる．

II-G-b3

データ・情報	アセスメント	助産診断名【例】
(b) 後方後頭位の診断がなされていない場合	・後頭結節をはずすように前頭を恥骨結合下に滑脱させるため，児頭は眉間を支点に回旋し前後径周囲で腟口を広げ，大横径が会陰を膨隆させるため，第3度，4度裂傷が起こりやすい．	❸後方後頭位と診断されないことに伴う強度の軟産道裂傷の危険性
(c) 回旋の変化 ・前方後頭位 ・低在横定位	・児頭の骨盤進入中または骨盤底に達してから前方後頭位になることが多い．時に，前方後頭位に戻る途中で回旋が止まり，低在横定位になることがある．または，最後まで後方後頭位を保ち分娩にいたる．	
3 母児の健康状態 (a) 母 体 ・会陰部高度裂傷 ・分娩第2期遷延 ・疲労性微弱陣痛	・後頭が会陰を滑脱するとき，会陰は後頭に圧迫伸展され極度に緊張し，高度な裂傷をつくることがある． ・第3回旋での屈曲運動が困難なことから分娩第2期の遷延が多くみられ，疲労性微弱陣痛を来たしやすい．	❹後方後頭位に関連した分娩第2期遷延の危険性
(b) 胎 児 ・胎児機能不全 ・分娩外傷 　頭蓋内出血　など	・分娩が長時間になることから胎児機能不全を来たしやすい． ・児頭は，頭頂骨の前方部分が隆起し，頭蓋内出血，損傷などの分娩外傷が起こりうる．	

ケアの要点	具体的評価内容
【C】胎児娩出時 助産診断名：❸ 　**a. 胎児娩出** 　　1) 後頭が会陰を滑脱するまで前頭を押し戻すようにし，児頭の前屈を保つ（大泉門の前方の部分が恥骨結合上で支点になるようにする）． 　　2) 後頭が会陰を通過し娩出する． 　　3) 児頭を軽くつかみ，ゆっくりと顔面を恥骨結合下から娩出する． 　**b. 十分な会陰切開**（医師による） 　**c. 吸引分娩の準備** 　　分娩遷延することが多い． 　　母児の状態によるが娩出に際して吸引やクリステレル（Kristeller）圧出法が必要なことが多々ある．	・児頭小斜径周囲にて娩出される． ・軟産道裂傷がなく分娩が終了する． ・遷延分娩，後方後頭位による侵襲を受けずに母児とも良好な状態で分娩がなされる．

II-G-b3

c 児頭進入の異常

1. 不正軸進入（前方，後方）

データ・情報	アセスメント	助産診断名【例】
前方不正軸進入 ・矢状縫合が仙骨側に偏位し前在の頭頂骨が後在の頭頂骨より先進している． **1 診断基準** (a) 内診所見 ・矢状縫合の母体後方偏在 (b) 骨盤X線撮影 **2 分娩経過の予測** (a) 分娩遷延	前頭頂骨進入 ［ネーゲル（Naegle）傾斜］ ・矢状縫合は横径であり，母体の後方に位置する． 　児の側屈が強い場合，恥骨結合後部に，前在側の耳を触れることもある． ・どのような進入軸をとっているか確定できる．もし児頭骨盤不均衡が認められた場合は，帝王切開を選択する． ①児頭が骨盤内に進入する際，後方の頭頂骨が岬角に当たり進入を妨げられる．前方の頭頂骨は進入を妨げるものがなく，そのまま下降するため，児頭は仙骨側に側屈する． ②前方の頭頂骨は，岬角と後方の頭頂骨の接点を支点として，恥骨結合後面を滑りながら回転し，骨盤腔内に進入する． ③前方の頭頂骨が骨盤内に進入した後，後方の頭頂骨も岬角の前面を滑り降りてくる． ④そして，仙骨側にあった矢状縫合	❶矢状縫合の母体後方偏在に伴う前方不正軸進入の可能性

Ⅱ. 分娩期の助産診断とアセスメント・ツール

【不正軸進入とは】
　児頭が骨盤内に進入する際に，矢状縫合が骨盤軸から前または後方にずれた状態で下降する様式をいう．
・正軸進入（正常）：先進児頭が骨盤入口に進入する際，矢状縫合が岬角と恥骨結合とのほぼ中央に位置する．
・不正軸進入：矢状縫合が前方にずれれば，後在頭頂骨が先進することになるので，後頭頂骨進入といい，その逆の場合を前頭頂骨進入という．

情報・その他

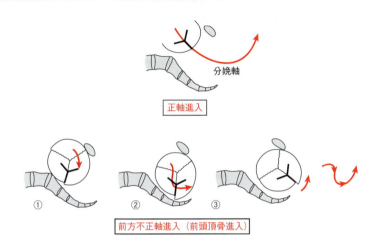

図Ⅱ-43　正軸進入と前方不正軸進入の分娩軸
正軸進入の分娩軸に比べ，前方不正軸進入への分娩軸は，回り道をしている．
（島田信宏：周産期の母児管理，第5版，p445，南山堂，2003より一部改変し許諾を得て転載）

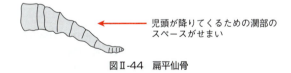

児頭が降りてくるための濶部のスペースがせまい

図Ⅱ-44　扁平仙骨

データ・情報	アセスメント	助産診断名【例】
(b) 分娩停止（扁平骨盤の場合）	は中央にくる． ⑤その後は正常の分娩経過と同様である． ⑥正軸進入に対して図Ⅱ-43に示すような，余計な回り道をしているため，分娩時間は長くなる． ⑦扁平仙骨の場合，後方の頭頂骨が滑り降りてくるスペースが十分でないため，骨盤内への進入ができなくなり分娩は停止する（図Ⅱ-44）．	❷前方不正軸進入に関連した分娩遷延の危険性
3 母児の健康状態 (a) 母体 ・分娩遷延 ・疲労性微弱陣痛	・分娩時間が遷延することが多いため，微弱陣痛を引き起こしやすい．	❸不正軸進入に関連した分娩遷延に伴う微弱陣痛の危険性
(b) 胎児 ・胎児機能不全 ・分娩外傷 　頭蓋内出血など	・分娩時間が長いため，長時間にわたる陣痛のストレスから胎児機能不全になることがある． ・児頭に過度の圧力がかかる場合があり，胎児機能不全，分娩外傷（頭蓋内出血）が生じることがある．	

後方不正軸進入

・矢状縫合が恥骨結合側に偏位し後在頭頂骨が前在頭頂骨より先進している．

	後頭頂骨進入 ［リッツマン（Litzmann）傾斜］ 	
1 診断基準 (a) 内診所見 ・矢状縫合の母体前方偏在 (b) 外診所見 ・レオポルド触診法 ・恥骨結合上での児頭突出	・矢状縫合は横径であり，母体の前方に位置する．児の側屈が強い場合，岬角の近くに後方の耳を触れることがある． ・前在頭頂骨が恥骨結合上に突出し，その上に屈曲した頸部のくぼみを触れる．	❹矢状縫合の母体前方偏在に伴う後方不正軸進入の可能性

II．分娩期の助産診断とアセスメント・ツール 501

ケアの要点	具体的評価内容
【A】分娩遷延の場合 　助産診断名：❶，❷，❹，❺ 1. **分娩進行状態の把握** 　a. 児頭回旋状態 　b. 矢状縫合の位置 　　母体後方偏在→前方不正軸進入の可能性 　　母体前方偏在→後方不正軸進入の可能性 　c. 児頭頭頂骨の骨重積の有無 　　仙骨側が下→正軸進入か前方不正軸進入の可能性 　　恥骨側が下→後方不正軸進入の可能性 2. **陣痛状態の把握** 　微弱陣痛の有無を知る． 3. **分娩遷延の原因の推定** 　a. 不正軸進入が疑われる場合 　　1）X線骨盤計測［グースマン（Guthmann）法］ 　　2）超音波断層法による児頭大横径計測 　　3）CPDの有無，不正軸進入の有無と程度を知る． 4. **不正軸進入（＋），CPD（－）の場合** 　a. 母体体位の工夫 　　1）座　位 　　　椅子の背もたれ側に寄り掛かるような，前傾姿勢の開脚座位がよい． 　　2）蹲踞位 　　3）長時間同一体位をとらず，動き回る． 　b. 胎児心拍数モニタリング 　　1）胎児状態を把握する． 　　2）胎児機能不全出現の場合は，帝王切開の準備 　c. 陣痛の状態把握 　　1）続発性微弱陣痛の有無 　d. 分娩進行状態の把握 　　1）有効陣痛があるにもかかわらず，1〜2時間以上も進行がみられない場合は分娩停止とみなして帝王切開の準備をする． 　　2）後方不正軸進入の場合，経腟分娩が困難であることを念頭において，ケアを進める．	・不正軸進入が正軸進入に矯正され分娩が順調に経過する． ・不正軸進入による侵襲を受けず母児とも良好な状態で分娩がなされる．

II-G-c1

データ・情報	アセスメント	助産診断名【例】
(c) 骨盤X線撮影	・確定診断ができる．後頭頂骨進入は，前頭頂骨進入に比べ，分娩停止になることが多い．帝王切開が選択される．	
2 分娩経過の予測 ・児頭下降障害 ・分娩停止 　→帝王切開	①前方の頭頂骨が恥骨結合に突き当たり，後在の頭頂骨が先進する． ②前頭頂骨進入に比べ，分娩が困難である． [理由1] ・前頭頂骨進入の場合は，先進する頭頂骨の仙骨に向かって移動できるスペースが大きいが，後頭頂骨進入では，恥骨結合後面へ移動できるスペースが小さい．そのため，ある程度下降すると，後在頭頂骨の回転移動が恥骨結合後面にあたり，できなくなる． [理由2] ・児頭が前方に向かって側屈するため，児の肩が母体の脊柱に接してしまい，下降が妨げられる． ③分娩時間は長く，しばしば停止する．帝王切開が選択されることが多い．	❺後頭頂骨進入に関連した分娩停止の危険性
3 母児の健康状態 (a) 母 体 ・分娩停止 ・疲労性微弱陣痛	・分娩停止を起こすことが多いため，微弱陣痛を引き起こしやすい．	
(b) 胎 児 ・胎児機能不全 ・分娩外傷 　頭蓋内出血 　頭蓋骨圧痕	・胎児機能不全に陥りやすい． ・頭蓋内出血や頭蓋骨圧痕などの分娩障害が生じることがある．	❻後頭頂骨進入に関連した胎児機能不全発症の危険性 ❼後頭頂骨進入に関連した児分娩外傷発症の危険性

2. 高在縦定位

【高在縦定位とは】
　児頭の矢状縫合が骨盤入口部の前後径に一致したまま児頭の下降が行われず分娩が停止するものをいう．
　後頭が恥骨結合に向かう前（方）高在縦定位と仙骨岬に向かう後（方）高在縦定位とがある．

データ・情報	アセスメント	助産診断名【例】
1 診断基準 (a) 内診所見 ・矢状縫合縦径 ・小泉門母体前方 　→前（方）高在縦定位 ・大泉門母体前方 　→後（方）高在縦定位	・矢状縫合は縦径である． ・泉門の位置から，前方高在縦定位か後方高在縦定位かを判断する．	
2 高在縦定位発生の因子 ・細長型骨盤 ・扁平狭骨盤 　など	・前後に長い細長型（類人猿型）骨盤に多くみられる．そのほか，漏斗骨盤，扁平狭骨盤などでもみられる．	❶扁平狭骨盤に関連した高在縦定位の危険性
3 分娩経過の予測 ・後頭位分娩 　後（方）高在縦定位→後方後頭位 　前（方）高在縦定位→前方後頭位	・児頭が小さくて，骨盤との間に不均衡がなければこのままで骨盤内を下降する． ・児頭が回旋（自然か人工）し，後頭位分娩となる． 　後（方）高在縦定位の場合は，回旋しにくく，回旋したとしても後方後頭位になることが多いので分娩は困難である．	❷CPDに関連した高在縦定位の危険性 ❸高在縦定位に関連した後方後頭位の可能性

II-G-c2

データ・情報	アセスメント	助産診断名【例】
4 母児の健康状態 (a) 母 体 ・分娩遷延 ・疲労性微弱陣痛 (b) 胎 児 ・胎児機能不全	・分娩が遷延し，長時間にわたることが多いため，疲労性微弱陣痛を起こしやすい． ・分娩遷延から胎児機能不全状態になることがある．	❹高在縦定位に関連した分娩停止の危険性 ❺高在縦定位に関連した分娩停止に伴う胎児機能不全発症の危険性

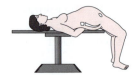
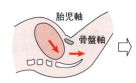
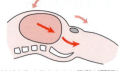

(a) この姿勢をとることにより恥骨結合部は前下方に移動し，骨盤入口の前後径は数 mm 長くなる．

(b) またこの姿勢をとることにより骨盤軸が変化するとともに腹壁が緊張し前方に突出していた子宮が後方に圧迫され，胎児の進入する方向と骨盤軸が一致し進入を容易にする．

図Ⅱ-45　ヴァルヒャー (Walcher) の懸垂位
(a; 鈴木正彦：児頭の回旋異常. 必修産婦人科学, 改訂第 4 版（小川重男編），p176，南江堂，1991)

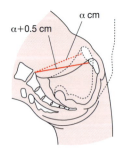

図Ⅱ-46　懸垂位における真結合線
(鈴木正彦：児頭の回旋異常. 必修産婦人科学, 改訂第 4 版（小川重男編），p176，南江堂，1991)

ケアの要点	具体的評価内容
【A】児頭骨盤不均衡（CPD）の有無の確認 助産診断名：❶, ❷ 　1．CPDの診断 　　1）レオポルド触診法（第3, 第4段操作） 　　2）ザイツ法 　　　1), 2）でCPDが疑わしいときは 　　3）X線骨盤計測 　　　マルチウス（Martius）法, グースマン（Guthmann）法 　　4）超音波断層法（児頭大横径の計測） 　　　3), 4）を行い，確定診断する．	
【B】児頭下降，回旋の矯正および促進 助産診断名：❹ 　1．母体体位の工夫 　　1）胎児後頭側を下にした側臥位 　　2）ヴァルヒャー（Walcher）の懸垂位（図Ⅱ-45, 46） 　　3）片膝を立てた座位 　　　2), 3）によって前後径が多少長くなり，児頭が下降することがある． 　　4）歩行，階段昇降などで，体を動かす． 　　5）長時間同一体位をとらない． 　2．内回転術（医師による） 　　手を子宮内に入れて児頭を用手的に回旋させ，同時に外手で児背を回す．	・児頭が回旋，下降し経腟分娩となる．
【C】分娩様式 助産診断名：❷, ❹, ❺ 　1．帝王切開 　　1）CPD（＋） 　　2）定位矯正不能で分娩遷延時 　　3）定位矯正不能で胎児機能不全出現時 　2．経腟分娩 　　1）CPD（−） 　　2）定位矯正成功時 　　3）児頭が小さい場合は，矯正されなくてもそのままで骨盤通過できることがある． 　　普通は矯正されないと骨盤通過は無理なことがほとんどである．	・高在縦定位による侵襲を受けずに母児とも良好な状態で分娩がなされる．

II-G-c2

d 胎位の異常

1. 骨盤位

データ・情報	アセスメント	助産診断名【例】
1 診断基準 (a) 外診所見 ・レオポルド触診法 　第1段：子宮底での児頭触知 　第2段：体幹上部の溝 　第3段：胎児下降部での殿部の触知 　第4段：骨盤入口での空虚感 ・胎児心音聴取部位 　臍高付近 (b) 内診所見 ①殿 位 　・柔らかい2個の球状体 　・肛門の触知 　・内診指への胎便の付着 　・外性器 　　など	 ・第1段：子宮底部分で球形で一様に硬く凹凸のない胎児部分を触知する．妊娠中期では浮球感を感じる． ・第2段：子宮底部にある硬い球状の部分と体幹との間に溝を触知できる． ・第3段：胎児下降部にくびれのない球状に近く柔らかい殿部を触れる（殿位の場合）． ・第4段：体幹に移行する柔らかい不規則な先進部を触れ，これを両手で把握すると骨盤入口は空虚になる． ・胎児心音は，児背のある側の臍高かそれよりも高い部分で聴取できる． ・分娩初期の破水前には骨盤腔は空虚であり，内診指を深く挿入しないと先進部に触れない．片手で子宮底を軽く圧迫し胎児を下降させつつ，内診するのもよい． ・柔らかい2個の不正な球状体があり，その間に溝（殿間溝）を触れる． ・溝の中央に肛門があり，内診指に肛門括約筋の抵抗を感じ胎便が付着する． ・溝の一端に仙骨の棘状突起を触れ，これで児背の向きがわかる．もう	❶ レオポルド触診法第4段において骨盤上空虚感に伴う骨盤位の可能性 ❷ 内診指への胎便付着に伴う殿位の可能性

【骨盤位の定義】

縦位のうち，胎児の頭部が母体の上腹部，下方に胎児の殿部または下肢があるものを骨盤位という．頭位分娩とは逆に骨盤部が先進する（図Ⅱ-47）．

【分類】

殿位：殿部が先進するもの
  純殿位（単殿位）：殿部のみが単独に先進するもので両下肢は体幹の前面に沿って上方に伸展している．
  殿足位（複殿位）：踵が殿部に接しておりこれが先進するもの
    全複殿位（殿両足位）：両足の踵が殿部に接するもの
    不全複殿位（殿片足位）：一足の踵のみ殿部に接するもの
膝位：下肢は股関節で伸展し膝関節で屈曲して膝が先進するもの
  全膝位（両膝位） ：両側の膝が先進する
  不全膝位（片膝位）：一側の膝のみが先進する
足位：下肢が伸展して先進するもの
  全足位（両足位） ：両足が先進する
  不全足位（片足位）：片足が先進する

いずれの場合も，児背が母体の左側にあるものを第1胎向，右側にあるものを第2胎向とする．

情報・その他

骨盤入口	殿幅（殿部横径）	第2斜径が横径に一致．左殿部を先進させ下降
↓		↓
骨盤底で第2回旋		左殿部は前方へ回旋，殿幅は前後径に一致
↓		↓
第3回旋		前在左股関節部が恥骨弓下に支えられ児体は左方へ強く彎曲し，
		↓
		後在右殿部
		↓
		前在殿部と娩出

＊肩幅は殿幅と同一経過をとり，後在肩甲→前在肩甲の順で娩出

＊児頭は屈曲胎勢で矢状縫合は第1斜径か横径に一致し，骨盤入口へ進入骨盤底で後頭は前方へ回旋，矢状縫合は前後径に一致，後頭結節を支点とし，頤，顔面，前頭，頭頂の順に娩出する．
児頭変形はほとんどない．産瘤は左殿部．

図Ⅱ-47　骨盤位の分娩機序

データ・情報	アセスメント	助産診断名【例】
②足　位 ・衝突様運動の触知 ・足底と指の触知など	一端では外性器を触れ，複殿位の場合はさらにその前方に踵を触れる． ・破水前には，足は触れにくい．衝突様運動を触知できることもある． ・足と手の鑑別が重要である． [足と手の識別] ・足の指はほとんど同じ長さで短く，手の指は母指のみ太く短く他の4本は長い． ・足は硬い踵をもっており，直角に下腿に連なる． ・左右の区別は，足底と内診指の手掌を合わせ，児の足の母指と内診指の母指とが合えば，内診の手とは異足のほうの足である．	
③膝　位 ・膝蓋骨触知	・膝は丸く，先端に円盤状の膝蓋骨を触れる．肘は先端がとがっていることで区別を付ける．	
(c) 超音波断層法	・超音波断層法が早く確実に診断できる．	
(d) X線撮影	・確実に診断できる．	
2 骨盤位発生の因子 (a) **母体側因子** ・双角子宮 ・前置胎盤 ・狭骨盤 ・子宮筋腫 (b) **胎児側因子** ・水頭症 ・無脳児 ・多　胎	・まったく不明なことがあるが，以下のようなときに比較的多い． ・**子宮変形**：双角子宮や子宮筋腫などによって，子宮腔が変形しているため，妊娠後半期の胎児の自己回転を妨げたり，骨盤位に適した形になっていることが考えられる． ・**前置胎盤，狭骨盤**：骨盤入口部の狭窄や障害のため，児頭固定が妨げられる． ・**胎児奇形**：水頭症，無脳児の場合に多い．また死胎児の場合にも多い． ・**多胎**：とくに第2児に多くみられる．	❸前置胎盤に関連した児頭の固定障害に伴う骨盤位発生の危険性

ケアの要点	具体的評価内容

【A】胎位の矯正

助産診断名：❶, ❸, ❹

1. 体位変換法

   胎位の安定する妊娠32週以降から行う.

   a. 側臥位

   児背側を上にした側臥位とする.

   児頭は胎児の腹部のほうに下がってきて頭位となる.

   b. 腹臥位－側臥位

   就寝前，排尿をすまし腹帯をとる.

   妊婦は腹臥位で両肘を立て胸を起こした姿勢を5分間とり，次に児背側を上にした側臥位で就寝する.

   c. 膝胸位－側臥位

   就寝前，排尿をすまし腹帯をとる.

   胸膝位を10〜15分間とる．その後児背側を上にした側臥位で就寝する（図Ⅱ-48）.

   妊婦にはかなり苦しい姿勢であるので，早産の徴候があるときにはやめておく.

2. 外回転術

   体位変換法で矯正されない場合，行われることがある.

   a. 妊婦の準備

   1) 仰臥位で腹帯をはずし排尿をすませる.
   2) CTG装着

   子宮収縮がないことを確認する.

   胎児状態が良好であることを確認する.

・骨盤位から頭位に矯正される.

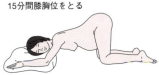
15分間膝胸位をとる

→ 児背のある側を上にした側臥位をとる

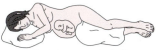
第1胎向のとき：右側臥位

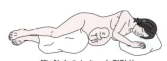
第2胎向のとき：左側臥位

図Ⅱ-48　骨盤位の整復：膝胸位・側臥位法

（遠藤俊子責任編集：ハイリスク妊産褥婦・新生児へのケア，p172，日本看護協会出版会，2012）

データ・情報	アセスメント	助産診断名【例】
・羊水過多, 羊水過少 ・早 産	・**羊水過多**：胎児の移動性が大きい. ・**羊水過少**：胎児の移動性が制約され, 自己回転を行いにくい. ・**早 産**：胎児自身まだ小さいため, 移動性が大きい.	❹羊水過多に関連した胎児の過大な移動性に伴う骨盤位発生の危険性

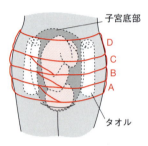 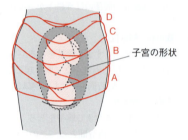

(a) 腹帯を巻くポイント
① 仰臥位で腹壁と腹帯の間に, 両手首まで, ゆっくり挿入できる程度の巻き具合とする.
② タオルは堅く棒状とし, 児を両側から挟む.
③ A～D段において巻き上げていく力の強さは一定であること

(b) 腹帯を巻くポイント
① 腹帯の幅を広くとる
② A, B段は比較的堅く巻き, C, D段はゆるめに巻く

図Ⅱ-49 胎位矯正後の固定
(内山和美ほか：助産演習ノート, 聖隷サービス, 1984)

3 母児の健康状態

(a) 母体 ・微弱陣痛 ・遷延分娩 ・感 染 ・軟産道損傷 ・弛緩出血 など	・微弱陣痛, 分娩遷延になることが多いため, 正常分娩に比べて, 弛緩出血や頸管などの裂傷をきたすことが比較的多い. ・骨盤位そのものは母体の状態に重篤な影響を与えない.	❺骨盤位に関連した分娩遷延の危険性
(b) 胎児 ・分娩外傷（表Ⅱ-29）	・拙劣な骨盤位牽出術により, 大腿骨, 上腕骨, 鎖骨などの骨折, 胸鎖乳突筋の断裂, 上腕神経叢麻痺, 内臓損傷, 頭蓋骨骨折, 頭蓋内出血などきたすことがある.	❻骨盤位分娩に伴う児損傷の危険性

ケアの要点	具体的評価内容
3）子宮収縮の抑制 　　予防的に子宮収縮抑制薬（リトドリン）を投与することがある． b. 外回転術（医師による） 　　滑りをよくするためオリーブ油などの潤滑油を腹部に塗布することがある． c. 外回転術合併症の注意 　1）合併症 　　常位胎盤早期剝離，破水，子宮収縮 　　臍帯巻絡による胎児機能不全 　2）予防 　　a）手技はソフトに，無理をしない． 　　b）施行中，後，超音波にて胎児や付属物などの状態を確認する． 　　c）妊婦の自覚症状（腹痛，破水感，腹部緊満感など） 　　d）施行後，子宮収縮の消失，胎児状態が良好であることが確認できるまでCTG装着し，ベッド上安静とする． 　　e）子宮収縮抑制薬投与 3. 胎位矯正後の固定法 　　腹帯によって胎児を固定する（図Ⅱ-49）．	
【B】分娩時早期破水の予防 助産診断名：❾ 　a. 安静の保持 　　児殿部側を下にした側臥位とする． 　　腹圧がかかるような動作を避ける． 　b. メトロイリンテルまたはコルポイリンテルの挿入 　c. 内診回数は必要最小限とし，ソフトに行う． 　d. 早期努責を禁ずる．	・適時破水で分娩が経過する．
【C】分娩時臍帯脱出の予防 助産診断名：❽ 　a. 早期破水の予防 　b. 破水時 　　1）内　診 　　　臍帯脱出の有無を確認する．	・臍帯脱出が起こらない．

データ・情報	アセスメント	助産診断名【例】
・胎児機能不全 　臍帯脱出，前期破水，臍帯圧迫などによる	・頭部より周囲径の小さな胎児部分が先進するため，軟産道の開大が不十分であり児頭の圧迫や児頭の娩出に時間を要することがある． ・また児頭の産道通過時には，臍帯は児頭と骨盤壁との間に狭まれ圧迫される．児頭娩出に時間を要すると臍帯圧迫の時間が長くなり胎児機能不全状態に陥り，児の予後は悪くなる． ・先進部の周囲が大きいほうが予後はよく，もっともよいのは複殿位，次に単殿位であり，予後が悪いのが足位，とくに全足位である． ・その他，臍帯下垂，脱出，前期破水が多い．	❼児頭娩出に際し臍帯圧迫に伴う胎児機能不全の危険性 ❽骨盤位分娩に関連した臍帯脱出の危険性 ❾骨盤位に関連した前期破水の危険性

表Ⅱ-29　骨盤位分娩児の分娩外傷

1. 頭蓋内出血
    a) 硬膜下出血（とくに小脳天幕下裂傷）
    b) 脳室内出血（とくに低出生体重児）
    c) 脳幹脳底部出血
2. 骨　折
    a) 頭蓋骨骨折と脳挫傷の合併
    b) 脊椎骨折と脊髄損傷との合併
    c) 鎖骨骨折
    d) 上腕骨骨折
    e) 大腿骨骨折
3. 神経麻痺
    a) 上位型上腕神経叢麻痺（Erb palsy）
    　時に横隔膜神経麻痺の合併
    b) 下位型上腕神経叢麻痺（Klumpke palsy）
    　時に Horner 症候群の合併
4. その他
    a) 胸鎖乳突筋血腫
    b) 腹腔内臓器損傷（とくに肝，副腎，脾）
    c) 股関節脱臼

（荒木　勤：最新産科学 異常編，改訂第22版，文光堂，2012）

ケアの要点	具体的評価内容
2) 胎児心音聴取 　CTG装着，超音波による確認 3) コルポイリンテル挿入 　羊水流出の防止と臍帯脱出防止 4) 安静保持 　腹圧をかけない． 　食事，排泄も床上で行う．	
【D】分娩遷延に対するケア 助産診断名：❺ 　a. メトロイリンテルの挿入 　b. 陣痛促進薬の投与（微弱陣痛時） 　c. 帝王切開の準備 　胎児機能不全などの発生に備える．	・分娩が遷延せず母児とも安定した状態で分娩が終了する．
【E】娩出時の胎児機能不全予防 助産診断名：❼ 　a. 早期努責の禁止 　　殿位の場合，殿部が陰裂間に出現するまで努責をかけない． 　b. 頸管全開の確認 　　下肢が伸展している純殿位の場合，殿部が排臨しても頸管が全開していないことがある． 　　努責前に必ず，内診し全開を確認する． 　c. 直腸，膀胱を空虚にする． 　　膀胱：分娩第2期に導尿 　　直腸：コルポイリンテルかメトロイリンテル挿入前に浣腸 　d. 努責の指導 　　娩出を短時間で終了させるため，強く努責をかけるよう指導，誘導する． 　e. 十分な会陰切開（医師による） 　f. 蘇生の準備 　　できれば新生児科医立ち会いとする． 　　分娩時外傷の有無を確認する（表Ⅱ-29）．	・体幹に引き続き児頭の娩出が短時間でなされ，新生児の状態は良好である． ・分娩時外傷が起こらない．

Ⅱ-G-d1

2. 横位

【横位とは】
胎児の縦軸が子宮の縦軸と直角に交差するものを横位，斜に交差するものを斜位という．

データ・情報	アセスメント	助産診断名【例】
1 診断基準 **(a) 外診所見** ①腹部の形：横長の卵形 ②レオポルド触診法 　・恥骨結合上は空虚 　・子宮底で胎児部分 　・触知不可 ③胎児心音聴取部位 　・臍部側方 　・臍恥中央 **(b) 内診所見** ①破水前 　・胎児部分触知（−） 　・大きな胎胞 ②破水後 　・肩甲部，上肢の触知 **(c) 超音波断層法** **(d) X線撮影**	・腹部は横に長い卵形 ・腹囲が大きい． ・子宮底，恥骨結合上で胎児部分を触れない． ・恥骨結合上は空虚であり，手を深く骨盤腔内に圧入することができる． ・児心音は，臍部の側方や臍恥中央辺りで聴取できる． ・破水後は，子宮壁が収縮するため，外診所見は明瞭でない． ・胎児部分は触れない． ・胎胞を大きく触れ，緊張している（骨盤と胎児との間に間隙があるため，前羊水と後羊水の交通があり，子宮内圧が直接胎胞にかかるため） ・肩甲部：三角形の肩甲骨，鎖骨，数本並列する肋骨，腋窩，脊柱を触れる． ・第1横位（第1分類）の場合は，腋窩は左に閉じ肩甲，脊柱は前方に向かう． ・上肢：上肢が脱出することがある．左右の区別は検者と握手することによって区別する．下肢と間違わないこと． ・超音波，X線撮影で確定診断は容易にできる．	❶横位に関連した前期破水の危険性

> 【分類】児頭の向きにより　第1横位（第1胎向）：児頭が母体の左側
> 　　　　　　　　　　　　第2横位（第2胎向）：児頭が母体の右側
> 　　　　児背の向きにより　第1分類：児背が母体の前方
> 　　　　　　　　　　　　第2分類：児背が母体の後方

ケアの要点	具体的評価内容
【A】分娩時横位の早期発見 助産診断名：❷，❸，❺ a. 母体腹部の外診 　1）腹部の形 　2）レオポルド触診法 b. 超音波断層法 c. X線撮影法 d. 内診は破水を引き起こす危険性があるので，なるべく行わないほうが無難である．	・分娩開始前，または分娩初期に横位の診断がなされる．
【B】分娩時横位の処置 助産診断名：❻，❼，❽，❾，❿，⓫ **1. 未破水時** a. 破水の予防 　1）腹圧を禁止する． 　2）ベッド上安静 　3）内診を行わない．行う場合は，極力ゆっくり丁寧に行う． b. 陣痛の抑制 　子宮収縮抑制薬の使用 c. 外回転術による胎位矯正（医師による） 　1）陣痛抑制の確認 　2）コルポイリンテル挿入の介助 　3）帝王切開の準備 　　失敗して破水した場合や母児の状態が悪化した場合などに備える． 　4）母児の状態観察 **2. 破水時** a. 臍帯脱出，上肢脱出の有無の確認 b. 児心音の確認 c. 胎位の確認 　破水と同時に胎児の自己回転が起こることもある．	・破水前に横位と診断され適切な処置がなされる． ・横位から縦位に変化し分娩が進行する．

データ・情報	アセスメント	助産診断名【例】
2 横位発生の因子	・横位の原因としては，児頭先進部が骨盤入口に固定するのを妨げる場合，胎児にとって子宮腔が広く動きすぎる場合（胎児の固定が困難）がある．	
(a) 母体側因子 ・狭骨盤 ・子宮筋腫 ・卵巣腫瘍 ・頻産婦 ・子宮奇形 など	①児頭先進部が骨盤入口に固定するのを妨げる場合 ・狭骨盤，子宮下部近くに生ずる子宮筋腫や卵巣腫瘍 ②胎児にとって子宮腔が広く動きすぎる（胎児の固定が困難）場合 ・頻産婦（子宮壁，腹壁が弛緩している，懸垂腹） 【低出生体重児】 ・双角子宮や弓状子宮（子宮腔の形が横に広いため，胎児は縦位をとりにくい）．	❷狭骨盤に関連した児頭固定障害に伴う横位の危険性 ❸子宮の形態異常に関連した横位の危険性
(b) 胎児とその付属物側因子 ・多　胎 ・巨大児 ・胎児奇形 ・子宮内胎児死亡（IUFD） ・前置胎盤 ・羊水過多 ・臍帯過短，臍帯巻絡	①児頭先進部が骨盤入口に固定するのを妨げる場合 ・双胎，巨大児，水頭症，重複奇形，前置胎盤，臍帯過短や過度の臍帯巻絡 ②胎児にとって子宮腔が広く動きすぎる（胎児の固定が困難）場合 ・双胎の第1児分娩後 ・IUFD（死胎児は体が柔軟なため横位になることがある） ・羊水過多症	❹双胎第1児娩出後に伴う第2児横位の危険性 ❺羊水過多に関連した横位の危険性
(c) 医療行為 ・メトロイリンテル挿入	・メトロイリンテル ・過大なメトロイリンテルの挿入は，羊水腔を球状にし，胎児下降部の骨盤入口への固定を妨げることがある．	

ケアの要点	具体的評価内容
d. 母体の状態観察 　1）陣痛の強度 　2）疼痛の有無，程度 　3）バイタルサイン 　4）精神状態 など e. 急速遂娩の準備 f. 遷延横位になる前になんらかの処置を行う．	・遷延横位を起こさず，母児とも良好な状態で分娩がなされる．

【C】双胎における第2児横位

助産診断名：❹

・横位が矯正され経腟分娩がなされる．

1. 胎児心音と破水の確認

a. 未破水で胎児心音良好
　1）外回転術による胎位矯正（医師による）
　2）帝王切開の準備

b. 未破水で胎児心音低下
　1）急速遂娩の準備
　　・帝王切開
　　・人工破膜後，内回転術にて足位にし骨盤位娩出術

c. 破水時
　1）内回転術にて足位にし骨盤位娩出術
　2）帝王切開

　手術に出るまでに，臍帯脱出，上肢脱出，胎児心音の確認，羊水流出の防止（骨盤高位，腹圧禁止），母体の状態など継続して観察する．

・横位による侵襲を受けず母児とも良好な状態で分娩がなされる．

II-G-d2

データ・情報	アセスメント	助産診断名【例】
3 分娩経過の予測（図Ⅱ-50） **(a) 分娩経過** ・帝王切開適応の有無の確認： 　前置胎盤，狭骨盤，水頭症，重複奇形など ・上肢，臍帯脱出 ・過強陣痛発生 ・痙攣陣痛発生 ・遷延横位 　胎児は強く屈曲，児の移動性なし ・自己回転 　頭位，骨盤位	・帝王切開の適応であれば，分娩が進行する前に，速やかに行う． ①破水前 ・破水前であれば，外回転を行うが，陣痛が発来しているときは，破水のおそれがあるので行わない． ②破水後 ・横位のままで破水すると，上肢や臍帯が脱出することがある． ・先進部と骨盤入口は大きな間隙があるため，羊水はほとんど流出する．子宮壁は胎児に密着し，過強陣痛から痙攣陣痛，強直性陣痛へと移行し，遷延横位となる． ③胎位の確認 ・分娩開始後自然に縦位（頭位，骨盤位）になることがある．陣痛によって子宮筋が緊張し，横に長かった子宮腔が短縮するために起きることがある（**自己回転**）． ・破水前か破水と同時に起こることが多い．	❻横位矯正失敗に伴う帝王切開 ❼横位に関連した臍帯脱出の危険性 ❽横位での前期破水に伴う遷延横位発症の危険性
4 母児の健康状態 **(a) 母 体** ・遷延横位 　切迫子宮破裂 　感　染 　など	①遷延横位 ・切迫子宮破裂：不安状態，持続性の疼痛，バンドル（Bandl）収縮輪の出現　（図Ⅱ-51） ・感染徴候：頻脈，体温上昇など ②胎児の状態 ・胎児は，強く屈曲し，まったく移動性を失い，胎児機能不全，死亡へと移行する． ・成熟児の場合，横位のままの分娩は不可能である．放置すれば，胎児死亡のみでなく母体状態も重篤なものとなる．	❾遷延横位に伴う切迫子宮破裂 ❿横位の見落としによって生じる母児の生命危機状態

情報・その他

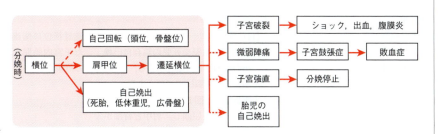

図Ⅱ-50　横位の分娩転帰

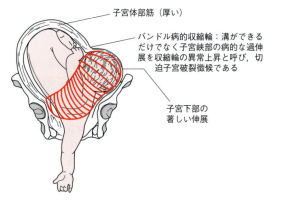

図Ⅱ-51　遷延横位における切迫子宮破裂の徴候
斜線部は伸展された子宮下部を示す．
(荒木　勤：最新産科学 異常編，改訂第22版，p323，文光堂，2012)

データ・情報	アセスメント	助産診断名【例】
(b) 児 ・胎児機能不全，死亡 ・自己娩出 　重折娩出 　自回娩出 　　ダグラス（Douglas）方式 　　デンマン（Denman）方式	【自己娩出】 ・低出生体重児や死児の場合自己娩出の経過をとることがある． ・胎児は，内臓圧迫で死亡する． ①**重折娩出**（図Ⅱ-52） ・胸椎が強く屈曲し，肩甲と背部が娩出し，頭部と体幹，続いて殿部と下肢が娩出される．この場合，上肢の脱出がない． ②**自回娩出** **a　ダグラス方式**（図Ⅱ-53） ・背前横位の上肢脱出を伴うものに起こる． ・上肢の脱出後，肩甲が深く骨盤内に進入して脊柱が強く屈曲し，胸部，腹部，殿部，下肢，他方の上肢，最後に児頭が娩出される． **b　デンマン方式**（図Ⅱ-54） ・背後横位に起こる． ・児頭が後方に回旋し，肩甲が上昇し，殿部が下降する ・側腹および殿部が娩出し，後は骨盤位と同様に娩出する．	⓫遷延横位に関連した子宮内胎児死亡の危険性

情報・その他

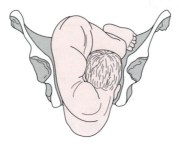

図Ⅱ-52　ロデレール（Roederer）重折分娩
(荒木　勤：最新産科学 異常編，改訂第22版，p324，文光堂，2012)

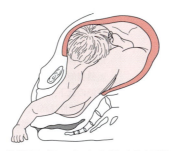

図Ⅱ-53　ダグラス（Douglas）方式による自己娩出
(荒木　勤：最新産科学 異常編，改訂第22版，p324，文光堂，2012)

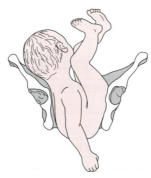

図Ⅱ-54　デンマン（Denman）方式による自己娩出
(荒木　勤：最新産科学 異常編，改訂第22版，p324，文光堂，2012)

e 胎児機能不全

データ・情報	アセスメント	助産診断名【例】
1 正常逸脱の予測	・分娩時，突発的な出来事により胎児機能不全が引き起こされることもあるが，陣痛というストレスにより胎児機能不全に陥りそうなハイリスク群を知り，胎児機能不全を想定した分娩時看護を行うことは大切である．	
(a) 母体合併症	・母体合併症の病態が原因となって胎盤機能不全をともない，胎児予備能の低下，胎児機能不全状態になる危険性は高い． 例）妊娠高血圧症候群（図Ⅱ-55） ・母体において，細小動脈の攣縮，循環血漿量の低下，血液粘度の上昇，血液凝固亢進が起こり，胎盤循環の障害を引き起こす．	❶妊娠高血圧症候群の悪化に関連した胎児機能不全の潜在的状態

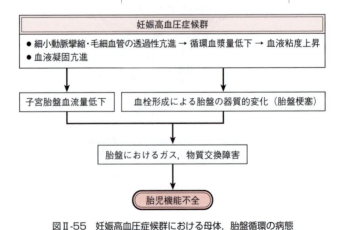

図Ⅱ-55 妊娠高血圧症候群における母体，胎盤循環の病態

Ⅱ. 分娩期の助産診断とアセスメント・ツール

【胎児機能不全とは】
　胎児が子宮内において，呼吸ならびに循環機能が障害された状態をいう（図Ⅱ-56）．妊娠中・分娩中いずれの場合にもみられる．（日本産科婦人科学会編：産科婦人科用語集・用語解説集, 改訂第4版, 2013）
　以前はこのような胎児の状態を表す言葉として「胎児ジストレス（fetal distress）」あるいは「胎児仮死」が用いられていたが，児の状態を表すには不正確であり，誤解を招く表現としてトラブルの要因となることも多かった．1998年米国産婦人科学会では「fetal distress」に替わり「non-reassuring fetal status」という用語に変更された．わが国ではこの訳語として2007年に日本産科婦人科学会で「胎児機能不全」を使用することが承認された．

情報・その他

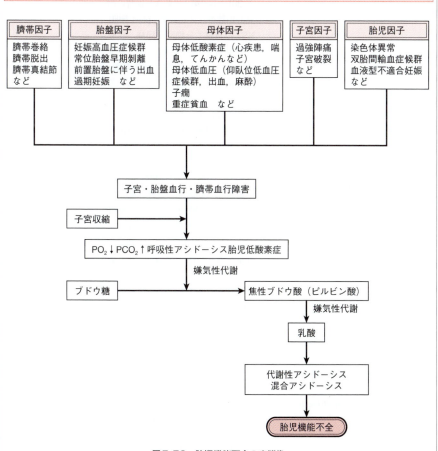

図Ⅱ-56　胎児機能不全の病態像

データ・情報	アセスメント	助産診断名【例】

(b) ハイリスク胎児のチェック
①胎児心拍数モニタリング
  a. NST（non-stress test）
    ・reassuring
    ・non-reassuring
    ・胎児機能不全の疑い
    ・胎児機能不全
	・陣痛などのストレスのない状態で記録した胎児心拍数図によるテストであり，胎児心拍数基線や基線細変動，胎動や刺激に伴う胎児心拍の一過性変動などから，胎児のストレスに対する予備能力を知る．
	・日本母体胎児医学会ではNSTの判定基準と管理方法を定めている（表Ⅱ-30）．（☞ 第3章Ⅲ-A分娩時の胎児心拍数モニタリング，p664参照）
	・NSTの判読：分娩時と同様，胎児心拍数陣痛図波形の定義（表Ⅱ-31）のとおり，胎児心拍数基線，基線細変動，一過性変動の順にみていく．
		❷胎児状態悪化に伴う胎児心拍基線細変動の減少

b. VAS test (vibro-acoustic stimulation test)
    ・type Ⅰ, Ⅱ
    ・type Ⅲ
    ・type Ⅳ, Ⅴ
	・胎児の耳に近いと思われる母体腹壁に音響刺激を行って，胎児の反応をみるテストである（図Ⅱ-57）．
	・妊娠後期の胎児は大体20分毎に，覚醒期（胎動や一過性頻脈を示す）と睡眠期（胎動や一過性頻脈がみられない）を繰り返している．NST時，胎児が睡眠期であった場合，reassuringの児をnon-reassuringと判定を誤ったり（偽陽性），また胎児が覚醒期に入るまでかなりの時間NSTを行うことになる．
	・VASテストにより，NST検査における偽陽性の減少と検査時間短縮が図られる．
	・西島は，テスト反応のタイプと胎児の状態について，図Ⅱ-58のように分類している．	

c. CST（contraction stress test）
    ・陰　性
    ・陽　性
    ・疑陽性
	・子宮収縮に対する胎児心拍数の変化をみるものであり，40秒以上持続する子宮収縮が10分間に3回認められるようになるまで，オキシトシンまたは乳頭刺激を加える．	

情報・その他

表Ⅱ-30 NSTの判定基準

判定	NST所見	胎児の状態
reactive	一過性頻脈（胎児心拍数の増加が15bpm以上で，15秒以上2分未満の持続）が20分間に2つ以上	reassuring
non-reactive	reactiveの所見がみられない場合	胎児低酸素症，アシドーシス Non-REM睡眠状態 胎児の未熟性 母体への薬物投与や喫煙による影響

＊reactiveと判定されない場合
1）胎児睡眠サイクルをactive stateにする（音振動刺激試験（VAST）や母体腹壁刺激）．
　　判定基準はNSTと同基準で判定する．
2）NSTの再検査（12〜24時間以内），CST，BPS，胎児血流速度波形計測などにより総合的に判断する．

（日本母体胎児医学会編：CTGモニタリングテキスト改訂版，東京医学社，2018より作成）

表Ⅱ-31 胎児心拍数陣痛図波形の定義（日本産科婦人科学会周産期委員会，2003より引用）

心拍数基線	正常脈110〜160bpm 徐脈＜110bpm 頻脈＞160bpm
基線細変動	2サイクル/分以上の心拍数の変動で振幅・周波数に規則性がないもの 振幅の大きさにより4段階に分類 消失（肉眼的に認められない），減少（5bpm以下），中等度（6〜25bpm），増加（26bpm以上）
サイナソイダルパターン	規則的でなめらかなサイン曲線を示すもの．2〜6サイクル/分で振幅は平均5〜15bpm（大きくても35bpm以下）
一過性頻脈	開始からピークまで30秒未満の急速に変化する波形で，心拍数増加15bpm以上，持続15秒以上2分未満のもの
一過性徐脈	開始から最下点まで30秒未満の急速に変化する波形
変動一過性徐脈	心拍数減少15bpm以上，持続15秒以上2分未満のもの．一定の形をとらず下降度，持続時間は子宮収縮毎に変動
開始から最下点まで30秒以上の緩やかに変化する波形 　早発一過性徐脈：子宮収縮の最強点と一致した最下点を示すもの 　遅発一過性徐脈：子宮収縮の最強点に遅れた，最下点を示すもの 　遷延一過性徐脈：心拍数低下が15bpm以上で開始から元にもどるまで2分以上10分未満の徐脈	

データ・情報	アセスメント	助産診断名【例】
	・CSTの判定については，表Ⅱ-32に示すとおりである． ・子宮収縮の誘発が胎児機能不全を助長する危険性がある．また，分娩陣痛に移行することもあるので，分娩にいたっても支障がない事例，体制下で施行する．	
②超音波検査 　a. 胎児発育 　　・胎児発育不全（FGR）の有無	・児頭大横径，体幹横断面積，大腿骨長などからFGRの有無，タイプを診断する． ・胎盤機能不全の胎児は慢性の低酸素症，低栄養の状態にあり結果としてFGRになる．FGRの胎児は予備能力が少ないため，分娩時のストレスによって，胎児機能不全に陥りやすい．	❸FGRに関連した分娩時胎児機能不全の危険性
・羊水ポケット 　　　羊水過少：2 cm以下 　　　羊水過多：8 cm以上 　　・AFI（amniotic fluid index） 　　　羊水過少：5 cm以下 　　　羊水過多：20 cm以上 　b. 胎盤の変性度（aging）	・羊水ポケット：子宮壁から胎児部分への最長距離を求めたもの ・AFI：4分割評価法といい，母体の臍部を中心に子宮を4分割しそれぞれの羊水深度を総計する． ・胎盤の老化に伴って胎盤機能が低下し胎児機能不全に陥りやすくなる．（☞第2章Ⅱ-C-3 胎児および胎児不属物に関する診断，p57参照）	
③BPS（biophysical profile scoring） 　・胎児呼吸様運動（FBM：fetal breathing movements） 　・胎動（gross fetal body movement） 　・胎児筋緊張（fetal tone） 　・NST（reactive fetal heart rate） 　・羊水量（qualitative amniotic fluid volume）	・胎児呼吸様運動，胎動，胎児筋緊張，羊水量という4つの超音波断層法による評価項目に，NSTの評価を合わせた5項目の所見をスコア化したものであり，胎児のwell-beingを評価する方法である．（☞第2章Ⅱ-C-3-4 胎児の健康状態，p62参照） ・胎児呼吸様運動，胎動，胎児筋緊張，NSTのこれら4項目は急性の胎児低酸素血症に関連している． 筋緊張（7週）→胎動（9週）→呼	❹胎児の低酸素状態持続に関連した羊水量減少

情報・その他

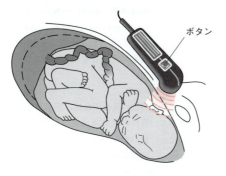

図Ⅱ-57　胎児音響刺激試験を実施している様子
（吉田幸洋ほか：胎児仮死の予知．ペリネイタルケア 9 (4)：301-308, 1990）

1）positive response（PR）
　　Ⅰ. acceleration ≧ 15 bpm. ≧ 15 sec. 1 min以内

　　Ⅱ. tachycardia ≧ 15 bpm. 1 min以上

2）triphasic response（TR）
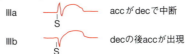
　　Ⅲa　　　　　　　accがdecで中断
　　Ⅲb　　　　　　　decの後accが出現

3）negative response（NR）
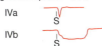
　　Ⅳa
　　Ⅳb

4）non response（Non R）

　　Ⅴ

図Ⅱ-58　VASテスト反応タイプ分類
Type Ⅰ, Ⅱ　（positive response）予後良好（Ua pH ＞ 7.20）
Type Ⅲ　　　（triphasic response）臍帯巻絡例が多い
Type Ⅳ, Ⅴ（negative response, non response）胎児機能不全が多い
（西島重信：胎児心拍モニタリングにおける問題点とVAS testの臨床応用に関する研究．新生児学会誌 25：408-417, 1989）

データ・情報	アセスメント	助産診断名【例】
【羊水生成の機序】 ・羊水生成の機序は完全にわかっていないが，羊膜の分泌，子宮壁から卵膜を通しての濾過作用，胎児分泌物（とくに尿）などが考えられている． ・胎児が低酸素状態になると脳などの必須臓器への血液供給が優先され，腎への血流量は減少する．そのため胎児の尿量が減少し，羊水量も少なくなってくる．	吸様運動（20週）→NSTにおけるfetal heart rate reactivity（28週）の順で形成される生物学的活動は，低酸素症になると逆の順で消失していく． [羊水量] ・慢性の低酸素血症に関連している．慢性の低酸素血症は胎児の腎血流量の減少を起こし，その結果胎児尿量が減少し，羊水過少をきたす． [modified BPS] ・羊水量とNSTの2項目によるmodified BPSが提案されている． ・これは，NSTがreassuringで，かつ羊水量（amniotic fluid index:AFI）が5cm以上の場合を正常とするものである．	
④内分泌検査 　・24時間尿中エストリオール(E₃) 　　妊娠後期：20〜70 mg/日	・胎児胎盤系で産生されるステロイドホルモンであり主に胎児の機能を示す． ・胎児副腎で分泌される物質が，胎児肝，胎盤，母体肝などで代謝され，母体の尿中に排泄されるホルモンである． ・妊娠経過とともに上昇し，平均値としては予定日頃を境として下降する．（☞第2章Ⅱ-C-3-7　胎児胎盤機能，p65参照） ・妊娠週数に応じて，警戒域，危険域が提示されているが，1回だけの検査値をみるのではなく連続的に測定した値の変化をみることが大切である．連続して高い値を示したり，上昇傾向を示せば胎児状態は良好であると考えられる． ・エストリオールが減少，低値を示す場合，胎児副腎や胎児肝の機能障害，胎児循環不全，胎盤機能障	❺胎児循環不全に関連した尿中エストリオール値の減少

情報・その他

表Ⅱ-32　CSTの判定基準

陰性 (negative)	3つ，またはそれ以上の適正な子宮収縮に伴って，記録中に一過性徐脈を全く見ないもの
陽性 (positive)	子宮収縮の50％以上に遅発一過性徐脈を認めるもの．ただし，「過刺激（hyperstimulation）」は，「判定不能（equivocal）」とする．しかし，「過刺激」と判断される子宮収縮であっても，遅発一過性徐脈を伴わない症例では，「陰性」と判断することができる
疑陽性 (suspicious)	子宮収縮の50％以下で遅発一過性徐脈が認められるもの．これも「判定不能（equivocal）」とする
過刺激 (hyperstimulation)	90秒以上維持する子宮収縮，もしくは2回/分以上の頻度で発来する子宮収縮に伴って遅発一過性徐脈が認められるものでは，「過刺激（hyperstimulation）」として，「判定不能（equivocal）」とする
不完全 (unsatisfactory)	適正な質または頻度の子宮収縮が得られない，または心拍数の記録の質が適正な判定に不十分であるものは，「判定不能（equivocal）」とする

（日本母体胎児医学会編：CTGモニタリングテキスト改訂版，p34，東京医学社，2018）

データ・情報	アセスメント	助産診断名【例】
・ヒト胎盤性ラクトーゲン (hPL) 　妊娠後期:4〜10 μg/mL	害が考えられる. ・胎盤で産生される蛋白ホルモンであり，主に胎盤機能を示す. ・妊娠10週頃から血中に増加し始め，以後妊娠経過とともに上昇する. ・妊娠34週以降，hPL 4 μg/mL以上を正常値とする.	
⑤胎児血流波形（パルスドプラ法） ・産科領域でよく測定される血管： 　　臍帯動脈 　　胎児中大脳動脈 ・血流波形の読み方（図Ⅱ-59） 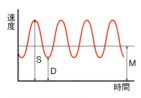 S：収縮期血流速度 D：拡張期血流速度 M：平均血流速度 　図Ⅱ-59　血流波形の読み方 ・血流動態のインデックス算出方法 　RI（抵抗係数）：(S−D)/S 　PI（拍動係数）：(S−D)/M 　S/D比：S/D	・選択された血管中の血流を，定量的に評価できる．収縮期血流速度と拡張期血流速度を比較することによって，各部位における血管抵抗を評価する． ①インデックス（RI，PI，S/D比） ・末梢血管抵抗を代表するものであり，血管抵抗が増大すれば拡張末期に血流が流れにくくなるのでインデックスは増大する． ・RI，PI，S/D比が高い→血液は流れにくい． ・RI，PI，S/D比が低い→血液は流れやすい． ②臍帯動脈 ・胎盤の発育にともない胎児から胎盤に血液が流れやすい状態になっていくため，インデックスは妊娠週数が進むにつれ低下していく． ・胎児—胎盤機能不全の場合インデックスの上昇がみられる． ・胎児から胎盤に血液が流れにくい（血管抵抗の増加）ため，拡張末期血流の途絶や逆流波形が認められるようになる． ③胎児中大脳動脈 ・インデックスは妊娠8ヵ月で上昇から下降へ転じる．臍帯動脈の拡張期血流速度よりも低値である． ・胎児低酸素症の場合インデックスの下降がみられる．	❻胎児胎盤循環障害に伴う臍帯動脈インデックス値の増大

ケアの要点	具体的評価内容
【A】胎児機能不全の早期発見 　助産診断名：❶，❷，❸，❹，❺，❻，❼，❽ 　a．ハイリスク群の把握 　1）母体側因子 　(例)・妊娠高血圧症候群 　　　・糖尿病合併妊娠（血糖コントロール不良，血管病変や高血圧を伴うもの） 　　　・重症貧血 　　　・心疾患合併妊娠（とくにチアノーゼを伴うもの） 　　　・前置胎盤 　　　　など 　2）胎児側因子 　(例)・子宮内発育不全 　　　・羊水過少 　　　・胎児奇形 　　　　など	・胎児機能不全を起こさず分娩が経過する．
b．胎児機能不全警戒徴候の早期発見 　1）胎児心拍数モニタリング 　ハイリスク群には，できるだけ頻回に長時間装着し，常時胎児の状態に注意する． 　2）胎児機能不全警戒徴候の把握 　・持続する高度頻脈 　・軽度の変動一過性徐脈 　・基線細変動の減少 　・サイヌソイダル パターン（sinusoidal pattern） 　これらの所見が見られたら 　・母体体位変換 　・母体への酸素投与 　・陣痛強度の確認 　・母体状態の確認（低血圧や発熱などの有無） 　・呼吸法の確認 　・リラックスの促進 　を行いつつ，CTGモニターを継続監視する．	・胎児機能不全徴候を早期に発見し，胎内環境を改善することができる．

データ・情報	アセスメント	助産診断名【例】
	・血流再分配が起こり，脳には血液が流れやすくなるためである．拡張末期血流速度が増加するため，臍帯動脈と相反したインデックスを示す．	
⑥胎児成熟度 　・妊娠週数 　　37週0日≦ ≦41週6日 　・羊水検査 　・L/S比＞2 　・飽和レシチン1.0 mg/dL≦ 　・マイクロバブルテスト 　・シェイクテスト陽性	・早産など未成熟な状態では，予備能力が少なく分娩時ストレスによって胎児機能不全に陥りやすい． ・羊水検査により，肺や腎臓などの成熟度を知り，胎外生活に適応できるか否かの指標とする．早産前期破水などでは分娩時期決定の判断材料になる．	
2 分娩時胎児機能不全の診断 (a) 胎児心拍数モニタリング ・高度徐脈の持続 ・遅発一過性徐脈 ・変動一過性徐脈 ・基線細変動の消失 ・サイナソイダル パターン	(☞ 詳細は第3章Ⅲ-A 分娩時の胎児心拍数モニタリング，p665の表Ⅲ-1参照) ・明らかな所見がみられる以前に，胎児機能不全を警戒すべき徴候がみられることが多い．できるだけ早期に胎児機能不全の徴候を発見して，処置を行うことが重要である（表Ⅱ-33）．	❼高度徐脈に伴う胎児機能不全発症の危険性 ❽胎児機能不全に関連した遅発一過性徐脈の出現
(b) 児頭末梢血採取法 ・pH 　7.25以上　：安全 　7.25〜7.20：要注意 　7.20〜7.15：警戒 　7.15以下　：危険	・胎児の先進部に小切開を加え，滲み出てくる血液をヘパリン毛細管で摂取し，pHを測定する方法である［セーリング(Saling)法］（図Ⅱ-60）． ・胎児アシドーシスの程度を直接的に知る方法であり，表Ⅱ-34のような診断基準が提示されている． ・母体のアシドーシス，産瘤形成，児頭局所のうっ血などで誤った結果を生じることがある． ・低pH値であれば，胎児心拍数モニタリングを行いつつ，再検し，状態に応じた処置をとる． ・5分間にpHが0.05以上低下するのも，胎児機能不全として警戒する．	❾胎児機能不全に伴う胎児末梢血pHの低値

情報・その他

表Ⅱ-33 胎児心拍数波形分類に基づく対応と処置（主に32週以降症例に関して）

波形レベル	対応と処置	
	医師	助産師**
1	正常波形 (normal pattern)	A：経過観察	A：経過観察
2	亜正常波形 (benign variant pattern)	A：経過観察．または B：監視の強化，保存的処置の施行および原因検索	B：連続監視，医師に報告する．
3	異常波形（軽度） (mild variant pattern)	B：監視の強化，保存的処置の施行および原因検索．または C：保存的処置の施行および原因検索，急速遂娩の準備	B：連続監視，医師に報告する．または C：連続監視，医師の立ち会いを要請，急速遂娩の準備
4	異常波形（中等度） (moderate variant pattern)	C：保存的処置の施行および原因検索，急速遂娩の準備．または D：急速遂娩の実行，新生児蘇生の準備	C：連続監視，医師の立ち会いを要請，急速遂娩の準備．または D：急速遂娩の実行，新生児蘇生の準備
5	異常波形（高度） (severe variant pattern)	D：急速遂娩の実行，新生児蘇生の準備	D：急速遂娩の実行，新生児蘇生の準備

〈保存的処置の内容〉一般的処置：体位変換，酸素投与，輸液，陣痛促進薬注入速度の調節・停止など
　　　　　　　　　場合による処置：人工羊水注入，刺激による一過性頻脈の誘発，子宮収縮抑制剤の投与など
＊＊：医療機関における助産師の対応と処置を示し，助産所におけるものではない．
（日本産科婦人科学会／日本産婦人科医会編・監：産婦人科診療ガイドライン-産科編 2017, p284, 286, 2017）

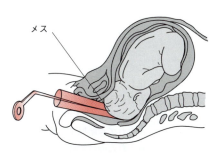

図Ⅱ-60 児頭末梢血採取法（セーリング法）
（荒木 勤：最新産科学 異常編，改訂第22版，p327, 文光堂，2012）

表Ⅱ-34 胎児末梢血pHによる胎児アシドーシスの程度と診断基準

胎児末梢血pH	7.25	7.20	7.15	7.10	
アシドーシスの程度と診断基準	正　常	極軽度	軽　度	中等度	高　度
	安　全	要注意	警　戒	危　険	

（荒木 勤：最新産科学 異常編，改訂第22版，p327, 文光堂，2012）

データ・情報	アセスメント	助産診断名【例】
3 分娩時胎児機能不全の補助的診断項目 (a) 羊水混濁 ・分娩第1期から出現は危険 ・羊水混濁による変化 　→胎盤，臍帯の緑色化 　→羊水緑色→羊水黄色 　→胎盤，臍帯の黄染 　→胎児皮膚，爪の黄染	・胎児が低酸素状態になったとき，胎便を排出する．これはアシドーシスによって，胎児の副交感神経系が優位になったため，肛門括約筋が弛緩し腸管の蠕動運動が亢進したからである． ・しかし，一時的な低酸素症による，胎便排泄があり，その後回復しても胎便による羊水混濁はそのままであるため，これだけで胎児機能不全であるとはいえない． ・現在，羊水混濁は胎児消化管の運動亢進によるものであり胎児の胃腸の正常な生理的成熟を示しているとの考え方，一過性臍帯圧迫による迷走神経刺激誘発腸管蠕動運動亢進によるとの考え方が提示されている（図Ⅱ-61）． ・羊水混濁によってまず，胎盤と臍帯が緑色に変化する．時間の経過とともに羊水混濁は緑色から黄色に変化し，胎盤と臍帯も黄色に変化してくる．また胎児の皮膚，爪も明黄色に変化する． ・胎児娩出時，羊水中に胎便の糞塊がみられても胎児が低酸素状態にさらされたのは短時間であり，胎児への侵襲はほとんどないとわかる．	
(b) その他の症状 ・産瘤の急な増大 ・激しい胎動	・文献によっては，産瘤の急な増大，激しい胎動も胎児機能不全の症状であると記載されている．	

情報・その他

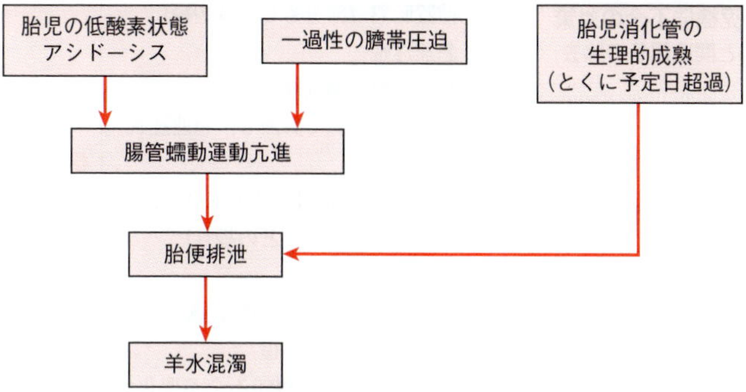

```
┌─────────────┐   ┌─────────────┐   ┌─────────────┐
│ 胎児の低酸素状態 │   │ 一過性の臍帯圧迫 │   │  胎児消化管の  │
│  アシドーシス  │   └──────┬──────┘   │  生理的成熟   │
└──────┬──────┘          │          │(とくに予定日超過)│
       │                 │          └──────┬──────┘
       ▼                 │                 │
┌─────────────┐          │                 │
│  腸管蠕動運動亢進 │◀────────┘                 │
└──────┬──────┘                            │
       ▼                                   │
┌─────────────┐                            │
│   胎便排泄   │◀───────────────────────────┘
└──────┬──────┘
       ▼
┌─────────────┐
│   羊水混濁   │
└─────────────┘
```

図Ⅱ-61 羊水混濁の発生機序

データ・情報	アセスメント	助産診断名【例】
4 分娩時胎児機能不全の対策 (a) 原因究明と関連因子の除去	①前置胎盤（部分もしくは辺縁） ・急速遂娩 ②常位胎盤早期剝離 ・超音波断層法で診断し，急速遂娩 ③過強陣痛 ・子宮収縮の抑制（リトドリン，硫酸マグネシウムなどの投与） ④臍帯下垂 ・下垂側を上にした側臥位あるいは膝胸位での自然整復 ・整復できず胎児機能不全が悪化する場合は，急速遂娩 ⑤臍帯脱出 ・臍帯還納法を行い，還納できないときは急速遂娩 ⑥母体低血圧（仰臥位低血圧症候群，ショックなど） ⑦母体の体位変換（左側臥位），輸液など ⑧羊水過少 ⑨人工羊水補充　など	⓫過強陣痛に関連した胎児胎盤循環障害に伴う胎児機能不全の危険性 ⓬羊水過少に関連した臍帯圧迫に伴う変動一過性徐脈の出現 ⓭頻回に出現する変動一過性徐脈に伴う胎児機能不全移行への危険性 ⓮母体のショック症状に伴う胎児胎盤循環不全に関連した胎児機能不全の危険性
(b) 胎児蘇生法の施行 ・子宮収縮抑制 ・体位変換 ・酸素投与 ・急速輸液 ・人工羊水注入	・胎児機能不全の存在が推測され，胎児低酸素状態への進展が考えられる場合，胎児蘇生法が試みられる．胎児蘇生法は胎児血酸素化に有利に働く可能性はあるが，帝王切開回避に有効であるとか，出生児のpH低下に予防的であったとのエビデンスは存在しない．したがって，胎児機能不全状態が継続する場合には急速遂娩とする． ①子宮収縮抑制 ・子宮収縮時には胎盤循環血液量減少による胎児血酸素化減少や臍帯圧迫などにより異常胎児心拍パターンが起こりやすい．	

ケアの要点	具体的評価内容
【B】胎児機能不全への対策 助産診断名：❽，❾，⓫，⓬，⓭ 　a. 母体の体位変換 　（例）仰臥位→側臥位 　　　　右側臥位→左側臥位 　b. 子宮収縮抑制 　・子宮収縮薬を投与している場合は，投与の中止 　・子宮収縮抑制薬の投与 　　　リトドリン（ウテメリン®），硫酸マグネシウム（マグネゾール®） 　c. 酸素投与 　・マスク法で100％酸素を10〜15 L/分以上の量で連続投与する． 　d. 母体低血圧の改善 　・仰臥位低血圧症候群→体位変換（側臥位） 　・ショック（前置胎盤による出血など）→輸液や輸血による母体循環動態の改善 　e. 内　診 　　臍帯脱出，臍帯下垂の有無を確認 　f. 人工羊水投与 　・37℃に加温した人工羊水や生理食塩水を補充する． 　・腟より後羊水腔にカテーテルを挿入し，羊水ポケットサイズが2〜4 cm程度になるよう，ゆっくり注入，もしくは点滴の形で輸注する． 　g. 呼吸法，リラックス法の援助 　・腹部を膨らませるような大きくゆったりした呼吸 　・全身の緊張をとるようリラックスさせる． 　・周囲がざわついて，一度にいくつもの処置が行われるので，声かけをして産婦の気持ちを落ちつかせる． 　h. 急速遂娩 　　分娩進行状態，状況に応じて 　・吸引分娩，鉗子分娩 　・帝王切開の準備を行う．	・胎児機能不全の原因が除去され，胎児の状態が分娩経過中安定している．

データ・情報	アセスメント	助産診断名【例】
	・子宮収縮薬を投与している場合は，その投与中止を検討する． ・子宮収縮抑制薬を投与する．なお，仰臥位での投与は子宮弛緩（子宮重量増大）による仰臥位低血圧症候群のおそれがあるため，側臥位で投与する． ②体位変換（仰臥位から側臥位へ） ・増大した子宮による大動脈，下大静脈圧迫による心拍出量低下，それに伴う胎盤循環不全を防止するために仰臥位を避け，側臥位が勧められている． ③酸素投与 ・胎児血酸素飽和度上昇を望む場合には，10～15L/分で酸素を流し，吸気時に麻酔用密着型マスクを強く押し当て，呼気時にはマスクをはずすという操作を繰り返すことが望ましい． ④急速輸液 ・乳酸リンゲル液500mLあるいは1000mLを20分間かけて静注した場合，胎児血酸素飽和度の上昇がみられたとされている． ⑤人工羊水注入 ・分娩時胎児心拍異常パターン出現時や羊水混濁時に，胎便吸引症候群（MAS）や帝王切開回避目的で施行される場合がある．	
(c) 急速遂娩 ・帝王切開 ・吸引分娩，鉗子分娩	・状態の改善がなされない場合は，胎児低酸素状態が進展しないうちに娩出を図る． ・胎児機能不全をみたら，子宮内胎児蘇生を行う一方で，急速遂娩の準備も行ったほうがよい．	❶⑮胎児低酸素状態の悪化 ❶⑯胎児機能不全に関連したハイリスク新生児出産の危険性

ケアの要点	具体的評価内容
【C】新生児仮死への対処 助産診断名：❶ 　**a. 胎児機能不全の程度把握** 　・胎児心拍数モニタリング 　・胎児末梢血pH 　・羊水混濁の程度 　・臍帯血分析（出生後） 　**b. 蘇生器材などの準備** 　・蘇生台のスイッチ 　・酸素，空気，吸引の準備 　・点滴の準備 　・薬剤の準備（メイロン®，ブドウ糖，生理食塩水，ボスミン® 等） 　・挿管セット 　・クベース　など 　**c. NICUへの連絡** 　できれば，新生児科医の立ち会いが望ましい．	・新生児の状態は良好である． 　1分後アプガー（Apgar）スコアが8点以上である．

f 破水時期の異常

1. 前期破水・早期破水

データ・情報	アセスメント	助産診断名【例】
1 診断基準 (a) 破水時期による区別	・破水時期の区別のため，陣痛開始の有無を診断する．	
①前期破水 ・陣痛開始前	・正期産での前期破水の場合，破水後24時間以内に約90％が分娩にいたる．正期産の前期破水で問題となるのは，破水後24時間以上経過しても分娩が開始しない場合である． ・妊娠28週未満の早産期前期破水（preterm PROM）の場合には，児の未熟性が高く，胎外生活不適応となる危険性が高いため，正確な診断と的確な対応・治療が求められる．preterm PROMは，早産の主要な原因となっており，前期破水の約20〜30％を占めている． ・また，臨床的には内診，羊水鏡検査，経腟超音波検査などで内子宮口に卵膜が確認される破水を高位破水と呼んでいる．高位破水は完全に破水している場合と比べて，陣痛開始までの期間が長いことが多い．	❶破水後長時間分娩に至らないことによる子宮内感染発症の危険性 ❷前期破水による早産に関連した児の胎外生活不適応の危険性
②早期破水 ・陣痛開始後〜子宮口全開大前	・早期破水による分娩経過への影響として，子宮口開大5cm未満や胎児先進部未固定の場合は子宮口開大の遅れ，臍帯・四肢の脱出，陣	❸胎児先進部未固定時の破水に伴う臍帯脱出の危険性

【前期破水・早期破水とは】

- 前期破水（PROM: premature rupture of membranes）
  陣痛開始前に胎児を包む羊膜が破綻し，羊水が漏出すること
  破水時の妊娠週数により，妊娠37週未満のものを早産前期破水（preterm PROM），妊娠37週以降のものを正期産前期破水（term PROM）とに分けられる．
- 早期破水
  分娩開始後から子宮口全開大にいたる前までに起こる破水
- 適時破水
  子宮口全開大に近い頃に起こる破水

情報・その他

表Ⅱ-35　破水診断のための臨床検査

pH測定法	頸管内容液または腟内貯留液 （正常妊婦腟内 pH 4.5～6.0 に対し，羊水pH 7.0～8.5）	偽陽性：血液，尿，精液，消毒液，炎症性分泌液の混入 偽陰性：羊水量が少ない場合	
	ブロムチモールブルー（BTB） ニトラジン法（エムニケーター）	変色域　黄6.5～7.6青 変色域　黄6.0～7.0青	破水の際は pH 6.5以上
シダ状結晶証明法	流出物をスライドグラス上で十分に乾燥させる	偽陰性：血液，胎便の混入（→上清を用いる）	

上記検査で不確実の場合，下記の検査を併用する

羊水および胎児由来物質の証明	脂肪細胞（脂肪球，脂肪滴）の証明→ 　　　ズダンⅢ染色 胎児表皮細胞（オレンジ細胞）→ 　　　0.1％ナイルブルー染色	診断の限界 　羊水中への出現は妊娠32週以降 　陽性率は妊娠36週でも10％と低い
	αフェトプロテイン，がん胎児性フィブロネクチン，STN抗原，IGFBP-I	特殊な測定用キットが必要
	メコニウム小体→トルイジンブルー染色	
その他	羊水加熱法（頸管内吸引物の加熱処理）：破水は白色，未破水は茶色（Lannetta, 1984） アコレスト試験（羊水コリンエステラーゼ証明）	
色素注入法	経腹的羊水穿刺により，羊水中へ色素注入 PSP（1～3A）注入後3～6時間後に腟内ガーゼの染まりをみる．染まらなければ24時間後再確認	侵襲的診断法，色素の胎児への影響が不明（メチレンブルーによる新生児溶血など） 偽陽性ではないが，染まらないといっても否定はできない

（寺尾俊彦：Preterm PROMの早産対策．産婦人科の実際 44 (9)：1135-1147, 1995）

データ・情報	アセスメント	助産診断名【例】
	痛異常，分娩遷延，子宮内感染などを起こしやすく，子宮口開大5cm以上の場合は分娩促進法の1つである人工破膜と同様，分娩を促進させることが多い．	❹胎児先進部未固定時の破水に伴う四肢脱出の危険性
(b) 破水の診断 ①羊水流出	・肉眼的に明らかな羊水の流出が認められれば容易に診断できる．しかし，高位破水などでは診察時に羊水の流出が明らかでない場合がある．問診時には体を動かしたときに流出するか，胎動時に流出するかなど，羊水流出時の状況をていねいに聴取し，破水を見落とさないように診断の参考にする．また，破水を帯下の増加や尿漏れと自覚して受診が遅れる場合があるため，破水に関する具体的な説明や指導をする必要がある．	
②羊水の判定（表Ⅱ-35, 36） ・pH測定	・腟内のpHが酸性（pH4.5〜6.0）であるのに対し，羊水は弱アルカリ性（pH7.0〜8.5）であるため，そのpHの変化を利用したもの．しかし，種々の細菌感染や血液，精液，尿などの混入によってもアルカリ性を示すため，生化学的破水診断マーカーよりも正診性が低い．BTB試験紙法やニトラジン法などがある．	
・インスリン様成長因子結合蛋白1型（IGFBP-1）の検出	・IGFBP-1は子宮脱落膜で産生され，羊水中に蓄積されるヒトインスリン様成長因子に結合する蛋白質の一種で，羊水中に高濃度で存在する．	

Ⅱ. 分娩期の助産診断とアセスメント・ツール

ケアの要点	具体的評価内容

【A】早産期前期破水の分娩時ケア
助産診断名：❷
1. 胎児の状態把握
 a. 胎児機能不全の早期発見
  1) 正期産の胎児に比べ，ストレスへの耐性が低い．
  2) CTG所見の把握
   a) 羊水流出による羊水過少状態のときは臍帯圧迫による変動一過性徐脈が出現しやすい．また，ストレスへの耐性が低いため，容易に低酸素状態に陥りやすい．
   b) 頻脈，遅発一過性徐脈，基線細変動の消失などの胎児感染所見の出現に注意する．
   c) 未熟性による迷走神経優位な状態のため，徐脈が出現しやすく，かつ遷延し，回復しにくい．
  3) 胎児機能不全への対処
   a) 母体の体位変換（側臥位）
   b) 母体への酸素投与
   c) 胎児娩出まで時間を要する場合は陣痛を抑制する．
   d) 帝王切開を考慮したケアを行う．
    （例）家族の居場所の確認，食事（遅食，絶食），術前検査の確認，処置の準備（膀胱留置カテーテル，剃毛，輸液，ストレッチャーなど）
 b. 羊水の正常把握
   量，混濁，悪臭の有無や程度
 c. 臍帯脱出の有無
   早産の場合，胎位が安定しにくい．また，胎児先進部と子宮下部，骨盤入口との間に臍帯が通れるだけの間隙があることが多いため，臍帯脱出が発生しやすい．

2. 分娩進行状態の把握
 早産児はストレスへの耐性が低いので，分娩遷延を防ぐこと，分娩第2期の短縮を図ることが重要となる．
 a. 軟産道
  1) 早産期前期破水の原因の1つに細菌感染によるものがあげられるが，このような場合は頸管熟化がなされていることが多い（図Ⅱ-62）．
  2) 早産では胎児が小さく，活動期が急速であるため，分娩進行は早いことが多い．子宮口開大が6～7

具体的評価内容：
- 分娩時に胎児機能不全を起こすことなく経過する．
- 胎児機能不全を早期に発見し，看護介入後は速やかに胎児の低酸素状態が回復する．
- 胎児の状態を的確に把握し，出生後に必要な処置やケアの準備がなされる．

- 胎児機能不全を起こすことなく，短時間のうちに分娩が終了する．
- 分娩経過を的確に把握し，分娩や新生児蘇生のための準備が十分になされる．

Ⅱ-G-f1

| データ・情報 | アセスメント | 助産診断名【例】 |

表Ⅱ-36 PROMの診断に用いられる検査法

測定法	ニトラジン法	がん胎児性フィブロネクチン	αフェトプロテイン	インスリン様成長因子結合蛋白1型
商品名	エムニケーター®	ロムチェック®	アムテック®	チェックPROM®アムニテスト®
測定対象	pH	がん胎児性フィブロネクチン	αフェトプロテイン	インスリン様成長因子結合蛋白1型
測定範囲	pH5.0～8.5	250ng/mL以上	125～400ng/mL	25μg/L以上
判定時間	直後	約10分	約2分	約5分
検査キットの保存法	常温	常温	常温	冷所（2～8℃）
正診率	80.7%	87.50%	97.70%	93.75%
注意点など	血液混入で偽陽性あり．陽性判定がやや不明瞭	血液混入の影響が少ない	血液・精液混入で偽陽性あり	尿・血液・精液混入や細菌感染などで偽陽性あり

（田中宏和：前期破水の診断．切迫早産の診断と治療（岩下光利監），p115，メディカルレビュー社，2008より一部改変し許諾を得て転載）

- ・αフェトプロテイン（AFP）の検出
- ・AFPは胎児肝臓で産生され，尿排泄によって羊水中に高濃度で存在する．妊娠12～13週頃がピークで以後漸減する．

- ・がん胎児性フィブロネクチン（fFN）の検出
- ・がん胎児性フィブロネクチンは絨毛膜細胞が損傷されると放出されてくる．絨毛膜トロホブラスト細胞で産生され，絨毛膜と脱落膜の接触面および羊水に存在する．

- ・シダ状結晶形成試験（fern test）
- ・腟内容物をスライドガラスに塗沫した標本を自然乾燥し，顕微鏡で観察する．羊水中の塩化ナトリウムがシダ状結晶を形成する．

- ・胎児由来成分検出法
- ・胎児脂肪球：ズダン（Sudan）Ⅲ染色
- ・胎児細胞：ナイルブルー染色
- ・胎児うぶ毛：顕微鏡検査

ケアの要点	具体的評価内容

cmでも早産児から全開大と同じ意味をもつことがある.
3) 早産児の頭部は,骨が柔らかく,骨縫合も幅広いため,産道通過時の圧迫や娩出後の突然の減圧によって容易に傷つきやすい.頭蓋骨を保護するために,予防的に鉗子を使用することがある.
4) 妊娠週数が早期であるため,会陰組織の伸展性が不良となる.硬い組織の抵抗を取り除くために早めに会陰切開を行うことが多い.
5) 産道の抵抗を低下させるために,硬膜外麻酔を使用することがある.

b. 娩出物
1) 胎 児
  胎児機能不全の有無
  胎位の確認(正期産に比べて胎位異常を起こしやすい)
2) 臍帯脱出の有無
3) 常位胎盤早期剝離の有無

c. 娩出力
1) 微弱陣痛の場合は子宮収縮薬の使用
  a) オキシトシン
    正期産と異なり子宮筋の感受性は低い.
  b) ジノプロスト($PGF_{2\alpha}$,総称名:プロスタルモン・F®)
    ジノプロストン(PGE_2,プロスタグランジンE_2®)
    妊娠週数に関係なく子宮収縮作用があり,PGE_2には子宮頸管軟化作用もある.
2) 薬剤の調節は困難である.
  胎児の耐性が低いため,相対的な過強陣痛を起こしやすい.
3) オキシトシン感受性は低いが,$PGF_{2\alpha}$はオキシトシン増強作用がある.$PGF_{2\alpha}$投与後にオキシトシンを投与する場合は,過強陣痛に注意する.
4) 腹 圧
  a) 胎児が小さいことを考慮した呼吸法の指導を行う.
  b) 正期産のような努責は避ける.過度な努責は胎児機能不全や胎児が飛び出してくることによる損傷などを引き起こす危険性がある.

II-G-f1

データ・情報	アセスメント	助産診断名【例】
2 前期破水発生の因子 ・卵膜の脆弱化 　（絨毛膜羊膜炎による上行性感染） ・細菌性腟症 ・子宮頸管無力症 ・妊娠初期・中期の出血 ・子宮の過伸展 　（多胎妊娠，羊水過多症） ・CPD ・胎位異常 ・医学的処置 　（羊水穿刺，子宮頸管縫縮術） ・性行為 ・喫　煙 など	①絨毛膜羊膜炎（chorioamnionitis：CAM） ・腟内細菌叢の乱れから生じる細菌性腟症を発端とし，上行性感染の波及により進行する炎症性疾患である．CAMとは卵膜の組織学的検査に基づく診断である． ・起因菌としては，*Bacteroides*属，*Gardnerella*菌，*Streptococcus*属（とくにGroup B *Streptococcus*：GBS），大腸菌群などの細菌やマイコプラズマ，カンジダ，クラミジア，リステリアなどがある．CAMは，早産やpreterm PROMの主な原因とされている（図Ⅱ-62）． ・代表的なCAMの臨床診断基準として，**表Ⅱ-37**を示す．CAMの多くは慢性的な経過をたどるため，これらの臨床症状が認められる場合は，妊娠継続は困難である． ②子宮頸管無力症 ・羊膜が腟内に露出した場合には，炎症に対する反応を卵膜が直接受けることになり，前期破水の危険性が高まる． ③妊娠初期・中期の出血 ・絨毛膜下血腫のように血管外に出た血液が絨毛膜羊膜炎の原因になることがある．	❺腟内細菌の増殖に伴う絨毛膜羊膜炎に関連した破水の危険性

表Ⅱ-37　臨床的CAMの診断基準

1. 母体発熱（38℃以上）がある場合，以下の4項目中1項目
   ①母体頻脈100bpm以上
   ②子宮の圧痛
   ③腟分泌物や羊水の悪臭
   ④白血球増多（15,000/μL以上）
2. 母体発熱がない場合，上記の4項目中4項目

1か2のいずれかを満たす場合に臨床的CAMと診断する．
(Lencki SG et al : Maternal and umbilical cord se interleukin levels in preterm labor with clinical chorioamnionitis. Am J Obstet Gynecol 170：1345-1351, 1994)

| ケアの要点 | 具体的評価内容 |

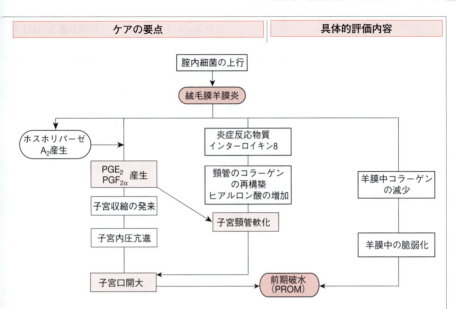

図Ⅱ-62 絨毛膜羊膜炎からの前期破水の発生機序

d. 産婦の自覚症状
1) 子宮口が開大し始めてからの進行は急速なことが多い.
2) 今までとは違った感じの産痛
3) 軽度の肛門圧迫感
4) 表情の変化

など,少しの変化も見逃さないように観察を行い,産婦の訴えをよく聞く.

e. 内 診
感染を考慮してなるべく行わないほうがよいが,早産の場合,分娩や蘇生の準備に要する時間などを考慮して,手遅れにならないように分娩進行状態を把握する.

3. 蘇生の準備 (☞詳細については第5章Ⅱ-F-1新生児仮死,p988を参照)

a. NICUへの連絡
・新生児科医の立ち合い
・NICUの受け入れ準備

b. 分娩室室温
30℃前後にする.蘇生室で蘇生を行う場合は蘇生室温も30℃前後にする.

・出生後すぐに適切な蘇生を受けることができる.
・出生後早期に児のバイタルサインが安定する.

データ・情報	アセスメント	助産診断名【例】
	④性行為 ・精液中には無症候性細菌性精液といわれる細菌を含んだものがかなり多数みられる． ・精液中の細菌が性行為により腟内に入り，腟内細菌の活性化を引き起こし絨毛膜羊膜炎になることがある． ⑤喫　煙 ・ニコチンの作用である血管収縮により卵膜の血流が減少し，卵膜の虚血性変化が生じるという説があるが，その機序については不明な点も多い． ⑥CPD，胎位異常，多胎，羊水過多症など ・胎児下降部と子宮下部・骨盤入口との間に隙間ができやすい状態にあるため，全子宮内圧が細胞に加わり早期に破水しやすい．	❻性行為に伴う絨毛膜羊膜炎に関連した破水の危険性 ❼多胎による破水の危険性 ❽羊水過多による破水の危険性
3 前期破水時の分娩管理 (a) 胎児の状態評価 ①妊娠週数（破水発生～現時点） ②胎児well-beingの評価 　・胎児心拍数モニタリング 　・biophysical profile score (BPS) ③超音波検査 　・胎児推定体重 　・羊水量（羊水ポケット，AFI） 　・胎位 　・臍帯・胎盤の位置 　・胎児奇形の有無 　・胎児血流計測（パルスドプラ法） 　　臍帯動脈，中大脳動脈（PI，RI） 　・胎児肺／胸郭比（L/T ratio）： 　　正常値0.4～0.6 ④胎児肺成熟度	・破水が起こったときの妊娠週数，前期破水の持続時間，羊水流出による羊水過少の程度によって異常の程度は異なってくる． ・preterm PROMにおける分娩時期の決定は児の周産期予後に重大な影響を及ぼすことから，その決定に際しては，胎児肺成熟度，子宮内感染の有無，胎児well-being，羊水量，子宮頸管所見などと妊娠週数を総合的に評価する． ・胎児心拍数モニタリングでは，羊水過少による臍帯圧迫所見（変動一過性徐脈，遷延性徐脈）や胎児感染所見（頻脈，遅発一過性徐脈，基線細変動の消失）などの胎児機能不全の出現に注意する．	

ケアの要点	具体的評価内容

c. 蘇生器材などの準備
　1) インファントウォーマーの加温
　　清潔なバスタオルをインファントウォーマー上に広げて温めておく．
　2) 酸素，吸引，パルスオキシメーター（SpO_2モニター）の準備とチューブ，カテーテルの確認
　3) IV，IA，挿管のセットアップ
　　確実に使用するディスポーザブル器材は封を開けて，すぐ使用できるようにしておく．
　4) 薬剤の準備
　（例）ブドウ糖（5％，10％，20％），注射用蒸留水，生理食塩水，メイロン®，ヘパリン，ボスミン® など

4. 分娩時の処置
　1) 出生直後より，新生児の状態（早期産，弱い呼吸や啼泣，筋緊張低下など）を評価し，問題のある場合は蘇生の初期処置を開始する．
　　a) 保温し，皮膚清拭をして羊水を除去する（皮膚への刺激により呼吸誘発する）．
　　b) 気道確保の体位をとり，必要に応じて口腔→鼻腔を吸引する．
　　c) 自発呼吸が開始しない場合は，足底や背部を皮膚刺激して，再度気道確保の体位をとる．
　2) 出生後概ね30秒を目安に上記の処理を行う．初期処置によって児の状態が改善されない場合には，臍帯切断後，直ちにインファントウォーマー下で蘇生法を行う．
　3) 次のステップに進むかどうかは呼吸と心拍数を同時に評価し決定する．救命では遅くとも60秒以内に人工呼吸を開始することが重要である（『日本版救急蘇生ガイドライン2015に基づく新生児蘇生法テキスト第3版』参照のこと）．

【B】前期破水による臍帯，上肢脱出に対するケア
助産診断名：❸，❹
1. 臍帯脱出
　1) CTG上の高度の変動一過性徐脈や遷延一過性徐脈の出現の有無

・臍帯（上肢）脱出が起こらずに経過する．
・臍帯（上肢）脱出時，胎児の状態が

II-G-f1

データ・情報	アセスメント	助産診断名【例】
・L/S比：2.0以上 ・シェイクテスト：陽性 ・マイクロバブルテスト： 　≧ medium（10～20個未満）	・BPSによる胎児の健康状態評価では，non-reassuring NST，呼吸様運動（FBM）の消失，羊水量の減少が胎児感染との関連が高いと指摘されている． ・非頭位の場合は臍帯脱出の危険があるため，触診や超音波断層法などにより胎位を確認する． ・前期破水による早産の場合，胎外生活の適応力に問題が多く，とくに妊娠早期ほど適応障害が大きい． ・preterm PROMの場合，児の未熟性による出生リスクと子宮内にとどまり続ける子宮内感染のリスクを考慮する（表Ⅱ-38）．	

表Ⅱ-38　前期破水の胎児，新生児に対するリスク

1. 未熟性
2. 感染
3. 胎児機能不全または新生児仮死
4. 原因不明の胎児死亡
5. 肺低形成，四肢の変形，Potter様顔貌および胎児発育不全（FGR）

（坂元正一総監修，佐藤　章ほか編：前期破水と早産，図説産婦人科VIEW 26，メジカルビュー社，1996）

・破水が長期間に及び羊水過少にいたると，胎児は圧迫によって肺低形成など予後不良な疾患を発症する危険性が高い．とくに妊娠26週未満に前期破水を発症して14日間以上経過した場合には高率となる．そのほかの羊水過少による胎児への影響は，四肢や身体外表の整形外科的な変形があげられる．多くは軽症で可逆的であるが，時に関節拘縮などの著しい機能障害を生じる場合がある．
・子宮内感染は臓器局所への影響よりも胎児の炎症性サイトカインの過剰産生を引き起こし，児の多臓

ケアの要点	具体的評価内容
2) 内診による臍帯の触知 　臍帯は可動性のよい索状物として触れる．臍帯を流れる血液の拍動，もしくは胎児心拍を直ちに確認する．原則的に児を娩出するまでは最初に挿入した内診指はそのまま児の先進部を挙上し，臍帯の圧迫を軽減させる． 3) 体位変換 　トレンデレンブルグ体位，膝胸位，臍帯脱出側を上にした側臥位，シムス位 4) 母体への酸素投与：10〜15L/分 5) 陣痛抑制のため子宮収縮抑制薬投与（医師の指示） 6) 呼吸法の誘導：努責の禁止，深呼吸 7) 産婦への精神的援助 8) 緊急帝王切開，新生児蘇生の準備 9) 用手的還納法 　**[子宮口開大が不十分な場合]** 　a) 骨盤高位にして臍帯の還納を行う． 　　成功すればメトロイリンテルを挿入し，産婦に臍帯脱出側を上にし，殿部を挙上した側臥位（シムス位）をとらせる．用手的還納による臍帯への刺激は臍帯血管の収縮を引き起こし，臍帯血流を低下させる危険性があるため，還納に長時間費やさないようにする． 　b) 不成功で，胎児が生存している場合は，ほとんど緊急帝王切開になる． 　**[子宮口開大が十分な場合]** 　a) 児娩出可能であれば，急速遂娩 　b) 児娩出まで時間がかかりそうな場合は臍帯還納 　c) 還納不成功のときは帝王切開 10) 臍帯脱出の予防 　・ベッド上での臥床安静 　・移動：ストレッチャー，ベッド 　・食事：臥床した状態 　・排泄：床上排泄 **2. 上肢脱出** 1) 下垂上肢のある側を上にした側臥位をとらせる 2) 医師による用手整復が施行されることがある 3) 胎位の確認	良好なうちに娩出できる．

データ・情報	アセスメント	助産診断名【例】
	器不全を生じさせると考えられており，近年，胎児炎症反応症候群（FIRS：fetal inflammatory response syndrome）という概念が提唱されている（図Ⅱ-63）．FIRSの代表的な疾患は脳室周囲白質軟化症（PVL：periventricular leukomalacia），慢性肺疾患のウィルソン・ミキティ（Wilson-Mikity）症候群や壊死性腸炎である． ・早産期前期破水に伴う羊水過少は，胎児炎症反応症候群（FIRS）のために全身状態の悪化した児の尿量減少を反映している可能性がある． ・早産の場合には，未熟性に起因する種々の合併症や後遺症の発症が問題となる．なかでも呼吸窮迫症候群（RDS：respiratory distress syrdrome）は頭蓋内出血（IVH：intraventricular hemorrhage）や気胸，壊死性腸炎（NEC：necrotizing enterocolitis）などの急性期の致命的合併症につながる． ・妊娠34週未満で，1週間以内に分娩が予想される場合には，児の肺成熟や頭蓋内出血予防を目的としてベタメタゾン（リンデロン®）の母体への筋肉内投与が推奨されている．副腎皮質ステロイドの複数クール投与は胎児の中枢神経発達への悪影響や絨毛膜羊膜炎などのリスクを上昇させるとの懸念がある．	❾前期破水に関連した子宮内感染に伴う胎児炎症反応症候群発症の危険性
(b) 母体の状態評価 ①臨床所見 ・発熱の有無 ・頻脈 ・羊水膿性混濁，悪臭	・子宮内感染ではプロスタグランジンが産生されるため，陣痛が発来しやすい（図Ⅱ-62）． ・preterm PROMでは絨毛膜羊膜炎などの炎症によって脱落膜に障害	

ケアの要点	具体的評価内容
骨盤位，横位と鑑別する． いずれにしても，臍帯脱出，上肢脱出の場合，緊急帝王切開を念頭において行動する． **【C】前期破水による感染予防のケア** 助産診断名：❶，❾ 1. 産婦への指導 　a. 医療機関への連絡 　　水っぽい帯下や尿漏れの場合もあるが，自己判断せずに，疑わしいときはかかりつけの医療機関に連絡する． 　b. 受診までの注意 　1) 清潔なパッドを当てる． 　2) 羊水流出の激しいときは，お尻を高くして横になる．車中でもその姿勢をとる． 　3) 入浴はしない． 　4) できれば，入院準備持参で来院する． 　5) 破水の場合は即入院となるため時間に余裕があれば（タクシーなどの待ち時間），家族や必要なところに連絡する． 2. 感染の早期発見 　a. 母　体 　1) 発熱，頻脈の有無 　2) 羊水の性状（混濁，悪臭の有無） 　3) 血液検査 　　白血球の増加，幼若白血球の増加，CRP上昇，フィブリノゲン上昇など 　4) 分泌物の増加 　5) 子宮の緊張感，軽い子宮収縮の有無 　b. 胎　児 　　CTG所見 　　頻脈，遅発一過性徐脈，基線細変動の消失など 3. 分娩時のケア 　1) 感染徴候の観察 　2) 内　診 　　a) 感染予防のため必要最小限に抑える． 　　b) 清潔操作で行う．	・妊娠中，母児とも感染を起こすことなく経過する． ・破水時，感染予防のための適切な行動がとれ，即医療機関への受診がなされる．

データ・情報	アセスメント	助産診断名【例】
・子宮体部の圧痛 ・子宮収縮 ②血液検査 　・白血球数の上昇 　・CRPの上昇 ③腟分泌物培養 　・GBS，クラミジア，淋菌，真菌など (c) **分娩準備状態の評価** 　　（分娩時期の決定） ・胎児機能不全（＋） ・子宮内感染（＋） ・絨毛膜羊膜炎の進行 ・羊水過少の持続 ・胎児肺成熟（＋） ・陣痛開始 ・子宮口開大 ・子宮頸管の成熟	を来たし胎盤と子宮の接着性が低下するため，常位胎盤早期剝離が発症することがある． ・子宮内感染では母体の全身性感染症を引き起こす危険性があり，産褥感染症に罹患する割合も高い． ・児の未熟性の観点からは妊娠延長が望ましい時期であっても胎児機能不全や子宮内感染により胎児炎症反応症候群（FIRS）を発症する可能性がある場合には早期娩出を考慮する必要がある． ・胎児肺成熟が認められる場合は子宮収縮が出現してもあまり抑制せず，絨毛膜羊膜炎が重症化する前に娩出させることがある． ・胎児肺成熟が確認できず，妊娠延長する際の待機的療法としては妊婦の安静保持のほか，抗菌薬投与，子宮収縮抑制薬投与，腟洗浄などがある． ・子宮口が5 cm以上も開大している場合，分娩進行は抑制不可能とみなせる． 【分娩経過に及ぼす影響】 ①子宮口開大の遅れ，回旋異常を起こしやすく，微弱陣痛，分娩遷延になりやすい． ②胎児先進部が直接子宮下部を圧迫すること，子宮壁が胎児に密着することなどから過強陣痛を引き起こす． ③臍帯，四肢の脱出 ④臍帯，胎盤圧迫による胎児機能不全 　など	❿子宮頸管成熟前の破水に関連した分娩遷延の危険性 ⓫破水による羊水腔減少に関連した子宮壁への過剰刺激に伴う過強陣痛の危険性 ⓬破水による羊水腔減少に関連した臍帯圧迫に伴う胎児機能不全の危険性

ケアの要点	具体的評価内容

3) 滅菌パッドの使用
4) 消毒液を使用した外陰部の保清
5) 腟内洗浄（腟内細菌の種類による）
6) 抗菌薬の投与（医師の指示）

4. 腟内細菌の把握
  1) 新生児への感染を考慮した処置，出生後の児の観察，検査が必要である．菌によっては，腟内洗浄，抗菌薬投与，臍帯血検査，新生児の血液検査，血液培養などがルーチンとして行われることがある．

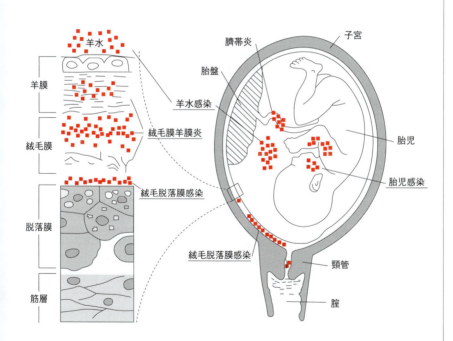

図Ⅱ-63 子宮内感染の進展様式

(Goldenberg et al, 2000より改変，大西淳仁：前期破水．周産期管理（池ノ上克監），p90-101，メディカ出版，2009)

g 羊水の異常

1. 羊水過多

データ・情報	アセスメント	助産診断名【例】
1 診断基準 (a) 妊娠週数の確認 ・最終月経 ・超音波断層法 (b) 腹部の状態 ・腹部形状 　縦楕円形〜球状 ・子宮底長増大≧ 5 cm/週 ・腹囲増大≧ 10 cm/3〜4週 ・腹壁緊張 ・超音波検査 　羊水ポケット≧ 8 cm 　AFI ≧ 24 cm または AFI ≧ 25 　（産婦人科診療ガイドライン-産科編2017）	・妊娠週数に対して，子宮底長や腹囲が大きく逸脱していないか確認する． ・子宮は妊娠週数に比べて，大きくなり，形は縦楕円形から，球状となる．また，子宮の増大が著しいため，著明な妊娠線がみられることが多い． 　前回の妊婦健診時の子宮底長，腹囲と比較することが大切である． ・急性の場合は，子宮底長の増大（＋5 cm以上/週） ・腹囲の増大（＋10 cm以上/3〜4週）が，診断の目安になる． ・腹壁は，緊張しており，波動がみられ，圧痛を訴えることが多い． ・胎児は移動しやすく，浮球感があり，胎児部分の触知は困難である． ・胎児が浮動しているため，胎児心音の聴取は困難になる．また，トラウベではとくに聴取しづらいのでドプラを使用する． **【羊水ポケット】** ・子宮壁から胎児部分への最長距離を求めたもので，8 cm以上を羊水過多としている．	❶妊娠週数に比べ過大な子宮から推測される羊水過多の危険性 ❷急激な子宮底長の増大から推測される羊水過多の危険性

Ⅱ. 分娩期の助産診断とアセスメント・ツール

> **【羊水過多とは】**（日本産科婦人科学会産科婦人科用語問題委員会での定義, 1982）
> 　妊娠時期を問わず，羊水量が 800 mL を超えると判断される場合や，実際に 800 mL を超えていることが確認された場合を羊水過多と称する．
> 　慢性羊水過多症：羊水が徐々に増量していくもので，妊娠後半期に多い．羊水過多症のほとんどは慢性型である．
> 　急性羊水過多症：羊水が急激に増量するもので，妊娠前半期から発症する．

ケアの要点	具体的評価内容
【A】破水におけるケア 助産診断名：⓾，⑪，⑫ **1. 破水時の取り扱い** a. 破水の様式はできるだけ**人工破膜**とする． 　自然破水であると急激に羊水が流出することがあり，母体ショック，臍帯脱出，四肢脱出，胎位異常などを来たしやすい． b. 人工破膜の方法 　1) 超音波で羊水量，胎児の状態を観察する．また，子宮口周囲に臍帯がないことを確認する． 　2) 内診指に沿って長コッヘルを腟内に挿入する． 　3) 陣痛発作退失時にコッヘルの先端をわずかに開いて卵膜を摘むようにして引っ張る．またその他として，陣痛間欠時に腟鏡診にて 27G ツベルクリン針で卵膜に穴をあけ，羊水を流出させる方法もある． 　4) 内診指は挿入したまま羊水をゆっくり少量ずつ流出させる．羊水はかなり多いため，膿盆などで受ける． 　5) ある程度羊水流出がすすめば，介助者に軽く子宮底を圧迫してもらい，児頭の下降，嵌入を促す． 　6) 破膜した孔は小さいので，内診指で児頭周囲に卵膜剥離を行って孔を広げる． 　7) 臍帯脱出，四肢脱出がないことを確認して内診指をゆっくりと抜く． 　8) 使用する器具，手袋は滅菌のものを使用する． **2. 母体の状態把握** a. ショック症状出現の有無 　蒼白，めまい，冷汗，悪心，心悸亢進など b. 胎盤早期剥離症状出現の有無（☞ 第3章Ⅱ-G-i2 常	・臍帯脱出，胎位異常，胎児機能不全，母体ショックなどきたすことなく羊水の流出がなされる．

Ⅱ-G-g1

データ・情報	アセスメント	助産診断名【例】
	【AFI (amniotic fluid index)】 ・4分割評価法といい，妊娠子宮を臍部を中心に4分割し，4つの区分における最大羊水ポケットサイズを合計したもので，24 cm以上または25 cm以上を羊水過多としている．	
2 羊水過多症への逸脱の予期 (a) 母体の状態 ・体重増加≧2 kg/週 ・合併症：糖尿病，妊娠高血圧症候群，心・腎・肝疾患など ・母体感染症：梅毒，サイトメガロウイルス，トキソプラズマ，パルボウイルス感染など ・血液型不適合妊娠 ・強いマイナートラブル：腰痛，頻尿，便秘，痔，静脈瘤，動悸，息切れ，不眠など	・急性の場合，2kg/週以上の急激な体重増加が起こることがある． ・羊水は羊膜上皮の分泌や胎児尿からなるとされており，胎児が嚥下して消化管から吸収され，胎児血行を経て胎盤から母体へ排泄される．そのため，母体合併症がある場合には疾患の影響を受けるので，妊娠初期から母体基礎疾患の管理を厳重に行う． ・糖尿病 　胎児高血糖による浸透圧利尿によって胎児尿が過剰産生されるため ・妊娠高血圧症候群，心・腎・肝疾患 　母体の循環障害を来たし胎盤浮腫の原因となるため ・梅毒 　胎盤の巨大化による．また，TORCH症候群では胎児奇形を誘発し，羊水過多を招く危険性がある． ・血液型不適合妊娠 　胎児溶血性貧血によって胎児水腫を合併すると約半数に羊水過多が認められる． ・羊水過多症は，腹水，巨大卵巣嚢腫，胞状奇胎などの疾患と，鑑別する（表Ⅱ-39）． ・急性羊水過多症や重症の場合，子宮増大による圧迫によって，強度のマイナートラブルが出現する．腹部の緊満感，下半身の疼痛，下	❸急激な体重増加から推測される羊水過多発症の危険性 ❹母体合併症に伴う羊水過多発症の危険性 ❺子宮増大による母体身体症状（強度のマイナートラブル出現の危険性

ケアの要点	具体的評価内容

位胎盤早期剝離,p596参照)
性器出血,子宮の圧痛,背部痛,板状硬,貧血など異常な子宮収縮(頻発陣痛や過強陣痛が認められる)
c. バイタルサイン
d. 血管確保(18G針以上が望ましい)
e. 超音波による胎盤異常像の確認
　胎盤の肥厚,胎盤後血腫などの有無

3. 胎児の状態把握
　子宮内圧の変化,一時的な子宮収縮増強による胎盤血流量の減少などから児心音の低下がみられることがある.
a. 胎児心拍モニタリングによる連続監視
　胎児機能不全の早期発見
b. 胎位,胎勢,回旋の確認
c. 胎児徐脈出現時
　1) 母体体位変換(側臥位)
　2) 酸素投与
　3) 深呼吸,リラックスの誘導
などを行うとともに,胎児のwell-beingを評価する.
d. 急速遂娩の準備

表Ⅱ-39　週数に比して子宮が大きいと考えられる場合の鑑別診断

		羊水過多症	双胎	胞状奇胎	卵巣嚢腫	腹水
1	子宮の異常増大	あり	あり	あり	なし	なし
2	腹部の定期的ないし急激な増大	あり	あり	あり	常にはなし	常にはなし
3	腹部の形	ほぼ球状	子宮底の広い卵円形	ほぼ球状		中央平坦で側方に広がる
4	不正子宮出血	なし	なし	あり	なし	なし
5	波動の有無	あり(著明)	あり	なし	あり	あり(著明)
6	超音波断層法	胎児に比べて羊水ポケットが大きい	2個のGS像,2個の胎児像を認める	GS像なし,斑点状・吹雪状エコーを認める	単房性,あるいは多房性のエコーを認める	

(長谷川敏雄:産科学(下),南山堂,1968をもとに作成)

データ・情報	アセスメント	助産診断名【例】
	肢の浮腫，静脈瘤の形成，膀胱圧迫による排尿障害，直腸圧迫による便秘，横隔膜圧迫による呼吸困難・胸内苦悶，胃部圧迫による悪心・嘔吐などであり，とくに仰臥位をとると強く症状が出る．	
(b) 胎児とその付属物の状態 ・多　胎：双胎間輸血症候群の受血児 ・胎児異常：無脳症，消化管閉鎖，ダウン（Down）症候群，胎児水腫など ・巨大胎盤の場合：巨大児，糖尿病母体児　など ・胎盤重量増加：胎盤腫瘍，絨毛膜血管腫，胎盤の炎症	・羊水過多と多胎妊娠はしばしば合併するので，鑑別する． ・双胎の場合，とくに羊水過多などの異常がなくても子宮増大は激しいが，レオポルド触診法などで多くの胎児部分を触れ，児心音は聴取しやすく，波動が少ない． ・また，多胎などではおのおのの児のAFIの測定が困難になるため，羊水ポケットや最大垂直羊水ポケット（maximum vertical pocket：MVP）を用いる．MVPは子宮の矢状断で床に垂直な断面で子宮内のもっとも深い所を測定する．AFIによる4つの計測値の最大値と等価になる．single deepest pocket（SDP）とも呼ばれる． ・多胎の場合，胎盤が大きく，羊膜上皮からの羊水分泌が多い．また，双胎間輸血症候群では，受血児側で循環血液量の増加に伴う，尿量の増加があり，羊水過多を引き起こすといわれている． ・胎児異常では，胎児奇形による羊水の嚥下障害や羊水の消化管通加障害，染色体異常などが原因となる． ・巨大児の大胎盤も，羊水過多の原因になる．巨大児の場合，母体が糖尿病を合併していることが多い． ・羊水過多の原因として，胎児側に	❻羊水過多症に関連したハイリスク新生児出生の危険性

ケアの要点	具体的評価内容

【B】ハイリスク胎児・新生児のケア

助産診断名：❻, ❼, ❽

1. ハイリスク新生児の出産準備

a. 情報把握
  1) 分娩時週数
  2) 推定体重
  3) 肺成熟度の有無
  4) 奇形の有無, 種類, 程度
  5) CTG, BPS評価の把握 など
b. 蘇生準備（☞ 第5章Ⅱ-F-1 新生児仮死, p988参照）
c. 他部署への連絡調整
  (例) NICU, 脳外科, 泌尿器科, 消化器外科など
d. 新生児科医師の立ち合い（他部署の医師も必要に応じて連絡する）

・新生児に対して適切な蘇生, 処置がなされる.

2. 母体への対処

a. 分娩体位
  1) 仰臥位は避ける.
  2) 半座位が産婦, 新生児, 医療サイドからみて一番望ましい.
b. バイタルサインチェック
  できれば, 継続モニターとする.
c. 呼吸法の誘導
  必要に応じて酸素投与する.
  胎児の予備能力が低いことが多いので, 努責の誘導はあまり行わない.
d. 帝王切開とのダブルセットアップ
  (例)・絶食か遅食
    ・IVルートキープ（18G以上の留置針）
    ・施行している検査の準備（X線, ECG, 血液型, 感染症の有無, 最新の血液検査データなど）
    ・手術室への事前報告（麻酔科も含む）
    ・手術の承諾書
    ・家族への連絡, 居場所の確認
    ・その他, 物品の準備（ストレッチャー, 膀胱留置カテーテル, 輸液, 剃毛など）

データ・情報	アセスメント	助産診断名【例】
	起因するものが多い（表Ⅱ-40）．	
3 分娩経過の予測 (a) 早産発症 ・子宮内圧の亢進 　→前期破水 　→子宮収縮 ・羊水穿刺による子宮収縮 ・妊娠継続困難な状態 ・胎内環境の悪化	・羊水過多による子宮内圧の亢進，過度の胎動などにより前期破水を起こしやすい． ・圧迫症状が強いときは，羊水穿刺し，羊水を排除する．急激な羊水除去は強い子宮収縮やショック，常位胎盤早期剥離を起こす危険性がある． ・圧迫症状が強く，母体が妊娠継続困難な状態になることがある． ・胎児異常を合併していることが多く，胎内での状態が悪化し，早期治療が必要とされることがある． ・上記などの理由で，早産になる危険性が高い． ・早産予防のため，安静保持や子宮筋弛緩薬の投与などの治療がなされるが，分娩時期は，母体の状態と児の合併症や成熟度などを総合的に判断して決定される．	❼羊水過多に関連した子宮内圧亢進に伴う前期破水の危険性 ❽羊水過多に伴う子宮増大に関連した早産の危険性
(b) 陣痛異常 ・微弱陣痛	・子宮壁は過度に伸展して薄くなるため子宮収縮が弱く，微弱陣痛を起こしやすい．	❾羊水過多に関連した子宮壁過度伸展に伴う微弱陣痛の危険性
(c) 破水に伴う症状 ・子宮内圧の急減 　→胎盤早期剥離 　→母体ショック状態 ・羊水塞栓 ・臍帯脱出，四肢脱出	・多量の羊水流出により，子宮内圧が急激に減圧された場合，常位胎盤早期剥離を起こすことがある． 　子宮内圧が高いため，破水時，羊水が母体血中に流入し羊水塞栓を起こすともある． 　また，子宮の急激な縮小により腹部血流の変化が起こり，ショック状態に陥ることがある． ・児頭が固定していないことが多いため，臍帯脱出，四肢の脱出を引き起こすことがある．	❿破水による急激な子宮内圧減少に関連した常位胎盤早期剥離発症の危険性 ⓫羊水過多に関連した破水に伴う臍帯脱出の危険性

ケアの要点 / 具体的評価内容

表Ⅱ-40 羊水過多をきたす主な疾患

胎児因子：多胎妊娠	双胎間輸血症候群
中枢神経系奇形	無脳症，水頭症，二分脊椎
消化管閉鎖	食道閉鎖，十二指腸閉鎖，空腸閉鎖，横隔膜ヘルニア，臍帯ヘルニア，腹壁破裂，輪状膵
筋骨格系異常	先天性筋緊張性ジストロフィー，致死性小人症
心疾患	先天性心疾患，不整脈
腎，内分泌異常	尿路奇形，ADH不適合分泌
血液疾患	サラセミア，母児間輸血症候群
染色体異常	13，18，21トリソミー
胎児腫瘍	仙骨奇形腫，肺嚢胞性線維様奇形
子宮内感染	梅毒，風疹，トキソプラズマ
胎児水腫	免疫性胎児水腫（血液型不適合），非免疫性胎児水腫
胎盤因子：絨毛膜血管腫，有輪胎盤	
母体因子：糖尿病	
特　発　性：原因不明	

(佐藤典生ほか：羊水過多・過少．産科と婦人科65(11)：1483-1486，1998)

e．産婦への精神的援助
1) 産婦への声かけ，励まし，寄り添い．
　ハイリスク児出産が知らされている場合，児に対する希望が薄く不安が強いため，分娩を乗り切る精神力が乏しく，疼痛の閾値も低いことが多い．
2) 産婦や家族への説明を十分に行い，不安の軽減に努める．
3) 分娩や蘇生の器材など周囲の物々しい環境を考慮する．
4) 待機中のスタッフ間の会話は最小限にとどめる．あるいは，分娩室の外で会話する．
5) 夫などの重要他者の付き添いが可能であれば，行えるよう調整する．

・分娩に対して積極的に臨むことができる．
・胎児の状態把握ができ，行われる医療処置の必要性を理解している．

【C】微弱陣痛

助産診断名：❾
(☞ 第3章Ⅱ-G-a1 微弱陣痛，p432参照)

Ⅱ-G-g1

データ・情報	アセスメント	助産診断名【例】
(d) 胎位, 回旋異常 ・骨盤位, 横位 ・不正軸進入 など	・胎児の可動性が大きいため, 骨盤位や横位など胎位が変化しやすい. また, 胎勢や回旋異常もきたすことが多い.	❶❷羊水過多症に関連した胎児の可動性が大きいことに伴う胎位, 胎勢, 回旋異常の危険性
(e) 分娩後の子宮収縮不全 ・弛緩出血	・胎児娩出後は子宮筋の過伸展により, 収縮力が低下しているために弛緩出血を起こしやすい.	❶❸羊水過多に伴う子宮筋の過伸展に関連した弛緩出血の危険性
4 母児の健康状態 (a) 母 体 ・胎盤早期剥離 ・微弱陣痛 ・弛緩出血 など (b) 胎 児 ・早産児 ・胎児奇形 ・胎児機能不全 など	・分娩時, 急な羊水流出によるショックや胎盤早期剥離, 微弱陣痛, 弛緩出血などみることがある. ・早産児が多い. ・無脳児, 消化管閉塞など奇形の場合がある. ・臍帯脱出, 臍帯下垂による胎児機能不全の危険性が高い.	

ケアの要点	具体的評価内容

【D】弛緩出血
　助産診断名：❸
　（☞ 第3章Ⅱ-G-i3 弛緩出血，p608参照）

【E】マイナートラブル
　助産診断名：❺
　（☞ 第2章Ⅱ-G マイナートラブルの診断，p114参照）

2. 羊水過少

データ・情報	アセスメント	助産診断名【例】
1 診断基準 (a) 妊娠週数の確認 ・最終月経 ・超音波断層法	・妊娠週数に対し子宮底長や腹囲が逸脱して小さくないか確認する． ・羊水量は妊娠37週を過ぎる頃から次第に減少していく．胎児の尿量産生の減少や胎盤機能低下による羊水産生低下が原因とされており，羊水過少の原因の1つである．	❶過期妊娠に伴う羊水過少発症の危険性
(b) 腹部の状態 ・子宮底長，腹囲の増加不良もしくは減少	・子宮は妊娠週数に比べて小さい． ・子宮底長，腹囲の増加不良がみられ，時に減少することがある． ・腹壁上から胎児部分は，容易に触知できる．児心音も明瞭に聴取される．	❷子宮底長増加不良に関連した羊水過少の危険性
・超音波検査 　羊水ポケット＜2cm， 　羊水インデックス(AFI)＜5cm	・羊水ポケットが2cm未満，AFIでは5cm未満を羊水過少としている．正常羊水量の推移は妊娠週数により変動するため，週数に伴う羊水量の正常値とも合わせ羊水量を診断する（図Ⅱ-64）．	
2 羊水過少症への逸脱の予期 (a) 母体の状態 ・強い胎動感覚 ・合併症：妊娠高血圧症候群，抗リン脂質抗体症候群，膠原病，血栓症など ・母体への薬物投与：プロスタグランジン合成阻害薬（インドメタシンなど） 　アンジオテンシン変換酵素（ACE）阻害薬	・胎動を強く感じることが多く，時に疼痛を伴う． ・羊水過少の主な原因は，胎児尿量の減少，胎盤機能不全，羊水流出などである（表Ⅱ-41）． ・妊娠高血圧症候群や抗リン脂質抗体症候群などの自己免疫疾患を合併している場合，羊水過少を認めることがある．	❸母体合併症に伴う羊水過少発症の危険性 ❹胎児発育不全に伴う羊水過少の危険性 ❺頻回なインドメタシン使用に伴う羊水過少発症の危険性

【羊水過少とは】
羊水量が異常に少ないものをいう．羊水ポケット，最大羊水深度が2cm未満を羊水過少とする．AFIでは5cm未満を羊水過少とすることが多い．

ケアの要点	具体的評価内容
【A】臍帯圧迫時の対処 助産診断名：⑨ 1. 母体体位変換 　(例) 仰臥位→側臥位 　　　側臥位→逆向きの側臥位 2. 酸素投与 　a. マスク法が望ましい(高濃度の酸素投与ができる)． 　b. 投与量：10〜15L/分 　c. 呼吸法誘導 　　2〜3回深呼吸，その後ゆっくり遅いペースでの呼吸を行う． 　　全身のリラックスも促す． 　d. 児心音が回復したら中止する． 　　(胎児への高濃度酸素が持続→胎児の血管収縮→胎児循環不全→低酸素状態へと移行するため) 　1，2の処置を行っても変動一過性徐脈が頻発するときや胎児機能不全の徴候がみられるときは，即医師に報告し以下のような処置を行う． 3. 子宮収縮の抑制 　a. 子宮収縮薬（オキシトシンなど）使用中であれば投与中止 　　ルート内の液も逆流させて体内に入らないようにする． 　b. 子宮収縮抑制薬の投与 　　リトドリン（例：50 mg/500 mLを300 mL/時で投与）などの投与 　c. 乳酸リンゲル液の急速輸液（500mL/20分） 　d. リラックス促進 　　子宮収縮と産婦の精神状態は深いかかわりがあるので不安を与えないよう側に付いてリラックスさせる．	・胎児機能不全を発生することなく，良好な状態で経過し，分娩にいたる． ・処置により胎児低酸素状態が改善され，異常な胎児心拍パターンが出現しない．

II-G-g2

データ・情報	アセスメント	助産診断名【例】
・食生活（低栄養状態） ・喫煙 ・脱水	・胎児は胎児機能不全のために発育不全（FGR）を起こし，慢性の低酸素状態になり，それが誘因となって，心拍出量の減少を来たし，その結果，胎児尿流出や肺胞液の産生が減少し羊水過少を引き起こす． ・過去に早産の治療などで使用されたインドメタシンや，妊娠高血圧症候群の治療で使用されたACE阻害薬は胎児腎血流量を減少させ，羊水過少を引き起こすため，これらの薬剤は現在，妊娠中使用禁忌となっている． ・喫煙や母体低栄養もFGRの一因であり，ひいては羊水過少の原因にも結びつく．	
(b) 胎児とその付属物の状態 ・胎児発育不全 ・胎児異常 　腎・尿路系の奇形 ・前期破水 ・過期妊娠 など	・胎盤機能不全によるFGRの場合，胎児尿産生量が減少し，羊水過少となる． ・破水による羊水の喪失も，羊水過少の原因であり，早産を引き起こす． ・胎児尿量が減少する腎・尿路系の先天奇形（閉塞性尿路障害，腎無形成，腎形成不全，囊胞性腎疾患など）の有無をチェックする． 【ポッター（Potter）症候群】 ・腎・尿路系の先天異常で，両側腎無形成，両側肺低形成，四肢の骨異常，特徴的な顔貌（耳介低位，小下顎，下向きの鼻，ひからびた様子など）などを呈し羊水過少が著しい．出生後も肺呼吸ができずに死亡する． ・羊水過少の発症時期が，早期であると胎児への影響は大きくなる．	❻羊水過少に伴う胎児奇形に関連したハイリスク新生児出生の危険性 ❼羊水過少に伴う肺低形成に関連した新生児呼吸障害発症の危険性 ❽前期破水に関連した羊水過少発症の危険性

情報・その他

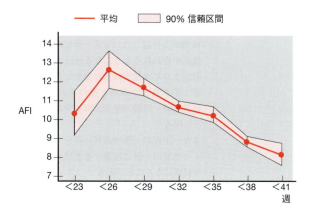

図Ⅱ-64　妊娠週数に伴うAFIの推移

(進　純郎：羊水過多・過少. 図説産婦人科VIEW 24 (坂元正一総監修, 中林正雄ほか編), p142-147, メジカルビュー社, 1996)

表Ⅱ-41　羊水過少の主な原因

1) 母体側要因 　　妊娠高血圧症候群, 抗リン脂質抗体症候群, 膠原病, 血栓症など胎盤機能不全を起こしやすい病態 　　プロスタグランジン合成阻害薬 (インドメタシンなど) 投与 　　アンジオテンシン変換酵素 (ACE) 阻害薬投与 2) 胎児側要因 　　胎児腎の形成異常による尿産生低下 　　腎無形成, 腎異形成, 多嚢胞腎など 　　胎児尿路閉鎖による排尿障害 　　胎児染色体異常, 中枢神経奇形, 胎児発育不全, 胎児死亡, 過期妊娠など 3) 胎盤臍帯卵膜の要因 　　前期破水, 双胎間輸血症候群 (TTTS), 胎盤梗塞・血栓, 亜急性の胎盤早期剥離など 4) その他 　　原因不明

(坂井昌人：羊水過多・羊水過少. 周産期医学38 (9)：1141, 2008より一部改変し許諾を得て転載)

データ・情報	アセスメント	助産診断名【例】
	・奇形による羊水過少の場合，胎児の尿産生が行われ始める妊娠14～16週頃より起こり，蓄尿と排尿の機能が行われるようになる妊娠20週頃より羊水量の減少が顕著となる．羊水過少の期間も長いため，肺低形成，四肢の変形，腎不全などに陥る． ・また，羊膜の一部が索状に帯をつくり胎児の一部に癒着する羊膜索症候群になることがある． 【羊膜索症候群】 ・絨毛膜から剥離した羊膜が索状になり身体に絡みついて奇形を発生する．8週未満の早い時期では頭部・顔面，腹壁に異常をみることも多い．それ以降では奇形は四肢にみられる傾向があり，羊水過少により胸腹壁欠損，内反足，下肢変形などが生じる．臍帯ヘルニアなど腹壁の疾患や頭部の異常を認める場合には，limb body wall complex と呼ばれることも多い． ・過期妊娠による羊水過少の場合，胎盤機能低下や胎児脳への血流を増加させる代償機構としての血流再分配（brain sparing effect）と関連している．また，羊水過少とともに胎児心拍パターン異常や羊水混濁を生じることが多い． ・胎児心拍数モニタリングでは，羊水量が少ないために臍帯圧迫による変動一過性徐脈が出現しやすい． ・羊水過少が持続すると，胎児呼吸様運動が制限され肺低形成をきたす危険性があるので，BPSの1項目である，FBM（胎児呼吸様運動）に注意する（☞第2章Ⅱ-C-3-4，p62の表Ⅱ-17，18参照）．	

II. 分娩期の助産診断とアセスメント・ツール

ケアの要点	具体的評価内容
4. 内 診 　a. 臍帯下垂,臍帯脱出との区別 　b. 胎児先進部を上方に圧排する. 　　(臍帯の圧迫が除去されることがある) 5. 帝王切開の準備（もしくは急速遂娩の準備) 　(☞ 第3章Ⅱ-G-g1 ケアの要点【B】2-d, p561参照) 6. 人工羊水投与法 　子宮内に人工羊水を注入し羊水腔の保持還流を行う. 　a. 物品準備 　　37℃に加温された人工羊水（生理食塩水でも可) 　　注入用カテーテル一式（破水の有無により経腟か経腹かそのときの状況で決定する) 　　輸注ポンプ, エコー, CTGなど 　b. 副作用の予防, 早期発見 　　1) 臍帯脱出, 臍帯下垂 　　2) 母体の呼吸不全 　　3) 羊水塞栓 　　4) 胎盤早期剝離 　などがある. 　　母体体位, バイタルサイン, 自覚症状, 胎児心拍モニタリング, 子宮内圧測定, AFI, 羊水ポケット測定, など行い, 注入速度にとくに注意する.	
【B】過強陣痛 (☞ 第3章Ⅱ-G-a2 過強陣痛, p464参照) 助産診断名：❿ 1. 子宮収縮抑制 2. 原因の除去 　過強陣痛の原因を除去し, 反復させない. 　　(例) 人工羊水投与 　　　　急速遂娩 など	・過強陣痛を起こすことなく分娩が終了する.

II-G-g2

データ・情報	アセスメント	助産診断名【例】
3 分娩経過の予測 ・過強陣痛 ・分娩第1期遷延 ・変動一過性徐脈の出現 ・胎児機能不全 ・胎位異常 　骨盤位，横位 ・胎盤早期剥離	・陣痛時の疼痛は強いことが多い． ・胎胞形成がないので，頸管の開大は遅れ，分娩第1期が遷延する． ・分娩中には臍帯圧迫が起こりやすく，しばしば変動一過性徐脈や遷延一過性徐脈が出現する．そのため，経腟的に人工羊水を注入することがある． ・FGR，胎盤機能低下，胎児奇形など陣痛に耐えうる予備能力が低いため，胎児機能不全を示すことが多い． ・胎児の可動性が制限されるため，骨盤位，横位などの胎位異常も多くみられる． ・卵膜と胎児の間に癒着があると，牽引によって胎盤早剥を起こすことがある．	❾羊水過少に伴う頻回な臍帯圧迫に関連した胎児機能不全の危険性 ❿羊水過少に関連した子宮壁への過剰刺激による過強陣痛出現の危険性 ⓫羊水過少に伴う産痛増強の可能性
4 母児の健康状態 (a) 母　体 (b) 胎児・新生児	・病態により，人工羊水注入が考慮されるが，効果が長期間持続するような羊水過少に対する一般的な治療法はない．母体への飲水促進や低張液の点滴投与によって，一時的に羊水量が改善されることはある． ・過強陣痛，長期破水状態による感染などなければ，とくに問題ない． ・胎児適応で帝王切開になることが比較的多いため，手術の侵襲が考えられる． ・前期破水による早産，胎児機能不全，羊膜索症候群など羊水過少が長期間に及ぶと肺低形成を来たし，出生後に重度の呼吸障害を引き起こす． ・一般に児の状態は不良なことが多い．	

ケアの要点	具体的評価内容
【C】ハイリスク新生児 助産診断名：❻，❼ 1. ハイリスク新生児の出産準備 　a. 情報把握 　　1) 分娩時週数 　　2) 推定体重 　　3) 肺成熟の有無 　　4) 羊水過少の原因（胎児奇形，前期破水，過期産など） 　　5) 羊水過少状態の持続期間 　　6) 胎児well-being評価，CTG，BPS評価の把握など 　b. 蘇生準備 　　　（☞ 第3章Ⅲ-B-1-**2** 必要物品の準備，p682参照） 　c. 他科への連絡調整 　　例）NICU，整形外科，泌尿器科，腎臓内科など 　d. 新生児科医師の立ち合い（他科の医師にも必要に応じて連絡する）	・新生児の状態に応じた蘇生，処置が適切に行われる．

Ⅱ-G-g2

h 多胎

データ・情報	アセスメント	助産診断名【例】
1 分娩経過の予測 (a) 入院時～分娩第1期 1) 胎児の状態把握 ・早産 <妊娠37週0日 ・前期破水 ・胎児数：双胎，品胎，要胎など	・前期破水を起こしやすく，子宮容量や胎盤血流量も限界があるため，早産になりやすい．多胎の平均分娩週数は37.0±2.7週（単胎39.6±1.6週）とされ，多胎児の死産，早期新生児死亡率は38週が最低で以降上昇する．	❶多胎妊娠に関連した胎児合併症発症の危険性
2) 分娩様式 ・FGRの重症度と早産による未熟性とのバランスが考慮にされた上で決定される． ・FGRで児が小さいと頭蓋内出血のおそれがあるため，実際は帝王切開が多い． ・胎 位 　経腟分娩可能 　　頭位−頭位 　　頭位−骨盤位 　経腟分娩困難 　　骨盤位−骨盤位 　　頭位−横位 　　骨盤位−横位 　　横位−横位	・双胎の場合，胎位や週数，膜性（表Ⅱ-42)，推定体重などを考慮して分娩様式は異なってくる．しかし，施設の状況（医療方針，人手，設備，時間帯，曜日など）によってかなり異なる．現在，品胎以上の分娩様式は帝王切開がほとんどである． ・MM双胎の場合，臍帯相互巻絡に起因する分娩中のリスクにも注意する． ・胎位異常を起こしやすい（表Ⅱ-43）． 　ほとんどは，縦位をとる． 　［多いもの］ 　　頭位−頭位，頭位−骨盤位 　［少ないもの］ 　　骨盤位−骨盤位，頭位−横位 　［まれなもの］ 　　横位−横位である．	
3) 母体の状態把握 ①妊娠合併症	・多胎妊娠は，早産，妊娠高血圧症候群など合併症を起こしやすい．（☞第2章Ⅱ-H-d1 多胎，p234参照) ・産婦の合併症を把握し，分娩異常を予測しておく．	❷多胎妊娠に伴うハイリスク新生児出生の危険性

【多胎とは】

2つ以上の胎児が同時に子宮内に存在する状態を多胎妊娠という．
胎児の数により双胎，三胎（品胎），四胎（要胎），五胎（周胎）などという．

情報・その他

表Ⅱ-42　双胎の膜性分類と児の周産期予後

	DD双胎	MD双胎	MM双胎
n（母体数）	15,896	8,363	141
分娩時週数*	35.3±2.9	34.6±3.4	32.0±3.6
出生体重**	2,163±529	2,013±600	1,647±613
低出生体重	74.2	80.2	92.6
極低出生体重	10.9	18.4	38.2
超低出生体重	4.5	8.3	15.5
<34w早産	17.2	25.3	62.2
<37w早産	56.5	66	88.3
NICU入院	35.5	40.8	45.9
児死亡	1.8	4.3	11.7

values are %，*week±SD，**g±SD

（林昌子，中井章人：多胎の最新疫学，周産期医学45(1)：7, 2015）

表Ⅱ-43　双胎の娩出胎位と頻度

第1児	頭位	頭位	骨盤位	骨盤位	頭位	骨盤位	横位
第2児	頭位	骨盤位	頭位	骨盤位	横位	横位	横位
Spiegelberg	49.1%	31.7%	8.6%		6.1%	4.0%	0.4%
Werth	47.4%	34.2%	8.2%		5.8%	3.6%	0.5%
加来	40〜45%	25〜35%	10%	10%	10%		

（小川重男編著：多胎・双胎妊娠．必修 産婦人科学，改訂第4版，p210，南江堂，1991）

データ・情報	アセスメント	助産診断名【例】
②仰臥位低血圧症候群 　仰臥位時の低血圧	・増大した子宮，羊水過多などにより仰臥位低血圧症候群を起こしやすい．	
③肺水腫 ・循環血液量の増加 ・胸腔内圧の上昇 ・膠質浸透圧の低下 ・呼吸数の増加	・循環血液量の増加が，双胎では50〜60％とされており，肺血流量も同時に増加する． ・増大した妊娠子宮，羊水過多に伴う胸腔内圧の上昇，血液希釈による血清蛋白の低下による膠質浸透圧の低下などが重なって，肺水腫が起こりやすい． ・肺水腫の初期は多呼吸により代償されているので，経時的に呼吸数の変化（増加）をみていく．	❸子宮増大に関連した切迫早産の危険性 ❹子宮増大に関連した母体合併症発症の危険性
④うっ血性心不全 　循環血液量の増加 ⑤早産	・循環血液量増加が原因である． ・切迫早産を起こすことが多い．治療に用いられる子宮収縮抑制薬の1つβ刺激薬の使用，長期間の臥床安静などにより，肺水腫の頻度は増加する．	
⑥妊娠高血圧症候群 　浮腫，蛋白尿，高血圧	・蛋白尿を伴う妊娠高血圧腎症のリスクが多い． ・分娩経過中は，バイタルサインの変化，自覚症状の有無などに注意し，合併症の増悪，症状出現を予防する．	❺多胎妊娠に関連した妊娠高血圧症候群発症の危険性
(b) 分娩第1期 ①微弱陣痛 　子宮壁の過伸展	・子宮筋の過伸展により，微弱陣痛になりやすい． ・陣痛促進薬による，分娩促進が行われるが，子宮の過伸展によって，胎盤血行は，虚血状態であり，陣痛に対する胎児の予備能力は乏しい．相対的な過強陣痛状態に陥りやすいので，促進薬の調整を慎重に行う．	❻多胎妊娠に関連した子宮壁の過度伸展に伴う微弱陣痛の危険性

ケアの要点	具体的評価内容
【A】微弱陣痛 助産診断名：❻ （☞ 第3章Ⅱ-G-a1 微弱陣痛，p432およびⅢ-C-❸ 分娩誘発の準備，p730参照）	・有効陣痛を維持しながら，分娩が完遂される．
【B】ハイリスク新生児 助産診断名：❶，❷，❸ （☞ 第3章Ⅱ-G-f1 前期破水・早期破水，第3章Ⅱ-G-g1 ケア【B】ハイリスク胎児・新生児のケア 参照）	
【C】母体合併症 助産診断名：❹，❺ 1. 体位 　a）仰臥位，シムス位，座位，セミファウラー位などで過ごす． 　b）仰臥位は避ける． 2. バイタルサイン 3. 自覚症状聴取	・産婦のバイタルサインが安定し分娩経過中，正常範囲内にある．

Ⅱ-G-h

データ・情報	アセスメント	助産診断名【例】
②臍帯下垂・脱出，四肢脱出	・胎児が骨盤に固定する前に破水した場合，臍帯脱出，四肢脱出などが起こることがある． ・胎児，臍帯，胎盤の位置関係を超音波断層法で把握する．	
③懸　鉤 　分娩進行停止 　双方の同時破水 　第1児骨盤位	・第1児，第2児が小骨盤内でもつれあって，分娩の進行が停止することがある（懸鉤）． ・双方の胎胞が同時に破綻した場合や，一羊膜双胎で同時に骨盤内に進入した場合に起こる．発生頻度はまれであるが，第1児が骨盤位のときに多く発症する．	❼分娩進行停止から推定される懸鉤発症の危険性 ❽第1児骨盤位より予測される懸鉤発症の危険性
④胎児機能不全	・単胎に比べ，胎児機能不全の発生頻度は高いので，分娩開始後は頻回に，CTGなどで胎児の状態をチェックする．	
(c) 分娩第2期 1) 第1児	・第1児のほうが第2児より予後がよい． ・先進部が骨盤内に嵌入していれば，人工破膜をして分娩を促進することができる．	
①微弱陣痛 　人工破膜 　収縮促進薬 　クリステレル圧出法は不可	・微弱陣痛，微弱腹圧と，娩出力は弱いが胎児が単胎より小さいため，娩出は比較的容易である． ・第1児はクリステレル圧出法を，行うことはできない．	
②臍帯巻絡 　第1児の臍帯確認	・臍帯巻絡があった場合，その臍帯が第2児のものである可能性があるので，不用意に切断しない． ・第2児の胎児心音を確認して，徐脈を来たしていなければその臍帯は第1児のものとみてもよい．	

ケアの要点	具体的評価内容

【D】懸　鉤
助産診断名：❼，❽

1. 分娩進行状態の把握
　a. 第1児の先進部がある程度下降し，その後分娩が停止した場合
　b. 内診時，第1児の先進部以外に，手や足などを触れた場合
　c. 第1児，第2児ともほぼ同時に破水した場合
以上のようなときは懸鉤の発生を疑う．

2. 懸鉤の確認
　a. 超音波断層法，X線撮影
　　可能性が生じた場合早期に行う．

3. 懸鉤時の対処
　a. 懸鉤を外す（医師による）
　　（第2児先進部を押し上げ第1児を娩出する）
　　1) 胎児機能不全の早期発見
　　　CTG，双胎用分娩監視装置の使用が望ましい．
　　　ドプラ，超音波などで胎児状態を継続し把握する．
　　2) 母体体位の保持
　　　a) 処置時，かなりの苦痛を伴うため，処置を行いやすいような一定の体位を自力で保持することは困難である．
　　　b) 産婦の足，腕，肩などに手をかけ体位の保持を援助する．
　　3) 母体の状態観察
　　　a) バイタルサイン
　　　b) ショック前症の早期発見
　　4) 帝王切開の準備
　　5) 蘇生の準備
　　6) 精神的援助
　　　a) 鼓舞，激励
　　　b) 状況説明
　b. 帝王切開の準備
　　1) 懸鉤のときはやむを得ない場合を除き，帝王切開を考慮してケアを行う．

具体的評価内容：
・懸鉤が発生せず分娩が終了する．
・懸鉤が早期発見され母児とも良好な状態で分娩が終了する．

データ・情報	アセスメント	助産診断名【例】
③臍帯結紮 　娩出後即，結紮切断 　TTTS：第1児多血 　　　　第2児貧血	・第1児娩出後，ただちに臍帯は結紮，切断する． ・臍帯結紮が遅れると胎盤内に血管吻合がある場合，TTTSを発症する．第1児に対して，第2児が自分の血液を臍帯静脈を通して供給することにより，第1児が多血，第2児が貧血状態となる． ・また，第1児の臍帯は胎盤側の結紮も厳重に行う．胎盤の血管吻合がある場合，結紮がなされていないと第2児の失血を起こす． ・臍帯血の採取は，第2児が娩出されるまで行ってはいけない．	❾双胎（胎児）間輸血による第2児失血の危険性
④懸　鉤 　分娩停止 　第1児下降停止	・第1児の先進部がある程度まで下降した後，分娩が停止したときは，懸鉤の可能性がある．必ず，超音波で確認する．	
2）第2児	・第1児娩出後，ただちに心音，胎位，下降度，胎胞の存在，破水の有無を確認する．	
①胎児機能不全 　子宮内圧激減 　→胎盤早期剥離	・第1児娩出後は，子宮内圧が急に低下するため，胎盤早期剥離を起こすことがある．この場合，急激に胎児機能不全に陥るので，第2児の急速遂娩を行う．	❿第1児娩出に伴う子宮内圧の急激な低下による胎盤早期剥離の危険性
骨盤未嵌入時の破水 　→臍帯脱出	・第2児先進部が骨盤内に嵌入していないときに，破水すると，臍帯脱出を引き起こす危険性がある．嵌入している場合は，人工破膜を行い，分娩を促進したほうがよい．	
②胎位異常 　→横　位 　　内回転，外回転 　　矯正不可時は帝王切開	・第1児娩出後は，第2児の胎位が突然変化することがある．横位になってしまった場合は，外回転，内回転を行い，修復できないときには，帝王切開に切り替える．	⓫第1児娩出に関連した第2児胎位異常発生の危険性

Ⅱ．分娩期の助産診断とアセスメント・ツール

ケアの要点	具体的評価内容
【E】双胎間輸血の予防 　助産診断名：❾ 　1. 臍帯結紮 　　a. 第1児娩出後臍帯を即コッヘルで留める． 　　b. 臍帯クリップを2個付けその間で臍帯切断する． 　　c. 臍帯血採血は第2児が娩出されるまで行わない．	・双胎間輸血が発生しない．
【F】胎盤早期剝離（第1児娩出後） 　助産診断名：❿，⓭ 　1. 第2児心拍数の確認 　　まず，超音波断層法で行ったほうが早く確実である． 　2. 母体状態の確認 　　a. ショック症状の有無 　　b. 腹腔内の激痛の有無 　　c. 出血の有無（頸管裂傷・前置血管の破綻などを含めて査定する） 　　など 　3. 胎盤早期剝離確認時 　　a. 急速遂娩の介助 　　b. 帝王切開の準備	・第1児娩出後も第2児は良好な状態を保ち分娩にいたる．

Ⅱ-G-h

データ・情報	アセスメント	助産診断名【例】
③微弱陣痛 　陣痛促進薬 　人工破膜	・陣痛は第1児娩出後，一時的に弱くなる．第2児の状態によるが，陣痛促進薬の使用，人工破膜などによって，分娩を促進することがある． ・第1児娩出後，どのぐらいの時間で第2児を娩出させるかは，そのときの状況による．なるべく短時間で娩出させるほうがよいが，第2児の状態が良好なときは，再度陣痛が強くなるまで待つこともある． ・陣痛抑制不可の早産の場合，第1児娩出後，陣痛が治まることがある．第2児の状態が良好であれば，再度陣痛を抑制し胎内にとどめておき，第2児の成熟を待つ．胎児・母体に対する厳重な管理が必要になってくるが双子でありながら，誕生日がまったく異なるケースもある．	❶第2児未固定時の破水に伴う臍帯脱出の危険性
(d) 分娩第3期 ①胎盤娩出 ・胎盤剥離障害 　　胎児娩出後≧30分 　　子宮収縮薬投与 　　胎盤用手剥離	・子宮筋の過伸展，疲労により子宮収縮が起こりにくく胎盤剥離障害が起こりやすい． ・母体の高血圧などで問題なければ，ほとんど子宮収縮薬が投与される． ・胎盤剥離徴候の出現をみてから娩出してもよいが，ブラント・アンドリュース（Brandt-Andrews）法（☞ 第3章Ⅱ-G-i3，p617の図Ⅱ-69参照）にて，できるだけ早期に娩出したほうが出血量を少なくし，子宮収縮も良好になる． ・娩出しないときには胎盤用手剥離が行われる．	

ケアの要点	具体的評価内容
【G】第2児胎位 助産診断名：❶ 1. 胎位の確認 　第1児娩出後，即第2児の胎位を超音波断層法にて確認する． 2. 胎位に応じた分娩様式とその介助 　（☞ 第3章Ⅱ-G-d 胎位の異常，p506参照） **【H】臍帯脱出** 助産診断名：❷ 1. 第1児娩出後，即内診，超音波を行う 　a. 破水の有無，臍帯下垂・脱出の有無を確認する． 2. 臍帯下垂時 　a. 骨盤高位 　b. 人工破膜 　　羊水は少しずつ流出させる．（☞ 第3章Ⅱ-G-g1 ケア【A】破水におけるケア，p557参照） 　c. 臍帯還納（医師による） 　　還納できたら腹壁を軽く圧し，児頭を骨盤内に嵌入させる． 　d. 呼吸の誘導 　　努責はかけさせない． 3. 臍帯脱出時 　a. 急速遂娩の準備 　b. 帝王切開の準備 　c. 胎児が娩出されるまで 　　胎児心音の確認 　　内診指による臍帯圧迫の除去を行う．	・第1児娩出後，第2児の臍帯脱出が発生しない．

データ・情報	アセスメント	助産診断名【例】
2 母児の健康状態 (a) 母　体 ①**第1児娩出後** ・胎盤早期剝離 ・ショック症状	・第1児娩出後に胎盤早剝が起こることがあるので，腹腔内の激痛，ショック症状，陣痛間欠時に多い外出血などに注意する．	⑬第1児娩出に関連した胎盤早期剝離発症の危険性 ⑭急激な腹圧の減少によるショック発症の危険性
②**胎児娩出後** ・腹圧の急減 　→ショック症状 ・顔色不良，低血圧，頻脈，意識レベル低下	・児娩出後，急激な腹圧の減少によって，ショック状態になることがある． ・母体の顔色，意識，血圧や脈の変化など，注意して観察する．	
③**分娩第4期** ・弛緩出血 ・周産期血栓塞栓症 ・過大な疲労	・子宮筋の過伸展や胎盤付着部位が広いこと，微弱陣痛など，単胎に比べて弛緩出血を起こすことが多い． ・弛緩出血を考慮して，子宮収縮状態，出血の状態，血圧，脈拍，意識状態，本人の訴えなど，綿密に観察する． ・妊娠中，分娩時と母体への負担は単胎と比べてかなり大きく，その後の育児負担も多大なものである．産後疲労回復への援助は重要である．	⑮多胎分娩に関連した子宮壁過度伸展に伴う弛緩出血の危険性

ケアの要点	具体的評価内容
【1】弛緩出血 　助産診断名：❶⑤ 　（☞ 第3章 Ⅱ-G-i3 弛緩出血, p603参照）	・出血量は500 mL以内であり褥婦のバイタルサインは安定している．

i 異常出血

データ・情報	アセスメント	助産診断名【例】
産科出血（分娩時）	・産科出血は突然に多量に出血することが多い（☞ p629の表Ⅱ-61参照）. ・分娩時出血の原因となる疾患はいくつかあり，それぞれ対処方法が異なるので素早い鑑別診断が必要である. ・分娩第1，2期と分娩第3，4期に異常出血を起こす主要疾患の鑑別法は表Ⅱ-44～46に示すとおりである.	
1 前置胎盤	・胎盤の付着部が子宮下部に及び，妊娠および分娩時，内子宮口の全部または一部を胎盤が覆う状態を前置胎盤という. ・内子宮口を胎盤が覆う程度によって以下のように分類される. **全前置胎盤**：内子宮口全体を胎盤が覆っている. **部分前置胎盤**：内子宮口の一部分を胎盤が覆っている. **辺縁前置胎盤**：内子宮口の辺縁に胎盤下縁がかかっている.	
2 常位胎盤早期剝離	・正常位置に付着した胎盤が胎児娩出前に剝離することをいう.	
3 子宮破裂	・妊娠中もしくは分娩時に子宮体部，子宮下部が裂傷を起こしたものをいう．破裂の程度により以下のように分類される. **完全子宮破裂**：子宮筋層，子宮腹膜ともに断裂し子宮腔と腹腔とが完全に通じたものをいう. **不完全子宮破裂**：子宮筋層の断裂のみで子宮腹膜は保たれており，	

情報・その他

表Ⅱ-44 前置胎盤・常位胎盤早期剥離・子宮破裂の鑑別要点

所見＼疾患	前置胎盤	常位胎盤早期剥離	子宮破裂
発症状況	外出血	下腹部の激痛	［妊娠時］ ショック症状、強い下腹部痛、前駆症状なしに突発 ［分娩時］ 自然子宮破裂（陣痛促進薬の使用時を含む）：前駆症状・子宮破裂切迫の症状あり 加害子宮破裂：突然の先進部上昇などの移動感、破裂感の自覚、突然下腹部の激烈な疼痛
出血の性状	・外出血のみで鮮血 ・外出血量は多量のことが多い ・破水後は減少または止血 ・陣痛発作時に増量	・内出血が主 ・外出血量は少なく、暗赤色 ・破水後でも止血しない ・陣痛発作とは無関係	・内出血が主、外出血は多くの場合少量
腹痛	ない	激痛がある	突然の下腹部激烈な疼痛、腹膜刺激症状、不全破裂部に圧痛
陣痛	正常に発来・反復	発作・間欠の区別がなくなり持続痛を来たす	微弱または停止
腹壁・子宮壁	著変がない	板状硬	腹腔内の胎児と、強く収縮した子宮体を明らかに別個に触れる
収縮輪	なし	なし	破裂前に異常に上昇する
全身状態	概して良好	ショック状態を来たすことが多い	急激にショック症状を来たす
胎児心音・胎動	著変がない	減少やがて消失	間もなく消失
内診	・倚褥感がある ・胎盤を触知する	・倚褥感がない ・胎盤を触知しない	・下降した先進部は上方に挙上して触れることができない ・子宮下部の裂孔を触知することがある
超音波断層法	胎盤付着部位の異常を認める	胎盤後血腫を認める	全破裂では子宮外に胎児を認める

(藤井明和ほか：胎盤の異常．産科学、改訂第2版、p227、南江堂、1989をもとに作成)

データ・情報	アセスメント	助産診断名【例】
	子宮腔と腹腔が通じていないものをいう．	
4 頸管裂傷	・分娩に際して，子宮腟部から子宮頸部に及ぶ裂傷をいう．	
5 弛緩出血	・分娩第3期またはその直後に子宮筋の収縮不全によってきたす強出血をいう．この出血量は分娩後2時間までに500 mL以上の場合をいう．	
6 凝固，線溶系の異常	・もっとも重要なものはDIC（播種性血管内凝固症候群）である． ・妊娠中は血液凝固因子の量や活性が増加して線維素溶解系は抑制の状態になるため，DICに陥りやすい状態になる．	

情報・その他

表Ⅱ-45　分娩時に異常出血を起こす疾患と鑑別要点

	特　徴	内診所見と処置
頸管裂傷	・児娩出直後に起こる ・出血は少〜大量（持続的な鮮紅色の外出血） ・子宮収縮は良好 ・胎盤は娩出する ・全身状態は良好だが，出血量により重篤化する	・子宮頸部に限局する裂傷から腟円蓋部に達するものまである ・裂傷は筋組織・線維組織の少ない，頸管の3時，9時方向に生じやすい ・1cm以内の裂傷で出血がない場合は後の障害なく自然治癒する ・出血がなくとも2cmを越える場合は要縫合
腟壁裂傷・会陰裂傷	・児娩出直後に起こる ・出血は少〜中等量（持続的な鮮紅色の外出血） ・子宮収縮は良好 ・胎盤は娩出する ・全身状態良好	・会陰，腟壁に裂傷部位を認める ・胎盤娩出後の外出血の持続は"高位腟裂傷"が疑われる
癒着胎盤	・児娩出後に起こる ・出血は中等〜大量（波状的な暗赤色の外出血） ・子宮の形状は大きく柔軟で，児娩出後30分以上経過しても胎盤剝離徴候なし ・胎盤は娩出せず癒着をきたす ・出血の量により全身状態も変化	・時に頸管が閉じかかっていることが多い
胎盤一部遺残	・胎盤娩出後に起こる ・出血は中等〜大量（波状的な暗赤色の外出血） ・子宮形状はやや大きく柔軟で収縮不良） ・胎盤は一部残存する ・出血の量により全身状態も変化	・子宮腔内からの性器出血の持続と遺残物の排出は産後数日に及ぶことがある
弛緩出血	・胎盤娩出後または一定時間後に起こる ・出血は中等〜大量（波状的な暗赤色の外出血） ・子宮形状は大きく柔軟で収縮不良 ・胎盤は娩出ずみ ・全身状態は出血量に比例し，重篤化する場合もある	・子宮腔内に血塊を認める ・子宮口に凝血塊があり血液が子宮内に貯留している場合，外出血を表さないことがある
凝固・線溶系の異常	・胎盤娩出後に起こる ・出血は中等〜大量（さらさらした凝固性に乏しい，波状的な鮮紅色から赤色の内・外出血） ・子宮の収縮状態は不定 ・胎盤は娩出ずみ ・全身状態は出血量に比例するが，重篤に陥りやすい	・主因は裂傷によらない

表Ⅱ-46　分娩時出血の要因「4つのT」

tone	（収縮）	弛緩出血，子宮内反症
tissue	（組織）	胎盤遺残，癒着胎盤，前置胎盤，低置胎盤，子宮筋腫
trauma	（損傷）	腟壁裂傷，頸管裂傷，子宮破裂
thrombin	（凝固）	DIC型後産期出血，羊水塞栓症，常位胎盤早期剝離

（板倉敦夫：一次止血と妊産婦の搬送：分娩時多量出血の対応．救急・集中治療21（9・10）：1226, 2009）

1. 前置胎盤 （原因，診断方法などは☞第2章Ⅱ-H-e 胎児付属物の逸脱，p252参照）

データ・情報	アセスメント	助産診断名【例】
1 分娩管理 (a) 分娩様式の決定 ①前置胎盤の程度 　全前置胎盤→帝王切開 　部分，辺縁前置胎盤 　→経腟分娩可能なこともある ②骨盤位→ほとんど帝王切開 ③出血の程度 　多量で止血困難→急速遂娩 ④経腟分娩時の胎児仮死 　→急速遂娩	・全前置胎盤は**帝王切開**の適応である． ・部分，辺縁前置胎盤の場合は，経腟分娩可能であるが，大出血や胎児機能不全などに陥ることが多いため，出血への対応，緊急帝王切開への準備などが必要である． ・経腟分娩可能とされている場合でも，多量の出血で止血のめどが立たないときは，即帝王切開とし，母体の救命を図る． ・週数的にみて児の生存が危うい場合でも，出血多量で止血できないときは，即帝王切開となる．また，出血を繰り返すうちに切迫早産徴候が出現し，早産になることが比較的多い．前期破水も多い．まず母体の救命を第一に優先し，次いで胎児を助けることを考える． ・骨盤位の場合，母体，胎児のリスクを考えると帝王切開のほうが望ましい． ・経腟分娩の場合，子宮口開大にともなって辺縁にある胎盤の一部は子宮壁から剥離している．そのため，一部剥離した胎盤面での胎児循環は障害されているので，胎児の状態が悪化することがある．胎児機能不全の徴候がみられたときは急速遂娩させる．	❶前置胎盤に伴う突然の大量出血が起こる危険性 ❷繰り返す出血に伴う早産発症の危険性 ❸分娩時大量出血による母体の生命危機 ❹前置胎盤に関連した胎児機能不全発症による危機的状態

ケアの要点	具体的評価内容

【A】経腟分娩時における出血（☞ p603 図Ⅱ-66 も参照）
助産診断名：❶, ❸, ❺, ❼, ❽

1. 大出血を予測した分娩時ケア
   a. 輸血の準備の確認
      1) 血液型（ABO, Rh型）
      2) 輸血用血液の確保
      3) 血液提供者の確保
      4) クロスマッチ用の血液検体1〜2本
         分娩時血管確保の際に採取しておく.
      5) 輸血に必要な物品の確認
         輸血用フィルター
         血液加温装置, 加温コイルなど
   b. 帝王切開の準備の確認
      1) 術前検査の確認
         血液一般検査, 血液止血凝固検査, 心電図, 胸部X線検査など
      2) 手術承諾書の確認
      3) 家族への連絡先の確認
         24時間可能な所, できれば2〜3ヵ所
      4) その他
         物品の準備（ストレッチャー, 緊急カート, 酸素など）
         他部署への連絡（手術室, 麻酔科, NICUなど）
   c. 産婦の準備
      1) 血管確保（16Gか18G）
      2) 絶食もしくは摂食
      3) 出血時はすぐコールするように伝える.
      4) 十分なインフォームド・コンセント（緊急帝王切開, 輸血の可能性）

・分娩時出血量は正常範囲内（500 mL未満）であり, 母児の状態は良好である.

データ・情報	アセスメント	助産診断名【例】
2 経腟分娩管理 (a) 分娩進行状態の把握 ①胎児先進部の下降, 固定障害 　→分娩遷延 　→疲労性微弱陣痛	・子宮口が開大している場合, 頸管を通じて直接, 柔軟で強靱な海綿体様の胎盤母体面組織に触れるが, 内診指による刺激により大出血を引き起こすことがある. 開大度, 胎向, 胎勢, 下降度などをみたいときは内診でなく超音波断層法を用いるほうが無難である. 内診せざるを得ないときは, 回数は少なく, 手技はソフトに慎重に行う. ・胎盤により, 胎児先進部の下降, 固定が妨げられることが多い. そのため, 分娩遷延, 微弱陣痛を来たしやすい. 骨盤位や横位などの胎位異常をきたすこともある.	❺粗暴な内診による大出血の危険性 ❻前置胎盤により児の下降・固定が妨げられることによる遷延分娩の危険性
(b) 出血の状況 ①陣痛発作時：出血↑ 　陣痛間欠時：出血↓ ②未破水時：胎盤剝離出血↑ 　破水後：出血↓もしくは出血（−）	・陣痛が開始し子宮口が開大するにつれ胎盤の剝離面積が増大するので出血は多くなる. 出血は陣痛発作時に強く, 間欠時に弱くなる. ・辺縁, 一部前置胎盤の場合, 破水前は剝離面からの出血がみられるが, 破水後は, 図Ⅱ-65のように胎児下降部によって剝離面が圧迫され, 出血が減少もしくは止まることがある. また, 胎盤も上方に上がり剝離が止まるので, それによっても出血は減少する.	❼子宮口開大に伴う胎盤剝離に関連した多量出血
(c) 母体の状態 ①出血性ショックの早期発見 　血圧低下→ 　収縮期血圧≦ 100 mmHg 　頻脈≧ 100回/分 　尿量≦ 50 mL/時 　皮膚冷感 　など	・分娩前に出血が繰り返し起こっている場合は, 分娩時すでに貧血状態になっていることがある. 出血が循環血液量の15％（妊産婦で平均約1,000 mL）を超えると, 血圧低下, 頻脈などバイタルサインの変化が出現してくる. ・血液検査は母体の状態を把握することと, 帝王切開, 輸血への準備として重要である.	❽多量出血による母体の出血性ショック発症の危険性

ケアの要点	具体的評価内容
2. 分娩経過中少量出血をみる場合 　a) 出血量，性状（色，凝血塊の有無など） 　b) 母体の一般状態，バイタルサイン 　c) 胎児心拍数（CTGモニター） 　d) 分娩進行状態の確認 　　内診，できれば超音波で行う． 　e) 帝王切開の準備 　　止血せず出血が持続したり，出血量が増加したり，胎児機能不全徴候が認められる場合は，帝王切開を考え，ケアする． 　f) 破水の有無 　　早期破膜による止血が期待できるので，未破水時は人工破膜を行う．	・出血が増加しない． ・分娩中，母体のバイタルサインは安定している． ・胎児の状態は良好である．
3. 分娩経過中多量の出血をみる場合 　a) 急速遂娩の準備 　b) 長ガーゼによる強腟タンポンでの一時的な止血 　c) 急速な輸液，輸血（新鮮凍結血漿FFP投与が重要） 　　加温したものを使用する． 　d) 酸素投与 　e) バイタルサインなどの継続モニター 　f) ショック症状の有無 　g) 胎児心音の確認 　h) 正確な出血量の評価（覆布，床に付着した血液も含む）	・出血性ショック，胎児機能不全を引き起こすことなく，母児とも良好な状態で分娩が終了する．

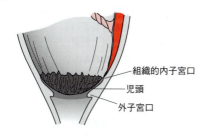

図Ⅱ-65　破水後の前置胎盤

(荒木　勤：最新産科学 異常編，改訂第22版，p92，文光堂，2012)

データ・情報	アセスメント	助産診断名【例】
(d) 胎児機能不全 ・胎児心拍 　基線細変動の減少 　頻　脈 　遅発一過性徐脈などの出現	・胎盤が一部剥離するため胎児循環が障害され胎児機能不全の状態になることがある．また，早産，分娩遷延，微弱陣痛などのリスクをもつ場合も多い．分娩中はCTGの装着をし常に胎児の状態を把握する． ・胎児機能不全の徴候が出現すれば急速遂娩させる．	❾一部の胎盤剥離に関連した胎児機能不全発症の危険性
3 母児の健康状態 (a) 母　体 ・頸管裂傷：頸管組織の軟化，うっ血，脆弱化 ・弛緩出血：子宮下部筋肉の収縮不全 ・癒着胎盤：胎盤の子宮筋層内への進入（前置胎盤の約5～10%が癒着胎盤を合併）	・前置胎盤では胎盤付着部の子宮下部や頸管は組織が軟化，うっ血，脆弱化しているため，裂傷をつくりやすい． ・子宮下部の筋肉の収縮不全のため弛緩出血を起こしやすい． ・胎盤が付着する子宮下部は子宮内膜の発育が悪い．そのため，子宮内膜から発生する脱落膜の発育も悪く，絨毛膜が胎盤を形成していくときに，発育の悪い脱落膜を突き破り，子宮筋層に達してしまうので癒着胎盤になりやすい．癒着胎盤になると，胎盤が付着している子宮筋層内の血管の拡張と断裂がみられ，脱落膜側の止血機転もみられないために大量出血となる場合がある．	❿前置胎盤に関連した子宮頸管組織のうっ血，脆弱化に伴う頸管裂傷発症の危険性 ⓫前置胎盤に関連した弛緩出血発症の危険性 ⓬前置胎盤に関連した癒着胎盤の危険性 ⓭癒着胎盤による大量出血の危険性
(b) 胎　児 ①早産＜妊娠37週0日 ②胎児機能不全 ・遅発一過性徐脈 ・基線細変動減少，消失 ・徐　脈 　など	・早産になることが多く，出血時胎児循環が障害され胎児機能不全状態になることがある． ・正期産で胎児機能不全状態でなければ児の状態は良好である．	

ケアの要点	具体的評価内容
【B】前置胎盤における分娩遷延 助産診断名：❻ 1. 分娩進行状態の確認 　a）子宮口の開大度 　b）児頭下降度 　c）児頭の回旋状態，胎位 　d）破水の有無 2. 微弱陣痛の有無 3. 胎児機能不全の有無 4. 出血の有無 5. 胎児の回旋異常，胎盤による下降障害，胎児機能不全，出血があれば，帝王切開に切り替わることが多い． 　前置胎盤の場合は，分娩が開始すればできるだけ早期に分娩を終了させる．	・胎児の回旋，下降が正常になされ，分娩遷延にならない．
【C】経腟分娩中の胎児機能不全 助産診断名：❹，❾ 1. 胎児機能不全の早期発見 　CTGによる胎児心拍数モニタリング 2. 胎児機能不全発生時 　a）急速遂娩 　b）娩出されるまでの間，酸素投与，体位変換，母体低血圧の改善を行う．	・胎児機能不全が起こらない．
【D】癒着胎盤 助産診断名：⓬，⓭ 1. 胎盤用手剝離（医師による） 　a）鎮痛，鎮静薬の準備 　b）救急カートの準備 　c）母体の一般状態，バイタルサインの継続モニター 　d）母体体位の保持 　e）胎盤娩出後，子宮収縮状態，出血の状態，胎盤遺残の有無をみる． 　f）感染の予防（抗菌薬投与） 2. 用手剝離できない場合は子宮摘出術 　a）本人，家族への十分な説明（医師が行っている間，付き添う） 　b）手術の準備 　c）手術までの母体の状態管理（バイタルサイン，出血の状態，子宮収縮状態 など）	・胎児娩出後30分以内に胎盤が娩出される． ・出血性ショックを起こすことなく癒着胎盤の処置が終了する．

2. 常位胎盤早期剥離（胎盤早剥）

データ・情報	アセスメント	助産診断名【例】
1 胎盤早期剥離への逸脱の予期 (a) 母体の状態	・胎盤早剥の原因は不明であるが，ハイリスク群を把握し，早期の発見，対処が大切である（表Ⅱ-47）. ・発症機転としては，なんらかの誘因により子宮細小動脈，脱落膜らせん動脈の変性や破綻が生じ胎盤付着面の出血，脱落膜の壊死が起こり，子宮壁と胎盤との間に血腫（胎盤後血腫）ができ胎盤早剥が起こるとされている.	
①妊娠高血圧症候群 ・高血圧，蛋白尿，浮腫	・妊娠高血圧症候群では，脱落膜らせん動脈の攣縮による血栓・壊死後の出血により胎盤後血腫が形成されるのに対し，非妊娠高血圧症候群では基底脱落膜の変性壊死により，二次的に辺縁静脈洞の破壊が惹起されると考えられている. ・従来より妊娠高血圧症候群が重要視されてきたが，近年高血圧が原因である頻度は多くないとの報告がなされている.	❶妊娠高血圧症候群合併に伴う胎盤早剥発症の危険性
②母体合併症 ・慢性腎炎，高血圧症，子宮筋腫，子宮奇形，バセドウ（Basedow）病など	・これらの疾患により胎盤に器質的変化が生じ，胎盤早剥を引き起こすことがある.	❷慢性腎炎に伴う胎盤早剥発症の危険性
③異常妊娠 ・多胎，羊水過多症，絨毛膜羊膜炎，臍帯過短など	・双胎の1児娩出時，羊水過多症の破水時など子宮内圧の急激な減少により胎盤早剥が引き起こされることがある. ・早産例の早剥胎盤所見では，約35％に絨毛膜羊膜炎が認められる. ・臍帯過短，過度の臍帯巻絡など胎児下降による胎盤の牽引が胎盤早剥を引き起こすこともある.	❸羊水過多症の破水時に伴う子宮内圧の急激な減少による胎盤早剥発症の危険性
④器械的外力 ・腹部の打撲，外回転術 ・急激な腹圧（嘔吐，咳など）	・外力により器械的に胎盤早剥を起こし，胎盤血管の断裂をきたすものである.	❹腹部打撲に伴う胎盤早剥発症の危険性

ケアの要点

【A】胎盤早期剥離ハイリスク群の把握
助産診断名：❶，❷，❸，❹

1. 胎盤早剥ハイリスク群の把握

2. ハイリスク群に対する保健指導
   a) 持続的な腹部緊満感
   b) 軽度の子宮収縮感
   c) 軽度の息苦しさ，気分不快感の持続
   d) ごく少量の出血
   などがあれば，放置せず，すぐに医療機関に連絡相談する．

3. 胎盤早剥と疑わしい場合は受診を勧める．

具体的評価内容

・ハイリスク群の産婦は，胎盤早剥を引き起こしやすい状態にあることを自覚する．
・胎盤早剥の初期症状を理解することができる．
・胎盤早剥の症状が出現した場合，即医療機関への受診がなされる．

表Ⅱ-47　常位胎盤早期剥離のリスク因子と相対危険度（Williams，2005）

	相対危険度
1. 前回早剥の既往	10～25倍
2. 血栓傾向（血小板血症等）	3～7倍
3. 切迫早産前期破水	2.4～4.9倍
4. 妊娠高血圧症候群	2.1～4.0倍
5. 慢性高血圧	1.8～3.0倍
6. 多胎妊娠	2.1倍
7. 羊水過多	2.0倍
8. 喫煙	1.4～1.9倍
9. 高年齢と頻産	1.3～1.5倍
その他：子宮筋腫，コカイン服用，外傷等	

（N-708, 日産婦誌59(12), 2007）

データ・情報	アセスメント	助産診断名【例】
⑤高齢初産 ≧ 35歳	・子宮内圧の亢進により血管が破綻し胎盤早剥を引き起こすとすれば，高齢産婦は子宮筋の伸びが悪く持続的に子宮内圧が高いと考えられる．また血管の老化も考えられる． 35歳以上，とくに40歳以上は要注意である．	
⑥頻産婦 ≧ 5経産	・胎盤早剥は初産婦より経産婦に多く，とくに5経産以上の頻産婦は要注意である．	
⑦胎盤早剥既往産婦	・胎盤早剥が子宮血管の異常による出血によるものと考えると，妊娠のたびに子宮血管の病変が起こり胎盤早剥を繰り返す危険性がある．	❺前回の胎盤早剥既応に関連した過度の不安
⑧喫煙妊婦	・喫煙はPGI$_2$の産生抑制や胎盤血管の攣縮をきたすため胎盤早剥のリスク因子となりうる．	
2 胎盤早期剥離の早期診断	・胎盤早剥も程度により，無症状のものもあれば母児の生命を脅かす重篤なものもある．表Ⅱ-48，49に示すように胎盤早剥の重症度からみた分類がなされている． 胎児死亡やDICなどが発症しないうちに，できるだけ早期に発見し対処することが重要である．	
(a) 母体症状 ・性器出血	・胎盤早剥の症状として，少量の性器出血，下腹痛，腹部緊満感など，切迫早産や前駆陣痛とまぎらわしいものがある． ・切迫早産の場合は即受診となるため，受診時に発見されることを期待できるが，37週以降の場合，産徴や前駆陣痛とされ自宅待機しているうちに胎盤早剥の症状が進んでしまう危険性がある．腹部緊満感や痛みの感じなど，胎盤早剥を	

情報・その他

表Ⅱ-48　胎盤早剥の重症度による分類

	軽症（第1度）	中等度（第2度）	重症（第3度）
1. 外出血	軽微（またはなし）	中等度	強　い
2. 子宮の硬さ	軟らかい	たいていは強直している	tetanus uteri
3. ショック症状	たいていは伴わない	しばしば伴う	常に伴う
4. 胎児心音	たいていは正常	消失していることもある	消　失
5. 蛋白尿	ま　れ	しばしば陽性	しばしば陽性
6. 凝固障害	な　し	な　し	たいていは伴う
7. 線維素原量の低下	な　し	ときにはみられる	しばしばみられる
8. 開腹時の子宮の外観	所どころ変色している	両者の中間	いわゆるCouvelaire uterus
9. 胎盤の視診所見	凝血がついていたり、凝血で圧迫された跡があるのは30%以下	30〜50%	50%以上

（品川信良：分娩と出血, p23, 金原出版, 1970）

表Ⅱ-49　胎盤早剥の重症度（Page分類）

重症度		症　状	胎盤剥離面	頻　度
軽症	第0度	臨床的に無症状，児心音は概して良好，娩出胎盤観察により確認	30%未満	8%
軽症	第1度	性器出血中等度（500 mL以下），軽度子宮緊張感，児心音時に消失，蛋白尿はまれ	30%未満	14%
中等度	第2度	強い出血（500 mL以上），下腹痛を伴う子宮硬直あり，胎児は入院時死亡していることが多い．蛋白尿時に出現	30〜50%	59%
重症	第3度	子宮内および性器出血著明，子宮硬直著明，下腹痛，子宮底上昇，胎児は死亡，出血性ショックおよび凝固障害併発，子宮面血液浸潤，蛋白尿陽性	50〜100%	19%

データ・情報	アセスメント	助産診断名【例】
	前提として対応する．まぎらわしいときは，受診を勧めCTG，超音波断層法などの検査を施行したほうが無難である．	
・下腹痛	・胎盤早剥の下腹痛は，子宮筋層への血液浸潤を示す徴候とされる．胎盤付着部に一致した軽度の局所的圧痛を感じることもある．	❻胎盤早剥に関連した腹部の局所的圧痛
・持続性の腹部緊満感	・高い子宮内圧は胎盤早剥の一要因であり，持続性の腹部緊満感は胎盤早剥の初期症状を疑う． ・性器出血は胎盤の付着部位によってはみられないことがある．	❼胎盤早剥に関連した持続性の腹部緊満感の出現
・息苦しさ ・気分不快感 など	・産婦は息苦しさや気分不良など，何となく普段と異なった嫌な気分を感じることが多い．	
(b) CTG所見 ①子宮収縮曲線 　さざなみ波の出現	・小さい反復する収縮を示す子宮収縮曲線である．胎盤早剥の初期にみることがある．いくつかの子宮血管が破綻，出血し，その部位が収縮するために感知される小さい子宮収縮波であるとされている．	❽胎盤早剥に関連したさざなみ波様子宮収縮（CTG所見）の出現
②胎児心拍数 ・頻脈 ・一過性頻脈消失 ・遅発一過性徐脈出現 ・基線細変動の減少や消失 ・正弦波様波形の出現	・ごく初期に胎児貧血の症状として頻脈がみられる． ・さらに胎盤早剥が進行すると，一過性頻脈の消失，遅発一過性徐脈（とくに周期的な遅発性徐脈），基線細変動の減少・消失，正弦波様波形の出現を認める． ・これらは，胎児低酸素症の所見であり胎盤早剥特有のものではない．しかし超音波断層法での所見が得られない初期の段階で，胎児低酸素症の所見を得ることができるため，胎盤早剥の早期診断の手段としては最重要である． 　これにともない，胎動の消失を訴えることも多い．	❾胎盤早剥に伴う胎児の貧血状態に関連した頻脈の出現 ❿胎盤早剥に伴う胎児の低酸素状態に関連した胎児機能不全の出現

ケアの要点	具体的評価内容
【B】胎盤早剥の早期発見, 対処 　助産診断名：❺, ❻, ❼, ❽, ❾, ❿, ⓫ 　1. 早期発見 　　母体症状, CTG所見, 超音波断層法所見などこまめにチェックする. 　2. 胎盤早剥が疑わしいとき 　　a. 母児の継続した状態観察 　　b. 血管確保（16Gか18G留置針） 　　c. 急速遂娩の準備	・胎盤早剥が早期に発見され母児の状態が良好なうちに分娩がなされる.
【C】胎盤早剥時のケア 　助産診断名：⓬, ⓭, ⓮, ⓲ 　1. 出血性ショックへの対応（図Ⅱ-66） 　　a. 血管確保（16Gか18Gの留置針で2ルート） 　　b. 輸血, 輸液の準備 　　　　輸血：濃厚赤血球（RCC）, 新鮮凍結血漿（FFP）, 必要に応じて血小板血, 凝固因子, アンチトロンビン製剤 　　　　輸液：膠質液やアルブミン製剤 　　c. バイタルサイン, 一般状態の継続したモニタリング 　　d. 中心静脈圧（CVP）測定 　　e. 出血量の測定 　　　　症状に比べ, 外出血量が少ないときは, 内出血型の胎盤早剥を考える. 内出血型の場合はDIC発症の危険性が外出血型よりも高い. 　　f. 血液検査（血球, 止血凝固系など） 　　g. 血液ガス 　　h. 尿量の測定 　　　　バルーンカテーテルを留置する.	・出血性ショックを引き起こさない. ・DICが発症しない.

データ・情報	アセスメント	助産診断名【例】
	・腹部緊満がありこのような胎児心拍所見がみられたら，胎盤早剝を疑いなるべく早期に分娩させることである．	
(c) 超音波断層法 ①胎盤肥厚像 　≧5 cm ②胎盤後血腫像 ③胎盤辺縁の子宮壁からの分離と丸み	・初期に胎盤がうっ血状態になるので厚くみえてくる．もしくは，血腫が胎盤と画面上識別できず，胎盤が肥厚したようにみえることがある． ・胎盤早剝の初期は，胎盤後血腫像など典型的な異常所見を示さないことが多い．また胎盤付着部位が子宮後壁の場合は超音波で所見を得ることが困難である． ・前置胎盤との鑑別診断は確実に行えるが，胎盤早剝のごく初期の診断には，CTGと併用して経時的に観察する必要がある．	⓫胎盤早剝に関連した胎盤肥厚像（超音波所見）の出現
(d) 胎盤早剝の症状（中等度〜重度） ①母体症状 　・性器出血 　・子宮の板状硬	・このような症状が出現してからでは母児はかなり重篤な状態に陥っていると考える． ・胎盤付着部位や剝離部位などによって，外出血の有無，程度はまちまちである．外出血は暗赤色でさらさらして凝固しにくい．陣痛がある場合には，陣痛間欠時に増量する傾向がみられる． ・子宮が板のように硬く緊張することである． ・子宮内出血（胎盤後血腫）により，子宮底の上昇，腹壁の緊張が出現し，子宮の持続性収縮のため陣痛の発作，間欠はわかりにくくなる．	⓬凝固しにくい外出血に伴う胎盤早剝の危険性 ⓭胎盤早剝に関連した子宮の板状硬

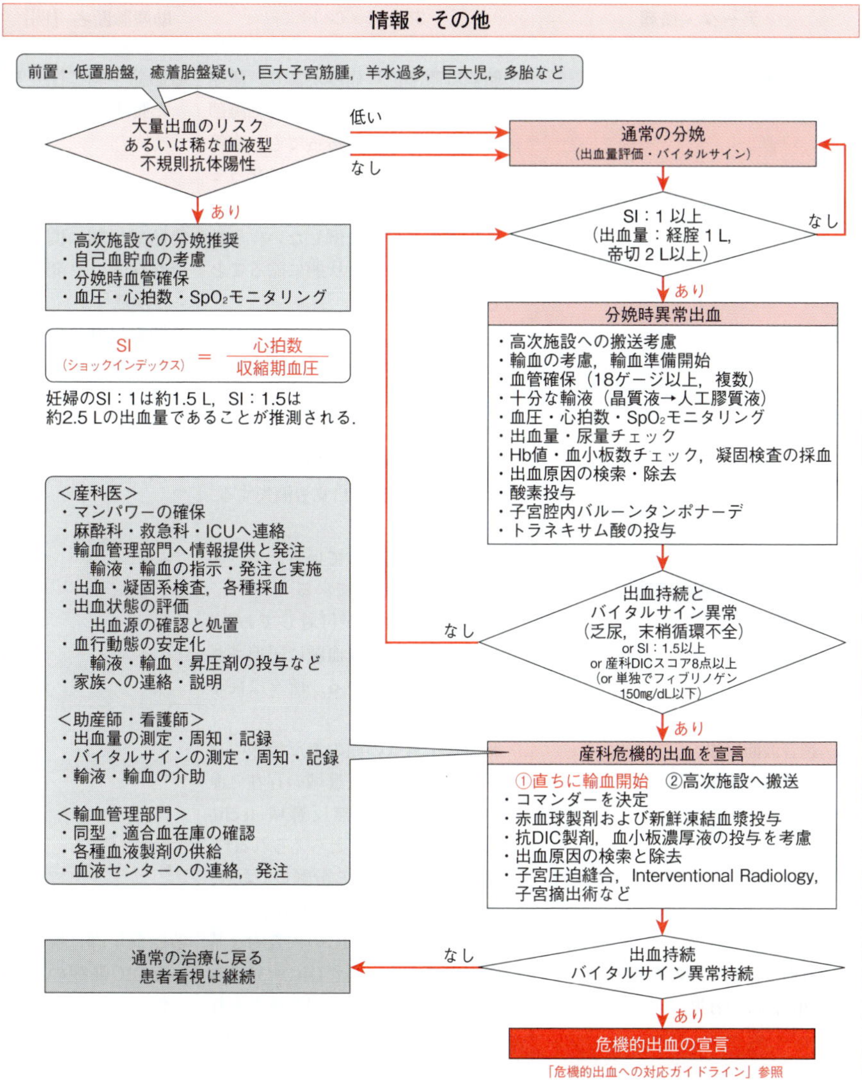

II．分娩期の助産診断とアセスメント・ツール

情報・その他

前置・低置胎盤，癒着胎盤疑い，巨大子宮筋腫，羊水過多，巨大児，多胎など

大量出血のリスクあるいは稀な血液型不規則抗体陽性

- 低い／なし → **通常の分娩**（出血量評価・バイタルサイン）
- あり:
  - 高次施設での分娩推奨
  - 自己血貯血の考慮
  - 分娩時血管確保
  - 血圧・心拍数・SpO₂モニタリング

$$SI（ショックインデックス）= \frac{心拍数}{収縮期血圧}$$

妊婦のSI：1は約1.5 L，SI：1.5は約2.5 Lの出血量であることが推測される．

SI：1以上（出血量：経腟1 L，帝切2 L以上）
- なし → 通常の分娩へ
- あり → **分娩時異常出血**
  - 高次施設への搬送考慮
  - 輸血の考慮，輸血準備開始
  - 血管確保（18ゲージ以上，複数）
  - 十分な輸液（晶質液→人工膠質液）
  - 血圧・心拍数・SpO₂モニタリング
  - 出血量・尿量チェック
  - Hb値・血小板数チェック，凝固検査の採血
  - 出血原因の検索・除去
  - 酸素投与
  - 子宮腔内バルーンタンポナーデ
  - トラネキサム酸の投与

＜産科医＞
- マンパワーの確保
- 麻酔科・救急科・ICUへ連絡
- 輸血管理部門へ情報提供と発注
  輸液・輸血の指示・発注と実施
- 出血，凝固系検査，各種採血
- 出血状態の評価
  出血源の確認と処置
- 血行動態の安定化
  輸液・輸血・昇圧剤の投与など
- 家族への連絡・説明

＜助産師・看護師＞
- 出血量の測定・周知・記録
- バイタルサインの測定・周知・記録
- 輸液・輸血の介助

＜輸血管理部門＞
- 同型・適合血在庫の確認
- 各種血液製剤の供給
- 血液センターへの連絡，発注

出血持続とバイタルサイン異常（乏尿，末梢循環不全）or SI：1.5以上 or 産科DICスコア8点以上（or 単独でフィブリノゲン150mg/dL以下）
- なし → 分娩時異常出血へ
- あり → **産科危機的出血を宣言**
  - ①直ちに輸血開始　②高次施設へ搬送
  - コマンダーを決定
  - 赤血球製剤および新鮮凍結血漿投与
  - 抗DIC製剤，血小板濃厚液の投与を考慮
  - 出血原因の検索と除去
  - 子宮圧迫縫合，Interventional Radiology，子宮摘出術など

出血持続 バイタルサイン異常持続
- なし → 通常の治療に戻る 患者看視は継続
- あり → **危機的出血の宣言**「危機的出血への対応ガイドライン」参照

緊急度コードを用いた輸血管理部門への連絡と赤血球輸血（例）

患者，出血の状態	緊急度コード	赤血球製剤の選択例
出血しているが循環は安定	= Ⅲ →	交差済同型血
昇圧剤が必要な状態（産科危機的出血）	= Ⅱ →	未交差同型血も可
心停止が切迫（危機的出血）	= Ⅰ →	異型適合血（緊急O型血）も可

注：血液備蓄量，血液センターからの緊急搬送所要時間，夜間の輸血管理部門の体制などによって，赤血球製剤選択の範囲は異なる．

図Ⅱ-66　産科危機的出血への対応フローチャート

（日本産科婦人科学会／日本産婦人科医会／日本周産期・新生児医学会／日本麻酔科学会／日本輸血・細胞治療学会（五十音順）：産科危機的出血への対応指針2017，2017）

II-G-i2

データ・情報	アセスメント	助産診断名【例】
・腹　痛	・胎盤剥離部位に痛みがあり，激痛であることが多い．最初は剥離部に限局した痛みであっても，次第に全体的に持続した激痛になってくる．	⓮胎盤早剥に関連した腹部の激痛
・貧　血 ・ショック	・外出血の量には比例しない．急性貧血からショック状態に陥ることもある．	⓯胎盤早剥に関連したショック発症の危険性
②胎児所見 　・児心音消失 　・胎動消失	・時間の経過に従い胎児は子宮内で死亡することがある． ・児心音は聴取困難になり，最後には超音波での胎児心拍（FHB）もなくなる．胎動の自覚も消失する．	⓰胎盤早剥に関連した胎児死亡の危険性
③検査所見 　・内診所見 　　未破水時の胎胞の緊張 　・胎盤所見 　　凝血塊 　・超音波断層法 　　胎盤後血腫像 　・血液検査 　　貧血，凝固障害の有無 　　DIC合併の有無 　・尿検査 　　蛋白尿	・子宮内圧が亢進しているため，胎胞は高度に緊張している． ・母体面に凝血塊が付着しており，胎盤実質は胎盤後血腫に圧迫されるため陥没している．所々に梗塞の所見もみられる． ・胎盤と子宮壁の間の無反響域の存在や胎盤内の無反響域の存在（血腫は超音波では無反響域（echo free space）としてとらえられる）胎盤端が子宮壁から分離しており，丸みを帯びていることもある． ・胎盤早剥は産科DICの代表的な基礎疾患である．必ずDIC所見の有無を確認し，血液凝固系検査を行う．（詳細は☞第3章Ⅱ-G-i4 DIC, p620参照） ・尿蛋白が急速に増強することが多い．	⓱胎盤早剥に関連したDIC発症の危険性

ケアの要点	具体的評価内容
2. 急速遂娩 　a. 胎児機能不全の有無の確認 　　CTGモニター 　b. 未破水時は人工破膜する. 　c. 帝王切開の準備 　d. 経腟分娩のほうが早いときは，吸引分娩，鉗子分娩の準備 3. 新生児蘇生の準備 　a. 新生児科医師の立ち会い 　b. 蘇生物品の準備 　c. NICUへの連絡 4. 妊産婦の心肺停止に対する心肺蘇生 　a. 仰臥位と子宮の左方移動（図Ⅱ-67） 　b. 通常よりやや上方位置での胸骨圧迫（図Ⅱ-68） 　c. 早期の確実な人工呼吸確立 　d. 母体に自己心拍再開が認められない場合は，母体救命のために心肺停止または，蘇生努力開始から4分後には死戦期帝王切開を考慮する（4分ルール）	・胎盤早剝の侵襲は少なく，胎児の状態は良好である. 〈死戦期帝王切開の根拠〉 　下大静脈や腹部大動脈の圧迫解除，心臓への静脈還流量が改善，心拍出量が60〜80％増加.

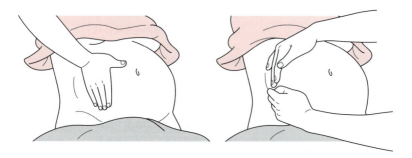

図Ⅱ-67　子宮の左方移動

（土肥　聡：産婦人科専門医に聞く妊婦蘇生法（妊婦の心肺停止に対して行うCRPのポイントは？ペリネイタルケア（新春増刊）457：126, 2016）

データ・情報	アセスメント	助産診断名【例】
3 胎盤早期剥離の分娩管理 ・経腟分娩か帝王切開 　発症の時期 　早剥の重症度	・帝王切開の侵襲自体が凝固因子の消費を促進するため，分娩までの時間短縮のみを最重要視したショック状態や凝固障害の存在下での手術は強行しない． ・経腟分娩が短時間のうちに終了できないときは帝王切開術とする． ・未破水のときに胎盤早剥の徴候がみられた場合，人工破膜を行い子宮内圧を下げトロンボプラスチンが血中に移行するのを防止する．その後，児頭電極にて胎児心拍を監視し，母児の状態，分娩進行状態をみながら急速遂娩に努める．	⑱胎盤早剥による母児生命の危機的状態
4 母児の健康状態 (a) 母 体 ・弛緩出血 ・DIC ・出血性ショック	・子宮筋層内に出血が起こり子宮筋が離断され，子宮筋による生物学的結紮ができなくなるため，弛緩出血を引き起こしやすい． ・分娩後の合併症（弛緩出血，DIC，出血性ショックなど）への対応治療が必要である． ・産科急変時は母体の救命が優先となるが，心停止状態の妊産婦に対して行う死戦期帝王切開（Perimortem cesarean delivery (section)：PMCD）は母体救命を目的とした蘇生措置の一つである．	⑲胎盤早剥に伴う子宮収縮不良による弛緩出血の危険性
(b) 新生児 ・新生児仮死	・経腟分娩の場合，胎児娩出と同時に胎盤の娩出がみられる．新生児は貧血，低酸素症など仮死の徴候を示し，蘇生が必要なことが多い． ・新生児の転帰は帝王切開の場合，手術決定から児娩出までの時間が10～20分未満の場合，比較的良好とされるが，20～30分以上の場合新生児死亡，脳性麻痺などの予後不良例が増加する(Kayani, 2003)．	⑳胎盤早剥に関連した新生児仮死の危険性

| ケアの要点 | 具体的評価内容 |

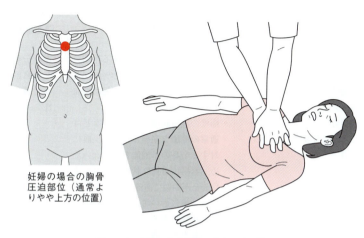

妊婦の場合の胸骨圧迫部位（通常よりやや上方の位置）

図Ⅱ-68　妊婦に行う場合の胸骨圧迫の位置

（土肥　聡：産婦人科専門医に聞く妊婦蘇生法（妊婦の心肺停止に対して行うCRPのポイントは？　ペリネイタルケア（新春増刊）457：126, 2016）

【D】産褥期の合併症予防と早期発見

助産診断名：⑰, ⑲

1. 母体の一般状態，バイタルサインの継続モニター
2. 子宮収縮状態の頻回な確認
3. 出血傾向の有無
   出血状態，血液性状などDICへの移行に注意する．
4. 血液検査データの把握
5. 尿量の管理
   状態が安定するまではバルーンカテーテル留置
   可能な限り60mL/hを維持する．

・子宮収縮は良好で，出血量は正常範囲内である．
・母体のバイタルサインは安定した状態で経過する．

3. 弛緩出血

データ・情報	アセスメント	助産診断名【例】
1 弛緩出血の逸脱への予期：ハイリスク因子の把握 (a) 全身性因子 ・虚弱体質，衰弱 ・分娩時の疲労 ・長時間に及ぶ全身麻酔 ・遺伝的素質 など	・産後24時間以内に発症する早期分娩後異常出血は，全分娩の4〜6％程度であり，その80％が弛緩出血といわれている． ・極度の疲労状態や虚弱体質などは通常の健康な産婦に比べ，出血に対する全身の予備能力が少ないため，容易に重篤な状態に陥りやすいことが問題である． ・遷延分娩においては，長時間絶飲食の状態であることが多い．そのため脱水や代謝性アシドーシス状態に陥り，子宮筋の疲労から収縮力が低下する．	❶遷延分娩に関連した子宮筋疲労に伴う弛緩出血の危険性
(b) 局所性因子 ①巨大児，多胎，羊水過多症 ②遷延分娩，分娩誘発・促進薬の乱用 ③前置胎盤，低置胎盤 ④子宮筋腫，子宮筋の手術瘢痕，絨毛膜羊膜炎 ⑤麻酔（ハロセン） ⑥早産（直前まで子宮収縮抑制薬を使用） ⑦高齢出産 ⑧急速分娩，墜落産 ⑨胎盤や卵膜の遺残 ⑩膀胱・直腸の充満 ⑪不適切なクレーデ（Crede）胎盤圧出法，不適切な子宮底摩擦	・子宮壁の過度伸展による．巨大児や多胎の場合は胎盤付着部が大きいため，出血部位が広くなる． ・子宮筋の疲労による． ・子宮下部は止血に十分な収縮が起こらない． ・子宮筋の収縮障害になる． ・子宮収縮を抑制する作用がある．（β刺激薬：ウテメリン®，ズファジラン®など） ・子宮筋の結合織の増加 ・胎児が急速に通過する場合，子宮上節の筋線維が適当に退縮する時間がないことがある． ・遺残物が存在する付近の子宮筋収縮が阻害され弛緩が起こる． ・子宮収縮の障害になる． ・子宮を過度に刺激すると，不規則な子宮収縮や胎盤の部分剝離を起	❷多胎に関連した子宮筋過度伸展に伴う弛緩出血の危険性 ❸前置胎盤に関連した子宮下部収縮不良に伴う弛緩出血の危険性 ❹麻酔使用に関連した子宮収縮抑制に伴う弛緩出血の危険性 ❺墜落産に関連した子宮収縮不良に伴う弛緩出血の危険性 ❻卵膜，胎盤遺残に関連した子宮収縮障害に伴う弛緩出血の危険性

ケアの要点	具体的評価内容

【A】弛緩出血ハイリスク群の把握

助産診断名：❶, ❷, ❸, ❹, ❺

・子宮収縮は良好であり分娩時出血量は正常範囲内である．

1. **弛緩出血を引き起こしやすい状態の把握**
   多胎分娩，子宮筋腫合併産婦，遷延分娩など

2. **弛緩出血を予測した準備**
   a. 血管確保（16Gか18Gの留置針）
      分娩が開始したら確保する．
   b. 子宮収縮薬の準備
      メチルエルゴメトリン
      オキシトシン
      ジノプロスト（$PGF_{2\alpha}$）
   c. 冷罨法の準備
      アイスノン®，氷囊など
   d. 輸液の準備

3. **分娩第4期の管理**
   a. 出産後2時間までは弛緩出血の有無を頻回に確認する．
   b. 本人および付き添いの家族に，出血が持続するようなときは，すぐに連絡することを説明する．
      産後2時間は眠らないで目を覚ましておくよう説明する．
   c. 分娩時出血量（循環血液量不足）の評価は，外出血量測定をしつつ，産婦の訴えや四肢冷感，意識レベルに注意するとともに，ショックインデックスを用いて判断することが重要である．

データ・情報	アセスメント	助産診断名【例】
⑫頻回経産婦，弛緩出血の既往	・こすことがあり，止血に十分な収縮がなされない． ・子宮底を摩擦し過ぎると胎盤付着部の凝血形成が阻害されることがある． ・弛緩子宮がみられることがある． ・弛緩出血の既往をもつ場合，リスクは3倍になるとされている．	
2 弛緩出血の診断 (a) 出血状態 ・時期：胎盤娩出直後 ・外出血 ・中等量〜多量	・出血時期：胎盤娩出直後． ・分娩終了後しばらくしてから（多くは1時間以内）始まることもある． ・突如，中等量〜多量の外出血としてみられ，子宮底を押すと，間欠的に出てくる．	
(b) 血液性状 ・色：暗赤色 ・凝血塊 (c) 子宮所見 ・子宮収縮不良	・静脈血成分を多く含むため暗赤色である． ・凝血を含むことが多い． ・子宮収縮は悪く，子宮底は柔らかい．柔軟すぎるため子宮底の確認が困難なときもある． ・子宮腔内に血液が貯留すると子宮底は上昇していく．	
(d) 全身状態 ・急性貧血症状 ・出血性ショック ・ショックインデックス（SI） ＝1分間の心拍数÷収縮期血圧 mmHg	・出血量に比例して急性貧血症状が出現し，出血性ショックが引き起こされることがある．血圧低下，頻脈，めまい，動悸などの出現では，循環血液量の20％以上の出血を考える． ・妊婦の場合，SI値1.0であれば約1.5L，SI値1.5で約2.5Lの出血を推測する．	❼弛緩出血に伴う出血性ショック発症の危険性

Ⅱ．分娩期の助産診断とアセスメント・ツール

ケアの要点	具体的評価内容
【B】弛緩出血への対応（原因除去と処置） 助産診断名：❻，❾ **1．出血部位の確認** 　頸管裂傷など鑑別する． **2．子宮収縮促進** 　a．子宮収縮薬の投与 　　メチルエルゴメトリンの静注，筋注（ただし，末梢血管収縮作用があるため，慢性高血圧や妊娠高血圧腎症には禁忌） 　　オキシトシンの点滴静注 　　$PGF_{2\alpha}$の点滴静注，子宮筋層内直接注入 　b．子宮底の輪状マッサージ 　c．子宮底の冷罨法 　d．子宮収縮阻害因子の除去 　　導　尿 　　胎盤，卵膜遺残の確認と除去 　　子宮内の凝血塊の除去 　e．子宮双合圧迫止血 **3．外科的治療の術前準備** 　a．子宮温存方法 　　1）ガーゼパッキングによる子宮内タンポナーデ法 　　2）Bakri balloon®やフジメトロ®による子宮内バルーンタンポナーデ法 　　3）選択的動脈塞栓術 　　4）帝王切開後の圧迫縫合止血 　　5）帝王切開後の血管結紮 　b．止血できない場合は子宮摘出となる． 　　1）術前準備 　　2）本人，家族への説明（医師による） 　　　出血性ショック状態では術前に十分な説明ができないことがある．術後に本人が納得するように説明を行い，その後の精神的フォローが重要である．	・子宮収縮が良好になり，止血がなされる．

データ・情報	アセスメント	助産診断名【例】
3 鑑別診断 **(a) 産道裂傷** ・会陰・腟・頸管裂傷　不全子宮破裂 ・色：鮮紅色	・分娩後出血の原因として，弛緩出血以外にいくつかあげられる． ・産道裂傷 ・会陰，腟，頸管裂傷の場合，損傷部位からの出血を確認できる．血液性状は動脈血成分を多く含む鮮紅色であり持続的に出てくる． ・子宮収縮は良好である． ・不全子宮破裂で，とくに症状を起こさない無症状性破裂の場合は，腟鏡診でわからないため見落とされることがある．子宮内より持続的な出血があるとき，超音波断層法で子宮外に血腫が疑われるときは，不全子宮破裂の可能性がある．	
(b) 血液凝固障害 ・凝固しにくい血液 ・弛緩出血から続発することあり	・出血性状は，さらさらしていて凝固しにくい． ・多量の弛緩出血時には血液の凝固障害を伴う場合がある． ・弛緩出血から血液凝固障害を引き起こすこともある．	
(c) 子宮内反症	・持続的な多量出血と強い下腹痛，ショック状態になることが多く，腹膜刺激症状もみられる．	
4 処置 **(a) 血管確保** 　18Gか16Gの留置針（表Ⅱ-50） 表Ⅱ-50　静脈留置針と輸液速度 | 留置針(G) | 色 | 輸液速度(mL/分) | |---|---|---| | 20 | ピンク | 約60 | | 18 | 深緑 | 約100 | | 16 | 灰色 | 約200 | | 14 | オレンジ | 約300 | （山下智幸：救急専門医に聞く母体急変時の初期対応 Q29 ショックに対応したルート確保・輸液とは？　ペリネイタルケア（新春増刊）457：97，2016）	・状態によるが輸液，輸血などさまざまな薬剤を投与することが多い． ・出血スピードに勝る速度で血管内ボリュームを増やす必要があり，急速輸液や，輸血の場合に備えて，18Gか16Gの静脈留置針を確保する． ・いったん，ショック状態に陥ると末梢血管が収縮しルートをとりにくいので，弛緩出血のハイリスク群にはあらかじめ血管確保してお	

ケアの要点

【C】出血性ショック
助産診断名：❼, ❽

1. 輸液, 輸血
   a. とりあえず, 輸液量を最大限増加する.
   b. 出血量, 症状に応じた輸液, 輸血（**表Ⅱ-51**）
   c. できれば2ルート以上の末梢血管確保
   d. 量が多い場合は, 輸液でも加温する.

2. 酸素投与

3. 母体状態の観察, 把握
   バイタルサイン, 心電図モニター, パルスオキシメータ, 中心静脈圧など
   意識レベルの確認

4. 出血量の把握
   子宮内, 腟内に血液が貯留していることがあるので, 適宜内診にて確認する.

5. 尿量測定
   バルーンカテーテル留置する.

6. 血液検査データの把握
   DICへの移行の有無の確認

具体的評価内容

・出血性ショックが発生しない.
・出血による合併症（DIC, 臓器障害など）がない.
・出血に対する適切な処置がなされ, 母体のバイタルサインは安定している.

表Ⅱ-51 主に使用される輸血用血液製剤一覧と期待される輸血効果

販売名（一般名）	略号	貯蔵方法	有効期間	包装	期待される輸血効果（体重50kg）
照射赤血球濃厚液-LR「日赤」（人赤血球濃厚液）	Ir-RBC-LR-2	2〜6℃	採血後21日間	血液400mLに由来する赤血球1袋（約280mL）	左記製剤1袋でHb値は1.5g/dL上昇
新鮮凍結血漿-LR「日赤」（新鮮凍結人血漿）	FFP-LR240	−20℃以下	採血後1年間	血液400mLに由来する血漿1袋（約240mL）	左記製剤2袋で凝固因子活性は20〜30%上昇（血中回収率を100%と仮定）
照射濃厚血小板-LR「日赤」（人血小板濃厚液）	Ir-PC-LR-10	20〜24℃振とう保存	採血後4日間	10単位1袋 約200mL（含有血小板数 $2.0 \leq \sim < 3.0 \times 10^{11}$）	左記製剤1袋で血小板数は約4万/μL上昇

（日本産科婦人科学会/日本産婦人科医会/日本周産期・新生児医学会/日本麻酔科学会/日本輸血・細胞治療学会（五十音順）：産科危機的出血への対応指針2017, 2017）

データ・情報	アセスメント	助産診断名【例】
(b) 母体状態把握 ①出血量 　分娩後2時間＜500 mL ②急性貧血症状 ③出血性ショック 　意識，血圧，脈拍，皮膚，体温，呼吸，尿量など ④血液検査 　血球，止血凝固，生化学検査 ⑤SI（ショックインデックス） 　$= \dfrac{心拍数}{収縮期血圧}$ 　妊婦のSI：1は約1.5L，SI：1.5は約2.5Lの出血量であることが推測される． ⑥ショックの5P 　Pallor（蒼白） 　Prostration（虚脱） 　Perspiration（冷汗） 　Pulselessness（脈拍触知不能） 　Pulmonary deficiency（呼吸不全）	いたほうがよい． ・出血量や出血の速度，母体の状態（貧血，虚弱体質，疲労など）などによって出現する症状は異なる．出血性ショックの重症度の診断基準（表Ⅱ-52），出血量とショックの重症度との関係（表Ⅱ-53）が示されている．産婦の場合循環血液量の増加があるため産科用ショックインデックス（表Ⅱ-54）が簡便である． ・意　識：脳血流量の低下によりめまい，不安感などの症状が出現しはじめる．（表Ⅱ-55, 56） ・血　圧：低下する．普段の血圧より10〜20 mmHg低下すればショック準備状態と考える．収縮期血圧が80〜90 mmHg以下になると，臓器灌流が障害される． ・脈　拍：血圧低下につれて，頻脈になる．100回/分以上はショック状態と考える．脈の緊張性は低下する． ・総頸動脈は収縮期血圧が60mmHg以上，大腿動脈は70mmHg以上，橈骨動脈は80mmHg以上で触知できるとされる． ・皮膚，体温：交感神経が刺激されるため，皮膚への血流は減少し，発汗は増加する．そのため，皮膚は蒼白になり，四肢末梢の冷感，冷や汗がみられる． ・呼　吸：浅くて速い呼吸になる． ・尿　量：循環血液量の不足により尿量の低下がみられる．1時間尿量が20 mL以下では臓器血流量が低下しており，かなりショック状態が重篤になっているとわかる．	❽多量出血に伴う出血性ショック発症の危険性 ❾膀胱充満に伴う子宮収縮障害による弛緩出血の危険性

情報・その他

表Ⅱ-52 出血性ショックの重症度診断基準 (Allgoewer M, Burri C, 1967)

スコア 項目	0	1	2	3
収縮期血圧 (BP) (mmHg)	100 ≦ BP	80 ≦ BP < 100	60 ≦ BP < 80	BP < 60
脈拍数 (PR) (回/分)	PR ≦ 100	100 < PR ≦ 120	120 < PR ≦ 140	140 < PR
base excess (BE) (mEq/L)	−5 ≦ BE ≦ +5	±5 < BE ≦ +10	±10 < BE ≦ ±15	±15 < BE
尿量 (UV) (mL/h)	50 ≦ UV	25 ≦ UV < 50	0 < UV < 25	0
意識状態	清明	興奮から軽度の応答の遅延	著明な応答の遅延	昏睡

(西村匡司:出血性ショックの診断と治療.周産期全身管理マニュアル(竹村 喬ほか編), p155, 南江堂, 1994)

表Ⅱ-53 出血性ショックの重症度

ショックの重症度	無症状	軽症	中等症	重症
出血量 (mL)	15%まで (1,000以下)	15〜30% (1,000〜1,500)	30〜45% (1,000〜2,500)	45%以上 (2,500以上)
脈拍(　/分) 収縮期血圧 (mmHg)	100以下 正常	100〜120 80〜90	120以上 60〜80	触れない 60以下
尿量 (mL/h)	やや減少 (40〜50)	減少 (30〜40)	乏尿 (10〜20)	無尿
CVP (cmH₂O)	正常 (5〜10)	低下 (5前後)	著明に低下 (0〜5)	0〜マイナス
症状	無症状 不安感 皮膚冷感	四肢冷感 冷や汗, 口渇 蒼白	不穏, 意識混濁 呼吸促迫 虚脱, チアノーゼ	昏睡 虚脱 下顎呼吸

(西村匡司:出血性ショックの診断と治療.周産期全身管理マニュアル(竹村 喬ほか編), p155, 南江堂, 1994)

表Ⅱ-54 ショックインデックス(産科用)

Shock Index	0.5〜0.67	1.0	1.5	2.0
心拍数	60〜80	100	120	140
収縮期血圧	120	100	80	70
出血量(%) (妊産婦)	15 (<1,000mL)	15〜25 (<1,001〜1,500mL)	25〜40 (1,501〜2,500mL)	>40 (>2,500mL)
輸液・輸血療法	乳酸リンゲル (出血量の2〜3倍)	人工膠質液 輸血の準備	RCC (+FFP) Hb：7〜8g/dL以上 収縮期血圧：90mmHg以上 尿量：0.5mL/kg/h以上	RCC+FFP DIC治療

Shock Index＝心拍数(bpm)/収縮期血圧(mmHg)
DICでは血中フィブリノーゲン値≧150mg/dL, PT≧70%, 血小板は10万/μL以上を目標に補充を行う.

(佐野靖子ほか:産科ショック出血対策.周産期医学 46(増):347, 2016)

データ・情報	アセスメント	助産診断名【例】
(c) 止　血 ①子宮収縮阻害因子の防止と排除 　・胎盤娩出法 　　ブラント・アンドリュース法 　　（図Ⅱ-69） 　・胎盤，卵膜遺残 　・膀胱充満 　・凝血塊 ②子宮収縮促進 　・子宮収縮薬の投与	・血球，止血・凝固，生化学検査など把握する． ・子宮は胎児娩出後いったん収縮するが，胎盤が剥離して胎盤後血腫をつくることにより，子宮筋は胎盤後血腫の体積分伸び弛緩することになる．その後，胎盤が娩出され再度子宮は収縮する． ・ブラント・アンドリュース(Brandt-Andrews)法では，胎盤後血腫をつくる前に胎盤の娩出を図るので，胎盤後血腫による子宮収縮の一時中断がなくなるため，子宮収縮は良好であり，胎盤後血腫が形成されない分，出血も少なくてすむ． ・子宮腔内は空の状態でないと良好な収縮がなされない．胎盤，卵膜，凝血塊などは，胎盤鉗子あるいは用手的に取り除く． ・娩出された胎盤，卵膜の欠損がないか確認する． ・膀胱の充満も子宮収縮を妨げるので，充満しているときは導尿を行う． ・メチルエルゴメトリンの静注や筋注（血圧上昇作用に注意） ・オキシトシンの点滴静注 ・ジノプロスト（$PGF_{2\alpha}$）の点滴静注（血圧上昇作用に注意） ・ジノプロスト（$PGF_{2\alpha}$）の子宮筋層内直接注入：経腹壁的または子宮口を通して子宮筋層内に注射する．$PGF_{2\alpha}$の副作用が急激に現れやすいので注意する．	

情報・その他

表Ⅱ-55　Glasgow Coma Scale（GCS）

E (eye opening：開眼)	4. 自発的に 3. 呼び掛けにより 2. 疼痛により 1. 開眼しない
V (best verbal response：発語)	5. 見当識良好 4. 会話混乱 3. 言語混乱 2. 理解不明の発声 1. 発声しない
M (best motor response：運動)	6. 指示に従う 5. 疼痛刺激を払いのける 4. 疼痛刺激に対する逃避運動 3. 異常な四肢屈曲 2. 四肢伸展 1. 全く動かない

表Ⅱ-56　Japan Coma Scale（JCS）

Ⅰ	刺激しないでも覚醒している状態	1. だいたい清明であるが，いまひとつはっきりしない 2. 見当識障害がある 3. 自分の名前・生年月日が言えない
Ⅱ	刺激で覚醒するが，刺激を止めると眠り込む状態	10. 普通の呼び掛けで容易に開眼する 20. 大きな声または体を揺さぶることで開眼する 30. 痛み刺激を加えつつ呼び掛けを繰り返すことで開眼する
Ⅲ	刺激しても覚醒しない状態	100. 痛み刺激に対し，払いのける動作をする 200. 痛み刺激に対し，少し手足を動かしたり，顔をしかめたりする 300. 痛み刺激に反応しない

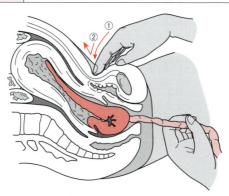

図Ⅱ-69　ブラント・アンドリュース胎盤娩出法

臍帯を腟入り口付近で持ち，①他手は恥骨結合の母体腹壁に指をそろえておいて，②子宮体部を後上方に押し上げるようにして保持しながら，左手で臍帯を軽く牽引して胎盤娩出を図る．右手で子宮体部を保持することによって，子宮内反の発生が防止される．

（西島正博：胎盤圧出法と用手除去術．NEW 産婦人科学，第2版（矢嶋　聰ほか編），p374，南江堂，2004）

データ・情報	アセスメント	助産診断名【例】
・子宮筋の刺激 ・子宮の双合圧迫止血	・子宮底の輪状マッサージ，氷嚢やアイスノン®を子宮底に当てる． ・前腟円蓋部に挿入した手で拳をつくり子宮体を上部に押し上げ，腹壁に置いたもう片方の手で子宮体部を後面から挟んで圧迫する（図Ⅱ-70）．	
③子宮の摘出	・①，②の処置で止血できないときは，単純子宮摘出術がなされる．子宮を温存するために子宮動脈の結紮を行うことがある．	
5 母体の健康状態 ・貧血症状：倦怠感，めまい，顔色不良 など	・出血量，出血速度，弛緩出血が原因で引き起こされるDICや腎不全症状の発症などによって異なってくる． ・産後，貧血症状に注意する．	

情報・その他

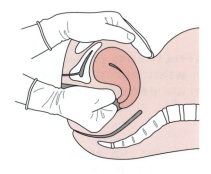

図II-70 双合子宮圧迫法による弛緩出血の止血

4. 播種性血管内凝固症候群（DIC）

1）臓器における変化

諸臓器に多数の微小血栓が形成されるので，その部分の循環障害が起こり臓器の機能障害や出血性壊死が引き起こされる．表Ⅱ-57に示すように諸臓器の変化が起こり得るが，どの臓器が主に侵されるかは基礎疾患，発生過程の経過などによってまちまちである．

2）血液における変化

a．凝固系の因子

微小血管内で多数の血液凝固が起こるため，血液凝固の過程で消費される因子［線維素原（フィブリノゲン），プロトロンビン，第Ⅴ，Ⅷ，Ⅻ，ⅩⅢ因子など］が減少する．

活性化された凝固因子は，凝固阻害物質によって不活化される．凝固阻害物質としてとくにアンチトロンビンⅢ（ATⅢ）があげられる．ATⅢは活性凝固因子（トロンビン）と複合体をつくり，速やかに血中より消失するため，ATⅢも減少する．

すなわち，凝固因子が活性化されて凝固亢進状態となるが，凝固阻害物質で不活化され消費されるため，凝固因子も凝固阻害物質も低下した状態になる．

b．線溶系の因子

血管内血液凝固によって血栓が形成されると，これを溶かそうとする生体反応（二次線溶），線維素溶解現象が起こる．

DICでは線維溶解現象が異常亢進し，止血に必要な血栓も溶かしてしまうため，とめどもなく出血が続くことがある．正常な生体反応である二次線溶（活性化プラスミンによって血栓中のフィブリンが溶解する）だけでなく，一次線溶（活性が異常に亢進したプラスミンによってフィブリノゲンが溶解する）も過度になされる結果，フィブリノゲンの減少がみられる．

フィブリン，フィブリノゲンがプラスミンの作用で分解されて生じる分解産物（FDP）は，抗トロンビン作用や抗血小板凝集作用があるため，出血傾向が促進される．

活性化されたプラスミンは，阻害物質によって不活化される．阻害物質としてα_2プラスミンインヒビターがあり，プラスミンはそれと複合体をつくり，血中より消失する．

凝固系と同様，線溶系でも，はじめは線溶機能亢進状態となるが，阻害物質で不活化され消費されるため，プラスミンも阻害物質も低下した状態になる．

c．キニン産生系因子

DICの場合，プレカリクレインの活性化が起こる．活性化プレカリクレインは高分子キニノゲンに作用してキニンを産生する．

キニンは血管拡張作用や血管透過性亢進作用をもっているので，ショックを助長する危険性がある．

d．血小板

凝固因子と同様に消費されて低下する．

【播種性血管内凝固症候群（DIC）とは】

血液の凝固線溶の平衡が崩れ，凝固性が異常に亢進して，主に微小循環系で全身的に血管内に多数の小血栓を形成し，出血傾向をきたす病態のことである（図Ⅱ-71）．

産科の場合は，羊水，胎盤，脱落膜，胎児にある組織トロンボプラスチンが母体血中に入り込みDICを引き起こすことがほとんどである．

情報・その他

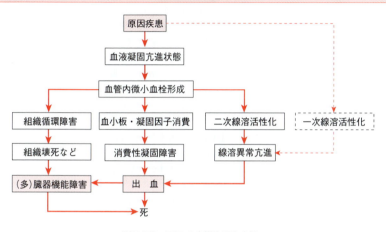

図Ⅱ-71　DICの病態生理と症候

（妙中信之：DICとConsumption Coagulopathy．周産期全身管理マニュアル（竹村 喬ほか編），p176，南江堂，1994）

表Ⅱ-57　主要臓器の機能障害

臓　器	機能障害
脳	脳障害
下垂体前葉	シーハン（Sheehan）症候群
眼	眼底出血
心　臓	心筋障害
肺	肺機能不全
肝　臓	肝臓壊死
脾　臓	脾臓壊死
消化管	出　血
副　腎	出　血
腎　臓	腎不全

データ・情報	アセスメント	助産診断名【例】
1 DICへの逸脱予期 (a) DICをきたしやすい基礎疾患の把握（表Ⅱ-58，59） ①妊娠という状態（疾患ではない）	【妊婦はDICが発生しやすい状態にある】 ①血液凝固能の亢進 ・妊娠の進行にともない血液の凝固活性は著明に亢進する． ・妊婦は血清脂質が著明に増加し高脂血状態にある．高脂血状態も凝固を促進すると考えられている． ②線溶活性の低下 ・抗プラスミンが増加し，線溶系のアクチベータ活性が低下するため，妊娠中は抑制状態になる． ・ただし，血中プラスミノゲン値は上昇傾向にあるため，なんらかの誘因によって線溶が発現すると，過度の線溶活性が引き起こされる状態にある． ③トロンボプラスチン様物質の増加 ・胎盤，脱落膜，羊水，胎児付属物はトロンボプラスチン様物質を多く含んでいる．これらが母体血中に入るとDICの引き金となる． ④凝固促進蛋白分解酵素の増加 ・トリプシン類似の酵素で，カルシウムイオンの存在なしにユーグロブリンの線維素原を線維素に転化する作用をもつ酵素が増加している．	
②常位胎盤早期剝離	・胎児娩出前に胎盤が剝離し，子宮壁と胎盤との間に胎盤後血腫ができる．この部分の圧が上昇すると，胎盤，脱落膜からのトロンボプラスチンが母体血中に流入する．また，胎盤後血腫が形成されるにあたり血液凝固因子が消費される． ・とくに，内出血型の胎盤早剝にDICが発症しやすい．	❶胎盤早剝に関連したDIC発症の危険性

ケアの要点	具体的評価内容

【A】DICの基礎疾患の把握

助産診断名：❶，❷，❸

1. DICを引き起こしやすい疾患の把握（表Ⅱ-58）

常位胎盤早期剝離，重症妊娠高血圧症候群，死胎児症候群，羊水塞栓症，後産期出血，子癇，失血性ショック，感染流産など

・DICが発生せずに経過する．

表Ⅱ-58 産科DICの基礎疾患

疾患名	原因
常位胎盤早期剝離	血腫の血清成分，胎盤や脱落膜の組織トロンボプラスチン（組織因子）など
羊水塞栓症	肺動脈攣縮，接触因子活性化，羊水中化学物質，組織トロンボプラスチン様物質など
弛緩出血，後産期出血	消費性凝固障害
妊娠高血圧症候群，子癇，HELLP症候群	胎盤の凝固促進物質流入，血管攣縮（脳動脈，肝動脈など）による血管内皮細胞障害など
敗血症	血小板崩壊，血管内皮細胞障害，接触因子活性化，エンドトキシン・エキソトキシンなど
死胎児症候群	壊死胎児や胎盤の組織トロンボプラスチンなど
不適合輸血，急性溶血	溶血によるトロンボプラスチン様物質など
急性妊娠性脂肪肝	肝壊死，組織トロンボプラスチン，アンチトロンビン低下など
重症ショック	組織崩壊，アシドーシスなど

（小林隆夫：産科DIC対策．産科と婦人科76（9）：62，2009）

表Ⅱ-59 産科DIC基礎疾患と病態，止血パラメータの変動

	基礎疾患	病態		血液凝固線溶系検査データの変動		
				フィブリノゲン	FDP，D-dimer	血小板数
1	常位胎盤早期剝離	線溶亢進タイプ	血液凝固促進物質が直接DICを惹起（消費性凝固障害）	↓↓ (<100mg/dL)	↑↑ (FDP＞80 μg/mL, D-dimer＞40 μg/mL)	→ (発症初期)
2	羊水塞栓症 (心肺虚脱型, 子宮型)					
3	後産期大量出血: 弛緩出血, 前置胎盤, 子宮破裂, 頸管裂傷, 高度産道裂傷など	大量出血の続発タイプ	大量出血により凝固因子が欠乏し，DICが起こる（希釈性凝固障害）	↓	↑	↓ (出血量に応じて)
4	重症感染症: 敗血症性流産, 絨毛膜羊膜炎, 産褥熱など	血管内皮細胞障害タイプ	血管内皮細胞障害によって血管透過性が亢進し，微小血栓を形成，臓器障害メインのDICを発症する	↑	↑ (FDP＜80 μg/mL, D-dimer＜40 μg/mL)	↓↓ (初期より50,000/μL以上減少)
5	妊娠高血圧症候群					
6	HELLP症候群					
7	急性妊娠脂肪肝		消費性凝固障害，凝固因子・脂質の合成障害	↓↓	↑	↓

（小田智昭，金山尚裕：産科DIC．周産期医学46：343，2016より一部改変し許諾を得て転載）

II-G-i4

データ・情報	アセスメント	助産診断名【例】
③妊娠高血圧症候群	・一部の妊娠高血圧症候群では，よりいっそうの血液凝固亢進状態にある． ・血管収縮が認められ，胎盤血管の攣縮，壊死，胎盤梗塞などの病変を生じやすく，通常より組織トロンボプラスチンを多量にもっている状態であり，潜在的なDIC状態にある． ・また，胎盤早剝の基礎疾患になることが多い．	
④死胎児症候群	・長期間子宮内に死亡胎児，胎盤，脱落膜がとどまると自家融解を起こして多量のトロンボプラスチンを生じる．これが母体血中に入り，DICを引き起こす．	❷死胎児の胎内放置に関連したDIC発症の危険性
⑤羊水塞栓症	・子宮内圧の上昇にともない羊水が母体血中に流入することによって生じる．流入経路として羊膜，絨毛膜の裂け目，胎盤付着部や頸管損傷部の断裂血管，子宮内圧の異常亢進（過強陣痛）などがあげられる． ・とくに，内子宮口付近の裂傷時に多くみられる（図Ⅱ-72）． ・肺動脈塞栓や肺静脈攣縮を引き起こし呼吸循環不全に陥るとともに，DICを併発する．	
⑥後産期出血	・弛緩出血などで大出血を引き起こしたため低線維素原血症となり，DICとなることがある．	❸弛緩出血による低線維素血症に伴うDIC発症の危険性
⑦重症感染症	・細菌やエンドトキシンなどが母体血中に入り，血液凝固能亢進の引き金として作用する．	

ケアの要点	具体的評価内容

【B】DIC の早期発見

助産診断名：❹，❺

1. **出血状態の把握**
   a. 全身の出血傾向
      皮下出血，鼻出血，血尿など
   b. 血液の性状
      さらさらして凝固しにくい．
      凝固してもすぐに溶解する．

2. **血液検査データの把握**
   血小板数，プロトロンビン時間，部分トロンボプラスチン時間，フィブリノゲン値，FDP など

3. **母体の一般状態**
   急性で突発的な発症が多い．
   a. 継続したバイタルサインなどのモニター
   b. ショック症状の有無

4. **DIC の診断基準**
   産科 DIC 診断スコア（表Ⅱ-60）を参照する．

・DIC が早期に発見され適切な処置管理により母体のバイタルサインは安定し，血液検査データも正常に回復する．

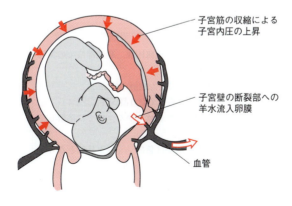

図Ⅱ-72 羊水塞栓の発生機序

データ・情報	アセスメント	助産診断名【例】
2 DICの診断 (a) DIC診断基準 ・産科DICスコア（表Ⅱ-60） ・基礎疾患，臨床症状，検査項目のすべてを合算して8点以上となったら，DICとして治療が開始される． ・DICと確診するためには，13点中2点またはそれ以上の検査成績スコアが含まれる必要がある．	・日本血栓止血学会によりDIC診断基準は提示されているが，産科領域では以下の理由により，産科領域での産科DIC診断スコアが用いられている． ①急性で突発的なことが多く定型的なDICが発症する． ②早急に治療を開始する必要がある（血液検査の結果を待てない）． ③基礎疾患とDICが密接に関連しており，診断において基礎疾患の占める割合が大きい（胎盤早剥，羊水塞栓など）． ④臓器症状を合併することが多いため，診断において臓器症状の占める割合が大きい（急性腎不全など）． ⑤血液凝固検査上の特徴がある． ・著明なFDP高値 ・フィブリノゲンの激減，プロトロンビン時間の著明な延長など	
(b) 一般状態 ①出血傾向 　皮下出血 　粘膜からの出血 　凝固しにくい血液	①全身の出血傾向 ・皮膚の紫斑 ・口腔粘膜，鼻粘膜，歯肉，口唇などからの出血 ・血　尿 ・注射後の止血困難，穿刺部位での紫斑形成 ②出血してきた血液の性状 ・さらさらしており凝固性に乏しい． ・凝固しても軟らかく，すぐに溶解してしまう．	❹DIC発症に伴う全身からの出血傾向 ❺さらさらした凝固しにくい出血から予想されるDIC状態
②ショック症状（図Ⅱ-73，表Ⅱ-61） 　血圧低下，頻脈 　意識レベル低下	・重症例では急にショック状態となり意識がなくなるのも早い．	
(c) 検査所見（DIC診断基準表以外）	・出血時間，PT，APTT，フィブリノゲンなどが異常値を示すのは臨床症状が出現し	

情報・その他

表Ⅱ-60　産科DIC診断スコア

Ⅰ．基礎疾患（1項目のみ）	点	Ⅱ．臨床症状	点	Ⅲ．検査項目（該当項目すべて）	点
a. 常位胎盤早期剝離		a. 急性腎不全（1項目のみ）		・血清FDP≧10 μg/mL	1
・子宮硬直，児死亡	5	・無尿（≦5mL/時）	4	・血小板数≦10×10^4/mm^3	1
・子宮硬直，児生存	4	・乏尿（5＜〜≦20mL/時）	3	・フィブリノゲン≦150mg/dL	1
・超音波断層所見およびCTG所見による早剝の診断	4	b. 急性呼吸不全（羊水塞栓症を除く），（1項目のみ）		・プロトロンビン時間（PT）≧15秒（≦50%）またはヘパプラスチンテスト≦50%	1
b. 羊水塞栓症		・人工換気または時々の補助呼吸	4		
・急性肺性心	4	・酸素放流のみ	1	・赤沈≦4mm/15分または≦15mm/時	1
・人工換気	3	c. 心，肝，脳，消化管などに重篤な障害（それぞれ4点を加える），（該当項目すべて）		・出血時間≧5分	1
・補助呼吸	2			・その他の凝固・線溶・キニン系因子の異常（例．AT-Ⅲ≦18mg/dLまたは≦60%，プレカリクレイン，a_2-PI，プラスミノゲン，その他の凝固因子≦50%）	1
・酸素放流のみ	1				
c. DIC型後産期出血		・心（ラ音または泡沫性の喀痰など）	4		
・子宮から出血した血液または採血血液が低凝固性の場合	4	・肝（可視黄疸など）	4		
		・脳（意識障害および痙攣など）	4		
・2,000mL以上の出血（出血開始から24時間以内）	3	・消化管（壊死性腸炎など）	4		
		d. 出血傾向			
・1,000mL以上2,000mL未満の出血（出血開始から24時間以内）	1	・肉眼的血尿およびメレナ，紫斑，皮膚粘膜，歯肉，注射部位などからの出血	4		
d. 子癇		e. ショック症状（該当項目すべて）			
・子癇発作	4	・脈拍≧100/分	1		
e. その他		・血圧≦90mmHg（収縮期）または40%以上の低下	1		
・その他の基礎疾患	1	・冷汗	1		
		・蒼白	1		

・すべてを合算して，8点以上となったら，DICとしての治療を開始する．
・Ⅰ．基礎疾患とⅡ．臨床症状のみで8点以上の時はDICと診断し，治療を開始できる．
・Ⅲ．血液検査結果が判明すればスコアに加算する．
・DICを確定診断するためには13点中2点またはそれ以上の検査成績スコア（上記の「Ⅲ．検査項目」で2点以上）が含まれる必要がある．

（真木正博，寺尾俊彦，池ノ上　克：産科DICスコア．産婦治療50：119，1985）

データ・情報	アセスメント	助産診断名【例】
・凝固系分子マーカー 　SFMC 　FPA, FPB 　TAT ・線溶系分子マーカー 　FDP-ダイマー 　PAP, PIC 　FPB β_{15-42}　など	た後のことが多い. 　おのおのの凝固因子, 分解物, 複合体をみることによって臨床症状よりも早期に変化をみることができる. ・表Ⅱ-62に示すように, 凝固系, 線溶系分子マーカーが主に検査されている. 　また, おのおのが凝固系, 線溶系において作用する箇所は図Ⅱ-74に示すとおりである. ・妊娠中は凝固, 線溶系の検査値は変動するので, 非妊正常値を妊産婦にそのまま当てはめることはできない.	

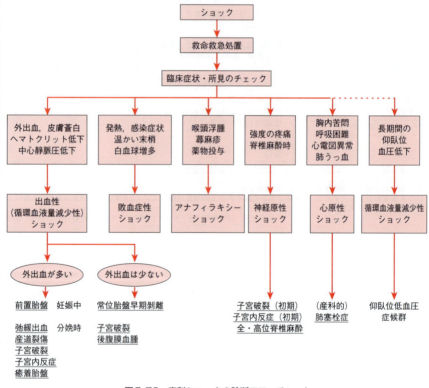

図Ⅱ-73　産科ショックの診断フローチャート
(野田洋一:産科ショックおよび産科ショックの対応. 日本産科婦人科学会誌 61(1):N-4, 2009)

情報・その他

表Ⅱ-61 急変時に予測される処置と必要物品

	予測される処置	必要物品
A・B：気道・呼吸	気道確保：頭部後屈－あご先挙上法・下顎挙上 酸素投与 気管挿管 吸引 人工呼吸	・鼻咽頭・口咽頭エアウェイ ・バッグバルブマスク，ジャクソンリース ・気管挿管一式（気管挿管チューブ*・喉頭鏡，スタイレット，バイドブロック，キシロカインゼリー，固定用テープ，吸引チューブ，吸引器） ・酸素流量計，リザーバー付酸素マスク （*挿管チューブは，成人の標準サイズ[7.0～7.5mm]と1サイズ細い径のチューブを準備する．必要時，光学喉頭鏡） ・気管挿管時の鎮静薬：ミダゾラム® ・人工呼吸器 ・血液ガスキット
C：循環	末梢静脈路確保 補液・薬剤投与 モニタリング 緊急輸血 超音波エコー検査 応急止血法 ①子宮収縮不良・弛緩出血：双手圧迫法，子宮収縮薬，子宮内バルーン ②産道裂傷・血腫・子宮内反：裂傷縫合，血腫除去，内反修復 ③胎盤遺残・癒着胎盤：用手剥離 ④血液凝固異常：FFP投与，輸血，凝固因子補充 12誘導心電図 胸骨圧迫法（☞p607の図Ⅱ-68参照） 除細動 用手子宮左方転位（☞p605の図Ⅱ-67参照）	・細胞外液補充液（加温） ・末梢静脈路確保：2本以上可能であれば18～20Gの静脈留置針 ・生体情報モニター：脈拍，呼吸，血圧，経皮的酸素飽和度（SpO$_2$），EtCO$_2$ ・腹部エコー，経腟エコー ・薬剤 　→子宮収縮薬：オキシトシン，プロスタグランジン，メチルエルゴノビン 　→蘇生用：アドレナリン ・止血法：子宮内バルーン，縫合セット，輸血物品 ・止血器具：大動脈閉塞用バルーンカテーテル ・12誘導心電図 ・除細動器 ・死戦期帝王切開術（PMCD）に必要な器具一式
D：中枢神経	気道確保 吸引 気管挿管 頭部CT	・気管挿管一式 ・バッグバルブマスク ・酸素流量計，酸素マスク（必要時リザーバー付マスク） ・検査出床一式 ・瞳孔計，ペンライト→抗痙攣薬：マグネゾール®
E：体温	保温：室温調整・寝具での調整	・体温計，寝具 ・輸液・輸血加温装置 ・体表加温（ウォームタッチ™）
F：胎児	胎児の確認	・胎児心拍数モニター
その他	感染予防策	・個人防御具：手袋，エプロン，マスク，シューズカバー，フェイスシールド・ゴーグル ・救急カート

（三浦まき：救急看護認定看護師に聞く母体急変時の初期対応，ペリネイタルケア（新春増刊）：108，2016）

情報・その他

表Ⅱ-62 主な凝固系，線溶系の分子マーカー

マーカー	本態	存在意味および正常値（妊娠後期）	非妊娠時正常値
凝固系分子マーカー			
可溶性フィブリンモノマー複合体（SFMC）	フィブリンモノマーは，フィブリノゲンにトロンビンが作用した結果として生産されるものである．フィブリノゲン，フィブリン体分解物と複合体を作りやすく，血中では可溶性フィブリン複合体（SFMC）として流動性を保ちつつ存在する．血中にトロンビンが生成されたことを示すものである．	高値は凝固性亢進を意味する． 21.9±6.0mg/dL	7.8±1.5mg/dL
フィブリノペプチドA, B（FPA, FPB）	フィブリノゲンにトロンビンが作用すると，FPA，FPBが遊離される．血中にトロンビンが生成されたことを示すものである．	高値は凝固性亢進を意味する．	
トロンビン-アンチトロンビン複合体（TAT）	蛋白分解酵素であるトロンビンと，その阻止因子であるATⅢとの複合体である．トロンビンはATⅢ複合体を作ることによって活性が抑制される．トロンビンの直接証明は困難であるため，間接的ではあるが，TAT測定によりトロンビン生成状態を知ることができる．	高値は凝固性亢進を意味する． 24.5±4.5mg/dL	30.2±1.2mg/dL
線溶系分子マーカー			
Dダイマー（FDP-ダイマー）	フィブリンにプラスミンが作用したときに生じるFDPである．一次線溶（フィブリノゲン分解）ではなく，二次線溶（フィブリン分解）を示す．	高値は凝固性亢進を意味する． 210.7±17.3ng/mL	200ng/mL 以下
プラスミン・$α_2$プラスミンインヒビター複合体（PAP, PIC）	プラスミンとそのインヒビターである$α_2$プラスミンインヒビターとの複合体である．プラスミンは複合体を作ることによって活性が抑制される．血中のプラスミン活性を直接測定することはできないため，PIC測定によりプラスミン生成状態を知ることができる．	高値は凝固性亢進を意味する． 0.6±0.1μg/mL 以下	0.4μg/mL 以下
フィブリノペプチド$Bβ_{15-42}$（$FRBβ_{15-42}$）	フィブリノゲンにトロンビンが作用してFPBが遊離された後にプラスミンが作用すると，$Bβ_{15-42}$のペプチドが遊離する．二次線溶を意味するものである．	二次線溶を意味している．	

＊FDP：フィブリノゲンやフィブリンにプラスミンが作用して生じる分解産物の総称でD-Dダイマーも含まれることが多い．
＊組織プラスミノゲンアクチベータ（tPA）：プラスミノゲンを活性化する．
＊$α_2$プラスミンインヒビター（$α_2$PI）：プラスミン活性を阻害する．

II．分娩期の助産診断とアセスメント・ツール 631

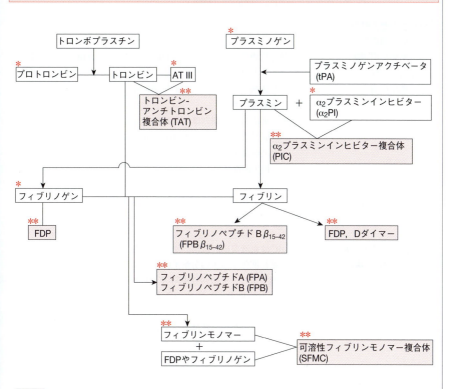

図II-74 DICにおける凝固系，線溶系の機序

データ・情報	アセスメント	助産診断名【例】
3 DIC治療の概要 (a) 基礎疾患の把握と除去 ・常位胎盤早期剝離 ・死胎児症候群 ・後産期出血 など	・基礎疾患を除去することはDIC治療上もっとも重要なことである．産科領域においては比較的早急に除去できる場合が多い． (例) 常位胎盤早期剝離：急速遂娩死胎児症候群：死胎児の娩出後産期出血：出血部位の止血もしくは除去（子宮摘出術など） 重症感染症や羊水塞栓症などは除去が困難である．DICの状態をみながら，抗菌薬やヘパリン投与を行う．	❻DIC治療に関連した基礎疾患の顕在
(b) DICの状態の把握 （検査データの把握）	・DICは血液凝固，線溶，キニン産生，補体系に関係する蛋白分解酵素の異常活性状態であり，その活性を阻害，抑制する薬剤が治療薬として用いられる（表Ⅱ-63）． ＊これらの蛋白分解酵素は共通してセリン基をもっており総称してセリンプロテアーゼという． ・DICの時期によって治療方針，使用薬剤など異なってくる．	❼DICの○○期
①凝固亢進期 →抗凝固療法	・羊水塞栓症のように基礎疾患の除去が困難な場合，抗凝固療法は重要なものになってくる．産科領域のDICは急性の場合が多く，診断がついた頃には線溶亢進期になっていることが多いため，抗凝固療法を行うには早期診断，早期治療が必要である．	
・ヘパリン	・凝固系のトロンビン，活性化された第10因子（Xa）などを阻害して凝固を止める．	

ケアの要点	具体的評価内容

【C】DIC 治療に対するケア（図Ⅱ-75）

助産診断名: ❻, ❼, ❽, ❾

・DIC 基礎疾患が除去される.

1. DIC 基礎疾患の除去

a. 胎盤早期剝離→急速遂娩
b. 死胎児症候群→死胎児の娩出
c. 後産期出血→出血部位の止血もしくは除去（子宮摘出）
d. 重症感染症や羊水塞栓症などは除去が困難であり，抗菌薬の投与やDICの状況に応じてヘパリン療法が行われる.

表Ⅱ-63 DICの治療に用いられるセリンプロテアーゼインヒビター

		ガベキサートメシル酸（エフオーワイ）	ナファモスタットメシル酸（フサン）	ヘパリン	トラネキサム酸（トランサミン）	アンチトロンビンⅢ（アンスロビンP,ノイアート）	ウリナスタチン（ミラクリッド）
起源		化学合成物質	化学合成物質	硫酸ムコ多糖類（ウシ，ブタの肝臓，肺臓，腸粘膜から得られる）	化学合成物質	血漿蛋白	尿中トリプシンインヒビター
分子量		417.48	539.59	6,000〜20,000	157	67,000	67,000
1	抗トロンビン作用	(+)	(+)	(+) ATⅢを必要とする	(−)	(+)	(−)
2	抗プラスミン作用	(+)	(+)	(−)	(+)	(−)	(+)
3	抗キニン作用	(+)	(+)	(−)	(−)	(−)	(+)
4	抗トリプシン作用	(+)	(+)	(−)	(−)	(−)	(+)
5	血小板凝集抑制作用	(+)＊	(+)	(+)＊	(−)	(−)	(−)
用法用量	1日量	20〜39 mg/kgの範囲内	0.06〜0.20 mg/kg	5,000 Uの少量療法から3万〜4万 Uの大量療法まである	2,000〜3,000 mg	3,000単位	25,000〜50,000単位
	用法	点滴静注	点滴静注	少量では腹壁皮下注射または，点滴静注	点滴または静注	静注	点滴静注
注意事項		静脈炎	高カリウム血症	アンチトロンビンⅢ濃度が低下すると無効となる．過剰投与による出血助長に注意する	線溶亢進による出血傾向にのみ使用		動物での乳汁移行が知られている

注）＊トロンビン凝集能を抑制（真木正博：分娩時DICの管理．産科と婦人科 58 (10)：1879-1884，1991）

データ・情報	アセスメント	助産診断名【例】
・ガベキサートメシル酸塩（エフオーワイ®） ・ナファモスタットメシル酸塩（フサン®） ・アンチトロンビンⅢ（ATⅢ，アンスロビンP®，ノイアート®）	・ヘパリンの凝固作用はATⅢを介して発現するものであるため，ATⅢ血中濃度に注意し，不足時はATⅢを補充する必要がある（血中ATⅢ活性60％程度）． ・出血が増強されることがあるため，賦活全血凝固時間やAPTTなどをみて投与量のコントロールが必要である． ・トロンビン，Xaを阻害し凝固を止める．ATⅢの存在を必要としない． ・キニン系や補体系などの蛋白分解酵素にも阻害作用をもつ． 血中半減期は約80秒と短い． ・ガベキサートメシル酸塩とほぼ同様の作用をもつ． ・血液凝固系のセリンプロテアーゼ（トロンビン，Xa，Ⅸa，Ⅺa，Ⅶa，Ⅻa）を阻害する． ・ヘパリンと異なり，DICの出血傾向を助長しない．	
②線溶亢進期 →抗線溶療法 　・ガベキサートメシル酸塩 　・ナファモスタットメシル酸塩 　・トラネキサム酸	・線溶の活性化状態は，血管内でできた血栓を溶解するための生体防御反応とも考えられるが，活性化が異常に亢進しており出血部位にできた止血に必要な血栓までも溶かしてしまう場合は抑制が必要である．DICを悪化させる危険性があり，止血がなされたら抗線溶薬の使用は早めに切り上げる必要がある．	

II. 分娩期の助産診断とアセスメント・ツール

ケアの要点	具体的評価内容
【C】DIC治療に対するケア（つづき） 2. DIC病態時期の把握 　a. 凝固亢進期 　b. 線溶亢進期 　c. 消費性凝固障害期 　d. 血液検査データなどから把握する.	・DIC病態を把握し，時期に応じた処置，薬剤管理，母体の状態観察ができる

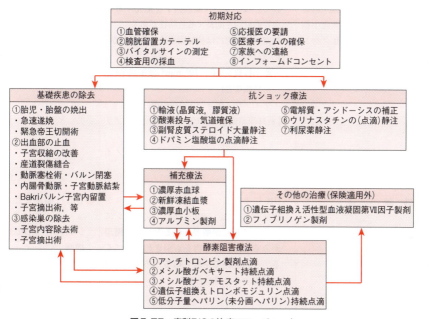

図Ⅱ-75　産科DICの治療フローチャート

（日本産婦人科・新生児血液学会：産科DICの治療フローチャート，[http://www.jsognh.jp/dic] より引用）

データ・情報	アセスメント	助産診断名【例】
・ガベキサートメシル酸塩（エフオーワイ®） ・ナファモスタットメシル酸塩（フサン®） ・トラネキサム酸（トランサミン®）	・プラスミン活性化物質（プラスミノゲンアクチベータ），活性化プラスミンの阻害，抑制作用がある． ・ガベキサートメシル酸塩とほぼ同様の作用をもつ． ・プラスミン活性化物質（プラスミノゲンアクチベータ）の阻害作用があるが，活性化プラスミンの抑制作用はない．	
③消費性凝固障害期 　→補充療法 　　・輸血（新鮮全血，新鮮凍結血漿，濃縮血小板血漿，フィブリノゲンなど）	・DICではほとんどの凝固因子が消費され減少する．しかし，DICの原因が除去されていないうちに凝固因子を補充すると血管内凝固を助長する危険性がある． ・補充療法の際には抗凝固療法と併用する． ［目　安］ 　・血小板数＞ $5.0 \times 10^4/mm^3$（濃縮血小板，新鮮血など） 　・フィブリノゲン＞ 150 mg/dL ［新鮮凍結血漿（FFP），新鮮血，フィブリノゲンなど］ 　　ATⅢ＞ 60％（アンスロビンP®，ノイアート®）	
4 処　置	・DICによってショックやアシドーシスが引き起こされ，ショックやアシドーシスによってDICが増悪されるという悪循環がみられ，臓器障害をも引き起こしてくる．この悪循環を断ち切るために，早期に対処する必要がある．	❽ DICに関連したショック，アシドーシスに伴うDICの増悪

ケアの要点	具体的評価内容
【C】DIC治療に対するケア（つづき） 　3. 母体の状態把握 　　a. ショック症状の有無（表Ⅱ-64） 　　　バイタルサイン，心電図，動脈圧，中心静脈圧，パルスオキシメータなどの継続モニター 　　　意識レベルの確認 　　b. 出血症状 　　　出血の程度，量を経時的に把握する． 　　c. 代謝性アシドーシスの有無 　　　血液ガスの把握 　　d. 臓器症状の有無 　　　とくに腎臓障害に注意する． 　　　尿量管理：バルーンカテーテルを留置する．	・ショックが発生せずにバイタルサインが安定している． ・臓器障害が発生しない．

表Ⅱ-64　ショックの一般症状

1. 患者自身が訴えるもの
    ①"ふらふらする"
    ②"気が遠くなるようだ"
    ③無関心・無反応 (apathy)
    ④"虚脱感"
    ⑤ショックの原因になりそうなしかるべき病歴（たとえば大出血）
2. 視診だけでわかるもの
    ①口唇や四肢などが蒼白になる
    ②不　穏
    ③冷　汗
    ④脳の反応の遅延
3. ベッドサイドでの簡単な診察や検査でわかるもの
    ①（動脈性）血圧や脈圧の低下
    ②頻　脈
    ③呼吸の促迫
    ④体温の低下
    ⑤四肢が冷たくなる
    ⑥尿量の減少
    ⑦筋のトーヌスの低下
    ⑧反射機能の低下
4. 臨床検査の結果，はじめてわかるもの
    ①高カリウム血症
    ②有機酸（たとえば乳酸，クエン酸，ピルビン酸など）の血中濃度の上昇
    ③代謝性アシドーシス
    ④呼吸性アシドーシス
    ⑤高血糖
    ⑥LDH，βグルクロニダーゼの増加
    ⑦凝固障害など

（真木正博ほか：産科学，p267-279，メジカルビュー社，1982）

データ・情報	アセスメント	助産診断名【例】
(a) ショック症状 ①観　察 　・バイタルサイン 　・継続モニター 　　心電図 　　血圧（動脈圧） 　　中心静脈圧（CVP） 　　パルスオキシメータ 　　など	・呼吸管理と循環動態を正常な状態に保つよう観察し対処する． ①呼吸管理 ・必ず酸素投与を行う．呼吸不全やチアノーゼが著明なときは，血液ガス検査を行い人工換気療法が必要なこともある． ・パルスオキシメータにより，非侵襲的に動脈血中酸素飽和度をモニターすることができる． ②循環動態 ・中心静脈圧（CVP）は，循環血液量，静脈還流量，右心機能などをみることができ，輸血，輸液量のよい指標になる． 　CVP：5〜10 cmH$_2$O	
②対処方法 　・輸　液 　　細胞外液補充液（表Ⅱ-65） 　・血漿増量 　　低分子デキストラン≦1,000 mL	・これが，血管内に投与されると約1/4血管内にとどまり，約3/4は細胞外液に移行する． ・主に分子量4万程度の低分子デキストランが用いられる．低分子デキストランは，抗血球凝集作用や抗血栓形成作用があるが，多量に輸注すると出血傾向の副作用があるので1,000 mL以下にとどめる． ・分子量10万以上の高分子デキストランは赤血球の集塊形成を促進し，DIC増悪の危険性があるので使用しない． ・多くの細胞外液は室温で，赤血球（RBC）は4℃程度，新鮮凍結血漿（FFP）は解凍後の温度であり，急速大量輸液は，低体温をきたす．	

ケアの要点	具体的評価内容

【C】DIC 治療に対するケア（つづき）

4. **薬剤の管理**
   a. 凝固亢進期
      抗凝固療法
      1) ヘパリン
      2) ガベキサートメシル酸塩
      3) ナファモスタットメシル酸塩
      4) ATⅢ
   b. 線溶亢進期
      抗線溶療法
      1) ガベキサートメシル酸塩
      2) ナファモスタットメシル酸塩
      3) トラネキサム酸
   c. 消費性凝固障害期
      補充療法
      ・輸血（新鮮全血，新鮮凍結血漿，濃縮血小板血漿，フィブリノゲンなど）
   d. ショック症状
      1) 酸素投与
      2) 輸液，輸血
      3) 抗ショック薬
         副腎皮質ステロイド薬
      4) 昇圧薬
         カテコラミン
      5) 酵素阻害薬
         ウリナスタチン，ガベキサートメシル酸塩など
   e. 代謝性アシドーシス
      1) 補正薬（炭酸水素ナトリウム）
   f. 臓器障害（とくに腎臓障害）
      1) 利尿薬
         フロセミド，D-マンニトール
      2) ドパミン
      3) アルプロスタジルアルファデクス（PGE_1）

5. **低体温の回避**
   a. 母体の保温，体表加温
   b. 室温（27～30℃）のキープ
   c. 加温回路を用いた輸液の加温（39℃）

II-G-i4

データ・情報	アセスメント	助産診断名【例】
・輸 血 　濃厚赤血球 　全血 など 　目安：Ht 30% 　　　　Hb 7 g/dL	・循環血液量保持のため，輸液に加えて濃厚赤血球や全血などが用いられる．輸血量としてHt約30%，Hb 7 g/dLのほか，血圧低下，頻脈，ショックインデックスの上昇，SpO_2の低下，乏尿の所見を目安にする． ・生命維持のための最小必要量をみると，赤血球は35%，循環血漿量は75%である． ・すなわち，循環血漿量は25%以上喪失すると生命維持ができなくなるが，赤血球は65%以上喪失しない限り生命維持はできることになる．予備能力の低い循環血漿量を補うための輸液を第一に考え，輸液で補えない場合に，輸血となる．	
・抗ショック薬 　副腎皮質ステロイド薬	・抗ショック作用，抗脳浮腫作用などがある． ・ヒドロコルチゾンコハク酸エステルナトリウム（ソル・コーテフ®），メチルプレドニゾロンコハク酸エステルナトリウム（ソル・メドロール®），デキサメタゾン（デカドロン®など）	
・昇圧薬 　カテコラミン	・主に交感神経刺激薬が使用され，カテコラミンが第一選択薬として利用されている（表Ⅱ-66）．	
・酵素阻害薬 　ウリナスタチン（ミラクリッド®）	・好中球エステラーゼ阻止作用が強い．抗トリプシン作用もある．リソソーム膜の安定化により急性循環不全後の蛋白分解酵素の遊離を抑制する．	

情報・その他

表Ⅱ-65　細胞外液補充液

電解質輸液製剤		電解質（mEq/L）					ブドウ糖	pH
細胞外液補充液（等張液）分類	薬剤名	Na	K	Ca	Cl	乳酸	糖%種類	
生理食塩液		154			154			4.5～8.0
リンゲル液		147	4	4.5	155.5			5.0～7.5
乳酸リンゲル液（ハルトマン液）	ラクテック注	130	4	3	109	28	—	6.0～7.5
	ソルラクト輸液	131	4	3	110	28	—	6.0～7.5
乳酸リンゲル液（糖加）	ラクテックG輸液	130	4	3	109	28	5%ソルビトール	6.0～8.5
	ソルラクトS輸液	131	4	3	110	28	5%ソルビトール	6.0～7.5
	ラクトリンゲルS注	130.4	4	2.7	109.4	27.7	5%ソルビトール	5.5～6.5
	ポタコールR輸液	130	4	3	109	28	5%マルトース	3.5～6.5
	ソルラクトTMR輸液	131	4	3	110	28	5%マルトース	3.5～6.5
	ラクトリンゲルM注	130.4	4	2.7	109.4	27.7	5%マルトース	4.5～6.0
酢酸リンゲル液	ヴィーンF輸液	130	4	3	109	A:28	—	6.5～7.5
酢酸リンゲル液（糖加）	ヴィーンD輸液	130	4	3	109	A:28	5%	4.0～6.5
	フィジオ140輸液	140	4	3	115	A:25	1%	5.9～6.2

A：acetate

表Ⅱ-66　カテコラミンの作用と特徴

薬品名	作用と特徴
ドパミン（イノバン）	低用量（10μg/kg/分まで）では、腎臓の血流増加作用がある．多量投与（15μg/kg/分以上）では、α作用が出現する．
ドブタミン（ドブトレックス）	心拍数をあまり増やさないで心筋収縮力を増し心拍出量が増加する．
イソプレナリン（プロタノールL）	交感神経のβ作用のみである．
アドレナリン（ボスミン）	交感神経の両受容体に強い作用をもつ．蘇生時の第一選択薬腎血流量が著明に低下するため、目的を達したら早期に他のカテコラミンに変更する．
ノルアドレナリン（ノルアドレナリン）	α＞β作用であるが、心筋にはβ作用をもつ．末梢血管抵抗が増大し、心拍出量が増大するため非常に強力な昇圧作用をもつ．ドパミン、ドブタミンの効果不十分のとき、昇圧と心拍出量増大の目的で少量使用する．

データ・情報	アセスメント	助産診断名【例】
(b) 代謝性アシドーシス ①血液ガス検査 　pH↓ 　HCO_3^-↓ 　BE↓	・妊娠中は肺胞換気量の増加，代謝量の増加がみられるため，血液ガスは非妊娠時と少し異なっている（表Ⅱ-67）． ・血液のpHは呼吸性と代謝性因子の双方によって規定される． ・呼吸障害，代謝障害があってもある程度までは代償が働くためpHは正常範囲内であるが，それを超えるとアシドーシスやアルカローシスの状態に陥ってしまう（表Ⅱ-68）． ・ショックやDICの場合，臓器循環不全による低酸素症，代謝障害から代謝性アシドーシスに陥りやすい（☞ p637表Ⅱ-64）．	
②アシドーシス補正薬 　炭酸水素ナトリウム	・炭酸水素ナトリウム（メイロン®） 　代謝性アシドーシスの補正に有効である．	
(c) 臓器障害（とくに腎臓障害）	・ショックの場合には体内でカテコラミンの分泌増加がある．それによって腹部内臓領域の血管が収縮し，脳や心臓など生命維持のための最重要器官への血液供給が重点的に行われる．しかし，長期間虚血状態であると，腎不全などの臓器障害を起こし，DICをも促進することになるため注意が必要である．	❾DICに関連した腎不全発症の危険性
・時間尿量管理 　≧30 mL/時	・留置カテーテル ・膀胱へ留置カテーテルを入れておき，1時間に何mLの尿量かをみる．	
・十分な輸液，輸血 　CVP 5～10 cmH_2O	・十分に輸液，輸血がなされていても時間尿量が30 mL以下であれば，利尿薬などの投与が必要である．	
・薬剤投与 　利尿薬など ・腎機能把握 　BUN：4～12 mg/dL 　クレアチニン：0.4～0.9 mg/dL	［利尿薬］ ①フロセミド（ラシックス®） ・ヘンレ係蹄上行脚髄質部に作用するループ利尿薬である． ・腎血流量，糸球体濾過量を減少させない	

情報・その他

表Ⅱ-67 動脈血ガス分析

	非妊婦	妊婦	変化
PO_2 (mmHg)	98〜100	101〜104	↑
PCO_2 (mmHg)	35〜40	25〜30	↓
pH	7.38〜7.44	7.40〜7.45	↑
HCO_3^- (mEq/L)	24〜30	18〜21	↓
BE (mEq/L)	−0.7	−3〜−4	↓

(本間日臣ほか:救急プライマリーケアハンドブック,克誠堂出版,1981)

表Ⅱ-68 酸塩基平衡の異常と各因子の変化

	pH	$PaCO_2$	HCO_3^-	BE
呼吸性アシドーシス	↓	↑	(↑*)	(↑*)
呼吸性アルカローシス	↑	↓	(↓*)	(↓*)
代謝性アシドーシス	↓	(↓*)	↓	↓
代謝性アルカローシス	↑	(↑*)	↑	↑

* は代償性の変化を示す.代償がともなわないこともある.
(松井喜彦:救急検査.周産期全身管理マニュアル(竹村 喬ほか編), p232,南江堂,1994)

表Ⅱ-69 産科DIC治療効果判定基準

産婦人科領域のDIC診断基準中の臨床症状のスコアの各時点での小計に,(1)の凝血学的得点を加えて,その総計を投与前値と投与開始後24時間および投与開始後48時間との差を求め,その差の得点の減少により,(2)の効果判定表に従って客観的効果判定を行う.

(1) 凝血学的得点表

	0	1	2	3	4
血清FDP (μg/mL)	<10	10≦ <20	20≦ <40	40≦ <80	80≦
血小板数 (x10^4/μL)	20<	16≦ <20	12< ≦16	8< ≦12	≦8
フィブリノゲン (mg/dL)	200<	150≦ ≦200	100< ≦150	50≦ ≦100	≦50
PT (秒)	<12	12≦ <15	15≦ <20	20≦ <25	25≦

(2) 効果判定表

	著効	有効	やや有効	無効	悪化
得点の減少度	9点以上の減少	5〜8点の減少	1〜4点の減少	±0	1点以上の増加

(寺尾俊彦,真木正博,池ノ上克:産科領域にみられるDICのスコア化.血液と脈管17:543-554,1986)

データ・情報	アセスメント	助産診断名【例】
糸球体濾過量（GFR）など	ので腎障害時に適する． 利尿薬の第一選択薬である． ②D-マンニトール（マンニットール®） ・浸透圧利尿薬である． ・糸球体で濾過されても再吸収されないため，尿細管内浸透圧が増加し，水，ナトリウムの再吸収が抑制される． ［その他］ ①ドパミン（イノバン®） 　カテコラミンであり低用量では腎臓の血流増加作用がある． ②PGE$_1$（プロスタンディン®） ・末梢血管拡張薬であり，血圧管理のため，ドパミンと併用で用いられることが多い． ・薬剤でも効果がないときは，腹膜灌流，人工透析となる．	
5 産科DIC治療効果判定基準（表Ⅱ-69）	・産科DICスコアの臨床症状スコアの各時点の小計に凝血学的得点を加えて，その総計により投与前，投与後の差を求め，差の減少により効果判定表に従って客観的効果判定される．	
6 母体の健康状態	・DICにさらされている時間が長引くほど，DICは悪循環を起こし増強する．また，腎不全やシーハン（Sheehan）症候群などの臓器障害も起こってくる．母体の予後はDICの早期発見，治療によって大きく左右される． ・危機的管理では，状況把握を確実に行い全身状態が維持されているか，目標値を参考に評価し続ける（表Ⅱ-69, 70）．	

> 情報・その他

表Ⅱ-70 出血している母体の管理目標

項目	目標値	備考
BE	＞－5mmol/L	代謝性アシドーシスにしない
pH	7.4	アシデミア（酸血症）を避ける
$PaCO_2$	＜40 Torr	アシドーシスの呼吸代償をする
Lac	＜2mmol/L	乳酸の増加は避ける
Ca^{++}	＞0.9mmol/L	心血管収縮や血液凝固に必要
K	＜5.5mmol/L	輸液・輸血による低体温は避ける
Hb	＞8g/dL	貧血を避け、酸素運搬を保つ
Fib	＞150mg/dL	凝固因子を保ち、凝固異常を避ける
Plt	＞5万/μL	1次止血に血小板が必要

（ペリネイタルケア2016（新春増刊）：101, 2016）

j 子癇

データ・情報	アセスメント	助産診断名【例】
1 子癇への逸脱予期 (a) ハイリスク因子の把握 ・妊娠高血圧症候群 ・若年初産婦（特に10歳代） ・子癇既往妊婦 ・HELLP症候群 ・妊娠蛋白尿 ・双胎妊娠 ・極端な体重増加	・妊娠高血圧症候群の関連疾患の1つである． ・しかし分娩中など，普段の血圧より急な上昇をみる場合は，たとえ妊娠高血圧症候群でなくても子癇発作の危険性があるので十分に注意する．	❶妊娠高血圧症候群の悪化に関連した子癇発症の危険性 ❷急激な血圧上昇に関連した子癇発作発症の危険性 ❸突然の騒音によって再発する子癇発作
(b) 発現時期 分娩期と産褥期に多い． 　・妊娠子癇：19％ 　・分娩子癇：37％ 　・産褥子癇：44％	・妊娠子癇：妊娠後期に多い． ・分娩子癇：開口期に多い． ・産褥子癇：分娩後24時間以内に多い．	
(c) 誘発因子 ・音，光刺激 ・疼痛（注射や陣痛発作） ・寒冷刺激 ・精神的ストレス　など	・周囲の環境が誘発因子となりうる．静かな環境で過ごせるような環境整備，周囲の気配りが大切である．（例：突然電気をつけない，ドアの開閉はゆっくりと行う，適度な室温の調整など） ・寒冷刺激も誘発因子であり，冬期に発症することが多い．	
2 子癇の診断 (a) 子癇の症状経過（表Ⅱ-71） ①誘導期 ②強直痙攣期 ③間代性痙攣期 ④昏睡期	・子癇発作は4期に分けられる．軽症では，症状も軽く発作の回数も1回で終わることがある．重症になると，発作を反復し発作の間隔が短く，発作の間欠時にも意識を消失したままであることもある．	❹重症子癇に伴う発作の反復

【子癇とは】

妊娠20週以降に初めて痙攣発作を起こし，てんかんや二次痙攣が否定されるもの．痙攣発作の起こった時期により，妊娠子癇，分娩子癇，産褥子癇とする．

情報・その他

表Ⅱ-71 子癇発作の症状経過

I. 誘導期 （チック期）	意識喪失，顔面蒼白，眼球上転固定，瞳孔散大，牙関緊急，顔面痙攣	
II. 強直痙攣期	全身筋肉の強直，後弓反張，眼球突出，呼吸停止，顔面紅潮	約10～20秒
III. 間代性痙攣期	全身筋肉の収縮と弛緩の反復，口角より泡，呼吸停止，脈拍頻細，チアノーゼ，瞳孔散大	約1～2分
IV. 昏睡期	呼吸・脈拍の正常化，昏睡状態，鼾声，チアノーゼ改善	軽症では意識回復 重症では覚醒（−），発作の反復

データ・情報	アセスメント	助産診断名【例】
(b) 他疾患との鑑別 ・痙攣を起こす疾患の把握 ・既往歴や発症までの状況 ・痙攣の状態 ・痙攣以外の症状 ・脳画像所見（後頭葉白質に多く認められる脳浮腫） ・神経学的検査 など (c) 脳卒中の診断と鑑別 ・FAST法 　facial weakness：顔面非対称 　arm weakness：上下肢麻痺 　speech defict：言語障害	・てんかん，低血糖などの内分泌代謝疾患，尿毒症，脳血管疾患など，痙攣が子癇発作かそれ以外によるものか区別する（表Ⅱ-72, 73）. ・子癇の場合，血圧は上昇し収縮期血圧が200 mmHgを超えることもあり，拡張期血圧も高い．尿量は減少することが多く，無尿になることもある．尿中の蛋白は著明に増加する．血尿や血色素尿を呈することもある. (例) ・てんかん：既往歴があり，痙攣発作の反復が少なく，痙攣後の昏睡状態が短い. ・低血糖などの内分泌代謝疾患：精神不安定であり，痙攣は不規則で上下左右の不統一な形をとる. ・感染症：髄膜炎，脳炎など感染症による痙攣は，強直性，頸部硬直，後弓反張の特徴がある．発熱が先行することが多く，髄液検査からも診断できる. ・脳血管障害：痙攣後，意識回復がないものや，麻痺がみられることがある．眼底検査で鑑別診断ができる．必ずしも高血圧を呈さない.	❺意識消失を伴う痙攣発作に関連した子癇の可能性
3 対処方法 (a) 痙攣発作時 ①痙攣抑制 　・薬剤投与（表Ⅱ-74）	・抗痙攣薬である硫酸マグネシウムは母体死亡と痙攣再発の予防に関して，ジアゼパムやフェニトインより優れているとされる．一方で難治性痙攣や痙攣重積時にはジアゼパム，フェニトイン等の抗痙攣薬が必要となることもある.	❻子癇発作に伴う呼吸停止の危険性 ❼子癇発作に伴う舌咬傷の危険性 ❽子癇発作に伴う高血圧症状

情報・その他

表Ⅱ-72 痙攣を起こす代表的な原因疾患

産科的疾患	子癇	
合併症によるもの	脳に一義的原因のあるもの	・真性てんかん ・頭部外傷（脳挫傷，慢性硬膜下血腫，急性頭蓋内血腫など） ・脳腫瘍 ・脳血管障害（脳梗塞，脳内出血，脳動脈瘤，脳動静脈奇形など） ・感染・炎症性疾患（脳炎，髄膜炎，脳膿瘍など）
	脳以外に原因のあるもの	・高血圧性脳症 ・中毒（アルコール，有機溶媒など） ・内分泌・代謝障害（甲状腺機能亢進症，糖尿病，低血糖，Addison病，ポルフィリア，低カルシウム血症，低ナトリウム血症など） ・細菌毒素（破傷風，ボツリヌス） ・低酸素症 ・Adams-Stokes症候群 ・ヒステリー

（平松惠三：けいれん．周産期全身管理マニュアル（竹村喬ほか編），p17，南江堂，1994）

表Ⅱ-73 子癇の鑑別診断

	発作の既往	痙攣発作	昏睡	妊娠高血圧症候群の症状	その他
妊娠子癇	（±）	強直性→間代性反復する	（+）	蛋白尿（+） 高血圧（+） 浮腫（+）	眼底：乳頭浮腫，出血
尿毒症	（-）	（-）	（+）	尿蛋白（+） 尿糖（+） 浮腫（+） 蛋白尿性網膜炎	乏尿 血中残余窒素↑ 血中尿素↑，クレアチニン↑ 呼気アンモニア臭
てんかん	（+）	強直性痙攣→間代性痙攣反復せず	発作後睡眠数10分後に意識明瞭となる	（-）	妊娠との合併まれ，瞳孔散大 脳波，発作性律動異常
ヒステリー	（+）	不規則	（-）	（-）	妊娠との合併まれ，瞳孔は発作にも反射，心因性
脳腫瘍	（±）	（+）	（-）	（-）	頭蓋内圧亢進（頭痛，嘔吐，うっ血，乳頭），意識障害，精神障害
髄膜炎	（-）	意識障害を伴う痙攣，項部強直Kernig現象	（±）	（-）	瞳孔不同 体温上昇 皮膚の発疹
破傷風	（-）	強直性咬痙（牙関緊急）	（-）	（-）	
脳出血	（-）	（-）	（+）	高血圧（+）	髄液血性 頭痛，嘔吐，Babinski陽性，妊娠との合併しばしば

（福田透：子癇発作．産婦人科Q&A 3.周産期（熊坂高弘ほか編），金原出版，1987）

データ・情報	アセスメント	助産診断名【例】
②呼吸管理 ・気道確保 ・酸素投与 ・モニター装着 ③外傷防止 ・舌咬傷予防 ・転落予防	・モニターを装着し，口腔内吸引により誤嚥を防止しつつ酸素を投与する．発作時間は短いので気管挿管まで行うことは少ない． ・痙攣中のバイトブロックの使用は賛否両論がある．舌根を沈下させ，気道を閉塞させる危険性があるため，使用されない傾向にある．	

表Ⅱ-74 子癇発作時の抗痙攣薬使用法

MgSO₄（マグセント®）	
効能効果	・重症妊娠高血圧症候群における子癇の発症抑制および治療 ・切迫早産における子宮収縮の抑制
使用法	・Loading dose：40mL（MgSO₄水和物4g）を20分以上かけて静脈内投与 ・Maintenance infusion：引き続いて毎時10mL（1g）より持続静脈内投与 ・症状に応じ5mL（0.5g）／時ずつ増量し，最大投与量は20mL（2g）／時まで ・Maintenance infusionは24時間程度行い，子癇の再発予防を行う 本剤は持続注入ポンプを用いて投与する（少なくとも初回量投与時以外は）
注意点	・重症筋無力症患者，心ブロック既往患者には禁忌 ・高マグネシウム血症，マグネシウム中毒（血圧低下，中枢神経抑制，心機能抑制，呼吸麻痺など）が惹起されることがあるため，投与中は慎重な観察（膝蓋腱反射，呼吸数変動，血中マグネシウム濃度測定）を行う ・本剤投与時には，新生児に対する気管内挿管を含む必要十分な蘇生を実施できる体制等，新生児および母体を含めた適切な周産期管理が可能な体制を確保すること
ジアゼパム（セルシン®）	
効能効果	・てんかん様重積状態における痙攣抑制 ・分娩時における不安，興奮，抑うつの軽減
使用法	・2mL（ジアゼパム10mg）を静脈内投与（2分間以上かけて） ・または2mLを緩徐に筋肉内注射 ・以後，必要に応じて3〜4時間ごとに注射する
注意点	・急性狭隅角緑内障患者，重症筋無力症患者による禁忌 ・舌根沈下による上気道閉塞，呼吸抑制に注意する

（日本産科婦人科学会／日本産婦人科医会編・監：産婦人科診療ガイドライン-産科編2017, p200, 2017）

ケアの要点	具体的評価内容
【A】子癇発作の予防 助産診断名：❶, ❷ 　1. 妊娠高血圧症候群の管理 　　a. 急激な血圧上昇（SBP > 180mmHg），体重増加，尿蛋白増加，尿量減少，浮腫の増悪がみられる場合注意する． 　　b. 保健指導 　　　頭痛，眼華閃発，飛蚊症，胃痛，視力異常（ゆがみやぼやけ，色調異常など）などの症状が自覚されたら，即受診する旨伝える． 　2. 前駆症状の早期発見 　　a. 前駆症状 　　　1）子癇発作1〜2時間前 　　　　頭痛，頭重，嘔気，視力低下，腱反射亢進，上腹部痛，急激な血圧上昇など 　　　2）子癇発作直前 　　　　眼華閃発，不穏状態，多弁，視力減退，複視，眼球振盪など 　　b. 対処 　　　1）医師に報告 　　　　血管確保し硫酸マグネシウムの持続投与を行う準備をする． 　　　2）環境整備 　　　　a）個室で静かな部屋への移室 　　　　b）照明は薄暗くする． 　　　　c）室温は適温（寒すぎず暑すぎず） 　　　　d）大きい音を立てない．ドアの開閉などに注意． 　　　3）母体の一般状態観察 　　　　a）バイタルサイン 　　　　b）意識状態，自覚症状など頻回にできれば継続して観察する． 　　　4）子癇発作に備えた準備 　　　　a）救急薬品，救急物品の準備 　　　　b）外傷予防物品 　　　　　ガーゼを巻いた舌圧子（ブレード），エアウェイ，タオル，ベッド柵をつける，など 　　　5）家族への連絡，居場所の確認 　　　　緊急帝王切開などの緊急事態に備える．	・ハイリスク群の産婦は，子癇発作を起こしやすい状態にあることを自覚する． ・子癇前駆症状を理解し，症状が出現した場合は速やかに医療機関に受診することができる． ・子癇発作が発症しない．

II-G-j

データ・情報	アセスメント	助産診断名【例】
④循環系の管理 ・高血圧管理 ・血管確保 ・留置カテーテル	・ベッド柵などでベッドからの転落を防止する. ・痙攣抑制のために用いた，ジアゼパムや硫酸マグネシウムでも血圧は下降する．血管拡張性降圧薬であるヒドララジン（アプレゾリン®）を投与することもある. ・硫酸マグネシウムは，投与量が過量になると，腱反射抑制，呼吸抑制など出現してくるので注意する. ［血中マグネシウム濃度］ 　　有効血中濃度は4～7mEq/L 　　8～10 mEq/L：腱反射の抑制, 消失 　　15 mEq/L：呼吸抑制 　　20 mEq/L：心不整脈の発生 ・排泄は主に腎臓によるため，尿量が減少することの多い子癇では注意する. ・マグネシウム中毒症状を認めた場合，グルコン酸カルシウム（カルチコール®）の静注によって，作用は中和される. ・胎盤から胎児に移行するため，新生児にも影響が出ることがある. ・筋緊張の低下など，フロッピーインファントの状態になる．生後24～48時間で影響は消失する.	
(b) 再発防止 ・血圧管理 ・環境整備	・子癇は痙攣が治まれば落ち着くので母体のバイタルサインを持続的にモニターし，薬剤や酵素投与の管理を行う. ・光や音などで再発しやすいので，個室で部屋を暗くし，ドアの開け閉めなども静かに行う.	

Ⅱ. 分娩期の助産診断とアセスメント・ツール

ケアの要点	具体的評価内容
【B】子痫発作時のケア 助産診断名：❸, ❹, ❺, ❻, ❼, ❽, ❾, ❿ 1. 痙攣抑制 　薬剤投与（ジアゼパム，硫酸マグネシウム） 2. 呼吸管理 　1）気道確保 　　顔を横に向ける．必要時口腔内吸引 　2）マスクによる酸素投与（昏睡期には4〜6L/分） 　3）モニター装着（ECG，パルスオキシメータなど） 3. 外傷予防 　1）舌咬傷予防 　　バスタオルなど咬ませる． 　2）転落防止 　　ベッド柵 4. 循環管理 　1）血圧測定（自動血圧計） 　2）薬剤管理 　　硫酸マグネシウム，ジアゼパム，ヒドララジンなど 　3）尿量管理，in-outバランスチェック 　　バルーンカテーテル留置 5. 胎児状態把握 　1）CTG装着 　2）胎児機能不全の有無 　　発作終了後も胎児心拍が正常に回復しないときは，急速遂娩の準備をする． 6. 再発防止 　1）子痫の程度把握 　　発作の状態，持続時間，意識レベルなど観察する． 　2）投与薬剤の管理 　　効果と副作用に注意する．	・子痫発作は短時間で消失し，発作後母体のバイタルサインは安定している． ・発作中，母体の外傷はない． ・子痫発作の侵襲は少なく，胎児の状態は良好である． ・子痫発作が再発しない．

Ⅱ-G-j

データ・情報	アセスメント	助産診断名【例】
(c) 分　娩 ①子癇発作発症の時期 　・妊娠子癇→再発防止か急速遂娩 　・分娩子癇→発作抑制後急速遂娩 ②胎児機能不全 　・発作後の回復状態 　・良好→様子確認 　・不良→急速遂娩	・妊娠週数，胎児成熟度にもよるが，妊娠子癇の場合，血圧管理や安静保持などで再発防止を行う．しかし，発作が繰り返され，母体の状態が悪化しているときは，週数にかかわらず帝王切開にて，妊娠を終了させる． ・分娩子癇の場合，発作を抑制した後，急速遂娩とする． ・子癇発作中は，胎児胎盤循環も影響を受けるため，胎児心拍数は，徐脈を呈する．発作終了後，胎児胎盤循環も回復するため，胎児心拍数も正常に戻ることが多いが，胎児発育不全（FGR）などで胎児予備能力が低く，そのまま胎児機能不全が悪化するようであれば，急速遂娩となる．	❾分娩子癇に伴う危機的状態 ❿子癇発作に関連した胎児機能不全の危険性
(d) 保健指導 　・妊娠高血圧症候群と同様	・育児や今後の生活，次回の妊婦に向けて食事，生活などの指導を家族を含めて行う．	

ケアの要点	具体的評価内容
3) 母体の一般状態管理 　バイタルサイン（とくに血圧），自覚症状 4) 環境整備 　刺激の少ない落ちついた環境にする． 5) 安　静 6) 再発を繰り返し，母体状態が悪化するようであれば，帝王切開の準備 7) 産褥子癇であれば，家族を含めた保健指導を行う．退院後の育児や家事の分担，食事内容，今後の治療方針など	

II-G-j

k 子宮内胎児死亡（IUFD）

データ・情報	アセスメント	助産診断名【例】
1 IUFDへの逸脱予期 (a) ハイリスク因子の確認 ①胎児側 　・染色体異常 　・胎児奇形 　・感染症 　・胎児発育不全（FGR）など ②母体側 　・母体合併症（妊娠高血圧症候群，糖尿病，膠原病など） 　・子宮異常（奇形や位置異常など） ③胎盤・臍帯の異常	・胎児，母体とも，切迫流早産や胎児発育不全，胎児機能不全の原因とほぼ同じであるが，原因不明の事例も25%あるとされる． ・ハイリスク因子のある母児に対しては，妊娠初期，場合によっては妊娠前からの厳重な管理，治療が必要である．	❶ 重症型妊娠高血圧症候群悪化に関連した子宮内胎児死亡の危険性
2 IUFDの診断	・死亡した胎児や胎盤から，組織トロンボプラスチンが母体に流入しDICを引き起こすことがある．そのため，胎児死亡診断はできるだけ早く行い，娩出する必要がある． ・超音波検査が一番早く確実である．出血や胎動消失など疑わしい症状が出現したら，即超音波断層法にて確認する．また，ハイリスク因子をもっている妊婦はこまめに検査がなされる．	
(a) 確定診断 ①超音波検査 　・胎児心拍の消失	・超音波断層法にて妊娠8週で胎児心拍がなければ，胎児は死亡していると診断できる． ・妊娠10週頃から超音波ドプラ法で胎児心音の聴取ができるが，聴取されない場合は，超音波断層法で，確認を行う．	

Ⅱ．分娩期の助産診断とアセスメント・ツール

> **【子宮内胎児死亡 (IUFD) とは】**
> 妊娠持続期間に関係なく、母体から排出または娩出される前に胎児が死亡したものをいう．

ケアの要点	具体的評価内容
【A】子宮内胎児死亡ハイリスク群の把握 助産診断名：❶ 1. ハイリスク群の把握 　a. 胎児発育不全 　b. 母体合併症（妊娠高血圧症候群，糖尿病，膠原病など） 　c. 子宮内胎児死亡既往妊婦 など 2. 子宮内胎児死亡の予防 　a. ハイリスク群に対しては頻回にNST，胎児胎盤由来のホルモン測定，超音波胎児血流速度測定など行い，胎児の状態を細やかに把握する． 　b. 胎児状態悪化のときは，週数，胎児成熟度を考慮して胎内死亡にいたる前に娩出する（誘発や帝王切開）．	・胎児が良好な状態で胎外生活を送ることができる．
【B】子宮内胎児死亡の早期診断 助産診断名：❷ 1. 産婦の自覚症状 　a. 性器出血 　b. 胎動消失 　c. 下腹部冷感，異物感 　d. つわりの消失 　e. 腹部増大の停止，縮小 　f. 乳房の緊張低下 これらの症状を訴えるときは，すぐに受診を勧める． 2. 超音波検査 胎児心音の有無によって早期に確定診断できる． （☞ 第5章Ⅲ-D ペリネイタル・ロスのケア，p1124参照）	・早期に子宮内胎児死亡の診断ができる．

Ⅱ-G-k

データ・情報	アセスメント	助産診断名【例】
(b) その他 ① X線診断 ・頭蓋骨，脊柱，胸郭など生児にない徴候	・頭蓋骨の重積［スパルディング(Spalding)徴候，ホルネル(Horner)徴候など］，脊柱の極端な屈曲［グランツォウ(Granzow)徴候など］，胸郭の変形［マシュー(Mathew)徴候］などがある（図Ⅱ-76）． ・妊娠20週頃から診断できるが，これらの変化は胎児死亡後，長時間経たないとみられない所見であり，今日ではX線で診断されることは，ほとんどない．	
② 胎盤性ホルモンの低下 ・尿中hCG ≦ 1〜2 IU/mL ・尿中エストリオール ≦ 5 ng/mL	・これらホルモンの測定により，胎児や胎盤機能の状態や予後診断などできるが，胎児死亡後も徐々にしか低下しないので早期の確定診断はできない．	
③ 自覚症状 ・性器出血 ・胎動消失 ・下腹部冷感，異物感 ・つわりの消失 ・腹部増大の停止，縮小 ・乳房の緊張低下 など	・妊婦の訴えをよく聴き，疑わしい徴候があれば超音波で詳しく検査を行う． ・胎児死亡後80〜90％は2週間以内に自然陣痛が発来するとされるが，診断後は早期に頸管熟化を図り，陣痛誘発を行う．	❷子宮内胎児死亡に伴う胎動消失
3 処 置 (a) 胎児娩出 ① 妊娠初期（〜11週6日） ・頸管拡張 ・子宮内清掃術	・ラミナリアやヘガールで頸管拡張した後に，子宮内を搔爬する． ・この時期まで死産届の提出は不要である．	
② 妊娠中期 ・頸管拡張 ・陣痛誘発（12週〜21週6日） 　PGE₁誘導体の腟錠使用可能 　22週〜 PGF₂αなど 　オキシトシンは効果なし	・ラミナリアやメトロイリンテルなどで頸管拡張する． ・12週0日〜21週6日まではゲメプロスト（プレグランディン®，PGE₁誘導体）腟錠が使用できる．	

情報・その他

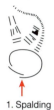 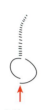 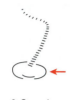

1. Spalding 徴候（屋根瓦状に重積）
2. Horner 徴候（児頭の非対称性）
3. Spangler 徴候（頭蓋骨の扁平化）
4. Van Doub 徴候（頭蓋骨の分離）
5. Jungmann 徴候（頭蓋骨の三角化）
6. Brakemann 徴候（側頭骨の上昇と開口所見）

a. 頭蓋像

1. Jungmann 徴候（脊椎の直線化）
2. Granzow 徴候（脊柱の高度彎曲化）
3. Hartley 徴候（胎児の球状化）
4. Schmiemann 徴候（頸椎の捻転）

Mathew 徴候（胸郭の変形）

b. 脊柱像　　　　　　**c. 胸郭像**

  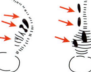

d. 頭蓋の halo effect（脂肪層からの離解暈）(Deull)

e. 胎児血管内のガスの存在（心・大血管内・臍帯血管）

図Ⅱ-76　子宮内胎児死亡の主なX線所見（足高ら）

（小國親久：現代産科婦人科学大系 17C, p120, 中山書店, 1972）

データ・情報	アセスメント	助産診断名【例】
③妊娠末期 ・頸管拡張 ・陣痛誘発	[プレグランディン®腟錠] [作用] ・腟内投与により，子宮平滑筋に対し，収縮作用，流産作用，子宮頸管拡大作用がある． [投与方法] ・3時間毎に後腟円蓋に挿入する．1日の最大投与量は5錠までである． [注意点] ・取り扱いは麻薬と同様，厳重に行う．使用年月日，数量，ロット，番号，患者名，カルテ番号，使用理由などの記載が必要である． [副作用] ・38℃以上の発熱（発熱中枢への作用），下痢（消化管平滑筋刺激作用） ・ラミナリアやメトロイリンテルなどで頸管拡張後，$PGF_{2\alpha}$やオキシトシンの点滴による陣痛誘発を行う．	
4 母体の健康状態 (a) 感染 ・バイタルサインや血液検査	・胎児死亡の分娩は細菌感染しやすい．もしくはすでに細菌感染していることがあるため，抗菌薬投与は重要である．	❸子宮内胎児死亡に関連した母体感染の危険性
(b) 死胎児症候群 ・止血凝固系検査	・死亡胎児が長く子宮内にとどまると，胎児や胎盤の融解産物から組織トロンボプラスチンが，母体血中に移行し，DICを引き起こす危険性がある． ・胎児死亡の診断がついたら，娩出前後に母体の止血凝固系などDICに準じた検査を行う．とくに，娩出後の後産期出血に注意する．	❹子宮内胎児死亡に関連したDIC発症の危険性

II．分娩期の助産診断とアセスメント・ツール　661

ケアの要点	具体的評価内容
【C】死児娩出時のケア 　助産診断名：❸, ❹ 　1. 死児娩出 　　妊娠週数によって娩出方法は異なるのでそれに応じた介助，ケアを行う．死児は「もの」ではなく「人」としての尊厳を重視して，ていねいに取り扱う． 　2. DICの有無を確認 　　a. 母体の出血傾向 　　b. 血液検査データの把握 　　c. 死児の子宮内稽留期間の推定 　　　長期間であるほどDIC発症の危険性が高い． 　3. 感染徴候の有無 　　a. バイタルサインなど母体一般状態の確認 　　b. 血液検査データの把握 　　c. 抗菌薬投与の管理	・母体のDIC，感染徴候がみられない．
【D】産褥期のケア 　助産診断名：❺, ❻ 　1. 乳汁分泌抑制 　　a. 薬剤の投与 　　　ブロモクリプチン（パーロデル®） 　　b. 乳房ケア 　　　搾乳介助，乳房の冷罨法，ブラジャーの着用 など 　2. 精神的援助（☞ 第5章Ⅲ-D ペリネイタル・ロスのケア，p1124参照） 　・自由に感情を表出できる環境を整える． 　・死をなかったこととして扱わず，存在した命として実感できる関わりをもつ． 　・家族を含めた長期的なグリーフケアが必要である． 　3. 夫婦に対する保健指導 　　a. 家族計画が中心となる． 　　　1) 避妊の期間 　　　2) 子宮内胎児死亡の原因・病態の説明 　　　3) 今後の妊娠に向けた治療，検査 など 　　b. 自助グループの紹介	・産褥期，乳房のトラブルを起こすことなく経過する． ・悲しみや喪失に関するさまざまな思いを表出することができる． ・本人とその家族が死産を受容することができる． ・今後の家族計画に対して夫婦で取り組むことができる．

II-G-k

データ・情報	アセスメント	助産診断名【例】
(c) 胎児の状態（表Ⅱ-75） ①融解および吸収 ②浸 軟 ③ミイラ化 ④石灰化 ⑤胎児腐敗 ⑥骨格化	・死亡した胎児は子宮内にとどまっている間に種々の変化を遂げる．死亡週数や胎児数（多胎），死亡してから娩出までの期間によって異なるが，できれば変化を遂げる前に娩出する．	
(d) 産褥期 ①乳汁分泌抑制 ・薬剤投与 ・乳房ケア	・ブロモクリプチン（パーロデル®）による乳汁分泌の抑制が必要なことが多い． ・乳房緊満が強いときは，搾乳し，その後アイスノン®やのり湿布など冷罨法を行い，ブラジャーで乳房を軽度固定する．それ以外はあまり乳房を刺激しないようにする．	❺死産児出産に伴う乳汁分泌の開始
②精神的援助	・家族や医療者等の精神的サポートが必要である． ・母子の触れ合いを強制せずに進めることは悲嘆のプロセスを歩みやすくさせる．	❻死産児出産に関連した精神的ショック
③保健指導 ・家族計画	・今後の家族計画が重要である． ・臍帯巻絡や真結節など原因が明らかでない場合は，剖検によって死亡原因を究明することが重要である．剖検でも原因不明のときは，抗リン脂質抗体，不規則抗体，血液型，夫婦の染色体など検査を行う．原因が明らかになれば，次回妊娠に向けて，治療や予防策がとれる．検索の必要性について，ていねいに説明し，検査項目や費用について同意を得たうえで実施する． ・週数によって異なるが，妊娠初期の子宮内清掃術後は，少なくとも2～3周期の避妊を行う．	

情報・その他

表Ⅱ-75 胎児死後の変化

変化	状態	時期など
融解，吸収	酵素の作用によって自己融解を起こし，吸収され，消失する．	妊娠8週以前の胎芽死亡
浸軟	自己融解したり，体液の浸潤を受け，軟変した胎児を浸軟児という．	妊娠4ヵ月以降の胎児死亡
浸軟第1度	表皮の水疱形成や剝離のみで内臓まで達していないもの．	死後1～3日
浸軟第2度	深部組織，体内臓器まで融解したもの 眼の所見で死亡時期の推定ができる． 　　硝子体のみ赤変：死後8～10日 　　硝子体，水晶体の赤変：死後2週間以上	死後4日以上
ミイラ化	身体の水分を失い乾燥萎縮するもの 双胎の1児死亡に起こることが多い（紙様児）	一卵性双胎の1児死亡
石灰化	ミイラ化した胎児に石灰沈着が起こった状態（石児）	異所性妊娠に多い
胎児腐敗	感染により胎児が腐敗した場合	
骨格化	腐敗やミイラ化が進んで骨格のみが残った場合	

子宮内胎児死亡（IUFD）

正常分娩から逸脱時の診断

Ⅱ-G-k

III 助産診断・助産ケアのための診査技術・ケア技術ツール

A 分娩時の胎児心拍数モニタリング

[目　的] 胎児の状態を評価し，胎児機能不全を予見・評価する．
[理　由] 分娩時期は子宮収縮による絨毛間腔血流量の減少，胎児や臍帯の圧迫などが起こり，健康が脅かされる状態にあり，胎児機能不全への危険性が増す．

＊胎児機能不全（non-reassuring fetal status：NRFS）
　胎児の健康状態の診断名である．
　CTG所見で①基線が正常範囲で，②細変動が中程度，③一過性頻脈を認め，④一過性徐脈がない場合，胎児は安心できる状態（reassuring fetal status）と判断できる．これらの所見が得られない場合が胎児機能不全，すなわち安心できない胎児の状態であるが，胎児状態が不良（低酸素症やアシドーシス）と判断することはできない．「安心できない」という場合には，「安心できるとはいえない」程度の状態から「危険である（低酸素症やアシドーシス）」状態までの幅広い内容を含む表現である．そのため，胎児機能不全と判断するときには，どの程度の状態なのかを判断し，それにより分娩方針，処置の内容やタイミングを決定しなければならない（図Ⅲ-1）．

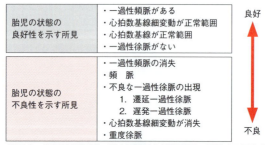

図Ⅲ-1　胎児状態評価における胎児心拍数所見で重視する優先度
（日本産婦人科医会：胎児の評価法：胎児評価による分娩方針の決定，日本産婦人科医会研修ノート No.78，日本産婦人科医会，p16, 2008）

　胎児心拍数（fetal heart rate：FHR）パターンは，心拍数基線（FHR baseline），基線細変動（baseline variability），一過性頻脈（acceleration），一過性徐脈（deceleration）をおのおの判読する．続いて，基線細変動，心拍数基線，一過性徐脈の組み合わせから胎児心拍数波形のレベルを捉え，『胎児心拍数波形の分類に基づく分娩時胎児管理の指針』（日本産科婦人科学会，2010）に基づいて対応・処置の計画と実施を行う（表Ⅲ-1）．

診査の要点・資料

表Ⅲ-1　分娩中の胎児心拍数パターンの評価

●胎児心拍数波形のレベル分類

レベル表記	日本語表記	英語表記
レベル1	正常波形	normal pattern
レベル2	亜正常波形	benign variant pattern
レベル3	異常波形（軽度）	mild variant pattern
レベル4	異常波形（中等度）	moderate variant pattern
レベル5	異常波形（高度）	severe variant pattern

●基線細変動正常例

一過性徐脈 心拍数基線	なし	早発	変動軽度	変動高度	遅発軽度	遅発高度	遷延軽度	遷延高度
正常脈	1	2	2	3	3	3	3	4
頻脈	2	2	3	3	3	4	3	4
徐脈	3	3	3	4	4	4	4	5
徐脈（＜80）	4	4		4	4	4		

●基線細変動減少例

一過性徐脈 心拍数基線	なし	早発	変動軽度	変動高度	遅発軽度	遅発高度	遷延軽度	遷延高度
正常脈	2	3	3	4	3*	4	4	5
頻脈	3	3	4	4	4	5	4	5
徐脈	4	4	4	5	5	5	5	5
徐脈（＜80）	5	5		5	5	5		

3*正常脈＋軽度遅発一過性徐脈：健常胎児においても比較的頻繁に認められるので「3」とする．ただし，背景に胎児発育不全や胎盤異常などがある場合は「4」とする．

●基線細変動消失例

薬剤投与や胎児異常など特別な誘因がある場合は個別に判断する

一過性徐脈	なし	早発	変動軽度	変動高度	遅発軽度	遅発高度	遷延軽度	遷延高度
心拍数基線にかかわらず	4	5	5	5	5	5	5	5

＊薬剤投与や胎児異常など特別な誘因がある場合は個別に判断する
＊心拍数基線が徐脈（高度を含む）の場合は一過性徐脈のない症例も "5" と判定する

●基線細変動増加例

一過性徐脈	なし	早発	変動軽度	変動高度	遅発軽度	遅発高度	遷延軽度	遷延高度
心拍数基線にかかわらず	2	2	3	3	3	4	3	4

＊心拍数基線が明らかに徐脈と判定される症例では，基線細変動正常例の表の徐脈（高度を含む）に準じる．

●サイナソイダルパターン

一過性徐脈	なし	早発	変動軽度	変動高度	遅発軽度	遅発高度	遷延軽度	遷延高度
心拍数基線にかかわらず	4	4	4	4	5	5	5	5

付記：
ⅰ．用語の定義は日本産科婦人科学会55巻8月号周産期委員会報告による．
ⅱ．ここでサイナソイダルパターンと定義する波形はⅰの定義に加えて以下を満たすものとする．
　①持続時間に関して10分以上
　②滑らかなサインカーブとは short term variability が消失もしくは著しく減少している．
　③一過性頻脈を伴わない．
ⅲ．一過性徐脈はそれぞれ軽度と高度に分類し，以下のものを高度，それ以外を軽度とする．
　◇遅発一過性徐脈：基線から最下点までの心拍数低下が15bpm以上
　◇変動一過性徐脈：最下点が70bpm未満で持続時間が30秒以上，または最下点が70bpm以上80bpm未満で持続時間が60秒以上
　◇遷延一過性徐脈：最下点が80bpm未満
ⅳ．一過性徐脈の開始は心拍数の下降が肉眼で明瞭に認識できる点とし，終了は基線と判定できる安定した心拍数の持続が始まる点とする．心拍数の最下点は一連の繋がりを持つ一過性徐脈の中のもっとも低い心拍数とするが，心拍数の下降の緩急を解読するときは最初のボトムを最下点として時間を計測する．

(日本産科婦人科学会／日本産婦人科医会編・監・産婦人科診療ガイドライン　産科編2017, p284, 285, 2017)

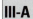

1. 胎児心拍数陣痛図（cardiotocogram：CTG）の判読

診査項目	アセスメント	助産診断名【例】
① 胎児心拍数基線 （FHR baseline） ・正常域：110〜160bpm **【測定法】** ①外測法 ・母体の腹壁上にドプラ心拍数計を装着 ②内測法（直接法） ・胎児先進部にらせん電極を装着（要破膜）	・β交感神経と副交感神経との相互作用で決定される． ・妊娠週数の進行とともに相対的に副交感神経が優位となるため，基線は低下する傾向． ・胎児心臓弁の動きを心拍数として検出 ・short term variabilityの評価が可能 ・R-R間隔の測定可能：心拍数変動は自律神経の障害があると少なくなる． ・性感染症キャリアには母児感染助長の危険性から内測法を行わない． **【判読法と表現方法】** ・10分の区画におけるおおよその平均胎児心拍数 ・5の倍数で表す．130bpm, 135bpmと5bpmごとの増減で表す． ・一過性変動の部分や26bpm以上の細変動が増加している部分では判定しない． ・10分の区画内で，基線と読める部分について2分以上続くこと． ・判定不能時は，直前の10分間の心拍数図から判定する．	**【胎児頻脈の原因】** ［胎児側］ ①低酸素血症 ②貧　血 ③敗血症 ④心不全 ⑤胎児頻脈性不整脈 ⑥胎児に対する刺激 ［母体側］ ①発　熱 ②甲状腺機能亢進症 ③絨毛膜羊膜炎 ④副交感神経抑制薬 　（アトロピン・ヒドロキシジン） ⑤β作動薬 **【胎児徐脈の原因】** ［胎児側］ ①徐脈性不整脈 ②脳幹損傷（脳下垂体機能低下症） ［母体側］ ①母体低体温 ②持続する母体低血糖 ③β遮断薬の使用

診査の要点・資料

資料1　胎児心拍数基線（FHR baseline）

1. 意味
胎児心拍数基線は10分間の平均心拍数で，5の倍数で表記する．
判定において除外する区画
　①一過性変動
　②26bpm以上の胎児心拍数細変動部分
　③10分間に複数基線があり，差が26bpm以上ある場合
基線を読む場所は少なくとも2分以上続く場所とし，ない場合は不確実とし，直前の10分区画から判定．

2. 胎児心拍数基線の基準（表Ⅲ-2）
1) 正常（整）脈（normocardia）
　・110bpm以上160bpm以下
2) 頻脈（tachycardia）
　・160bpmを超えるもの
　・頻脈は母体の発熱によることが多く，その原因として絨毛膜羊膜炎などの子宮内感染に注意する．その他，軽度低酸素状態，胎児上室性頻拍症，甲状腺機能亢進症，母体低血圧，母体薬剤投与などが原因としてあげられる．
3) 徐脈（bradycardia）
　・110bpm未満であるもの．一般的に10分以上である．
　・第2期軽度徐脈の場合は持続的児頭圧迫，突然高度徐脈の場合は常位胎盤早期剝離，子宮破裂，胎児房室ブロック，母体薬剤投与などが原因としてあげられる．

表Ⅲ-2　胎児心拍数基線レベルの分類

胎児心拍数基線レベル（bpm）	分類
＞160	頻脈
110〜160	正常脈
＜110	徐脈

（日本産科婦人科学会，2003）

診査項目	アセスメント	助産診断名【例】
2 陣痛（子宮収縮）の測定 【測定法】 ①外測法 ・子宮収縮によって生じる母体腹壁の歪みをトコメータにて表示 ②内測法 ・羊水腔内に圧センサー挿入	・母体腹壁の厚さ，腹壁の緊張度，努責などの影響を受ける． ・絶対圧が測定できる．	
3 基線細変動 （baseline variability） ・分類 ・判定方法	・通常1分間の胎児心拍数の波の変動であり，振幅，周波数とも規則性がないものをいう． ・細変動を振幅の大きさにより，4段階に分類する（表Ⅲ-3～6，図Ⅲ-5）． ・肉眼で判定してよい． ・用紙のタテ幅1cmのbpm値に注意する． ・振幅の大きさ	

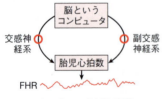

図Ⅲ-2　baseline variability 出現の構図
（島田信宏：周産期の母児管理，第5版，p269，南山堂，2003）

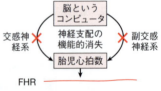

図Ⅲ-3　baseline variability 消失の構図
（島田信宏：周産期の母児管理，第5版，p269，南山堂，2003）

診査の要点・資料

資料2 胎児心拍数基線細変動（FHR baseline variability）

1. 意 味

6～25 bpm の基線細変動が常時みられるということは，胎児の中枢神経，自律神経機能が正常に機能していることを示している（図Ⅲ-2, 3）．

＊基線細変動の消失

中枢神経系の欠損程度の異なる無脳児の胎児心拍数図により，以下のことが報告されている（寺尾ら）（図Ⅲ-4）．

- 大脳皮質，間脳まで存在している場合は，一過性頻脈，細変動が著明にみられる．
- 延髄まで存在している場合は，軽度の細変動がみられるが，一過性頻脈はみられない．
- 延髄も存在しない上位中枢欠損の場合は，まったく細変動がない．

ゆえに，細変動の消失は，胎児の低酸素，アシドーシスによる，上位中枢の障害レベルおよび程度を反映するものとされている．

2. 胎児心拍数基線細変動の基準

細動を振幅の大きさによって分類している（表Ⅲ-3）．

表Ⅲ-3　基線細変動の分類

1) 細変動消失	細変動が肉眼的に認められないもの．原因としては胎児のアシドーシス，母体薬剤投与，胎児疾患（中枢神経系の奇形，A-V ブロックなど）があげられる．
2) 細変動低下	細変動が 5bpm 以下のもの．原因としては胎児のアシドーシス，母体薬剤投与，胎児疾患，在胎週数の少ない胎児，胎児のノンレム状態などがあげられる．
3) 細変動中等度	細変動が 6～25bpm のもの．胎児の自律神経系の機能が正常に働いていることの現れである．
4) 細変動増加	細変動が 26bpm 以上のもの．原因としては臍帯圧迫，胎児への刺激，胎児不整脈時にみかけ上の増加などがあげられる．

＊サイナソイダルパターン：なめらかな曲線

3. 鑑 別

胎児心拍数基線細変動の低下や消失が認められた場合，胎児が低酸素，アシドーシスに陥っていると推測されるが，母体への薬剤投与，胎児中枢神経疾患，A-Vブロック，胎児がノンレム状態にあるとき，在胎週数が早いときなどでも細変動は低下するので鑑別診断することが重要である（表Ⅲ-4）．また，急性の低酸素症，胎動，呼吸様運動により胎児心拍数基線細変動は増加する．

表Ⅲ-4　胎児心拍数基線細変動の消失・低下の原因

1. 胎児のアシドーシス（高度または長期の胎児低酸素状態，母体のケトアシドーシスなど）
2. 母体への薬剤投与（鎮静・鎮痛薬，麻酔薬，自律神経遮断薬，向心臓薬など）
3. 胎児疾患（中枢神経疾患，A-V ブロックなど）
4. 在胎週数の早い胎児
5. 胎児のノンレム睡眠状態

（岡井 崇：胎児心拍数モニタリング．日本産科婦人科学会誌 59（7）：N202-N223, 2007）

診査の要点・資料

表Ⅲ-5 胎児心拍数に関する用語および定義

A. 胎児心拍数基線：FHR baseline
　胎児心拍数基線は 10 分の観察区間におけるおおよその平均心拍数として，5 の倍数で表される．一過性変動が存在する部分や 26bpm 以上の心拍細変動の部分は除外され，2 分以上続くものでなければその部分の基線は不適格とされる．
　①正常（整）脈（normocardia）：110～160bpm
　②徐脈（bradycardia）：110bpm 未満
　③頻脈（tachycardia）：160bpm 以上

B. 胎児心拍数基線細変動：FHR baseline variability
　胎児心拍数基線細変動とは，1 分間に 2 サイクル以上の胎児心拍数の変動であり，振幅，周波数とも規則性がないものをいう．
　①細変動消失（undetectable）：肉眼的に認められない．
　②細変動低下（minimal）：5bpm 以下
　③細変動中程度（moderate）：6～25bpm
　④細変動増加（marked）：26bpm 以上

C. 胎児心拍数変動：FHR variability
　胎児心拍数基線以外の部分において細変動を判定する必要がある場合にも上記 4 分類は適応される．

D. 胎児心拍数一過性変動：periodic or episodic change of FHR
1）一過性頻脈 acceleration：心拍数が開始からピークまで 30 秒未満の急速な増加で，開始から頂点までが 15bpm 以上，元に戻るまでの持続が 15 秒以上 2 分未満のもの．妊娠 32 週未満では心拍数増加が 10bpm 以上，持続が 10 秒以上のものとする．

遷延一過性頻脈 prolonged acceleration：頻脈の持続が 2 分以上，10 分未満であるもの．10 分以上持続したものは基線が変化したものとみなす．

2）一過性徐脈 deceleration：心拍基線より 15bpm 以上低下するもの．
　①早発一過性徐脈（early deceleration）：子宮収縮に伴って，心拍数減少の開始から最下点まで 30 秒以上の経過で徐々に下降し，その後子宮収縮の消退とともに回復する心拍数低下で，一過性徐脈の最下点と対応する子宮収縮の最強点の時期が一致しているもの．
　②遅発性一過性徐脈（late deceleration）：子宮収縮に伴って，心拍数減少の開始から最下点まで 30 秒以上の経過で徐々に下降し，その後子宮収縮の消退とともに回復する心拍数低下で，子宮収縮の最強点に遅れて一過性徐脈の最下点を示すもの．
　③変動一過性徐脈（variable deceleration）：15bpm 以上の心拍数減少が 30 秒未満の経過で急速に起こり，その開始から元に戻るまで 15 秒以上 2 分未満を要するものをいう．子宮収縮に伴って出現する場合には，心拍数減少の開始時期やその程度，または形態が子宮収縮ごとに変動することを特徴とする．
　④遷延一過性徐脈（prolonged deceleration）：心拍数が基線より 15bpm 以上低下し，徐脈開始から元に戻るまでの時間が 2 分以上 10 分未満の徐脈とされており，一過性徐脈が 10 分以上持続した場合は，基線が変化したものとみなす．

（岡村州博ほか：胎児心拍数図の用語および定義検討小委員会報告．日本産科婦人科学会誌 55：1205-1216，2003）

診査の要点・資料

表Ⅲ-6　胎児心拍数図を判読する上での原則

1. 胎児心拍数図は原則的に肉眼で判断する．
2. 内側法あるいは自己相関心拍計装置の外側法で記録する．
3. 計測速度は1分間3cm，心拍数は1cm30bpmの目盛りで記録するのを標準とする．
4. 妊娠中・分娩中でも，胎児心拍数波形の読み方は同じとする．
5. 臨床上および研究上の取り決めであり，波形の読みから病因や低酸素症，代謝性アシドーシスの関係は言及しない．
6. 波形は心拍数基線，細変動の程度，心拍数一過性変動（周期性変動・非周期性変動）をそれぞれ別に判断する．
    1) 周期性変動（periodic pattern）とは，子宮収縮に伴って変化する胎児心拍数波形
    2) 非周期性変動（episodic pattern）とは，子宮収縮とは関係ない時に変化する胎児心拍数波形
7. 周期性変動においては，波形が突然に（abrupt）と徐々に（gradual）変化するかを区別する．
    1) 突然の（abrupt）下降（上昇）とは心拍数の下降（上昇）から最下点（最上点）に達するまでの時間が30秒未満のもの
    2) 徐々に（gradual）下降（上昇）とは，心拍数の下降（上昇）から最下点（最上点）に達するまでの時間が30秒以上のもの
8. 基線細変動については，STV（short term variability）・LTV（long term variability）の区別はしない．
9. 妊娠週数，母体・胎児情報，投薬の有無などを記載する．
10. 心拍数基線，細変動，一過性頻脈の有無，一過性徐脈の有無，胎児心拍数波形の変化の傾向について記載する．
11. 一過性徐脈において，20分間に起こった子宮収縮に伴って，その50%以上に出現した場合を，反復性出現（recurrent）という．
12. 一過性徐脈について，基線から最下点の心拍数，持続時間を記載する．
13. 徐脈，頻脈で基線が一定しない場合，肉眼的に判断してその範囲を記載する．

（岡村州博ほか：胎児心拍数図の用語および定義検討小委員会報告．日本産科婦人科会誌 55：1205-1216, 2003）

診査の要点・資料

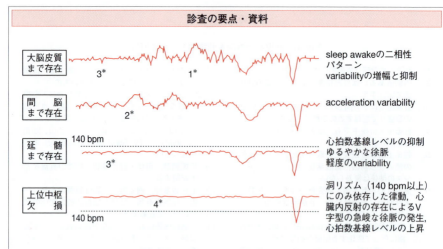

図Ⅲ-4　FHR 変化と中枢神経制御レベルの関係
＊数値は細変動の大きさの程度を表している．

(寺尾俊彦ほか：胎児心拍数モニタリング，p53，南山堂，1986)

診査の要点・資料

1. 細変動消失（undetectable）：肉眼的に認められない．

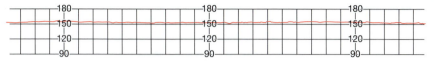

2. 細変動低下（minimal）：5bpm以下

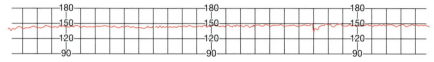

3. 細変動中等度（moderate）：6〜25bpm

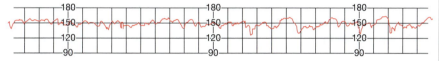

4. 細変動増加（marked）：26bpm以上

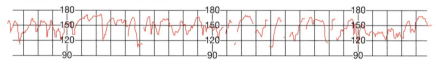

図Ⅲ-5　胎児心拍数基線細変動の定義と分類

(藤森敬也：胎児心拍数モニタリング講座, p23, メディカ出版, 2005)

診査項目	アセスメント	助産診断名【例】
4 一過性徐脈 （deceleration）	・一過性徐脈の波形は，心拍数の減少が急速であるか，緩やかであるかにより，肉眼的に区別することを基本とする．その判断が困難な場合は心拍数減少の開始から最下点に至るまでに要する時間を参考とし，両者の境界を30秒とする．対応する子宮収縮がある場合には以下の4つに分類する．対応する子宮収縮がない場合でも変動一過性徐脈と遷延一過性徐脈は判読する．	
①分 類（図Ⅲ-6）	①早発，遅発，変動，遷延の4種類． ②パターンの連続性によるもの．	
・早発一過性徐脈（**資料3**）	・一過性徐脈の下降開始，最下点，回復がおのおの子宮収縮の開始，最強点，終了と一致する． ・子宮収縮に伴って，心拍数が緩やかに減少し，緩やかに回復する波形で，一過性徐脈の最下点が子宮収縮の最強点と概ね一致しているもの．	・正常脈であるが波形レベル2であることから胎児下降に伴う徐脈の危険性
・遅発一過性徐脈（**資料4**）	・子宮収縮に伴って，心拍数が緩やかに減少し，緩やかに回復する波形で，一過性徐脈の最下点が子宮収縮の最強点より遅れているもの．多くの場合，一過性徐脈の開始・最下点・回復が，おのおの子宮収縮の開始・最強点・終了より遅れる．	
・変動一過性徐脈（**資料5**）	・15bpm以上の心拍数減少が急速に起こり，開始から回復まで15秒以上2分未満の波形をいう．その心拍数減少は直前の心拍数より算出される．子宮収縮に伴って発生する場合は，一定の形を取らず，下降度，持続時間は子宮収縮ごとに変動することが多い．	

III. 助産診断・助産ケアのための診査技術・ケア技術ツール

診査項目	アセスメント	助産診断名【例】
・遅延一過性徐脈（資料6）	・心拍数減少が15bpm以上で, 開始から回復まで2分以上10分未満の波形をいう. その心拍数減少は直前の心拍数より算出される. 10分以上の心拍数減少の持続は基線の変化とみなす.	
②重症度の判定 ・早発一過性徐脈	・早発一過性徐脈には重症度をつけない.	
・遅発一過性徐脈	・高度：心拍数基線から最下点まで15bpm以上下降するもの ・軽度：15bpm未満のもの	
・変動一過性徐脈	・高度：最下点が70bpm未満で持続時間が30秒以上, または最下点が70bpm以上80bpm未満で持続時間が60秒以上のもの ・軽度：上記以外のもの	
・遅延一過性徐脈	・下降が15bpm以上あり, 持続時間が2分以上10分未満の波形をいう. ・高度：最下点が80bpm未満のもの ・軽度：最下点80bpm以上	

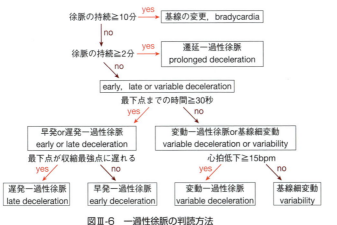

図III-6　一過性徐脈の判読方法

診査の要点・資料

資料3 一過性徐脈（deceleration）― 早発一過性徐脈（early deceleration）

1. 意 味（図Ⅲ-7）

　子宮収縮に伴って心拍数減少の開始から最下点まで30秒以上の経過で緩やかに下降し，その後子宮収縮の消退に伴い元に戻る心拍数低下で，その一過性徐脈の最下点と対応する子宮収縮の最強点の時期が一致するものをいう．

　子宮収縮時の児頭の圧迫による頭蓋内圧上昇から起こる迷走神経刺激によって生じ，胎児の状態悪化を示すものではない．100bpm以下とはならない軽度の徐脈であることがほとんどである．

　分娩の一時期にのみみられる．

　分娩第1期の早い時期から出現した場合は，CPD（児頭骨盤不均衡）の可能性がある．

2. 発生機序

　子宮収縮→児頭の圧迫→頭蓋内圧亢進→迷走神経刺激→心拍数低下

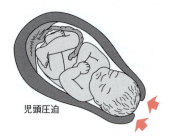
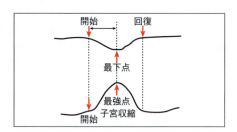

図Ⅲ-7　早発一過性徐脈の図
一過性徐脈の最下点が子宮収縮の最強点と概ね一致しているもの

診査の要点・資料

資料4 一過性徐脈（deceleration）— 遅発一過性徐脈（late deceleration）

1. 意　味（図Ⅲ-8）

遅発一過性徐脈とは，子宮収縮に伴って，心拍数減少の開始から最下点まで30秒以上の経過で緩やかに下降し，その後子宮収縮の消退に伴い元に戻る心拍数低下で，子宮収縮の最強点に遅れてその一過性徐脈の最下点を示すものをいう．

胎児胎盤機能の低下により胎児低酸素症や胎児アシドーシスが生じたことを意味している．

2. 発生機序

・基線細変動が認められる場合

　子宮収縮→子宮胎盤血流量低下→胎児低酸素症→化学受容体反射→交感神経刺激→胎児血圧上昇→圧受容体反射→迷走神経刺激→心拍数低下

・基線細変動の低下あるいは消失

　子宮収縮→子宮胎盤血流量低下→胎児低酸素症（胎児アシドーシス）→胎児心筋への直接抑制→心拍数低下

3. 分　類

高度遅発一過性徐脈：胎児心拍数基線から最下点までの心拍数低下が15bpm以上
軽度遅発一過性徐脈：胎児心拍数基線から最下点までの心拍数低下が15bpmを超えない

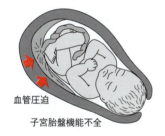

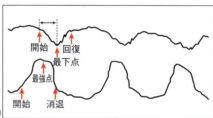

図Ⅲ-8　遅発一過性徐脈の図
子宮収縮に伴って徐々に下降するもので，子宮収縮の消退によって心拍数は基線に戻るが，心拍数の下降開始・最下点・心拍数の回復は常に子宮収縮に遅れて出現する．

診査の要点・資料

資料5 一過性徐脈（deceleration）― 変動一過性徐脈（variable deceleration）

1. 意 味（図Ⅲ-9）

変動一過性徐脈とは，15 bpm以上の心拍数減少が30秒未満の経過で急速に起こり，その開始から元に戻るまで15秒以上2分未満を要するものをいう．子宮収縮に伴って出現する場合は，その発現は一定の形をとらず，下降度，持続時間は子宮収縮毎に変動する．

臍帯の圧迫によって生じる徐脈であり，胎児心拍数低下が出現するタイミングと子宮収縮の関係が徐脈毎に異なり，その波形も臍帯圧迫の程度により徐脈毎に異なる．胎児状態の悪化を意味しているものではないが，臍帯圧迫が繰り返されれば，胎児低酸素，アシドーシスが進行し状態が悪化する可能性がある．

2. 発生機序

・子宮収縮→臍帯静脈圧迫→臍帯動脈圧迫の場合

　子宮収縮→血管壁の薄い臍帯静脈の圧迫・閉塞→胎盤からの静脈還流量減少→頻脈→子宮収縮の増強→臍帯動脈の圧迫・閉鎖→胎児高血圧→圧受容体反射→迷走神経刺激→胎児心拍数低下

・子宮収縮→臍帯静脈と臍帯動脈の同時圧迫の場合

　子宮収縮→臍帯圧迫・閉鎖→胎児高血圧→圧受容体反射→迷走神経刺激→胎児心拍数低下

3. 分 類

高度変動一過性徐脈：最下点が70bpm未満で持続時間が30秒以上，または最下点が70bpm以上80bpm未満で持続時間が60秒以上

軽度変動一過性徐脈：高度変動一過性徐脈以外の変動一過性徐脈

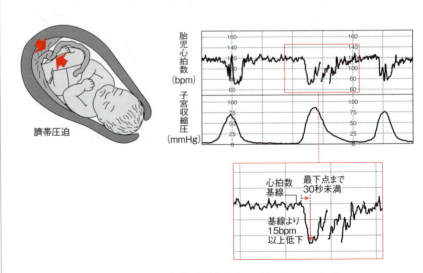

図Ⅲ-9　変動一過性徐脈（variable deceleration）
胎児心拍数低下が出現するタイミングと子宮収縮の関係が徐脈ごとに異なり，その波形も臍帯圧迫の程度により徐脈ごとに異なる．

診査の要点・資料

資料6 一過性徐脈（deceleration）— 遷延一過性徐脈（prolonged deceleration）

1. 意　味

遷延一過性徐脈とは，心拍数の減少が15bpm以上で，開始から元に戻るまでの時間が2分以上10分未満の徐脈をいう．10分以上の一過性徐脈の持続は基線の変化とみなす．

胎児機能不全の徴候であり，原因は臍帯脱出，胎盤早期剝離，過強陣痛，母体低血圧などさまざまである（表Ⅲ-7，図Ⅲ-10）．心拍数低下が大きいほど，持続が長いほど悪い．

2. 分　類

高度遷延一過性徐脈：最下点が80bpm未満
軽度遷延一過性徐脈：高度遷延一過性徐脈以外の遷延一過性徐脈

表Ⅲ-7　遷延一過性徐脈の出現原因

- 過強陣痛
- 臍帯圧迫
- 臍帯下垂・脱出
- 仰臥位低血圧症候群
- 胎盤早期剝離
- 内診による刺激
- 娩出時のいきみ
  など

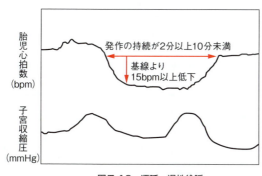

図Ⅲ-10　遷延一過性徐脈
（prolonged deceleration）
原因によりリスクは異なる．胎児状態の良好なものから急速遂娩が必要なものまであるため，慎重な判断が必要である．

診査項目	アセスメント	助産診断名【例】
5 一過性頻脈（図Ⅲ-11）	・存在すれば胎児が健康であるとする指標である． ・存在しないとき，胎児機能不全があるとはいえない指標である． ・心拍数が開始からピークまでが30秒未満の急速な増加で開始から頂点までが15bpm以上，元に戻るまでの持続が15秒以上2分未満のものをいう．32週未満では心拍数増加が10bpm以上，持続が10秒以上のものとする． ・頻脈の持続が2分以上，10分未満であるものは遷延一過性頻脈（prolonged acceleration）とする．10分以上持続するものは基線が変化したものとみなす．	

資料7　一過性頻脈（acceleration）

1．意　味（図Ⅲ-11）
- 32週以降の場合：胎児心拍数が開始からピークまでが30秒未満の急速な増加で開始から頂点までが15bpm以上，元に戻るまでの持続が15秒以上2分未満のものをいう．
- 32週未満の場合：自律神経（とくに交感神経）が未成熟であるため，心拍数増加が10bpm以上，持続が10秒以上のものとする．
- 交感神経系優位の所見であり，胎児の状態が良好であることを意味する．

2．発生機序
胎動や子宮収縮などのストレス→交感神経の刺激→カテコラミン分泌→心拍数上昇

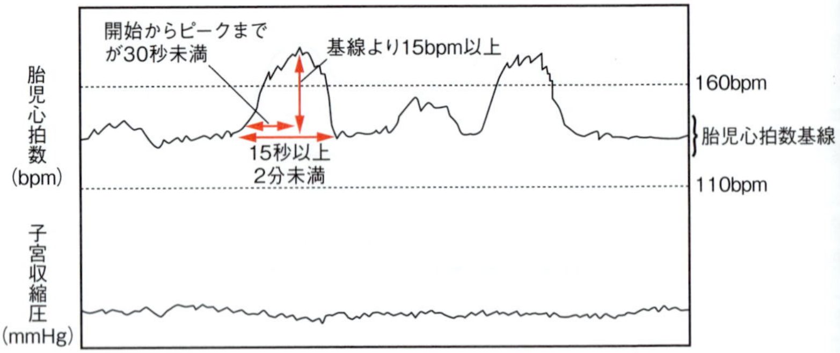

図Ⅲ-11　一過性頻脈

（藤森敬也：胎児心拍数モニタリング講座，p23，メディカ出版，2005）

診査項目	アセスメント	助産診断名【例】
6 サイナソイダルパターン（正弦波様波形, sinusoidal pattern）（資料8）	・サイナソイダルパターン（正弦波様波形, sinusoidal pattern）の有無	・サイナソイダルパターンあり

資料8　サイナソイダルパターン

1. 意　味

　サイナソイダルパターンは心拍曲線が規則的で滑らかなサイン曲線を示すものをいう．持続時間は問わず，1分間に2～6サイクルで振幅は平均5～15 bpmであり，大きくても35 bpm以下の波形を称する（図Ⅲ-12）．

　交感神経・副交感神経が何らかの原因で抑制され，交感・副交感神経系に支配される波が消失したときに表出する．胎児重症貧血や胎児の重症低酸素状態などで出現することが知られているが，約80％は原因不明といわれている．また，胎児の病的状態以外にも生理的な変化によって出現するものがあり，とくにnon-REM期に出現しやすい．

2. 発生機序（表Ⅲ-8）

　胎児の中枢神経や自律神経系の抑制状態＋胎児アルギニン・バソプレシンの上昇

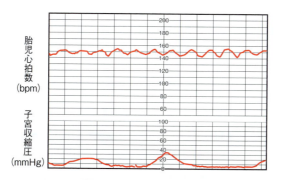

図Ⅲ-12　サイナソイダルパターンの図
心拍数曲線が規則的でなめらかな基線を中心としたサイン曲線で，正常な基線細変動や一過性頻脈の部分は認められない．

表Ⅲ-8　サイナソイダルパターンの出現原因

- Rh不適合妊娠による胎児重症貧血
- 大量の経胎盤出血
- 双胎間輸血症候群
- 前置血管出血
- 外傷による胎児出血
- 胎児頭蓋内出血
- 胎児重症低酸素症
- 母体への薬剤投与　など

分娩介助の実際

1. 準備・観察

項目	手順	アセスメント
1 分娩室の準備 ・室温24〜25℃, 湿度60% ・採光, 時刻合わせ, 分娩台の作動, インターホンの点検 ・時期：産婦入室前	・分娩室内の環境整備	・いつでも使用できる体制であるか. ・点検項目に不備はないか.
2 必要物品の準備 ・分娩セット ・産科救急器械, 器材, 薬品 ・分娩直後使用物品セット ・新生児の使用物品セット	①必要物品・器械・器具の点検, 整備, 補充（図Ⅲ-13） ②吸引器の圧調整, インファントウォーマーと周辺装置の点検, 外陰部消毒液の保温状況（湯せん） ③分娩監視装置の点検	・点検項目に不備はないか.

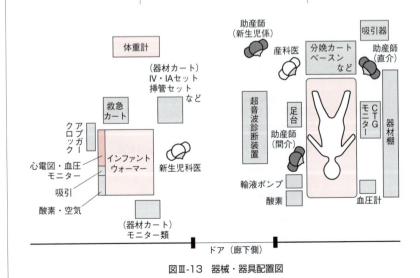

図Ⅲ-13　器械・器具配置図

情報・その他

[間接介助者の役割]
・分娩室の環境整備
・必要物品の点検，整備，補充
・分娩介助者が役割を果たせるように援助
・産婦ケア物品の準備
・分娩直後使用物品の準備
・新生児物品の準備

分娩セット

臍帯剪刀	1	コッヘル止血鉗子	2	直剪刀（長）	1
産科用腟鏡	1	長鑷子（セッシ）	1	膿盆	1
臍帯クリップ（臍帯結紮糸）	1	ガーゼ	10枚	ネラトンカテーテル10Fr.	1
会陰保護綿	3	吸引カテーテル8Fr.	1	綿球（イソジン®球）	2
掛け布	1	敷布	1	脚袋	1組
ゴム手袋	1	ガウン	1		

会陰切開・会陰裂傷の縫合セット
長直剪刀，短有鉤鑷子（セッシ），持針器，縫合針（曲針の角・丸針），縫合糸（絹糸，吸収糸など），局所麻酔（10 mL 注射器，注射針18・21・22G），麻酔薬，ガーゼ，イソジン®綿球

産科救急器械，器材，薬品
器材：酸素マスク，アンビューバッグ，エアウェイ，バイトブロック，気管内挿管器具，点滴セット，三方活栓，延長チューブ，エラスター針（27〜16G），絆創膏（弾性），検査用容器，検査用紙，注射器（1，2.5，5，10，20，50 mL），ヘパリン，注射用蒸留水，子宮腔内バルーン
機器：吸引器，人工呼吸器，背板，血圧計，聴診器，体温計，酸素吸入器，輸液ポンプ，AED
モニター類：心電図，動脈圧，中心静脈圧，パルスオキシメータなど
輸液500 mLボトルまたはパック：・乳酸リンゲル液，リンゲル液
　　　　　　　　　　　　　　　・生理食塩水
　　　　　　　　　　　　　　　・血漿増量薬（低分子デキストラン®，ヘスパンダー®，ヒドロキシエチルデンプンなど）

分娩直後使用物品セット
産褥パッド（T字帯，防水シーツ，パッド），腹帯，裾よけ（バスタオル），アイスノン®

情報・その他

救急薬品の作用別薬品名（母体）

（　）は商品名

酸　素	蘇生時には必須のもので救急薬品に加えられる．	
局所麻酔薬		
向精神薬 （マイナートランキライザー）	ジアゼパム注射薬	
子宮収縮薬	オキシトシン ジノプロスト メチルエルゴメトリン	
子宮収縮の抑制	マグネシウム製剤（マグセント®）	
昇圧薬	急性循環不全の薬剤 （心原性ショック，出血性ショック）	塩酸ドパミン
	心収縮力を増す薬剤	アドレナリン（ボスミン®），エピネフリン イソプレナリン（プロタノールL®） ドブタミン（ドブトレックス®） 塩化カルシウム（塩カル®）
	末梢血管収縮作用を主とする薬剤	ノルアドレナリン（ノルアドレナリン®） エフェドリン（エフェドリン塩酸塩） エチレフリン（エホチール®）
	心拍数を増す薬剤	アトロピン（アトロピン硫酸塩） イソプレナリン（プロタノールL®）
抗不整脈作用を主と する薬剤	リドカイン（キシロカイン®） ベラパミル（ワソラン®） プロカインアミド（アミサリン®） プロプラノロール（インデラル®） 硫酸マグネシウム	
代謝性アシドーシス を補正する薬剤	炭酸水素ナトリウム（メイロン®）	
抗ショック薬	ヒドロコルチゾン（水溶性ハイドロコートン®，ソル・コーテフ®） メチルプレドニゾロン（ソル・メドロール®） デキサメタゾン（デカドロン®）	
酵素阻害薬	ウリナスタチン（ミラクリッド®）	
蛋白分解酵素	ナファモスタット，メシル酸ガバキサート	
凝固制御薬	アンチトロンビン製剤	
止血剤	トラネキサム酸	

情報・その他

新生児の使用物品セット

● 新生児の蘇生薬品

薬品名	用量	市販薬	備考
アドレナリン	0.01 mg/kg	ボスミン® 1 mg/mL	
塩化カルシウム	20 mg/kg/回	塩カル® 20 mg/mL	ゆっくり静注
グルコン酸カルシウム (8.5%)	20 mg/kg/回	カルチコール® 85 mg/mL	ゆっくり静注
リドカイン	1 mg/kg/回	キシロカイン®	
イソプレナリン	0.1 μg/kg/分	プロタノールL®	持続静注
ドパミン	3〜15 μg/kg/分	イノバン®	持続静注
ドブタミン	5〜20 μg/kg/分	ドブトレックス®	持続静注
炭酸水素ナトリウム (8.4%: 1 mL = 1 mEq)	1〜2 mEq/kg/回	メイロン®	5分以上かけて静注
エピネフリン			

生理食塩水			
蒸留水			
ブドウ糖 (5%, 10%, 20%)			

● ディスポーザブル注射器 (1, 2.5, 5, 10, 20 mL), ヘパリン, ディスポーザブル注射針 (23, 18 G), 三方活栓, 延長チューブ, エラスター針 (27G), 栄養チューブ (5〜8 Fr), 吸引チューブ (5〜8 Fr), 絆創膏 (弾性), 検査用容器, 検査用紙, はさみ, 鑷子 (セッシ), コッヘル (短), アルコール綿, イソジン®, ベンジン, 清潔手袋, 清潔ガーゼ, 綿球, 綿棒

● 蘇生室備品 (新生児)

インファントウォーマー	
新生児用聴診器	
喉頭鏡	ハンドル [小型が操作性よし], ブレード (新生児用)
気管チューブ	2.0 mm (500〜600 g で 2.5 が入らないときのみ)
	2.5 mm (<1,800 g = 25〜32週)
	3.0 mm (<3,000 g = 33〜40週)
	3.5 mm (≧3,000 g = 38週〜)
胃管チューブ	
フェイスマスク	
ジャクソン・リース・バッグ	500 mL
バッグバルブマスク	陽圧エアが得られない場合, および非常用
O₂ブレンダー	FiO₂ 0.21〜1.0まで可変
加温加湿器	用手陽圧換気用
圧力ゲージ	同上圧モニタ, CPAP圧調整
輸注ポンプ	1.0 mL/時 までの微量輸液
臍帯動脈血液ガス分析機器	
簡易血糖測定機器	
心拍, 血圧モニタ	デジタル値表示, トランスデューサ
経皮酸素分圧測定装置	常置困難な場合, 必要時に病棟より移動
計時タイマー	出生後の経過時間を表示させる

項　目	手　順	アセスメント
3 産婦の準備 (a) 産婦の分娩室入室	①適切な時期に，適切な輸送方法を選択し，産婦を入室させる． ②分娩進行状態および産婦の好む体位を定める． ③入室後，産婦の状態を観察する． ［目　安］ ・初産婦：陣痛間欠1〜2分，陣痛発作50秒〜1分，子宮口全開大，陣痛発作時に会陰部に抵抗がある． ・経産婦：陣痛間欠2〜3分，陣痛発作50秒程度，子宮口8cm開大，下降度はⅡP+2cmより下降，軽い努責感がみられたとき	・入室時期は早すぎないか，遅すぎないか． ・入室後30分から1時間程度で分娩となることが望ましい．
《助産技術》	・シュワイゼンバッハ（Schwarzenbach）後会陰触診法 ・ガウス（Gauss）頤部触診法（☞第2章Ⅲ-F，p329参照）	・今までの分娩進行状態や初産，経産別など個人差を考慮し，総合判断する． ・分娩切迫徴候の早期把握 　1. 陣痛周期 　2. 努責感 　3. 血性粘液物 　4. 児心音聴取部位の下降 　5. 肛門・会陰部の哆開 　6. 会陰部膨隆
4 介助者の準備 (a) 手指消毒・フルブリンガー変法	【フルブリンガー（Fürbringer）変法】 ［目　的］ ・母児に対する細菌感染の予防 ［参　考］ ・外陰部消毒前の手指消毒をゴム手袋の着用で代用する場合もある．	

情報・その他

[間接介助者の役割]
- 入室の準備,介助をする
- 産婦への分娩室オリエンテーション
- 産婦の体位固定への援助

[間接介助者の役割]
- 分娩進行状態の観察

項　目	手　順	アセスメント
5 外陰部の清潔	・基本的には洗浄法を実施する（0.025％ベンザルコニウム液，または微温湯を入れたスポイトで洗い流す）． ①産婦に外陰部消毒（洗浄・清拭）の必要性を説明する． ②洗浄液が漏れないよう鼠径部にガーゼを置く（事前に分娩セットの包布を広げる）． ③介助者の右手をガーゼで包む．指先が直接外陰部，皮膚に触れないようにする． ・直接介助者ひとりで実施する場合は右手にゴム手袋をはめ，綿花もしくはガーゼをもちA法あるいはB法などの方法で洗浄する（図Ⅲ-14, 15）．左手は500 mLのボトル洗浄液をもつ．この場合の外陰部消毒は直接介助者の手洗い前に実施されることがある． ④洗浄液は洗浄前に温度を確認する． ⑤洗浄法にはA法・B法などがある（図Ⅲ-14, 15）． ・1方法を選択し，実施する．軽く摩擦しながら洗浄するのがコツである． ［目　的］ ・母児に対する細菌感染の予防 ［目　安］ ・おおよそ児娩出30分前，分娩進行状況を総合的に判断して実施する． ［原　則］ ・全開大時（子宮口全開大して未破水のときはその前）	
6 外陰部清潔後の手洗い，またはゴム手袋交換	・ベースンの消毒液を使用，またはゴム手袋交換	
7 ガウン着用	・ガウンテクニックを実施する．	

情報・その他

[間接介助者の役割]
・外陰部洗浄の環境づくりと介助
・受水器，洗浄用シーツの準備
・洗浄の介助
　＊洗浄は直接介助者ひとりで実施する方法

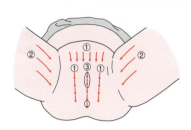

図Ⅲ-14　外陰部消毒（A法：洗浄法）

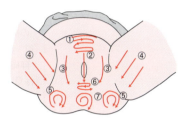

図Ⅲ-15　外陰部消毒（B法：洗浄法）
［清拭法の場合は，④の矢印が外に向かう］

項　目	手　順	アセスメント
8 清潔野の作製	・産婦の殿部の下にシーツを敷く. ・脚袋をはかせる. ・器械・器具を点検し, 順序よく並べる (図Ⅲ-16). ・吸引圧の確認	・産婦の状態を観察しながら, 手早く準備, 点検, 整備する.
9 導　尿	・必要時に実施する. ［目　的］ ・胎児下降を容易にする. 尿の漏出による汚染を防止する. ・児頭の尿道もしくは膀胱頸部の圧迫による膀胱充満から分娩第2期の排尿を促す. ［原　則］ ・陣痛間欠時に行う. ［注意事項］ 　1. 導尿の必要性を説明し, 実施する. 　2. 児頭を圧下すると挿入しやすい 　3. 導尿後の手洗い (ベースンの消毒液使用) ・陣痛発作時はカテーテルを動かさない.	
10 分娩進行状態と産婦の全身状態の観察	［目　的］ ・内診所見と全身状態の総合判断により, 産婦の健康状態と分娩進行を予測する. ①内診指をベースンの消毒液につける. ②会陰, 腟, 子宮口開大度, 先進部の下降度, 回旋状況, 分泌物の観察 ③陣痛周期, 陣痛発作時間と強さ, 陣痛間欠時間, 胎児心拍数の状態観察 ④産婦の一般状態および全身状態	・骨盤出口部の児頭および肩甲の娩出の難易度を査定する.

情報・その他

[間接介助者の役割]
・必要物品の不足はないか（☞ 第3章Ⅲ-B-1-**2** 必要物品の準備，p682参照）
・補助動作の援助

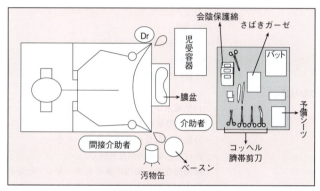

図Ⅲ-16　必要物品の配列

[会陰の観察ポイント]
《骨盤出口部の児頭および肩甲の娩出難易度を査定する》
1. 会陰の伸展性は悪いか（瘢痕，浮腫，炎症）
2. 会陰は高いか
3. 恥骨弓角は狭くないか（83°前後期待できるか）
4. 児頭は大きいか
5. 最小周囲径以外での児頭の陰裂通過が予測されるか
6. 児頭の急速な陰裂の通過を予測し得るか

2. 分娩介助（肛門・会陰保護を含む）

項　目	手　順	アセスメント
1 努責誘導（図Ⅲ17〜19）	［目　的］ ・効果的な共圧陣痛による産婦の苦痛の軽減と児の健康状態を維持する． ［時　期］ ・子宮口が全開大していること ［原　則］ ・子宮口が全開大していること	
2 破水時の取り扱い ①自然破水	①自然破水が予想されるとき，殿部の下に膿盆をあてる． ・外陰部は恥丘にさばいたガーゼをかけて，羊水の散乱を防ぐ． ②陣痛発作時，陰部にあてたガーゼの上から胎胞を左手で軽く押さえる（押し込んではならない）． ③破水時，内診指にて破膜している部位を拡大する．	・胎児心音の変化に注意する．
②人工破膜 《助産技術》	［人工破膜の条件］ ①子宮口全開大または，それに近く開大していること ②児頭は骨盤内に下降していること ③四肢，臍帯の下垂を認めないこと ［操作手順］ ①陣痛間欠時，コッヘル（Kocher）の凸部に示指を添えて先進部を保護し，卵膜を挟む（ペアン（Pean）鉗子で卵膜を挟む方法もある）．左母指でガーゼを保持し，羊水の散乱を防ぐ． ②陣痛発作時，努責を加えさせながらコッヘルを引き卵膜を破る． ③破膜直後，ガーゼとコッヘルを離し，破膜部位を示指と中指で拡大する．	

情報・その他

[間接介助者の役割]
- 努責誘導（補佐）
- 産婦激励
- 息を止め，声門を閉じて長く努責するバルサルバ（Valsalva）法は分娩第2期を短縮する以外に有用ではないとされている．
- バルサルバ法は第2期の分娩遷延や胎児機能不全（胎児心拍異常）のような特別の適応に限定してすべきであるといわれている．
- 適応のもとに実施する場合は，1回の息継ぎで10秒以内に"いきみ"にとどめることが重要（15秒以上の努責は母体の酸素飽和濃度に影響し，胎児への酸素供給にも影響する）となっている．

[間接介助者の役割]
- 破水の時刻，羊水量，性状，児心音聴取などの観察と記録

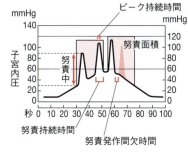

図Ⅲ-17　バルシア（Barcia）式自然努責型
1陣痛発作中4～5回自然にいきむ．声門は閉めず，発作の間には呼吸を入れ，陣痛発作が終わったら，全深呼吸．

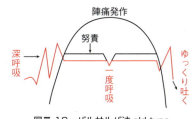

図Ⅲ-18　バルサルバ法 old-type

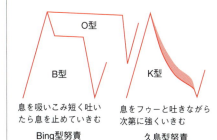

図Ⅲ-19　バルサルバ法 old-type
（Bing型・久島型変法）

項　目	手　順	アセスメント
	④先進部の状態，羊水の量・性状，児心音などを診査する． ⑤膣盆内の羊水は捨て，膣盆はベースンの消毒液ですすぐ．	・胎児心音の変化に注意する．
3 肛門の保護（図Ⅲ-20）	［目　的］ ・肛門の哆開保護と脱肛予防 ［時　期］ ・外陰部消毒後から会陰保護の開始まで ［方　法］ ・ガーゼ（または綿花）を2つ折りにして，左手（右手）を肛門部にあてる．保護綿は随時取り替える． ［コ　ツ］ ・脱肛のある場合や皮膚が乾燥している場合には脱肛痛をやわらげたり，表皮の亀裂を防ぐ目的で陣痛間欠時にガーゼをベースンの消毒液で少し濡らし，それを局所にあてて使用する．	・会陰の伸展状態と娩出力の強さを知る． ・排便による汚染はないか． ・脱肛痛などはないか． ・努責の方向が正しいか．
4 会陰保護（図Ⅲ-21，22） 《助産技術》	［目　的］ ・児頭および肩甲が陰門を通過する際に生じやすい会陰や骨盤底筋の損傷を最小限に防ぐとともに，児の安全な娩出を図る． ［要　点］ ①児頭の最小周囲径で陰門をゆっくり通過させる． ②第3回旋は後頭結節が恥骨弓下を滑脱するまでは抑制し，その後は積極的に骨盤誘導線の延長方向に向けて介助する． ③急速な娩出を避けるために，腹圧を排除・抑制し，陣痛の極期を上手にコントロールしながら退行期にゆっくりと陰門を通過させる．	

情報・その他

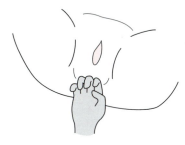

図Ⅲ-20　児頭が出る前の肛門保護

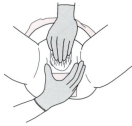 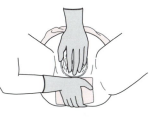 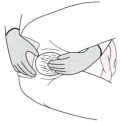

a. 仰臥位会陰保護法（第1法）　　b. 仰臥位会陰保護法（第2法）　　c. 側臥位における会陰保護法

図Ⅲ-21　会陰保護法

情報・その他

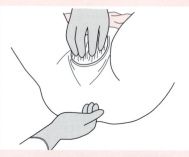

リトゲン（Ritgen）後会陰保護法

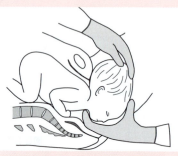

オルスハウゼン（Olshausen）直腸法

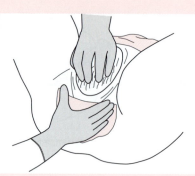

マルチウス（Martius）会陰保護法

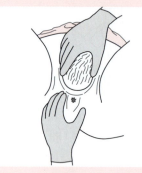

グリーンヒル（Greenhill）会陰保護法

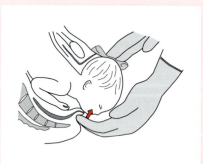

ウィリアムス（Williams）会陰保護法

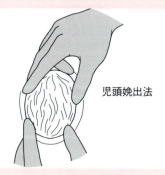

リード（Reid）会陰保護法

児頭娩出法

図Ⅲ-22 会陰保護法の種類

情報・その他

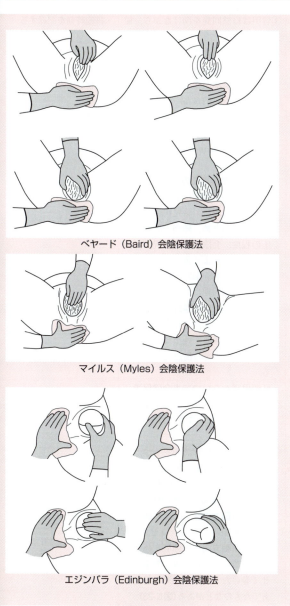

図Ⅲ-22 会陰保護法の種類（つづき）

項　目	手　順	アセスメント
	④肩甲は自然回旋を助けながら，前在，後在と片方ずつの通過により最小周囲径で陰門を通過させる。 ［時　期］ ・初産：会陰部が膨隆し，先進部が鶏卵大程度（約6cm）に排臨してきた頃 ・排便による汚染に注意する． ・経産：約4〜5cm排臨してきた頃 【会陰保護開始の判断のコツ】 ・一般的な開始時期は上記のとおりである．しかし，胎児娩出は個人差が大きいため，陣痛の強弱，腹圧の程度，会陰の伸展状況，児頭回旋の状況をよくみて，総合的判断のもとに開始時期を決定する． ・1回の陣痛周期における極期（娩出力）と先進部の下降状況（胎児）とそのときの会陰の伸展性（産道）を主に判断する．娩出時においても分娩の3要素の視点より評価する． ・肛門保護からいつでも会陰保護に切り替えることができる準備を肛門保護施行時にしておく．	・排臨時刻を記録する． ・排便による汚染に注意する． ・保護綿はときどき替える．
《助産技術》 【後頭結節が恥骨弓下に現れるまでの技術理論とコツ】	①右手（左手）に保護綿をもつ．保護綿は会陰保護の方法（第1法，第2法のいずれか一方法を選択（図Ⅲ-21），あるいはその他の会陰保護法（図Ⅲ-22））により種々のものがある． ・会陰の横軸方向への伸展を極力避けるために，綿花にガーゼをかぶせて巻いたものやガーゼに綿花をあてたものなどがある（図Ⅲ-23）．	

情報・その他

[間接介助者の役割]
・時刻の記録をする

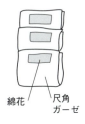

綿花　尺角ガーゼ

繊維走行：横
綿花の厚さ：0.5 cm程度

綿花をガーゼで包む

図Ⅲ-23　会陰保護綿の種類

項目	手順	アセスメント
	・保護綿は分娩介助者の好みもあるが，基本的には会陰と介助者の手に空隙を作らないために保護綿の厚みを調整する．厚すぎると力の方向（図Ⅲ-24のⒶ）の調整感覚がつかみにくい． ②後陰唇連合前縁より1cm肛門側にずらして，会陰を持ち上げるように（図Ⅲ-24のⒶ）して会陰保護する．このとき，決して保護する手が娩出しようとする児頭を押し込んではならない（図Ⅲ-24のⒷ）． ③他方の左手（他方の右手）は手指を揃え，陰阜を越えてその指腹を軽く児頭にあてる． ④個人差があるが，会陰の伸展や陰裂の開大を行う場合もある．(図Ⅲ-25, 26) ⑤前頭部の娩出を抑制し，後頭結節の娩出を促進する． ・右手：娩出しようとする前頭部，前額部を内上方に適切な圧迫力にて前進を抑制する． ・左手：後頭部を後下方に圧迫し，後頭結節が恥骨弓下の外に滑脱するのを促す．決して，下方に押し込むのではない．	
《助産技術》 【後頭結節が恥骨弓下に現れてからの技術理論とコツ】	・この時期は第3回旋を補助する（図Ⅲ-27）．左右の手は同時に作用させる． ①左手の手指を児頭の娩出にあわせ徐々に広げる．母指と小指，薬指を使って両側の側頭骨を上方に引き上げながら滑脱させる． ・会陰にあてた右手は後方に軽く力を入れ児頭を前上方に向かって押し上げ，左手との共同作業にて前頭，前額を会陰から滑脱させる．	・左手の速度調節はよいか．

情報・その他

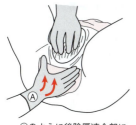

Ⓐのように後陰唇連合部にシワを作る要領で会陰を持ち上げるように保護する

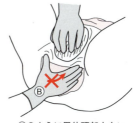

Ⓑのように母体頭部方向に会陰を押し込むのは誤り

図Ⅲ-24　会陰保護のコツ

《助産技術》
・会陰の伸展および陰裂の開大
(この技術は積極的に行う必要はない．児心音の悪化などから急速遂娩を必要とするとき，合わせて使われる技である)

1. 会陰の伸展

　　右手の示指と中指を腟に挿入して肛門の方向に左右に圧下し，会陰の伸展性を観察する(左手は保護綿の上から肛門部にあてておく)．
　　この方法は陣痛の間欠時から陣痛の発作時にかけて行うと会陰の伸展性を助長させる(図Ⅲ-25)．
(注) 充血や浮腫状態にある組織の伸長はさける．

2. 陰裂の開大

　　左手の示指と母指の指腹部で会陰を左右に開大する．右手は肛門を押さえる．(図Ⅲ-26)

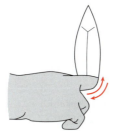

図Ⅲ-25　会陰の伸展

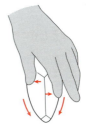

図Ⅲ-26　陰裂の開大

[間接介助者の役割]
・児の羊水吸引に備えて吸引器をONにする

項　目	手　順	アセスメント
	・前額部が滑脱するときに会陰裂傷を起こしやすいため左手で十分に支え，そのときは腹圧を禁止する．間欠時に軽い腹圧を調節しながら徐々に娩出させる（図Ⅲ-28）． ②左手の母指，薬指で児頭小横径を適度に押さえながらゆるやかに第3回旋を助ける（図Ⅲ-28）． ・右手は肛門を押さえ会陰部の裂傷に注意しながら，後陰唇連合部にシワを作るように持ち上げながら，左手との協調により児頭を娩出させる．	
5 児頭娩出直後の顔面清拭	［目　的］ ・顔面の羊水，血液，粘液などの除去 ［操　作］ ・児頭娩出直後，ただちに左手で顔面を前頭から頤部に向かってガーゼで拭き下ろす． ［注意事項］ ・会陰にあてている右手は肩甲娩出に備えてそのまま会陰部に固定しておく．	
《操　作》 【児頭娩出とともに行う羊水吸引】	・とくに，羊水混濁を併発している状況下では，積極的に児頭娩出とともに吸引器による羊水の吸引を行うことが多い． ・この場合は，立会い産科医師が主に操作する．助産師は会陰保護の手を離さない． ［目　的］ ・第一吸気時に泥状な羊水の気管内吸入を阻止する． 　＊胎便吸引症候群などの呼吸障害となるのを防ぐ．	

情報・その他

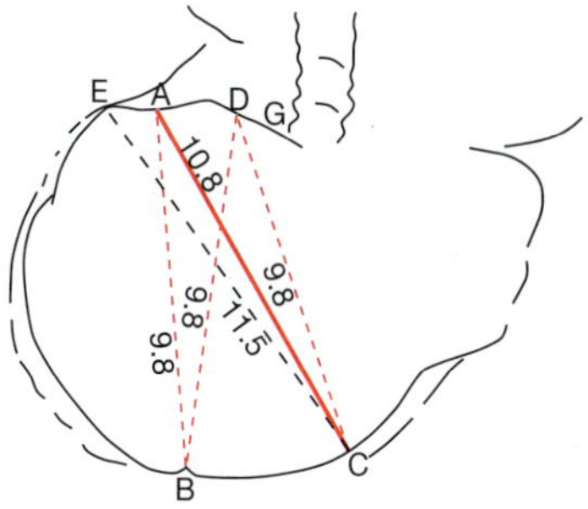

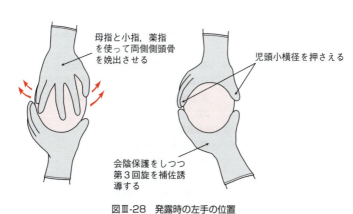

【児頭の最大発露面の直径】

AB = BD = DC = 9.8 cm

E（後頭結節）を外したら，Aを支点にしてB（大泉門）が出るまで第3回旋をする．次いでBを支点にして再度，屈位をとらせD（項部）まで出し，Dを支点にして再び第3回旋をする．
A点のまま第3回旋に入ると最小周囲とならない．したがってA点からD点に支点を移動させたうえで，前頭部B点からC点をゆるゆると娩出し，それ以降はスムースに顔面を出す．

- E：後頭結節
- A：後頭結節窩：後頭結節が恥骨結合を外れAが恥骨結合下にくる
- B：大泉門の中央
- C：前額部の毛の生え際
- D：項部
- BC：前頭部
- EG：解剖学上項部
- AD：下項線

図Ⅲ-27　児頭娩出周囲径

図Ⅲ-28　発露時の左手の位置

項目	手順	アセスメント
6 頸部臍帯巻絡の有無をみる	［操作］ ・左手小指または示指にて確認する． ［巻絡のある場合］ ①臍帯巻絡をゆるめる． ②右手は会陰保護をしたまま，左手ですばやく臍帯を児頭にくぐらせる．または，肩甲を保持し大部分をくぐらせる場合もある． ③ゆるまないときや2回以上臍帯巻絡のある場合は，臍帯の2ヵ所をコッヘル止血鉗子で結紮し，そして臍帯剪刀で切断する．	・会陰保護の手を瞬時に離すため，切断直後の急激な肩甲娩出に注意する． ・肩甲の横径が骨盤出口の前後径に一致．
7 児頭第4回旋時の介助	［操作］ ①異常がなければ自然にまかせる．右手はそのまま会陰に置く． ②急速な娩出が必要な場合は産瘤のある側を恥骨側に向かうよう児頭を回旋させる．	
8 肩甲娩出の介助	・肩甲娩出時に会陰裂傷を起こす危険性があり，会陰保護を児頭娩出に引き続いて行う．	・短促呼吸による速度調節を行う． ・腹圧は禁ずる．
第1法：前在肩甲の娩出	［操作］ ・左手の示指と母指の指裂間を十分に開き，母指を頤部に，4指はそろえて児の側頭に置く．側頭部を母体の後下方に圧し，前在肩甲を前上腕1/2まで娩出させる（図Ⅲ-29）． 【娩出困難時のコツ】 ①軽く産婦に努責を加えさせる． ②産道の出口部の拡大を図る． 　体位の工夫：マックロバーツ（McRoberts）法（図Ⅲ-30）	
第1法：後在肩甲の娩出	・両大腿を強く屈曲させる．	

> 情報・その他

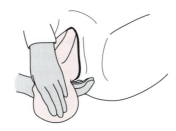

図Ⅲ-29 前在肩甲の娩出

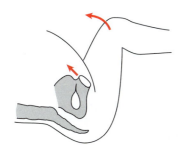

a. 砕石位

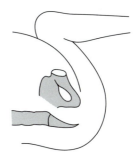

b. マックロバーツ法

図Ⅲ-30 肩甲娩出の介助一体位の工夫

項目	手順	アセスメント
	[原理] ・大腿の強度な屈曲は恥骨弓を挙上し，腰椎・仙椎の前彎を直線化させる．胎児の前在肩甲が移動し，後在肩甲が仙骨岬角から挙上されて，両肩甲が小骨盤腔内へ下降することができる． [操作] ①前在肩甲を前上腕1/2まで娩出させたならば，そこを支点にして左手を母体前方より児頭を前上方に上げ，後在肩甲をゆっくりと娩出させる（図Ⅲ-31-a）． ②後在上腕の中央まで娩出したならば，保護綿は肛門を拭うようにはずし，会陰部を他の部分に触れないようにする． ③前在・後在肩甲娩出の操作は1回しただけで肩甲娩出にいたらない場合は再度操作を繰り返し，前在上腕の支点を移動させてから後在肩甲を娩出させる．	・肩甲を片方ずつ出すことにより最小周囲径で陰門通過を図る． ・後在肩甲で会陰裂傷をきたす危険性があるため，しっかりとみて会陰保護する．
第2法：前在肩甲の娩出	[操作]（図Ⅲ-31-b） ・左手掌を児の前在側頭部にあて，ゆっくりと肛門の方向に押し下げ，恥骨弓下から前在肩峰を滑脱させる． ・右手は右手の方向へ力が加わるので，保護の手の力を弱め抵抗を少なくする．	
第2法：後在肩甲の娩出	[操作] ・上腕上部を支点にして後在肩甲の娩出を図る．左手は後在側頭部に移動して支え，ゆっくりと恥骨の方向へ押し上げ娩出させる．右手は児頭の第3回旋時の操作と同様，恥骨の方向へ向かって小指丘に力を入れて保護する．	

情報・その他

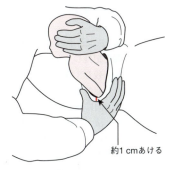

約1cmあける

図Ⅲ-31-a　後在肩甲の娩出

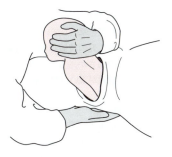

図Ⅲ-31-b　後在肩甲の娩出

項目	手順	アセスメント
9 躯幹娩出の介助	[操 作] ①第1法：右手の示指と母指とで上腕を把持し，左手も同様に把持する．残り3指を背部にあて，しっかり躯幹を支えながら骨盤誘導線の方向に静かに娩出させる． 　第2法：児頭の両側を手掌で挟み，誘導線の方向に娩出させる． ②新生児を安全な（落下の危険性がない，羊水や血液で新生児の体温が奪われすぎない）場所に寝かせる． [注 意] ・臍帯を牽引していないか． ・新生児の位置は胎盤の高さと同等の高さか，もしくはそれより低い位置がよい（胎盤輸血の促進）．	・骨盤誘導線の方向は産婦の体位によって方向の違いがある（図Ⅲ-32）． ・新生児の健康度と成熟度，性別をすばやく把握する（☞p1096の表Ⅲ-6 成熟度評価表 参照）．
10 出生直後の新生児ケア ① 顔面を拭う	[操 作] ①出生直後の口咽頭あるいは鼻咽頭をルーチンに吸引することは推奨されていない．基本的には鼻や口の分泌物はガーゼ等で拭う． [必要と判断したときの羊水吸引] ・吸引カテーテル（もしくは気管カテーテル）を用いてまず，鼻腔や口咽頭内の吸引をする．吸引するタイミングは新生児の呼吸活動をさえぎらない注意深さが必要である．	・吸引器の陰圧は100 mmHgを超えない． ・吸引物が粘稠なときは滅菌水か蒸留水をカテーテルに通しながら操作する． ・保温に注意しながら手際よく操作する．

情報・その他

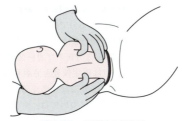

図Ⅲ-32　児躯幹の把持法

[間接介助者の役割]
・アプガー（Apgar）クロックスタート
・出生時刻，新生児の性別を記録する．
・母体の労をねぎらう．
・誕生の祝福．

項目	手順	アセスメント
② アプガースコア採点	②アプガースコア採点（表Ⅲ-9） ・直後1分，5分で採点する． ・10点に満たなければ継続観察する． ・とくに，1分後アプガースコアが0～3点は重症仮死とされ積極的な蘇生が必要になってくる．児の長期的予後については，5分後0～3点とくに10分後0～3点で低緊張や痙攣を伴うものは不良とされている．5分後6点以下では，微細脳損傷が多くなってくる．	
③ 全身をガーゼで拭く	③全身をガーゼで拭く	
④ 標識の確認・装着	④標識の確認・装着 ・臨床的には標識の滅菌消毒との兼ね合いもあり，実際の装着は臍帯切断直後に間接介助者によって母親のみている場で実施されている． ・母親に名前を確認してもらう．新生児と母親の手首に標識を装着する．	
⑤ 臍帯結紮	⑤臍帯結紮 ・会陰部すれすれに臍帯にコッヘル（第1コッヘル）をとめる． ［時　期］ ・原則としては臍帯拍動停止後であるが，臨床的にはearly claspの意義において，新生児娩出直後に第1コッヘルが掛けられる． ・臍輪より2cmの部位に臍帯クリップを装着する．臍帯クリップから約1cmほど胎盤側に第2コッヘルをとめる． ・介助者の手と児軸とが直角になるような位置関係が結紮・切断時の新生児に安全をもたせられる．モロー（Moro）反射による新生児の手を介助者の手背部で守り臍帯切断時の危険から防御する． ・臍帯を牽引しない注意深さが必要	

情報・その他

表Ⅲ-9 アプガースコア

	0	1	2
心拍数	0	100回/分未満	100回/分以上
呼吸	0	困難（弱々しく泣く）	活発（強く泣く）
筋緊張	だらりとしている	四肢をやや曲げる	四肢を活発に動かす
反射（足底刺激に対する反応）	反応せず	顔をしかめる	泣く
色	全身蒼白またはチアノーゼ	体幹はピンク色, 四肢にチアノーゼ	全身ピンク色

注：A = appearance（皮膚色）color
　　P = pulse（心拍数）heart rate
　　G = grimace（反射興奮性）reflex irritability
　　A = activity（筋トーヌス）muscle tone
　　R = respiration（呼吸）respiratory effort

0〜3点：重症仮死（第2度仮死）
4〜6点：軽症仮死（第1度仮死）
7〜10点：正常

生後1分後, 5分後のアプガースコアを採点する. また生後何分でアプガースコアが10点になったかを記載する.

(Apgar D: Current Res Anesth 32: 4, 1953)

項目	手順	アセスメント
⑥ 臍帯切断	である. **【臍帯結紮糸を使用する場合のコツ】** ・臍輪より2cmと3cmの部位をコッヘルで軽圧する. ・コッヘルでかませてしまうと臍動静脈が破綻してしまうため,結紮糸を絞めやすくする目的で軽くワルトン(Wharton)膠様質部にわずかな溝を作る. ・臍帯中央部付近に第2コッヘルをとめる. ・2cmの印の部分を結紮する:外科結び1回,本結び1回,蝶結び1回 ・切断後,断端をガーゼで拭き,血管をコッヘルで挫滅する.血管数と出血の有無を確認する. [操作] ・新生児の腹部にガーゼを置く. ・臍帯を左手の示指・小指と中指・薬指との間に挟み,母指を薬指の上に添え新生児を傷つけないように手掌の中で切断する(図Ⅲ-33). ・切断後,断端をガーゼで拭き,血管数と出血の有無を確認する.	
11 母親と新生児の初回対面	・出産の喜び,満足感,新生児への愛着行動が促進されるよう積極的な介入をする. ・新生児を見せて,状態が許す限りできれば母親に新生児を腹上で抱いてもらう.	
12 新生児の観察	・介助者は新生児の健康状態や奇形の有無,成熟度などについての観察を分娩後2時間内に行う.間接介助者の新生児係が初回対面の後にインファントウォーマー上にてケアする.(観察項目☞第5章Ⅲ-A 診査技術ツール,p1073参照)	

情報・その他

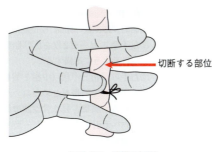

図Ⅲ-33 臍帯の切断

[要 点]
・分娩第2期が長時間要したならば導尿が必要.

[要 点]
・後産娩出時刻,排出様式子宮底長,子宮収縮状態,一般状態の観察を行う.

項目	手順	アセスメント
13 胎盤娩出の介助 《助産技術》	[操　作] ①胎盤剝離徴候の確認（2徴候以上） ②左手掌にガーゼ2枚を広げ胎盤を受けるように準備する． ③右手の示指と中指（中指と薬指でもよい）で臍帯をとめたコッヘルを挟み，臍帯を軽く骨盤誘導線の方向へ牽引する． ④胎盤が1/2～2/3娩出したら，ガーゼで包み一定方向に回転させながら娩出させる（**図Ⅲ-34**）． ・胎盤が母体面から娩出する場合は胎児面に直して娩出させる． ⑤娩出後はただちに卵膜と胎盤実質の欠損の有無を調べる（**第1診査**）． ⑥娩出直後より出血状態の観察をする．	
14 後処置	[目　的] ・分娩時の疲労・疼痛の軽減，産科出血および二次感染を予防する． [操　作] ①頸管，腟壁，外陰部の裂傷の有無と程度を診査する．頸管，腟壁はクスコ（Cusco）腟鏡を使用する．ガーゼ1枚を右示指・中指に巻き腟入口から外陰部にかけて診査する． ②裂傷のある場合は縫合の準備をして，縫合介助をする． ③縫合後，腟腔内にガーゼ挿入の有無を医師とともに確認する． ④外陰部をポビドンヨードなどで消毒する． ⑤外陰部周辺の血液などの汚れを清拭タオルで拭く． ⑥外陰部に清潔な産褥パッドをあてる．	

情報・その他

《助産技術》：卵膜が一部癒着し，排出困難な場合

コッヘルで陰門近くの卵膜を挟み，上下に軽く動かし排出を促進させる（図Ⅲ-35）．

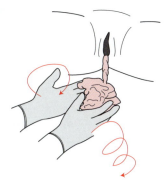

図Ⅲ-34　胎盤娩出

[間接介助者の役割]
・食事，水分補給
・胎盤計測（補助）
・新生児の生後2時間チェックを行う．

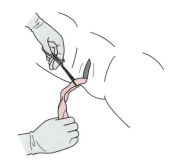

図Ⅲ-35　卵膜の排出困難時における排出操作法

項目	手順	アセスメント
■ 分娩介助の役割［例］（表Ⅲ-10）	⑦全身清拭を行い，寝衣を交換する． ⑧回復室に移送する． ⑨新生児・夫・家族との対面 ⑩分娩後2時間のオリエンテーション ⑪新生児への初回乳頭吸啜 ⑫胎盤計測（**第2診査**） ⑬新生児の健康状態，奇形の有無，成熟度の評価 ⑭観察：出血状態，子宮収縮状態，子宮底長，後陣痛の程度，外陰部もしくは縫合部痛の有無，一般状態など．必要時，出血量を測定する． ⑮分娩後2時間において異常なければ褥室への帰室をする． 1）導尿　2）悪露交換　3）観察（上記項目）	

情報・その他

表Ⅲ-10 分娩介助の役割（入院診察から分娩終了後2時間まで）

分担 項目		直接介助者	間接介助者	
			母親係	新生児係
入院時の取り扱い	診療・指導	1. 入院手続き・家族へのオリエンテーション 2. 検尿→問診→外診→計測診→内診→浣腸 3. 入院時の産婦診断 4. 分娩予測のもとに助産計画を立案 5. 助産計画の実施		
分娩時の取り扱い	分娩第1期	1. 分娩進行度の判断 　異常発生の監視 2. 産婦への援助 　（慰安と激励） 3. 排尿管理 4. 補助動作 5. 分娩室移送	1. 分娩進行状態の観察と異常発生の監視 2. 機器・器具・救急用具の準備および整理・分娩室の整備 3. 新生児用具の準備および点検 　（薬物・測定用具・臍処置物品・点眼・名札など） 4. 食事・食物への配慮 5. 分娩終了後の母体の着替え準備 6. 分娩室移送の介助と陣痛室の後始末	
	分娩第2期～第3期	1. 分娩進行度の判断 2. ゴム手着用 3. 外陰部消毒 4. 手洗い（一操作ごとにする） 5. ガウン着用 6. 清潔野の作製 7. 導尿 8. 内診 9. 介助物品の整理 10. 肛門保護・努責指導 11. 会陰保護 12. 第一呼吸の助成 13. 臍帯結紮・切断 14. 成熟度の判定・身体検査 15. 臍帯血採取 16. 胎盤剥離徴候の確認 17. 胎盤娩出介助	1. 分娩室におけるオリエンテーション 2. 産婦一般状態の観察と記録 3. 外陰部消毒の介助 4. 陣痛測定と記録 5. 児心音聴取と記録 6. 清潔野作製の介助 7. 導尿の介助 8. 産婦の慰安，激励，腹圧指導 9. 分娩経過の記録 10. 吸引スイッチ（ON） 11. 子宮底長，子宮底高の測定 　（児娩出直後） 12. アプガースコア判定時刻の報告 13. 後産期陣痛および胎盤剥離徴候の観察 14. 胎盤娩出時の産褥指導 15. 手洗い液の交換 16. 子宮底長，子宮底の高さ，子宮収縮状態の観察と記録 　（胎盤娩出直後）	(1. 沐浴の準備) 2. 胎児受準備 3. 児ネームバンド装着の確認 4. 新生児体重測定 (5. 沐浴) 6. 点眼 7. 臍処理 8. 諸計測 9. 全身観察
	分娩第4期（胎盤娩出終了後2時間）	1. 胎盤検査（第1検査） 2. 軟産道損傷の検査 3. 縫合の介助 4. 外陰部清拭・あて綿 5. 子宮収縮状態/出血状態の観察 6. 新生児と母親との対面 7. 胎盤計測（第2検査） 8. 新生児の状態観察 9. 分娩後1時間，2時間の産婦観察と記録 10. 諸記録の整理（助産録，産科カルテ，母子健康手帳，出生証明書等） 11. 分娩後異常なければ帰室準備 　導尿→産科的診察→全身清拭→オリエンテーション 12. 帰室	1. 縫合の準備 2. 一般状態の観察 3. 家族への連絡	10. 成熟度　形態学的（神経学的）判定 11. 新生児に関するオリエンテーション 12. 新生児室へ移送および申し送り 13. 一般状態の観察　出生後 14. 臍出血（再観察）1時間 15. 新生児カルテ記録 2時間
		1. 後始末（使用物品の後片付け・補充・点検と分娩室の清拭・整備） 2. 評価		

Ⅲ-B-2

3. 会陰裂傷

データ・情報	アセスメント	助産診断名【例】
1 会陰裂傷	[定　義] ・分娩時の会陰部損傷をいう． ・主として分娩第2期児頭の第3回旋時に会陰部に起きる裂傷を示す． [分　類] ・裂傷の程度（深さ）により4段階に分けている（図Ⅲ-36）． [原　因] ・既往分娩時の裂傷瘢痕や高年初産婦など会陰の伸展が不良な場合，過強陣痛など分娩が急速に進行した場合，巨大児や回旋異常の場合．吸引あるいは鉗子による分娩や会陰保護が不十分だった場合などに発生する． [診　断] ・裂傷の有無については視診でよいが，程度を確認するためには肛門診を行う． ・裂傷部分をガーゼで拭き，直腸に挿入した右手示指を腟壁側に突き立てるようにし，右手母指あるいは左手示指を腟内に挿入して直腸壁，腟壁，さらに裂傷部をさぐって診断する．	
2 会陰縫合 第1度会陰裂傷の処置	・縫合（ここでは第2度会陰裂傷までの処置をあげる） [処　置] ・縫合の必要性の判断基準：ごく表面的な損傷面積が1 cm²までのもの以外は縫合処置が必要である． ・2針以上必要な場合は原則としてキシロカイン® などの局所浸潤麻酔を実施する． ・縫合時に裂傷先端，処女膜輪，陰	

情報・その他

[診断のポイント]
・会陰裂傷の程度をアセスメントし，会陰部痛，感染の危険からの回避のためのセルフケアを促す．

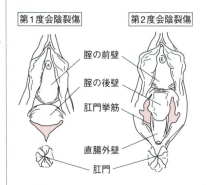

第1度会陰裂傷：損傷は会陰皮膚および腟粘膜に限局

第2度会陰裂傷：会陰表層のみならず，球海綿体筋や浅会陰横筋などの筋層も損傷

[診断のポイント]
・肛門より右手示指を挿入し，産婦に肛門を締めさせて肛門括約筋の緊張があるかどうかを判定する．

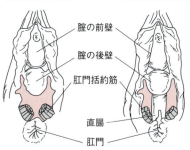

第3度会陰裂傷：肛門括約筋，直腸腟中隔，括約筋にまで達する損傷

第4度会陰裂傷：第3度会陰裂傷に肛門および直腸粘膜にまで損傷破裂が達したもの

図Ⅲ-36　会陰裂傷の種類
(鈴木正彦：必修産婦人科，改訂第4版, p198, 南江堂, 1991)

データ・情報	アセスメント	助産診断名【例】
第2度会陰裂傷の処置	唇小帯，後陰唇交連皮膚断端など左右合致するように行う（図Ⅲ-37）． ・創傷面のどの部分がどこの場所と接するかを確認し，運針の場所と方向を頭の中で描いてから縫合を開始する（図Ⅲ-38）． ・縫合の間隔は1.0cmを原則 ・腟壁裂傷部の最上端よりも0.5〜1.0cm奥からNo.0〜1の縫合糸（絹糸や吸収性合成糸：デキソン（Dexon）など）を用いて結紮を施行する．	
3 会陰切開（図Ⅲ-39〜41）	[時期] ・会陰体の不可逆的な伸展あるいは組織内の損傷などの起きる前 ・とくに，会陰の伸展性がよくない状態：会陰は膨隆し，陣痛発作時に児頭が5cm程度現れる時期 ・胎児心音が良好で急速遂娩の必要がない場合は産婦の出産に対する満足度や切開面からの出血を少なくする目的，また，産婦の会陰切開時の痛みを極力少なくするために，臨床の場では切開時期を会陰部が紙のような薄さになり，光沢が生じるまで待つという方法もとられている． [会陰切開の部位] ・正中切開：陰唇小帯中央より肛門に向けて切開する方法 ・正中側切開：陰唇小帯中央より坐骨結節と肛門の中央に向けて切開する方法 ・側切開：陰唇小帯中央より1〜2cm側方より坐骨結節に向けて切開する方法	＊会陰切開と会陰縫合 ・会陰切開と会陰縫合は法的には，医師の独占業務である． ・会陰切開と会陰縫合が，医師の指示のもとでの診療の補助あるいは助産の一部であるとは明確に示されてはいない．助産師の基礎教育は，演習で縫合の理解等を含んでおり，実際に研究の場，あるいは現場の中で十分修練を積んで，実施しているという現状にある．

情報・その他

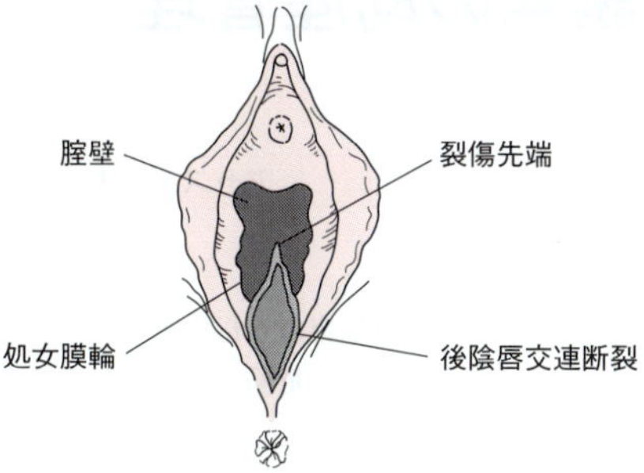

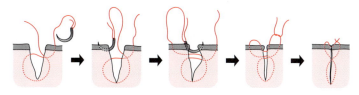

図Ⅲ-37 縁の左右合致

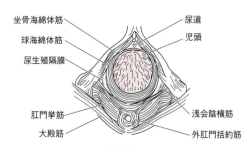

図Ⅲ-38 8字型マットレス縫合 (Shute)

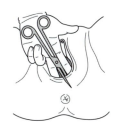

図Ⅲ-39 伸展された会陰部の諸筋と切開部位
(川上 博, 1975)

図Ⅲ-40 左正中切開の方法
(金岡 毅, 1978)

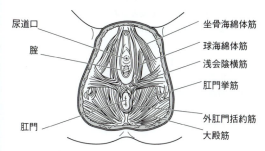

図Ⅲ-41 会陰部の諸筋
(川上 博, 1975)

分娩誘発の助産管理

データ・情報	アセスメント	助産診断名【例】
1 分娩誘発の適応（表Ⅲ-11） (a) 医学的適応 ①胎児側因子 ・子宮内胎児死亡 ・胎盤機能不全 ・糖尿病合併妊娠 ・血液型不適合妊娠 など ②母体側因子 ・重症妊娠高血圧症候群 ・前期破水 など	・妊娠継続が母体あるいは胎児にとって，危険と考えられる場合に行われる． ・それ以外には，墜落分娩，原因不明の周産期死亡など，産科既往歴がある場合で，計画的に分娩を行ったほうが母児にとって安全と考えられる場合にも行われる．	❶胎盤機能不全にともない胎児機能不全予防を目的とした分娩誘発 ❷妊娠に関連した母体合併症悪化に伴う妊娠継続の中断
(b) 社会的適応 ①産婦側の希望 ②医療施設の体制 など	・産婦やその家族の都合により産婦自身が分娩誘発を希望する場合に行われる． ・勤務体制，人員の都合などにより，夜間，休日を避け，人手が多く緊急処置も手早く行える平日の日勤帯に分娩を終了させたい場合に行われる．多胎，横隔膜ヘルニア・腹壁破裂などの重篤な胎児合併症，子癇発症の危険性が高い重症妊娠高血圧症候群など，産科のみでなく，麻酔科，新生児科，小児科といった他部門の協力が必要とされるハイリスク分娩も適応となる． ・①，②いずれの場合でも分娩誘発の要約を満たしていること（一部の医学的適応を除く）と十分なインフォームド・コンセントを行うことが必要である．	❸産婦側の希望による分娩誘発 ❹ハイリスク児出産に関連した医療スタッフ確保のための分娩日調整

【分娩誘発とは】
分娩誘発とは自然な陣痛発来以前に，分娩にいたるような子宮収縮を人為的に起こすことである．

ケアの要点	具体的評価内容

表Ⅲ-11 陣痛誘発もしくは促進の適応となりうる場合

医学的適応	胎児側の因子	1. 児救命等のために新生児治療を必要とする場合 2. 絨毛膜羊膜炎 3. 過期妊娠またはその予防 4. 糖尿病合併妊娠 5. 胎児発育不全 6. 巨大児が予想される場合 7. 子宮内胎児死亡 8. その他，児早期娩出が必要と判断された場合
	母体側の因子	1. 微弱陣痛 2. 前期破水 3. 妊娠高血圧症候群 4. 墜落分娩予防 5. 妊娠継続が母体の危険を招くおそれがある場合
社会的適応		1. 妊産婦側の希望等

(日本産科婦人科学会/日本産婦人科医会編・監：産婦人科診療ガイドライン-産科編2017, p291, 2017)

【A】分娩誘発の適応把握

助産診断名：❶，❷，❸，❹

1. 医学的適応

胎児の状態把握（CTG，BPS，AFI，胎児血流など），母体の状態把握（血圧，合併症の程度など）を行った上で

・胎児機能不全
・母体の緊急状態（子癇発作や弛緩出血など）

などを予測した観察，対応が行えるようにする．

2. 社会的適応

・分娩誘発の要約を満たしている
・十分なインフォームド・コンセント

など，確認する．

表Ⅲ-12 陣痛誘発の要約

①経腟分娩が可能である
②妊娠週数が明確である
③分娩準備状態を内診によって確認している（自発子宮収縮［Braxton Hicks収縮，妊娠陣痛］がある，Bishopスコアが7点以上である）
④母児の状態を適切にモニターする
⑤rapid tocolysisなど速やかな子宮内胎児蘇生，帝王切開の実施が可能で新生児蘇生の準備が整っている施設であること

(日本産科婦人科学会編：産婦人科研修の必修知識2016-2018, p298, 2016)

データ・情報	アセスメント	助産診断名【例】
2 分娩誘発の要約（表Ⅲ-12～17） (a) 母体側 ①経腟分娩の可否 　・児頭骨盤不均衡（CPD） 　・全前置胎盤 　・横位，足位 　・性器ヘルペス 　・臍帯脱出・下垂 　・子宮頸がん 　・帝王切開，子宮手術の既往（術式，術後の経過による）	・母児の安全を前提として，経腟分娩が可能であることが第一条件である． ・相対的CPDの場合，試験分娩として誘発が行われることもあるが帝王切開とのダブルセットアップとする． ・前回の分娩が帝王切開の場合，その術式が縦切開や不明だったり術後の経過が不良であったときは子宮破裂の危険性が高いため，経腟分娩は避けることが多い． ・性器ヘルペス（主に単純ヘルペスウイルスのⅡ型）では，経腟分娩によって産道感染（新生児全身散布性ヘルペス症）を起こし死亡することが多いので，症状によるが発症より1ヵ月以内では経腟分娩は避けるほうがよい．	❺試験分娩を目的とした分娩陣痛の誘発
②分娩準備状態 　・妊娠週数 　・子宮筋オキシトシン感受性試験 　・頸管成熟度 　　ビショップ（Bishop）スコア 　・分娩切迫徴候 　　腰痛，下腹痛の増強 　　産　徴 　　比較的強い子宮収縮 　　胎胞形成　など ③母体合併症の評価	**【子宮筋オキシトシン感受性試験（Smyth's test）】** ・妊娠子宮のオキシトシンに対する感受性をみることにより，分娩準備状態を診断する． ［方　法］ ・オキシトシン0.01単位を1分毎に静注し，子宮収縮を起こすのに必要としたオキシトシンの量で判定する． ［判　定］ ・0.01単位以下→24時間以内に自然陣発 ・0.03単位以下→24時間以内の分娩 ・0.04～0.06単位→2～4日後の分娩が望める	❻分娩誘発に対する母体の分娩準備が未完了状態

情報・その他

表Ⅲ-13 分娩誘発の方法とその注意点

1. 卵膜（用手）剝離はそれ以上の分娩誘発が必要となる妊婦を減少させることを認識する．
2. 分娩誘発を行う際は，その要約を満たしていることを確認する．
3. 器械的および薬物を用いた分娩誘発の適応は，表Ⅲ-11を順守する．
4. 子宮収縮薬を使用する場合には表Ⅱ-14，16，17の推奨を順守する．
5. 頸管熟化が非常に不良な場合には原則として子宮収縮薬は用いない．
6. 頸管が十分に熟化，開大している場合には器械的分娩誘発は行わない．

（日本産科婦人科学会／日本産婦人科医会編・監：産婦人科診療ガイドライン-産科編2017, p290, 2017）

表Ⅲ-14 子宮収縮薬（オキシトシン，プロスタグランジン$F_{2\alpha}$，ならびにプロスタグランジンE_2錠の三者）投与開始前の確認点

1. 表Ⅲ-15の適応／禁忌項目を確認する．
2. 実施による利益と危険性について，文書による説明と同意を取得する．
3. 投与開始前から分娩監視装置を装着して胎児心拍数陣痛図として記録する．
4. 経静脈投与時には精密持続点滴装置（輸液ポンプ等）を用いる．
5. 以下の場合は，子宮収縮薬を投与しない．
    1）吸湿性頸管拡張材（ラミナリアなど）挿入中
    2）プラステロン硫酸ナトリウム（レボスパ®等）静脈内投与中および投与後十分な時間が経過していない
    3）他の子宮収縮薬投与中
6. プロスタグランジンE_2錠の最終内服時から，1時間以上分娩監視装置を装着して胎児心拍数モニタリングを記録する．
7. プロスタグランジンE_2錠に引き続いて他子宮収縮薬を用いる場合，あるいは静注後にプロスタグランジンE_2錠を用いる場合には，非投与期間（最終投与から他の薬剤開始までの期間）を1時間以上設ける．
8. メトロイリンテル挿入中の子宮収縮薬投与は，挿入後1時間以上の分娩監視装置記録より必要と判断した場合とする．
9. 基準範囲内量で投与を開始する．
10. 子宮収縮薬投与で陣痛発来しなかった妊婦に再度分娩誘発を行う前には，1，3に従って再評価を行う．

（日本産科婦人科学会／日本産婦人科医会編・監：産婦人科診療ガイドライン-産科編2017, p304, 2017）

情報・その他

表Ⅲ-15　陣痛誘発もしくは促進に使用する際の子宮収縮薬（オキシトシン，$PGF_{2\alpha}$，PGE_2）の禁忌と慎重投与

子宮収縮薬	禁忌	慎重投与
三薬剤共通	1. 当該薬剤に過敏症 2. 帝王切開既往2回以上 3. 子宮体部に切開を加えた帝王切開既往（古典的帝切，T字切開，底部切開など） 4. 子宮筋全層もしくはそれに近い子宮切開（子宮鏡下筋腫核出術含む） 5. 他の子宮収縮薬との同時使用 6. プラステロン硫酸（マイリス®，レボスパ®等）投与中又は投与後で十分な時間が経過していない 7. メトロイリンテル挿入後1時間以内 8. 吸湿性頸管拡張剤（ラミナリア等）との同時使用 9. 前置胎盤 10. 児頭骨盤不均衡が明らかな場合 11. 骨盤狭窄 12. 横位 13. 常位胎盤早期剝離（胎児生存時） 14. 過強陣痛	1. 児頭骨盤不均衡が疑われる 2. 多胎妊娠 3. 多産婦
オキシトシン	1. PGE_2最終投与から1時間以内 2. 重度胎児機能不全 3. 切迫子宮破裂	1. 胎児機能不全 2. 妊娠高血圧症候群 3. 心・腎・血管障害 4. 胎位胎勢異常による難産 5. 軟産道強靭症 6. 帝王切開既往回数1回 7. 禁忌にあるもの以外の子宮切開 8. 高年初産婦 9. 常位胎盤早期剝離（胎児死亡時）
$PGF_{2\alpha}$	1. 骨盤位等の胎位異常 2. 重度胎児機能不全 3. 帝王切開既往（単回も）・子宮切開既往 4. 気管支喘息・その既往 5. PGE_2最終投与から1時間以内	1. 緑内障 2. 心疾患 3. 高血圧症 4. 胎児機能不全 5. 常位胎盤早期剝離（胎児死亡時） 6. 急性骨盤腔内感染症・その既往
PGE_2	1. 骨盤位等の胎位異常 2. 常位胎盤早期剝離（胎児死亡時でも） 3. 胎児機能不全 4. 帝王切開既往（単回も）・子宮切開既往 5. 子宮収縮薬静注終了後1時間以内	1. 緑内障 2. 喘息

（日本産科婦人科学会/日本産婦人科医会編・監：産婦人科診療ガイドライン-産科編2017, p306, 2017）

情報・その他

表Ⅲ-16 子宮収縮薬投与中にルーチンに行うべきこと

1. 2時間ごとに血圧と脈拍数をチェックする.
2. 分娩監視装置を連続装着して,胎児心拍数陣痛図として記録する.
3. 分娩第1期は約15分間隔,第2期は約5分間隔で胎児心拍数陣痛図を評価する.
4. 以下のいずれかがあれば過強陣痛等の異常を疑い,表Ⅲ-17の2.を実行する.
    1) 子宮頻収縮:tachysystole(子宮収縮回数＞5回/10分)
    2) 胎児機能不全(レベル3～5の胎児心拍数波形の出現)

(日本産科婦人科学会/日本産婦人科医会編・監:産婦人科診療ガイドライン-産科編2017,p309,2017)

表Ⅲ-17 子宮収縮薬投与中の増量・再投与あるいは減量・中止

子宮収縮薬の増量および再投与について
1. 静脈内投与増量,または内服中の再投与時は,以下の要件をすべて満たしていることを確認する.
    1) 分娩進行に対して子宮収縮が不十分と判断される
    2) 胎児機能不全(レベル3～5の胎児心拍数波形)がない
    3) 子宮頻収縮:tachysystole(子宮収縮回数＞5回/10分)がない
    4) 静脈内投与では前回増量時から30分以上,内服薬では最終投与から1時間以上経過している
    5) 最大投与量に達していない

子宮収縮薬の減量および中止について
2. 子宮収縮薬投与中に胎児機能不全あるいはtachysystoleが出現した場合には,産婦の状態を確認して必要に応じた対応を行い,さらに3あるいは4を実行する.
3. 静脈内投与中に胎児機能不全あるいはtachysystoleが出現した場合には,減量(1/2以下量への)あるいは中止を検討する.
4. プロスタグランジンE$_2$®錠内服中に胎児機能不全あるいはtachysystoleが出現したら,以後は投薬しない.

その他
5. 胎児機能不全出現時の検討内容を診療録に記載する.
6. 産婦が異常に強い痛みを訴えた場合は,産婦の状態を確認して必要に応じた対応を行い,減量・投与中止を検討する.

(日本産科婦人科学会/日本産婦人科医会編・監:産婦人科診療ガイドライン-産科編2017,p311,2017)

データ・情報	アセスメント	助産診断名【例】
	[頸管成熟度] ・子宮頸管の熟化は分娩誘発の成否にかかわる重要な因子である．ビショップスコア9点以上が成熟であり，妊娠後期（妊娠38週）で4点以下を熟化不全と診断する．分娩誘発の際には，種々の方法で成熟度を促進していく．	
(b) 胎児側 ①胎外生活適応の可否 ・在胎週数 ・羊水診断（L/S比，シェイクテストなど）	・胎児が胎外生活可能なまでに成熟していることが重要であるが，医学的適応によってはこの要約が除外されることもある． 例：前期破水（感染，羊水過少症など引き起こしている場合） 重症妊娠高血圧症候群など妊娠継続が母体生命の危険を招くおそれがある場合． ・ただし，社会的適応においてはこの要約は必須である．	
②経腟分娩への耐性 ・胎児胎盤機能 （母体尿中E₃値，母体血中hPL値，BPSなど）	・胎児胎盤機能低下はむしろ分娩誘発の適応となるが相対的な過強陣痛を引き起こしやすいため，とくに慎重な分娩監視がいる．また，帝王切開とのダブルセットアップを考慮する必要がある．	❼胎児胎盤機能低下事例の分娩誘発による相対的過強陣痛の危険性
③生存不可能（インファントサバイバル） ・胎内死亡 ・致死性の胎児疾患 （無脳児，13トリソミーなど）		
(c) その他 ①妊婦，家族の同意 ②十分な分娩監視が可能 ③母児への緊急処置が可能	・適切なインフォームド・コンセントは重要である．口頭での説明では妊婦本人にしか医療側の正確な意図が伝えられないことがあるため，書面での説明をつけ加えることが望ましい．	❽不十分なインフォームド・コンセントによる分娩誘発への不満

III．助産診断・助産ケアのための診査技術・ケア技術ツール　729

ケアの要点	具体的評価内容
【B】 子宮頸管熟化の促進 助産診断名：❻，❾ 1. 薬剤使用（☞次ページ❸分娩誘発の準備も参照） 　a. ジノプロストン（PGE$_2$，プロスタグランジンE$_2$®） 　［使用法］ 　　1回1錠1時間間隔で6錠までを内服する．陣痛誘発作用があるので，陣痛が出現したら投与中止する．過強陣痛に注意する． 2. 器械使用 　a. ラミナリア 　・清潔操作による挿入の介助 　・胎児心拍の確認 　・挿入本数の確認 　・感染予防（バイタルサイン，抗菌薬投与） 　・破水の有無の確認（破水時は抜去する） 　・前期破水，前置胎盤では禁忌 　b. メトロイリーゼ 　・清潔操作による挿入の介助 　・胎児心拍の確認（CTG装着） 　・感染予防（バイタルサイン，抗菌薬投与） 　・破水の有無の確認（破水時は抜去する） 　・メトロ脱出の確認（陰裂より出ているメトロの長さ，急な陣痛発作の減弱など） 　・メトロ脱出時は臍帯脱出，臍帯下垂，胎位などの確認 　・前期破水，前置胎盤，羊水過多症では禁忌 　c. 卵膜用手剝離 　　頸管壁と卵膜の間に内診指を挿入して，剝離する．頸管壁に沿って内診指を全周に回旋させる．破水，感染，頸管損傷に注意する． 　・前置胎盤では禁忌	

データ・情報	アセスメント	助産診断名【例】
3 分娩誘発の準備	・子宮頸管熟化を促進させることが誘発分娩成功への重要な因子であり，場合によってはこれ自体が陣痛誘発法になりうるものである．	❾順調な子宮頸管熟化状態
(a) 器械的頸管熟化法 ①ラミナリア桿（図Ⅲ-42）	・海草の根を乾燥して作られたもので水分を吸収し膨化する性質がある．12〜24時間で約3倍に膨張する． ［方　法］ ・分娩誘発の前日（夕方）に頸管内に挿入する． ・挿入する本数は症例により異なる． ・原則としてラミナリア桿は24時間以内に抜去する． ・子宮内感染を予防するため抗菌薬を投与する． ・破水した場合は，その時点で抜去する． ・その他，ラミセル，ダイラパンなどがある．	
②メトロイリーゼ	・メトロイリンテル（ゴム球）を子宮腔内に挿入し，メトロイリンテル内に滅菌生理食塩水を，50〜300 mL注入し充満させる．子宮頸管を拡張し，子宮下部に器械的な刺激を与えることになるので陣痛を誘発する． ［注　意］ ・子宮内操作なので，消毒，無菌操作を行い抗菌薬を投与し感染に注意する． ・脱出時には，臍帯や小部分の下垂，脱出に注意する． ・破水例には使用しない． ［種　類］ ・メトロイリンテル，風船メトロ，小畑メトロ，ネオメトロなどある．	
③卵膜用手剝離 など	・頸管壁と卵膜の間に内診指を挿入して，剝離する．頸管壁に沿って	

情報・その他

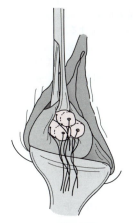

図Ⅲ-42　ラミナリア桿を子宮頸管内に挿入した図
（桑原惣隆：産婦人科 Q&A3，金原出版，1987）

データ・情報	アセスメント	助産診断名【例】
(b) 薬物的頸管熟化法 ①ジノプロストン（PGE$_2$，プロスタグランジンE$_2^®$）	内診指を全周に回旋させる． ・破水，感染，頸管損傷に注意する． [作　用] ・子宮頸部に対する弛緩作用と子宮体部に対する収縮作用 [使用法] ・1回1錠1時間間隔で6錠までを内服投与する． [注　意] ・投与中に陣痛誘発の効果が現れたら投与を中止する． ・PGF$_{2α}$やオキシトシン投与中に併用しない． ・経口投与法のため調節性に欠け，過強陣痛を引き起こす可能性があるので，投与中は必ずCTG装着し，産婦の自覚症状も聴取した上で慎重に投与する．	❿PGE$_2$内服に伴う過強陣痛の危険性
4 陣痛誘発法 (a) 薬物的方法 ①オキシトシン	薬物投与中は必ず分娩監視装置装着し，投与量を正確に調整できるインフュージョンポンプを使用する． [特　徴] ・オキシトシン投与開始初期から内圧が高く，規則的な収縮が発来する． ・オキシトシン注入速度を一定に固定しても，分娩進行とともに陣痛周期は短くなっていく． ・子宮筋のオキシトシン感受性は妊娠週数が進むにつれて高くなる． ・感受性は個人差が大きい． [適　応] ・子宮頸管が熟化している（頸管軟化作用はないため）． ・ジノプロスト（PGF$_{2α}$）での陣痛誘発が有効でない場合 ・PG製剤禁忌の場合（気管支喘息，	⓫期待した誘発効果の出現 ⓬PGF$_{2α}$投与後のオキシトシン投与に伴う過強陣痛発現の危険性 ⓭分娩進行に伴う過強陣痛出現の危険性 ⓮薬剤投与に関連した過強陣痛による切迫子宮破裂の危険性

ケアの要点	具体的評価内容

【C】安全な分娩誘発(薬剤使用)
助産診断名:⓫, ⓬, ⓭, ⓯

1. 正確な薬剤の投与
　a. インフュージョンポンプの使用
　b. 点滴施行時は次の手順で行う.
　基液の状態でルートキープしその後,収縮薬を混注入しボトルを拡散する.三方活栓からルート内の基液を除去する(ルートの種類,長さにもよるが大体20 mL程度).
　収縮薬とともに色の付いた無害な薬剤(フラビタン® など)を注入するとわかりやすい.

2. CTGの連続装着
　収縮薬投与中は必ずCTGにて陣痛,胎児心拍のモニタリングを行う.

3. 副作用の防止,早期発見
　a. 過強陣痛の予防
　・子宮収縮状態の観察
　　CTG,腹部触診,産婦の自覚など
　・胎児心拍,陣痛状態に応じた適切な投与量の調節
　・$PGF_{2\alpha}$投与後すぐにオキシトシン投与を行わない.
　・破水時は投与量をかなり減量する.
　b. 過強陣痛出現時
　・収縮薬投与中止(ルート内の液も除去する)
　・側臥位への体位変換,酸素投与,リラックス法促進
　など
　・上記で効果ない場合は,収縮抑制薬投与
　・胎児機能不全,切迫子宮破裂などの症状に注意する.
　c. その他
　・オキシトシンによる抗利尿作用,血圧上昇
　・$PGF_{2\alpha}$による消化器症状(下痢,嘔吐,腹痛など)

データ・情報	アセスメント	助産診断名【例】
	緑内障の場合)	
	［投与法（表Ⅲ-18）］	
	・オキシトシン5単位を5％ブドウ糖液500 mLに溶解する（オキシトシン濃度：10 mU/mL）.	
	・注入開始時はできるだけ少量から開始し，有効陣痛が出現するまで，15〜20分毎に0.1〜0.2 mL/分ずつ増加していく（表Ⅲ-19）.	
	・陣痛周期は2〜3分になるように調整する.	
	［副作用］（オキシトシン自身によるもの）	
	・抗利尿作用	
	投与量が多量になったときであり，15 mIU/分以上のときに抗利尿作用発現の可能性が大きい.	
	・肺水腫	
	多量輸液をした場合，起こる危険性がある.	
	・血圧上昇	
	わずかにある.	
	・一過性の血圧上昇もしくは下降	
	一気に静注した場合，一過性の血圧変動をみる.	
②ジノプロスト（PGF$_{2\alpha}$，プロスタルモン・F®）	［特　徴］	❺PGF$_{2\alpha}$副作用による消化器症状の出現
	・投与開始初期は内圧が低く，収縮持続期間も長い不規則な収縮であるが，次第に規則的で協調性の収縮へと移行していく.	
	・妊娠の時期に関係なく子宮収縮を起こし，子宮頸管熟化作用がある.	
	・オキシトシン増強作用がある.	
	PGF$_{2\alpha}$点滴後にオキシトシン点滴を行う場合は過強陣痛出現に注意する．PGF$_{2\alpha}$の半減期は約5分である.	

情報・その他

表Ⅲ-18 精密持続点滴装置（輸液ポンプ等）

オキシトシン	開始時投与量	維持量	安全限界
5単位を5%糖液あるいは生理食塩水500mLに溶解（10ミリ単位/mL）	1～2ミリ単位/分（6～12mL/時）	5～15ミリ単位/分（30～90mL/時）	20ミリ単位/分（120mL/時）

＊増量：30分以上経てから時間当たりの輸液量を6～12 mL（1～2ミリ単位/分）増やす．

注意点：PGE₂錠内服後のオキシトシン点滴静注は最終内服時から1時間以上経た後に開始し，過強陣痛に注意する．

（日本産科婦人科学会/日本産婦人科医会編・監：産婦人科診療ガイドライン-産科編2017, p307, 2017）

表Ⅲ-19 オキシトシン静脈内注入濃度と点滴速度との概算表

（オキシトシン5 IU/500 mL → 10 mIU/mL）

オキシトシン濃度（mIU/分）	溶液の注入速度（5%グルコース液）	
	mL/分	mL/時間
1.0	0.1	6
2.0	0.2	12
3.33	0.33	19.8
4.0	0.4	24
5.0	0.5	30
6.0	0.6	36
6.67	0.67	40.2
8.0	0.8	48
10.0	1.0	60
12.0	1.2	72
14.0	1.4	84
15.0	1.5	90
16.0	1.6	96
18.0	1.8	108
20.0	2.0	120
23.3	2.33	139.8
28.2	2.82	169.2

注：オキシトシン濃度の安全限界は20 mIU/分以下とするのが妥当である．

データ・情報	アセスメント	助産診断名【例】
	［適　応］ ・子宮頸管未成熟の場合（ラミナリアである程度子宮口を開大しておく） ［投与法（表Ⅲ-20）］ ・$PGF_{2\alpha}$ 3,000 μg を 5％ブドウ糖液 500 mL に溶解する．（$PGF_{2\alpha}$ 濃度：6 μg/mL） ・注入開始時はできるだけ少量から開始し，開始後15〜20分間は陣痛の状態を観察する．その後，有効陣痛が出現するまで15〜30分毎に1〜2 μg/分ずつ増量していく（表Ⅲ-21）． ［注　意］ ・投与速度を固定しても，分娩進行に従い，過強陣痛を引き起こすことがある．このような場合は，量を半減させるか，一時的に投与を中止する． ［禁　忌］ ・緑内障：前眼房水を増加し眼圧を上昇させる作用がある． ・気管支喘息：気管支平滑筋の収縮作用がある． ［副作用］（$PGF_{2\alpha}$ 自身によるもの） ・消化器症状：消化管平滑筋収縮作用による嘔気，嘔吐，下痢，腹痛 ・呼吸器症状：咳，息苦しさなどあるが誘発に使用する量ではほとんど出現しない．50 μg/mL以上の多量投与で出現する危険性がある．	
③ジノプロストン（PGE_2，プロスタグランジンE_2®）	・PGE_2 1回1錠/時，6回まで（1日総量6錠以下）（☞第3章Ⅲ-C-3-(a) 器械的頸管熟化法，p730参照）	

情報・その他

表Ⅲ-20 プロスタグランジン$F_{2\alpha}$の使用法

$PGF_{2\alpha}$	開始時投与量	維持量	最大投与量
3,000μgを5%糖液，リンゲル液あるいは生理食塩水500mLに溶解 [6μg/mL]	1.5～3.0μg/分 (15～30mL/時間)	6～15μg/分 (60～150mL/時間)	25μg/分 (250mL/時間)

増量：30分以上経てから，時間あたりの輸液量を15～30mL（1.5～3.0μg/分）増やす

(日本産科婦人科学会/日本産婦人科医会編・監：産婦人科診療ガイドライン－産科編2017，p307, 2017)

表Ⅲ-21 $PGF_{2\alpha}$の静脈内注入濃度と点滴速度との概算表
（$PGF_{2\alpha}$ 3,000μg/500 mL → 6μg/mL）

$PGF_{2\alpha}$濃度	滴数		溶液の注入速度（5％グルコース液）	
	成人用点滴セット（15滴＝1mL）	小児用点滴セット（60滴＝1mL）		
2.0 μg/分	5 滴/分	20 滴/分	0.33 mL/分	19.8 mL/時
4.0	10	40	0.67	40.2
6.0	15	60	1.00	60
8.0	20	80	1.33	79.8
10.0	25	100	1.67	100.2
12.0	30	120	2.00	120
14.0	35	140	2.33	139.8
16.0	40	160	2.67	160.2
18.0	45	180	3.00	180
20.0	50	200	3.33	199.8
22.0	55	220	3.67	220.2
24.0	60	240	4.00	240
25.0	62.5	250	4.17	250.2
26.0	65	260	4.33	259.8
28.0	70	280	4.67	280.2
30.0	75	300	5.00	300

注）$PGF_{2\alpha}$濃度の安全限界は25μg/分以下とするのが妥当である．

データ・情報	アセスメント	助産診断名【例】
(b) 器械的方法 ①卵膜用手剥離 ②人工破膜 ③メトロイリーゼ など	・陣痛誘発効果は不確実である． ・他の誘発法の前処置，予備的なものである． ・子宮口が3 cm以上開大し，児頭が固定または破膜により固定する可能性の高い場合，効果的である． ・破膜後は感染の危険性があるので，抗菌薬を投与する． ・半日から1日以上経過しても陣痛が発来しない場合は，薬剤を使用して陣痛誘発を行う． ・破膜することで，子宮内圧，子宮内循環動態，子宮収縮力など変化するので，胎盤早期剥離，臍帯脱出，過強陣痛，胎児機能不全などに注意する．	⑯人工破膜に関連した感染の危険性 ⑰人工破膜による子宮内圧減少に関連した陣痛の増強 ⑱人工破膜による子宮内循環動態変化に関連した相対的過強陣痛出現の危険性

ケアの要点	具体的評価内容

【D】人工破膜時のケア

助産診断名：⓰, ⓱, ⓲

1. **方　法**
   a. 外陰部消毒
   b. 内診指に沿って長コッヘルを腟内に挿入する．
   c. 陣痛発作退失時にコッヘルの先端をわずかに開いて卵膜を摘むようにして引っ張る．
   d. 内診指は挿入したまま，羊水をゆっくり少量ずつ流出させる．
   e. 羊水はできるだけ多く流出させる．
   f. 破膜した孔は小さいので，内診指で児頭周囲に卵膜剝離を行って孔を広げる．
   g. 臍帯脱出，四肢脱出がないことを確認して内診指をゆっくりと抜く．

2. **過強陣痛の予防**
   破膜後は子宮収縮薬の投与量を減らす．
   その後しばらく陣痛の状態，胎児心拍の状態をみて再度投与量は調節する．

3. **胎児機能不全の予防**
   a. 子宮収縮薬の減量による一時的な陣痛増強の予防
   b. CTGでの継続的な観察
   c. 羊水流出はゆっくり少量ずつ行う．

4. **感染予防**
   a. 破膜に使用する器具，手袋は滅菌のものとする．
   b. バイタルサインチェック
   c. 抗菌薬の投与
   d. 羊水性状の観察（色，臭気，混濁の有無）

産痛のコントロールと緩和

データ・情報	アセスメント	助産診断名【例】
1 鎮痛機構 ①痛みの受容機構の遮断	・痛みを感じる受容機構をどのレベルであれ遮断することにより鎮痛効果が得られる.	
②下行性疼痛抑制系	・脳から脊髄後角へ下行して，末梢組織から脊髄後角への侵害情報を抑制する神経系，セロトニン，ノルアドレナリンによって侵害刺激に対する反応を抑える.	
③内因性鎮痛物質 ・βエンドルフィン ・エンケファリン ・ダイノルフィン など	・生体内に存在するモルヒネ様の物質(内因性オピオイドペプチド)が，オピオイド受容体に作用し鎮痛作用を発揮する.	
【ゲートコントロール説】	・痛みを伝える細い一次求心性神経線維（Aδ, C）から脊髄後角の侵害受容ニューロンへの情報伝達が，触覚，圧覚情報を伝える太い一次求心性神経線維（Aβ）の興奮によって抑制されるという概念で，疼痛部をマッサージしたり，圧迫したりすることにより痛みが緩和することの理論的な基盤となっている. 後年，この理論は修正されたが，疼痛管理の発展に大きな影響を与えた.	
【さまざまな痛みの緩和法】 （図Ⅲ-43） 【リード（Read）の自然分娩法】 （図Ⅲ-44） 【パブロフ（Pavlov）の理論】 （表Ⅲ-22）		

[☞ 参照]
第3章Ⅱ-E-1-⑤ 産痛の発生機序，神経支配，図Ⅱ-33産痛の強度とその範囲，p406，p407
第3章Ⅲ-F 腹圧のコントロール・努責法，図Ⅲ-52〜56，p750，751

情報・その他

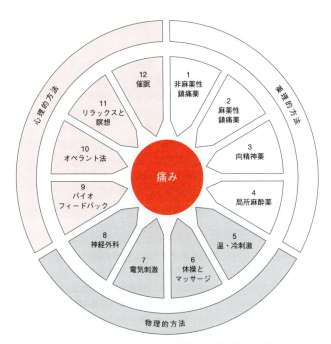

図Ⅲ-43 痛みの薬理的，物理的および心理的治療法
(Schmidt RF 編（岩村吉晃ほか訳）：シュミット感覚生理学，第2版，p140，金芳堂，1989)

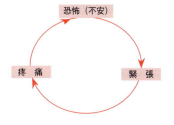

分娩時の不安や恐怖は緊張（精神的・肉体的）を引き起こし，この協調が痛みを増強させることにより，ますます不安を大きくさせる．この悪循環を引き起こす精神的要素の関与を軽減させるために自然分娩法の中で身体的訓練（休息・弛緩・呼吸・体操）などの分娩準備教育の必要性を提唱している．

図Ⅲ-44 リードの自然分娩法（恐怖（不安）・緊張・疼痛の理論）

データ・情報	アセスメント	助産診断名【例】

表Ⅲ-22　パブロフの理論：脳の働きと暗示説

痛みの感じ方は脳の働き（暗示・神経の集中・予期）に大きく関与する．人間では，言葉や文字が脳に暗示として働き，痛みに対して恐怖心と先入観念を作り出す．痛みの感じ方を弱くするためには，痛みに対するプラスの暗示・期待・他のことに注意を集中することにより，脳に別の興奮状態を作り出し，それが条件反射として働くようにする．そのためには妊娠中から正しい知識の普及や分娩の経過の理解をさせ，分娩を肯定的にとらえるようにする．

データ・情報	アセスメント
2 薬物によらない緩和ケア ①分娩期の継続的な支援	・分娩期に，産婦のそばを離れずに継続的に寄り添い，心理的サポート（安心感を与える，励ます，導くなど），身体的サポート（薬物によらない緩和ケアの実施，安楽への支援）を行う．また，分娩進行の説明や，産婦が自らの希望やニーズを示すことを支援するなど，産婦とその家族へのケアの提供により，分娩の進行をスムーズにし，産痛を緩和する．
②リラクセーション	・リラクセーションにより，不安軽減，カテコラミン反応の減少，子宮の血流量の増加，筋緊張の低下がもたらされ，疼痛耐性を増加させると考えられている（表Ⅲ-23）．
③タッチ・マッサージ	・タッチ・マッサージは体の軟部組織の緊張をほぐし，また末梢神経線維の刺激により痛みを緩和させる．分娩の進行にともない，腰背部の痛みを訴える場合などに効果的である．また，腹部のリズミカルなマッサージも痛みの知覚を和らげる．タッチ・マッサージを行うことでのヒーリング効果が得られる（図Ⅲ-45）．
④鍼灸・指圧	・手，足，耳などにある経穴（ツボ）刺激により，脳や脊髄への痛み刺激の伝達を遮断したり，痛みを緩和する内因性オピオイドを生産したりするとされている（図Ⅲ-46）．

情報・その他

表Ⅲ-23　リラクセーションを取り入れた産痛緩和

ラマーズ法	精神予防無痛分娩を改良し，パブロフの条件反射を用いて，呼吸法と弛緩法の反復練習により，分娩時の不安や緊張を取り除く．
ソフロロジー式分娩	ヨガ，イメージトレーニング，禅の訓練様式などによって，筋肉の緊張を緩和，産痛の軽減を図る．
リーブ法	気功法の概念を取り入れ，イメージングと呼吸法の両方を用いて，リラックス効果を得る．
アロマセラピー	芳香植物や薬効植物から抽出された精油のもつ薬理作用を利用したもので，吸入（肺からの吸収やにおい）や塗布（皮膚からの吸収）により用い，リラックス効果を得る．
マタニティヨガ	ヨガを取り入れ，呼吸法や筋肉や靭帯のストレッチなどにより柔軟性を高めてリラックス効果を得る．

1. 水平マッサージ

腹部に手をおいて指を4本そろえ，息を吸いながら手を脇にずらし，吐きながら戻す．

2. 輪をかくマッサージ

腹部に手をおいて指を4本そろえ，息を吸いながら両方の脇腹を胸の下まで輪をかくようになで上げながら両手をそろえ中央までなでおろす．

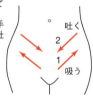

腹部マッサージ 1, 2

過敏になっている部分の皮膚を刺激することで痛みを鈍らせる

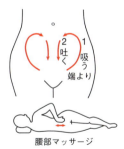

腰部マッサージ

図Ⅲ-45　マッサージ法

＜親指で圧迫＞

収縮が強くなったとき，親指で腰や足の付根を圧迫する．息を吐きながら押し，吸うときにゆるめる．痛みが強く息が吐けなくなったときに使うと楽に吐ける．

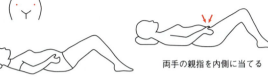

両手の親指を内側に当てる

＜握りこぶしをつくる＞

腰がだるいときには両手を握って腰に当て息を吐きながら手に体重をかけ圧迫し，吸うときにゆるめる．

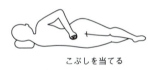

こぶしを当てる

図Ⅲ-46　圧迫法

データ・情報	アセスメント	助産診断名【例】
⑤罨法 ・温罨法 （湯たんぽ，温めたタオル，電気アンカ，入浴，シャワーなど）	・血流の増加，軟部組織の緊張の緩和，疼痛閾値の上昇などにより産痛を緩和する． ・分娩第1期の腰背部，分娩第2期の会陰部への温罨法が用いられる． ・使用時には，熱傷に注意が必要である．また炎症，感染がある場合には悪化させる．血管が拡張することにより出血しやすい．	
・冷罨法 （氷枕，ジェルパック，冷たいタオル，冷やしたペットボトルなど）	・筋肉の痙攣，浮腫を軽減する．また，手の経穴【合谷穴】への冷刺激を行うことで，鍼灸，指圧と同様の効果が得られる．局所に使用し，産婦の体温低下を起こさないように注意する． ・産婦が冷えを訴えているときには使用を控える，または，体を十分に温めてから使用する． ＊合谷穴：第1中手骨と第2中手骨の接合部（図Ⅲ-47）	
⑥動静と体位	・産婦が自由に動静や体位を選択できることにより，不安や心配を軽減させ安心感をもち，産婦自ら疼痛をコントロールできるという意識をもつことにより，疼痛に対する知覚を軽減することができる． ・産痛の部位や産婦の好みによって体位の選択，変更を行い産痛を緩和する（表Ⅲ-24，図Ⅲ-48）．	
⑦TENS（経皮的末梢神経電気刺激）	・脊髄にある神経経路を電気的なパルスにより刺激し，痛みの伝達を遮断したり，内因性オピオイドが中枢に作用したりするためと考えられている．通常は，背部（T10-L1,S2-S4）の位置で脊椎の両側に電極を貼る．鍼灸の経穴に貼ることもある（図Ⅲ-49）．	

情報・その他

表Ⅲ-24 産痛緩和と体位

体位	効果
垂直位（立位・歩行・座位・前傾位）	骨盤付近の関節の動きを変化させる． 腰背部の痛みを緩和する．
四つん這い	腰背部の痛みを緩和する． ＊長時間では疲労しやすいためクッションなどを利用するとよい．
側臥位・シムス位	休息，リラックスできる体位．
スクワット	腰部の痛みを緩和する．

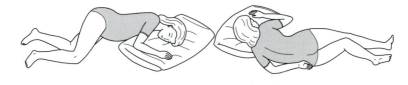

図Ⅲ-48 弛緩法（シムスの体位）

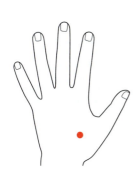

図Ⅲ-47 合谷穴

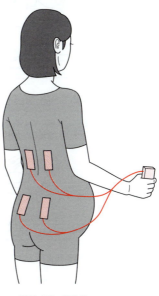

図Ⅲ-49 TENS

E 呼吸法 — 分娩の進行と呼吸法

情報・その他

		子宮収縮（陣痛）	身体の変化
開口期	前期	不規則に始まる（止まってしまうこともある） 規則的になってくる（7〜15分おき） 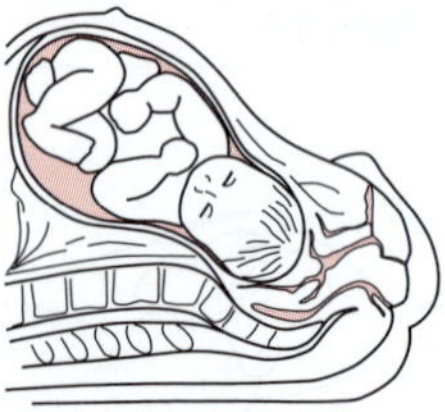	・破水・血性のおりもの（しるし） ・生理痛のような痛み ・骨盤の圧迫 ・軽い吐き気 ・寒気 ・全身がだるい
	中期	安定してだんだん強くなってくる 5〜6分おき　収縮30〜45秒 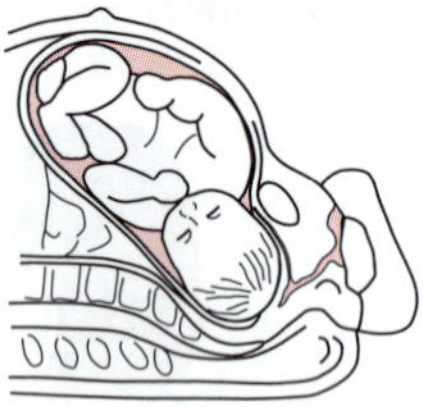 2〜3分おき　収縮60秒くらい	・違和感 ・吐き気 ・寒気 ・筋肉のつり ・背部痛 ・腰痛はだんだん下のほうへ移る ・圧迫痛のよう
	移行期	収縮がどんどん続いてくる 1〜2分おき　収縮60〜90秒 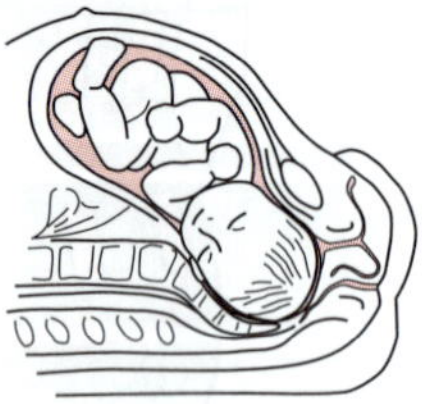	・深い眠気がきそう ・しゃっくり・げっぷ ・手足がしびれる ・吐き気 ・体温のバランスが崩れる 　（暑く感じたり，寒く感じたりする） ・汗をかく ・腰痛が強くなり，ときどきいきみたくなる

図Ⅲ-50　分娩の進行と呼吸法（開口期）

情報・その他

呼吸法	産婦の気持ちの変化	産婦を支持してあげるポイント
リラックスして普通の呼吸 必要になったら ① 静かに	・まだ半信半疑 ・出産が始まることを確認するまで感情の起伏がある ・興奮したりホッとしたりする ・収縮の間に普通の生活ができる	・収縮測定（何分おきに何秒続くか） ・日常生活を続ける（夜にかかったら眠る） ・軽くシャワーを浴びる（風呂もよし） ・消化の極端に悪いもの以外は食べたいものを適度に食べる ・助産師に連絡する
② アウト式 ③ ヒー・フー式 静かに	・いよいよ本格的になってきたと感じる ・収縮そのものにだんだん馴染んできて落ち着き，集中してくる ・いよいよ真剣になる	・静かな環境を保ちリラックスを促す（まぶしいときは調節してもらう） ・あぐらを組む ・横向きに寝たり，仰向けにしたり，姿勢を1〜2時間毎に変えてみる ・楽な姿勢に ・呼吸法を十分使えるように助力する ・背中，腰が痛いとき，握りこぶしをつくり押さえる ・呼吸に合わせてマッサージの手伝い，リラックス！　リラックス！
④ ヒッ・ヒッ・フー式 ⑤ ヒッ・ヒッ・フー＋深い息の吐き出し	・いらいらすることもある ・最初の深呼吸はしにくい	・収縮の間は眼を開いていること ・そのときの収縮のことだけ考える　"休みがくることを期待する"　"この間は短い"　もうすぐ赤ちゃんが出てくることを思い出しながら乗り切る ・口が乾いたら…氷水でうがい，キャンディをしゃぶる，レモンでさっぱりさせる ・冷たい手拭で汗を拭く　リラックス！　リラックス！

情報・その他

	子宮収縮（陣痛）	身体の変化
娩出期	・娩出性陣痛 ・収縮がよりはっきりしてくる 強いいきみ 強いいきみ	・収縮の波が今までと変わる ・リラックスに努力を要する ・少しいきみたい感じ ・児頭が見え始める ・力いっぱいいきみたくなる ・児頭が完全にひっこまなくなる ・児頭が回り，肩が娩出され，赤ちゃん誕生
後産期	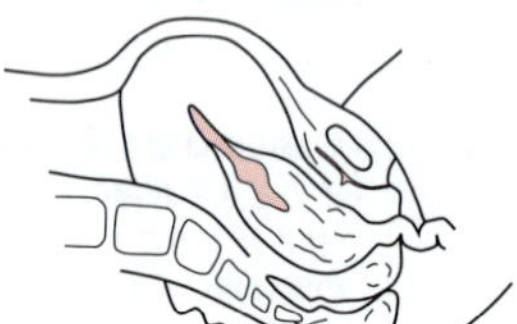	・収縮は出産後一時止むかもしれない．それからあまり痛くない収縮が始まる ・軽くいきむ ・胎盤が出てくる ・子宮は腹壁に盛り上がって球状になる

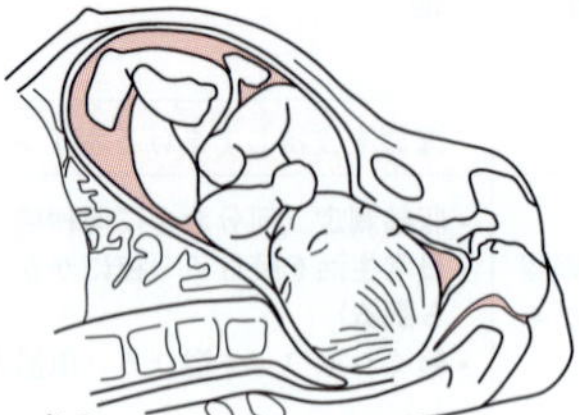

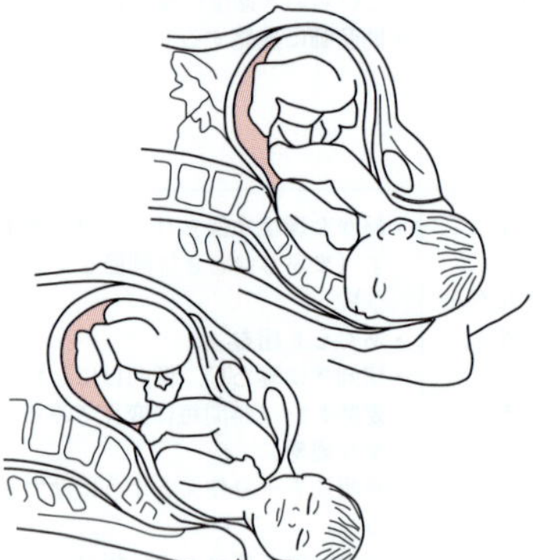

図Ⅲ-51　分娩の進行と呼吸法（娩出期，後産期）

Ⅲ．助産診断・助産ケアのための診査技術・ケア技術ツール

情報・その他

呼吸法	産婦の気持ちの変化	産婦を支持してあげるポイント
⑥-a ヒッ・ヒッ・フー・ウン	・今までなかった感じ ・しっかりやろうと心がひきしまる ・児頭が肛門を圧迫することを感じる	・助産師から指示があったらできるだけ長く，強くいきむ ・力の無駄使いをしないように ・収縮と収縮の間は十分リラックス ・楽な姿勢をとる ・腰・下腹へのマッサージは呼吸に合わせる ・一緒にフー・ウン
⑥-b フー・ウン式		
⑦息の吐き出し		
⑧いきみ* a. b. c. ⑨短息呼吸	・ますます冷静になれる ・強くいきみたくてたまらない ・いきむと楽になる ・会陰部にやけるような感じをもつ ・いきみのストップ ・最高にいきみたいとき，力を抜くのは苦しい ・ぐっと楽になる ・ホッとする ・喜び ・赤ちゃんが見たい ・五体が満足か気になる	・産婦と一緒に合わせていきむ，そしてリラックス ・力の無駄使いをしないように ・進行状態を本人に伝える ・間欠時静かに仮眠をとらせる ・冷たいタオルで汗を拭く ・冷たい水をあげる ・ストップがかかったらハ・ハ・ハと短呼吸をし，全身の力を抜き，絶対にいきまない（軽く口を開き舌を出しハ・ハ・ハ・ハ・ハ）
⑩深呼吸	・幸せな気分 ・自分が生んだという実感がわく ・空腹，喉の乾きに気付く ・お腹がペチャンコになったのでうれしい ・赤ちゃんのことに気持ちが移ってくる	・上体を起こしてやり赤ちゃんを見せてあげる ・十分リラックス，休息する ・ねぎらいの言葉

*a：自然ないきみにまかせる（バルシア式自然努責法）
　【共圧陣痛が有効であるときほど，いきみの効果を期待できる．産婦の体にやさしい方法といえる】
　b：いきみをコントロールする（従来から行われている古典的方法）
　【十分な共圧陣痛が得られないときにも，いきみの効果を期待できる】
　c：bに準ずる
　【bの方法でいきみを持続することができ，努責回数が1回となる】

Ⅲ-E

腹圧のコントロール・努責法

データ・情報	アセスメント	助産診断名【例】
1 腹圧の定義	・腹圧とは，腹壁諸筋（腹直筋，錐体筋，外腹斜筋，内腹斜筋），横隔膜（筋），および骨盤底諸筋（肛門挙筋・尾骨筋）などが同時に協力的に緊張し収縮することによって起こる腹腔内圧の上昇をいう（図Ⅲ-53〜56）．	
2 反射機構	・腹圧は意識的にも加えられるが，分娩時には反射的に起こり意識的に抑えられなくなる．	

3 反射経路

腟円蓋・腟・子宮頸部・骨盤底の近接部位 ← 組織の緊張・伸展・圧迫

→ 陰部神経 → 脊髄の反射中枢へ伝導 → 脊髄の第5腰椎 → 横隔膜

腹壁諸筋に作用 ← 第4頸椎から横隔神経 ←

4 努責法（図Ⅲ-52）

深呼吸後に努力的に長く息を止めて努責を行うバルサルバ法は，母児の呼吸循環状態に影響を与えるため必要な時以外は行わない．バルサルバ法を行う場合には，10〜14秒の努責にとどめる．

背もたれを30°〜45°に保つと，産婦の安楽度が最高になり腰痛も少なく，有効に娩出努力を行うことができる．

産婦の自然な努責感に合わせて有効にいきむ．

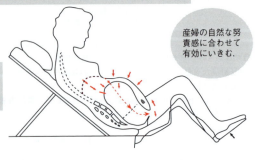

図Ⅲ-52　努責法

III. 助産診断・助産ケアのための診査技術・ケア技術ツール　751

情報・その他

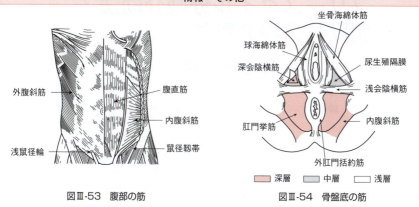

図III-53　腹部の筋

図III-54　骨盤底の筋

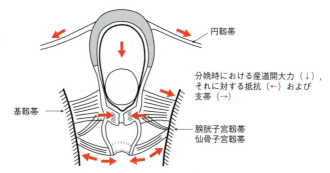

図III-55　子宮付属靱帯

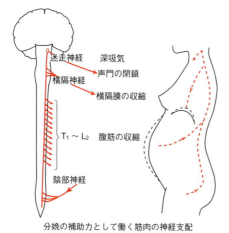

分娩の補助力として働く筋肉の神経支配

図III-56　努責と神経経路（Bonica, 1960）

III-F

フリースタイル分娩介助法／側臥位分娩介助法

1. フリースタイル分娩介助法

データ・情報	アセスメント	助産診断名【例】
1 アクティブ・バースの定義	・アクティブ・バースとは「女性が自分の本能と体の生理的メカニズムに従って，自然にお産をしようとする姿を表したもので，お産に際して女性が，介助者に積極的に出産管理される受動的な存在にとどまるのではなく，自分の身体をコントロールする主体になる」ことである．（Balaskas J, 1992）	
2 フリースタイル出産（分娩）の定義	・フリースタイル出産は，自由な姿勢，自由な場所，自由な心が三位一体となってはじめて完了される出産スタイルである． フリースタイル出産は体位を競う出産法ではなく，これをすればよいという決まった体位もない．お産の現場で巡り合った1つ1つの体位がその産婦の体位である．（進純郎，2005）	
3 分娩時の体位（図Ⅲ-57）	・体幹直立位：立位・座位・蹲踞位（スクワット）・膝位 ・体幹横位（水平位）：側臥位・四つん這い位（手膝位・胸膝位）・半臥位・仰臥位	

Ⅲ．助産診断・助産ケアのための診査技術・ケア技術ツール 753

情報・その他

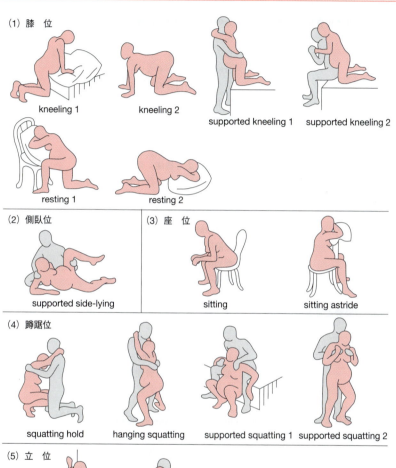

図Ⅲ-57　フリースタイル分娩（JIMON）

（荒木　勤：最新産科学 正常編, 改訂第22版, p283, 文光堂, 2008）

データ・情報	アセスメント	助産診断名【例】
4 フリースタイル分娩の効果	・分娩時の姿勢は，陣痛の強さ，分娩時間，新生児の健康度に影響を与える． ・分娩の進行にともない，種々の体位を産婦が自らの身体の望むままに取り入れることによって次の効果がある． ①子宮収縮が強まる．子宮収縮の規則性，頻度が増す． ②骨産道の応形機能：骨盤関節が弛緩し，骨移動により骨盤諸径が動く． ③児頭が骨盤に陥入しやすい． ④胎児の健康状態がよい． ⑤会陰に加わる負荷が変わる． ⑥産痛が和らぐ． ⑦産婦の快適さを高める．	
5 分娩時の姿勢と骨産道の関係	・骨産道：骨盤の関節は，妊娠・分娩期に最大限にゆるむ．仙骨の後上方移動・下方移動，寛骨の蝶番（ちょうつがい）運動，大腿骨と骨盤との関係により骨盤各部が狭まったり広がったりする（図Ⅲ-58）．	
6 分娩時の姿勢と軟産道（会陰部負荷）の関係 （図Ⅲ-59，60）	・仰臥位より側臥位，側臥位より四つん這いのほうが陰門は円形を呈し，陰門部への負荷が分散する． ・体幹を起こす，あるいは大腿を体幹に引きつけることで，娩出力が前方へ向かいやすくなる．大腿を開くことで分娩時に加わる負荷が外陰のほぼ全体に分散されやすい． ⇒軟産道：娩出力が骨盤誘導線に一致して働くと陰門は均等に伸展し，陰門形状は円形を呈して会陰裂傷が生じにくい． ・産道と重力と娩出力の方向が一致すれば，もっとも効果的に力が加	

Ⅲ. 助産診断・助産ケアのための診査技術・ケア技術ツール　755

情報・その他

a. 仙骨尖の後上方運動

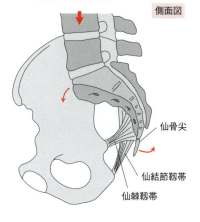

側面図

仙骨尖
仙結節靱帯
仙棘靱帯

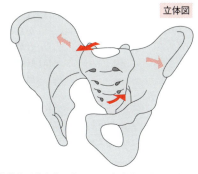

立体図

仙骨尖が後上方に向かうと（→），仙腸関節下部では仙骨が楔として働き，左右の寛骨は必然的に離れる（→）

b. 仙骨の下方移動

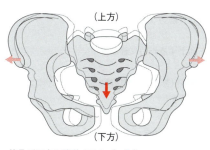

（上方）
（下方）

仙骨が下方に移動すると（→），左右の寛骨は必然的に離れる（→）

c. 寛骨の蝶番運動

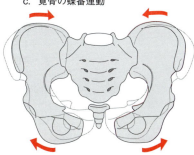

左右の仙腸関節を起点に，坐骨間が広がる（狭まる）と腸骨間が狭まる（広がる）

図Ⅲ-58　骨盤の関節移動

（村上明美：フリースタイル分娩の介助技術のポイント．助産雑誌63（4）：292-295，2009）

データ・情報	アセスメント	助産診断名【例】
7 フリースタイル分娩の準備	わる. ・フリースタイル分娩を実施するには，妊産婦も分娩介助者も妊娠期からさまざまな準備をしておくことが必要である. ①妊産婦の準備 ・出産に関心をもち，マタニティライフを楽しむ. ・妊娠・出産の経過を維持・促進（その産婦なりの正常性）しようという意思をもつ. ・家族の協力を得て，家族を巻き込んで出産に取り組む. ・分娩介助者と良好な関係性を形成する. ②分娩介助者の準備 ・フリースタイル分娩に対する正確な知識を獲得する. ・妊産婦に対して適切な情報を提供する. ・介助技術を向上するために経験を積む. ・協働する他職種（とくに産科医師）からの理解を得る. ・分娩環境を整備する.	

Ⅲ. 助産診断・助産ケアのための診査技術・ケア技術ツール

情報・その他

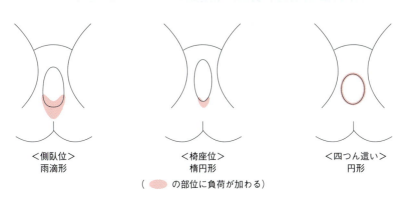

図Ⅲ-59　負荷が加わる部位と会陰の変化

(村上明美：自然分娩の骨盤出口部における産道の形態変化と助産術. 日本助産学会誌12(1)：17-26, 1998)

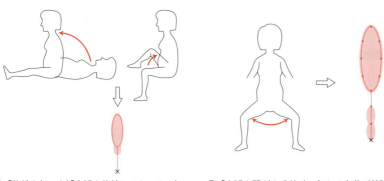

① 「体幹を起こす」「大腿を体幹にひきつける」と娩出力が前方へ向かいやすくなる

② 「大腿を開く」と分娩時に加わる負荷が外陰（会陰と陰門）のほぼ全体に分散されやすい

図Ⅲ-60　姿勢の変化に伴う会陰の変化

(村上明美：さまざまな分娩スタイルと会陰の生理的・解剖学的変化. 助産師必携会陰保護技術（進　純郎編著）, p12-19, メディカ出版, 2005)

Ⅲ-G-1

2. 側臥位分娩介助法（産婦が左側臥位をとった場合）

項　目	手　順	アセスメント
1 側臥位分娩の利点と欠点	（☞ 第3章Ⅲ-B-2 分娩介助, p692も参照） フリースタイル分娩の中でも比較的多く実施されている体位. ［利　点］ ・産婦の休息がとりやすく疲れにくい. ・産婦の腰痛が他の体位に比べて緩和される. ・子宮胎盤血流への影響が少ないため，胎児機能不全を起こしにくい. ［欠　点］ ・立位や座位に比べ重量が無効となり，娩出力が弱くなる. ・急速遂娩などの医療介入が必要な場合に対応しにくい.	
2 外陰部の清潔	①産婦に外陰部を清潔にする必要性を説明し，産婦の体位を整える. ・分娩台上で側臥位分娩を行う場合，産婦の安全を考慮しながら，産婦の前面に児を迎えられる広さを作るために，産婦の身体を分娩台の中央より端に少し寄せる. ②0.025％ベンザルコニウム液，または温かい水道水（微温湯）を入れたスポイトを用いて，外陰部を洗い流す．または温かい水道水を綿花に含ませ，産婦の姿勢に合わせて上側から下側へと拭く（図Ⅲ-61）.	産婦の好む体位・安楽な体位/分娩進行に応じた体位であるかを検討する.
3 清潔野の作製	①間接介助者と協力して分娩用シーツを産婦の腰部の下に敷く. ②器械・器具などを点検する. ③児頭が発露となったとき，消毒されたシーツを産婦の左大腿の上に敷く.	

項　目	手　順	アセスメント

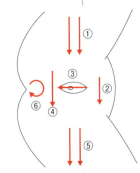

図Ⅲ-61　外陰部清拭法

4 肛門および会陰保護

①排臨時，介助者は産婦の背中側に立ち，肛門保護を行う．
　子宮収縮時は産婦の希望に合わせて，適時，産婦の右大腿を間接介助者に支持するよう依頼する．
　自然ないきみが入りやすいよう，産婦の下肢を屈曲し体幹に近づけ，足底に力を入れられるように支える（図Ⅲ-62-a）．

②発露時，介助者は産婦の子宮収縮状態，進行状態などを考慮し，右手は肛門保護のままで，左手掌を広げて児頭を軽く押さえ，急速な陰門の通過を防止する（図Ⅲ-62-b）．

③児頭娩出時は，産婦がリラックスできるよう呼吸を調整しながら，左手で娩出してくる児頭を包み込むように受け止める．

＊介助者の注意
・側臥位では骨盤誘導線は水平に位置し，胎児重力は垂直方向に働くため，娩出力方向が骨盤誘導線と外れるため，胎児の娩出にあたっては，児頭の娩出速度と娩出方向の調整が必要とされる（図Ⅲ-62-c）．

項　目	手　順	アセスメント
	・陰門形状が円形になるように娩出力の方向を陰門の中心に向かわせるような調整（保護）を行う．	

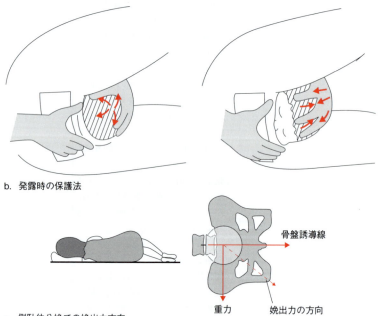

a. 助産師の位置と介助姿勢

b. 発露時の保護法

c. 側臥位分娩での娩出力方向

図Ⅲ-62　肛門保護および会陰保護

（村上明美：DVDで学ぶ開業助産師の「わざ」フリースタイル分娩介助，p27, 29, 医歯薬出版, 2009）

III．助産診断・助産ケアのための診査技術・ケア技術ツール　761

項　目	手　順	アセスメント
	・立位・座位・膝手位では，児頭下降が速く，急速な陰門通過により会陰裂傷を生じるため注意を要する．	
⑤ 児頭娩出直後の顔面清拭	・児頭娩出後，右手は肛門保護のまま，左手で児頭を下側から支え，児の第1呼吸に備え，児の顔色を見ながらガーゼで鼻および口の周囲の分泌物を除去する．	
⑥ 頸部臍帯巻絡の有無をみる	・右手の示指を恥骨弓下より頸部に入れ，臍帯巻絡の有無を確かめる．	
⑦ 児頭第4回旋・躯幹娩出時の介助	・左手で児頭を支えたまま，できるだけ自然の回旋を待つ． ・児頭の第4回旋後，一般には次の収縮で肩甲は自然に娩出されるので，右手の肛門保護ガーゼをゴミ箱に捨て，左手で児頭を，右手で躯幹を下から支え，殿部が出たらしっかりと把持しながら骨盤誘導線に沿ってゆっくりと娩出させる． ・産婦が児を自分で迎えられるよう声をかける． ・児頭が重力によって骨盤誘導線から下方にずれないように支える． ・第4回旋をしないまま娩出にいたる児もいるため注意する．	
⑧ 新生児の処置・産婦の体位変換	①児を産婦の傍に寝かせて対面をしたのち，産婦に仰臥位をとらせる． ②出生直後の児の処置・臍帯切断は仰臥位分娩の介助に準じる． ③児の健康状態がよければ，母親の希望を確認してから早期母子接触を実施する．	
⑨ 胎盤娩出の介助・後処置	・仰臥位分娩の介助に準ずる．	

III-G-2

出産の想起と肯定的出産体験への支援

[☞ 参照]
第3章Ⅱ-E-2 心理・社会的側面に関する診断 p408
第4章Ⅱ-B 心理的側面の診断 p813, Ⅱ-C 社会的側面の診断 p824
第4章Ⅱ-G-6 心理的側面の逸脱 p922, Ⅱ-G-7 社会的側面の逸脱 p927

1. 出産の想起（バースレビュー）

　出産後に母親が出産体験を振り返り，「語る」という行為を通して出産を体験し直すことであり，出産体験を意味づけし自己概念を再構築することである.

　自己概念とは，人がその人自身やほかの人びと，また世の中の現実に対して，その人らしく経験や学習することによって自然に生じた自分自身の枠組みである.

　ストレス体験の強い出産過程における喪失体験に伴う悲嘆，わだかまり等が自己概念を解体している場合があるため，自己概念の危機状況やストレスを適切に処理できるように負の感情表出を助け，自己概念を再構成する副次的問題解決を見出す行為をケアとして想起する.

2. 出産体験を想起することの意味

　出産は期待や予測と現実の不一致を感じる体験となることがあり，その結果，自己への信頼の低下を招き，自己概念の変調をきたす．時には心的外傷（バーストラウマ）となり，今回ばかりでなく，次回の妊娠出産育児に影響を及ぼす．逆に出産体験に価値を見出すことができれば自分自身にも肯定的感情をもてる．自己概念の再構成を図ることで関心が自分中心から児へ，そして育児へと広がっていく．母親役割獲得や児への愛着を促進するには，出産体験が自己概念と一致する必要がある.

　多くの母親の出産による身体的疲労が軽減される産褥1〜2日頃の受容期において，出産体験の中で思い出せない事象や詳細な情報を一つ一つ確認していく作業が必要である．出産体験の想起は分娩介助をした助産師とともに行うことが望ましい．それは母親が出産というもっとも激しい痛みの中で，自分を励ましてくれ，腰をさすってくれた助産師を信頼しており，その助産師とともに出産体験を想起したいというニーズがあるからだ．母親にとって出産体験の想起は辛かった体験を肯定的に捉え直す機会となり，育児へのポジティブな動機づけができる（表Ⅲ-25）．また，助産師にとっても自分が行った分娩期のケアの振り返りにもなり，双方にとって有益である.

表Ⅲ-25　出産体験の想起の効果

- 喪失体験の意識化
- 悲嘆作業への援助
- 心理的外傷（バーストラウマ）の回復
- 出産時の失敗感や罪責感などからの解放と緊張の緩解
- 肯定的な出産体験の強化
- 自己肯定感の向上と自己概念の回復
- 体験の整理や共有化
- 不安やわだかまりの軽減

3. 肯定的出産体験への支援

1）出産の想起を支援するための基本となるもの

出産の想起を実施する際には，対象者に関心と尊敬の念をもち，理解的な態度を示すことが望まれる．援助者が相手に示す態度，行動，性格傾向がどのように相手に影響を与え，どのような意味をもっているかを十分認識しておく．出産の想起にかかわる際は，傾聴・受容・共感的理解・信頼関係が大切である．

①傾聴

相手の感情や思考の流れに沿って聞くことで，相手が話している内容について，どう感じ，どのような意味をもって話しているかを敏感に感じとることである．相手の人間性，内面的世界につながる気持ちや感情，その他の諸々の言葉に表現できない内容をできるだけ汲み取り，心から耳を傾け，相手が言いたい，伝えたいと思っていることを感じとる耳をもつことである．

②受容

温かさと善意をもって，不愉快，敵意，うらみなどの感情も批判したり非難したりせず，その感情を受け入れる．そして了解したことを相手に率直に伝える．相手は受け入れてもらえたという感情をもつことができたとき，不安を乗り越え，困難に立ち向かう勇気をもつ動機をつくることができる．

③共感的理解

共感とは，援助者が対象者を中心に考え，対象者とともに対象者の世界の中で感じることであり，この理解を対象者に伝え，そして援助者の理解を対象者が知覚することである．ロジャース（Rogers）は共感的理解について，「私的な世界をあたかも自分自身であるかのように感じとり，自分自身に生じた感情を伝えることである」と述べている．これは，話の聴き手の反応を鏡のようにして対象者が自分の感情に気づいていくことを示している．

④信頼関係

相手との間に信頼関係が成立すると，自由な表現がみられるようになり，相手の感情が解放され，心の奥深くにあること，秘密にしていたこと，否定的な感情をありのままに話すことができる．感情がありのままに受け止められたと感じられたとき，自己を冷静に客観的に見ることができるようになる．

表Ⅲ-26　出産想起における支援

1. 心身の疲労回復の診断を行い，出産の想起の時期を検討し，出産の想起を促す．
   ・出産をねぎらう．　・出産を想起する機会を提供する．
2. 出産体験を傾聴，共感し，取り組めたことへの保証から出産体験の統合を支える．
   1) 満足感のある出産体験の場合
      ・祝福，共感，保証することで，満足感や達成感を味わい，深められるように，出産体験の統合を促す支援を行う．
   2) 喪失感やわだかまりのある出産体験の場合
      ・語ることで，出産体験の喪失感から生じた緊張感が解きほぐされるよう支援する．
      ・わだかまりの感情を吐露し，気持ちが整理されるよう支援する．
      ・否定的にとらえた体験の中でも，その状況の中から意味を見出せるよう支援する．
      ⇒現実との直面・意識化：悲嘆作業を経て，出産体験を統合できるよう支える．
3. 出産想起の後，心理的側面を診断し，フォローが必要な場合は継続支援を行う．

表Ⅲ-27　バースプランの内容

妊娠・出産・育児に関する思い・考え	①妊娠を知ったときの気持ち ②妊娠中の気持ち ③出産・育児のイメージ，思い，考え
出産時の環境	①場所：ＬＤＲ，分娩室，ベッド，畳 ②雰囲気：照明，音楽，アロマセラピー　③人：付き添い，立ち会い
陣痛時の過ごし方	①呼吸法：ラマーズ法，ソフロロジー法 ②体位：フリースタイル，アクティブチェアやクッションの利用 ③和痛法：温罨法（入浴，足浴），つぼ刺激，マッサージ
出産時の処置とケア	①フリースタイル ②浣腸，導尿，剃毛，会陰切開，陣痛促進剤の使用，静脈ルート確保
出産後の育児とケア	①出生直後の早期母子接触　②写真撮影やビデオ録画 ③臍帯血献血・臍帯の処置　④早期授乳開始 ⑤母乳栄養への取り組み　⑥母子同室あるいは異室 ⑦退院後の住居環境　⑧退院後の支援環境

（中野美佳ほか：妊婦主体のバースプランの支援．周産期アップデート（吉澤豊予子編），p140，中央法規出版，2008）

2) 母親自身が出産体験をありのままに語り，統合できるように支えること

　母親が出産をどのように考え，位置づけているかは，今回の出産体験の受け止めや育児の考え方に影響する．今回の出産体験をどのように感じているか，満足しているか，達成感があるか，理想と現実のギャップを感じていないか，否定感情をもっていないかなどを確認する．出産体験がより肯定的であれば，出産の想起を行うことで満足感が深まり，至高体験としてとらえられる．

　出産体験が否定的な場合には，出産の想起により，分娩時の喪失体験に伴う悲嘆やわだかまりの感情を表出することで，緊張を緩解し，失敗感や自責の念から解放される．このような感情表出の機会が失われれば不安が抑圧され，次の分娩体験まで持ち越される可能性がある．出産の想起は母親役割獲得過程の受容期である産後48時間以内に行うとよいといわれている．

　出産の想起にあたり，助産師の役割は，分娩時の出来事や思いを聴き，承認するだけではない．出産を体験した母親が，出産について，どの時期にどのように感じ，どのように思っていたのかを尋ねることで，なぜそのように思うのかというところまで掘り下げ，母親自身が出産体験をありのままに語り，統合できるように支える（表Ⅲ-26）ことが重要である．

表Ⅲ-28　バースプランにおける質問項目の例

> バースプラン
>
> 　　　　　　　　　　　　　出産予定日　　月　　日　氏名
>
> 1．妊娠を知ったときの気持ちをお聞かせください．
> 2．今回ははじめての出産ですか？　お産にどういったイメージをお持ちですか？
> 3．お産のとき，いつから誰に側についてほしいですか？
> 4．お産で入院してから，どのように過ごしたいですか
> 5．お産のとき望む（望まない）処置はありますか？　具体的にお書きください．
> 6．お産後，赤ちゃんとどう過ごしたいですか？

(中野美佳ほか：妊婦主体のバースプランの支援．周産期看護学アップデート（吉澤豊予子編），p143，中央法規出版，2008より一部改変し許諾を得て転載)

表Ⅲ-29　バースレビューの例

> 今回の出産を振り返り，ご感想をお聞かせください．できればお産後2〜3日のうちにお書きください．
>
> 1．お産の前のイメージと比べての，ご自身のお産の感想は？
> 2．お産のとき，感じたこと，考えたこと，頑張ったことは？
> 3．お産に対して，わだかまり，心残りなどはありますか？
> 4．助産師に「もっとこうしてほしかったなあ…」と思うことはありますか？
> 5．お産前にバースプランを書いたことや，それについて助産師と話し合ったことは役立ちましたか？
> 6．その他：ご意見や要望があればお書きください．

(村上摂子ほか：個別の振り返り：バースレビューの実際．ペリネイタルケア25(8)：766-771，2006より一部改変し許諾を得て転載)

3）バースプランとバースレビュー

　出産の想起にあたり，出産前にバースプランを作成している場合は，バースプランを活用することも1つの方法である．バースプランは，インフォームド・コンセント・チョイスの概念の普及とともに導入され，今日多くの施設で活用されている．バースプランはケアの受け手とケア提供者との関係づくりに重要な役割を果たす．

　産婦とその家族が望む「母子ともに安全で，自分たちの希望する出産」となるように，出産に対する自分の考えをイメージ・言語化することを促すことは重要である．ケアの受け手とケア提供者がともに出産のあり方を考えていく手段としてバースプラン（表Ⅲ-27）は用いられている．

　バースプランとバースレビュー（表Ⅲ-28, 29）は，施設によりさまざまであるが，用紙を用いて記入する場合や面接により行われる場合があり，併用していることもある．

4) バースレビューを行う上での注意点

- バースプラン通りにできた，できなかったという評価はすべきではない．出産に向けてこれまで取り組んできたプロセスを評価する．
- 認識に誤まりがあっても，話を中断せず，まずは積極的に傾聴し，対象者が思いのたけを十分に語れるようにする．
- 思い通りにならなかった場合，挫折感を強調することのないように正しい知識を提供し，現実を正しく認識させる．
- 不明な点はなかったか．納得のいかなかったこと，行き違いなどを話し合う．

出産の想起は分娩にかかわった助産師が行うことが望ましいが，継続したかかわりがある助産師が支援にあたることや出産体験にトラウマ感情を抱く事例の場合にはカウンセリング技術をもつ助産師の対応も考慮して実施する．

急速遂娩（吸引分娩・鉗子分娩）時の補助

データ・情報	アセスメント	助産診断名【例】
1 吸引・鉗子分娩の適応 （表Ⅲ-30） ・胎児機能不全 ・分娩第2期停止や遷延 ・母体合併症により分娩第2期の短縮が必要な場合	・分娩第2期の延長により，母体あるいは胎児にとって危険と考えられ，帝王切開術を選択するよりも急速な分娩が可能と判断された場合に行われる． ・急速遂娩の適応（分娩第2期停止や分娩遷延を惹起した原因など）によって，胎児娩出後の母児の経過を予測し，分娩第3期以降のケアの要点と優先度を判断する．	❶ 分娩第2期停止 ❷ 遷延分娩 ❸ 胎児機能不全を適応とした急速遂娩の必要性 ❹ 母体合併症に関連した吸引（鉗子）分娩の適応

表Ⅲ-30 吸引・鉗子分娩の適応と要約，および施行時の注意点

1. 吸引・鉗子手技は，急速遂娩以外には実施しない．(A)
2. 吸引・鉗子手技は原則としてその手技に習熟した医師本人，あるいは習熟した医師の指導下で医師が行う．(B)
3. 吸引・鉗子分娩は実施前に以下のいずれかの適応があることを確認する．(B)
   ・胎児機能不全（non reassuring fetal status）
   ・分娩第2期遷延や分娩第2期停止
   ・母体合併症（心疾患合併など）や母体疲労のため分娩第2期短縮が必要と判断された場合
4. 吸引手技を実施する場合は以下を満たしていることを確認する．
   1) 妊娠34週以降 (C)
   2) 児頭骨盤不均衡の臨床所見がない (A)
   3) 子宮口全開大かつ既破水 (B)
   4) 児頭が嵌入している (B)
5. 鉗子手技を実施する場合は以下を満たしていることを確認する．(B)
   1) 原則として出口部，低在（低位），低い中在（中位）において，かつ，矢状縫合が縦径に近い（母体前後径と児頭矢状径のなす角度が45度未満）
   2) 回旋異常あるいは高い中在では，特に本手技に習熟した医師本人，あるいは習熟した医師の指導下での実施である．
6. 吸引・鉗子分娩中は，可能な限り胎児心拍数モニタリングを行う．(B)
7. 吸引分娩中に以下のいずれかになっても児が娩出しない場合は，鉗子分娩あるいは帝王切開術を行う．(B)
   1) 総牽引時間（吸引カップ初回装着時点から複数回の吸引手技終了までの時間）が20分を超える．
   2) 総牽引回数（滑脱回数も含める）が5回
8. 吸引・鉗子分娩は，原則として陣痛発作時に行う．(B)
9. 吸引・鉗子手技によっても児を娩出できない場合，可及的速やかに緊急帝王切開を行う．(A)

A：強く勧められる，B：勧められる，C：考慮される

（日本産科婦人科学会/日本産婦人科医会編・監：産婦人科診療ガイドライン-産科編2017，p259，2017）

データ・情報	アセスメント	助産診断名【例】
2 吸引・鉗子分娩の要約 ・児頭骨盤不均衡がない ・子宮口全開大で既破水 ・児頭が骨盤内に嵌入（ステーション0）している ・帝王切開へ移行できる準備があること ・急速遂娩に習熟したものが行う ・34週までは比較的禁忌である（児頭は一定の硬さと大きさを有すること．無脳児・浸軟児などは不可）	・急速遂娩に関するインフォームド・コンセントを行う必要がある． ・途中で他の急速遂娩術に変更することも考慮し，準備を整えすぐに対処できるようにする．	❺急速遂娩に対する母体の心理的準備の充足
3 急速遂娩が母児に与える影響 (a) 吸引分娩および鉗子分娩 ①母体側 　・頸管裂傷 　・第3・4度会陰裂傷 　・腟・外陰部血腫 　・膀胱および尿道の損傷 ②胎児側 　・産瘤 　・頭血腫 　・帽状腱膜下血腫 　・頭蓋内出血 　・頭蓋骨折	・急速遂娩術が施された後の母児への影響は，児娩出直後に発見できるもの（頸管裂傷や産瘤など），分娩第3期（血腫など）や，産褥早期に発見すべきもの（尿道の損傷など）がある．各期における母児への影響を身体・心理両面において観察し，早期発見と介入の判断を行う．	❻急速遂娩に関連した軟産道損傷の危険 ❼急速遂娩に関連した新生児の頭蓋/頭部損傷の危険
(b) 鉗子分娩の場合 　・眼球損傷 　・顔面神経麻痺 　・顔面の鉗子圧痕・挫傷・裂傷		❽急速遂娩に関連した出産体験の受容

ケアの要点	具体的評価内容
【A】急速遂娩の適応を把握する 助産診断名：❶，❷，❸，❹ ・分娩中，胎児心拍モニターの実施や内診により母体の状態把握を行う． ・母体の体力維持を図り分娩進行を妨げないようにする． ・母体の膀胱・直腸損傷予防のため，膀胱・直腸は空の状態が望ましい．最終排尿・排便からの経過を把握しておく．経過からの判断と触診にて，膀胱充満の程度を観察し，充満があれば導尿を行う．	
【B】急速遂娩における母児の安全を図る 助産診断名：❺，❻，❼ ・産婦の不安の除去と精神的安定に努める． ・産婦の体位を截石位にする． ・陣痛を観察し，タイミングを術者に伝える． ・児頭が陰門を通過する際は，牽引に併せて会陰損傷を行う．児の落下を防ぐよう，会陰保護や児の第3回旋，第4回旋を助け，肩甲娩出，体幹娩出の介助を行う．児顔が娩出したら顔面清拭を行う． ・児娩出後は臍帯を結紮・切断し，児の状態に合わせて保温や蘇生などの処置が行えるようにする．	
【C】急速遂娩が母児に与える影響を最小とする 助産診断名：❻，❼，❽ ・児娩出後，母体側，児側おのおのの急速遂娩に関連した危険を念頭に，観察を行う． ・急速遂娩となった産婦の出産体験は，自信喪失など分娩（娩出）能力の喪失を伴う．産婦の心理・社会的サポート体制にかかわる情報や性格傾向を把握し，心理的ケアを行う．	急速遂娩が母児に与える影響に関連した観察項目 【母体】頸管，腟，会陰裂傷の有無，子宮収縮の状態，局所的疼痛，麻痺，しびれ感，尿意など． 【新生児】全身状態，器機装着部位の精査，頭蓋損傷の有無など．

データ・情報	アセスメント	助産診断名【例】
4 吸引分娩の実際（図Ⅲ-63） (a) 金属カップ ・内径55・43・25mmがある． (b) ソフトバキュームカップ ・内径72（産瘤出現時や児頭が大きい場合）・64・55（帝王切開時の児娩出用）mmがある． ・吸着する対象の面積×陰圧＝吸着力（牽引力）であると考えると，圧が同じであれば，直径の大きなカップほど牽引力は大きく児頭への障害は少ない．自然分娩の際，児頭の通過面が直径10 cmとすると，共圧陣痛は150 mmHg程度であり，娩出力は15 kgとなる．吸引分娩でも同等の牽引力が必要と考えられる．	・吸引カップには金属カップとソフトバキュームカップがある． ・産瘤が過大で，吸引分娩を行う場合，有効な吸引圧がかかりにくく，また児の出血を助長するので注意を要する． ・吸引分娩における牽引力は児の頭皮に加わる外力が大きく，吸引カップが滑脱した場合その瞬間に加わる外力はさらに大となるため，皮膚・皮下組織損傷，出血などを惹起する．カップの滑脱を避ける． ・吸引術は滑脱回数も含め5回以内とし，6回以上は行わない．片手でハンドルを操作し，もう一方の手指はカップと児頭の接合部に添えてカップが滑脱しないかどうかに注意し，同時に児頭が牽引にともなって移動するかどうか，牽引方向が正しいかどうか観察する． ・吸引は陣痛発作時に行い，間欠時は減圧・休止し，1回の吸着牽引は長引かせない．総牽引時間は20分以内とし，20分を超える場合は帝王切開を行う． ・頭血腫は黄疸の増強に留意する．	
5 鉗子分娩の実際	[実施手技] ・鉗子術を行う前に内診を行い児頭の位置・矢状縫合の向きを確認しておく． ①鉗子（図Ⅲ-64）の挿入 　左葉から挿入し，左葉が正しく水平に挿入されたら右葉を挿入する（図Ⅲ-65）． ②鉗子の閉合 　左右の把柄部を握り，鉗子を接合する．児心音に異常がなければ鉗	

ケアの要点	具体的評価内容

【D】吸引分娩の介助

助産診断名：❻，❼

- 吸引は陣痛発作時に行い陣痛間欠時には牽引を休止する．吸引圧は500〜550 mmHgとし，陣痛間欠時には100〜200 mmHgに減圧する．
- 産婦の努責が禁止されていなければ，発作時に腹圧が有効にかけられるよう産婦に説明する．
- 児頭前後径前端（額または眉間）が会陰を滑脱すると吸引カップを除去するため，この間会陰保護を十分に行う．
- 児頭皮膚が剝離した場合には感染予防のため消毒液を塗布する．継続して詳細に観察し，黄疸の出現や強さに留意する．

①下方への牽引
児頭の後頭結節が恥骨結合下に出現するまで

②水平方向への牽引
児頭の後頭結節が恥骨下縁を通過するまで

③上方への牽引
第3回旋を助けるように上方に向ける

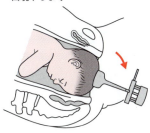 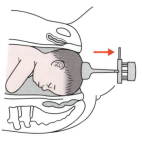 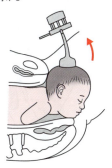

図Ⅲ-63　牽引方向

データ・情報	アセスメント	助産診断名【例】
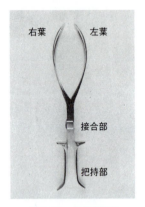 図Ⅲ-64 鉗子の構造	子を閉合する．内診で鉗子匙が正しく児頭をはさみ，軟産道をはさんでないかを確かめる（図Ⅲ-66）． ③鉗子牽出 骨盤誘導線に沿って，牽引方向を第1〜3位へと移動させていく（図Ⅲ-66）． ④鉗子の除去 児頭が発露になると同時に鉗子を除去し，次の自然陣痛で児を娩出させるようにする．	

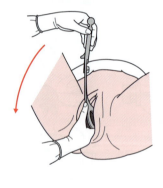 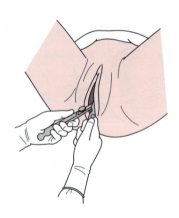

(野田起一郎：産科手術．産科学，改訂第2版（荒井清ほか），p286，南江堂，1989)

図Ⅲ-65 鉗子の挿入方法と閉合
①右掌を指をそろえて腟内へ挿入．右指の上に左葉の匙部を乗せるように挿入．挿入した指の上を滑らせるようにして，ゆっくりと左葉の匙部が胎児頭部の左側に当たるように，また鉗子の重さで自然に入る感じで挿入（図左）．
②左葉挿入後，右葉も左手指の誘導に沿って挿入する．
③両葉の接合部を鉗子把柄を少し上下させる感じに合わせる（図右）．

ケアの要点	具体的評価内容
【E】鉗子分娩の介助 　助産診断名：❻, ❼ ・鉗子が接合されたら児心音に異常がないことを確認する．	

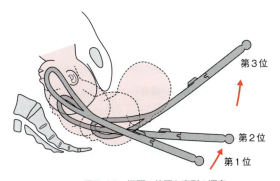

図Ⅲ-66　児頭の位置と牽引の順序
陣痛に合わせて腕の力のみで骨盤誘導線に沿って索引する．

新生児蘇生法

　日本周産期・新生児医学会では，「すべての分娩に新生児蘇生を習得した医療スタッフが新生児の担当者として立ち会うことができる体制」の確立を目指している．そのため「日本版新生児蘇生ガイドライン」に基づいた蘇生法が標準的なものとなるよう，助産師を含む医療スタッフのトレーニングが展開されている．

　2015年10月に，国際蘇生連絡委員会（ILCOR）による「Consensus on Science with Treatment Recommendation (CoSTR)」の改訂にあわせて「日本版新生児蘇生（NCPR）ガイドライン2015」が発表された．

　新生児蘇生は図Ⅲ-67のアルゴリズムに沿って行う．

1. 出生直後のチェックポイント
　次のうち，1つでも該当すれば蘇生の初期処置に進む．
- ・早産児か否か
- ・弱い呼吸・啼泣
- ・筋緊張低下

2. 出生直後のチェックポイントを認めない場合
　正常新生児のルーチンケアに準ずる．母親のそばで実施し，母親が児を見ることができるようにする．
- ・保温：低体温を防止し，体温37.0℃以上を保つ．
- ・気道確保：気道を開通する，わずかに頸部を伸展したsniffing position（図Ⅲ-68）をとる．
- ・皮膚乾燥：羊水を拭き取る．

［環境整備と準備物品］
- ・分娩室（処置をする部屋）の室温を設定する．
- ・インファントラジアントウォーマーの準備．

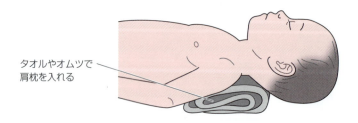

図Ⅲ-68　気道確保のための体位（sniffing position）

III．助産診断・助産ケアのための診査技術・ケア技術ツール　775

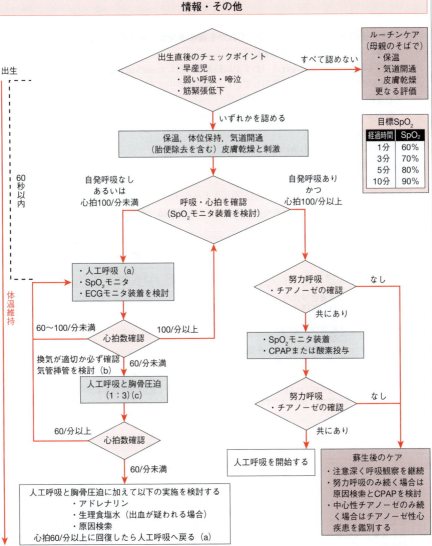

(a) 人工呼吸：新生児仮死では90％以上はバッグ・マスク換気だけで改善するので急いで挿管しなくてよい．はじめ空気で開始し皮膚色，またはSpO₂値の改善がなければ酸素を追加．
(b) 適切に換気できていない場合は，胸骨圧迫にステップを進めず，換気の確保・実施に専念する．
(c) 人工呼吸と胸骨圧迫：1分間では人工呼吸30回と胸骨圧迫90回となる．

©一般社団法人日本蘇生協議会アルゴリズム図　一部改変

図III-67　新生児の蘇生法アルゴリズム

(一般社団法人日本蘇生協議会編：JRC蘇生ガイドライン2015．p247，図1，医学書院，2016より一部改変した細野茂春監：日本版救急蘇生ガイドライン2015に基づく新生児蘇生法テキスト，改訂第3版，p44，メジカルビュー社，2016)

情報・その他

3. 出生直後のチェックポイントのいずれかを認める場合（蘇生の初期処置）
 ・皮膚の羊水を拭き取り，保温を行う．
 ・体位を保持し気道開通を行う（わずかに頸部を伸展したsniffing position（図Ⅲ-68））．
 ・口腔内吸引：先に口腔内を吸引してから，鼻腔を吸引する．
 ・必要時，気管内吸引を行う．
 　吸引カテーテルサイズ：羊水の胎便混濁時12Frまたは14Fr，成熟児は10Fr，低体重児は8Frまたは6Frを使用．
 　吸引圧は100mmHg（13kPa）を超えない．
 ・皮膚を優しく刺激する．
［蘇生の可能性を予測した準備］
 　吸引カテーテル，酸素等使用物品，パルスオキシメータ，救急カート，人工呼吸に必要な物品（表Ⅲ-31），保温されたタオル，気管挿管の必要物品（表Ⅲ-32）

表Ⅲ-31　人工呼吸に必要な物品一式

①（オプション）ラリンゲアルマスクエアウェイLMA（サイズ1）
②蘇生用フェイスマスク
③流量膨張式バッグ（マノメーター付）
④自己膨張式バッグ（閉鎖式酸素リザーバー付）
⑤気管チューブ（内径2.5mm，3mm，3.5mm）とスタイレット
⑥呼気CO_2検出器
⑦栄養チューブ
⑧新生児用喉頭鏡（直型）（ブレード0，00）
⑨新生児用聴診器
⑩吸引カテーテル（6，8，10，12Fr）とバルブシリンジ

（細野茂春監：日本版救急蘇生ガイドライン2015に基づく新生児蘇生法テキスト，改訂第3版，p60，メジカルビュー社，2016より作表）

表Ⅲ-32　挿管時に準備する物品

設備	モニター機器	一般蘇生用物品	挿管用物品
酸素配管 酸素ボンベ 圧縮空気 流量計・ブレンダー 吸引配管・吸引器 蘇生台 ラジアントウォーマー	パルスオキシメータ 心電図モニタ 呼気CO_2検出器 マノメータ	バッグ （自己膨張式，流量膨張式） マスク 聴診器 タオル エアウェイ 手袋	気管チューブ 喉頭鏡 直型ブレード （スタイレット） 固定テープ

（細野茂春監：日本版救急蘇生ガイドライン2015に基づく新生児蘇生法テキスト，改訂第3版，p100，メジカルビュー社，2016より作表）

情報・その他

4. **蘇生の初期処置後の評価**
　・30秒毎に，呼吸と心拍数を評価する．
　　　呼吸：数，状態，自発呼吸の有無
　　　心拍数は胸部聴診する．100回/分以上であるか．
　・SpO_2モニタ装着を検討する．

5. **自発呼吸があり，かつ心拍数が100回/分以上の場合**
　努力呼吸・中心性チアノーゼを確認する．
　1) 努力呼吸・中心性チアノーゼが認められる場合
　・SpO_2モニタを右手に装着(☞ p775の図Ⅲ-67中の目標SpO_2値を参照)．持続的気道用圧(CPAP)またはフリーフローの酸素投与を検討する．

6. **自発呼吸がない，あるいは心拍数が100回/分未満**
　・バッグ・マスクの人工呼吸
　・SpO_2モニタ装着
　・酸素ブレンダー，酸素濃度調節の機器の準備
　1) 30秒間人工呼吸した後に，心拍数が60回/分以上100回/分未満である場合
　・バッグ・マスクの人工呼吸の適切性の確認(気道確保，姿勢，マスクのあて方など)
　・気管挿管の準備(表Ⅲ-33)
　2) 30秒間人工呼吸した後に，心拍数が60回/分未満である場合
　・バッグ・マスクの人工呼吸の適切性の確認(気道確保，姿勢，マスクのあて方など)
　・胸骨圧迫(図Ⅲ-69)
　　＊胸骨圧迫と人工呼吸の割合は，3：1(図Ⅲ-67)で行う．
　3) 人工呼吸と胸骨圧迫をした後に，心拍数が60回/分未満である場合
　・薬剤の投与：アドレナリン，生理食塩水，炭酸水素ナトリウムの準備(表Ⅲ-34)
　・心拍数の改善がみられない場合は，胸骨圧迫，さらには薬剤投与が開始される．
　・気道確保のためのわずかに頸部を伸展したsniffing positionにする．
　・気管挿管時の児の固定(必要時)(図Ⅲ-70，表Ⅲ-35)

表Ⅲ-33　在胎週数・出生体重別の気管チューブの太さと固定長

体重(kg)	在胎週数	チューブサイズ(mm)	口角までの挿入長 6+体重(kg) cm
<1.0	<28	2.0・2.5	6.5~7.0
1.0~2.0	28~34	2.5・3.0	7.0~8.0
2.0~3.0	34~38	3.0・3.5	8.0~9.0
3.0<	38<	3.5	9.0<

(細野茂春監：日本版救急蘇生ガイドライン2015に基づく新生児蘇生法テキスト，改訂第3版，p101，メジカルビュー社，2016)

情報・その他

表Ⅲ-34　新生児蘇生によく使用される薬物

薬剤	投与量	溶解方法	実際の溶解方法	推奨シリンジ	実際の投与量
ボスミン® (0.1%アドレナリン) (1mg/mL)	静脈内投与： 0.01～0.03mg/kg	生理食塩水で 10倍稀釈	ボスミン®1mL +生食9mL (0.1mg/mL)	1mL	0.1～0.3mL/kg
	気管内投与： 0.05～0.1mg/kg	生理食塩水で 10倍稀釈	ボスミン®1mL +生食9mL (0.1mg/mL)	5mL・10mL	0.5～1.0mL/kg
生理食塩水	10mL/kg/dose	原液	原液	20mL・30mL	10mL/kg/dose
メイロン8.4%® (8.4%炭酸水素ナトリウム)	1～2 mEq/kg/dose	蒸留水で 2倍希釈	メイロン8.4%®5mL +蒸留水5mL (0.5mEq/mL)	10mL	2～4 mL/kg/dose

(細野茂春監：日本版救急蘇生ガイドライン2015に基づく新生児蘇生法テキスト，改訂第3版，p84，メジカルビュー社，2016)

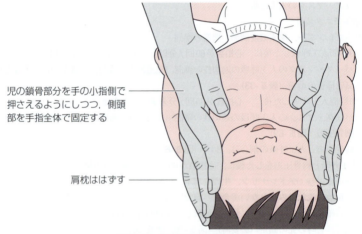

児の鎖骨部分を手の小指側で押さえるようにしつつ，側頭部を手指全体で固定する

肩枕ははずす

図Ⅲ-70　気管挿管時の児の固定

表Ⅲ-35　気管挿管の適応

1	出生児のチェックポイントで蘇生が必要と判断された児のなかで，羊水が胎便で混濁し，胎便の気管吸引が気道開通の一つの手段として有効と考えられる場合
2	有効な人工呼吸開始後，概ね30秒後になっても心拍が100/分に満たない場合
3	人工呼吸だけでなく，胸骨圧迫も必要な状態が長時間続く場合
4	挿管することで気管チューブを介しての気管内アドレナリン投与を行う場合
5	先天性横隔膜ヘルニア，サーファクタント補充療法を要する呼吸窮迫症候群などの特殊な病態が考えられた場合

(細野茂春監：日本版救急蘇生ガイドライン2015に基づく新生児蘇生法テキスト，改訂第3版，p98，メジカルビュー社，2016)

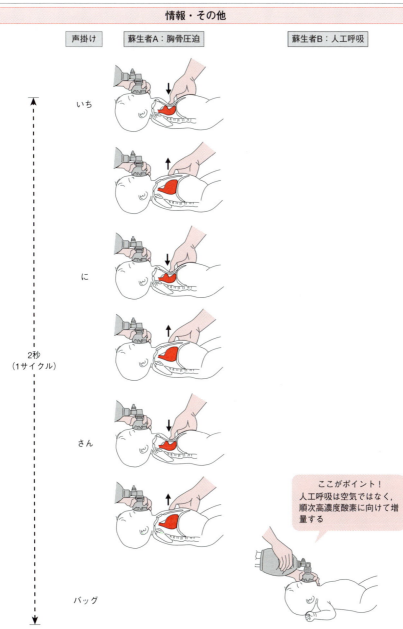

図Ⅲ-69 胸骨圧迫と人工呼吸のタイミング

(細野茂春監：日本版救急蘇生ガイドライン2015に基づく新生児蘇生法テキスト，改訂第3版，p75，メジカルビュー社，2016)

第4章
産褥期の助産診断

　産褥期は心身の変動が大きい時期であり，産褥が生理的過程であるとはいえ，身体ならびに精神面にわたって正常経過を逸脱しないようにすることが大切である．

I 産褥期の助産診断の焦点

A 産褥期の助産診断とは何か

　産褥期とは妊娠・分娩に伴う母体の生理的変化が，分娩の終了後から非妊娠時の状態に回復するまでの期間をいい，一般には6〜8週間であり，その期間にある女性を褥婦という．

　産褥期の女性に生じる変化は，全身状態の回復，生殖器の退縮および分娩時の産道損傷部位の治癒の退行性変化，乳腺に起こる乳汁分泌活動の進行性変化である．また産褥期は心理・社会的変化も顕著であり，母親としての役割変容や行動獲得が求められ，新生児とのかかわりのなかで愛着感情や親性を発達させていく重要な時期である．

　したがって，産褥期の助産診断の焦点は心身の回復過程，母乳哺育の確立，親役割獲得過程，子育て家族としての適応である．

[産褥期の3段階]

　産褥期は急激な変化の時期であるが，さらに3つの特徴的な時期に分類できる．

①**分娩当日から退院までの期間**：心身の変動がもっとも激しい時期
　　退行性変化，進行性変化の回復が重要
　　退院後の生活適応のための援助が必要

②**退院後から2週間位**：子どもを中心とした生活に慣れるための時期
　　さまざまな育児に対する不安や悩みが生じる．
　　周囲の温かい理解と支援が健全な母子関係・家族関係確立の上から重要
　　また身体的にもトラブルの生じやすい時期でもある．

③**退院後3週目以降**：行動範囲が拡大し，日常生活への復帰の準備段階の時期
　　産後1ヵ月を過ぎると近隣社会への適応時期となる．
　　この時期は，育児・産後の栄養・家族計画・勤労女性の職場復帰などの問題を抱えた時期である．

産褥期の助産診断の焦点

1 順調な退行性変化
- 産褥日数に応じた経過をたどっているか
- 生殖器および全身復古に影響する因子はないか
- 復古促進のためのセルフケア行動がとれているか

2 順調な母乳哺育
- 乳房や乳頭の形はどうか
- 産褥日数に応じた乳汁分泌経過であるか
- 母乳哺育を妨げる因子はないか
- 母乳栄養に対する意欲はどうか
- 新生児の哺乳状況はどうか
- 授乳状況はどうか
- 乳房のセルフケアはできているか

3 母親役割獲得の順調な経過
- 産後の心理過程はどうか
- 母親としての愛着形成はどうか
- 母親としての育児行動はどうか
- 母親役割獲得に影響する因子はないか
- 家族のサポートはどうか

4 退院後の生活
- 新生児を迎えた退院後の生活を理解しているか
- 退院後の生活環境が整っているか
- 社会復帰に向けた調整ができているか

5 家族関係の再構築
- 父親としての役割行動がとれているか
- 夫としての役割を理解しているか
- 他の家族の受け入れはどうか
- 家族計画が立てられているか

Ⅱ 産褥期の経過診断とアセスメント・ツール

A 産褥経過の診断

1. 退行性変化（局所の復古）の診断

データ・情報	アセスメント	助産診断名【例】
■ 退行性変化	・子宮をはじめとする生殖器の復古は産褥日数に応じて順調か ・復古を妨げる因子はないか	❶順調な退行性変化
1 子　宮	・子宮の急速な縮小は主として筋細胞の萎縮により起こり，分娩後の子宮収縮は子宮壁血管内の血流を減少させ，血管そのものを圧迫・絞扼し閉塞させる． 【特　徴】（表Ⅱ-1，図Ⅱ-1） ・初経産による相違：子宮復古の速度においてはほとんどないと考えてよい． ・日内変動→昼間と夜間での差は2：1 【根　拠】 ⓐ昼間は体動による刺激や授乳による強化 ⓑ夜間は睡眠による子宮筋の弛緩と悪露の貯留 ・分娩直後から時間経過とともにダイナミックに変化 ・個人差があるため，経日的な変動の視点での査定が重要	
(a) 子宮底長	・子宮底長：恥骨結合上縁中央から子宮底までの直線的長さ	
(b) 子宮底の高さ	・子宮底の高さ：臍と恥骨結合を基準とした子宮底までの手指による簡便的測定方法	

データ・情報	アセスメント	助産診断名【例】
(c) 子宮腔長 (d) 重量	・子宮腔長：子宮消息子にて測定した内腔の長さ．したがって子宮筋の厚さは計測していない． 【分娩直後と12時間後における変化の根拠】 ⓐ膀胱内の尿充満 ⓑ骨盤底筋群や腟の緊張回復 ⓒ子宮腔内や腟内の凝血蓄積 ⓓ分娩時に下垂した子宮が急速に回復上昇 ・排尿と子宮復古：排尿後の膀胱収縮により反射的な子宮収縮が起こる． ・膀胱内尿量100 mLの排泄→約1 cmの収縮	

表Ⅱ-1　産後の子宮復古

時期	子宮底長 (cm)	子宮底高	子宮長 （超音波計測）(cm)	子宮腔長 (cm)	重さ (g)
分娩直後	恥骨結合上　12	臍下3横指		14〜18	1,000
分娩12時間後	15	臍高，臍上2横指			
産褥1〜2日	13〜12	臍下1〜2横指	16.4〜15.0		750
3日	10	3横指	14.0		
4日	9	臍恥中央	13.6		
5日	8	恥骨結合上3横指	12.5		
6日	7	2横指	11.7		500
7〜10日	5	恥骨結合上僅かに触れる	11.2		
11〜14日	–	腹壁上より触知不能		10	300〜350
3週				8〜9	
5週					200
6週				7	
8週					40〜60

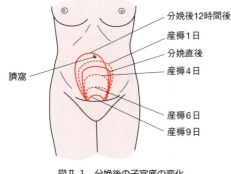

図Ⅱ-1　分娩後の子宮底の変化

データ・情報	アセスメント	助産診断名【例】
(e) 硬　度	・子宮収縮良好時：硬式テニスボール程度の硬さ 　不良時：柔らかく，境界不鮮明	
(f) 位　置	・分娩直後の生理的位置：右傾，前方偏位 【根　拠】 ⓐ生理的な子宮の左捻転 ⓑ発生学的・解剖学的右傾斜の素因 ⓒ子宮前方の膀胱，左後方の直腸・S状結腸の充満 　　◎市瀬らの調査（1947） 　　　　右傾　　69.1% 　　　　左傾　　21.6% 　　　　中央　　9.3%	
(g) 子宮内膜	・脱落膜が剝離し，主として子宮内膜基底層が残存する． 　→そこへ白血球が滲出し肉芽が形成 　→基底層と壊死状の脱落膜が境界 　→基底層より内膜が再生	
(h) 胎盤付着部	・分娩直後，生物学的結紮により静脈開放部位に血栓が形成され止血機構が整備され，静脈内血栓は線維芽細胞の侵入によって結合織化する． ・胎盤付着部周辺からの内膜の侵入・増殖，基底脱落膜に残存する内膜の増殖により器質化した付着部位を剝脱させ，子宮内腔は子宮内膜で全面が覆われる． 　　　　　　　↓ ・妊娠成立に支障をきたさない段階まで回復するのに，約6週間を要する． 【胎盤付着部面の目安】分娩直後：手掌大血管の血栓形成により不規則な結節状の隆起した面となる． 　　　分娩直後：8cm位 　　　産褥4日目：3〜4cm位 　　　産後6週間：1〜2cm位 　　　産後6ヵ月：やや隆起した着色部位と	

データ・情報	アセスメント	助産診断名【例】
(i) 子宮の組織的変化	して確認可能 ・筋線維：硝子様脂肪変性に陥り萎縮 ・結合織：増加の状態で残存 ・経産婦は多量の結合織を含むため肥厚した状態	
(j) 子宮頸部	・分娩直後：浮腫状　3～6 cmの長さ→18時間後には短縮しほぼ原型 ・子宮頸管の開大：産褥3日で約3 cm　産後10～12日で約1 cm ・産後4週間で外子宮口は横裂，軽度の瘢痕性変化あり（図Ⅱ-2）	

未産婦の外子宮口

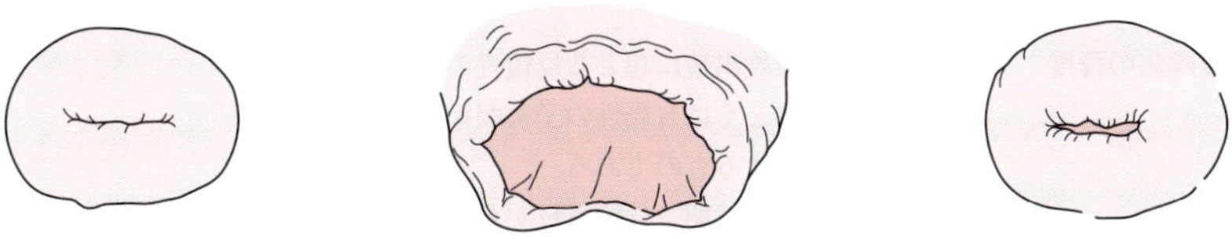

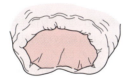
分娩直後の外子宮口

分娩後の外子宮口

図Ⅱ-2　分娩後の外子宮口の変化

＊産褥2日目には子宮腔内に腟内細菌の侵入があるにもかかわらず感染が発症しない．
【説　明】
ⓐ分娩が遷延しない限り子宮内創傷面への細菌の到達は困難
ⓑ到達しても子宮内膜は肉芽形成され防壁となる．
ⓒ下向性の流出血液は殺菌作用を有し，物理的にも細菌の洗い出し作用となる．
ⓓ腟内細菌そのものの菌力も弱い．
ⓔ母体の感染に対する免疫的抵抗力
ⓕ胎盤性エストロゲンの体内残存による抗感染効果

データ・情報	アセスメント	助産診断名【例】
	▼ ただし出血，子癇，ショックなど抗感染抵抗性が失われているときは容易に侵入・繁殖する． ［腟内細菌］ 　a．好気性菌 　　*Lactobacillus* 　　*Corynebacterium* 　　*Streptococcus* 　　*Staphylococcus epidermidis* 　　*E. coli* など 　b．嫌気性菌 　　*Peptococcus* 　　*Lactobacillus* 　　*Eubacterium* 　　*Bacteroides*　など	
(k) 後陣痛の程度	・胎盤娩出後に起こる反復性の生理的子宮収縮，とくに有痛性の子宮収縮は子宮復古を促進するものである． 　　出現時期：分娩当日から産褥3日頃まで 　　特徴：初産婦より経産婦に強く出現 　　　　　　授乳中，運動時，排尿時に増強 ＊子宮収縮薬投与：後陣痛の強さを考慮して投与すること 　投与の中止や場合によっては鎮痛薬投与 ・過度の後陣痛はないか 　　　　　↓ 卵膜や胎盤片・副胎盤の子宮内遺残，凝血の滞留，子宮内感染症を疑う ・子宮復古不全をきたす背景要因はないか 　　　　　↓ ⓐ多胎，羊水過多，巨大児などによる子宮筋の過度伸展 ⓑ遷延分娩などによる子宮筋の疲労 ⓒ卵膜，胎盤片の子宮内遺残 ⓓ胎盤剝離面が大きい ⓔ子宮筋腫合併などの子宮の形態・位置異常 ⓕ全身状態の不良（感染，貧血，疲労など）	

データ・情報	アセスメント	助産診断名【例】
	ⓖ過剰な安静 ⓗ直接授乳の遅れ，人工栄養	
2 悪露	・子宮壁創傷面からの分泌物に頸管・腟・外陰よりの分泌物を混じたもので，血液成分・リンパ液を主とし，変性脱落膜細胞・変性結合織細胞・変性上皮細胞・粘液を含んでいる． ・悪露の性状は経日的に変化し，量は減少しているか．	
(a) 量	＊悪露の量（図Ⅱ-3，表Ⅱ-2）：総排出量は約250〜1,500 g と報告に差があるが，日本の平均は300 g 前後（血液量は170 g 前後） 排泄量のピーク→分娩後17〜18時間位 　［根拠］エストロゲンの消退による凝固 　　　　　能低下による出血 産褥4日までに赤色悪露として総量の3/4が排出 シャワー浴後や産褥体操後など運動量の一時的増加による悪露量の増量が認められるが，子宮収縮によるもので問題なし． 帝王切開術後の悪露排泄は少ないことがある． ・量の表現方法： 　「多量」3〜4時間毎のパッド交換で大パッ 　　　　　ドが汚れる位 　「中等量」月経時の量が多いとき位 　「少量」産褥パッドを少し汚す位	
(b) 色	＊色調は産褥経過とともに4種に分類：赤色（血性），褐色，黄色，白色悪露へと移行 　赤色悪露：産褥3日目頃まで 　　　　　　分娩後12時間は血液成分が主 　　　　　　剝脱組織片，時に胎便やうぶ 　　　　　　毛を含む 　褐色悪露：産褥4〜9日頃 　　　　　　血色素の変性により褐色	

データ・情報	アセスメント	助産診断名【例】

アセスメント:
　　　　　血漿成分と滲出液が主体
　黄色悪露：産褥10日以降
　　　　　血液成分の激減，白血球の著増
　　　　　により黄色
　　　　　退行脱落膜細胞，上皮細胞，細
　　　　　菌などを含む
　白色悪露：産後4～6週で消失　ほとんど
　　　　　子宮腺分泌物
　＊産褥3～4週では血栓の剝離により，一過
　　性に血性となることがある．

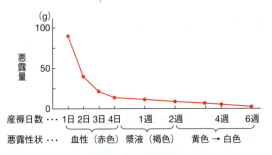

図Ⅱ-3　悪露量の変化
（岡田弘二：新産科データブック，産婦人科の世界，医学の世界社，1985）

表Ⅱ-2　悪露量（総量）

報告者	測定日数	量 (g)	備考
Gassner	8日	1,500	
Schibler	9日	370	蒸発率2～3倍として740 g
Giles		315	
Stoeckel	11日	945～1,235	
Labhardt	10日	750	100 g蒸発率50%
Wertheimer	7日	740	授乳者
	7日	1,310	非授乳者
Schibler		500	
Steinbrecher	10日	254	
v. Jaschke	7日	500	
小林・加藤	7日	262	正常100例，蒸発率15%
小林・加藤	7日	250	正常44例，208 g＋蒸発率15%
小林	7日	311	正常285例，245.8 g＋蒸発率22%
小野	5日	236.3	
鈴村・武田ら	7日	289.2	正常27例

（岡田弘二編：産褥，産婦人科MOOK 7，p25，金原出版，1979）

データ・情報	アセスメント	助産診断名【例】
(c) 性　状	個人差が10日から6週間と大きく，子宮収縮が良好なほど短期間で消失する． ・悪露の性状と産褥の時期については個人差があり，異常の目安として2週間以上の赤色悪露の持続は胎盤・卵膜遺残や子宮復古不全を疑う．	
(d) 臭　気	・悪臭や腐敗臭はないか． 　分娩直後：血液そのものの臭い 　赤色悪露：甘臭 　褐色悪露：酵素による分解で軽い臭気を呈する 　悪臭・腐敗臭：感染症を疑う	
(e) 混入物の有無	・通常は凝血は認められないが，時に子宮内に停滞していた凝血が排出されることがある．	
3 腟・外陰部		
(a) 腟壁・腟腔	・腟壁：皺襞を減じ平滑な腟腔を形成 　→時間の経過とともに縮小するが未産婦と同様の完全回復はなし．	
(b) 浮　腫	・外陰部に浮腫はないか→数日で消失	
(c) リビド着色	・腟粘膜：徐々に退色　7〜8週間で消失 　外陰：減色するも軽度の着色が残存	
(d) 陰　裂	・分娩直後は開いているが，24時間後には閉鎖	
(e) 処女膜	・完全に断裂消失，瘢痕形成の進行にともない処女膜痕として残存 　　　　　↓ 　経産婦の外陰部腟口の特徴となる．	
(f) 恥骨結合	・恥骨結合離開がないか 　→巨大児の出産，低身長産婦が大きな児を	

データ・情報	アセスメント	助産診断名【例】
(g) 縫合部 ・離開・発赤・腫脹・変色の有無 ・縫合糸の牽引感・疼痛の有無 ・硬結・血腫の有無 (h) 発赤・腫脹・疼痛の有無	出産した場合,離開することがある. ・分娩時損傷部位の縫合部癒合状態は良好か(表Ⅱ-3) ・排尿時にしみたり,ひりひりする感じはないか	

表Ⅱ-3 縫合部治癒状態の評価(REEDAスコア)

ポイント	発赤 redness	浮腫 edema	皮下出血 ecchymosis	分泌物 discharge	癒合 approximation
0	なし	なし	なし	なし	閉じている
1	創面の両側 0.25 cm 以内	会陰・創面から 1 cm 以下	両側 0.25 cm 片側 0.5 cm 以内	血清	皮膚の離開3 mm またはそれ以下
2	創面の両側 0.5 cm 以内	会陰・陰唇または創面から1〜2 cm間	両側 0.25〜1 cm 片側 0.5〜2 cm	持続的出血	皮膚と皮下脂肪が離開
3	創面の両側 0.5 cm 以上	会陰・陰唇・創面から2 cm 以上	両側 1 cm 以上 片側 2 cm 以上	出血・化膿	皮膚・皮下脂肪・筋肉層の離開
スコア					計

(Davidson N, 1974)

データ・情報	アセスメント	助産診断名【例】
4 肛門部 (a) 痔核・脱肛の有無 ・大きさ ・数 ・疼痛 ・出血 ・整復の可否	・痔核や脱肛があるか→1週間程で疼痛は緩和する ▼ 分娩時の努責や児頭による圧迫のため ＊整復が可能であれば還納する. →体動時に重心をかけることで悪化,また歩行時に産褥パッドの摩擦により悪化させる危険性があるため整復を試みる. →腫脹が著明なときは,無理な整復は刺激となるため避ける.	

Ⅱ. 産褥期の経過診断とアセスメント・ツール

データ・情報	アセスメント	助産診断名【例】
5 腹壁 (a) 弛緩状態と程度	・腹壁：弛緩し皺ができ，旧態に復することはない．	
(b) 正中線	・正中線の色素沈着：徐々に消退	
(c) 妊娠線	・妊娠線：光沢のある紅色状態（新妊娠線）から瘢痕化し白色の旧妊娠線となる．	
(d) 腹筋	・腹筋：動静の拡大とともに徐々に緊張力は回復	
(e) 腹直筋離開の有無	・結合織によって腹直筋は閉鎖されるが，時に離開のまま残存することがある．	
(f) 靱帯	・広靱帯・円靱帯は強度に弛緩 　→産後の運動により回復を図ることが必要	
6 性機能 (a) 月経	・産褥無月経：大部分が無月経 ▼ ・授乳期間中はプロラクチンが常時分泌された状態であるため，下垂体に働くGnRH（ゴナドトロピン放出ホルモン）の作用が抑制され排卵が抑えられる． 　→月経再開：分娩後3ヵ月末に，非授乳婦の9割，授乳婦の3割が再開	
(b) 排卵（図Ⅱ-4）	→排卵の回復：非授乳婦 10週（全例） 　　　　　　　授乳婦　 20週（約50％） 　　　　　　　　　　　 62週（全例） 授乳褥婦でも産後4週末までにみることがある．	

退行性変化（局所の復古）の診断

産褥経過の診断

Ⅱ-A-1

データ・情報	アセスメント	助産診断名【例】
(c) ホルモン動態（図Ⅱ-5〜7）	①蛋白ホルモン ・hCG：血中hCGは分娩後急速に減少 ・hPL：胎盤娩出後急速に減少し12時間後には検出不能 ・FSH, LH：産後5週間後位に正常な非妊娠時の状態に戻る． ・プロラクチン：分娩後に一時低下するが，授乳により上昇する． ②ステロイドホルモン ・エストロゲン：産後1週間位で正常な非妊娠時の状態に戻る． ・プロゲステロン：産後1週間位で正常な非妊娠時の状態に戻る． ・17-KS, 17-OHCS：分娩時に増加・産後急減し，2〜3日で正常な非妊娠時の状態に戻る． ③甲状腺ホルモン ・産褥数週から6週間位で非妊娠時の状態に戻る． ＊hCG：ヒト絨毛性ゴナドトロピン 　hPL：ヒト胎盤性ラクトーゲン 　FSH：卵胞刺激ホルモン 　LH：黄体化ホルモン 　17-KS：17-ケトステロイド 　17-OHCS：17-ヒドロキシコルチコステロイド	

II．産褥期の経過診断とアセスメント・ツール

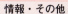
情報・その他

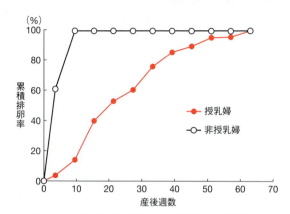

図II-4 非授乳婦と授乳婦における産後週数と累積排卵率
(Campbell OM et al：Characteristics and determinants of postpartum ovarian function in women in the United States. Am J Obstet Gynecol 169：55-60, 1993)

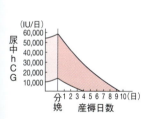

図II-5 産褥期における尿中hCG量の推移（東条）

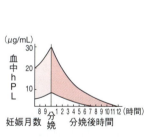

図II-6 産褥期における血中hPL量の推移（東条）

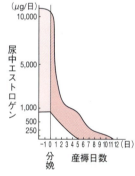

図II-7 産褥期における尿中エストロゲン (total) 量の推移（東条）

2. 進行性変化の診断

データ・情報	アセスメント	助産診断名【例】
1 乳房の解剖 （a）乳房体 ①乳腺房	・形態によって分泌量や授乳の方法が異なることはない． ・プロラクチンの刺激を受ける乳腺上皮細胞によって囲まれた乳腺腔があり，乳管につながっている．乳腺上皮細胞の集合を網目状に取り囲む筋上皮細胞はオキシトシンの刺激を受けて，乳腺腔に分泌された乳汁を乳管に放出する．	
②乳　管	・乳管は乳汁の輸送が主たる機能である． ・乳管口は9〜10本あり，乳輪で終了するものもある． ・乳頭で開いている乳管の数と乳汁分泌の量は関係がない． ・乳輪下の乳管には，射乳反射に一致して58％程度拡張する伸縮性に富んだ部位がある（図Ⅱ-8矢印部分）．乳管洞と示されているものもある．	
③乳　輪	・妊娠によって色素沈着し，大きくなることもある． ・アポクリン腺の一種であるモントゴメリー腺があり，分泌物には乳頭の皮膚の潤滑作用，強い抗菌作用があり，においは児を引きよせる効果があると考えられている．	
④乳　頭 ・伸展性 ・形　態	＊乳頭の形態や伸展性は母乳育児の可否とは何ら関係がない（コラムⒶ）． ・妊娠中の乳頭は初産婦ではとくに伸展性が悪い場合がある． ・乳頭の伸展性は，児の吸啜によって改善していく． ・見た目の乳頭の形態は母乳育児におけるトラブルを予測する材料になりにくい． ・ピンチテスト（図Ⅱ-9）における陥没乳頭では，授乳初期に乳頭痛を起こすことがある．	

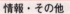

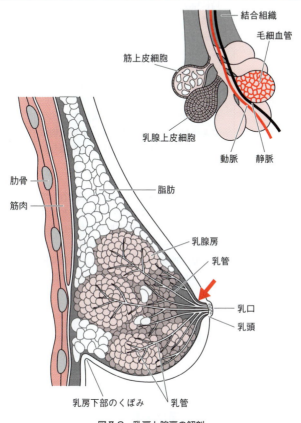

図Ⅱ-8　乳房と腺房の解剖

データ・情報	アセスメント	助産診断名【例】
⑤ミルクライン（副乳の出現部位）	・乳汁分泌が開始されると，副乳が出現し，時に痛みを伴う場合がある（図Ⅱ-10）． ・自然経過で，疼痛は軽減していくが，苦痛の強い場合はクーリングなどで，対処していく．	
2 乳汁分泌 (a) 乳汁分泌に関与するホルモン（図Ⅱ-11）	＊乳汁生成には，プロラクチン，オキシトシン，プロゲステロン，ヒト胎盤性ラクトーゲン（hPL），エストロゲン，成長ホルモン，コルチゾール，インスリン，甲状腺刺激ホルモンなどの多くのホルモンが関与している（図Ⅱ-11）．	
①プロラクチン	・妊娠中期から分泌され，乳汁生成を行っているが，妊娠中はプロゲステロンとエストロゲンによって作用が抑制されている． ・分娩後にピークになり，その後減少していく．児の吸啜刺激がなければ，1週間後にはホルモンレベルは非妊娠時まで低下する．	
②オキシトシン（コラムⒷ）	・筋上皮細胞を収縮させて乳汁を放出する作用をもつ（射乳反射）． ・子宮収縮を促進する． ・プロラクチンの低下の速度を遅らせる重要なホルモンである．	

【コラムⒶ】妊娠中の乳房，乳頭の評価，手入れと母乳育児

　従来，慣例的に妊娠中の乳房形態がチェックされることがあった．妊娠中から，乳房の形態を児の吸啜しやすい状態にすることが目的である．

　しかし，母乳育児の研究が進み，「児がうまく吸啜できること」は乳房の形態とは関係ないこと，効果的な吸啜を行うためには，効果的な乳房への吸着方法が重要であることが明らかになってきた．また，妊娠中に乳房や乳頭の評価を受け，手入れをすることを医療従事者から勧められた母親は，母乳育児を継続する割合が減ることも研究で明らかになっている．

　妊娠中の乳頭や乳房に刺激を与える手入れは，流早産のリスクのある母親では継続できないため，母乳育児の準備不足ではないかという不安を母親が抱くことにもなる．

　また，乳房や乳頭の形態を他人から評価されることで，母親のボディイメージを悪くする場合もあり，助産師にとっては母乳育児のための簡単な準備であっても，受け手の母親にとっては自己概念を揺るがすことになるかもしれない．妊娠中の乳房の評価や手入れの指導は画一的なものでなく，母親の個別のニーズに沿う必要がある．

情報・その他

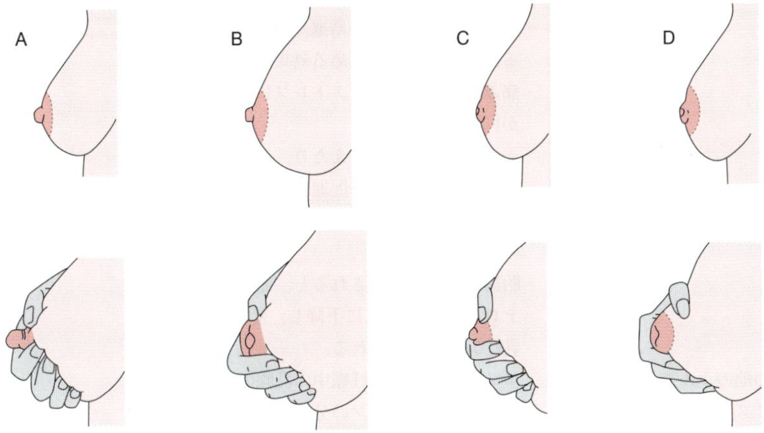

図Ⅱ-9 ピンチテスト

見た目の乳頭の状態と，乳輪部を圧迫したときの乳頭の状態を表したものである．突出した乳頭（A），見た目は突出しているが，陥没している乳頭（B），見た目は陥没しているが突出している乳頭（C），陥没している乳頭（D）．

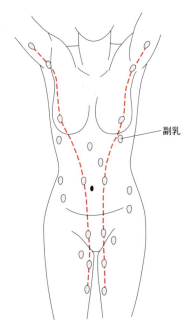

図Ⅱ-10 ミルクライン

データ・情報	アセスメント	助産診断名【例】
③プロゲステロン	・リラックスや食欲の増進，睡眠の質を高める，人との関係を深める効果がある． ・痛み，極度の不安やストレスによって分泌が抑制される． ・赤ちゃんのことを考えたり，泣き声を聞くだけでも射乳反射が促進される． ・胎盤から分泌される，プロラクチン受容体の発現の抑制因子 ・胎盤が完全に娩出されると，血中プロゲステロン濃度が一気に下降し，そのために，乳汁分泌が促進される．	
④その他のホルモン ・エストロゲン ・hPL ・成長ホルモン ・糖質コルチコイド ・インスリン ・甲状腺刺激ホルモン	・エストロゲンは，妊娠中の乳腺の発育を促進し，プロラクチンの分泌を刺激しているが，乳汁分泌の制御をする． ・hPLや成長ホルモンは，乳腺の発育とともに乳汁分泌維持作用がある． ・糖質コルチコイドは，乳腺上皮細胞内でカゼインの合成に携わる多くの人酵素を活性化し，乳汁分泌を促進する． ・インスリンは，乳腺における脂質の産生のための糖質利用に関係している． ・甲状腺刺激ホルモンは，乳腺上皮細胞でのプロラクチンの反応性を促進する．	

情報・その他

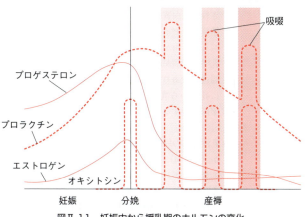

図Ⅱ-11 妊娠中から授乳期のホルモンの変化

(Wamback K, Riordan J：Breastfeeding and Human Lactation, 6th ed, p89, Jones and Bartlett Publishers, 2016)

【コラムⒷ】乳房マッサージとオキシトシンの関係

　長い間，助産師は乳房マッサージを母乳育児支援のための重要な技として使い，それを業としてきた．

　乳房マッサージの習慣は日本特有のもので，現在では母乳分泌不足に悩む母親が受ける助産ケアの第一選択といっても過言ではない．

　温かいタオルを用いて乳房に触れられる，気持ちのよい体験は，ほかのマッサージの効果と同様に，母親のオキシトシン分泌を促進することが考察される．

　オキシトシンの生理的な効果を期待した乳房マッサージを行うつもりなら，母親に痛みや苦痛などのストレスが伴うと，逆効果となる．また，乳房マッサージが乳汁生成にかかわるプロラクチンの血中濃度をあげるという根拠はなく，乳房マッサージが直接的に乳汁分泌を増加させることの根拠はない．

　このように，乳房マッサージは母乳育児支援に必須の助産師の技ではなく，助産師が母親をエンパワーし，母親をリラックスさせるための1つのツールとして存在するものと位置づける必要がある．マッサージを受けながら母親が助産師に心配事を相談できれば，ストレスが軽減し，オキシトシンの分泌を増加させるかもしれない．

　オキシトシンの分泌の仕組みが少しずつ解明され，助産師の技の偉大さが明らかになったといえるだろう．しかし，オキシトシンの分泌を増やすという視点で支援を考えるなら，助産師も母親も乳房マッサージという1つの技に依存することなく，自律した母乳育児ができるような支援を考える時が来たのではないだろうか．

（参考文献：シャスティン・ウヴネース・モベリ（瀬尾智子ほか訳）：オキシトシン，晶文社，2008）

データ・情報	アセスメント	助産診断名【例】
(b) FIL（乳汁産生抑制因子）	・乳管に乳汁が貯留し，内圧が高まると産生される蛋白質である． ・糖質とカゼインの合成をやめて，乳汁量を減らす作用がある． ・乳房の緊満が起こってから授乳をするのは間違いであり，FILが分泌される前にいかに乳房から乳汁を取り去るかが，乳汁分泌に影響する．	
(c) 乳汁分泌機序	＊乳汁分泌の段階の移行が順調に進んでいるか（表Ⅱ-4）．	
①乳腺発育期	・エストロゲンとプロゲステロンの作用による乳管，腺組織の増殖期．	
②乳汁生成Ⅰ期	・プロラクチンの刺激による，乳腺上皮細胞からの乳汁産生の時期．	
③乳汁生成Ⅱ期	・プロゲステロンの急激な減少により，プロラクチンの作用の発現による，乳汁生成の急激な増加の時期． ・乳汁生成Ⅰ期では隙間があった腺房細胞の隙間が閉じ，乳汁のミネラル分が減少し乳糖とカゼインが増える． ・出産直後からの効果的で頻回の授乳がされていないと，病的な乳房の緊満や，Ⅱ期の到来の遅延がある． ・母親の肥満，糖尿病の合併，胎盤の子宮内遺残などの要因は，乳汁生成Ⅱ期への移行を遅延させる要因となる．	
④乳汁生成Ⅲ期	・乳汁の産生が維持される． ・プロラクチンに依存していた乳汁産生は，乳房から取り去られる乳汁の量によって乳汁産生量が決まる乳房局所での調節（オートクリンコントロールシステム）によって制御される． ・授乳回数が多いほど，乳汁産生が多くなる（コラムⒸ）．	

情報・その他

表Ⅱ-4 乳汁生成の移行段階

乳腺発育期（mammogenesis）
・乳房が大きくなり重量が増す
・エストロゲンとプロゲステロンの作用によって，乳管と乳腺組織が劇的に増殖する

乳汁生成Ⅰ期（lactogenesis, stageⅠ）　　　妊娠中期～産後2日目
・妊娠中期から，妊娠の後期にかけて乳汁生成が始まる
・分泌細胞から腺房細胞へ分化する
・プロラクチンが乳腺の乳腺上皮細胞を刺激して乳汁を産生する
・ごく少量の初乳が分泌される（平均37mL/日）

乳汁生成Ⅱ期（lactogenesis, stageⅡ）　　　産後3～8日目
・腺房細胞の間隙が閉じる
・母親のプロゲステロンのレベルが急激に下がることにより引き起こされる
・非常に豊富な量の乳汁産生が急激に始まる（産褥5日頃には500mL/日の生産量）
・乳房が緊満し，熱感が起こる
・（乳汁産生が）内分泌的な調節（エンドクリンコントロール）から，乳房局所での需要と供給の調節（オートクリンコントロール）に切り替わる

乳汁生成Ⅲ期（lactogenesis, stageⅢ）　　　産後9日目～退縮期の初めまで
・乳汁産生が確立し，維持させる
・乳汁産生量は550～1,150mL，平均800mLになる
・オートクリン（需要と供給）システムによって制御される
・産後6～9ヵ月で乳房の大きさは減少する

退縮期（involution）　　　最後の授乳～40日頃まで
・規則的な補足の追加がされる
・乳汁分泌を抑制する作用のあるペプチドが蓄積することにより，乳汁産生が減少する
・母乳中のナトリウム濃度が高くなる

【コラム Ⓒ】ヒトの授乳回数のウソ＆ホント

医療・看護の教科書や，育児書などには，赤ちゃんの1日の授乳回数は8回程度という記載がよくある．これが，3時間ごとの規則授乳の根拠になっているようである．そして，この3時間の授乳が守られないときに，「母乳不足」として，人工乳を使用することが勧められるという記述が多く書かれている．

しかしヒトの赤ちゃんは，哺乳動物の中でもとくに授乳回数の多い動物で，8～12回以上の授乳は，授乳がうまくいっているサインの1つでもある．

母乳が出はじめた母親の母乳量を決めるのは，授乳回数であるという乳汁分泌の生理から考えても，授乳回数が少ないことは，母乳の分泌を減らす原因となることが明らかになっている．授乳回数の少ない赤ちゃんは，体重増加も少ないことが多く，授乳回数を増やす支援で体重を増やすこともできる．授乳回数が少なくて，一度にたくさん飲んでいることがよいわけではないことをよく理解して，母親を励ますようにしたいものである．

データ・情報	アセスメント	助産診断名【例】
(d) 母乳の生化学 ①初乳と成乳	・初乳は成乳に比べて，エネルギーが少なく，糖質や脂質は少ないが，ミネラルや免疫物質を含む蛋白質が多い（表Ⅱ-5）． ・初乳は緩下作用が強く胎便排出に有効である． ・移行乳は乳汁生成Ⅱ期に分泌される，初乳から成乳に移行する段階で分泌される乳汁である（図Ⅱ-12）. 表Ⅱ-5 初乳と成乳の違い 		初乳	成乳
エネルギー kcal	48	62
脂質 g/dL	1.85	3.05
蛋白質 g/dL	1.87	1.29
糖質 g/dL	5.14	6.51		
②乳汁の成分	＊母乳中には乳児の消化吸収能力に適応したさまざまな栄養素と免疫物質，成長因子が含まれる（表Ⅱ-6）．	
③母乳の変化	・授乳の初めのほうの母乳は水分と糖質が多く（前乳），射乳反射が繰り返されると，脂質の割合が増える（後乳）． ・母親の食事によって母乳のにおい，脂肪酸の組成は変化する． ・脂質の濃度は朝に少なく午後に増加，乳房が緊満すると減少し空に近くなると増加するという変化に富んでいる．	
④血乳	・ごく初期の乳汁にはヘモグロビンが混入して，赤色の乳汁が分泌されることがあるが自然経過で次第に軽快する． ・授乳は継続することができる．	

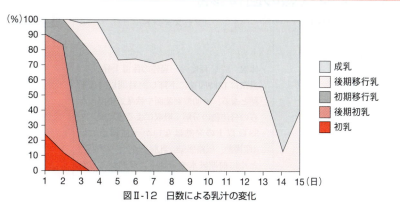

図Ⅱ-12 日数による乳汁の変化

(Humenick, 1987, Wamback K, Riordan J：Breastfeeding and Human Lactation 6th ed, p123, Jones and Bartlett Publishers, 2016)

表Ⅱ-6 主な乳汁成分とその作用

水		母乳の87.5%を占める．赤ちゃんが1日に必要な水分量が十分含まれている．
糖質	乳糖	主要なエネルギー源となる糖質である． ガラクトースとグルコースに分解され，グルコースは脳の発達に不可欠なエネルギーになり，ガラクトースは脳の構成成分であるガラクトリピッドに合成される． カルシウム，マグネシウムなどの吸収を促進する．
	オリゴ糖	ビフィズス菌の成長を促進し，細菌感染やウイルス感染を予防する．
	多糖類	細菌感染やウイルス感染を予防する．
蛋白質	ホエー	グロブリン：IgAは粘膜の表面を覆い，病原体の粘着を妨げる． ラクトフェリン：大腸菌に対してとくに抗菌作用をもつ．鉄を輸送する作用をもつ． αラクトアルブミン：牛乳や豆乳には含まれず，乳汁産生を調節したり，病原体と結合して抗菌作用をもつ． リゾチーム：細菌感染による抗炎症作用をもつ．とくに，赤ちゃんが6ヵ月以降の母乳中に増える． リパーゼ：脂肪の消化，吸収を促進する． ホルモン，ホルモン様物質：オキシトシン，プロラクチン，プロスタグランジン，インスリン，甲状腺ホルモン，副腎皮質ホルモンなどが含まれ免疫やに，生体防御に深くかかわっている． 成長因子：腸管の成熟を促し，生体防御機能を強化している．
	アミノ酸 タウリン	母乳中に高濃度に含まれるアミノ酸．脳の神経伝達や，網膜の発達に作用．
	カゼイン	カルシウム，リンが含まれる．
脂質	長鎖多価不飽和脂肪酸	DHAやアラキドン酸などで，脳の発達に不可欠で，ホルモンの材料となる．
	遊離脂肪酸	抗感染因子
	トリグリセリド	母親の食事によって構成される脂肪が違う．効率のよい，エネルギー源となる．
ミネラル	鉄	人工乳より母乳中の濃度は低いが，吸収率がよいため，成熟児で不足することはない．
	マグネシウム	母親の食事に左右されずに，母乳中には赤ちゃんが必要な一定の濃度が含まれている．
ビタミン	ビタミンA	生後1週間は高濃度に含まれる．
	ビタミンE	初乳に多く含まれて，抗酸化作用がある．
	ビタミンC	抗酸化作用
	ビタミンK	後乳に多く含まれるが，新生児は相対的にビタミンK欠乏状態なので，栄養法にかかわらず添加が必要．

(Riordan J：Breastfeeding and Human Lactation, 3rd ed, p110-111, Jones and Bartlett Publishers, 2005より一部改変)

3. 全身状態の回復診断

データ・情報	アセスメント	助産診断名【例】
1 バイタルサイン ①体　温	・体温：37℃程度の一過性の体温上昇あり，通常は12時間後に下降し24時間以内に平熱となる．→胎盤剝離面や軟産道損傷部からの分泌物の分解・吸収による吸収熱 ・38℃以上の発熱はないか→産褥感染症（産褥熱，尿路感染，乳腺炎など）を疑う．とくに前期破水や分娩中に発熱があった場合は要注意 ・悪寒：分娩直後に一過性（5〜6分）の悪寒の発現あり．→分娩による熱量の損失や筋肉労作のために生じた新陳代謝産物が血液中にうっ滞するためであり，通常発熱することはない． ・産褥3〜5日の乳房緊満による微熱（乳熱）という概念は現在，否定的である．	
②脈　拍 　60〜80回/分	・軽度の運動や心理的動揺により変動しやすい． ・一過性徐脈（60回未満/分）が時に出現するが自然回復． ▼ ［原因］母体循環機能の変化，腹腔内圧の急激な下降による副交感神経への刺激 ・100回/分以上の頻脈はないか→出血・感染・疲労・心不全徴候	
③呼　吸	・呼吸数は変化なし ・肺活量はやや増加する	
④血　圧	・分娩中に上昇した血圧も分娩終了後は正常に戻る． ・産褥4日目頃に軽度の上昇（10〜15 mmHg）	

データ・情報	アセスメント	助産診断名【例】
	▼ ［原因］妊娠時の細動脈拡張回復による一過性の血管緊張 ・血圧の上昇が持続していないか． ・異常な血圧下降はショックを疑う．	
2 排 尿 ①分娩後の初回自然排尿の有無	・分娩後に初回の自然排尿はあったか．	
②尿 量 ③排尿回数	・分娩直後より急増 ・分娩当日は1,500〜2,000 mL ・分娩後数日間も軽度の尿量増加 ↓ ［理由］ ・妊娠の終了による水分貯留作用の中断とその反作用による． ・尿量減少→妊娠高血圧症候群，疲労，水分摂取量，発汗，乳汁分泌量，浮腫などの関連で査定 尿量多量→異常に尿量が増加した場合は腎性疾患，内分泌疾患に注意	
④比 重	・1.010〜1.025	
⑤沈 渣	・膀胱，尿道の挫傷による剝脱上皮，少量の赤血球や白血球を認める．	
⑥尿蛋白	・分娩後約40〜50％の褥婦に認められるが，2日位で消失→産褥3日目以降の蛋白尿は妊娠高血圧症候群や尿路感染症などを疑う．	
⑦尿 糖	・産後1週間の間に検出されることがある． →乳糖が乳腺から再吸収され血中に移行するもので病的ではない．	
⑧アセトン尿	・検出されても3日以内に消失→分娩労作と食事摂取量不足に伴う筋肉労作の増加による炭水化物の過剰分解によるもの	

データ・情報	アセスメント	助産診断名【例】
⑨尿　意 ⑩排尿時の異常の有無 ・残尿感 ・頻　尿 ・排尿時痛 ・尿漏れ ・尿　閉 **3** 排　便 ①排便回数 ②腹部膨満感 ③排ガス ④肛門部痛 ⑤残便感	・膀胱容積が増大，膀胱内圧に対する感受性が非妊娠時より鈍麻，尿意を催さず ・尿閉，残尿感，排尿時痛などの異常はないか ・残尿感・頻尿・排尿時痛・尿混濁・発熱などの症状は尿路感染症を疑う． ・尿漏れ・尿閉 ［原因］ ・分娩時の膀胱・尿道の圧迫や伸展 ・膀胱の緊張力減退 ・膀胱括約筋の緊張亢進 ・外陰部浮腫 ・裂傷などによる疼痛 ・分娩後数日間は鼓腸，便秘傾向が強い． ［原因］ ⓐ分娩中の水分喪失 ⓑ食事摂取量の減少 ⓒ排便に必要な腹筋，会陰筋の緊張力の低下 ⓓ縫合部痛 ⓔ縫合部離開に対する不安 ⓕ動作量の減少 　→便秘は子宮復古不全の原因となるため注意 　→排便が3日間なければ緩下剤や浣腸の対象となるが，習慣的な浣腸は必要ない． ・排便にともない腹部膨満感や肛門部に疼痛はないか ・便意や排ガス・腸のグル音はないか ・まれに分娩時の損傷により直腸腟瘻を起こすことがあるため注意	

データ・情報	アセスメント	助産診断名【例】
4 体 重 ①体重増減（図Ⅱ-13） ②食事摂取量 ③水分摂取量 ④浮腫の有無 ⑤発汗量 ⑥排泄量・回数 ⑦乳汁分泌量	・分娩による体重減少：約 5.8 kg（胎児・胎盤・その他の娩出により） ・産褥期の体重減少：数 kg 　→尿量増加 　　発汗量 　　悪露の排泄 　　乳汁分泌　など ・体重増加のある場合は，浮腫や摂取エネルギーの過剰を疑う．	

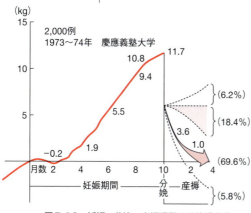

図Ⅱ-13　妊娠・分娩・産褥過程の母体重変動
（河上征治：産褥の保健指導．産婦人科の実際 36 (9): 1346, 1987）

5 皮 膚 ①色素沈着 ②妊娠性雀斑・しみ ③発　汗 ④浮　腫	・正中線や乳輪部，外陰部などの色素沈着は産後数ヵ月をかけて次第に消退する． ・妊娠性雀斑・しみも同様に徐々に退色する． ・皮膚機能の亢進により著明となるが，自然軽快する． [原因] ⓐ妊娠高血圧症候群 ⓑ分娩時多量出血による貧血 ⓒ過剰な水分摂取 ⓓ疲　労 ・起床時の手のこわばり感，眼瞼浮腫，足背部の浮腫に注意	

データ・情報	アセスメント	助産診断名【例】
6 血液検査所見（図Ⅱ-14〜20，表Ⅱ-7, 8) ①血液量 ②Hb値 ③RBC値 ④Ht値 ⑤WBC値 ⑥血液凝固因子	・分娩時失血量：平均16％ → 妊娠中の増加量に相当 ・Hb値，RBC値，Ht値：分娩時に上昇 　　　　　　　　　↓ 　　　　　産褥2〜3日に最低値 [理由] ・分娩時出血 ・血液濃縮からの解除 ・産褥1週間で分娩前状態，産褥1ヵ月で非妊娠時状態に回復 ・産褥期の貧血は分娩時出血量，年齢，分娩回数，妊娠中の貧血程度により左右される ・分娩中および分娩直後は白血球（とくに顆粒球）増多 → 産後1〜2週間で正常値 ・白血球数増加の場合は感染を疑う→血液培養，CRP	

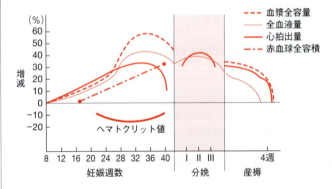

図Ⅱ-14　妊娠・分娩・産褥時の循環動態（大内）

情報・その他

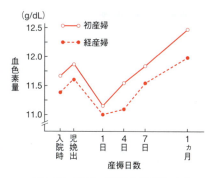

図Ⅱ-15 産褥における血色素量の変化

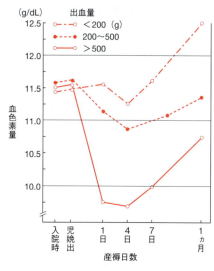

図Ⅱ-16 分娩時出血と産褥における血色素量の変化

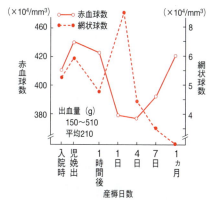

図Ⅱ-17 産褥における赤血球数，網状球数の変化

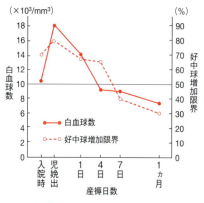

図Ⅱ-18 産褥における白血球数と好中球増加の変化

図Ⅱ-15～20
(岡田弘二編：産婦人科MOOK 7. 産褥, 金原出版, 1979)

情報・その他

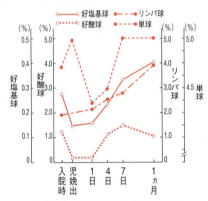

図Ⅱ-19 産褥における白血球の変化

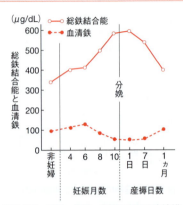

図Ⅱ-20 妊娠，分娩，産褥における血清総鉄結合能と血清鉄の変化
（総鉄結合能 − 血清鉄 ＝ 不飽和鉄結合能）

表Ⅱ-7 正常妊娠時の母体赤血球指数の変化（平均±SD；n=24）

	非妊娠時	妊娠12週	妊娠36週	産褥
赤血球数（×10⁴/mm³）	469±31	401±25	388±30	449±34
ヘモグロビン濃度（g/dL）	13.3±0.8	12.0±0.7	11.1±0.8	12.7±0.9
ヘマトクリット（%）	39±2	35±2	33±2	38±3
MCV（fL）	83.7±3.1	86.2±3.6	85.0±5.3	84.1±3.8
MCH（pg）	28.4±1.1	30.1±1.1	28.7±2.0	28.2±1.5
MCHC（g/dL）	33.8±0.7	34.2±1.1	33.5±0.8	33.5±0.9

(Taylor DJ et al：Br J Obstet Gynaecol 1979；86：364より)

表Ⅱ-8 分娩期から産褥期における血液凝固能・線溶系の変化

		分娩期	産褥1・2日	産褥3日以降	産褥1週間	産褥10日目
凝固能	血小板数	胎盤剥離後直ちに低下	（数日以内に）上昇	上昇　→		
	凝固因子（第Ⅱ・Ⅶ・Ⅹ因子）	陣痛発来から低下	下降	非妊娠時の正常レベルまで下降	→	
	フィブリノーゲン	下降　→		上昇	維持	正常レベルまで下降
線溶系プラスミノーゲン活性		上昇　→		非妊娠時のレベルに戻る		

(杉野法広：分娩の生理・産褥の生理．日本産科婦人科学会誌59（10）：N637-N643，2007をもとに作成)

B 心理的側面の診断

データ・情報	アセスメント	助産診断名【例】
1 母子関係形成への援助 (a) 妊娠中の胎児の認識	・Rubinは出生直後の母子の当面の結びつきは，出産前のプロセスの結果であると述べている．妊娠中末期までに胎児の存在に多くの価値を取り入れることが重要であり，そのためには超音波画像で胎児の映像を確認し視覚的に胎児をイメージすること，胎動により胎児の存在認識が高まり母親が「小さな人」として自分と区別することが母子関係に影響する．母子関係の基盤は妊娠中にある． ・妊娠の受容 ・妊娠中に超音波画像により視覚的な胎児の認識 ・胎動の状況や強弱，時間帯の認識 ・胎児との相互作用 ・胎教の有無や頻度 ・胎児に対する言動や働きかけ ・腹部をさすったりなでる	❶超音波画像で胎児を視覚的に認識したことによる妊娠の受容の促進
(b) 分娩直後の母児	・分娩直後に児への母性行動そのものが生物学的・内分泌学的に刻印づけ（生理学的プライミング）されるといわれており，出生後数分間～数日間の母子の早期接触はその後の児に対する母親の行動を変える．この時期を感受期（sensitive period）と呼び，母親は児への愛情を，児は母親への愛着を作るという，愛情と愛着による「母子相互作用」が形成される．母子関係の形成には非常に重要な時期である．新生児のもつ能力と働きは母親の反応を誘発し，反対に母親の新生児に対する行動は新生児の反応を誘発する．そのため，分娩直後，できれば	❷skin-to-skin contacts（早期母子接触）に伴う児との相互作用

データ・情報	アセスメント	助産診断名【例】
	30分以内に母子面会を行うこと，skin-to-skin contactsを行うこと，初回授乳を行うことはその後の母子関係に大きく影響する．Mercerは母親が児に向ける愛情について，母親役割をとっていくmaternal identityの中心的要素として捉えている．また，母子関係は愛着の形成と母親の感受性との関連が指摘されている． ・児を見つめているか ・児に触れているか，肌が触れ合っているか ・児を見て微笑んでいるか ・児に自分あるいは夫（パートナー）や家族に似ているところを探しているか ・児の特徴を言い当てているか ・授乳をしているか，もしくはしようとしているか	
(c) 妊娠・分娩・産褥経過	・正常な経過であっても産褥期のホルモンの変化は著しく，神経系ホルモンの変化は感情の変化に関係している．産褥期では自律神経系の支配に関係が深いエストロゲンやプロゲステロンなどの内分泌系が急激に低下するため，自律神経機能の変調をきたしやすい． ・分娩様式：自然分娩，帝王切開分娩，吸引分娩，鉗子分娩，無痛分娩 ・妊娠，分娩，産褥経過の異常 ・医療スタッフとの関係 ・新生児の性別や異常 ・分娩時のサポートの有無 ・出産体験	❸緊急帝王切開分娩によるバースプランと出産体験の相違

Ⅱ．産褥期の経過診断とアセスメント・ツール

データ・情報	アセスメント	助産診断名【例】
・出産体験	・女性にとって本来，感動的体験となり自尊感情を高める出来事である． 同時に自信喪失や失敗感など自尊感情を低めるような喪失体験を伴う(**表Ⅱ-9**)． ▼ ・出産や育児において自己の役割を遂行し，自己期待を達成し，重要他者をはじめとする周囲から承認されることで，母親としての積極的自己概念をもち，さらに母親役割を遂行する能力を助長させる． ・さらに産科学的にハイリスク妊産褥婦はセルフイメージの低下，産後へのポジティブな予測が乏しいなどの不安がみられる．特に帝王切開分娩や児のNICU入院で母子分離にある場合など，思い描いていた出産への理想と現実との乖離を感じやすい．その結果，精神的に不安定になりやすく母子関係形成に影響を及ぼす．	

表Ⅱ-9　妊娠・分娩・産褥期の対象喪失体験

1. 愛情・依存の対象の死や別離	：流産，早期産，死産による胎児・新生児の死
2. 住み慣れた環境や地位，役割，故郷などからの別れ	
① 親しい一体感をもった人物の喪失	：妊娠期や分娩期における退職，趣味の中断，住居の移転
② 自己を一体化させていた環境の喪失	：妊娠期の住居の移転
③ 環境に適応するための役割や様式の喪失	：妊娠期や分娩期における退職，趣味の中断
3. 自分の誇りや理想，所有物の意味をもつような対象の喪失	
① アイデンティティの喪失	：理想や期待の喪失（先天異常児の出産）
② 自己所有物の喪失	：分娩中の自己コントロールの喪失（自然分娩） 分娩（娩出）能力の喪失（帝王切開分娩，会陰切開術，吸引分娩ほか）
③ 身体的自己の喪失	：身体の完全性の喪失（帝王切開分娩）

（新道幸恵ほか：母性の心理・社会的側面と看護ケア，p47，医学書院，1990）

データ・情報	アセスメント	助産診断名【例】
2 メンタルヘルスのための支援 (a) 周産期のメンタルヘルス	・妊娠が判った時の気持ちは，嬉しく喜びの感情を持つ一方，当惑や不安の感情をも経験することが多い．期待していた妊娠であってもその代償として，あきらめなければならない他の期待や夢や予定があり，その思いや当惑が不安の原因となり，アンビバレンスな状態にある．	
(b) 産褥期の心理的特性	・心理的特徴：出産の喜びと産後の育児を中心とした生活などに対する不安が交錯する，どちらかといえば不安定で動揺しやすい時期である．	
①喪失感	・分娩後の二重喪失を実感 　ⓐ妊娠中の子どもに対する空想が平凡な現実となる 　ⓑ体内に子どもがいたのに空っぽになったという感じ 　　　▼ 　新生児を自分とは別個の存在として認識する必要がある．	
②新生児に対する両価的感情	・新生児に対して深い愛情をもつと同時に，嫌悪感や敵意などの相反する感情も有する． 　→否定的感情が増強された場合，育児拒否や虐待などにつながる．	
③依存性	＊産褥早期（1～2日）：受容期（☞第4章 Ⅱ-E-**1** 母親役割行動，p848参照） 　産後の思い通りにならない身体機能の苦痛，疲労感，分娩損傷による疼痛など，まず身体機能の回復が優先されるべき時期である． 　　　↓ 　したがって，心理的には受身的であり依存度が高くなることが普通である．	
④適応レベル	・生活行動の拡大とともに適応がなされているか 　→心身相関の視点での査定が肝要	

データ・情報	アセスメント	助産診断名【例】
	【生活適応】(南野) 　第1次適応：褥婦自身の心身の変化に対する適応 　第2次適応：褥婦と新生児との適応 　第3次適応：母子と家族，すなわち家庭生活への適応 　第4次適応：新生児を含めた家族の近隣社会への適応 　第5次適応：社会への適応 　　　　　　有職者であれば職場復帰なども含む	
⑤涙もろさ ⑥抑うつ状態 ⑦悲しみ ⑧泣く ⑨疲労感 ⑩投げやり ⑪焦り ⑫攻撃的反応	・自律神経症状の訴えがないか ・心理的不適応症状がないか →産褥早期にマタニティブルーズと呼ばれる一過性の抑うつ状態がある． (☞第4章Ⅱ-G-6 心理的側面の逸脱，p924参照) 【心理的影響因子】 ・性格傾向や成熟度 ・生育歴 ・既往の精神疾患の有無 ・分娩経験の有無 ・現在の家族関係，とくに夫婦関係 ・今回の妊娠が期待されたものか ・今回の妊娠中の不安や感じたこと ・妊娠・分娩や新生児に対する褥婦と家族の受容状況 ・褥婦の健康状態 ・新生児の健康状態 ・育児状況 ・サポートシステムの有無	
(c) 不　安 ①家族の反応	・子どもの誕生により生活は「子ども中心」となる． ・産後に夫や家族が褥婦にどのような言葉かけをしたか ・家族に出産体験を共有しようとする姿勢があるか ・子どもに対する関心の高い態度，行動がとられているか	

データ・情報	アセスメント	助産診断名【例】
②不安の有無 ・母体の健康 ・新生児の発育 ・育児の予想 ・退院後の生活 ・容姿の変化 ・夫との関係 ・家族との関係	・不安のレベルはどの程度か→日常生活への支障，育児行動への障害 ▼ ①褥婦の身体的不安 ・疲労の蓄積，慢性の睡眠不足，内分泌環境の変化による不定愁訴の出現，分娩損傷による疼痛などで自己の健康に自信がもてず，周囲のサポートが得られない場合は心理的に追いつめられていく． ②育児への不安 ・育児書には記載されていない細かなことで判断や対応ができず自信を失う．また，自己愛的・依存的未熟性格の褥婦は母親としての役割変化に対応できず母親としての適性に不安を抱く． ③夫・家族への不満 ・子育ては夫婦相互の精神的成熟をもたらし夫婦の絆を強めるが，一方の未熟性が強い場合は破綻を招く． ・褥婦と実母，夫と姑との結びつきの強さが顕在化し，夫婦間の依存的欲求を満たすことが妨げられ攻撃的になったりすることもある． ・育児方針をめぐる姑との葛藤なども褥婦の不安となる． ④医療者への不満 ・褥婦は易刺激的な状態であり，医療者側の不用意な言動に一喜一憂したり，強迫思考的に指導内容を受け止めたりする．	
(d) マタニティブルーズ	・分娩後にあらわれる涙もろさと抑うつを主症状とする一過性の情緒と認知の混乱である．症状は，抑うつ気分，気分の不安定，涙もろさ，不安，焦燥感，困惑といった精神面と，頭痛や疲労感といった身体的症状が中心であり，通常の抑うつに比べて身体的症状が強い．発症時期は分娩後3日から5日頃をピークとし2週間ころまでには自然に消失する．今日では分娩前後の急激	❹マタニティブルーズの症状に関連したうつ状態

情報・その他

表Ⅱ-10 マタニティーブルーズの自己質問票

産後： 日目 日時： 名前：

今日のあなたの状態についてあてはまるものに○をつけてください．2つ以上あてはまる場合には，番号の大きなほうに○をつけてください．また質問表のはじめには名前と日時をお忘れなくご記入ください．

【質問】

A. 0. 気分はふさいでいない．
　　1. 少し気分がふさぐ．
　　2. 気分がふさぐ．
　　3. 非常に気分がふさぐ．
B. 0. 泣きたいとは思わない．
　　1. 泣きたい気分になるが，実際には泣かない．
　　2. 少し泣けてきた．
　　3. 数分間泣けてしまった．
C. 0. 不安や心配事はない．
　　1. 時々不安になる．
　　2. かなり不安で心配になる．
　　3. 不安でじっとしていられない．
D. 0. リラックスしている．
　　1. 少し緊張している．
　　2. 非常に緊張している．

E. 0. 落ち着いている．
　　1. 少し落ち着きがない．
　　2. 非常に落ち着かず，どうしていいのかわからない．
F. 0. 疲れていない．
　　1. 少し元気がない．
　　2. 1日中疲れている．
G. 0. 昨晩は夢を見なかった．
　　1. 昨晩は夢を見た．
　　2. 昨晩は夢で目覚めた．
H. 0. 普段と同じように食欲がある．
　　1. 普段に比べてやや食欲がない．
　　2. 食欲がない．
　　3. 1日中まったく食欲がない．

次の質問については，"はい"または"いいえ"で答えてください．
I. 頭痛がする．　　　はい　いいえ　　　　L. 物忘れしやすい．　　はい　いいえ
J. イライラする．　　はい　いいえ　　　　M. どうしていいのかわからない．　はい　いいえ
K. 集中しにくい．　　はい　いいえ

配点方法：A〜H の症状に対する得点は各番号の数字に該当し，I〜Mの症状に対する得点は「はい」と答えた場合に1点とする（Stein, 1980）．
合計点が8点以上の場合マタニティーブルーズと判定する．

（小林浩一，石原　理：異常産褥と精神神経症状の管理（マタニティーブルーズと産後うつ病）．臨床エビデンス産科学，第2版（佐藤和雄，藤本征一郎編），p566，メジカルビュー社，2006より引用）

データ・情報	アセスメント	助産診断名【例】
	な神経内分泌学的な変化に伴う一過性の「正常反応」と考えられているが，産後うつ病との関連が指摘されているため，注意を要する． ・マタニティブルーズの自己質問票（表Ⅱ-10） ・理由のない涙もろさ ・憂うつ ・情動不安定 ・気分の変わりやすさ ・不安 ・疲労感 ・集中力のなさ ・食欲不振 ・睡眠障害 ・頭痛	
(e) 妊娠うつ	・妊娠特有の生理学的変化とうつ症状の区別が難しく，病態も状況依存的であることから，妊娠中のうつ病の発現は低いと考えられてきたが，近年では妊娠期の不安やうつ状態に注目され，妊娠期も産褥期と同様にメンタルヘルスが不安定になりやすいことが示されている．特に，妊娠後半の不安やストレス，ネガティブライフイベントは早産や低出生体重児など，分娩そのものに影響を与える． ・また，妊娠うつは産後うつとの関連がみられ，産後うつの予測因子の1つに妊娠うつがあげられる． 〈危険因子〉 ・若年妊娠 ・ソーシャルサポートの欠如 ・予期せぬ妊娠 ・胎児への愛着の低さ ・配偶者との希薄な関係 ・精神疾患既往	

情報・その他

表 II-11 エジンバラ産後うつ病自己評価票（採点者用）

採点のために（ ）内に得点を示しているが実際の質問票では（ ）内は空欄とする．

ご出産おめでとうございます．ご出産から今までの間どのようにお感じになったかをお知らせください．今日だけでなく，過去7日間にあなたが感じられたことに最も近い答えにアンダーラインを引いてください．必ず10項目に答えてください．

例）幸せだと感じた．……はい，常にそうだった．
　　　　　　　　　　　　　はい，たいていそうだった．
　　　　　　　　　　　　　いいえ，あまり度々ではなかった．
　　　　　　　　　　　　　いいえ，まったくそうではなかった

"はい，たいていそうだった"と答えた場合は過去7日間のことをいいます．このような方法で質問にお答えください．

【質問】
1. 笑うことができたし，物事のおかしい面もわかった．
　(0) いつもと同様にできた．　(1) あまりできなかった．
　(2) 明らかにできなかった．　(3) まったくできなかった．
2. 物事を楽しみにして待った．
　(0) いつもと同様にできた．　(1) あまりできなかった．
　(2) 明らかにできなかった．　(3) まったくできなかった．
3. 物事が悪くいったとき，自分を不必要に責めた．
　(3) はい，たいていそうだった．　(2) はい，時々そうだった．
　(1) いいえ，あまり度々ではない．　(0) いいえ，そうではなかった．
4. はっきりした理由もないのに不安になったり，心配した．
　(0) いいえ，そうではなかった．　(1) ほとんどそうではなかった．
　(2) はい，時々あった．　(3) はい，しょっちゅうあった．
5. はっきりした理由もないのに恐怖に襲われた．
　(3) はい，しょっちゅうあった．　(2) はい，時々あった．
　(1) いいえ，めったになかった．　(0) いいえ，まったくなかった．
6. することがたくさんあって大変だった．
　(3) はい，たいてい対処できなかった．
　(2) はい，いつものようにはうまく対処しなかった．
　(1) いいえ，たいていうまく対処した．　(0) いいえ，普段通りに対処した．
7. 不幸なので，眠りにくかった．
　(3) はい，ほとんどいつもそうだった．　(2) はい，時々そうだった．
　(1) いいえ，あまり度々ではなかった．　(0) いいえ，まったくなかった．
8. 悲しくなったり，みじめになった．
　(3) はい，たいていそうだった．　(2) はい，かなりしばしばそうだった．
　(1) いいえ，あまり度々ではなかった．　(0) いいえ，まったくそうではなかった．
9. 不幸せで，泣けてくる．
　(3) はい，たいていそうだった．　(2) はい，かなりしばしばそうだった．
　(1) ほんの時々あった．　(0) いいえ，まったくそうではなかった．
10. 自分自身を傷つけるという考えが浮かんできた．
　(3) はい，かなりしばしばそうだった．　(2) 時々そうだった．
　(1) めったになかった．　(0) まったくなかった．

(Edinburgh Postnatal Depression Scale : EPDS, J. L. Cox et al., Brit. J. Psychiatry, 1987)
エジンバラ産後うつ病質問票の著作権はThe Royal College of Psychiatristが保有しているため，無断転載は禁じられています．また，この日本語版は再英訳済みです．
※各質問とも4段階の評価で，10項目を合計する．
(日本周産期メンタルヘルス学会：エジンバラ産後うつ病質問票．周産期メンタルヘルスコンセンサスガイド2017, p5-6, 2017より引用)

データ・情報	アセスメント	助産診断名【例】
(f) 産後うつ （☞ 第4章Ⅱ-G-4 産後うつ病, p900 参照） ・エジンバラ産後うつ病自己評価票（表Ⅱ-11） ・うつ病は何らかのストレス状況で発症するが，女性の場合にうつ病が発症しやすいストレスの1つが妊娠・分娩・育児である．	・女性のうつ病の生涯有病率は男性と比較すると約2倍であり，周産期の女性の時点有病率は10〜15%である． ・好発時期は産後数週間から数ヵ月以内であり，症状と診断はうつ病と同様であり，「抑うつ気分」と「興味・喜びの喪失」という中核症状に該当し，「食欲の減退あるいは増加，体重の減少あるいは増加」「易疲労感または気力の減退」「不眠（過眠）」「精神運動性の焦燥または制止（イライラする）」「無価値観または過剰（不適切）な罪責感」「思考力や集中力の減退または決断困難」「死についての反復思考，自殺念慮，自殺企図」の項目が5項目以上当てはまる場合で，2週間以上持続している場合に診断がつく． 〈要因〉 ・生物学的要因：分娩様式や産科合併症，産後のホルモン動態の変化 ・心理社会的要因：インナーおよびソーシャルサポートの欠如，夫婦関係の不和，周産期のネガティブライフイベント ・妊娠期からの持続した問題：望まない妊娠，貧困 ・母乳育児がうまくいかない ・児の気質 ・児の性別	❺産後うつ病の症状にともなう母乳育児困難のリスク
(g) 産褥精神病 ・産褥精神病は産後2〜3週間までに発症し，不眠，焦燥感，抑うつなどの前駆症状に続いて急激な幻覚，妄想などの精神症状が出現する．強い混乱や一時的な記憶や意識障害がみられる．約1,000回の分娩で1回の	・困惑 ・恐れ ・不眠 ・落ち着きのなさ ・焦燥感 ・目的や意味のない行動 ・唐突な怒り ・執拗に繰り返す行動 ・自分自身のセルフケアの欠如	

データ・情報	アセスメント	助産診断名【例】
出現率とされるが，短期間に劇的に変化することが特徴である．通常は入院治療が必要である．	・児の世話ができない ・抑うつ的症状や躁病的症状が混在	
3 育児不安の軽減 **(a) 育児不安** ・妊娠期に感じる将来の出産育児への不安は児への愛着と関連があることが分かっている．	・不安になりやすい元来の性格傾向は妊娠初期の胎児への愛着に負の関連があり，状況や状態に対する不安は児への愛着と負の関係がある．また，特に経済的な不安や住居に対する不安は育児不安に関連している．育児不安の中には，育児や子どもそのものへの不安や悩みと母親自身や自分の将来に関する不安も含まれていることを認識しておく必要がある．母親が育児に関して感じる疲労感，育児意欲の低下，育児困難感・不安・心配等や，育児に限らず家事や生活の総合的なものから生み出される生活の不安やストレスが考えられる． ・夫の育児や家事に関する協力 ・家族の家事や育児に関する協力の程度 ・相談相手の有無 ・子どもの身体的健康状態 ・子どもの気質 ・経済的な問題の有無 ・身体的なストレスの有無	❻相談相手がいないことに関連した育児不安

社会的側面の診断

データ・情報	アセスメント	助産診断名【例】
1 生活環境 (a) 退院先場所 (b) 退院先への帰宅方法 (c) 住居環境 ・家屋の形態 ・住居の広さ ・日照・通風条件 ・付帯設備 (d) 地域環境 ・居住環境 ・文化的特徴 ・地域との交流 (e) 子ども虐待の予防 (f) 要支援の妊婦の指標	・退院先は自宅か自宅以外か ・自宅以外→その家の家族構成, 褥婦の立場, 夫や新生児の同胞同伴などの情報が必要 ・住居環境は整備されているか→居住空間の劣悪はストレスとなる. ・独立家屋か集合住宅(高層か中層か)近隣との距離やエレベーターの有無などから外界との孤立性の危険度が推測可能 ・住居の間取り, 部屋数, 庭の有無, 新生児の寝かせる場所や沐浴の平易さ ・日照時間, 通風の良否は育児環境上重要 ・主たる生活の場, 風呂(シャワーの有無, 自動給湯か), 洋式か和式トイレか空調設備の種類, ペットの有無 ・どのような特徴をもつ地域で生活するのか ・公害の有無, 周辺環境, 社会階層など ・伝統, 風習, 習慣 ・近所付き合い ・子ども虐待が発生する原因は, 母親や児の身体的, 精神的, 社会的, 経済医的側面等の要因が複雑に絡み合っているが, これらは周産期において大きく変化する. 周産期の問題においては, メンタルヘルス特にうつ状態や育児不安, 児への愛着の程度, 望まない妊娠, 若年妊娠, 産科学的問題, 夫婦関係, 母娘関係, インナー・ソーシャルサポートと関連している. 妊娠期のメンタルヘルスは産後のメンタルヘルスと関連していることから, 妊娠期からのスクリーニングや早期のはたらきかけが必要である. 助産師による妊娠期のケア介入で産後うつの減少が報告されている. ・若年	

II. 産褥期の経過診断とアセスメント・ツール

データ・情報	アセスメント	助産診断名【例】
・平成20年改正児童福祉法および厚生労働省の養育支援訪問事業ガイドラインには，妊娠期からの継続的な支援を特に必要とする妊婦を「特定妊婦」とし，指標が示されている．	・経済的問題 ・妊娠葛藤（望まない妊娠） ・母子健康手帳未発行 ・妊娠後期の妊娠届出 ・妊婦健康診査未受診 ・多胎 ・心身の不調	
(g) 子ども虐待予防とスクリーニング	・産後は，母親の産後うつ病（☞ p821の表Ⅱ-11参照）や児への愛着（表Ⅱ-12）および育児支援（表Ⅱ-13）についてスクリーニングし，継続的にケアしていく必要がある．母親のメンタルヘルスと児への愛着は関連していることが明らかであるが，同じ尺度では測れないため，それぞれ別にスクリーニングし，総合的に評価することが重要である．	
(h) 助産師における子ども虐待予防アプローチ	・図Ⅱ-21は助産師における子ども虐待予防アプローチで，時期別にスクリーニングとハイリスクに対するアプローチをまとめたものである．これらのスクリーニングで抽出されたハイリスク妊産褥婦に関しては，ケアに関わるスタッフ全員で情報共有をできるように工夫し重点的な個別指導と病棟や小児科，精神科，カウンセリングなど，関係部署への連絡調整を行う．また，地域保健センターや子育て支援センター等，院外の関係機関への連絡と連携が必要である．	❶エジンバラ産後うつ病自己評価票得点が18点および赤ちゃんへの気持ち質問票得点8点に関連した子ども虐待のリスク
❷ サポート体制	・児童福祉法の改正（平成29年4月）により，子ども虐待について発生予防から自立支援まで一連の対策の更なる強化等を図るため，児童福祉法の理念を明確化するとともに，母子健康包括支援センターの全国展開，市町村及び児童相談所の体制の強化，里親委託の推進等の所要の措置を講ずるとされた（図Ⅱ-22）．	

情報・その他

表Ⅱ-12 赤ちゃんへの気持ち質問票

お名前＿＿＿＿＿＿＿＿＿＿＿＿＿＿＿＿　　　記載日　　年　　月　　日

あなたの赤ちゃんについてどのように感じていますか？ 下にあげているそれぞれの質問について、今のあなたの気持ちにいちばん近いと感じられるものに○をつけてください。

	質問	①	②	③	④
1.	赤ちゃんをいとおしいと感じる。	ほとんどいつも強くそう感じる (0)	たまに強くそう感じる (1)	たまに少しそう感じる (2)	全然そう感じない (3)
2.	赤ちゃんのためにしないといけないことがあるのに、おろおろしてどうしていいかわからない。	全然そう感じない (0)	たまに少しそう感じる (1)	たまに強くそう感じる (2)	ほとんどいつも強くそう感じる (3)
3.	赤ちゃんのことが腹立たしくいやになる。	全然そう感じない (0)	たまに少しそう感じる (1)	たまに強くそう感じる (2)	ほとんどいつも強くそう感じる (3)
4.	赤ちゃんに対して何も特別な気持ちがわかない。	全然そう感じない (0)	たまに少しそう感じる (1)	たまに強くそう感じる (2)	ほとんどいつも強くそう感じる (3)
5.	赤ちゃんに対して怒りがこみあげる。	全然そう感じない (0)	たまに少しそう感じる (1)	たまに強くそう感じる (2)	ほとんどいつも強くそう感じる (3)
6.	赤ちゃんの世話を楽しみながらしている。	ほとんどいつも強くそう感じる (0)	たまに強くそう感じる (1)	たまに少しそう感じる (2)	全然そう感じない (3)
7.	こんな子でなかったらなあと思う。	全然そう感じない (0)	たまに少しそう感じる (1)	たまに強くそう感じる (2)	ほとんどいつも強くそう感じる (3)
8.	赤ちゃんを守ってあげたいと感じる。	ほとんどいつも強くそう感じる (0)	たまに強くそう感じる (1)	たまに少しそう感じる (2)	全然そう感じない (3)
9.	この子がいなかったらなあと思う。	全然そう感じない (0)	たまに少しそう感じる (1)	たまに強くそう感じる (2)	ほとんどいつも強くそう感じる (3)
10.	赤ちゃんをとても身近に感じる。	ほとんどいつも強くそう感じる (0)	たまに強くそう感じる (1)	たまに少しそう感じる (2)	全然そう感じない (3)

＊赤ちゃんへの気持ち質問票の点数は（　）の数値を合計する。

（吉田敬子監：産後の母親と家族のメンタルヘルス、第4版、母子保健事業団、2016より一部改変し許諾を得て転載）

情報・その他

表Ⅱ-13 育児支援チェックリスト

あなたへ適切な援助を行うために，あなたの気持ちや育児の状況について下記の質問に お答えください．どちらかよりあてはまる方に○をつけてください．

1. 今回の妊娠中に，おなかの中の赤ちゃんやあなたの体について，または，お産の時に医師から何か問題があると言われていますか？
   はい　　　　　　　いいえ

2. これまでに流産や死産，出産後1年間にお子さんを亡くされたことがありますか？
   はい　　　　　　　いいえ

3. 今までに心理的な，あるいは精神科的な問題で，カウンセラーや精神科医師，または心療内科医師に相談したことがありますか？
   はい　　　　　　　いいえ

4. 困った時に相談する人についてお尋ねします．
   ①夫には何でも打ち明けることができますか？
   　はい　　　　いいえ　　　　　　夫がいない
   ②お母さん（実母）には何でも打ち明けることができますか？
   　はい　　　　いいえ　　　　　　実母がいない
   ③ご主人やお母さん（実母）の他にも相談できる人がいますか？
   　はい　　　　いいえ

5. 生活が苦しかったり，経済的な不安がありますか？
   　はい　　　　いいえ

6. 子育てをしていくうえで，今のお住まいや環境に満足していますか？
   　はい　　　　いいえ

7. 今回の妊娠中に，家族や親しい方が亡くなったり，あなたや家族や親しい方が重い病気になったり事故にあったことがありましたか？
   　はい　　　　いいえ

8. 赤ちゃんがなぜむずかったり，泣いたりしているのかわからないことがありますか？
   　はい　　　　いいえ

9. 赤ちゃんを叩きたくなることがありますか？
   　はい　　　　いいえ

（吉田敬子監：産後の母親と家族のメンタルヘルス，第4版，母子保健事業団，2016より一部改変し許諾を得て転載）

データ・情報	アセスメント	助産診断名【例】
3 保健医療機関・ホームドクターなどへのアクセス		
(a) 医療サービス機関とその利用方法	・地域の夜間診療施設：子どもは急変することが多いため ・保健所や保健センター：各市町村により，サービス内容に差がある ・開業助産所：母乳栄養上のトラブルや育児不安など，幅広い知識と専門技術の対応が可能 ・医療サービス機関の所在地と保健サービスの利用方法について把握しているか ・出産が異常であった場合などの健康保険の利用について把握しているか ・乳幼児医療の助成や未熟児（低出生体重児）養育医療などの利用について把握しているか ・出生届・出生通知書の手続きに関して把握しているか	
(b) 褥婦の居住地	・1994（平成6）年7月：母子保健法一部改正．「地域保健対策強化のための関係法律の整備に関する法律」 ↓ ・1997（平成9）年4月：基本的な母子保健サービスは住民に身近な市町村が一元的に提供．妊娠の届け出から就学時まで，きめ細かな一貫したサービスが提供されている． ・保健所と保健センターの業務は大幅変更となり，各市町村により受けられるサービスの内容は異なるため褥婦の住居地域を把握した上での指導が必要	
(c) 保健医療サービスなどの情報（表Ⅱ-14）		
4 就労女性の就業関連 ①就業内容 ②各種制度の利用の有無 ③諸手続に関する知識の	・女性が働きながら容易に子育てができるように，就労女性に対する社会資源を熟知し個々の褥婦のニーズに合わせた情報提供が必要	

II. 産褥期の経過診断とアセスメント・ツール

情報・その他

	周産期	妊娠期	分娩期	産褥期
perinatal approach		妊婦健康診査 バースプラン 母親教室	・バースレビュー ・授乳/沐浴指導 ・退院指導 ・家族計画指導	1ヵ月健診 乳房外来
screening		・問診票 ・母子健康手帳 ・赤ちゃんへの気持ち質問票 ・EPDS（エジンバラ産後うつ病評価表）	・妊娠・分娩経過の異常の有無 ・入院中の育児技術習得状況 ・児への愛着言動 ・母子相互作用	・EPDS（エジンバラ産後うつ病評価票） ・赤ちゃんへの気持ち質問票 ・虐待指標
high risk approach		・重点的な個別保健指導 ・院内・外の関係部署への連絡と連携	・育児技術の個別指導と精神的ケア ・エモーショナルサポート	・地域へ継続ケア依頼 ・乳房外来 ・電話訪問

図Ⅱ-21 助産師の子ども虐待予防アプローチ

(杉下佳文：妊娠中からの子ども虐待予防とスクリーニング(助産師の立場から). 母子保健情報67：60, 2013より引用)

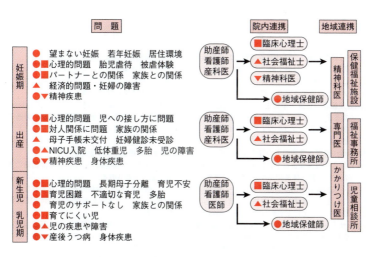

図Ⅱ-22 周産期の問題と専門職への連携

(杉下佳文ほか：医療機関に求められる保健・福祉との連携. 子どもの虐待とネグレクト13(1)：32-39, 2011)

データ・情報	アセスメント	助産診断名【例】
有無 ④就労中の保育方法 ⑤育児期の就労女性の社会資源（表Ⅱ-15）	・職場への復帰をどのような形で選択しているか ・育児休業制度や勤務時間短縮措置などの育児勤務制度に関する知識はあるか，また利用する予定はあるか ・保険料の免除，児童手当，健康保険による現金給付（出産育児一時金・家族出産育児一時金，出産手当金）などに関する知識および手続き方法を把握しているか ・地域の保育所（病後児保育・延長保育も含めて）の情報や入所申請方法について把握しているか ・相談者や情報を提供してくれる人はいるか	

表Ⅱ-15 育児期の就労女性の社会資源

○育児休業…「育児休業，介護休業等育児または家族介護を行なう労働者の福祉に関する法律」により，事業主への申し出により満1歳に満たない子を養育するためにする休業をいう．平成29年10月より，保育所等における保育の実施が行われないなどの理由で，子が1歳6か月に達する日後の期間についても育児休業を取得する場合，最長2歳に達する日前までの期間が育児休業の対象となる．
○勤務時間の短縮等の処置…事業主は1歳に満たない子を養育する労働者で育児休業をしないもの，1〜3歳に達するまでの子供を養育する労働者に関して，労働者の申し出に基づく勤務時間の短縮その他の当該労働者が就業しつつその子を養育することを容易にするための措置を講じなければならないとなっている．
○保険料の免除…育児休業期間中の健康保険・厚生年金保険の保険料は申請により免除される．
○育児休業給付金…被保険者が1歳に満たない子を養育するために休業した場合において，休業開始前の支給日額の67％（育児休業開始から6か月経過後は50％）相当額が支給される．
○出産手当金…被保険者が出産前後における一定期間内において，職場を休み，給料の支払いを受けなかった場合に，生活の保障を行うために支給するものである．妊娠判明の日から分娩後56日の間で職場を休んだ期間について標準報酬日額の2/3に相当する額が支給される．
○ファミリーサポート・システム…就労女性の仕事と育児の両立を目的とした育児需要に対する互助組織である．育児の援助を必要とする会員と育児を提供する会員からなるボランティア的な相互援助グループを支援し，子供を養育しながら働く女性を支援する．（厚生労働省）
○保育所…出生前は受け付けてもらえないので，必要なら出生後速やかに入所を申し込むよう指導する．（とくに0歳児の受け入れ枠は小さい）
○病児・病後児保育…病気のため幼稚園・保育所に登園できないときに子供を預かる．（対象は10歳未満）
○延長保育…通常の保育時間を超えて保育時間の延長を行っている．

（平成30年7月現在）

情報・その他

表Ⅱ-14　保健医療サービス等の情報

○医療保険制度
  ＊医療給付
    健康保険の場合
      ・高額療養費…申請書は社会保険事務所または健康保険組合に提出する．
      ・高額医療費貸付給付制度…所定の申込書に必要書類を添えて都道府県社会保険協会に提出する．
    国民健康保険の場合
      ・高額医療費…健康保険と同様の扱いである．
      ・高額医療費の貸付…特別な理由がある場合の一部負担金の減額・支払いの免除・徴収猶予など市町村によって扱いは異なる．
  ＊現金給付
    健康保険の場合
      ・出産育児一時金請求書・家族出産育児一時金請求書…直接支払い制度を利用しない場合は，保険者（社会保険事務所または健康保健組合）に提出する．直接支払い制度を利用する場合は，医療機関が専用請求書を提出する．
      ・出産手当金請求書…欠勤中の給料の支払いに関して事業主の証明を受けて保険者に提出する．
    国民健康保険の場合
      ・被保険者が分娩した場合，その額や手続はそれぞれ異なる．
○児童手当…中学校卒業まで（15歳に達した後，最初の3月31日まで）の子どもを養育している者に支給される（所得制限あり）．
○児童扶養手当…父母の離婚などで，父又は母と生計を同じくしていない子どもが育成される家庭（ひとり親家庭等）の生活の安定と自立の促進に寄与し，子どもの福祉の増進を図ることを目的として支給される．
○出生届…出生後14日以内に，出生地，居住地，本籍地のいずれかの区・市町村役場に届け出る．
○出生通知票…保健センターに送る（新生児訪問指導等の資料になる）．
○低出生体重児の届け出…出生体重2,500ｇ未満の低体重児について，保護者が都道府県に届け出る．
○未熟児養育医療…出生児の体重が2,000ｇ以下，またはとくに生活力が薄弱で呼吸不全などの症状がある低出生体重児で，特定医療機関での入院養育が必要なとき，保険診療による自己負担額を助成する．居住地の自治体へ必要書類を添付して申請する．
○自立支援医療（育成医療）…18歳未満で身体障害の改善に要する医療費や補装具が支給される．居住地の管轄保健所へ必要書類を添付して申請する．
○保健所の事業…市町村の連絡調整・指導・助言，専門的サービス（低出生体重児（未熟児）訪問指導・養育医療・障害児の療育指導・慢性疾患児の療育指導）等である．
○保健センターの事業…基本的サービス（母子健康手帳の交付・妊産婦健康診査・乳幼児健康診査・3歳児健康診査・1歳6ヵ月児健康診査・妊産婦訪問指導・新生児訪問指導）である．

D 効果的な母乳育児の診断

データ・情報	アセスメント	助産診断名【例】
1 進行性変化（☞第4章Ⅱ-A-2 進行性変化の診断, p796参照）		❶効果的な母乳育児のための母の進行性変化
2 母親の母乳育児に関する準備（☞第4章Ⅱ-G-3 効果的な母乳育児継続の逸脱, p884参照）		❷効果的な母乳育児のための母親の動機づけ
3 児の口腔の解剖（図Ⅱ-23）	・児は乳房を舌でとらえ，上の歯茎で押さえている． ・乳頭の先端は，児の硬口蓋と軟口蓋の境目に達する．	❸効果的な授乳のための児の準備状態
4 授乳に適した児の状態 (a) 児のステート（state：状態）と授乳のタイミング		
①deep sleep（深い眠り）	・深い眠りであり，授乳することは困難である．	
②light sleep（浅い眠り）	・掛け物をはいだり，オムツを交換するなどの刺激があれば容易に起きるが，乳房に適切に吸着することは難しい．	
③drowsy（まどろみ）	・眠そうにしている状態．非栄養的な吸着を好む．	
④quiet alert（静かな覚醒）	・目を開けて，静かに周りの様子をうかがっているような状態である．授乳のタイミングとしては一番よい状態である．	
⑤active alert（活動的な覚醒）	・目を開けて，手足を盛んに動かしている．少し落ち着かせてから授乳する．	
⑥crying（啼泣）	・授乳前にあやしてからでないと吸着することができない．	

情報・その他

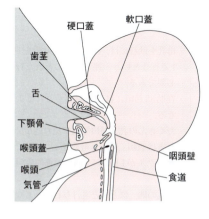

図Ⅱ-23 児の口腔の解剖図（乳房吸着時）
(Riordan J：Breastfeeding and Human Lactation, 3rd ed, p84, Jones and Bartlett Publishers, 2005)

データ・情報	アセスメント	助産診断名【例】
(b) 早めの授乳のサイン ①児が静かに目を覚まし乳房を探すように首を動かす ②口に手をもっていく ③優しくささやくような声を出す	＊児は早めの授乳のサインで授乳される必要がある．泣くのは遅めのサインである．	
5 効果的な吸啜 ①吸啜と嚥下と呼吸の調和	・母乳を飲むには，吸啜，嚥下，呼吸を1：1：1で行うという一連の調和のとれた行為が必要である． ・在胎35週頃にはこの調和がとれるようになる．	❹効果的な授乳のための児の適切な吸啜
②栄養的吸啜（nutritive sucking：NS）と非栄養的吸啜（non nutritive sucking：NNS）の違い	・たくさんの乳汁が口腔内に流れ込んでいるときは吸啜，嚥下，呼吸を1：1：1で行うサイクルが1秒間に1回（栄養的吸啜）起こる． ・授乳の間，ほとんど乳汁移行のともなわない吸啜もあり，非栄養的吸啜といわれる．非栄養的吸啜は，乳汁産生の増加を促したり，児の精神的な安定のために重要な吸啜である．	
③児の適切な吸啜（図Ⅱ-24） ④直接授乳と人工の乳首での吸啜の相違（表Ⅱ-16）	・哺乳瓶を使って人工の乳首に吸啜するときと直接授乳での吸啜には相違がある．	

表Ⅱ-16 正期産児の直接授乳と哺乳瓶（ゴム乳首）の吸啜の違い

	直接授乳	哺乳瓶
吸啜	吸啜回数が多い 栄養的吸啜と非栄養的吸啜がある	頻繁には吸啜しない ほとんど栄養的な吸啜のみで構成される
吸啜の時間	短いと数分だが，30分以上になることもある	通常5〜10分
呼吸パターン	吸気が長く呼気が短い	吸気が短く呼気が長い
酸素飽和度の低下や除脈の頻度	頻度が少ない	頻度が多い
口や顎の動き	乳頭をとらえるのに口が大きく開いて，唇が外側にめくれて乳房に密着している．下顎を大きく動かす	唇が前に突き出すように口が小さく開きゴム乳首をとらえている．下顎の動きが少ない

情報・その他

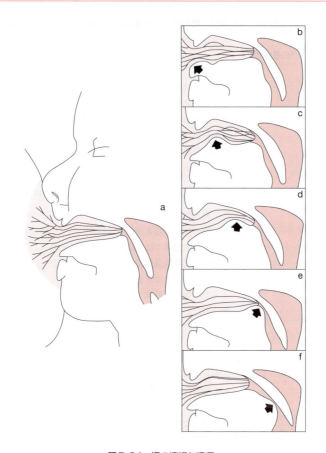

図Ⅱ-24 児の適切な吸啜
（a）まず児が乳房に吸い付くと乳頭と乳輪を含む乳房によって吸い口が形成され、口腔内が満たされる．乳頭の先端は、児の口腔内の軟口蓋と硬口蓋の境目に到達し、児の舌は先端が下顎を超えて乳房をとらえていて、スプーンのような形を作り乳頭に巻きついている．
（b）母乳を圧出するために下顎が挙上し、
（c）舌は圧をかけながら先端から硬口蓋のほうに波打つように動く．
（d）乳管が圧迫され、
（e）乳汁が口腔内に流れ込んでくると飲み込み、
（f）顎が下がり乳汁が乳管に流れ込んできて、この間に児は息をする．

(Woolridge MW: The 'anatomy' of infant sucking. Midwifery 2: 164-171, 1986)

データ・情報	アセスメント	助産診断名【例】
6 適切なポジショニング（児の抱き方） (a) ポジショニングの基本(図Ⅱ-25)	＊適切な児の吸啜を得るためには適切なポジショニングが重要である．	❺効果的な授乳のための適切なポジショニング
①母親の姿勢	・母親の体はゆったりしている． ・とくに初めのうちの授乳では，セミファウラー位が新生児の反射の能力を発揮しやすくし，母親が本能的にもっている児に母乳を与える能力を発揮しやすくする．	
②児の支え方	・母親の手または腕は児の肩のあたりを支えている． ・児の頭を支えるように抱くと児の反射を促し，児が母親の体から離れてしまう．	
③児と乳房の高さ	・児の口と乳房の高さが合っている． ・とくに新生児期では，高さを合わせるために母親が児を腕全体で支えることになるため，クッションなどを使用して，母親が支える児の体重を軽減する必要がある．	
④児の姿勢	・頭，肩，おしりが一直線で，母親の体と正面で向き合う． ・母親の体に巻きつくように抱かれる． ・児の下顎が母親の乳房に食い込むくらいしっかり触れ，児の鼻は乳房から離れる．児は下顎が乳房に触れるとルーティング反射を起こすので，自然に大きな口を開けることを誘うためである．	

ケアの要点	具体的評価内容
【A】適切なポジショニングの支援 助産診断名：❷, ❸, ❺ 1. 母親の姿勢に無理や苦痛がないかを確認し，アドバイスする． 2. アドバイスには，母親にわかりやすい言葉を使うようにする．たとえば，「赤ちゃんを母親の体に巻きつくように抱きましょう」というとき，「赤ちゃんを帯のように自分の体に巻きつけましょう」などと具体的な説明を行うようにする． 3. 母親が困っているときには，具体的な方策をいくつか提案する． 4. 母親の自由な学習を阻害しないように，母親を励ましながらできる限り手出しをせずに見守っていく．	・母親自身が自分で一番よいポジショニングを整えることができたか．

情報・その他

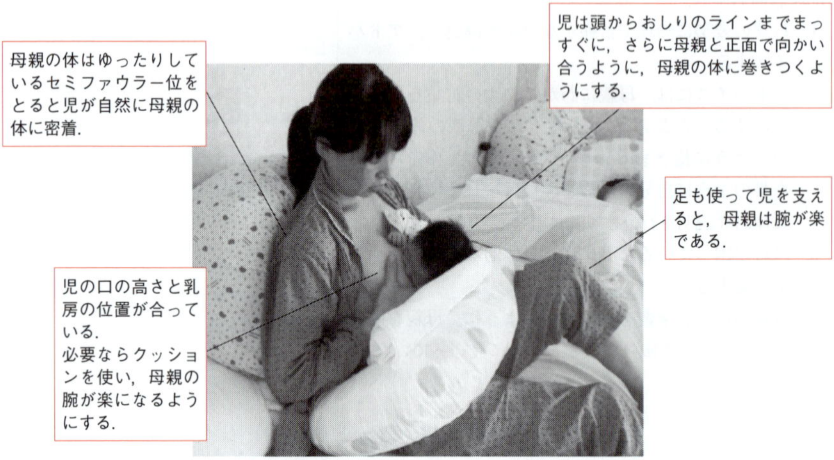

母親の体はゆったりしているセミファウラー位をとると児が自然に母親の体に密着．

児は頭からおしりのラインまでまっすぐに，さらに母親と正面で向かい合うように，母親の体に巻きつくようにする．

足も使って児を支えると，母親は腕が楽である．

児の口の高さと乳房の位置が合っている．
必要ならクッションを使い，母親の腕が楽になるようにする．

図Ⅱ-25　ポジショニング

Ⅱ. 産褥期の経過診断とアセスメント・ツール

情報・その他

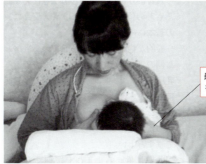

母親の手は児の肩のあたりを支えている．

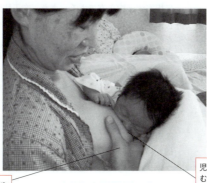

母親が乳房を支えたほうがやりやすいときには，乳輪からはなれたところを大きく支えるようにする．

児の下顎と頬が乳房に食い込むくらい密着させ，鼻は乳房から離れるようにする．

図Ⅱ-25　ポジショニング（つづき）

データ・情報	アセスメント	助産診断名【例】
(b) ポジショニングのバリエーション	*母親が自分に合った楽な方法を早く見つけられるようにいろいろな方法を伝える．子どもとの位置関係は (a) **ポジショニングの基本**にのっとっている．	
①横抱き（図Ⅱ-26-a）	・一般的な抱き方で，吸わせている乳房と同じ側の手で児の体を支える抱き方である．	
②交差抱き（図Ⅱ-26-b）	・乳房を支えて，吸着させる乳房と反対側の腕で児を支える方法である．児の頭の動きをコントロールしやすいので，早産児，早期の新生児や吸着がうまくいかない児などで試すとよい．	
③脇抱き（図Ⅱ-26-c）	・児を脇に抱えるようにして抱く方法である．母親が児の吸着までの過程を観察しやすいので，児の吸着がうまくいかないときに提案する抱き方である．また，帝王切開後で腹部に児が触れないようにしたいときなどに利用できる．	
④添え乳（図Ⅱ-26-d）	・母親が横たわって授乳する方法．夜間や母親が病気のときに役に立つ．必ず，児と母親が向き合うようにする．とくに母親が疲れているとき，母親が寝入ってしまうようなときには児の安全について母親だけでなく周囲の人にも注意を促すこと． ・母親の枕を高くし母親の背中と児の背中にクッションを入れて姿勢を保持する工夫があると，楽に授乳ができる． ・布団で児がうまらないように注意する．硬い布団に横たわり，掛物で児を覆わないようにする． ・母親が眠剤など中枢神経に作用する薬剤を使用しているときは行わない．	

Ⅱ．産褥期の経過診断とアセスメント・ツール 841

情報・その他

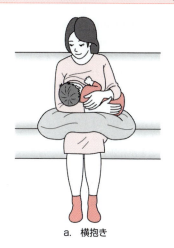

a. 横抱き

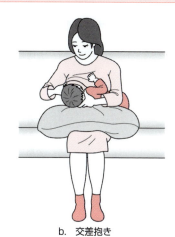

b. 交差抱き

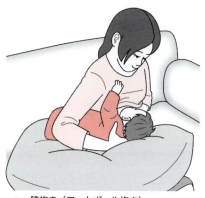

c. 脇抱き（フットボール抱き）

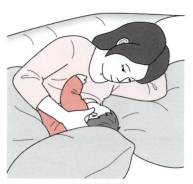

d. 添え乳

図Ⅱ-26 ポジショニングのバリエーション

データ・情報	アセスメント	助産診断名【例】
7 適切なラッチ・オン（乳房への吸着）	*適切なラッチ・オン（乳房への吸着）の目的は，乳頭のトラブルを減らし，児の適切な吸啜を促すためである． ・児の口の中に乳房のより多くの部分を入れて陰圧を作ることで，効果的な吸啜を促す． ・乳房のより多くの部分を児の口の中に含ませるためには，乳房に対して，児の頭がうしろに傾き，鼻がはなれ，下顎が固定する姿勢でラッチ・オンをすることが有効である． ・適切に乳房に吸着しているときの児の口の開きの角度は130〜150°くらいである（図Ⅱ-27）． ・適切にラッチ・オンする（図Ⅱ-28）．適切に児を支えるようにし，母親が乳頭を児の口に入れてしまうのではなく，児が乳房を捉えるようにする．	❻効果的な授乳のための適切なラッチ・オン

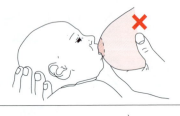
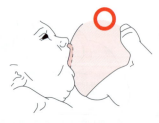
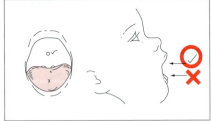
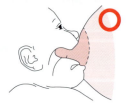

図Ⅱ-27 吸啜時の児の口の位置と角度

(Royal College of Midwives : Successful Breastfeeding, 3rd ed, Churchill Livingstone, 2002)

II．産褥期の経過診断とアセスメント・ツール

ケアの要点	具体的評価内容
【B】適切なラッチ・オンの支援 助産診断名：❻ 1. 適切にポジショニングがとれていることを確認する． 2. 児の状況を母親と確認しながら，児を乳房に連れてくることができるよう，母親を励ます． 3. 児との学習のプロセスであり，支援者はHasnds-Offで関わる． 4. ラッチ・オンの一連のプロセスは，下記（図Ⅱ-28）をもとに，アセスメントをする． 5. 母親が困っているときには，一連の動作における問題のポイントをわかりやすくアドバイスする． 6. 失敗は学習過程で当たり前であることを母親と確認する． 7. うまくできたときは，母親をほめる．	・母親が自分自身で適切な吸着を行えたか ・乳頭のトラブルが生じていないか ・児は有効な吸啜が行えているか

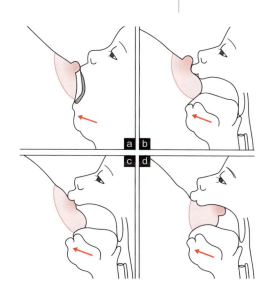

図Ⅱ-28　適切なラッチ・オンのプロセス

はじめに，児の下顎が乳輪より外側に触れ，乳頭が児の鼻の方に向くような体勢にして待っていると（a），児が自分で乳房を探るような仕草をするので（b），母親が児の体を引き寄せるようにすると，児の下顎が乳房に食い込む（c）．それと同時に，児の上唇から乳頭が滑り込むように児の口の中に入る（d）．（解説は，原典より筆者が加筆し一部改変）

(Supporting Sucking Skill in Breastfeeding Infant 3ed. p144)

データ・情報	アセスメント	助産診断名【例】
8 効果的な授乳の評価 (a) 授乳中の様子	・適切な吸着のサインがある（図Ⅱ-29）． ・早い吸啜（非栄養的吸啜）とゆっくり飲み込むような吸啜（栄養的吸啜）が観察される． ・母親は射乳反射を感じたり，乳房が空になった感覚がある． ・授乳中や授乳の後に乳頭の痛みを感じない．	❼効果的な授乳
(b) 哺乳量	・母乳のエネルギーは67kcal/dL ・児の摂取エネルギーは120kcal/kg/日（早期新生児期を除く新生児期）． ・哺乳量は150mL/kg/日である（早期新生児期については表Ⅱ-17参照）．	
(c) 児の様子	・授乳は1日に8～12回以上あり，授乳中はゆっくりと飲み込むような仕草をする． ・1回の授乳時間は平均15分程度であるが，それよりもっと短い授乳もずっと長い授乳もある． ・飲み終えたときは児は満足そうである． ・筋肉の動きは活発である． ・口腔内は湿潤している． ・早期の新生児では十分に母乳を飲むと深く眠ることがあるが，必ずしも眠ることが満足のサインではない．	
(d) 児の排泄 ①排　尿	・（生後4日目以降の児では）オムツを十分にぬらす薄い色の排尿が少なくとも1日に6回以上ある． ・生後4日目に満たない児では，尿の回数は日数の数と同じくらいである．	

| ケアの要点 | 具体的評価内容 |

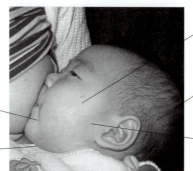

- 鼻は乳房から離れ、下顎が乳房に軽く食い込むくらい密着している
- 喉がよくあいている
- 頬は膨らんでいて、えくぼができず、嚥下音以外の音はしない
- 頭は少し後ろに傾き、母親と目が合う（乳房に対して非対称）
- 顎とこめかみがよく動くのが観察される

図Ⅱ-29 効果的な授乳ができているサイン

表Ⅱ-17 早期新生児の哺乳量の目安

日齢	1回授乳あたり	24時間
1	数滴〜5 mL	数滴〜30 mL
2	5〜15 mL	30〜120 mL
3	15〜30 mL	120〜240 mL
4	30〜45 mL	240〜360 mL
5	45〜60 mL	360〜540 mL

（Riordan J：Breastfeeding and Human Lactation 4th ed, p228, Jones and Bartlett Publishers, 2010より一部改変）

【C】効果的な授乳の評価の支援

助産診断名：❶，❷，❸，❹，❺，❻，❼

1. 母親に授乳がうまくできている授乳中のサインを知らせる．とくに、産科施設の退院時には、母親がサインを知っていることが重要である．
2. 児がうまく母乳を飲み取っているときの児のサインについて母親に知らせる．
3. 母親がいくつかのサインを使って、自分の授乳を評価する作業を見守る．
4. 母親がうまく評価できずに困っているときは、母親が受け入れられそうないくつかのアドバイスを行う．

- 母親自身が、自分の授乳が効果的であることを評価することができているか．

データ・情報	アセスメント	助産診断名【例】
②排　便	・生後早期は胎便が排泄され，4日目までには移行便になる． ・新生児期には1日の便の回数が3～8回，月齢が上がると便の回数は減る．	
(e) 児の体重増加 ①生理的体重減少	・母乳だけで育てられ，欲しいときに欲しい分だけ母乳が飲めている，健康な正期産の児の生理的体重減少は7%程度．	
②乳児期早期の体重増加	・生後9日までに出生体重に戻り，体重が出生体重の2倍になるまでは120～240g/週の体重増加がある．	
③体重曲線（コラムⓐ，図Ⅱ-30，31）	・社会的な環境が整い，適切な支援を受けた，母乳だけで育てられている児の体重曲線は，6ヵ月頃で出生体重の2倍，1年で出生体重の3倍になる．	
(f) その他	・身長や頭囲が増える． ・月齢相当の発達がある．	

【コラムⓐ】母乳育ちの赤ちゃんの体重増加

　日本では，乳児の体重増加の目安に，厚生労働省が出している乳幼児体重増加曲線が用いられている．この体重増加曲線は，栄養法にかかわらず作成されているが，児の体重増加はもともと個人差が大きいうえに，栄養法によって体重増加のしかたに違いがあることがわかってきている．WHOは母乳栄養で育つ子どもの成長曲線を明らかにしているが，わが国においても，母乳育児されている赤ちゃんの体重は人工栄養を使用している場合より，男児で3ヵ月以降，女児で10ヵ月以降少ない傾向にあるという報告がある．このような調査をふまえて本邦でも母乳で育てられている赤ちゃんの成長曲線の作成が行われている（図Ⅱ-30，31）．赤ちゃんの健康的な成長，発達を考えるうえでは，母乳育児が標準的な栄養法であり，栄養法の違いによって赤ちゃんの体重増加が評価され，管理されていく必要があるだろう．
　（加藤則子ほか：厚生省発育基準と比較した母乳栄養児の乳児発育曲線．小児保健研究60（5）：680-689，2001およびH Tanaka et al：Growth of Japanese breastfed infants compared to national references and World Health Organization growth standards. Acta Paedetrica102（7）：739-743, 2013）

情報・その他

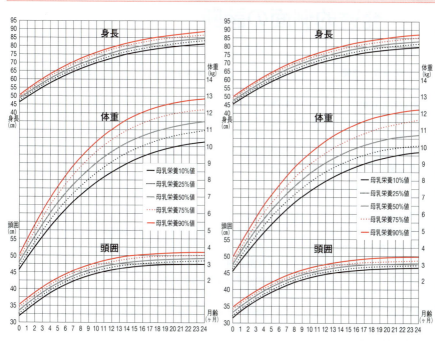

図Ⅱ-30　横断的標準身長・体重・頭囲曲線
男子（0-24ヶ月）

（日本母乳哺育学会：母乳育児専用の発育曲線（2017年3月29日改訂版）．
〔http://square.umin.ac.jp/bonyuu/info/hatuikukyokusenkaitei2016_201
70329.pdf〕）

図Ⅱ-31　横断的標準身長・体重・頭囲曲線
女子（0-24ヶ月）

（日本母乳哺育学会：母乳育児専用の発育曲線（2017年3月29日改訂版）．
〔http://square.umin.ac.jp/bonyuu/info/hatuikukyokusenkaitei2016_201
70329.pdf〕）

E 発達的側面の診断

データ・情報	アセスメント	助産診断名【例】
1 母親役割行動 ①親役割モデルの存在の有無 ②生育歴 ③妊娠・分娩歴 ④妊娠経過の異常・胎児の異常の有無 ⑤妊娠の受容状況 ⑥母親学級の受講状況 ⑦出産・育児の準備状況 ⑧出生時の新生児の状況 ⑨期待していた性別との一致 ⑩出産体験の受け止め方 ⑪早期接触や早期授乳の有無 ⑫復古状況 ⑬身体的苦痛の程度 ⑭乳房の準備状態 ⑮疲労状態 ⑯母親になることの受容 ⑰育児に対する価値感 ⑱新生児への愛着行動	・母親になったことを受け止めているか ・母親としての行動がとれているか ・育児に対して価値や喜びを見出しているか ・母性行動の発達過程に沿った適応をしているか **【マターナル・アイデンティティの確立】** (Mercer RT) 1段階：予期的段階（妊娠中） 　・期待される役割に対する心理的適応の始まり. 　・胎児に対する役割を想像し，なんらかの役割行動を取り始める. 2段階：フォーマルな段階 　・個々の社会システムの中で合意されている形式的な役割期待に支配されている. 　・生まれた子どもに対して直接的なケアを引き受け始める. 3段階：インフォーマルな段階 　　社会システムからは伝わらない役割を個々のユニークな方法で行うようになる. 　・母親は他者からの指示や規則に固執することなく，自己の役割行動を受け入れ発達させることができる 4段階：パーソナルな段階 　　個人の役割遂行に自分なりのスタイルをもち，周囲もそれを受け入れている. 　・母親は役割遂行に当たり，調和・信頼・適格という感じを経験する. 　　マターナル・アイデンティティの確立となる.	

データ・情報	アセスメント	助産診断名【例】
	【母性行動の適応】(Rubin R) 　出産後の母親がマターナル・アイデンティティを獲得するための母性行動の適応 受容期 taking-in phase：分娩後1〜2日．母親にとっての回復期で，受身的であり依存度の高い時期． 　最低限必要な自分の基本的セルフケアで精一杯であり，学習の余力なし． 自立前段階 taking-hold phase：約10日間．自立して育児に取り組もうとする時期で，気分の動揺や不安が起こりやすい時期でもある． 自立期 letting-go phase：新しい生活に適応し，母親役割を遂行できる時期． ＊母親の適応行動は産後1ヵ月ほどでなされるが，母子の絆形成 binding-in 過程は産後2〜3ヵ月間は不安定である． ＊各時期に合致した母親役割の獲得ができているか査定が必要． ＊母親役割と母性意識は相互に強い関連がある（図Ⅱ-32）．	

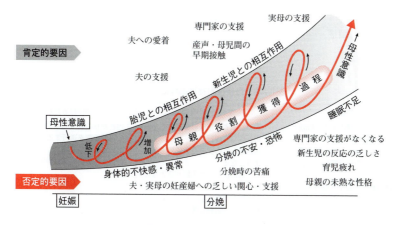

図Ⅱ-32　母性意識の形成・発展と母親役割獲得過程
(新道幸恵ほか：母性の心理社会的側面と看護ケア, p101, 医学書院, 1997)

データ・情報	アセスメント	助産診断名【例】
	【母親役割獲得過程】（表Ⅱ-18） ＊産褥1ヵ月までは役割葛藤を経験したり，役割喪失感にとらわれることがある． 【母親役割獲得の困難さが予測される事例】 　親役割モデルの不在 　妊娠中の異常や胎児の異常 　望まない妊娠 　母親学級未受講者 　新生児の異常 　出産体験の否定的な受け止め 　早期接触や早期授乳の遅れ，消極的 　退行性変化の遅れ 　身体的苦痛の持続 　強い疲労感 　母親になることを受け止めていない 　育児に対して価値が見出せない 　期待していた性別との相違　など	
2 育児能力 ①育児に対する考え方 　・育児方針 　・育児経験の有無 　・子育ての慣習 ②基本的育児技術 　・育児環境の調整	・褥婦および夫は自分たちなりの育児方針をもっているか ・基本的な育児技術が実践できるか ＊育児技術の獲得は母親として育児の自信となる．	

表Ⅱ-18　母親役割獲得過程における課題

妊娠中	産褥1ヵ月頃まで	産褥1ヵ月以降
・自己概念を再構成する（母親として自己像の形成）． ・母親役割についての認識を深める． ・母親としての役割期待についての認識を得る． ・母親役割にともなう技術の習得．	・医療従事者や家族の支援のもとに母親役割を遂行する． ・母親としての実感や責任感をもつようになる． ・子どもの反応が読み取れるようになる． ・母子間の愛着を形成していく． ・育児技術に習熟する．	・他者からの直接的な支援を受けないで母親役割を遂行する． ・試行錯誤を繰り返しながら，独自の方法を編み出して母親役割を遂行する．

（新道幸恵：母性の心理社会的側面と看護ケア，p110，医学書院，1997）

データ・情報	アセスメント	助産診断名【例】
・授乳・排気方法 ・抱き方 ・おむつ交換 ・衣服の着脱と調整 ・新生児のあやし方 ・沐浴・臍ケア ・感染・事故防止 ③保育環境の整備 ④育児用品の準備 ⑤母親の健康レベル ⑥新生児の健康状態 ⑦児に対する関心度 ⑧育児技術習得の意欲 ⑨育児指導受講の有無 ⑩サポート体制の有無	*育児能力：個人差があり，また育児経験の有無や知識の程度により差がある． ↓ 指導方法の考慮や褥婦の育児方針を尊重した指導が大切 ・家庭での保育環境や必要物品の準備状況はどうか ・褥婦は心身ともに健康または回復過程にあるか 　→順調な回復過程でない場合：育児に対する関心度が低下．	
3 母子関係	*母子関係はその後の家族の発達のキーポイントとなる．	
①母子相互作用（図Ⅱ-33）	・話しかけ方や声の調子はどうか ・顔と顔が向かい合うような抱き方をしているか ・目と目を合わせているか ・微笑みかけるか ・抱くという動作をよく行っているか ・抱くときの密着の具合はどうか ・積極的に触っているか	
②児に対する関心	・児のことを話題にするか ・児のことを話すときに表情が豊かになるか ・児との対面を喜ぶか ・身内の誰かに似ているところを探したり話題にしたりするか ・児の反応が読みとれるか，また肯定的に読みとろうとするか *愛着形成（アタッチメント） 　→母子相互作用を通して母親へのアタッチメントが形成される．	

| データ・情報 | アセスメント | 助産診断名【例】 |

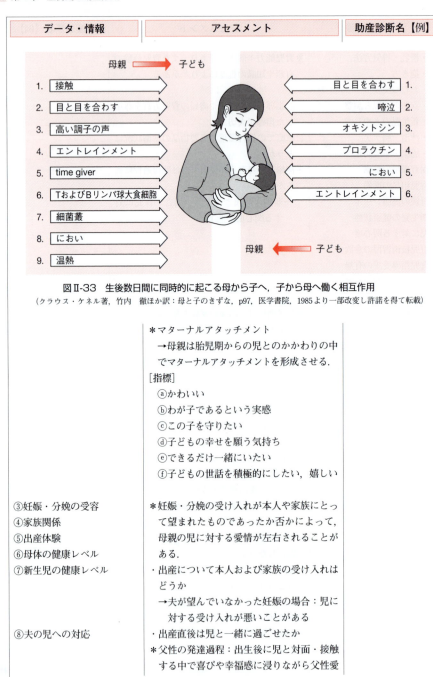

図Ⅱ-33 生後数日間に同時的に起こる母から子へ，子から母へ働く相互作用
(クラウス・ケネル著，竹内 徹ほか訳：母と子のきずな，p97，医学書院，1985より一部改変し許諾を得て転載)

＊マターナルアタッチメント
→母親は胎児期からの児とのかかわりの中でマターナルアタッチメントを形成させる．
［指標］
ⓐかわいい
ⓑわが子であるという実感
ⓒこの子を守りたい
ⓓ子どもの幸せを願う気持ち
ⓔできるだけ一緒にいたい
ⓕ子どもの世話を積極的にしたい，嬉しい

③妊娠・分娩の受容
④家族関係
⑤出産体験
⑥母体の健康レベル
⑦新生児の健康レベル

＊妊娠・分娩の受け入れが本人や家族にとって望まれたものであったか否かによって，母親の児に対する愛情が左右されることがある．
・出産について本人および家族の受け入れはどうか
→夫が望んでいなかった妊娠の場合：児に対する受け入れが悪いことがある

⑧夫の児への対応

・出産直後は児と一緒に過ごせたか
＊父性の発達過程：出生後に児と対面・接触する中で喜びや幸福感に浸りながら父性愛

データ・情報	アセスメント	助産診断名【例】
	を確立する. 父性意識は子どもとの接触の頻度が増すごとに発展し，強められる. ・新生児に触れようとするか，抱こうとするか 　→「落とす」不安や照れ・恥ずかしさなどですぐに抱こうとしない父親もいる. 　　子どもに対して気持ちが集中できるように，直接触れ合えるように介入する.	
4 夫婦・家族関係 ①夫婦の関係 ②夫の出産に対する受容 ③夫の支援状況 ④褥婦に対する夫の反応・態度・行動	＊夫は褥婦に対する支援者としての側面と，父子関係発達の当事者の側面をもつ存在である. ・以前から夫婦関係は安定していたか 　→不安定な夫婦関係は褥婦の心理状態のみならず子どもにも影響する. 　　また夫も夫婦で話をする時間や過ごす時間がとれないことへのストレスでパタニティブルーに陥ることがある. ・妊娠中は自分に向けられていた妻の関心が，出産後は子どもに向けられることへの不満があるか ・夫婦でともに育てるという意識があるか. 　→夫婦から親への移行がスムーズであることが大事	
⑤祖父母などの家族との関係 ⑥分娩前までの家族との人間関係 ⑦出産に対する受容・支援状況 ⑧褥婦に対する反応・態度・言動 ⑨児に対する反応・態度・言動	＊祖父母：夫に次ぐサポート役割を担う重要他者の側面が強い. ・育児に過干渉になりすぎることがある. 　自分の育児経験を押しつけようとすることがある. ・家族で子どもをともに育てるという意識があるか 　→不安定な家族関係：褥婦と子どもの心理状態に影響，危機的な家族状況. ・祖父母の望んでいた性別であったか，また反応はどうか	

データ・情報	アセスメント	助産診断名【例】
⑩同胞関係 ・年　齢 ・児に対する受容 ・母親・父親に対する態度 ・問題行動の有無 ・両親の上子への対応 ・育児への参加状況	・望まれた出産でない場合，祖父母の受け入れが不良であったり，サポートが得られなかったりする． ＊上子の年齢によって反応や対応も異なるが，上子に対して十分な注意を向け愛情を注ぎ，適度に育児参加する機会をつくることが同胞間の受容・愛着形成に必要である． ＊上子は母親の愛情が生まれた児ばかりに注がれ，自分が取り残されたように感じることがある． ・妊娠中の胎児についての説明や反応はどうだったのか 　→新しい家族が増えることの楽しさや変化する生活についてイメージ化させる． 　　また母親の腹部に触れさせたり，胎児へ話しかけたりさせることで児の存在を意識させることになり，受け入れが比較的スムーズとなる． ・母親との分離体験の期間はどれ位か，またその間の主たる養育者は誰か 　→慣れ親しんだ大人による慣れた環境での養育が望ましい． ［上子が愛情不足を感じているサイン］ 　ⓐ児や母親に対する敵意や攻撃的な行動 　ⓑ退行現象：指しゃぶり，夜尿症，吃音など 　ⓒ周囲の注目をわざと引くような行動 　ⓓ新生児に対する興味からの行動 　　　　　　↓ 　問題行動がむしろ改善され，育児に積極的に参加する場合もある． ・両親が上子への対応について考えているか ・育児への関心や参加状況はどうか	

健康生活状態に関する診断

データ・情報	アセスメント	助産診断名【例】
1 栄養・食事 ①食事摂取量 ②エネルギー摂取量 ③食 欲 ④日常の食習慣 ⑤嗜 好 ⑥産褥期の栄養の必要性の理解	*産褥期の栄養と水分摂取：順調な産褥経過にとって重要な因子 　→全身の復古，乳汁分泌促進など ・食事摂取量は適切か ・バランスのとれた食事内容であるか ・授乳中：1日の推定エネルギー必要量に350 kcal付加しているか ・母乳分泌促進のために食事内容を考慮しているか ・産褥期栄養の必要性を褥婦はどのように理解しているか *母乳栄養：授乳を理由に特別な食品を食べたり，特定の食べ物を避けたり，食事制限をしていないか．食物アレルゲン除去は，児のアレルギー疾患発症予防に対する効果が認められていない． *人工乳の場合：摂取エネルギーは増やす必要はない． 　増やすと肥満の原因になる． *異常症状（貧血・浮腫・蛋白尿など）のある場合：改善に向けた食事内容． （表Ⅱ-19 食事摂取基準）	

表Ⅱ-19 妊婦・授乳婦の食事摂取基準（2015年度から2019年度の5年間の基準）

	エネルギー			たんぱく質		n-6系脂肪酸	n-3系脂肪酸	鉄		ビタミンA		ビタミンD	ビタミンB$_1$[*3]		ビタミンB$_2$[*3]		ナイアシン[*3]		ビタミンC		葉酸	
	推定エネルギー必要量(kcal/日)[*1]			g/日		g/日	g/日	mg/日		μgRAE/日[*3]		μg/日	mg/日		mg/日		mgNE/日[*4]		mg/日		μg/日	
	身体活動レベル			推定平均必要量	推奨量	目安量	目安量	推定平均必要量（月経なし）	推奨量（月経なし）	推定平均必要量	推奨量	目安量	推定平均必要量	推奨量	推定平均必要量	推奨量	推定平均必要量	推奨量	推定平均必要量	推奨量	推定平均必要量	推奨量
	Ⅰ	Ⅱ	Ⅲ																			
18～29歳	1,650	1,950	2,200	40	50	8	1.6	5.0	6.0	450	650	5.5	0.9	1.1	1.0	1.2	9	11	85	100	200	240
30～49歳	1,750	2,000	2,300					5.5	6.5	500	700						10	12				
妊婦 初期		+50[*2]		+0	+0			+2.0	+2.5	+0	+0											
中期		+250[*2]		+5	+10	9	1.8	+12.5	+15.0	+0	+0	7.0	+0.2	+0.2	+0.2	+0.3	+0	+0	+10	+10	+200	+240
後期		+450[*2]		+20	+25					+60	+80											
授乳婦		+350		+15	+20	9	1.8	+2.0	+2.5	+300	+450	8.0	+0.2	+0.2	+0.5	+0.6	+3	+3	+40	+45	+80	+100

*1 身体活動レベルは，Ⅰ(低い)，Ⅱ(ふつう)，Ⅲ(高い)
*2 付加量は妊婦個々の体格や妊娠中の体重同化量，胎児の発育状況の評価を行うことが必要である
*3 μgRAE＝レチノール活性当量＝レチノール(μg)＋β-カロテン(μg)×1/12＋α-カロテン(μg)×1/24＋β-クリプトキサンチン(μg)×1/24＋その他のプロビタミンAカルテノイド(μg)×1/24
*3 身体活動レベルⅡの推定エネルギー必要量を用いて算定．
*5 NE＝ナイアシン当量＝ナイアシン＋1/60トリプトファン．身体活動レベルⅡの推定エネルギー必要量を用いて算出．

（日本人の食事摂取基準，2015年版）

データ・情報	アセスメント	助産診断名【例】
2 清潔 ①発汗の程度 ②乳房の手入れ ③外陰部の清潔 ④全身の清潔 ⑤手指の清潔 ⑥爪 ⑦下着・衣類・パッド類の交換 ⑧褥婦の清潔への意識度	*産褥期：汗腺が機能亢進し発汗や分泌物が多い． 　　　　↓ 　シャワー浴，洗髪，寝衣交換 *外陰部の清潔：子宮内感染・創傷感染・尿路感染の予防のために重要． 　3〜4時間毎のパッド交換（排尿）が必要． ・全身清拭・シャワー浴・洗髪は適宜なされているか ・排泄・授乳・食事などの前後に手洗いをしているか ・爪は短くしているか 　　　　↓ 　爪が伸びていると手指の消毒が十分にできず，また新生児の皮膚を傷つけやすい． ・乳汁で汚れた乳房帯や乳房パッドなどは頻回に交換しているか 　　　　↓ 　付着した乳汁：乾燥すると硬くなり乳頭を傷つけることがある．また湿潤を避けるため． *乳頭・乳輪部の清潔は大切だが，モントゴメリー腺からの分泌物により保護されているため，必要以上にこすり洗いしない．乳房だけを洗う必要はない． *褥婦は分娩による身体的苦痛や疲労などのため身体面に関心が集中し，身の周りのことにあまりかまわなくなることも多い．	
3 睡眠・休養 ①休息時間 ②休息の仕方 ③睡眠時間 ④熟睡感 ⑤疲労感	*分娩後に心身の十分な回復がなされないまま母親役割行動をとらなければならず，生活リズムが確立するまでは要領よく休息できないことが多い． ・昼間の休息はとれているか ・睡眠はとれているか ・疲労症状はないか **【睡眠への影響因子】** 　環境の変化 　分娩後の興奮	

データ・情報	アセスメント	助産診断名【例】
	不慣れな育児 分娩所要時間 年　齢 貧　血 後陣痛 会陰縫合部痛 痔の痛みなど 頻回な知人の面会 ＊疲労症状：あくびがよく出る． 　　　　　　眠気が慢性的にある． 　　　　　　反応が遅くなる． 　　　　　　育児に対して消極的になる． 　　　　　　すぐに横になろうとする．	
4 活動・運動 ①歩行状態 ②動作の拡大（側臥位，座位，立位） ③行動範囲 ④姿　勢 ⑤褥婦の意欲 ⑥合併症の有無 ⑦分娩経過 ⑧出血量 ⑨分娩時の異常の有無 ⑩復古状態 ⑪全身状態 ⑫分娩の侵襲レベル ⑬運動に対する認識・価値	＊健康教育の一環として産後の運動を位置づけることが大切． 　　　　　　↓ 自分の健康は自分で管理するという認識健康をホリスティックにとらえる． ・早期離床の必要性を理解し，そうできているか 【早期離床】（図Ⅱ-34） ［利　点］ 　ⓐ悪露の排泄を促し子宮復古を促進する． 　ⓑ血行を促進し血栓症を予防する． 　ⓒ排泄機能を回復する． 　ⓓ腹部・背部・四肢の筋肉の弛緩を予防し，疲労回復を促進する． ［欠　点］ 　ⓐ骨盤底筋群・腹筋が弛緩しているため子宮下垂・子宮脱，子宮位置異常，尿もれなどを起こしやすい． 　ⓑ出血を増量させることがある． 　ⓒ褥婦の観察が時として不十分となり，異常のサインを見逃すことがある． ［禁　忌］ 　ⓐ出血が多い場合 　ⓑ高度の会陰裂傷や頸管裂傷がある場合 　ⓒ重篤な合併症を伴う場合	

データ・情報	アセスメント	助産診断名【例】
	→中枢神経系疾患 　精神障害 　感染症 　重症妊娠高血圧症候群 　心疾患など 　ⓓ恥骨結合離開 時期：産後6〜8時間 ・産後の運動の必要性を理解し，正しい方法で実施されているか ＊産後の時期・母体の回復状態にあった運動をすることが大事． 　通常，子育て時期にある女性は運動の取り込みが少なく持続しにくい． 【運動・姿勢の矯正の必要性】 ・妊娠・分娩により伸展，弛緩した腹壁や骨盤底筋の回復のため． ・分娩時の同一体位や慣れない育児姿勢による筋肉の疲労回復のため． ・妊娠中の姿勢の変化が産後もくせとして残り，産後の姿勢も悪くなっていることがあり腰痛や疲労の原因となるため． 　→姿勢のくせ：靱帯の緊張が回復する前に正しい姿勢に矯正しておくことが必要． 【運動の効果】 ・排尿・排便の促進	

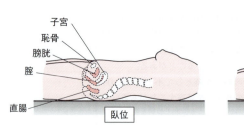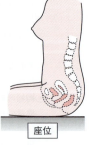

図Ⅱ-34　臥位と座位による悪露の排泄状況

データ・情報	アセスメント	助産診断名【例】
	・悪露の排泄・子宮復古の促進 ・血液循環の促進・静脈瘤や血栓の予防 ・乳汁分泌促進 ・筋緊張の回復 ・姿勢の矯正 ・肥満予防 ・気分転換	
5 性生活 ①性交開始時期 ②性生活の不安・問題 ③家族計画 　・夫婦の話し合いの有無 　・過去の避妊法・予定の避妊法 　・出産間隔の予定 　・避妊法の知識 　・人工妊娠中絶の既往 　・授乳の有無	*産後の性生活：産後1ヵ月の健康診査で問題ないと診断されたら開始可能. 　　褥婦は会陰縫合部の疼痛・感染の不安や育児に気持ちが傾いており，性的関心が減退している場合が多い. 　　またホルモンの影響により産後6ヵ月位まで腟分泌液が減少することがある. 　　　　　　　↓ 　　夫は性生活の再開を心待ちにしていることが多く，夫婦間での意識のずれを生じる場合がある. *夫婦がお互いの気持ちや産後の心身の変化を理解していないことも多い. ・家族計画の方針は立っているか 　　　　　　　↓ 　　本人の年齢やその他の事情を考慮し，夫婦で話し合って決める. 　　しかし，母体の回復を考えると1年程度避妊したほうがよい. 　　帝王切開の場合：最低2年間の避妊が必要 ・避妊法に関する知識は十分か，また選択した避妊方法は適切であるか ・今回の出産は計画外か，また人工妊娠中絶の既往はあるか ・授乳している場合は妊娠のリスクの高さに応じて避妊法を検討しているか	

正常産褥から逸脱時の診断

1. 退行性変化の逸脱

データ・情報	アセスメント	助産診断名【例】
1 退行性変化逸脱の予期 (a) 年齢 ①若年出産19歳以下 ②高年初産35歳以上 (b) 分娩回数（頻産婦） (c) 分娩所要時間 ①遷延分娩 ②急速遂娩 (d) 分娩様式 ①帝王切開術 ②吸引・鉗子分娩 (e) 分娩時の特記事項 ①子宮内胎盤片・卵膜遺残（疑い）	・一般に医学的・社会的に多くの問題をもつためリスクが高い．未熟なセルフケア能力も考えられる． ・一般に貧血，子宮筋腫の頻度の増加や軟産道強靱による遷延分娩などリスクが高くなる． ・子宮筋とその周辺の組織，靱帯の過度の伸展が多く，復古へのケア（とくに更年期・老年期に向けて）を要する． ・遷延分娩あるいは過剰の麻酔薬投与の場合，分娩直後は子宮収縮薬の効果により出血をみなかったものが数時間を経て薬理収縮作用の消失とともに大出血を惹起する． ・頸管裂傷や弛緩出血の危険性が高まる． ・術後，悪露の排泄が少ないことがある．陣痛発来し，子宮口開大途中で帝王切開術になった場合は悪露の排泄はよいが，とくに初産婦など子宮口開大をみずに手術となった場合は悪露の排泄は不良である．また術後，歩行・初回直接母乳が経腟分娩後よりも遅く，輪状マッサージも不可能なため復古は遅延する傾向がある． ・会陰切開・軟産道裂傷が多くの場合あり出血，創部痛が退行性変化を遅延させる． ・子宮腔内に残った胎盤片・卵膜が子宮筋の収縮不全を来たし，胎盤剝離面の血栓形成が不十分となる．早期産褥出血の約60～70％に当たる．	❶高年初産に関連した軟産道強靱に伴う退行性変化逸脱の危険性 ❷3回経産に関連した骨盤支持靱帯弛緩に伴う子宮脱の危険性 ❸遷延分娩に伴う子宮復古不全 ❹急速分娩に関連した弛緩出血に伴う出血の増量 ❺帝王切開術分娩に関連した退行性変化の遅延 ❻卵膜遺残疑いに関連した子宮復古不全の危険性

Ⅱ．産褥期の経過診断とアセスメント・ツール

ケアの要点	具体的評価内容

【A】子宮収縮（悪露の排出）を促す
　助産診断名：❶，❸，❹，❺，❻，❼，⓫，⓬，⓮，⓯，⓰，⓱，⓳，⓴，㉒，㉔，㉕，㉝，㉞

1. **子宮底輪状マッサージを行う**
   a. 腹部の観察時や外陰部洗浄時に看護者が実施する．
   b. 排泄時に褥婦自身がセルフケアできるよう説明する．

2. **冷罨法を行う**
   a. 胎盤娩出直後から行う．
   b. 歩行可能になってからは固定が難しいため，他の子宮収縮を促すケアを強化する．
   c. 冷罨法は有用であるという研究（巻末文献 第4章Ⅱ-G 3)）に対し，出血量（巻末文献 第4章Ⅱ-G 4)〜7)），子宮底の長さ（巻末文献 第4章Ⅱ-G 6), 7)），子宮硬度（巻末文献 第4章Ⅱ-G 6), 7)）において，冷罨法施行群と非施行群との間に有意な差はないという研究がある．また，リスクのない褥婦には，冷罨法施行が子宮収縮に差をもたらさない（巻末文献 第4章Ⅱ-G 8)）．リスク（経産婦，分娩所要時間5時間以内，BMI肥満群）がある場合は，冷罨法は必要であるという研究（巻末文献 第4章Ⅱ-G 9)）もある．

3. **乳頭刺激を行う**
   a. 児の吸啜および褥婦自身，看護者の手指で乳頭マッサージを行う．
   b. 児の直接吸啜をできる限り早期・頻回に行う．初回は分娩後30分以内に行うのが望ましい．

・退行性変化を逸脱する要因があると理解できているかどうか
・逸脱の予防，逸脱時のケアとして対処行動がとれているかどうか
・苦痛や不安がなく主体的に産褥・育児期を送ることができているかどうか

データ・情報	アセスメント	助産診断名【例】
②早産	・褥婦の不安定な精神状態からくるセルフケア能力の低下や，低出生体重児あるいは死産によって十分な乳頭への吸啜刺激が得られないための子宮復古不全等を考慮する．	
③会陰切開・軟産道裂傷	・創部痛による体動（歩行）減少や不適切な清潔保持，授乳姿勢への影響で子宮復古や創部治癒が遅延する． ・初産婦では，妊娠34週以降に会陰マッサージを行うことにより会陰裂傷予防につながる可能性がある．週に3，4回以下の頻度で会陰マッサージを行うと，会陰損傷のリスクを低下させる可能性があるが，効果のあるマッサージ方法や1回あたりのマッサージ時間などはまだ十分に明らかになっていない．	❼軟産道裂傷に関連した縫合部痛に伴う日常生活動作の制限
④大量出血 ・分娩後2時間までの総出血量：経腟分娩は500mL以上，帝王切開術では1,000mL以上	・貧血の進行や子宮復古不全が起こりうる． ・臨床における出血量の計測では，真の出血量の半分程度しか推定できない．産後出血量（羊水込み）の90％タイル値は単胎妊娠経腟分娩で800mL，多胎妊娠経腟分娩1,500mL，単胎妊娠帝王切開術1,600mL，多胎妊娠帝王切開術2,300mLといわれており，計測で経腟分娩500mL，帝王切開術1,000mLを超えた場合は，産後の過多出血を疑い，初期治療を開始する．	❽大量出血に伴う貧血の進行
（f）胎児の大きさ ①多胎 ②巨大児4,000g以上	・子宮筋の過度の伸展が考えられ，子宮復古不全のおそれがある．また腹壁も過度に弛緩する．巨大児の分娩や低身長の女性が身長の割に大きい児を分娩した場合は恥骨結合が過度に離開することもある．	❾巨大児分娩に関連した恥骨結合離開に伴う跛行 ❿腹壁の過度の伸展に伴う否定的なボディーイメージ
（g）胎児付属物の量・大きさ ①羊水過多 800mL以上 ②剝離面が大きな胎盤（多胎・巨大児）	・子宮筋の過度の伸展が考えられる． ・胎盤剝離面が大きいため，血栓形成が遅延する．	⓫羊水過多に関連した子宮筋伸展に伴う子宮復古不全
（h）褥婦の全身状態 ①疲労	・子宮筋の疲労で子宮復古不全が起こりやすい．また過度の安静は子宮内に悪露を停滞させる．	⓬母体疲労に伴う過度の安静に関連した悪露の停滞

Ⅱ．産褥期の経過診断とアセスメント・ツール

ケアの要点	具体的評価内容
4. 体動を促す a. 早期離床を促す． 　開始時期については対象の状態に合わせて決める． b. 立位がよい． 5. 全身の血液循環を高める a. シャワーや入浴により，温罨法やマッサージの効果を得る． 　・入浴については，産後1か月以降が勧められていたが，産後1か月を待たずに入浴しても問題ない．子宮や会陰創部の生理的復古過程を考えた場合，入浴は産後1か月まで待たなくてもいいという見解であり，いつからいいのかという開始時期の根拠はまだない． b. 産褥体操を行う． c. バランスのとれた食事をとる． 6. 腹帯を巻く a. 立証はされていないが効果があるといわれている． 7. 排泄のコントロールを行う a. 3〜4時間毎に排尿する． b. 下痢，便秘，痔核・脱肛のケアを行う． 　（☞第4章Ⅱ-A-1-4 肛門部，p792参照）	

II-G-1

データ・情報	アセスメント	助産診断名【例】
②感　染 　・尿路感染 　・その他 ③貧血・低栄養状態 ④合併症 　・妊娠高血圧症候群 　・糖尿病	・感染により創部の治癒が遅延する可能性が高い．	❸糖尿病合併に関連した全身状態コントロール不良に伴う創部縫合不全
(i) 子宮の形態・位置異常 ①子宮奇形 ②子宮筋腫 ③子宮後屈	・子宮収縮が形態異常により均等に行われないため悪露が停滞しやすい．	❹子宮筋腫に関連した子宮収縮不良に伴う縫合不全 ❺子宮後屈に関連した収縮不良に伴う後陣痛の増強
(j) 褥婦のセルフケア能力 ①理解力 ②清潔保持の程度	・褥婦の理解力と実際の保清行動を査定する．	❻セルフケア能力の低下に伴う感染の危険性
(k) 排便コントロール ①下　痢 ②便　秘 ③痔核・脱肛の有無	・下痢様排泄物による創部の汚染が創部治癒を遅延させる． ・直腸充満が子宮収縮を阻害する． ・痔核・脱肛は褥婦に便排出をためらわせ，より便秘に傾く．また便秘は食欲不振から食物繊維，水分の摂取不足を招き便秘，痔核・脱肛の増悪へとつながって悪循環となる．	❼便秘に伴う子宮復古不全 ❽痔核形成に伴う授乳姿勢不確立に関連した吸啜刺激不良
(l) 母乳栄養禁止の褥婦	・乳頭刺激が期待できないため，子宮復古が遅延する．乳頭刺激以外のケアで補う．	❾薬剤投与に関連した母乳栄養禁止に伴う子宮復古不全の危険性
2 逸脱の診断 (a) 子宮の復古不全 ①症　状 　・子宮退縮の速度が遅い 　　産褥4〜6週間で元に戻っていない 　・子宮が大きい 　・数日間にわたって子宮底が高い 　・子宮体部が軟らかいまま	・子宮底の高さには個人差があるため，とくに経日的変動に注意し，前日に比してどうかを査定する．子宮底の高さは膀胱充満，直腸の充満により左右されるので，測定は排尿後など同じ条件で比較する． 　胎盤剝離部の血栓形成が不十分で長期間出血するため，血性悪露が多量で長時間持続する．悪露が多量の場合細菌感染を起こしやすい．	❿子宮退縮遅延に伴う貧血の増悪

ケアの要点	具体的評価内容

【B】縫合部の治癒を促す

助産診断名：❼, ⓭, ⓮, ㉗, ㉝

1. 縫合部の清潔を保持する
    a. パッド交換を頻回に行う．
        - 3〜4時間毎の排泄時に交換するよう褥婦に指導する．
        - パッドの表面を不潔な手で触らない．
    b. 清拭法，洗浄法で行う．
    (☞ 第4章Ⅱ-F-2 清潔，p856参照)

2. 全身の血液循環を高める
    (☞ p863のケアの要点 【A】5. 参照)

【C】疼痛を緩和する

助産診断名：❼, ❾, ⓯, ㉔, ㉕

a. 創部痛，後陣痛，腟・外陰部血腫，痔核，会陰部浮腫など疼痛の原因を特定する．
b. 腟・外陰部血腫の場合は，結紮止血など医師が緊急に治療を行う．
c. 疼痛の原因が会陰縫合部痛である場合，医師に相談し，鎮痛薬を使用する．
d. 腰部へ温罨法を行う．
e. 【A】子宮収縮（悪露の排出）を促すケアを抑制，調整する．

データ・情報	アセスメント	助産診断名【例】
・子宮頸管の開大が大きい ・血性，赤色悪露の持続 ・多量あるいは長期間の悪露（晩期出血）産褥2週間以上 ・後陣痛がないあるいは過度 ・膀胱・直腸の充満 ②医学的治療 　・麦角製剤などの子宮収縮薬の内服や注射 　・胎盤ポリープの場合，器械的排出あるいは子宮摘出		㉑異常な悪露排出に伴う感染の疑い
(b) 胎盤片・卵膜遺残 ①症　状 　・子宮頸管の未閉鎖 　・2週間以上茶褐色の悪露 　・子宮が大きい 　・子宮底が高い 　・後陣痛が過度 ②医学的治療 　・胎盤鉗子で遺残物除去 　・子宮内膜炎や子宮筋層炎が疑われる場合，搔爬は禁忌	・子宮腔内に長期に遺残すると，次第に組織化され胎盤ポリープを形成する．胎盤ポリープでは性器出血が長期にわたって持続するのみならず，時に大出血をきたす．分娩直後に娩出した胎盤と卵膜をよく調べる．尿中hCG定量を行って，絨毛性腫瘍に比してhCG低値であることを確認する．	㉒知識不足に関連した悪露排出に伴う不安 ㉓凝血排出に伴う子宮復古不全の危険性 ㉔強度の後陣痛に伴う不眠 ㉕後陣痛出現の嫌悪に伴う授乳拒否
(c) 悪露の停滞 ①症　状 　・日数の割に悪露は少量	・自然に多量の悪露が排泄されると通常，平熱に戻ることが多い．1日熱，吸収熱ともいう．	

ケアの要点	具体的評価内容
【D】腹壁・骨盤底筋群の弛緩を復古させる 　助産診断名：❷, ❾, ❿, ⓫, ⓴, ㉚, ㉛, ㉜ 　1. 産褥体操を行う. 　2. 骨盤底筋群が復古する産褥2ヵ月頃より腹筋を使う運動を始める. 　3. 腹帯・コルセットを巻く 　　a. 強く巻きすぎて気分不良を起こすことがある. 　　b. 恥骨結合離開の場合，安静を保持する. 　4. キーゲル（Kegel）体操を行う（☞ 第2章Ⅱ-G-4 頻尿，p125参照）.	

データ・情報	アセスメント	助産診断名【例】
・悪露の色が汚い ・悪臭のある悪露 ・子宮が大きい ・子宮の形態がいびつ ・子宮底は軟らかい ・子宮に圧痛がある ・産褥2～3日目から発熱 ・他の全身状態は良好 ②医学的治療 　・子宮収縮薬の投与 　・器械的に子宮頸管を開大し悪露流出	・細菌の種類によっては悪臭を発しないものもあるためそれだけで判断はできない.	
(d) 腟・外陰部の復古不全 ①産褥潰瘍 　・潰瘍の表面は汚い灰白色または緑灰色の苔 　・辺縁部は発赤腫脹 　・局所の疼痛 　・灼熱感 　・39℃前後の発熱	・外陰部に発赤, 腫脹, 疼痛がみられる場合は炎症を起こしている疑いがある. ・分娩時に生じた外陰または腟の創傷に感染が起こり, 潰瘍を生じたものをいう. 潰瘍部に起因菌が限局し, 約7日目で潰瘍部組織が脱落し比較的速く治癒する. 敗血症の原因になることがある.	㉖腟腔の復古遅延に関連した性生活障害に伴う夫婦関係悪化の危険性
②縫合部の癒合不全 　・REEDAスコア 　　(☞第4章Ⅱ-A-1, p792の表Ⅱ-3 参照) 　・腫脹 　・浮腫 　・発赤 　・疼痛 　　　圧痛 　　　自発痛	・会陰の小裂傷は1週間程度で治癒するが, 大きい裂傷は治癒に時間を要し瘢痕を残す. その瘢痕部が次回分娩時に再裂傷の原因となる. ・外陰部の腫脹(浮腫)は組織内の循環不全やうっ血によって起こり, 通常分娩後1～2日で消失するがそれ以上かかっている場合は逸脱していると考える. ・自制がないかどうか. 体動や姿勢など疼痛を増強させる因子はないか.	㉗外陰部腫脹に関連した不適切な清潔保持に伴う感染

ケアの要点	具体的評価内容
【E】一般状態を観察する 助産診断名：③, ④, ⑤, ⑥, ⑧, ⑫, ⑯, ⑳, ㉑, ㉓, ㉔, ㉗, ㉘ （☞ 第4章Ⅱ-A-1 退行性変化の診断, p784～を参照） ・鎮痛剤使用を考慮する自制不可の疼痛を訴えた場合, まずは腟・外陰部血腫や胎盤・卵膜遺残など疑う. 胎盤・卵膜遺残を疑った場合は, 娩出した胎盤・卵膜を再度欠損の有無を再度観察する. 次に超音波断層装置や腟鏡を用いて, 子宮内の遺残を確認する.	

II-G-1

データ・情報	アセスメント	助産診断名【例】
放散痛 ・血腫 ・皮下出血 ・糸つれ ・離開	・縫合部の疼痛は経日的に軽減するが, 産褥5日頃になると縫合糸が乾燥して糸がつれ痛む. 縫合の強度, 縫合糸の種類による乾燥の速さ, 褥婦の皮膚や組織の状態, 褥婦の違和感の程度などを査定する.	㉘膣腔内疼痛の増強に伴う血腫の疑い ㉙縫合部治癒に関連した糸つれに伴う歩行障害
③膣腔の復古不全	・通常, 膣は皺を減じいくらか拡張するが, 分娩後4週間以上経っても広いままであれば逸脱している. 1ヵ月健診時の内診の機会を活用する. 性生活に支障はないか, 入浴時に湯が入るなど異和感はないか.	
④小陰唇の裂傷	・小陰唇の裂傷はよほど大きくない限り, 局所麻酔薬投与時の苦痛があるため自然治癒を待つ. しかし排尿時のしみる感覚は排尿を我慢させ, 退行性変化を二次的に遅延させる.	
⑤膣および外陰部の血腫 ・時 期 　分娩時 　分娩直後 　分娩後1~数時間 　時に産褥時 ・過度の疼痛 ・圧迫感 ・努責感 ・ショック症状	・分娩時に会陰皮下または膣壁下の血管が断裂し, 組織内に血腫を形成して膣腔, 外陰部, 会陰部に膨隆する. 医学的治療はガーゼ圧迫と切開による血腫の排除である.	
(e) 腹壁の復古遅延 ①腹壁の弛緩 ②腹直筋離開	・腹直筋離開は褥婦の腹部に力を入れさせ, 腹壁上から触知すると離開の有無と程度がわかる. 腹直筋は自然に閉じるが時としてそのまま残ることがある.	㉚知識不足に関連した腹直筋離開に伴う不安の増強
(f) 痔・脱肛	(☞ 第4章Ⅱ-A-1 退行性変化の診断, p792参照) (☞ ケアについては第2章Ⅱ-G-3-3 症状の増悪に関する因子, p120参照)	
(g) 骨盤底筋群の弛緩		

Ⅱ．産褥期の経過診断とアセスメント・ツール

データ・情報	アセスメント	助産診断名【例】
①子宮下垂・子宮脱	・妊娠中から子宮下垂があった場合，分娩後子宮脱になる危険性が高い．妊娠期からの観察が大切である．体動時や腹圧をかけたとき，違和感はないか．	㉛不適切な日常生活動作に伴う子宮下垂の危険性
(h) 骨産道損傷 ①恥骨結合離開 　恥骨結合両端の間隔が3 cm以上 　・圧　痛 　・体動時痛 ②尾骨損傷 　・圧　痛 　・体動時痛	・触診，超音波断層法により離開の程度はどうか．疼痛が自制内かどうか．歩行時など苦痛を増強させる因子はないか． 　　恥骨結合離開は巨大児分娩や産科的処置［吸引・鉗子分娩，クリステレル（Kristeller）圧出法］などによって起こることがある．	㉜恥骨結合離開に伴う歩行への不安
3 産褥経過の予測 ①子宮復古不全 ②産褥熱 ③尿路感染症 　・膀胱炎 　・腎盂腎炎 ④腹直筋離開 ⑤痔・脱肛 ⑥恥骨結合離開・尾骨損傷 ⑦尿失禁 ⑧貧　血 ⑨母子相互作用，夫婦・家族関係の悪化 ⑩社会的不適応（就労への遅れ）		㉝退行性変化逸脱に関連した分娩に対する否定的感情を伴う児の拒否 ㉞退行性変化逸脱に関連した安静の必要に伴う再就労の延期

Ⅱ-G-1

2. 進行性変化の逸脱

データ・情報	アセスメント	助産診断名【例】
1 進行性変化逸脱の予期 (a) 乳頭トラブルの原因 ①不適切な乳房への吸着 ②乳頭の清拭 ③おしゃぶりやゴム乳首の使用	・授乳に伴う痛みは，母乳育児期間を短縮する最大の要因である． ・乳頭トラブルの予防と改善のケアには，乳頭の処置ではなく，正しいポジショニングとラッチ・オン（☞第4章Ⅱ-D 効果的な母乳育児の診断，p836参照）が重要である． ・授乳前の乳頭の清拭は皮膚のトラブルを悪化させる． ・おしゃぶりやゴム乳首を使用している児では，母親の乳房のとらえ方が少ないため，乳頭を浅く吸啜するため（☞ p834の表Ⅱ-16参照）乳頭トラブルを起こしやすい．	❶乳頭トラブルによる早期母乳栄養中断のリスク
(b) 母親の合併症 ①乳房の手術の既往や外傷の既往 ②ホルモン異常 ③母親の糖尿病 ④母親の肥満 ⑤胎盤の娩出不全 ⑥薬剤の使用	＊母親の身体的な条件は，乳汁移行段階の遅延を引き起こすことが多い（表Ⅱ-20）． ・乳管や動脈の切断があると乳汁分泌に影響がある． ・乳汁分泌には多くのホルモンがかかわっており，1つのホルモンの異常が乳汁分泌にかかわるホルモンに影響を及ぼすことがあり，注意が必要である． ・母親の糖尿病や肥満（BMI 27以上）は乳汁生成Ⅱ期の発来の遅延の要因となる． ・プロゲステロンの高値によって，プロラクチンによる乳汁生成が抑制される． ・薬剤によっては，母乳分泌を抑制したり，促進したりする副効果があるため，注意が必要である． ・母乳育児を行っている母親への薬剤投与については ☞第4章Ⅱ-G-3-**1**, p896参照．	❷母親の心身の状態による乳汁分泌不足のリスク

ケアの要点	具体的評価内容
【A】適切な授乳方法の支援 　助産診断名：❶, ❷, ❸, ❹, ❺, ❻	・乳房や乳頭のトラブルが最小限になったか
【B】乳頭痛緩和のための支援 　助産診断名：❶ ・児がそのまま口にしても安全な保湿剤を使用して，皮膚を保護する． ・授乳以外の皮膚への刺激を軽減する．	
【C】母乳分泌を増やすための支援 　助産診断名：❷, ❸, ❹, ❻ ・適切なラッチ・オン，ポジショニング ・児の要求に合わせて頻繁に授乳をする． ・乳房を軽く圧迫しながら授乳する． ・なるべく毎回両方の乳房から授乳する． ・授乳以外に搾乳をする． ・糖水や人工乳などを使用しない． ・おしゃぶりや人工乳首を使用しない． ・栄養と睡眠を十分にとる．	・乳汁生成段階の移行が進んでいて，母乳分泌が伴っているか

データ・情報	アセスメント	助産診断名【例】
⑦痛みやストレス	・痛みやストレスはオキシトシンの作用を抑制し，射乳反射の減弱によって，短期的な乳汁分泌抑制が起こる．	
(c) 児の健康状態 ①早期産児 ②後期早期産児 　(late preterm baby) ③低出生体重児 ④眠りがちな児 ⑤いらいらしやすい児 ⑥口腔の異常のある児 ⑦筋緊張に異常のある児	・児の健康状態によって，乳房からの乳汁移行の量が抑制されることによって，乳汁分泌の低下のリスクがある．	❸児の健康状態による乳汁分泌不足のリスク
(d) 授乳の習慣 ①時間制限のある授乳	・児が十分に飲み終える前に，母親の都合で授乳を終えている場合には，児が必要量十分に飲めないことがある． ・時間制限のある授乳では，射乳反射が繰り返されて出てくる脂肪分の多い乳汁が飲めずに体重増加不良を起こしたり，乳房に残る乳汁が多くなることから，２次的な乳汁分泌不足を引き起こす．	❹不適切な授乳方法による乳汁分泌不足のリスク
②乳頭の痛みのある授乳（☞前述(a)乳頭トラブルの原因 参照）		
③人工乳や水分の補足	・母乳以外のものを補足されていると，児が満腹で母乳を十分にのみ取れなくなることから，乳汁分泌の低下のリスクとなる．	
④おしゃぶりの使用	・授乳間隔が空くために，２次的な乳汁分泌不足になる．	

情報・その他

表Ⅱ-20　乳汁生成Ⅱ期の遅延の原因

乳腺以前の問題	乳腺の問題	乳汁生成機能は正常だが授乳の問題	その他複合的な問題
・ホルモン異常 ・妊娠黄体嚢胞 ・多嚢胞性卵胞	・乳腺の手術や外傷	・帝王切開 ・不適切な授乳 ・出産前からの母乳育児に対するコンプレックス ・糖水や人工乳の補足	・早産 ・1型糖尿病 ・無痛分娩 ・肥満 ・母親のストレス

（Walker M：Breastfeeding Management for the Clinician, 106-113, 2010より一部改変）

データ・情報	アセスメント	助産診断名【例】
(e) 乳汁分泌の過剰(表Ⅱ-21) ①母乳分泌量 ②授乳以外の搾乳 ③時間制限のある授乳 ④乳房の緊満 ⑤児の体重増加不良	・日本人の平均の母乳分泌量は700〜800mLという報告がある. ・授乳のたびに両方の乳房から無理に授乳をしていたり,搾乳をしたりすると,児が飲みとれる量以上の乳汁の分泌が起こる. ・常に乳管に乳汁が充満している状態であり,母乳は糖質と水分の多い乳汁(前乳)が多く分泌されやすい. ・脂肪摂取ができない分,児のカロリー不足がおこり,体重増加が緩やかになることがある.	❺乳汁分泌過多による乳房トラブルと児の体重増加不良のリスク
(f) 母乳育児に対する母親の意思(コラムⒶ)	(☞ 第2章Ⅱ-F 母乳育児に関する診断, p98参照)	
(g) 母親への支援の状況 ①夫の支援状況 ②家事支援の状況 ③ほかの子どもの養育支援の状況	・母親が母乳育児がうまくできるようになったと感じるまでは,母親が新しい子どもの授乳に専念できるような環境を整える. ・母親が家事やほかの子どもの養育ばかりにとらわれて,授乳間隔が空いてしまうと,2次的に乳汁分泌の不足が起こる.	❻授乳回数の減少による2次的な乳汁分泌不足のリスク
(h) 母親の食生活	・授乳中に特別に制限すべき食物に関するエビデンスは確立されていない. ・極端な食事制限は,母親の健康障害につながる. ・カロリー摂取が少ないと,長期的に乳汁分泌の低下が起こることが指摘されている.産後は通常のカロリーに350kcalの付加が必要である.	
(i) 分娩の方法	・帝王切開での分娩は乳汁生成の遅延の原因の1つである. ・分娩時の鎮痛剤の使用は乳汁生成の遅延の原因の1つである.	

ケアの要点	具体的評価内容
【D】乳汁分泌過剰の授乳の支援 助産診断名：❺ ・乳汁分泌過剰の原因の除去 ・授乳ごとに片側から十分に授乳してもらう. ・授乳をしなかった側の乳房からは母親が苦痛でなければ搾乳を行わないようにする. ・母親が乳房の緊満の苦痛が強いときには，軽く冷やしてもよい.	

表Ⅱ-21 母乳分泌過多にみられる，母乳と児の症状

母親の症状	・乳房が決して楽になったと感じないとか空っぽになった感じがない. ・授乳後すぐに母乳が湧いてくる感じがする. ・授乳以外でも頻繁に射乳反射を感じている. ・衣服を濡らしてしまうほど母乳が漏れる. ・乳房が突き刺すように痛む. ・乳房が硬くしこったり，敏感な部位がある. ・慢性的に乳管閉塞や乳腺炎が起こる.
児の症状	・授乳中に咳き込んだりむせたりする. ・口から母乳がもれる. ・乳房から体を反らせたりして，授乳を続けるのが難しい. ・極端におならが多い. ・便が頻繁に出たり，緑色の便が出る. ・飲み終わってすぐでも落ち着かない，すぐに空腹のサインを出す.

(Smillie CM et al：Hyperlactation-How left-braind 'rules' for breastfeeding weak havoc with a natural process.Newborn and Infant Nursing Reviews 5 (1)：49-58,2005およびWoorlidge MW et al：Individual patterns of milk intake during breast-feeding. Early Human Development 7（3）：265-272,1982およびWoolidge MW et al：Colic,"Overfeeding", and symptoms of lactose malabsorption in the breast-fed baby : a possible artifact of feed management？Lancet 2（8607）：382-384,1988より作成)

【コラムⒶ】母乳育児と母親の養育行動

　母乳育児をしている母親は血中オキシトシン濃度が高いことが知られ，母親の子どもへの愛着行動を促進する作用が明らかになっています．産後うつの発症が少ない，ネグレクトや虐待が少ないこともいくつかの研究で明らかにされています．しかし，オキシトシンは母親が痛みや空腹，疲労などのストレスを知覚することによって，血中濃度が下がることも明らかになっており，産後のさまざまなストレスを軽減する支援は，母乳育児を継続するための生理的な仕組みを維持するという視点でも非常に重要となります．母乳育児を支援することは子どもの養育環境を整える大切な要素になるとも言えます．

データ・情報	アセスメント	助産診断名【例】
2 逸脱の診断 (a) 乳房の痛みを伴う病的緊満 ①症状 ②鑑別（表Ⅱ-22） ③医学的管理（保存療法） 　・乳房からの乳汁の除去（授乳） 　・局所の安静 　・解熱鎮痛剤の使用 　・休息と栄養	・乳房診査技術を用いて乳房の緊満，乳管閉塞，乳腺炎の鑑別を行う（表Ⅱ-22）．	❼不適切な授乳による病的な緊満
(b) 乳頭の痛みを伴うトラブル ①授乳中の痛み ②乳頭の傷 ③白斑 ④レイノー ⑤乳頭の発赤	・これらのトラブルの多くは，適切な授乳方法を取得することによって解決される（☞第4章Ⅱ-D 効果的な母乳育児の診断，p832参照）． ・特定の食品の摂取を制限したり，母親の食事量を制限したりすることはトラブルを回避する科学的な根拠はない（**コラムⓑ**参照）	❽不適切な授乳による乳頭のトラブル

表Ⅱ-22　乳房の緊満，乳管閉塞，乳腺炎の鑑別

	乳房の緊満	乳管閉塞	乳腺炎
はじまり	徐々に，分娩直後	徐々に，哺乳後	急に，分娩10日以降
部位	両側	片側	通常は片側
腫脹と熱感	全体的	腫脹は移動することがある 熱感はわずかかもしくはない	局所的な発赤，熱感，腫脹
痛み	全体	軽度，局所	強い，全体
体温	<38.4℃	<38.4℃	>38.4℃
全身状態	良好	良好	風邪様

(Lawrence & Lawrence Breastfeeding〜A Guide For The Medical Profession 8th Ed, p568, 2015)

Ⅱ. 産褥期の経過診断とアセスメント・ツール

ケアの要点	具体的評価内容
【E】疼痛のコントロールと授乳の継続の支援 助産診断名：❼，❽ ・適切なポジショニング，ラッチ・オンを支援する． ・母親が気持ちがよいなら，授乳前は乳房を温め，授乳と授乳の間は乳房を冷やす． ・乳房から効果的にできるだけ早く乳汁を取り去る． ・疼痛により授乳が困難な場合は，搾乳や，軽く乳房の圧を抜いてから直接授乳をする． ・全身状態が悪い場合には，体を休めながら授乳をする方法を支援する． ・ラノリンなどの保湿剤の使用により，一時的な皮膚の保護を行い，授乳をすることも検討する． ・十分な栄養	・すみやかな症状の軽快が得られたか． ・対症療法の具体的な方法が取得されたか． ・予防のための授乳習慣の改善のための理解が得られたか．
【F】不適切な補足の中止 助産診断名：❹ ・おしゃぶりの使用や，補足しているものがある場合，中止して授乳を頻繁に（1日8回以上）行うようにする．	

【コラム⑧】母親の食事と乳房トラブル

　従来，母親の食事が，母乳の栄養や乳質に影響を及ぼしていると考えられ，授乳中の母親の食生活については，さまざまな注意が払われてきました．その影響で，授乳中の母親の中には，脂質の多いものと乳房トラブルの因果関係を指導され，極端な食事制限を受けていることもあります．

　しかし，最近の研究では，母親の食事によって，脂肪酸の組成は変化するが，母乳中に占める脂肪の割合が急に増えたりすることはなく，それ以外の栄養素にも大きな変化が起こらないことがわかってきました．つまり，ショートケーキを食べた母親の母乳が，脂肪と糖がたっぷりの母乳に変化するということは理論上はなく，食事と乳房のトラブルの因果関係の根拠はありません．

　現代の日本において，母親になる女性が，先進国の中でもやせ型が多く，低栄養の傾向が見られています．そのため，母子の健康のために，母乳育児を通して，長期的に健康的な食生活を動機付けるのは良い機会にはなりますが，文化や慣習にとらわれない，適切な支援が求められます．

データ・情報	アセスメント	助産診断名【例】
(c) 母乳不足 ①症状 ・児の適切な体重増加が得られない． ②鑑別 ・母親の疾患によるものか，2次的な分泌低下かそれにより，支援方法が異なる． ③医学的管理 ・母親の疾患のコントロール ・乳汁分泌を減らす要因の除去 ・乳汁分泌を増やすための支援 ・薬物療法	[適切な体重増加の評価] ・児の適切な体重増加（☞ 第4章Ⅱ-D-8-(e) 児の体重増加，p846参照）． ・生後5日目には体重が増加傾向になる． ・1ヵ月健診時には生理的体重の最大減少したところからの体重増加で評価する． [適切な哺乳量] ・新生児期は120mL/kg，その他の乳児期は150mL/kgである． ・尿量のみ，哺乳量の目安となる． ・1日の授乳回数は少なくとも8〜12回ある． [薬物療法] ・ドンペリドン（ナウゼリン®）が乳汁分泌促進の薬理作用をもつ． ・本邦では保険適用外使用であるが，すでにさまざまな国では保険適用で，母乳分泌促進薬として用いられており，エビデンスが得られている．	❾母親の疾患やホルモン異常による母乳分泌不全 ❿不適切な授乳方法による2次的な母乳分泌不全
3 経過の予測 ①乳腺炎 ・微熱の持続 ・膿瘍の形成 ②乳頭の感染 ・持続する乳頭痛 ・乳頭の変形や傷がない発赤 ・子どもの口腔内の病変	・急性乳腺炎と細菌性の乳腺炎の鑑別 ・難治性の乳腺炎では，MRSA感染も考慮する ・炎症部位の切開，排膿 ・重症の敗血症 ・真菌（カンジダ）の感染 ・ブドウ球菌の感染 ・真菌とブドウ球菌の混合の感染	⓫細菌性の乳腺炎 ⓬真菌，細菌による乳頭の感染症

ケアの要点

【G】補足の支援
助産診断名：❾, ❿

- 母乳以外の乳汁を飲ませることの不安や，悲しい気持ちを受け止める．
- 母親と相談し，直接授乳をしながら可能な搾乳のスケジュールを立て，できる限り搾母乳でまかなう．
- 搾母乳が十分に得られないときには乳児用の人工乳を使用する．
- 補足の手段は，コップやシリンジ，ナーシングサプリメンター（図Ⅱ-35）を使用する．
- 補足量は体重増加や，乳汁分泌にともなって調節する．
- 体重増加や発達の様子を頻繁にモニタリングする．

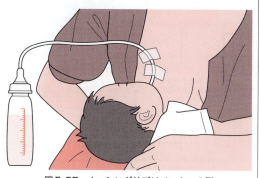

図Ⅱ-35　ナーシングサプリメンターの例

【H】乳腺炎の支援
助産診断名：⓫

1. 母親の全身状態を良好に保つ．
2. 患側でない側の通常の授乳の継続
3. 患側の授乳方法，もしくは搾乳による乳汁排泄の促進方法について助言をする．
4. 適切な治療の継続の支援（図Ⅱ-36）

【I】乳頭の感染の支援
助産診断名：⓬

1. 治療は母子同時に行うことが適切である．
2. 授乳は継続される．
3. 疼痛を軽減できるようなポジショニングとラッチ・オンの助言

具体的評価内容

- 母親の気持を共感できたか
- 母親が現実的に取り組むための具体的な方法が提示できたか
- 体重増加のモニタリングとともに，補足量や方法を母親と相談しながら修正できているか

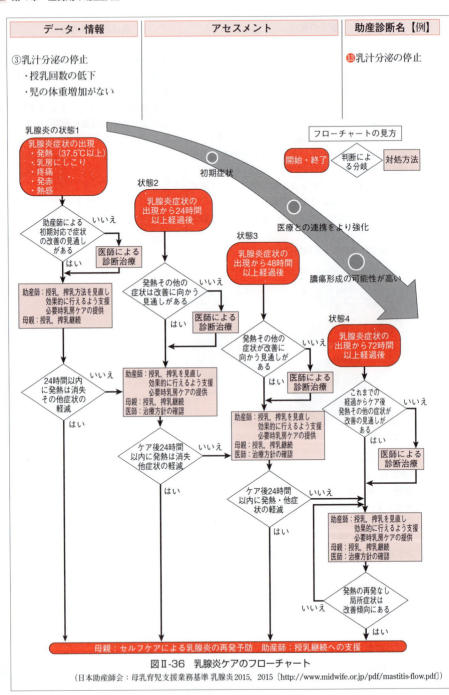

図Ⅱ-36 乳腺炎ケアのフローチャート
(日本助産師会：母乳育児支援業務基準 乳腺炎2015, 2015〔http://www.midwife.or.jp/pdf/mastitis-flow.pdf〕)

ケアの要点	具体的評価内容

【J】乳児に適切な栄養の摂取と評価のための支援

助産診断名：⓭
1. 児の健康状態のフォロー
2. 人工乳の適切な使用と，哺乳量の管理（コラムⒸ参照）

【コラムⒸ】乳児用人工乳の適切な使用

　保健指導の際，「赤ちゃんの体重増加が少ないのでミルクを足しましょう」という場合がしばしばみられる．母親は驚きあわてて粉ミルクを補足する．すると，赤ちゃんの体重は増えるので次の健診では問題がなくフォローが終了することになる．しかし，適切な授乳の支援を行えば，人工乳の補足が必要な赤ちゃんは本来わずかなはずである．また，人工乳を補足したのならば，しばらくは赤ちゃんの発育と健康状態をフォローすべきである．

　体重が増えていても，本当に安全に適切に，人工乳を赤ちゃんに与えているかという点から以下のことを確認する必要がある．
①必ず乳児用人工乳が与えられているか（フォローアップミルクなどの牛乳代替品が与えられていないか）
②調乳する環境が清潔に保たれ，調乳や授乳に使用される器具が十分に洗浄されて消毒が行き届いているか
③安全な水が使われているか
④正確に計量されているか
⑤エンテロバクターサカザキやサルモネラの汚染から赤ちゃんを守るために，調乳中の溶液の温度が70℃以上に保たれ，十分に撹拌されているか
⑥作った人工乳はすぐに使用されているか
⑦やけどや窒息など哺乳瓶での授乳にまつわる事故を防ぐ方法を知っているか
　赤ちゃんに母乳以外のものを飲ませることは，リスクをともなうことを医療従事者も，保護者も認識する必要がある．将来のある赤ちゃんたちの健康を守るために適切な体重増加をさせようとした指導が，赤ちゃんの健康被害をもたらさないように，支援には十分な配慮が必要である．

（参考文献：乳児用調製粉乳の安全な調乳，保存及び取扱いに関するガイドライン（仮訳），WHO/FAO，2007）

3. 効果的な母乳育児継続の逸脱

データ・情報	アセスメント	助産診断名【例】
1 逸脱の予期	＊いくつかの医学的な条件を除いては，児は生後6ヵ月間は完全に母乳栄養だけで育てられ，その後，母乳育児を2歳かそれ以上まで続けながら（コラムⓐ），児の栄養の要求が発達してくるのに合わせて，安全で適切な栄養を含んだ食事が与えられるべきである（WHO/UNICEF）．	
(a) 乳頭や乳房のトラブル（☞ 第4章Ⅱ-G-2 進行性変化の逸脱，p872参照）	＊痛みの体験は母親の母乳栄養の早期中断のリスクとなる．	❶痛みを伴う乳房トラブルによる早期母乳育児中断のリスク
(b) 母乳育児をする上で特別な配慮の必要な児（コラムⓑ）	＊母乳育児を継続することが困難になる． ＊下記の児たちは，初期には低体温と低血糖，その後は母乳摂取不足や高ビリルビン血症を合併しやすい．	❷特別な配慮の欠如によって引き起こされる児の哺乳不足のリスク
①早産，低出生体重児	＊NICUなどで，医学的な管理を受けるため，母子分離で過ごすことになるという物理的な問題点と，児の特徴による哺乳不足が問題となる． ・呼吸─吸啜─嚥下の調和が難しいため，直接授乳で十分に母乳を飲み取るのが難しい． ・貯蔵栄養素が少ないため，栄養素の付加が必要なことがある．	❸特別な配慮の欠如によって引き起こされる早期の母乳育児中断のリスク
②後期早産（late preterm baby，35～37週）の児	＊産科施設で管理されることが多く，母子がともに過ごすことができるが，児には胎外生活の適応に向けた特別な配慮が必要となる． ・体温調整が未熟である． ・肝機能が未熟である． ・眠りがちで効果的な吸啜の持続が難しい．	

Ⅱ．産褥期の経過診断とアセスメント・ツール

ケアの要点	具体的評価内容
【A】児の十分な母乳摂取のための支援 助産診断名：❷ 1. 生まれてから児の欲求に合わせた頻繁な授乳 2. 眠りがちな児は起こして静かな覚醒で授乳することを支援する． 3. 適切なポジショニングとラッチ・オンの評価（☞ 第4章Ⅱ-D-**6**, **7**, p836～参照）． 4. 健康な正期産児よりも，頻繁に乳汁の飲み取りの評価をする（☞ 第4章Ⅱ-D-**8** 効果的な授乳の評価，p844参照）． 5. 必要なときは搾乳をし，児には補足をし，乳汁分泌の確立や維持を同時に行う（☞ p887の【B】乳汁分泌の確立と維持の支援 参照）．	・特別な配慮により，母乳育児を継続することができたか．

【コラムⒶ】赤ちゃんはいつまで母乳を飲むことが「正常」なのか

　日本で2歳まで母乳育児を継続することは，とても不自然であり母子の関係を依存的で密着しすぎたものにしてしまう危険性があるという専門家がいます．長く母乳を飲むことが，子どもの言語発達や自立心を奪うという研究者もいます．

　一方で，母乳育児を長期間続けたことによる母子の健康への恩恵については科学的根拠が明らかになっており，害については確かな根拠が明らかになっていません．

　また，先進国では早い時期に離乳が進められるのに対し，発展途上国では3～4歳まで授乳することは普通のことです．

　ある人類学の研究では，大きな類人猿の平均的な授乳期間は妊娠期間の約6倍，出生体重の4倍になる時期とされ，ヒトでは2.5歳～7歳が乳離れの時期となります．

　母乳育児の継続は母子のペアの権利であり，医療従事者や社会の価値観で一律に決められるものではなく，母子のペアが心地よく乳離れができるような支援を行うことが必要でしょう．

データ・情報	アセスメント	助産診断名【例】
③多　胎	・早期産や低出生体重児であることが多い． ・育児の大変さから，母乳育児が困難になることが多い． ・すべての児が充足するほど十分な母乳が出るのか母親は不安をもつことが多い．	
④薬物による介入分娩で生まれた児	・児は眠りがちであり，適切な吸啜が持続できないことがある． ・母親は，児の要求に対する反応性が低くなりがちである． ・母乳分泌の抑制に作用する薬剤を使用している可能性があるため，乳汁分泌の移行段階の遅延の可能性がある．	
⑤母親が糖尿病を合併	・児の低血糖のリスクが高い． ・母親の乳汁分泌発来が遅れることがある．	
⑥SGA（small for gestational age），LGA（large for gestational age）	・低体温を起こしやすい． ・低血糖を起こしやすい． ・肝機能が未熟である．	
⑦出生後の低体温	・出生後の外界への適応のすべてに影響をもたらす． ・体重減少が大きくなる． ・低血糖，高ビリルビン血症のリスクとなる．	
⑧口腔内の形態の異常	＊口腔内の形態異常は，母親がその児に合った授乳の方法を取得することで多くは母乳育児を継続することができる（図Ⅱ-37）．	
・舌小帯短縮症	・舌小帯短縮症は，授乳早期には適切な授乳を行っても乳頭トラブルが継続したり，母乳摂取不足が起こりやすいが，月齢とともに改善がみられ，クリッピングの必要な児はまれである． ・乳房トラブルが増えることが多いが，吸啜とともに改善することが多い．	

ケアの要点	具体的評価内容

【B】乳汁分泌の確立と維持の支援

助産診断名：❸

1. 児の直接授乳での乳房からの母乳の摂取が少ないときには搾乳を行う．
2. 手による搾乳と，電動での搾乳の方法があり，搾乳の回数や母親の手間を考慮し，継続可能なもので適しているものを選択できるようにする．
3. 児の乳房からの摂取量が増えるまでの一時的な作業であることを伝え，励ます（☞ 第4章Ⅲ-B-❷ 搾乳と搾母乳の取り扱い方法の支援, p934参照）．

【コラム⑧】赤ちゃんの血糖モニタリング

　新生児が生まれてから母乳の分泌が増加するまでの2〜3日間，赤ちゃんはごく少量の初乳を飲んで過ごす．この時期，健康な正期産児では出生後の1〜2時間に一過性の低血糖が起きたり，授乳間隔があいて血糖値が低くなるような状況においても，ケトン体を産生する反応が起こり，新生児の脳にはグルコースに代わる燃料が供給され，神経学的機能は守られるという仕組みがある．健康な新生児においては頻繁に授乳することで，生理的な低血糖の時期を乗り越えることができる．

　しかしSGA児，LGA児，大きさの不均衡な双胎で大きい児より10％以上小さい児，糖尿病母体から出生したすべての児，低出生体重児，周産期にストレスのあった児，重篤なアシドーシスや低酸素・虚血，寒冷ストレスがあった児，感染が疑われる児，呼吸障害のある児などでは，高インスリン状態を含めたグルコースの消費の増加か，グルコースの産生が不十分か，基質の供給が不十分であるために，低血糖を起こしやすく，神経学的な機能に影響を及ぼすことがある．そのため，これらの児においては頻繁に母乳を与える母子の肌と肌のふれあいを促進するだけではなく，血糖値が安定するまで，リスクに応じた頻度と期間で低血糖のスクリーニングがされるべきである．

（参考文献：ABM臨床プロトコル第1号 2014）

データ・情報	アセスメント	助産診断名【例】
・口唇口蓋裂	・口唇裂では，乳房で唇顎裂をふさぐようにして，口腔内の陰圧を形成し効果的な授乳を行うことができる． ・口蓋裂では，口蓋床などを使いながら，直接授乳を行うことができる．	
⑨黄疸	・新生児に黄疸を引き起こす原因の中で，母乳育児に直接関係するものと，関係しないものとを鑑別することが必要である． ・新生児はもともとビリルビン産生の増加，肝臓への取り込みと抱合の減少，ビリルビンの腸管での再吸収が増加していることから，高ビリルビン血症が起こりやすい．	
・母乳摂取不足による黄疸（生後1週間目）	・早期に授乳を開始していないことや，適切な授乳ができていないためにエネルギー摂取不足となることが原因である． ・糖水や白湯の補足は，黄疸のリスクを高める．	
・母乳性黄疸（生後2週間以後も続くもの）	・母乳育児で育っている児によくみられるもので，多くは経過観察となる． ・他の重症の疾患との鑑別が必要である．	
⑩眠りがちな児	・授乳回数の減少や，効果的な吸啜ができないことから，母乳摂取不足を起こしやすい． ・効果的な吸啜が持続せず，母乳摂取不足をきたしやすい．	
⑪よく泣いたり，いらいらしやすい児	・医学的には必要でないのに，児の特徴を理由に人工栄養が用いられやすい．	
⑫神経学的な問題のある児	・吸啜が弱く，十分に乳房から母乳を飲めないことがあるので，注意が必要である．	

資料・その他

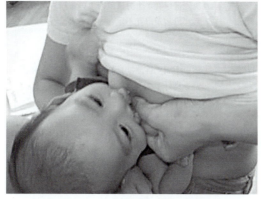

図Ⅱ-37 口唇口蓋裂のある児の直接授乳
児は口蓋床を装着したのち，母親が乳房を使って口唇裂を塞ぐように乳房に吸着している．体を引き寄せ，下顎をしっかり固定する姿勢になっている．本児は両側の口唇口蓋裂であったが搾母乳の補足を行いながら，長期に母乳栄養のみで成長した．

データ・情報	アセスメント	助産診断名【例】
(c) 母乳不足感	＊実際は母乳が十分に飲めているにもかかわらず母親が母乳不足と感じて人工乳を補足している状態．	❹不適切な補足による2次的乳汁分泌の低下による早期の母乳栄養中断のリスク
①児の体重増加や全身状態	・体重増加，排泄は良好で，その他の全身状態も良好である．	
②乳房の緊満感の減少	・乳汁生成Ⅲ期では，オートクリンコントロールシステムによる乳汁分泌となるため，乳房の緊満は乳汁分泌が抑制される． ・支援者や母親が「乳房が張っていないと母乳が出ない」と誤解していることも多い．	
③よく泣く児	＊児の発達にともない授乳習慣が変化することを母親が理解していないことからくる，母乳の不足感の訴えがある．	
④月齢相応の児の授乳の習慣の発達	・児は月齢ごとに特徴的な授乳の習慣があり，発達とともに授乳パターンが変化していく（表Ⅱ-23）． ・月齢が早いほど児はレム睡眠が多く，ベッドで何時間も熟睡するということは少ない． ・児は空腹以外の訴えで泣くことが多い． ・母乳を飲んで長く眠ることもあるが，睡眠時間と児の満腹とは関連がない．	
⑤母親の自信のなさ	・母乳育児を行うことに自信がなかったり，育児支援が受けられず母親に自信がないこともある． ・母親に自信がないと，児と触れ合うことが少なくなり，母親も児も，母乳育児を学習する機会が少なくなる．	

ケアの要点	具体的評価内容
【C】母乳不足感への支援 助産診断名：❹ ・母親はどのようなサインで母乳不足と考えているかの情報収集をする． ・不安な気持ちを共感する． ・授乳や児の発達についての知識を提供． ・落ち着いて授乳ができる環境を整えるための支援者をみつける．	・母親が十分にエンパワーされ，母乳育児を継続する自信をもつことができたか． ・人工乳の不要な使用をしないで，母乳分泌を維持できているか．

表 II-23　児の年齢による母乳育児の習慣

	児の発達の様子	授乳の習慣
1日目	生まれてすぐ，静かな覚醒のあと，長い時間眠ってしまう	眠りがちに，吸啜の学習をする
1ヵ月	じっと見る，大きな音に反応して行動をとめたり，泣いたりする	吸啜が上手になる 短い時間で飲めるようになるが，授乳回数は8～16回程度
2ヵ月	微笑む 興味があることには応答する	頻繁な授乳を好む
3ヵ月	周囲の環境に興味が出てくる 話しかけると喃語で話す 目で物を追うようになる	母親に微笑んだり，父親やなじみのある家族が部屋に入ってきたりするとそちらを見てしまって，授乳が中断されることがある
4～5ヵ月	新しい物に興味を示す 鏡の自分を見て微笑む	頻繁な授乳を楽しむ
6ヵ月	大きな声で笑うようになる 人見知りが始まる	補足の食事が始まる 寝る前に長時間母乳を飲むようになる 夜中に頻繁に目覚めて，授乳を要求することがある
7～8ヵ月	音まねや物まねをするようになる ダメに反応する 名前に反応する いないいないばあで遊ぶ	いつでもどこでも授乳を要求する 母親の洋服のボタンをはずしたりして，自分で乳房を探す
9～10ヵ月	新しい人・場所を警戒する 「ばいばい」と手を振る	周囲の状況によって急に授乳を頻繁にすることがある 片方の乳房をさわりながら授乳される
11～12ヵ月	わざと物を落として，誰かに拾ってもらって喜ぶ ボールを転がすことができる いくつかの単語を話すようになる 頭を振って「いやいや」をする	きちんと抱かれて授乳せず，立ったまま乳首をくわえて授乳したりする
12～15ヵ月	新しい環境に少し怖がるが，しばらくすると母のもとを離れて探検を始める 感情を体で表す いくつかの言葉を話す 多くの単語の意味を理解する	授乳中に自由になる手を使って，母親の口に手を入れたり，髪の毛で遊んだり，飲んでいないほうの乳首をいじったりして遊ぶのが好き 授乳してほしくなると母親を座らせる 鼻歌を歌ったりしゃべりながら飲む 2人の特別なサインを使って授乳を要求する
16～20ヵ月	かんしゃくをよく起こす．親の真似をするようになる．10語くらい話すようになる	授乳をしてもらってうれしいということを表現する 母の手を引いてお気に入りの場所に座らせる
20～24ヵ月	簡単な手伝いをする 2語文を話す	立ったまま授乳される 多くが非栄養的な授乳になる 卒乳に近くなると，通常寝る前の授乳だけになる 母親が頼むと授乳を待てるようになる

(Riordan J：Breastfeeding and Human Lactation, 3rd ed, p613, Jones and Bartlett Publishers, 2005)

データ・情報	アセスメント	助産診断名【例】
(d) 乳頭保護器の使用 （図Ⅱ-38）	・保護器の使用なしには適切な授乳ができないというメッセージを母親に与えることになる．適応を守って使用するときに限って，効果の根拠が得られている． ・保護器の使用は，不適切な吸着と吸啜を引き起こすため，乳頭トラブルの増加につながる． ・保護器を使用した場合，児の吸着では十分に母乳を飲み取れないため，体重増加不良や乳汁分泌の低下を引き起こすことがある． ・哺乳瓶の乳首などを代用してはいけない．	❺不適切なデバイス使用による母乳育児中断のリスク
(e) 哺乳瓶やおしゃぶりの使用	・哺乳瓶を使用することにより児の正しい吸啜の学習を阻害することがある（☞第4章Ⅱ-D-❺効果的な吸啜，p834の表Ⅱ-16参照）． ・おしゃぶりや人工の乳首を用いた搾乳や人工乳の補足によって乳房トラブルが増え，母親が母乳育児を継続することが困難になることがある．	❺不適切なデバイス使用による母乳育児中断のリスク
(f) 母乳以外の飲み物の摂取	＊母乳で育てられている6ヵ月未満の児に，医学的な適応がないのに母乳以外の飲み物を与えると，児の母乳摂取不足を招くだけでなく，健康上の問題を引き起こすため，与えてはいけない．	❹不適切な補足による2次的乳汁分泌低下による早期の母乳栄養中断のリスク
①果汁や清涼飲料水	・果汁や清涼飲料水は栄養摂取不良，う歯，肥満，慢性の下痢の原因となる． ・6ヵ月未満の児に与えてはならず，6ヵ月以降も必要な飲み物ではない． ・果汁（フレッシュジュース）は6ヵ月以降の児のビタミンCの補給源となるが，1日の許容量は125mLまでである．	
②白　湯	・母乳は児に必要な水分を含んでいるため，白湯は必要ない． ・過去には習慣的にお風呂のあとに白湯を飲ませるよう指導していたことがあるが，必要なら母乳を与える．	

ケアの要点	具体的評価内容

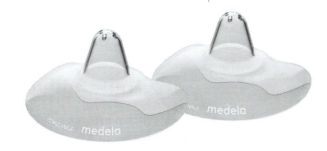

図Ⅱ-38　薄いシリコン製の乳頭保護器の例（medela製　ニップルシード®）
薄いシリコン製で，乳房にぴったりと張り付くような製品である．

[乳頭保護器の適応]
　①母乳の分泌は確立し，良好である．
　②適切な吸着のトレーニングを受けているが，児が十分に母乳を飲み取れず，直接授乳をするより，乳頭保護器を使用したほうが哺乳差（授乳前後での体重の差）が大きくなるとき．
　③乳頭保護器を離脱し，直接授乳ができるようになるまで十分な支援が得られる環境であること．

データ・情報	アセスメント	助産診断名【例】
③フォローアップミルク	・補完食（離乳食）を始めた児も，母乳もしくは乳児用人工乳が必要である． ・フォローアップミルクは乳児用人工乳ではない．	
(g) 不適切な授乳方法 ①制限のある授乳	＊2次的に乳汁分泌の低下を招く． ・スケジュールを決めたり，授乳時間に制限を設けると，児が十分に母乳を飲み取れずに，体重増加が得られないことがある．	❻不適切な授乳方法による2次的な乳汁分泌の低下による早期母乳栄養中断のリスク
②痛みのある授乳	・疼痛のある授乳はオキシトシン分泌が抑制され，2次的に乳汁分泌の低下を招く．	
③効果的でない吸啜	・乳汁は分泌されていても，児が十分に飲み取れない場合，乳汁分泌の低下を招く．	
(h) 母親の知識や適切な支援の不足 ①母乳育児に関する知識	・効果的な母乳育児を継続するための知識の不足は，母乳育児の継続に困難な影響を与える．	❼母親の知識や適切な支援の不足による早期母乳育児中断のリスク
②重要な支援者の助言	・母親の重要な支援者の助言は，母乳育児期間に影響を与える．	
③社会・文化的背景	・早期の離乳を勧める文化や，6ヵ月未満で乳汁以外のものを与える文化，母乳育児に対して母親の意思が尊重されにくい社会では母乳育児の継続は困難となる．	
④母親の病気	＊母親が病気でも，母親が支援を受けることができれば母乳育児を継続できる（コラム©）． ・母親が病気のときも標準予防策をとって授乳を継続できる． ・ヘルペスなどの乳房に急性の感染性の病変がある場合や，結核などの隔離が必要な感染症の場合のみ直接授乳はできないが，児に搾乳を与えることはできる．	

ケアの要点	具体的評価内容
【D】効果的な授乳の支援 助産診断名：❻ 1. 適切なポジショニング，ラッチ・オンの支援を行う（☞ 第4章Ⅱ-D-❻，❼，p836参照）． 2. 適切な授乳の評価の支援を行う（☞ 第4章Ⅱ-C-❽ 効果的な授乳の評価，p844参照）． 3. 効果的な授乳が獲得されない背景や母親の感情を共感する． 4. 母親が受け入れられる解決策をいくつか提案していく．	

【コラム Ⓒ】母親の病気と母乳育児

母親が病気になると，子どもに母乳を介して病気をうつしてしまうのではないかと考えて，授乳をすべきか迷う母親が多い．

しかし多くの場合，母親と子どもに存在する，気管支－小腸－乳房経路という独特の免疫システムによって，抗体のやり取りがあり，どちらかが病気になっても天然のワクチン接種によって，病気の発症や重症化から守られている．

母親が病気だからといって，授乳をやめて子どもに人工乳を与えてしまうと，母乳に含まれる天然のワクチンを子どもが飲めないことになる．

もちろん，母親が病気の場合には栄養と休息が重要であり，体を休めながら授乳をする必要があり，母乳を与えること以外の子どもの世話は手助けが必要である．

データ・情報	アセスメント	助産診断名【例】
⑤母親の就労	・母子の離れている時間に母親が搾乳をし，乳汁分泌を維持することができる． ・就労によって母乳育児が中断されることは，母子の健康に悪影響を及ぼす．母乳育児が継続されるような支援が必要．	
(i) 母親の服薬	＊母親が摂取した薬物の多くは母乳中に移行するが，児が吸収する薬物の量は，児の治療量の１％以下である．母親が母乳育児を継続しながら薬物療法を適切に受けられるような知識の提供が必要である．	❽母親の病気や薬物療法の開始による早期の母乳育児中断のリスク
①乳児の曝露レベルが治療域に近づく可能性の比較的高い薬	・薬剤の特性によっては，理論的な乳児の薬剤摂取量が，乳児の治療可能なほど，母乳から移行することがある．以下の薬剤を授乳中の母親が服用する場合には注意が必要である． ・フェノバルビタール ・エトスクシミド ・プリミドン ・リチウム ・ヨード製剤	
②放射性アイソトープ	・甲状腺機能亢進の治療や，診断目的に放射性物質を用いる場合には，用量に依存しない被曝による作用を考慮する必要がある．	
③抗がん薬	・一時は，母乳禁忌薬とされていたが，妊娠と抗がん薬治療の両立が試みられており，胎児の血中濃度に比べて，母乳を介した薬剤曝露レベルははるかに少ないことから，一律禁忌ということが言われなくなっている．	
④アルコール，タバコ	・授乳期の少量のアルコール摂取は問題がないが，多量のアルコール摂取は母乳分泌を抑制する． ・ニコチンは母乳分泌を抑制する．	

ケアの要点	具体的評価内容

【E】薬物療法中の女性が母乳育児を安全に継続できるような支援

助産診断名：❽

- 多くの薬物は母乳中に移行するが，多くの薬剤が児へ直接影響を及ぼすわけではない．薬剤添付文書とともに，授乳婦の薬物療法の専門の情報を参照すべきであり，ガイドラインが出されている．
- 授乳中の女性が，医師から必要最低限で，同じ薬効ならより安全な薬剤を使用してもらえるような情報提供をしていく．
- 母親が望むなら，母乳への薬剤移行ができるだけ少なくなるような授乳の工夫（服用前に授乳する，児が長い時間眠るときに服用するなど）についての情報を提供する．
- 母乳中への薬剤移行を懸念して，薬物療法を勝手に中断したり，母乳育児を中断して乳房トラブルを起こさないように支援していく．

データ・情報	アセスメント	助産診断名【例】
⑤乳汁分泌に影響を与える薬剤	*乳汁分泌に影響を与える薬剤があるので，注意をする（**表Ⅱ-24**）． ・分娩の介入に用いられる薬剤は，母乳分泌を抑制することが多い．	
⑥通常量で安全な薬剤	・解熱鎮痛薬：アセトアミノフェン，イブプロフェン，アセチルサリチル酸などの短時間使用 ・抗菌薬：ペニシリン　アンピシリン・クロキサシリン配合とその関連薬，エリスロマイシン ・抗ヒスタミン薬，インスリン，副腎皮質ステロイド薬，栄養補給剤など	

情報・その他

表Ⅱ-24 乳汁分泌に影響を与える薬剤

乳汁分泌抑制	乳汁分泌促進
エストロゲン	メトクロプラミド（プリンペラン®）
エルゴタミン	ドンペリドン（ナウゼリン®）
ジノプロストン（PEG$_2$）	
ジノプロスト（PGF$_{2\alpha}$）	
ブロモクリプチン　など	

4. 産後うつ病

データ・情報	アセスメント	助産診断名【例】
1 逸脱の予期 (a) 母体の身体的要因 ①年　齢 ②分娩回数・分娩様式 ③妊娠・分娩時の合併症 ④産褥期の疲労 ⑤妊娠期間中の不安状態，抑うつの状態 ⑥精神科既往歴と治療の経過 ⑦月経前症候群	・産後うつ病は潜在しやすい．そのため早期発見と適切な援助には，母親と密接にかかわる助産師の役割が大きい．そのため，入院前または入院中に情報を把握し，逸脱の予期が重要である． ・不妊治療，若年および高年出産，双胎，帝王切開術において，抑うつとなる傾向がある．妊娠や分娩において不安を抱き続けた結果，産褥期の抑うつにつながる． ・月経前症候群を有する女性はうつ病の生涯有病率が高く，また気分障害の既往歴のある女性に関しては，とくに産褥期の再発率が高い．	❶精神疾患既往歴に関連した産後うつ病発症の危険性
(b) 母親の心理的要因 ①望まない妊娠 ②児への愛着 ③マタニティブルーズ ④出産育児の価値観 ⑤就労に伴う葛藤 (c) 児の要因 ①児の異常 ②NICUへの入院 ③児の気質	・産後の大きな育児目標となる母乳栄養確立に伴う精神的負担によって，抑うつ感情が生じることがある．	❷予期せぬ妊娠や分娩に関連した産褥期の心身のストレス

ケアの要点	具体的評価内容
【A】逸脱症状を早期に発見する 助産診断名：❶，❷，❸ 1. 感 情 　　憂うつ，抑うつ，悲哀，孤独，不調，悲観，緊張，焦燥，苦悶，落胆，喜びと楽しみの喪失，興味の減退 2. 発 言 　　「気落ちがして，気が滅入る，気が沈む，うっとおしい，憂うつで，悲しい，淋しい，わびしい，むなしい，元気がない，産後の体調不良」 3. 表情，動作，姿勢 　　暗く落ち込んだ表情，単調な力のない口調，うつむきがちな姿勢，元気が乏しい，眉をひそめため息をつく，涙もろい，不機嫌そう **【B】出産後の心理状態を把握し，精神的援助をする** 助産診断名：❶，❷，❸，❹，❺ 1. 面 接 　a. 褥婦と助産師が2人になれる環境を設定し，話しやすい雰囲気づくりに努める． 　b. 褥婦の疲労に配慮しながら，情報収集する． 　c. 包括的質問によってうつ病のスクリーニングをする． 　d. 育児や児に対し，肯定的および否定的感情を表出するよう促し，助産師は否定的な意見を述べない． 　e. 出産体験に対し肯定的に受け止められるよう想起を行う． 　f. 理想どおりにいかない育児やイメージと異なる児に関する思いを傾聴し，受容的に支持する． 　g. 抑うつ症状に関連する身体的，心理的，社会的要因を検討し，適切な介入方法を支援する． 2. 電話訪問や家庭訪問 　a. 褥婦の情報を把握している助産師が訪問する． 　b. 家庭での育児に関する具体的な指導，相談を行い，育児に関する自信を支持する．	

II-G-4

データ・情報	アセスメント	助産診断名【例】
(d) 支援体制の要因 ①夫との関係 ②夫の精神科既往歴 ③夫の育児，家事支援 ④実親，義親との関係 ⑤上の子の育児負担とサポート状況 ⑥経済的な困窮 ⑦社会的サポート	・初産婦は育児上の不安や戸惑いによって，経産婦は心理・社会的要因の影響によって抑うつ傾向になる． ・妊娠は一部の女性にとって，心理的ストレッサーとなり，母親という役割の変化に直面し，適応障害を生じる． ・妊娠や出産のための退職，パートナーとの関係不和や希薄な関係，未婚，家族からの支援のない環境といった社会的に不安定な状況や孤立的環境が，抑うつ傾向と関係している．	❸サポート者不在に関連した産後うつ病発症の危険性
2 逸脱の診断 ・睡眠障害 ・疲労感 ・活動レベルの低下 ・思考力や集中力の低下 ・自責感 ・食欲不振 ・焦燥感 (a) 一次スクリーニングテスト ・エジンバラ産後うつ病自己評価票 （Edinburgh postnatal depression scale：EPDS） （☞ 第4章Ⅱ-B 心理的側面の診断，p821の表Ⅱ-11）	［マタニティブルーズとの鑑別］ 　分娩後，内分泌機能の変化により，気分が不安定となる．涙もろさや抑うつなどの軽度の情動障害であるマタニティブルーズは数日程度の短期間のうちに症状が改善する．一方，症状が2週間以上持続するなら産後うつ病を疑う． ・一次スクリーニングであるEPDSは，10項目の質問に対し，過去1週間に感じた状態にもっとも近い選択肢を選ぶ簡易な自己記入式質問票である．各項目につき0〜3点で採点し，合計は0〜30点となる．日本では，区分点9点以上で産後うつ病の疑いとすることが多い．これは，産後うつ病の確定診断ではなく，うつ病の重症度を測定できない． ・EPDSで抑うつ傾向であれば，助産師などの医療スタッフにより，本人の気持ちをゆっくりと聞くことが重要である．	❹産後うつ病に関連した育児や生活の変化に伴う睡眠不足 ❺産後うつ病に関連した活動レベル低下に伴う育児困難感

ケアの要点	具体的評価内容
【C】サポート体制の調整を図る 助産診断名：❸, ❹, ❺ 　1. 家族間の調整 　　a. 夫や家族が出産を終えた妻や児の誕生に対し，関心を抱いているか，家族関係に問題が生じていないか把握する． 　　b. 必要時，夫や家族によるサポート体制を整える． 　　c. 睡眠，休息を確保できる環境を調整する． 　2. 保健センターや保健所との連携 　　a. 育児支援を提供する保健所や保健センターを紹介する． 　3. 専門医へコンサルテーション 　　a. 精神科クリニックなど医療機関を紹介する． 　　b. 質問項目10にある「自分自身を傷つける考えが浮かんできた」という自殺念慮の有無を確認する項目に陽性スコアがつき，かつEPDS 9点以上の褥婦には，緊急連絡先（精神科救急）を知らせる． 【D】専門家，他機関との連携 助産診断名：❻, ❼ 　　a. 精神科クリニックなど医療機関の紹介 　　b. 育児支援を提供する保健所や保健センターを紹介する．	・育児生活や自己に対して肯定的感情を抱いているか． ・心理的な症状が悪化していないか． ・助産師や家族などに思いを表出できているか． ・児に対する関心，愛着がみられるか． ・育児を主体的に行っているか． ・過度の疲労感を抱かず，セルフケア行動がとれているか． ・家族を交えて役割や生活の変化について話し合い，調整が図れるか． ・必要なソーシャルサポートを求め，得られるか．

データ・情報	アセスメント	助産診断名【例】
(b) 2次評価 ・精神科医による診断 ・抗うつ薬の服用 ・精神療法 ・環境調整	・症状の内容や重症度（表Ⅱ-25）に応じ，治療の有効性，過去の治療反応性，副作用，患者のアドヒアランス，患者の希望等を考慮して，心理社会的サポート，心理療法，薬物療法，電気痙攣療法といった介入が検討される． ・治療により2〜6ヵ月で症状は軽快する．	
3 産褥経過の予測 ・自殺念慮 ・母子心中 ・虐待	・病気の自覚に乏しい母親自身が，だめな母親といった自責感を抱えたまま，周囲に打ち明けられず，専門的な治療が遅れることがある． ・産後うつ病の母親は，児への愛情が芽生えず，敵意や拒絶を示すことがある． ・早期発見や早期治療の遅れによって，時に抑うつ症状が1年以上遷延する．長期経過となると，母子関係，家族にまで影響を与える．	❻産後うつ病に関連した不適切な育児行動に伴う児の危険性 ❼過度の育児不安や自責感に伴う自傷行為の危険性

表Ⅱ-25 産後うつ病の重症度の目安

軽度	診断基準を満たすために必要な数以上の症状がほとんどなく，苦痛はあるがなんとか対応できる程度．ある程度の育児や家事は行うことができるがそれらを楽しめないことが多い．
中等度	症状の数，症状の強さおよび／または機能低下は，「軽度」と「重度」の間である．
重度	症状の数が診断を下すために必要な項目数より十分に多く，症状の強さは非常に苦痛で手に負えない程度であり，育児や家事を行うことが著しく困難である．時に「赤ちゃんに対して何も感じない」といった疎隔感，「赤ちゃんが病気になっている」等の妄想，もしくは自分や赤ちゃんを傷つけたいという考えが認められる．

（日本周産期メンタルヘルス学会：周産期メンタルヘルス コンセンサスガイド, p85, 2017）

5. その他の身体的側面の逸脱

データ・情報	アセスメント	助産診断名【例】
1 逸脱の予期 (a) 年齢 ①若年初産　19歳以下 ②高年初産　35歳以上	・高年齢で分娩した場合，疲労感や筋肉痛は若年層より相当大きい．	❶高年初産に伴う極度の疲労
(b) 分娩回数（初経別）		
(c) 分娩所要時間 ①遷延分娩 ②急速遂娩		❷遷延分娩に関連した疲労に伴う母親役割獲得遅延
(d) 分娩様式 ①帝王切開術	・一般状態に変化はないか（体温，脈拍，呼吸，血圧，顔色など）． 　悪心，眩暈（めまい），頭痛はないか． 　排尿状態に影響はないか． 　創部に異常はないか（出血，滲出液の色，臭気，量）．	
(e) 分娩時の特記事項 ①会陰切開・軟産道裂傷 ②大量出血 　☞ 第4章Ⅱ-G-1のp862参照．		❸高度の軟産道裂傷に伴う否定的な分娩想起
(f) 疲労・筋肉痛 ①部位 ②程度 ③持続時間 ④日常生活動作への影響	・産褥0～1日目がもっとも疲労度が高い． 　初産は経産より疲労の自覚が高い． 　長い分娩所要時間，貧血，分娩時の多量出血，短い睡眠時間，不慣れな育児は疲労を起こしやすい． 　疲労は乳汁分泌の低下や褥婦の情緒不安定をきたす． 　不自然な姿勢で長時間授乳すると筋肉痛を起こす．	❹全身筋肉痛に伴う日常生活動作の制限

Ⅱ-G-5

データ・情報	アセスメント	助産診断名【例】
(g) 感　染 ・臨床検査データ	・白血球数・CRPの増加は感染を疑う．	❺感染に関連した発熱に伴う全身倦怠感の出現
(h) 貧血・栄養状態不良 ・血中ヘモグロビン値：11 g/dL以下 ・過度な体重減少・増加：通常約6 kg	・「疲労・筋肉」の項との関連 ・貧血がある褥婦は疲労を強く感じる． ・人工栄養の場合，エネルギー摂取量を増やすと肥満の原因になる．	❻やせ産婦の分娩に関連した過度の体重減少に伴う著明な体力低下
(i) 合併症		
(j) 褥婦のセルフケア能力 ①知識がない ②判断できない ③意欲がない ④その他行動に移せない因子がある		❼無気力に関連したセルフケア能力低下に伴う身体的回復の遅延
(k) 排　泄 ①排　尿 　ⓐ自然排尿の有無・尿意 　ⓑ排尿回数 　ⓒ尿　量 ②排　便 　ⓐ自然排便の有無 　ⓑ排便回数・量 　ⓒ性　状 　ⓓ痔核・脱肛の有無 　・大きさ 　・疼痛の有無 　・出血の有無 　・還納の可否	・尿量は分娩直後より急増し，産褥0日には1,500〜2,000 mLである． 　その後も軽度の尿量増加がみられ分娩後数日間増加する． 　乳汁分泌が多く，水分摂取の少ない褥婦は尿量が減少し，尿路感染を起こしやすい． ・産褥期は腸管の緊張低下，安静，創痛，創部縫合離開への恐怖，脱肛の不安などから便秘に傾く． ・排便時間が長く，腹圧をかけ続けていると症状が悪化する． 　刺激物を摂取すると症状が悪化する．	❽乳汁分泌良好に関連した水分摂取不足に伴う口渇
(l) 清　潔 ①外陰部 　ⓐパッド交換 　ⓑ清拭・洗浄法	・産褥期の発汗機能亢進に見合った清潔行動がとれていないと逸脱する可能性がある． 　外陰部の清潔を保持しないと子宮内感染，創傷感染，尿路感染を起こす．	❾疲労に関連したパッド交換不足に伴う感染の危険性

ケアの要点	具体的評価内容
【A】清潔を保持する 　助産診断名：❸，❺，❾，⓫，⓰ 　　a．シャワー，清拭などを行う． 　　b．外陰部洗浄や清拭を行う，あるいはセルフケアできるよう説明する． 　　c．う歯，尿路感染症など細菌性疾患を治療する． 【B】安静を保持する 　助産診断名：❶，❷，❸，❹，❺，❻，❼，❾，❿，⓬，⓯，⓰ 　1．全身状態，疾病の症状をみて安静度を考える． 　2．詳細は他項参照（☞第4章Ⅱ-F-3 睡眠・休養, p856 および 4 活動・運動, p857） 【C】悪露の排泄を促す 　助産診断名：❶，❷，❸，❹，❺，❼，❾，⓫，⓬，⓯ 　1．退行性変化の逸脱時のケア参照（☞第4章Ⅱ-G-1, p861） 【D】排泄を促す 　助産診断名：❶，❼，❾，⓫，⓬，⓭，⓮，⓰，⓱ 　1．膀胱炎の場合など，水分を十分摂取し，3〜4時間ごとに排尿を促す． 【E】貧血を改善する 　助産診断名：❻ 　1．詳細は他項参照（☞第4章Ⅱ-F-1 栄養・食事, p855 および第2章Ⅱ-H-c2 貧血, p200） 【F】食事を工夫する 　助産診断名：❶，❷，❻，❽，⓰，⓱ 　1．腎・泌尿器系疾患の場合など刺激性食物の摂取は控える． 　2．詳細は他項参照（☞第4章Ⅱ-F-1 栄養・食事, p855）	・その他の身体的側面を逸脱する要因があると理解できているかどうか． ・逸脱の予防，逸脱時のケアとして対処行動がとれているかどうか． ・苦痛や不安がなく主体的に産褥・育児期を送ることができているかどうか．

データ・情報	アセスメント	助産診断名【例】
②乳　房 ③爪・手指 ④全身・髪		
(m) 休息・睡眠 ・8時間以下 ・浅　眠 ・疲労残存	・「疲労・筋肉痛」の項との関連． ・休息・睡眠時間が短いと疲労しやすい． ・環境の変化，分娩後の興奮，慣れない育児などによりリズムがつかめず，要領よく休息できない場合が多い． ・産褥早期には後陣痛，会陰縫合部痛，痔の痛みなどにより熟睡できないことがある．	❿児の夜間啼泣に伴う浅眠
(n) 活動・運動 ①歩行の状態 ②姿　勢 　・側臥位 　・座　位 　・立　位 ③行動範囲 ④早期離床の有無 ⑤運動の時期・内容・程度		⓫知識不足に関連した離床遅延に伴う身体的回復の遅延
(o) 性生活		
2 逸脱の診断 (a) 産褥子宮内感染症 ①症　状 　・分娩終了後24時間以降，10日以内に38℃以上の発熱が2日間以上にわたって持続 　・悪臭を伴う悪露 ②合併症 　・卵管周囲炎 　・子宮傍結合織炎／骨盤内蜂巣炎	・前期破水などで分娩期に発熱している場合は，特に産褥期の体温上昇に注意する． ・帝王切開後に，子宮下部横切開創の感染が子宮傍結合織に及ぶと，広靱帯内に蜂巣炎を形成する． ・片側の子宮傍結合織に限局した有痛性の硬結を触れる．進行すれば骨盤壁，直腸腔中	⓬発熱に伴う全身状態への不安増強

ケアの要点	具体的評価内容

【G】合併症に伴うケア

助産診断名：⓰, ⓱

1. 現状と今後の予測について不安を受容しながら説明する．
2. 次回妊娠の成立に向けて生活習慣の改善などリスクの軽減への工夫を説明する．
3. 次回妊娠の時期に合わせた家族計画指導やバースプランの立案に対する援助を行う．
4. とくに身体的回復が遅く，児もリスクを抱えている場合が多いため母親役割獲得，愛着形成への援助を強化する．
5. 身体的回復に応じた離床計画の立案や睡眠・休息が十分とれる環境づくりを行う（基礎疾患のコントロール）．
6. 母乳哺育が禁止の場合，乳汁分泌抑制の指導を行う．
7. 精神的援助を行う．
   a. 子宮内胎児死亡や極度のLFD児の場合，自責の念にかられることが多い．
   b. 重症な母体後遺症が残っている場合も悲嘆や否定的感情をもっていることがある．
8. 妊娠高血圧症候群
   a. 分娩後も頻回に血圧を測定する．
      1日3検など
   b. 尿の観察を行う．
   c. 水分出納をチェックする．
   d. 定期的に体重測定を行う．
      週2回以上
9. 糖尿病
   a. 血糖コントロールができているか観察する．
10. 心疾患
11. 腎・泌尿器系疾患
12. 呼吸器系疾患
13. 消化器系疾患
14. 甲状腺疾患
15. 自己免疫疾患
    a. 各機能への負担度を観察する．

データ・情報	アセスメント	助産診断名【例】
・骨盤内膿瘍 ・敗血症性血栓性静脈炎	隔におよび直腸診で触れる. ・麻痺性イレウスとして初発することもある. 硬結が消失するのに数週間かかる. ・骨盤内蜂巣炎に続き広靱帯内に膿瘍を形成する. 膿瘍が腹腔内で破綻すれば腹膜炎の症状がみられる. ・子宮内感染が子宮の筋層に及ぶと, 筋層内の静脈に血栓が形成され, 子宮外の静脈にも波及する. ・血栓は静脈に沿って, 子宮静脈, 内腸骨静脈, 総腸骨静脈, 下大静脈に進み, 卵巣静脈にも及ぶことがある. 発生頻度は経腟分娩で1/9,000例, 帝王切開術で1/800例である. ・抗菌薬の投与によって急性期の症状が改善した後も発熱が持続することもある. 診断はCTまたはMRIにより静脈血栓を証明する.	
③リスク因子 ・帝王切開術 ・前期破水 ・産道損傷 ・絨毛膜羊膜炎 ・腟内の病原性細菌 （☞ 第2章Ⅲ-N-3 細菌性腟症, p356参照）	・産褥子宮内感染症の発生が, 経腟分娩が1.3〜2.6％に対し, 帝王切開術後はそれより多い.	
④医学的治療 ・起因菌の同定	・起因菌の同定をした上で抗菌薬を選択するのが原則であるが, 臨床的に同定を待っていては遅い. また予防的に投与されていた抗菌薬のために判定が難しい場合もある. ・前期破水などで分娩前に羊水や腟分泌物の培養が行われている場合はその結果を参考にする.	

データ・情報	アセスメント	助産診断名【例】
・抗菌薬の投与	・ゲンタマイシンとクリンダマイシンの併用が推奨されている. ・投与開始72時間以内に,症状の改善が期待できる.軽減しない場合は,医師は抗菌薬の変更を検討し,骨盤内蜂巣炎,骨盤内膿瘍,血腫の形成を疑い精査する.	
⑤予防 ・手洗い ・抗菌効果のある薬剤とアルコールを含んだ速乾性手指消毒剤の使用 ・術部の消毒/術時の手袋着用 ・合成吸収糸の使用 ・帝王切開術後の予防的抗菌薬投与	・子宮内感染症の発生率を1/3〜1/4に減少させる.絨毛膜羊膜炎が否定される経腟分娩に対する投与は推奨されていない. ・予防的抗菌薬投与を行っていても,約10〜20%で子宮内感染症を起こしているという報告もある.抗菌薬が腟や子宮内の正常細菌叢を壊すからという見解がある.	
(b) 尿路感染症 ①誘因 ・妊娠,分娩に伴う生理的な形態・機能変化(☞第4章Ⅱ-G-1-3 産褥経過の予測,p871参照) 尿管のアトニー 尿管狭窄 ・分娩に伴う膀胱麻痺 ・膀胱内面は三角部の充血,腫脹,血管拡張 ・妊娠・分娩時から未治癒の尿路感染症既往	・外陰,尿道,腟など直腸−腟−尿道の位置関係から細菌の上行感染を起こしやすい.産褥1〜5日以内に膀胱内への菌侵入の頻度が高く,自尿の開始が遅れ,尿の貯留時間が長くなるほど菌の繁殖が起こりやすい.松田によると起因菌はほとんどが大腸菌を主としたグラム陰性桿菌で,薬剤による多剤耐性菌の出現も増えてきている. ・膀胱は分娩直後低緊張性となり,閉尿,尿意喪失感がある.松田は産褥2日目でも60%に残尿がみられると述べている. ・回復に1〜2週間かかる.	⑬残尿感持続に伴う膀胱炎の危険性

データ・情報	アセスメント	助産診断名【例】
②疾　病 　ⓐ膀胱炎 　・尿意頻数 　・排尿時痛 　・残尿感 　・尿混濁 　・尿沈渣では白血球（膿球），細菌，膀胱上皮などがみられる 　　カテーテル採尿を行う	・産褥初期では軽症であったり，自覚症状が遅延する傾向がある．	
ⓑ腎盂腎炎（図Ⅱ-39） 　・妊娠中の発生率 　　　0.5〜2.0％	・腎盂および腎実質に炎症が生じた尿路感染症の総称である．	
・尿検査 　　尿混濁，蛋白尿 　　尿沈渣上，白血球，白血球塊，白血球円柱，細菌がある 　　尿路感染症の医学的基準：細菌が10^5/mL以上，10^4〜10^5/mLは尿路感染症疑いとする． 　・腎機能検査 　・X線検査 　・悪　寒 　・弛張性の高熱 　・悪心・嘔吐 　・患側の腎および尿管部の疼痛 　　圧　痛 　　自発痛 　・膀胱炎症状 　［慢性時］ 　・微　熱 　・頭　痛 　・全身倦怠感 　・食欲不振 　・口　渇	・産褥熱，敗血症の初期と鑑別を要する．尿中に白血球があるものを膿尿という．細菌尿はあっても膿尿がないときは尿中で細菌が増殖しているが尿路に炎症がないことを示している．	

データ・情報	アセスメント	助産診断名【例】
・貧　血 ③医学的治療 　ⓐ化学療法の条件 　・起因菌に対し感受性薬剤であり，かつグラム陰性桿菌に広い抗菌力がある． 　・高い濃度で尿中に出現する，または腎親和性がよい． 　・持続投与がしやすい． 　・腎毒性その他副作用が少ない． 　ⓑ抗菌薬の選択	・感受性薬剤に効果があると，数日以内に解熱，膀胱症状・細菌尿の消失，さらに尿沈渣所見も正常となる．薬剤使用後3〜5日で改善がない場合は細菌検査を行い，薬剤を変更する．	

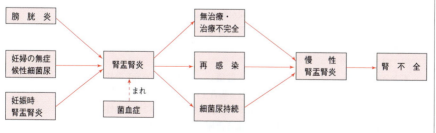

図Ⅱ-39　産褥腎盂腎炎の経過
（松田静治：産褥尿路感染症．産褥，産婦人科MOOK 7，金原出版，1979）

データ・情報	アセスメント	助産診断名【例】
(c) 排尿障害 ①誘　因 ・妊娠，分娩に伴う生理的な形態・機能変化（☞第4章Ⅱ-A-3　全身状態の回復診断，p806参照） 　右卵巣静脈症候群 ・分娩に伴う膀胱麻痺 ・膀胱容量の増大 ・膀胱内面は三角部の充血，腫脹，血管拡張 ②疾　病 　ⓐ排尿回数の異常 　・尿意頻数 　　膀胱炎が否定された場合 　　[医学的治療] 　　　離床 　　　定期的導尿（残尿30 mL以下で中止） 　　　副交感神経刺激薬の投与 　　　膀胱体操 　・尿意減少 　ⓑ排尿困難 　・遷延性排尿 　・苒延性排尿 　　尿線が細い 　　尿勢が弱い 　ⓒ尿　閉 　・不完全尿閉 　・完全尿閉 　　下腹部膨満 　　過度の苦痛 　ⓓ尿失禁	・妊娠中まれに尿管が児頭または児脊柱と，母体骨盤の間で圧迫される．また右側尿管が拡大した右卵巣静脈に圧迫され，尿管水腫，水腎症が出現することがある．ほとんどが無症状であるが時に激しい尿管閉塞症状を訴える．尿管閉塞発作時には患側を上にした側臥位，または肘膝位をとって疼痛緩和する． ・膀胱機能低下による残尿が原因か，感染によるものか鑑別する． ・膀胱の内圧感受性の低下がほとんどである． ・残尿を含め，尿が排尿されるまでに時間がかかる状態をいう． ・排尿に時間がかかる状態をいう．膀胱筋緊張の低下によるものが多く，2～3日間で治癒する． ・膀胱に尿が貯留し，約200～300 mLの残尿がみられる場合をいう． ・尿意はあるが排尿がない．導尿により急性腎不全による乏尿・無尿との鑑別を要する． ・膀胱に尿が貯留せず，絶えず無意識に流出	⓮尿もれに伴う日常生活動作の制限 ⓯尿もれに関連した羞恥心増強に伴う否定的な分娩への想い

データ・情報	アセスメント	助産診断名【例】
・真性尿失禁	するものをいう． ・膀胱括約筋不全と，膀胱腟瘻・膀胱腹壁瘻がある．この外科的手術は瘻孔周囲組織の炎症が消退する瘻孔出現後2～3ヵ月に行われる．	
・腹圧性（急迫）尿失禁	・膀胱に尿は貯留するが，咳・くしゃみなどの腹圧で少量の尿をもらすことをいう．	
ⓔ尿量の異常 ・多　尿 　3,000 mL/日以上 ・乏　尿 　400 mL/日以下 ・無　尿 　200 mL/日以下	・原因は多量の水分摂取，尿崩症・糖尿病・バセドウ（Basedow）病の合併，腹膜炎・心機能不全・急性腎不全の利尿期が考えられる． ・腎前性・腎性は急性腎不全といわれている．腎後性は腎での尿生成はあるが尿管が子宮がん浸潤などで外方より圧迫され無尿となるものをいう．	
(d) 産褥血栓症・塞栓症 ①誘　因 ・血液凝固性の亢進 （☞第4章Ⅱ-A-3, p810参照） ・血流の停滞 　帝王切開術後 ・静脈内皮の損傷 ・高年産婦 ・肥　満 ・貧　血	・産褥血栓症は分娩後に起こる下肢静脈血栓症が大部分で，塞栓症はこの静脈血栓が流れて動脈に塞栓を起こした場合をいう．	⓰産褥静脈血栓症に関連した疼痛に伴う日常生活動作の制限
②疾　病 　ⓐ産褥静脈血栓症 ・炎症の有無 ・部　位 ・表在性静脈血栓症 　下肢の静脈瘤 　有痛性 　赤色結節 ・深在性静脈血栓症 　第1群：静脈閉塞による 　　浮　腫 　　静脈の怒張 　　皮膚温の上昇	・炎症をともなえば血栓性静脈炎，ともなわなければ静脈性血栓症という．部位によって表在性静脈血栓症と深在性静脈血栓症とに分類される．	

データ・情報	アセスメント	助産診断名【例】
第2群：静脈炎による 　浮腫 　圧痛 　軽度の体温上昇 ・白股腫 　大腿静脈・腸骨静脈の炎症 　下肢の腫脹（浮腫） 　蝋白色の光沢 　発熱 　悪寒 　頻脈 　下肢の激痛 　とくに足関節背屈時の腓腹筋痛（ホーマン（Homan）徴候） ・骨盤内血栓静脈炎 　重症度の高い白股症 　高熱 　抗菌薬が無効 　腹膜刺激症状を伴う下腹痛 　付属器腫瘤様の抵抗 ⓑ血栓塞栓症 　全分娩の約0.05〜1.7％ ・肺動脈血栓塞栓症 　分娩後1〜2週間で発症 　呼吸困難 　チアノーゼ 　胸内苦悶 　不穏状態 　頻脈 　発熱 　呼吸頻数 　肺摩擦音	・多くは胎盤剝離面から細菌が侵入するため卵巣静脈が侵される．急性虫垂炎や腎盂腎炎との鑑別を要する． ・化膿性になると膿血症となり血行性に転移して肺や腎その他膿瘍を多発する．医学的に抗菌薬投与後，72時間で解熱せず，ヘパリンを投与して48時間以内に解熱すれば診断される．	

データ・情報	アセスメント	助産診断名【例】
痙攣発作 ・脳動脈血栓塞栓症 　意識障害 　運動麻痺 　脳梗塞に移行 ③医学的治療 ・安静の保持 ・抗菌薬の投与 ・線維素溶解酵素薬の投与 ・抗凝固薬の投与 　ヘパリン	・脳出血，くも膜下出血との鑑別を要する．	
(e) シーハン（Sheehan）症候群（分娩時の大量出血に伴う下垂体の虚血障害）		
(f) 合併症 ・次回挙児希望の場合 　医学的な身体的許容 　経済的・社会的側面 　家族計画 ・母乳哺育の可否 　薬剤の経母乳性 　母乳哺育希望度 　身体的負担の程度	・受胎調節法の理解と実施の程度はどうか． ・使用されている薬剤により異なるため医師に確認する．とくに合併症がある場合，児や母乳に対する思い入れも強いと考えられるため，身体的負担との関連で検討し，意志をできる限り尊重する．	
①妊娠高血圧症候群 　ⓐ予　期 　ⓑ医学的治療 ・症状に応じた食事指導 （☞第2章Ⅱ-H-c3 妊娠高血圧症候群 ケアの要点【D】，p209参照） ・利尿薬，降圧薬の投与 ・産褥1ヵ月以降のフォロー継続 （基礎疾患のコントロール）	・産褥期，妊娠高血圧症候群の症状である高血圧は比較的短期間に正常化するが，蛋白尿は消失に産後12週程度を要する．そのため妊娠高血圧症候群は，産後12週までと定義された． ・分娩終了後も4～5日は血圧の上昇，子癇，HELLP症候群，肝不全に注意する． ・循環血液量減少，分娩期の水分摂取不足による血液濃縮があるため，正常褥婦より多く出血したものと見積もって査定する．ヘマトクリット値，ヘモグロビン値，血小板数などを血液検査で確認する．ヘマトクリ	⓱蛋白尿持続に伴う妊娠高血圧症候群後遺症

データ・情報	アセスメント	助産診断名【例】
	ット値は40％以上の場合，子癇やHELLP症候群を起こしやすい．医師の指示のもと水分補給，輸液を行う． ・分娩後の降圧開始は160/100mmHgで行い，140〜150/90〜99mmHg程度にコントロールする．正常域まで血圧を下げなくてよい． ・産褥期に投与された降圧剤は，乳汁から微量に分泌されるが新生児にはほとんど影響を及ぼさない．ACE（angiotensin converting enzyme）阻害薬以外は，母乳を中止する必要がない． ・血小板減少や血小板機能障害のため，帝王切開皮膚切開創，子宮切開創，会陰切開部や腟壁に血腫が形成されやすい． ・潜在的DIC，分娩前からの急激な血圧低下，循環血液量減少などで腎機能が低下しやすい．反対に一過性尿崩症を起こすこともある． ・産褥2日目以降，組織間液の血管内還流が増えると心負荷が増大しやすい．肺水腫に注意する． ・血液濃縮，血管内皮傷害，長期臥床管理による深在性静脈血栓症，肺血栓塞栓のリスクが高くなる． ・妊娠高血圧症候群はその後，高血圧症，糖尿病，脂質異常症，腎障害，心臓血管障害を患う頻度が高い． ・初回妊娠が妊娠高血圧症候群重症であった場合，次回の妊娠が正常であった群と，再度妊娠高血圧症候群となった群の長期予後を比較すると，後者の高血圧症発症は9倍，糖尿病は6倍と高くなる．	

情報・その他

表Ⅱ-26 妊娠糖尿病・糖尿病合併妊産婦の分娩後の評価と管理

		インスリン投与		未投与	
		妊娠糖尿病（GDM）	糖尿病合併妊産婦	妊娠糖尿病（GDM）	糖尿病合併妊産婦
早期母子接触・早期授乳		勧める 母児の健康状態が良いかどうかアセスメントした上で行う． 授乳は母体の将来の2型糖尿病発症を抑制する可能性がある．			
食事	非肥満	標準体重×30kcalを基本．授乳によるエネルギー需要量増大に対し＋350kcalを付加 （厚生労働省「日本人食事摂取基準」（2015）参考）			
	肥満	標準体重×30kcalを基本．エネルギー付加は行わない			
インスリン		授乳の際に低血糖を生じることがあるため，授乳前に補食			
		不要となることが多い		妊娠前のインスリン量に戻す/分娩直前の1/2～1/3に減量	
		経口血糖降下薬の安全性を示した根拠は少ないため使用しない．			
耐糖能評価		産後6～12週　75gOGTT推奨			
		初回OGTTが正常でも，定期的なフォローアップ推奨			
食事療法・運動療法		指導する ライフスタイルの改善により2型糖尿病発症率が低下した．			
		ハイリスクGDMや糖尿病合併妊産婦は，2型糖尿病発症リスクがさらに高い． GDM既往女性はメタボリックシンドロームの発症リスクも高い．			

（糖尿病学会：糖尿病診療ガイドライン，2015，南江堂をもとに作成）

データ・情報	アセスメント	助産診断名【例】
②糖尿病（表Ⅱ-26）	・胎児発育への糖質供給が不要となり，胎盤娩出によりインスリン拮抗ホルモンが消失するため，耐糖能異常は改善される．ただし膵機能や母体末梢のインスリン感受性などはやや遅れて回復するため糖代謝は不安定である．	
③心疾患 ・1週間の安静 ・約2週間の入院管理 ・子宮内避妊器具（IUD）・経口避妊薬の使用，不妊手術に対する注意	・分娩時には努責時に心労作負荷が加わり，分娩直後には急激な静脈還流量増加により心容量負荷が加わる．分娩後非妊娠時の循環動態に戻るには約2週間かかる．心不全の徴候がみられる場合，症状消退後1週間は安静にする．細菌性心内膜炎の発症を予防するために産褥感染症や呼吸器感染症に罹患しないようにする． 　IUDの使用は出血や感染の頻度が高くなるので医師と相談する． 　血栓塞栓症のリスクも高いため経口避妊薬の使用も医師の方針に従う．不妊手術は一般に分娩6週以降に行われる．	
④腎・泌尿器系疾患	・腎移植後の免疫抑制薬は安全性が確立されていないため母乳哺育は避けたほうがよい．	
⑤呼吸器系疾患	・妊娠中に気管支喘息が増悪した場合，非妊娠時まで回復するのに分娩後3ヵ月を要する．肺結核合併の場合，抗結核薬の経母乳性は低く母乳哺育を行うことが多い．	
⑥消化器系疾患		
⑦甲状腺疾患	・産後6ヵ月以内に免疫系のリバウンド現象のためにバセドウ病の再発と無痛性甲状腺炎の危険性が高まる．抗甲状腺薬はチアマゾール（MMI），プロピルチオウラシル（PTU）が原則的に用いられ，双方とも催奇性は否定的である．PTUは母乳への移行が少ないので妊娠時の第一選択である．	

データ・情報	アセスメント	助産診断名【例】
⑧自己免疫疾患	・SLEは産褥8週頃まで増悪しやすく，数週間は副腎皮質ステロイドが用いられる．症状の程度や医師の方針にもよるが母乳哺育は禁止されることが多い．プレドニゾロンの母乳移行率は低く，20mg/日以下であれば母乳を中止する必要はない．	
(g) 疲　労 　ⓐ育児が加わることによって産褥2日目以降も分娩時の疲労が癒えない 　ⓑ疲労度の低下がみられない 　ⓒ疲労している日数が長い		⑱疲労に伴う児への愛着行動不足
(h) 貧　血	☞第4章Ⅱ-A-3-6 血液検査所見，p810およびG-1-3 産褥経過の予測，p871参照．	
(i) 排便 　ⓐ3日以上の便秘 　ⓑ痔・脱肛	☞第2章Ⅱ-G-3便秘，p118参照．	
3 産褥経過の予測 (a) 尿失禁状態の持続 (b) 急性腎不全 (c) 母体死亡		

6. 心理的側面の逸脱

データ・情報	アセスメント	助産診断名【例】
1 逸脱の予期 ①妊娠の受容 ②妊娠中の定期健診の受診回数 ③母子健康手帳の活用度 ④胎教の有無 ⑤胎児の異常の有無 ⑥バースプラン ⑦分娩様式 ⑧分娩経過の異常，出血量，会陰切開・裂傷の程度 ⑨新生児の異常の有無 ⑩skin-to-skinの時の母子の状態 ⑪母子相互作用の状態 ⑫妊娠・分娩・産褥・育児期のサポート体制 ⑬出産体験 ⑭母親役割の遂行状態 **2 逸脱の診断** (a) 否定的な出産体験の受け止め ①否　定 ②自己嫌悪 ③自信喪失 ④児に対する失望 ⑤児に対する拒否的感情 (b) 情緒的反応の逸脱 ①涙もろさ・泣く ②抑うつ状態 ③悲しみ ④疲労の訴え ⑤投げやり・集中力の低下 ⑥焦　り ⑦攻撃的反応	・妊婦は胎児を自分の身体の一部分（共生関係）だと認識している傾向があり，分娩後に喪失を体験することがある．生まれてきた新生児は自分の一部とは違うことを認識するためには褥婦が，妊婦としてのではなく新しい母親役割を受容し，遂行していく必要がある．褥婦は，子どもを得た喜びと，児に対する母性感情が顕著となり，周囲の祝福に包まれているにもかかわらず，気分や感情は不安定で傷つきやすく，抑うつ的になる構造にある． ・母親になった褥婦と生まれてきた新生児を迎え入れる家族にも同じことがおきており，家族成員一人一人が新しい役割を修得していく．その際に，新しい役割が増えることは発達上の危機でもあるために上手く役割に適応していくためには援助が必要になってくる．	❶否定的な出産体験に伴うセルフケアの低下 ❷情緒的反応の逸脱に関連した心理的疲労

ケアの要点	具体的評価内容

【A】出産体験の想起を行う
（☞ 第3章Ⅲ-H 出産の想起と肯定的出産体験への支援，p762参照）
助産診断名：❶
 	
【B】精神的支援を行う
助産診断名：❶，❷
  1. 受容的態度で丁寧に話を聞く
    1）看護者と2人きりになれる静かな場面を設定する．
    2）ゆったりとした椅子や淡い色のカーテンの調度など話しやすい環境を工夫する．
    3）ここでは指導はしない．
    4）プライバシーの厳守
    5）母親の表情や言動を注意深く観察する．
    6）夫（パートナー）や家族との関係を把握する．
    7）医療的ケアが必要かどうかの予測診断
 	
【C】サポート体制を整備する
助産診断名：❶，❷
  1. 経済的サポート
    1）サポートできる人を確認する
    2）院内のMSW（メディカルソーシャルワーカー）との連携
    3）定期的な電話訪問や面談
    4）育児サークルや育児サロン，ファミリーサポート等の社会資源の活用
    5）保健機関や福祉機関等の関係機関との連携
  2. 人的サポート
    1）夫・家族，友人に対して直接あるいは間接的に具体的な援助の調整を図る．
    2）ボランティアグループ，ベビーシッターなどの紹介や情報を提供する．
    3）看護者による電話や外来での相談を行う．
    4）助産師による新生児家庭訪問指導を行う．受け持ちで分娩介助した者が望ましい．
  3. 物的サポート
    1）レンタル用品の紹介や情報を提供する．
	・出産体験について不安やわだかまりが軽減し，肯定的な出産体験になったか．
	・出産を通して，自己肯定感が向上し，母親としての自覚ができたか．
	・自分自身の心身両面のセルフケアやコントロールができそうか．
	・不安が軽減し，母親役割や育児技術の習得を目指せそうか．
	・退院後のサポート体制や役割の調整ができたか．

データ・情報	アセスメント	助産診断名【例】
⑧安堵感・幸福感のなさ ⑨その他異常行動 ⑩マタニティブルーズ 　4～16.1％ 　ⓐ予　期 　・分娩直後～産褥10日 　ⓑ症　状 　・一過性の涙もろさ 　・軽度の抑うつ状態 ⑪産後うつ病 　・表情から笑みがなくなる 　・抑うつ気分 　・気力の減退や疲れやすさ 　・イライラする 　・焦燥感 　・集中力の減退 　・簡単なことの決断困難 　・良くないことが起こると自分のせいだと思う 　・不眠・過眠 　・以前なら楽しみにしていたことが楽しみではなくなった 　・生きていても仕方がないという思い 　・死についての反復思考	・分娩後のプロゲステロンやエストロゲンの急激な低下や神経症的性格傾向，心理・社会的要因，人間関係などが考えられる． ・症状は軽度で短期間に消失し，予後良好である． ☞ 第4章Ⅱ-B 心理的側面の診断，p813およびG-4産後うつ病，p900参照． ・産後うつ病は，産褥期に起こる精神障害の中でもっとも多く，その発生率は10～15％とされる．産褥2～3週間から数ヵ月に，うつ病と同じような症状が出現し2週間以上持続する． ・産後うつ病は，発症率が高いことや母親自身のセルフケア機能に加え，育児家事機能や児の発達に影響を及ぼす．また，「育児不安」「育児の疲れ」として見逃されることが多いことから，早期のスクリーニング等が必要となる．産後うつ病のスクリーニングは，エジンバラ産後うつ病自己評価票が用いられる（☞ p821の表Ⅱ-11参照）．治療は，薬物療法と精神療法を組み合わせて行う．また，家事や育児等の負担そのものを軽減させることが必要なケアとなる．	

ケアの要点	具体的評価内容
【D】エジンバラ産後うつ病自己評価票で産後うつのスクリーニングを行う 助産診断名：❷，❸ **1. 質問票の記入時の注意点** 　1）落ち着いた環境で行う． 　2）「援助を行いたい」という気持ちを伝える． 　3）プライバシーの厳守 　4）母親自身の自己記入 　5）最近7日間について記入 　6）記入しているときの様子を観察する． **2. 質問票記入後** 　1）詳細な聞き取りにより，母親の心理状態や育児状況について一緒に考える姿勢を伝える． 　2）陽性点数項目について詳細な聞き取りをする． 　3）点数による良否は伝えない． **3. 自殺企図があったとき** 　1）実際の内容を確認する（最近，そんな気持ちになったのはいつ，どんな状況でしたか？）． 　2）自傷行為や自殺未遂について，実行したのか，どのように行動したのか． 　3）その後，夫（パートナー）や家族に話したか． 　4）自殺を止める． 　5）他の医療職者や関係機関に連絡を取り，連携して支援を行う．	

データ・情報	アセスメント	助産診断名【例】
⑫産褥精神病 ・発症率は1/1000の頻度 ・再発率が高く，次の出産では1/3の頻度 ・発生時期は，出産後3日から2週間の間に急激に起こる ・症状は，不眠の後に急激に幻覚妄想状態や錯乱状態に陥り，ときには意識障害が加わる		
⑬既往精神疾患の再発・症状の悪化 ・精神障害の既往 ・妊娠中の再発・悪化 ・治療の有無 ・内服薬の有無 ・夫（パートナー）や家族は知っているか	・既往に，精神障害がある女性の場合，40％が妊娠中に再発・悪化するという報告がある．うつ病や統合失調症などの既往がある女性は，妊娠希望をする場合は，精神科医と産科医の双方に相談し，予防・管理を行う必要がある．	❷産後うつ症状に伴う育児困難状態 ❸不安神経症既往に関連した育児に対する強迫行為
⑭気質疾患に伴う精神障害	・分娩時の大出血のためにおこるシーハン症候群は，うつ状態，幻覚妄想状態，意識障害などの精神症状が見られる時がある．分娩後に，バセドウ病，橋本病などの自己免疫疾患が発生したり，症状が悪化しやすいため，既往疾患の確認と，完治や寛解について把握する必要がある．	

7. 社会的側面の逸脱

データ・情報	アセスメント	助産診断名【例】
1 逸脱の予期 ①経済的状態 ②住居環境（エレベーターの有無，日当たりや風通し） ③夫婦関係（パートナーシップ） ④実家や義実家との関係 ⑤兄弟姉妹関係 ⑥友人や知り合いの有無 ⑦近所付き合い	・社会的側面におけるアセスメントは，主にサポート体制について見ていく必要がある．サポート体制の中には1.経済的サポート，2.人的サポート，3.情緒的サポート，4.物的サポートがあり，その一つ一つについて確認していく必要がある．特に「何か気になる」という場合にはそのことが重要なアセスメントになることが多く，気になる言動の背景を注意深く確認する．子どもの存在について否定的な言動はないか，虐待を予期させることがあれば，緊急な対応が必要となる．	❶精神的サポート不足による産後うつ病発症のリスク ❷子育てサークル活用方法についての知識不足 「ケアの要点」と「具体的評価内容」は心理的側面の【C】の部分と同様 (☞ p923参照)
2 逸脱の診断 ①経済的困難（出産費用，育児用品購入） ②生活困窮（生活保護受給） ③レンタル用品活用の知識不足 ④居住環境の不備 ⑤劣悪な地域環境（騒音や公害や大気汚染等） ⑥夫（パートナー）の不在 ⑦夫（パートナー）からのDV ⑧家族の支援なし ⑨友人や知り合いがいないもしくは遠い ⑩社会資源活用についての知識不足（被援助能力の欠如） ⑪地域の子育て支援事業の未把握 ⑫地域の児童相談所，福祉事務所の利用方法の知識不足	・出産した施設を退院後，地域社会との接触がほとんどない場合や子育て支援事業の利用なしの場合は，児も含めた心身状態の把握とともに情報の提供を行う．	

データ・情報	アセスメント	助産診断名【例】
⑬子どもの存在について否定的なことを言う(「こんな子でなかったら」や「消えていなくなればいい」等) ⑭子どもを叩いたり,ゆすったりする ⑮子どもが泣いていても自分のことを優先する		

III 助産診断・助産ケアのための診査技術・ケア技術ツール

A 乳房診査技術

診察項目	方法	アセスメント	診査の要点・資料
1 乳房 ①乳房体	視診 触診	・手術の既往や，既往の乳房の疾患がないか． ・乳房体の緊満がないか． ・発赤や熱感がないか．両側性か片側性か． ・硬結や疼痛の程度 ・皮膚の状態 ＊初経が早く初産年齢が高く，少子であり乳がんのリスクが高い． ・授乳期にも乳癌の発症はあるため，乳汁によるしこりとの鑑別が必要である． 【乳がんのしこりの特徴】 ・しこりの周辺の皮膚を持つとしこりの部分がえくぼになる． ・同じ位置で大きさに変化がない． ・乳房の外側上縁にあるしこり（乳がんの好発部位） ☞ ピンチテスト，第4章Ⅱ-A-2, p799の図Ⅱ-9参照．	・空間の配慮 ・乳房や乳頭の診査はルーチンで行ったり，強要をしない． ・視診については，授乳時などの機会を利用して観察する． ・触診の際には，必ず触診の承諾を得る． ・乳房の緊満の強いときの触診はとくに痛みを感じないように触診する． ・乳がんが疑われる場合には，授乳期でも受けられる検査があるので，乳腺外科などの専門医を紹介する．
2 乳頭・乳輪部 ①乳頭 ②乳輪部		・皮膚の状態 ・乳房を支えたときに，乳頭がさらに陥没しないかどうか． ・乳頭に傷や発赤はないか． ・乳頭が潰れていたり，先端が尖っていたりしないか． ・乳頭の先端に，白斑がないか． ・乳頭や乳輪の変色がないか（レイノーなど）．	

母乳育児支援

診察項目	方法	アセスメント
1 授乳手技の診査 (a) 授乳の前の母子の様子 ①児の覚醒状態 ②母親の児のニーズへの応答の様子 (b) 授乳中の母子の様子 ①授乳中の母子の姿勢 ②授乳中の母親の様子 ③児の吸啜の様子 (c) 授乳後の母子の様子 ①児の様子 ②乳房，乳頭の状態	視 診 聴 診 場合によって触診	評価項目については，さまざまなアセスメントツールが開発されているので，活用する． 【MBA（mother and baby assessment）】 　母親と児の相互作用をアプガースコアのように以下の4つの概念から評価する． ・児のサインと母親の応答性 ・授乳姿勢，吸啜と乳汁移行 ・授乳を終了したときの児の様子 ・母親の乳房の状態 【IBFAT（infant breastfeeding assessment tool）】 　児をターゲットにした授乳評価スケール．以下の3つの概念から評価する． ・児の授乳に対するサインの明確さ ・ルーティング反射 ・効果的な吸啜 【LATCH】 　母親もしくは支援者が評価する．点数が高いものがより効果的な授乳である． ・latch（児の吸着） 　0点　児が眠りがち，もしくは，吸着できない 　1点　何度も吸着を試みる．刺激のある吸啜．乳首だけをとらえている 　2点　リズミカルな吸啜．大きく乳房をとらえて吸着している．唇がめくれて，舌は下がる ・audible swallowing（嚥下音が聞こえるか） 　0点　なし 　1点　ほんの少し 　2点　24時間以内　ときどき自然に 　　　　24時間以降　頻繁に自然に

診査の要点・資料

・母親に授乳の様子を観察させてもらえるかの同意を得る．
・母親が児にかかわる様子を，母親の邪魔をしないように観察する．
・授乳は母親が学習によって獲得する手技であり，母親自身の学習を阻害しないよう，できるだけ支援者はHands-offテクニックを用いる．
・Hands-onによる授乳の支援は，母親の母乳育児の体験をネガティブにし，効力感を下げ，母乳育児の中断を引きおこす．
・授乳の介助が必要なケースとしては，帝王切開後の母親や，30分しても母親が児を吸着させられないなどの場合が考えられる．
・支援者どうし，評価ツールを用いて支援の方向性を統一する．

診察項目	方法	アセスメント
		・type of nipple（刺激に対して乳首がどうなるか） 　0点　へこんでいる 　1点　平坦 　2点　突出する ・comfort（乳頭や乳房の安楽） 　0点　乳頭の亀裂，強い変形，乳房の強い緊満 　1点　乳頭の軽い変形，乳房の緊満 　2点　乳房は柔らかく，乳頭の変形がない ・hold（ポジショニング） 　0点　全介助が必要 　1点　そばで見守る必要がある．軽く介助が必要 　2点　母親がひとりでできる．介助はいらない 【直接授乳観察用紙】 表Ⅲ-1参照

診査の要点・資料

表Ⅲ-1 直接授乳観察用紙

母親の名前：＿＿＿＿＿＿＿＿　　　　　　　　　　日付＿＿＿＿＿＿＿＿

赤ちゃんの名前：＿＿＿＿＿＿　　　　　　　赤ちゃんの年齢（日齢）＿＿＿＿＿＿＿

授乳がうまくいっているサイン	困難がありそうなサイン
全体	
母親	
□健康そうに見える	□病気または落ち込んでいるように見える
□リラックスしており，居心地が良さそう	□緊張しており，不快そうに見える
□母親と赤ちゃんのきずなのサイン	□母子が目を合わせない
赤ちゃん	
□健康そうに見える	□眠そう，具合が悪そうに見える
□穏やかでリラックスしている	□落ち着きがない，泣いている
□空腹時，乳房に向かったり，探したりする	□乳房に向かわない，探さない
乳房	
□健康そうに見える	□発赤，腫脹，あるいは疼痛
□痛みや不快感がない	□乳房や乳頭が痛い
□乳輪から離れた位置でしっかり指で支えられている	□乳輪が指にかかったまま乳房を支えている
□乳頭の突出	□乳頭が扁平で，突出していない
赤ちゃんの体勢	
□頭と体がまっすぐになっている	□授乳をするのに，首と頭がねじれている
□母親の体に引き寄せられて抱かれている	□母親の体に引き寄せられて抱かれていない
□体の全体が支えられている	□頭と首だけで支えられている
□赤ちゃんが乳房に近づくとき，鼻が乳頭の位置にある	□乳房に近づくとき，下唇，下顎が乳頭の位置にある
赤ちゃんの吸着	
□乳輪は赤ちゃんの上唇の上部のほうがよく見える	□下唇の下部のほうが乳輪がよく見える
□赤ちゃんの口が大きく開いている	□口が大きく開いていない
□下唇が外向きに開いている	□唇をすぼめている，もしくはまき込んでいる
□赤ちゃんの下顎が乳房にふれている	□下顎が乳房にふれていない
哺乳	
□ゆっくり深く，休みのある吸啜	□速くて浅い吸啜
□哺乳しているときは頬が膨らんでいる	□哺乳しているときに頬が内側にくぼむ
□哺乳を終えるときは，赤ちゃんが乳房をはなす	□母親が赤ちゃんを乳房からはなしてしまう
□母親がオキシトシン反射のサインに気がつく	□オキシトシン反射のサインがない

備考：

（BFHI 2009 翻訳編集委員会訳：UNICEF/WHO　赤ちゃんとお母さんにやさしい　母乳育児支援ガイド　ベーシック・コース　「母乳育児成功のための10ヵ条」の実践，p160，医学書院，2009）

診察項目	方法	アセスメント
2 搾乳と搾母乳の取り扱い方法の支援（表Ⅲ-2） (a) 手での搾乳方法（図Ⅲ-1)	座位	［手による搾乳の適応の例］ ・搾乳回数が少ない場合や，授乳後の搾乳によって母乳分泌を促進したいとき． ・乳房の緊満が強すぎて，児が乳房に吸着しにくいとき． ・児と短時間離れて過ごす時間があり，一時的搾乳が必要なとき．
(b) 電動搾乳器による搾乳方法（図Ⅲ-2)	座位	［電動搾乳器による搾乳の適応の例］ ・児の乳房への吸着が効果的でなく，1日のほとんどを搾乳する必要があるとき． ・児がNICUに入院し，母子分離で過ごすとき． ・病院仕様の高性能電動搾乳器は，母乳分泌の確立のためにも使用できる．

表Ⅲ-2 母乳分泌維持の方法

手段	適応	搾乳の回数	メリット	デメリット
高性能電動搾乳器	・長期間，常時母子が離れて暮らす場合	・1日8回程度	児の吸啜に似た刺激を乳房に与えることができ，とくに早期の乳汁分泌の確立と維持には最適である	・高価 ・持ち運びがしにくい
手動搾乳器	・1日のうちに短時間の母子分離（期間が短い場合）	・3時間以上授乳があく場合 ・3時間ごとに1回	簡単に搾乳することができる	・道具が必要 ・長期の母子分離には向かない
手による搾乳	・1日のうちに短時間の母子分離（期間が短い場合） ・授乳後の乳汁分泌を増やす ・乳房の張りすぎのときのケア	・3時間以上授乳があく場合には3時間ごとに1回 ・乳汁分泌促進の目的のときは授乳後 ・乳房の張りすぎのケアのときは授乳前に短時間	安価で，簡単に搾乳ができる	・母親のスキルの獲得が必要 ・回数が多いと，母親が疲れる ・長期の母子分離には向かない

III. 助産診断・助産ケアのための診査技術・ケア技術ツール

診査の要点・資料

・操作する手, 器具は清潔であるか.
・正しい操作が行えているか.
・乳房や乳頭に損傷を与えていないか.
・継続可能で, 母子の状態に合った方法を選択できているか.

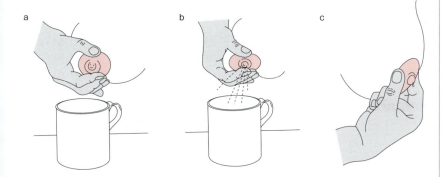

図III-1 手による搾乳の方法
 a.乳房を乳頭から周囲にむかってふれ感触が異なるところをさがす.
 b.その部分の乳管を親指とそれ以外の指を胸壁に向かって押し, 圧迫します.
 c.乳汁を乳頭のほうへ押し出す. 母乳が出始めるまで圧をかけたり緩めたりをくりかえす.

(BFHI 2009 翻訳編集委員会訳:UNICEF/WHO 赤ちゃんとお母さんにやさしい 母乳育児支援ガイド ベーシック・コース 「母乳育児成功のための10ヵ条」の実践, p234, 医学書院, 2009)

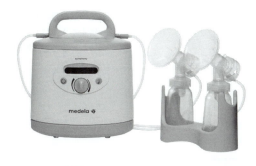

図III-2 電動搾乳器の例(medela製 シンフォニー®)

診察項目	方法	アセスメント
(c) 母乳の保存方法と加温のしかた（表Ⅲ-3）		・冷蔵の母乳は抗菌活性が高く，保存期間が長くて解凍の手間がかからないので，搾乳を使用するまでの期間が72時間以内（入院している児なら48時間以内）なら，冷蔵での保存がよい． ・冷凍母乳を解凍するときには流水や冷蔵庫で解凍をする． ・加温する場合には37℃の微温湯で行い，電子レンジや熱湯は使用しない． ・一度加温した搾乳を再利用しないようにする． ・人工乳と母乳と混ぜて使用しない．
(d) 搾母乳の飲ませ方		・搾母乳を飲ませる道具としては，洗浄が行き届いて，衛生的なものを選ぶようにする． ・コップやスプーンを利用する（図Ⅲ-3）． ・児が目覚めた状態であることを確認する（眠っているのに無理やり飲ませない）． ・児を縦抱きにして，児の手がコップやスプーンに触れて，あげにくいようなら，タオルなどで児を巻く． ・コップを下唇にあてて，少し傾けるようにし，児が自分でコップの中の母乳を飲むことを手伝うようにする（無理やり口の中に入れない）． ・児が口を閉じたり，嫌がったら終わりにする． ・児の飲む量は1回で評価せず，24時間で評価するようにし，1回に予定量を飲まなかったとしても，無理やり飲ませるようなことはしない．

診査の要点・資料

・正しい操作が行えているか．
・母子の状態によって必要な保存方法が選択できているか．

表Ⅲ-3　母乳の保存期間

方法	保存期間	
	健康な正期産の児	NICUに入院している児
新鮮母乳　室温（25℃）	4時間	1時間
冷蔵庫（4℃）	72時間	48時間
クーラーボックス（15℃）	24時間	×
2ドア冷蔵庫冷凍室（−20℃）	3〜6ヵ月	3ヵ月
解凍母乳（4℃）	24時間	24時間

（Riordan J：Breastfeeding and Human Lactation, 3rd ed, p433 より作成）

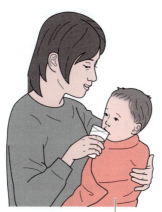

縦抱きにして飲ませる．　タオル

図Ⅲ-3　コップで飲ませる方法

産褥経過に伴う健康診査と助産ケアの概説

　褥婦は，妊娠が判明したのち腹部や乳房が大きくなるなどの身体的変化，胎児への愛着などの心理的，あるいは社会的な変化を経て分娩を経験し，児の母親となる．そのため，産褥経過の健康診査を行うには，妊娠期・分娩期の延長線上に産褥期があるという継続性の視点が必要である．単にその時点の母体の状態を判断するのではなく，その褥婦の妊娠経過，分娩経過を十分把握した上で判断すべきであり，それが助産師の行う産褥期の健康診査である．家族やパートナーとの関係などの社会的な側面やその地域における産育習俗などの出産・育児にまつわる文化も褥婦の産褥経過に影響を及ぼす．そのため，その褥婦を取り巻くすべての環境を視野に入れたかかわりが助産師には期待される．
　健康診査と同時に行われる助産ケアの意思決定は，女性自身が行うことが原則である（women-centered care）．助産師は，その褥婦が意思決定できるように，必要な情報を提供し，その褥婦の体験や意思を尊重し，支援する．このような支援がなされるためには，褥婦と助産師の信頼関係が築かれていることが重要であり，また継続した一貫性のあるケアの展開が望ましい．

●健康診査の視点
　産褥経過に伴う健康診査は，①産褥の経過診断と②褥婦の日常生活への適応診断，③褥婦の健康生活診断（児への愛着，親役割行動，褥婦の心理的適応状態，褥婦の社会的適応状態）の視点で行う．その診断の結果，必要なケアとして保健指導すなわち教育/相談を行う．

①産褥の経過診断
　産褥日数に相応した母体の状態である生殖器の復古，乳房の状態および一般状態の診断とセルフケアのための教育を行う．
②褥婦の日常生活への適応診断
　褥婦の日常生活への適応のための食事や排泄，睡眠・休息，動作・運動，清潔などの基本的健康生活の観察による診断とセルフケアのための相談や教育を行う．
③褥婦の健康生活診断
　育児に関する愛着行動，親役割行動としては授乳行動や育児技術，育児環境の調整の観察による診断と必要なケアとして保健指導すなわち教育/相談を行う．とくに，褥婦の生活経験，育児行動，家族などの支援者がもつ支援力の程度，経済的基盤などを考慮する．その児に対する妊娠葛藤の有無や児の特性（低出生体重児，先天奇形など）などの虐待因子をも念頭におく．
　褥婦の心理的・社会的適応として，マタニティブルーズなど正常範囲内の反応や対処行動，家族間支援体制，性生活の観察と，教育/相談を行う．とくに，ハイリスクの褥婦には，メンタルヘルスに対するケアは重要となる．

　実施時期別の健康診査および助産ケアの内容（目安）については，表Ⅲ-4を参照．

情報・その他

表Ⅲ-4 実施時期別健康診査および助産ケアの内容（目安）

健康診査項目	1週目	2週目	3週目	4週目	5週目	6週目	7週目
産褥の経過診断							
生殖器の復古	復古状態の観察（観察）						
		悪露の処置等のセルフケア（教育）					
乳房の状態	進行性変化の観察（観察）						
		乳房の正常からの逸脱した状態の早期発見とセルフケア（教育）					
一般状態	一般状態の観察（観察, 検査）						
褥婦の日常生活への適応診断							
食事		授乳婦の栄養素付加量と食事（教育）					
排泄	排便, 排尿（観察）						
睡眠・休息	早期離床（観察, 教育）						
	疲労回復と自己管理（教育）						
動作と運動		四肢を動かす運動（教育）			全身を動かす運動（教育）		
清潔		シャワー浴の励行（教育）				入浴可能（教育）	
褥婦の健康生活診断							
＜褥婦の心理的・社会的適応＞							
情緒（メンタルヘルス）	感情面とくにマタニティブルーズや産後うつの観察と早期発見（観察）						
不安への対処行動	不安内容の表出（観察）						
出産したことの価値	分娩想起（介入）						
出産後の自分の受容	発言からの確認（観察）						
家族関係/支援体制	家族や支援者（重要他者）の存在（観察）						
性生活		家族計画（教育）					
＜育児に関する愛着行動, 親役割行動＞							
授乳行動	ラッチ・オン, ポジショニング（教育, 観察），児の欲求の把握（教育）						
育児技術		育児技術の確認と教育（観察, 教育）					
育児環境の調整	退院後の育児環境（教育）						
愛着行動		児への接触や発言（観察）					
母親役割	児への接触や発言（観察）						
家族内役割の調整	児への接触や発言（観察）						

第5章
新生児期の助産診断

　出生する新生児の大部分は特別な疾患を有しないローリスク児であり，出生時および早期新生児期の適応如何がその後の経過を左右するといっても過言ではない．また新生児期は，不適切なケアにより胎外生活への不適応（低体温・低血糖・哺乳障害など）を容易に起こしやすいため，新生児には的確な助産診断に基づいたケアが実践されなければならない．

I 新生児期の助産診断の焦点

A 新生児期の助産診断とは何か

　新生児とは新生児期にある乳児をいい，新生児期とは子宮内で母体に依存していた生活から，子宮外生活への移行時期である．胎内環境から胎外環境への生理的適応が行われる時期で，WHOの定義では出生時より28日未満である．日齢6日までが早期新生児期，それ以後は後期新生児期という．

　したがって，新生児期の助産診断の焦点は，胎外生活の適応および順調な成長・発達，母子・親子関係の確立である．

B 新生児期の助産診断の焦点

1 胎内環境から胎外環境への適応
- 胎内環境の影響はどの程度か．
- 呼吸・循環の適応はどうか．
- 先天異常，分娩外傷はどうか．
- 胎外環境への生理的適応はどうか．
- 新生児の特徴である脆弱性や未熟性に起因する問題は起こっていないか．

2 順調な成長・発達
- 形態的成長はどうか．
- 機能的発達はどうか．
- 精神・運動機能発達はどうか．

3 親子関係
- 母子関係はどうか．
- 父子関係，家族関係はどうか．

4 適切な生活環境
- 栄養状態はどうか．
- 養護レベルはどうか．
- 入院中の生活環境はどうか．
- 退院後の生活環境は整っているか．

Ⅱ 新生児期の経過診断とアセスメント・ツール

1. 出生直後の新生児の生理的・行動的変化
出生直後の新生児は適応過程で特有の生理的・行動的変化を示す（図Ⅱ-1）．

2. 出生直後の新生児の適応過程
　①反応第Ⅰ期　　：出生後15〜30分間
　②安静期　　　　：2時間位まで
　③反応第Ⅱ期　　：6時間位まで
以上の3期を経過し，生理的に安定した時期を迎える．

3. 診断と実践過程の実際にあたって
診断と実践過程については，以下の3期としてとらえる．
　①出生直後　　：反応第Ⅰ期と安静期
　②移行期　　　：反応第Ⅱ期を含む生後24時間まで
　③早期新生児期：日齢6日まで

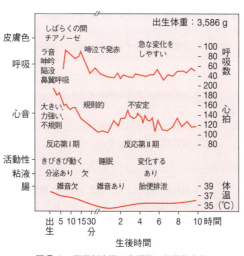

図Ⅱ-1　正常新生児の生理的・行動的変化

(Desmond MM et al : Ped Clin N Am13 (3)：651-668, 1966, 奥山和男監：新生児の診療と検査, 改訂第2版, p52, 東京医学社, 1989)

A 胎内環境の診断

1. 母体情報

データ・情報	アセスメント	助産診断名【例】
◆ 母体情報	* (☞ 第2章 妊娠期の助産診断, p20〜参照) *胎児は母体内環境で生活しているため，新生児期に起こる種々の問題は出生前の母体情報ならびに胎児情報から予測可能である． *大部分の新生児は退院後，母親や家族によって養育されるため，養育者の健康レベルや育児能力の査定が必要である．	
1 健康状態 　既往歴とその治療内容 　感覚器，運動器障害の 　　有無とその程度 　アレルギー	・新生児へ影響する糖尿病，甲状腺機能亢進症，心疾患などの合併症や感染症などがないか． ・育児上の配慮が必要となる感覚器などの障害はないか． ・母親に特有のアレルギー反応はないか．	
2 体　格 　年　齢 　身長・非妊娠時体重 　骨盤の大きさ	・高年初産，若年妊娠かどうか． ・低身長ではないか． ・肥満やるいそうではないか． ・狭骨盤などはないか．	
3 産科歴 　妊娠回数 　流産・早産・死産の有 　　無 　分娩歴　分娩年月日 　　　　　分娩様式 　　　　　児の性別 　　　　　出生体重と在 　　　　　　胎週数	*産科歴の状況から，胎児が順調な発育のできる母体環境であるか，また出生後の経過に影響を及ぼす要因がないかを査定する． ・両親や家族に望まれた児であるか，また性別の期待度はどうか． ・母乳栄養に対する方針ならびに実践程度はどうか．	

データ・情報	アセスメント	助産診断名【例】
出生時の状況 産科異常の有無 新生児期の異常の有無 母乳分泌状況 妊娠・分娩体験の受容	・過去の妊娠や分娩体験が心的外傷体験となり，子育てに影響を及ぼしていないか．	
4 家族の健康状態 　遺伝性疾患の有無と内容 　血族結婚の有無 　現病歴・既往歴	＊先天異常の診断に有用，妊娠中の胎児診断と合わせて査定する． ・糖尿病や感染症などがないか．	
5 今回の妊娠経過 　在胎週数・分娩予定日 　喫煙・飲酒の習慣 　服用薬物の有無と内容 　妊娠中の異常の有無と内容 　母親・家族の胎児への反応 　分娩・育児への準備行動	・正しい在胎週数かどうか． ・胎児発育に影響する喫煙・飲酒の習慣があったかどうか． ・妊娠中に常用した薬物はないか，また経胎盤による薬剤の影響はないか． ・妊娠高血圧症候群や貧血などの異常はなかったか． ・母親や家族の胎児に対する関心度は十分であったか． ・母親は，家族をはじめとする周囲からのサポートを受けていたか． ・母親役割行動として疑似体験学習や育児用品の準備などの行動が取れていたか．	
6 今回の分娩経過 　分娩様式 　分娩所要時間 　破水時間と羊水の性状 　胎児機能不全の有無 　胎児付属物の所見 　産道感染の有無 　産科異常の有無 　産科手術の有無 　使用薬剤の有無と内容	＊分娩経過は新生児の予後を決定する直接的な影響力がある． ・低酸素状態の徴候はなかったか． ・子宮内感染の徴候はなかったか． ・胎児付属物に異常所見はなかったか． ・麻酔薬や鎮痛薬の使用はないか→中枢神経抑制作用．	

II-A-1

2. 胎児情報

データ・情報	アセスメント	助産診断名【例】
1 胎児心拍数モニタリング	（☞ 第3章Ⅲ-A 分娩時の胎児心拍数モニタリング，p664参照） ＊胎児の予備能力および分娩時の胎児状況の査定に有用である胎児心拍数モニタリングから，胎内環境を推測する． ＊胎児心拍数は胎児心拍数基線，胎児心拍数一過性変動，胎児心拍数基線細変動の3点から評価する．	
reassuring fetal heart rate (FHR) パターン	・胎児の well-being は良好か． →胎児心拍数基線が正常，基線細変動が正常，一過性頻脈がある，一過性徐脈がないの4項目をすべて満たしている．	❶ well-being が良好な胎児
胎児機能不全（NRFS）	＊上記以外の胎児心拍パターンを示すときに NRFS と診断する． ＊正常とはいえない状態を表すもので，必ずしも児の状態が悪いことを意味するものではない．	❷ 潜在性胎児機能不全状態にあった胎児
2 BPS（biophysical profile scoring）	＊NST，胎児呼吸様運動，胎動，胎児緊張，羊水量の5項目10点満点で判定し，胎児の well-being を評価する． →8点以上で児が良好な状態，6点以下で早期遂娩が必要．	
3 超音波診断法 　胎児発育の評価 　胎児形態の評価 　胎児付属物の評価	＊胎児発育は経時的な胎児諸計測により順調かどうかを査定し，複数のパラメーター間比較によりプロポーションの推定も行う． ＊超音波診断法から，胎盤の aging，臍帯付着部位，臍帯巻絡，臍帯過捻転，血流波形などの情報を得て，胎内環境を推測する． ・胎児の発育は良好か． ・胎児に形態的異常はないか． ・胎児付属物に異常はないか． ・出生直後に緊急処置を必要とする異常はないか．	❸ 順調な胎児発育 ❹ 良好な胎内環境

新生児の分類診断

分類	分類基準	助産診断名【例】
1 出生体重別分類 出生体重	・2,500 g 未満：低出生体重児 low birth weight infant ・1,500 g 未満：極低出生体重児 very low birth weight infant ・1,000 g 未満：超低出生体重児 extremely low birth weight infant ・4,000 g 以上：巨大児 giant baby（日本のみ使用） ・4,500 g 以上：超巨大児 exceptionally large newborn baby	
2 在胎週数別分類 在胎週数	・在胎週数37週未満で出生：早産児 pre-term infant ・在胎週数37週以降42週未満で出生：正期産児 term infant ・在胎週数42週以降で出生：過期産児 post-term infant	❶ 未熟徴候をともなった正期産 small-for-dates（SFD）児
3 成熟度別分類 成熟徴候（臨床所見）	・胎外生活に適応するための成熟徴候を備えていない児：未熟児 premature infant ・胎外生活に適応し得る成熟徴候を備えた児：成熟児 mature infant ・胎盤機能不全症候群の臨床所見を伴う児で，いわゆる胎内栄養不全型：ジスマチュア児 dysmature infant	❷ 成熟児である
4 在胎週数と出生体重別分類 在胎週数 出生体重 身長	・light-for-dates 児 　在胎週数に比して出生体重が軽い児：不当軽量児 　体重が 10% tile 未満 ・small-for-dates（SFD）児または small-for-gestational-age（SGA）児 　在胎週数に比して体重・身長ともに 10% tile 未満	

データ・情報	アセスメント	助産診断名【例】
	・appropriate-for-dates（AFD）児またはappropriate for gestational age（AGA）児 在胎週数に相応した出生体重の児：相当体重児 10～90% tileの間に含まれる ・heavy-for-dates（HFD）児またはheavy for gestational age（HGA）児 在胎週数に比して出生体重が重い児：不当重量児 体重が90% tile以上 ＊出生時体格標準曲線（2010年，厚生労働科学研究班 在胎期間別）（図Ⅱ-2）	

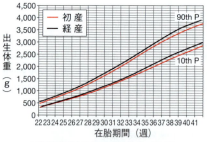

在胎期間別出生体重標準曲線（男児）
初産28,980名，経産24,999名

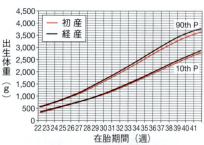

在胎期間別出生体重標準曲線（女児）
初産27,024名，経産23,745名

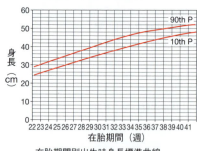

在胎期間別出生時身長標準曲線
89,775名（男女・初産経産合計）

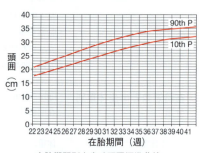

在胎期間別出生時頭囲標準曲線
38,603名（男女・初産経産合計）

図Ⅱ-2 在胎期間別出生時体格標準曲線

（板橋家頭夫：在胎期間別出生時体格標準値．周産期医学 41（増）：448，2011）

成長・発達の診断

1. 形態的成長の診断

データ・情報	アセスメント	助産診断名【例】
1 身長・体重 ・出生時の身長（平均値） 　男子：49.2 cm 　女子：48.6 cm 　　（2016年）	【身長】骨格や筋の発育状態の指標として有用である． ・在胎週数に見合った身長か． 　→平均身長は49 cm前後＊ ・身体各部のバランスはどうか． 　→頭部が大きい4頭身であるか． ＊身長は生後1年間で出生時の1.5倍の値となる．	❶在胎週数に見合った身長と体重 （appropriate for gestational age：AGA児）
・出生体重（平均値） 　男子：3.05 kg 　女子：2.96 kg 　　（2016年）	【体重】児の看護方針の決定，養育環境の査定上重要な指標である． ・在胎週数に見合った体重か． 　→平均体重は3,000 g前後＊ ＊体重は在胎週数別のほかに男女別・初産／経産別で異なる．	
・体重減少	・生理的体重減少の範囲内か． ▼ 　生後3日頃までに出生体重の3〜5％の体重が減少 　　原因→少量の水分摂取，胎便の排泄，蓄積グリコーゲンの利用など 　生後1週間位で回復 　10％以上の減少は要注意	❷生理的範囲内での体重減少
・体重増加	＊授乳の確立とともに約30 g/日の体重増加 ＊生後4ヵ月で出生時の2倍，1年で約3倍	
2 頭部・顔面 ・頭の変形	・産道通過による頭部の変形はないか． 　→後頭位分娩：後頭部が延長 　　帝王切開術分娩や骨盤位分娩：児頭の変形がなく丸い． ・頭蓋骨の重積（応形機能）はないか． 　（☞第5章Ⅱ-D-3 分娩外傷，p974参照）	❸骨重積による頭部の変形

データ・情報	アセスメント	助産診断名【例】
・頭　囲	【頭囲】順調な増加は脳の発育を示唆 ＊出生時頭囲は胸囲よりも大きく，頭囲は生後1年ほどで成人の80％位になる．	❹順調な体幹部発育と中枢神経系の発育
・頭蓋と顔面比	＊出生時の顔面との比は8：1で顔が小さい．	
・頭部の縫合	・矢状縫合，人字縫合，冠状縫合を触れるか． ＊時に大泉門と鼻根部間に前頭縫合が触れることもある． ＊矢状縫合の離開は1cmまで正常	
・頭蓋癆	・頭頂骨を圧迫すると窪んだ感じを触知するか． →生後2～3ヵ月まで認められ病的ではない．	
・泉　門	＊大泉門：径2～3cm位のダイヤモンド形．平坦．血管性拍動あり． ＊小泉門：骨重積のため触れないことが多い．	❺先天性水頭症による大泉門の膨隆
3 体　幹 ・頸　部 ・胸　部	＊頸部：一般に短く定頸せず． ＊胸郭：前後径が大きい円筒形で柔らかい．次第に左右径が広くなり成人の胸郭に近づく．	
・胸　囲	【胸囲】胸郭や胸腔内臓器の成長・発達を推定する指標 ＊生後1年頃に胸囲が頭囲を上回る．	
・肝臓の触知	＊触診で肝臓を肋骨弓下2cm位まで触れることがある．	
・腹直筋	・腹直筋の離開はないか． →臍ヘルニアの出現に注意 ・腹部膨満はあっても触診すると柔らかいか． →消化管閉鎖などの器質的閉塞，感染症などの機能的閉塞に注意．	
・臍　帯	・臍動脈が2本，臍静脈が1本であるか． →単一臍帯動脈は奇形症候群との合併頻度が高いとするデータ・否定的データがある．	

データ・情報	アセスメント	助産診断名【例】
	・臍帯は一般に1週間で脱落する.	
4 外陰部・肛門		
・男　児	*陰茎の長さは3 cm，亀頭が包皮で覆われている包茎状態で，ほとんどが正常範囲で治療を必要としない. *陰嚢水腫が高頻度に認められ，ほとんどは1年以内に自然治癒. *陰嚢内に精巣は下降，鼠径部で片方が触知される停留精巣は自然下降，両側時は治療が必要となることが多い.	❻男児／女児
・女　児	*陰核が大きく，成熟児は大陰唇が小陰唇を覆っている. *白色の粘液性分泌物や新生児月経と呼ばれる性器出血あり. 　→母体からの女性ホルモンの影響によるもので自然に消失. *処女膜ポリープも同様	
・肛　門	・肛門・直腸の閉鎖や狭窄はないか.	
5 四　肢 　・姿勢（図Ⅱ-3）	・左右対称で屈曲姿勢をとっているか. 　　　　▼ 　　　上肢：W型 　　　下肢：M型 図Ⅱ-3　新生児の姿勢	❼分娩侵襲による左右不対称

2. 機能的発達の診断

データ・情報	アセスメント	助産診断名【例】
1 胎盤呼吸から肺呼吸への変換 　血液ガス　pH 　　　　　　PCO$_2$ 　　　　　　PO$_2$ 　　　　　　SO$_2$ 　　　　　　BE 　　　　　　Ht	【第1呼吸開始の機序】→不明な点も多い． 　　　　▼ ①産道通過時の胸郭の圧迫により40～50mLの肺液が絞り出される． ②動脈血酸素分圧の低下，炭酸ガス分圧の上昇などの胎児血の変化（図Ⅱ-4） ③外部感覚の刺激（寒冷，明暗，接触）など 【新生児の呼吸器系の特徴】（表Ⅱ-1） 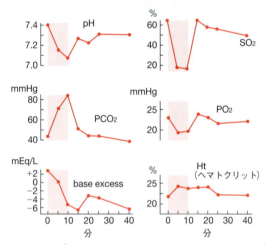 図Ⅱ-4　出生前後の血液ガスの変化（Shneider SM et al, 1974） 出生前後には短期間といえども児は窒息状態に置かれ，このような血液ガスの急激な変化がみられる．うすいピンクで色付けた10分の間に，臍帯血流が途絶える（動物実験）． （仁志田博司：新生児学入門，第4版，p229, 医学書院，2012）	❶肺呼吸の確立
2 胎児循環から新生児循環への変換 　循環動態	＊出生と同時に胎児循環から新生児循環へと変換（図Ⅱ-5） 　　　　▼ ①肺動脈が開き，肺への血液が増加 ②卵円孔が閉じる ③動脈管が閉じる ④静脈管が閉じる ⑤臍帯動脈が閉じる ⑥胎盤循環がなくなる	❷新生児循環の確立

情報・その他

表Ⅱ-1 新生児呼吸器系の特徴

解剖学的特徴	比較的小さなガス交換面積（成人の1/20）	代謝は成人の3倍，体表面積は1/9であるのに，ガス交換面積は小さく，発熱などで代謝が亢進すると容易に呼吸不全に陥りやすい
	気道が細い	分泌物や気道粘膜の炎症により，無気肺や肺気腫を引き起こしやすい
	気道および気道を支える組織が脆弱	気道も結合組織も柔らかく脆弱なため，圧迫されやすくつぶれやすい
	胸郭が柔らかく，呼吸筋の力が弱い	肺の柔らかさに比較して胸郭が柔らかすぎると，吸気時に陥没呼吸となる また呼吸筋の筋力が弱いと十分な陰圧が作られず換気が不十分となり，容易に疲弊し呼吸不全となりやすい
生理学的特徴	呼吸調節機構が未熟	低酸素血症時に無酸素性呼吸刺激と呼ばれる化学受容器を介した呼吸中枢の刺激が優位となり呼吸が活発となるが，新生児では逆に呼吸中枢の抑制が強く働き無呼吸に陥る
	肺動脈血管抵抗が高い	低酸素血症やアシドーシスによって血管抵抗がさらに強まり，肺への血流量が減少し呼吸に影響する
	胎児ヘモグロビン（HbF）が多い	胎内環境のような低酸素状態ではHbFのほうが組織への酸素運搬に有利であるが，好気的な胎外環境ではむしろ組織での酸素解離が不十分となる
	横隔膜優位の呼吸	横隔膜呼吸すなわち腹式呼吸が主であるため腹満になりやすく，増強すると呼吸状態の悪化を招く
	強制的鼻呼吸	母乳を哺乳する際に鼻で呼吸するほうが合理的であるためか，鼻呼吸が主であり，分泌物などによる鼻閉で呼吸障害に陥る
	肺サーファクタント産生能が未熟	肺サーファクタントの主たる役割は，出生後の肺胞表面に形成される気相と液相との界面に働く表面張力に抗して，肺胞が虚脱せずに機能的残気量を保持することであり，仮死や帝王切開時では肺サーファクタントの産生が抑制される

（仁志田博司：新生児学入門，第4版，p244，医学書院，2012より一部改変）

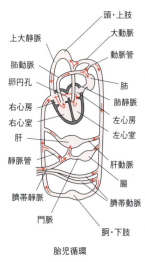

胎児循環

①酸素分圧の上昇にともない肺動脈血管壁の収縮が取れて肺動脈が開き，肺動脈抵抗の低下により動脈管を介した右→左シャントが左→右シャントに代わり，動脈管も収縮し機能的閉鎖が起こる．また右心房圧も低下し肺循環の増大により左房への血液還流が増加し，左心房圧が右心房圧よりも高くなり，卵円孔も閉じる．
②胎盤循環の消失により体循環の血圧は一気に上昇し全臓器に血液を送ることができる．
③臍帯動脈も動脈管と同様，急速に収縮し閉鎖が起こる．したがって臍帯結紮をしなくても出血により死亡することはないが，仮死で出生した場合は臍帯動脈の収縮が弱く遅れ，臍帯拍動を触れることがあるため出血に注意すべきである．
④臍帯静脈と静脈管の閉鎖は血流遮断による二次的閉鎖である．

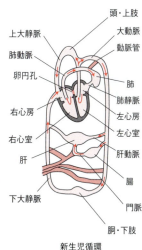

新生児循環

図Ⅱ-5　胎児循環から新生児循環への変換

データ・情報	アセスメント	助産診断名【例】
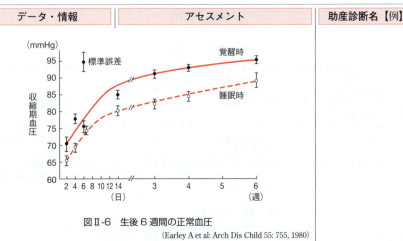 図Ⅱ-6 生後6週間の正常血圧 (Earley A et al: Arch Dis Child 55: 755, 1980)		
心雑音	・心雑音（レバイン（Levine）Ⅰ〜Ⅱ度の雑音）があるか. ↓ ＊生後数日間は動脈管も解剖的閉鎖ではなく機能的閉鎖のため、また肺動脈もやや狭窄傾向のため心基部から肺動脈弁口にかけて雑音が聴取されることがある. →機能性雑音とは限らないため、心音の強弱・リズムなどの聴診が大切.	❸一過性の心雑音
血　圧	＊正期産児の血圧は収縮期血圧が約70 mmHg（図Ⅱ-6）.	
3 体温調節 体　温	＊胎児体温は母体体温の影響を受け、通常0.3〜0.5℃高い. ・初期体温下降はどれくらいか. ▼ ①出生直後は低温環境に置かれ、体表から気化熱が奪われる. ②熱産生機構の不十分さ. →その後は適切なケアが提供されると2時間ほどで安定する. ＊新生児の熱産生はnon-shivering thermogenesis（戦慄によらない熱産生）中心で、主に褐色脂肪組織（brown fat）（図Ⅱ-7）で産生される.	❹体温調節の維持

データ・情報	アセスメント	助産診断名【例】

▼
褐色脂肪は児体重の2～6％程度
分布：後頸部・肩甲骨間・脊柱・腎や副腎周囲
寒冷刺激時にノルアドレナリンが分泌され褐色脂肪組織の血流量が増加，脂質のグリコーゲンへの変化が増加する．

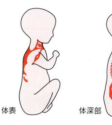

図Ⅱ-7　新生児の褐色脂肪組織の分布

【体表からの熱喪失のルート】（図Ⅱ-8）
①輻　射
②対　流
③伝　導
④蒸　散
＊一定体積当たりの体表面積の割合が成人に比して大きく（3倍），さらに皮下脂肪が薄いため外気に対する絶縁効果が悪い．

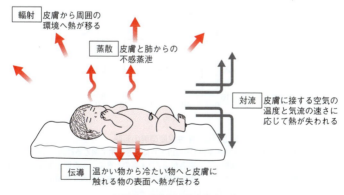

図Ⅱ-8　新生児の熱喪失ルート

データ・情報	アセスメント	助産診断名【例】
環境温度	[中性温度環境] ①新生児が最低の酸素消費量で体温維持できる環境温度 ②通常，中性温度環境が新生児の至適温度環境（図Ⅱ-9） ③一般に皮膚温を36.5℃位に保持できる温度環境（図Ⅱ-10）	❺不適切な温度環境による低体温

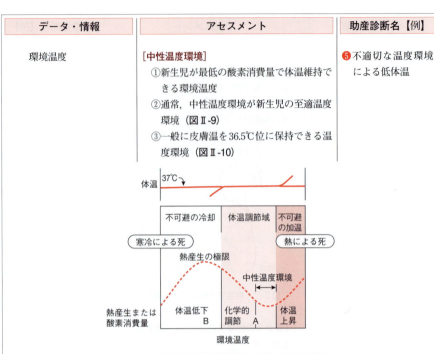

図Ⅱ-9　環境温度が酸素消費量と体温に与える影響

(奥山和男監：新生児の診療と検査，改訂第2版，p156，東京医学社，1989)

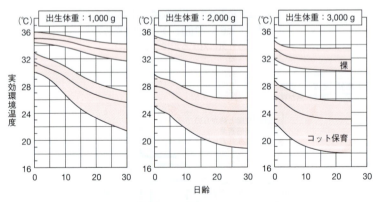

図Ⅱ-10　中性温度環境の範囲

色をつけた範囲は，熱産生や蒸発による水分喪失が25%以下で体温を正常に保てる範囲（通風なく，湿度約50%飽和で平均輻射温度は空気の温度と同じ状態）で，室温が27℃未満のときに，一重壁の保育器を使用する場合には，図の実効環境温度へ約1℃加える必要がある．実効環境温度とは，輻射と対流を考慮に入れて保育器内の温度が室温より7℃を超えるごとに保育器の温度から1℃差し引いた温度．

(奥山和男監：新生児の診療と検査，改訂第2版，p196，東京医学社，1989)

データ・情報	アセスメント	助産診断名【例】
	＊無呼吸発作を起こす児の場合，やや低めの温度がその児の至適温度環境となり，必ずしも中性温度環境とは一致しない．	
4 血液系 　血液量	＊出生時の血液量：約85mL/kg 　→臍帯結紮の時期や分娩様式により変動（図Ⅱ-11）	
娩出後の新生児と胎盤の位置関係	＊胎盤より低位置→血液量は増加 　　　　　高位置→血液量は減少	
仮死の有無	＊仮死児：一般に正常児より血液量が多い傾向	
早期産	＊早期産児：成熟児に比べ体重当たりの血液量が多い．	
	【造血】主に骨髄（図Ⅱ-12） 　在胎34～36週頃には全Hb量の90～95％をHbFが占める． 　在胎40週頃には50～80％に低下． 　出生時もHbAよりHbFが多い．	
	＊生理的貧血（生後6～12週頃） ①赤血球の寿命が80～100日と短命 ②赤血球の産生が低下 ③急激な体重増加とともに循環血液量も増加する相対的な血液希釈（表Ⅱ-2）	

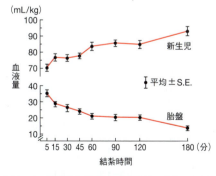

図Ⅱ-11　臍帯結紮時期による新生児，胎盤の血液量の変化

(Yaŏ AC et al: Lancet 2: 871, 1969, 奥山和男監：新生児の診療と検査，改訂第2版，東京医学社，1989)

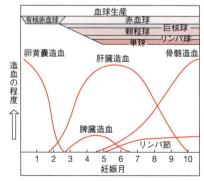

図Ⅱ-12　胎生期の血球生成

(三間屋純一：小児生理学（馬場一雄編），p154，へるす出版，1994)

データ・情報	アセスメント	助産診断名【例】
	【白血球分画の特徴】 ①出生時は好中球がリンパ球より優位 ②生後1週間頃より逆転（表Ⅱ-3） ＊凝固系および線溶系は亢進状態 　腸内細菌が産生するビタミンKに依存する 　凝固因子は，生後数日は細菌叢が確立されないため低値 【白血球数およびCRPの変化】（図Ⅱ-13）	
5 消化・吸収 　吐乳・溢乳の有無 　哺乳行動	【消化器系の発達の概要】（表Ⅱ-4） 【新生児哺乳行動】（表Ⅱ-5，6） ＊哺乳嫌悪：乳首への吸い付きが悪い場合 　哺乳微弱：初め活発な吸啜が短時間で減衰し眠り込む場合	❻哺乳行動の確立 ❼生理的黄疸の増強による哺乳行動の微弱

表Ⅱ-2　成熟児の出生後2週間の血液成分正常値

	臍帯血	1日	3日	7日	14日
ヘモグロビン値（g/dL）	16.8	18.4	17.8	17.0	16.8
ヘマトクリット値（%）	53.0	58.0	55.0	54.0	52.0
赤血球数（×10^4/mm³）	525	580	560	520	510
MCV(fL)	107	108	99.0	98.0	96.0
MCH (pg)	34	35	33	32.5	31.5
MCHC (g/dL)	31.7	32.5	33	33	33
網状赤血球数（%）	3〜7	3〜7	1〜3	0〜1	0〜1
有核赤血球数（/mm³）	500	200	0〜5	0	0
血小板数（×10^3/mm³）	290	192	213	248	252

(Oski FA, Naiman JL, Henatologic Promblem in the Newborn, 3rd ed, p12, 1982より改変，奥山和男監：新生児の診療と検査，第2版，p263，東京医学社，1989)

表Ⅱ-3　白血球数と白血球分画

出生後の時間		白血球数 （×10^3/mm³）	好中球 （×10^3/mm³）	リンパ球 （×10^3/mm³）	単球 （×10^3/mm³）	好酸球 （×10^3/mm³）
成熟児	0	10.0〜26.0	5.0〜13.0	3.5〜8.5	0.7〜1.5	0.2〜2.0
	12	13.5〜31.0	9.0〜18.0	3.0〜7.0	1.0〜2.0	0.2〜2.0
	72	5.0〜14.5	2.0〜7.0	2.0〜5.0	0.5〜1.0	0.2〜1.0
	144	6.0〜14.5	2.0〜6.0	3.0〜6.0	0.7〜1.2	0.2〜0.8
低出生 体重児	0	5.0〜19.0	2.0〜9.0	2.5〜6.0	0.3〜1.0	0.1〜0.7
	12	5.0〜21.0	3.0〜11.0	1.5〜5.0	0.3〜1.3	0.1〜1.1
	72	5.0〜14.0	3.0〜7.0	1.5〜4.0	0.3〜1.2	0.2〜1.1
	144	5.5〜17.5	2.0〜7.0	2.5〜7.5	0.5〜1.5	0.3〜1.2

(Xanthou M：Arch Dischild 45（240）：242-249 1970より一部改変，奥山和男監：新生児の診療と検査，第2版，p267，東京医学社，1989)

データ・情報	アセスメント	助産診断名【例】
	哺乳怠惰：休み休み哺乳する場合 哺乳拙劣：口角から乳汁を漏出させたり，むせたりして上手に嚥下できない場合 ＊胎児の吸啜はnon-nutritive suckingと呼ばれる哺乳と関係のない吸啜で，実際に嚥下を伴うnutritive suckingとは異なる．	❽高ビリルビン血症による嗜眠傾向からくる哺乳微弱

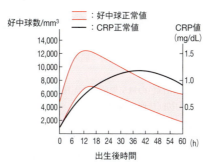

図Ⅱ-13　白血球数およびCRPの生後日齢による変化

(仁志田博司：新生児学入門, 第4版, p337, 医学書院, 2012)

表Ⅱ-4　消化器系の発達

消化器	形態的特徴	機能的特徴
咽頭・食道	上顎前縁から食道口まで6.5～7 cm 食道の長さ　　　　　　　10 cm ＊簡便法［身長×0.2＋6］cm	・噴門括約筋の緊張が弱いため，溢乳を起こしやすい ・生後3週間頃より括約筋の緊張度が増加する
胃	立位・球形 胃内容量　30～60 mL	・胃を固定する靭帯がゆるいため胃の軸捻転を起こし（生後2～3ヵ月ごろ消失），腹満や吐乳を来たしやすい ・形態的特徴から吐乳を起こしやすく，哺乳後の排気が必要である ・胃内容の滞胃時間　母　乳：2～3時間 　　　　　　　　　人工乳：3～4時間 ・胃の蠕動運動は少なく，胃の全体的な収縮によって乳汁は腸管へと送られる
腸	幽門から直腸まで2～6 m 　　　（身長の3～11倍）	・腸管粘膜の透過性が高い（未熟） ・生後12時間ほど無菌であった腸も腸内細菌叢が出現する

データ・情報	アセスメント	助産診断名【例】
胎便の排泄	**【消化・吸収機能の発達】**（表Ⅱ-7，図Ⅱ-14） ＊胃内容の滞留時間（成熟児） 　母　乳：2～3時間以内 　人工乳：3～4時間 ＊便として排泄される時間：哺乳後8時間位 　乳汁を飲むことが反射となり腸の蠕動運動が亢進→胃－結腸反射（哺乳のたびに排便） **【胎便】** 出生時には腸内に60～200g保有 ▼ ①胎児皮膚由来の成分：毳毛（うぶ毛），胎脂，角化上皮細胞 ②消化管由来の成分：腸の上皮細胞，腸粘膜の分泌物 ③暗緑色の無臭無菌の軟泥様便 ④初回排便は24時間以内 ＊生後2～3日：黄緑色の移行便 　生後4～5日：黄色の普通便 ＊母乳栄養児と人工栄養児の比較（表Ⅱ-8）	❾順調な胎便排泄/胎便による黄疸の増強

表Ⅱ-5　新生児の哺乳行動

反射	行動内容	Jaschkeの分類
rooting reflex （口唇追いかけ反射）	頬または口角部に圧刺激を加えると，刺激の方向へ頭を向けて口を開こうとする．空腹時に発現しやすい．	哺乳嫌悪
lip reflex （口唇捕捉反射）	rooting reflexについで与えられた乳首を口唇および舌によって捕捉する．	哺乳嫌悪
sucking reflex （吸啜反射）	口腔内に陰圧を作って乳汁を吸い込む動作と，舌や口蓋で乳首や乳房を圧迫する動作の2つの要素から成り立つ．	哺乳微弱および哺乳怠惰
swallowing reflex （嚥下反射）	口腔内に流れ込んだ乳汁を食道内に送り込む．	哺乳拙劣

情報・その他

表Ⅱ-6　1秒間の吸啜回数（Wolffによる）

年齢	例数	non-nutritive 平均	範囲	nutritive 平均	範囲
低出生体重児	3	1.7	1.7〜1.8	0.92	0.86〜0.96
4〜6日	10	2.1	1.9〜2.3	1.0	0.8〜1.2
14〜60日	10	2.2	2.0〜2.6	1.3	1.1〜1.5
7〜9月	5	2.7	2.4〜2.7	1.5	1.3〜1.6

（馬場一雄編著：小児生理学，p54，へるす出版，1994）

表Ⅱ-7　消化・吸収機能の発達

唾液	・唾液の分泌は少なく酸性であるが，生後1週間程度で分泌が増加し，中性または弱アルカリ性となる ・少量のプチアリンがあるが，ジアスターゼ活性は成人唾液の1/5である
胃内消化	・出生時の胃液のpHは出生直後は高いが徐々に成人値に近づく．その時期は1日から数年と報告にバラつきが大きい ・胃液の分泌量は少なく，とくに母乳栄養児は少ない ↓ 乳汁のカゼイン含量が胃液分泌量を決める
小腸内消化	・消化・吸収の大部分は小腸で行われ，膵液，腸液・胆汁の作用によって消化分解され吸収される 　糖　質：主たるエネルギー源であり，酵素による分解は大腸に到達するまでにほぼ完了する 　蛋白質：母乳栄養児では小腸末端にいたるまでにほぼ完全にアミノ酸にまで分解され吸収される 　　　　　人工栄養児では未消化乳汁蛋白質が残存することが多い 　脂　肪：胃腸のリパーゼ作用，消化吸収能は年齢に依存するため新生児は不十分だが，母乳栄養児では母乳リパーゼの作用が胃内で行われるため有利である
大腸	・大腸では水分の吸収が行われる ・最終産物である便は，水・カゼイン・脂肪および脂肪酸・鉱物質・繊維・でんぷんおよび多量の細菌よりなる

表Ⅱ-8　便の比較

	母乳栄養児	人工栄養児
色	卵黄色（空気中にて緑便となる）	淡黄色
硬さ	軟膏状で軟らかい	硬くて有形
臭	弱い酸臭（芳香性）	便臭，腐敗臭
反応	酸性（pH5〜6）	弱アルカリ性（pH7〜8）
量・回数	1〜3g（乳汁100gに対して）3〜5回/日	6〜8g（乳汁100gに対して）1〜3回/日
細菌	ビフィズス菌	大腸菌，ビフィズス菌

（岩瀬帥子，松崎修二：胎便，移行便，正常便．周産期医学16（増）；274，1986）

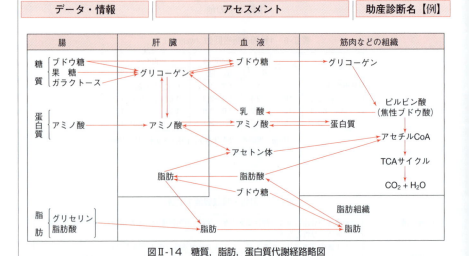

図Ⅱ-14 糖質，脂肪，蛋白質代謝経路略図
（大澤明則：小児生理学（馬場一雄編），p78，へるす出版，1994）

6 水分と電解質

データ・情報	アセスメント	助産診断名【例】
	【身体構成成分】（図Ⅱ-15）	
	・成熟児の全体水分量は体重の75～80％を占め，細胞外液のとくに間質液が多い．	
	・細胞外電解質は主として，ナトリウムとクロール，細胞内はカリウムとリンが多い．	
	・哺乳が開始されるまで，尿や不感蒸泄として細胞外液が喪失	
	＊不感蒸泄量に影響する因子（表Ⅱ-9）	
	＊血清電解質は不感蒸泄量，腎濃縮能，希釈能，電解質排泄能および再吸収能などによって調節されるが，腎機能は生理的に未熟	
水分摂取量	＊水分必要量：生後15日まで50～120 mL/kg/日（表Ⅱ-10）	
尿量 排尿回数	＊尿量：6～8回/日ほど（表Ⅱ-11） ＊出生時には膀胱内に50 mLの尿を貯留　初回排尿：出生時あるいは生後24時間以内（表Ⅱ-12）	
	【尿】無色・透明・無臭　時に尿酸塩尿（ピンクあるいはレンガ色）を認めることがあり，血尿との区別が重要	

情報・その他

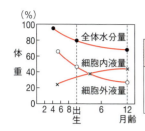

	低出生体重児	成熟児	小児	成人 男	成人 女
全体水分量	83～70	83～70	63～53	68～40	53～30
細胞外液量	50～40	35	30～20	20～15	
細胞内液量	30	45～35	30	40～35	

(%体重)

図Ⅱ-15 発育に伴う身体構成成分水分の変化

(井村総一：小児生理学（馬場一雄編），p168，へるす出版，1994)

表Ⅱ-9 不感蒸泄量 (insensible water loss) に関する因子

・在胎週数（未熟性）	若いほど ↑
・出生体重	小さいほど ↑
・生後日齢	若いほど ↑
・環境温度	高いほど ↑
・環境湿度	低いほど ↑
・発熱	↑
・運動	↑
・インファントウォーマーの使用	↑
・光線療法の施行	↑

(仁志田博司：新生児学入門，第4版，p188，医学書院，2012)

表Ⅱ-10 小児における水分の1日の生理的必要量

年齢	生理必要量 (mL/kg/日)
生後2～3日	50
3～15日	60～120
16日～4ヵ月	150
4～6ヵ月	140
6～12ヵ月	120
幼児	100
学童	70
13～15歳	50
成人	40

(中山健太郎編：小児科学，第5版，p157，文光堂，1985)

表Ⅱ-11 新生児の1日の尿量

日齢（日）	対象（人）	平均 (mL/日)
0	35	19.5 (0～68)
1	29	20.6 (0～82)
2	26	36.0 (0～96)
3	26	64.8 (5～180)
4	23	103.3 (1～217)
5	19	124.5 (42～268)
7	17	151.0 (59～330)
9	6	190.0 (106～320)
11	3	227.0 (207～246)

(奥山和男監：新生児の診療と検査，改訂第2版，p189，東京医学社，1989)

表Ⅱ-12 初回排尿の時期

(1) 成熟児920例の初回排尿時期

時間	例数	%	累積%
分娩室	139	15.1	15.1
生後時間 1～24	743	80.8	95.9
24～48	35	3.8	99.7
48時間以上	3	0.3	100.0

(2) 低出生体重児280例の初回排尿時期

時間	例数	%	累積%
分娩室	62	22.1	22.1
生後時間 1～24	201	71.8	93.9
24～48	17	6.1	100.0
48時間以上			

(奥山和男監：新生児の診療と検査，改訂第2版，p188，東京医学社，1989)

データ・情報	アセスメント	助産診断名【例】
7 免疫機能 初乳の有無 IgG IgM IgA	【免疫の特徴】 ①細胞性免疫,液性免疫ともに未熟 ②母体からの受動免疫(図Ⅱ-16) ③母乳からの免疫(☞ 第4章Ⅱ-A-2 進行性変化の診断, p804参照) ・妊娠7ヵ月頃から胎盤の能動輸送機構により母体から急速に移行 麻疹・水痘・風疹などに罹患しにくい ・一過性の生理的免疫不全状態 ▼ 受動免疫は出生後次第に消失し,新生児自身のIgG免疫グロブリン産生能の不十分さ,免疫能の未熟性から,生後3〜4ヵ月頃に免疫不全状態となる. ・分子量が大きいため胎盤を通過せず出生直後の血中濃度は10 mg/100mL以下と低値.出生時のIgM高値は胎内での抗原刺激による胎児自身の産生,すなわち感染を意味する. ・母乳中より供給,消化管や呼吸器系での感染防御に働く. ・免疫能の確立は胎生期早期より報告されているが,生体レベルでの免疫能はきわめて不十分であり,その原因は未熟性だけではなく胎児の無菌的環境,妊娠に伴う免疫抑制物質の影響も指摘されている.	

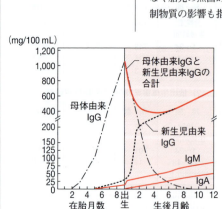

図Ⅱ-16 免疫グロブリン血中濃度の出生前後の変化
(Miller ME, 1978)
生後1歳で,IgG, IgM, IgA はそれぞれ成人の60%,75%,20%となる.
(仁志田博司:新生児学入門,第4版,p334,医学書院,2012)

データ・情報	アセスメント	助産診断名【例】
8 ビリルビン代謝	【胎児期の合目的機構】経胎盤にてビリルビン処理を母体依存 ▼ ①肝のグルクロン酸抱合系活性レベルの低下：間接ビリルビンの血中滞留時間の延長 ②腸肝循環の旺盛：グルクロン酸抱合され腸管に排泄された直接ビリルビンを，再度腸管粘膜中のグルクロン酸分離酵素によって，間接ビリルビンに戻し，腸管より吸収 【新生児生理的黄疸の機序】（図Ⅱ-17） ▼ ①生理的多血症：ビリルビン産生量は乳児期の2倍 ②腸肝循環：腸管の間接ビリルビン再吸収 ③肝の未熟性：酵素活性レベルが低い ④経胎盤移行の母体エストロゲン：肝のグルクロン酸抱合能の低下 ⑤肝細胞に取り込むY-蛋白が不十分 ⑥新生児の赤血球寿命が短い：80〜90日 ＊生理的黄疸と病的黄疸の鑑別（図Ⅱ-18, 表Ⅱ-13） 【黄疸の鑑別方法】（表Ⅱ-14）	❿高ビリルビン血症と診断された新生児

情報・その他

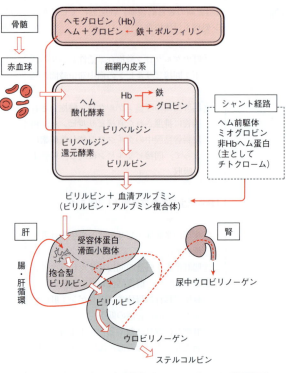

図Ⅱ-17 ビリルビンの合成輸送（transport）および代謝経路
（Assali, 1972 より一部改変）

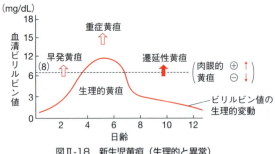

図Ⅱ-18 新生児黄疸（生理的と異常）
（仁志田博司：新生児学入門，第4版，p307，医学書院，2012）

情報・その他

表Ⅱ-13 診断または治療の対象となる新生児黄疸

1. 生後24時間以内に発現した黄疸＊
　　（新生児溶血性疾患の疑い）
2. ビリルビン上昇速度が 5 mg/100 mL/day 以上
　　（新生児溶血性疾患の疑い）
3. 血清間接ビリルビン値
　　成熟児で 17 mg/100 mL 以上＊
　　低出生体重児で 15 mg/100 mL 以上
　　（核黄疸危険増強因子の有無に注意）＊＊
4. 神経症状をともなう場合
　　（核黄疸第1期症状に注意）＊＊＊
5. 蒼白，発熱，出血斑，肝脾腫をともなう場合
　　（感染症の疑い）
6. 遷延性黄疸：生後2週以上
　　（母乳性黄疸，先天性胆道閉鎖，肝炎など）
7. 血清直接ビリルビン値の上昇
　　（感染症，肝炎，先天性胆道閉鎖など）

＊日齢をも考慮する．
＊＊核黄疸危険増強因子：①溶血（新生児溶血性疾患，溶血性貧血），②仮死，
　　③アシドーシス（pH≦7.25），④呼吸窮迫，⑤低体温（≦35℃），⑥低蛋白血症
　　（≦5.0 g/100 mL），⑦低血糖症，⑧感染症
　　（☞第5章Ⅱ-D-4のp980の図Ⅱ-23を参照）
＊＊＊核黄疸第1期症状：①筋緊張低下，②嗜眠，③吸啜反射減弱，哺乳力低下など

川出 登，大西鐘壽：黄疸．小児内科 11：1612-1613, 1979)

表Ⅱ-14 各種黄疸測定法と血清ビリルビン値との関係

血清ビリルビン値	イクテロメータ	秋山・中村法	Kramer (1969)
5 ± 5 mg/dL	2	＋（顔面・胸部に軽度黄色調）	zone 1: 顔面・頸部
7 ± 5	2.5		zone 2: 臍まで
10 ± 5	3		zone 3: 大腿部まで
12 ± 5	3.5	＋＋（腹部・四肢に及ぶ黄色調）	zone 4: 膝から足関節，上腕から手関節
15 ± 5	4		zone 5: 四肢末端，手掌・足蹠まで
20 ± 5	4.5	＋＋＋（四肢末端，手掌・足蹠まで）	
25 ± 5	5	＋＋＋＋（全身黄色著明）	

3. 精神・運動機能発達の診断

データ・情報	アセスメント	助産診断名【例】
1 感 覚 　視 覚	・光に対する瞬目反応は在胎29週頃の児に確認され，注視は在胎32週頃に確認される． ＊視力の存在も証明 　・焦点距離は20〜30 cm，強いコントラストに注意が引かれる． ＊生後1〜2ヵ月 　・焦点を合わせて動く物体を注視 ＊生後4ヵ月頃 　・焦点を調節し立体的に見えるようになる． ＊生後6〜8ヵ月頃 　・大人に近い視覚機能を獲得	
聴 覚	＊聴　力 　・在胎26週頃の児から証明 　・音刺激に対するMoro（モロー）反射や瞬目反射などの反応 ＊生後5〜6ヵ月頃 　・音の聞き分けや音の正しい方向を知る．	
味 覚	＊砂糖水・蒸留水の区別，母乳と人工ミルクの飲み分け可能 ＊濃度差の識別能力 　・成人の2倍の能力 　・味覚反応は大脳皮質由来ではなく，脳幹由来の反射的要素が強く，次第に減弱し，随意行動へと発達	
皮膚感覚	＊触覚反射 　・口唇反射，交差伸展反射，Babinski（バビンスキー）反射などの原始反射で，生後3〜5ヵ月頃に減弱し随意的な反応に変化 ＊痛　覚 　・心理的影響を受けやすく，触覚により抑制．顔をしかめたり，身体を動かす，泣くなどの反応 ＊温度感覚 　・20℃以下40℃以上の刺激で反応	

データ・情報	アセスメント	助産診断名【例】
2 コミュニケーション 　啼　泣	＊空腹，寒さ，不快などで泣き，両親をはじめとする周囲の者がそれに反応すると，児はまたその反応を期待して泣くというコミュニケーションをとる．	
微　笑	＊自発的微笑 ・とくに外的なきっかけがないのに一人で微笑む． ・この微笑は非常に可愛らしいもので，微笑み返したり抱いたりという行動を引き起こす． ＊このような相互作用を繰り返しながら社会的な微笑に変わっていく．	

D 胎外生活適応の診断

1. 呼吸循環の適応

データ・情報	アセスメント	助産診断名【例】
1 第1呼吸	[根拠]（☞第5章Ⅱ-C-2 機能的発達の診断, p952参照） 　胎盤呼吸から肺呼吸への変換 　胎児循環から新生児循環への変換 　体温調節	❶ 第1呼吸の開始
2 アプガー（Apgar）スコア 　生後1分値 　刺激に対する反射 　啼　泣	・第1吸気時に分泌物の誤嚥なく，スムーズに開始できたか. ・口腔内吸引時に助産師の指をかむのが確認できた．→筋の緊張あり ・啼泣を十分にさせてから吸引をしているか. ▼ 　気道内分泌物は啼泣によって徐々に喉頭から咽頭へと排泄 ＊過度の吸引は咽頭粘膜の刺激となり副交感神経反射を誘引し，徐脈や無呼吸を引き起こす. ・アプガースコア1分値は何点か（**表Ⅱ-15**） 【アプガースコアの評価基準】 　　7〜10点：正常 　　4〜6点：軽症仮死 　　3点以下：重症仮死 ・アプガースコア5分値は何点か.	❷ 呼吸の確立
・生後5分値 ・5分値の心拍数 ・満点にいたる時間	＊アプガースコア5分値：仮死の重症度と提供された治療・ケアの効果判定に有効 ＊心拍数100回/分以下，180回/分以上のいずれも救急処置の対象 ＊仮死の場合，満点にいたる時間が予後判定に有用な指標となる.	

| データ・情報 | アセスメント | 助産診断名【例】 |

表Ⅱ-15 アプガースコア

	0	1	2
心拍数	0	100回/分未満	100回/分以上
呼吸	0	困難（弱々しく泣く）	活発（強く泣く）
筋緊張	だらりとしている	四肢をやや曲げる	四肢を活発に動かす
反射（足底刺激に対する反応）	反応せず	顔をしかめる	泣く
色	全身蒼白またはチアノーゼ	体幹はピンク色，四肢にチアノーゼ	全身ピンク色

(Apgar D: Current Res Anesth 32: 4, 1953)

❸ シルバーマン陥凹スコア（Silverman retraction score）（図Ⅱ-19）

呼吸窮迫症状

中心性チアノーゼ

【retraction score の評価基準】
2点以上：呼吸障害（成熟児の場合で，低出生体重児では5点以上）
5点以上：重症．積極的治療対象
・呼吸窮迫症状がないか．
→多呼吸，陥没呼吸，呼気時の呻吟，チアノーゼ
・中心性チアノーゼはないか：安静時の口唇粘膜・舌など
→呼吸器疾患・心疾患・中枢神経疾患・低血糖症を疑う．
＊生後2〜3日頃までは啼泣時・哺乳時に口唇や四肢末端チアノーゼを認めるが，生理的なものである．

❸呼吸窮迫症状のない順調な呼吸

❹先天性心疾患による中心性チアノーゼの局在

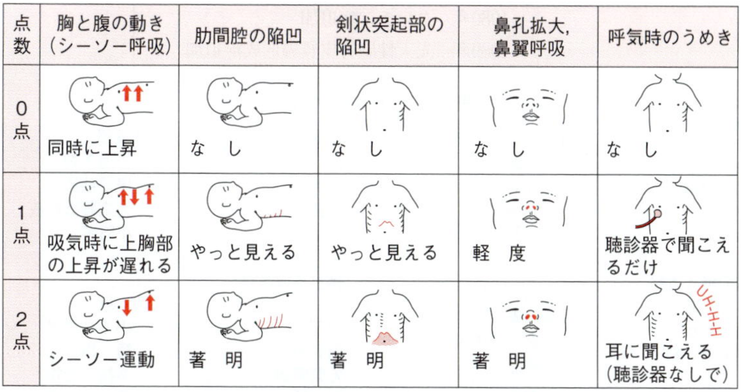

点数	胸と腹の動き（シーソー呼吸）	肋間腔の陥凹	剣状突起部の陥凹	鼻孔拡大，鼻翼呼吸	呼気時のうめき
0点	同時に上昇	なし	なし	なし	なし
1点	吸気時に上胸部の上昇が遅れる	やっと見える	やっと見える	軽度	聴診器で聞こえるだけ
2点	シーソー運動	著明	著明	著明	耳に聞こえる（聴診器なしで）

図Ⅱ-19 Silverman retraction score の採点
(Silverman WA: Dunham's Premature Infants. 3rd ed, p144, Harper & Row, 1961)

呼吸状態は呼吸数，retraction score のみで経過をみるのではなく，無呼吸や努力呼吸を認める場合は，経皮酸素飽和度や経皮酸素分圧モニターなどのデータと総合して評価する．このスコアのみで使用されることは少なくなったが，観察事項としては有用である．

2. 先天異常

データ・情報	アセスメント	助産診断名【例】
① 外表奇形 　外表奇形の有無	【先天異常】出生時にすでに認められるか，または潜在する形態的あるいは機能的異常の総称 ［成因］①単一遺伝子疾患 　　　　②多因子遺伝病 　　　　③染色体異常 　　　　④外因性の発生異常 ・胎生期に診断された外表奇形はないか． ・生命に直接かかわる奇形はないか． ・臍帯切断前の母児対面に支障となる奇形はないか． ・生存に支障をきたさない小奇形はないか（表Ⅱ-16）．	❶外表奇形なし
② 先天性代謝異常 　スクリーニング	【新生児マス・スクリーニング】 ・1977年　公費負担によるGuthrie（ガスリー）検査開始． ・先天性代謝異常5疾患（フェニルケトン尿症（高フェニルアラニン血症），メープルシロップ尿症，ホモシスチン尿症，ガラクトース血症，ヒスチジン血症） ・1980年　クレチン症追加 ・1989年　先天性副腎皮質過形成症追加	

表Ⅱ-16　小奇形の項目

頭部・顔面	耳	皮　膚	外陰部
小頭・大頭 非対称頭蓋 短　頭 前額突出	耳介変形 耳介低位 耳介聳立 副　耳	白　斑 血管腫 色素性母斑 皮膚洞 多　毛 軸三叉線高位	尿道下裂 停留精巣 大陰唇低形成 小陰茎
眼 両眼開離・近接 内眼角開離 内眼角贅皮 瞼裂挙上・斜下 瞼裂狭小	**口** 小口・大口 高口蓋 唇裂・口蓋裂 小顎症	**胸腹部** 胸骨短小 乳頭開離 副　乳 臍ヘルニア 腹直筋離開 鼠径ヘルニア	**四　肢** 小さな手足 短　指 多指・合指 第5指内彎 第5指単一屈曲線 手掌単一屈曲線（猿線）
鼻 鞍　鼻 小鼻翼 鼻根扁平・隆起	**頸　部** 短　頸 翼状頸 毛髪線低位		

（加藤るみ子ほか：先天異常．周産期医学 26（増）：357, 1996）

データ・情報	アセスメント	助産診断名【例】

アセスメント欄:

- 1992年 ヒスチジン血症は障害をともなわず，治療の必要もないことから除外される．
- 先天性代謝異常は6疾患（表Ⅱ-17）

＊ガスリー法
　生後5日目→哺乳量100 mL/kg/日以下，抗菌薬投与中止後3日以内の場合は検査日を延期

＊タンデムマス法
　2014年開始．対象疾患は20数種類（表Ⅱ-18）．従来のガスリー法がバイオアッセイであり半定量なのに対してタンデムマス法は電気信号の強度による質量分析である．ガスリー法より正確である．生後4～6日目に新生児のヒールカットにより血液を濾紙に添加し，十分乾燥させる．

表Ⅱ-17 現行マス・スクリーニング対象疾患と発見頻度

疾患	頻度
高フェニルアラニン血症	7～8万人に1人
メープルシロップ尿症	50万人に1人
ホモシスチン尿症	80万人に1人
ガラクトース血症（全体）＊	3万人に1人
クレチン症	3,000人に1人
先天性副腎皮質過形成症	2万人に1人

＊ガラクトース高値の多くは，酵素欠損（1型，2型）ではなく，門脈奇形やシトリン欠損症などの2次的なものである．酵素欠損は1型は80万人に1人，2型は60万人に1人である．

（村山 圭：先天性代謝異常のマス・スクリーニング．周産期医学 41（増）: 1021, 2011）

表Ⅱ-18 タンデムマス法によるスクリーニング対象疾患と発見頻度

タンデマス項目	疾患	発見頻度
アミノ酸の異常	〈アミノ酸代謝異常〉	
	1) フェニルケトン尿症＊	1:6万
	2) メープルシロップ尿症＊	1:156万
	3) ホモシスチン尿症＊	1:78万
	〈尿路回路異常症〉	
	4) シトルリン症(1型)	1:26万
	5) アルギニノコハク酸血症	1:40万
	▲シトルリン血症	1:8万
アシルカルニチンの異常	〈有機酸代謝異常症〉	
	6) メチルマロン酸血症	1:12万
	7) プロピオン酸血症	1:5万
	8) イソ吉草酸血症	1:52万
	9) メチルクロトニルグリシン尿症	1:16万
	10) ヒドロキシメチルグルタル酸血症	—
	11) 複合カルボキシラーゼ欠損症	1:52万
	12) グルタル酸血症1型	1:18万
	▲βケトチオラーゼ欠損症	
	〈β酸化異常症〉	
	13) MCAD欠損症	1:10万
	14) VLCAD欠損症	1:16万
	15) 三頭酵素欠損症	—
	16) CPT1欠損症	1:31万
	▲CTP2欠損症	1:26万
	▲CACT欠損症	
	▲原発性カルニチン欠損症	1:26万
	▲グルタル酸血症2型	1:31万

1)～16)は一次対象疾患，▲印は二次対象疾患
＊タンデムマス法導入以前からの対象疾患
MCAD：中鎖アシル-CoA脱水素酵素，VLCAD：極長鎖アシル-CoA脱水素酵素，CPT：カルニチンパルミトイルトランスフェラーゼ，CACT：カルニチンアシルカルニチントランスロカーゼ

（柴田直昭，長谷川有紀，山口清次：先天性代謝疾患のマス・スクリーニング．周産期医学必修知識第8版，周産期医学46：1186, 2016）

3. 分娩外傷

データ・情報	アセスメント	助産診断名【例】
■ 分娩外傷 　分娩外傷の有無 　分娩外傷の程度 　分娩影響の消失	・分娩の過程において自然または人工的操作によって発生した機械的要因による障害があるか． ＊分娩様式と代表的分娩外傷（表Ⅱ-19） ＊分娩外傷の評価（図Ⅱ-20）	❶分娩侵襲による著明な（増大した）産瘤

表Ⅱ-19　分娩様式と分娩外傷

分娩様式	代表的分娩外傷
経腟分娩（頭位）	産瘤，頭血腫，鎖骨骨折
骨盤位分娩	上腕骨骨折，上腕神経叢麻痺，胸鎖乳突筋血腫，点状出血，外陰部出血，内臓損傷，脊髄損傷
吸引分娩	頭血腫，帽状腱膜下出血，発赤および擦過傷
鉗子分娩	頭血腫，頭蓋骨骨折，顔面神経麻痺，耳介損傷，声帯麻痺，発赤および擦過傷
帝王切開術分娩	子宮壁切開時の切創

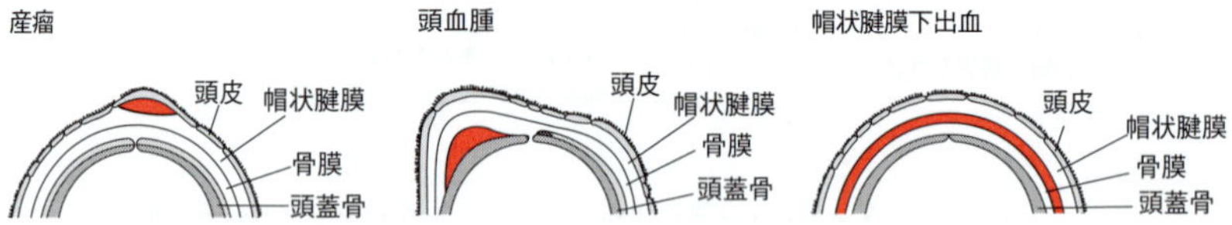

図Ⅱ-20　右ページ頭部の損傷の図の拡大図

情報・その他

- **軟部組織の損傷**
  - 発赤および擦過傷：娩出困難時の先進部や鉗子分娩時の装着部位 ― 損傷部位を清潔にし感染予防
  - 点状出血（産道通過時の胸腔内圧上昇に伴う静脈圧上昇による）：
    - 顔面・頸部・胸部・殿部 ― 2～3日で消失
  - 皮下出血：通常1週間ほどで吸収される ― 黄疸の増強に注意
  - 皮下脂肪壊死（分娩時の外力による虚血性病変）：生後1～2週間に暗赤色の不定形な
    - 皮下硬結として気づく（頬部・頸部・背部・肩・腕・殿部・大腿部）― 6～8週で消退
  - 切創：頭部・殿部 ― 創部を清潔にし感染予防

- **頭部の損傷**
  - 産瘤（浮腫性腫脹）：骨縫合を越えて存在⇒出生当日が著明 ― 数日間で吸収 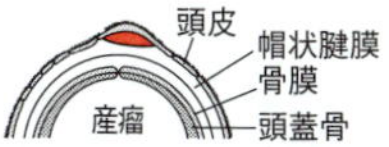
    - （図：頭皮・帽状腱膜・骨膜・頭蓋骨・産瘤）
  - 頭血腫（頭蓋骨と骨膜間の血腫）：周囲との境界明瞭で波動性あり⇒
    - （図：頭皮・帽状腱膜・骨膜・頭蓋骨・頭血腫）
    - 頭頂骨に多く骨縫合を越えず ― 複数の部位に発生
    - 生後数日後のほうが大きい ― 2～3ヵ月で吸収
    - 黄疸の増強に注意 ― 穿刺は禁忌 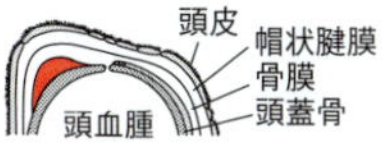
  - 帽状腱膜下出血（帽状腱膜下の結合組織の断裂による血腫）：
    - （図：頭皮・帽状腱膜・骨膜・頭蓋骨・帽状腱膜下出血）
    - 生後数時間頃より眼瞼や耳介へ皮下出血が拡大
    - 波動性あり ― 数週間で吸収 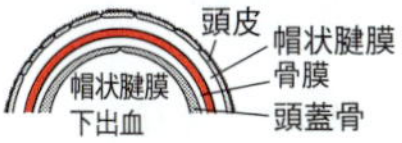
  - 頭蓋骨骨折：線状骨折で頭血腫を合併することが多い

- **顔面部の損傷**
  - 顔面神経麻痺（末梢神経の圧迫）：患側の閉眼が不十分なため角膜の乾燥に注意 ― 数日間で回復
  - 顔面骨の骨折（人工的操作）：鼻骨・下顎骨が多い
    - ― 顔面骨は10日ほどで癒合するため早期の整復が必要
  - 眼部の損傷：眼瞼の浮腫や皮下出血 ― 1週間以内に吸収
    - 結膜出血は高頻度にみられる ― 1～2週間で吸収
  - 声帯麻痺（頸部の過度伸展による反回神経の障害）：主に片側麻痺で嗄声あり ― 1ヵ月位で回復

- **頸部・肩甲部の損傷**
  - 鎖骨骨折：分娩中の最多骨折で若木骨折が多い⇒ 患側の腕の安静保持
    - ― 1～2週間には化骨形成し癒合する
  - 上腕神経麻痺（頸部の過度伸展による）：Duchenne-Erb 麻痺（C5～C6）が大部分
    - 1～2週間は肘関節・肩関節を90°にし手関節を伸展させた肢位によ
    - る固定安静（哺乳時は一時解除），その後理学療法を開始し拘縮を予防
    - ― 3～6ヵ月で回復
  - 胸鎖乳突筋の損傷：腫瘤形成による筋性斜頸
    - 1～2cm位の硬い非可動性の腫瘤を生後2週間に確認することが多い
    - 斜頸は健側のほうへ顔を向かせ伸展させる（数回/日），臥床時は患側
    - を下にする
    - ― 腫瘤は8ヵ月頃までに消失
    - ― 斜頸は保存的療法で2～3ヵ月後には回復

- **脊椎および脊髄の損傷** 産科学の進歩により，非常にまれな疾患となった

- **腹腔内臓器の損傷（肝臓破裂，脾臓破裂，副腎出血）** ショック症状と腹部膨満時は疑う

- **四肢の損傷（上腕骨骨折，大腿骨骨折）** 安静固定，牽引が必要
  - ― 腫脹は1～2日で消失

- **生殖器の損傷（陰嚢および大陰唇の損傷）** 腫脹・皮下出血・血腫 ― 変色は4～5日で消失

図Ⅱ-20 分娩外傷の評価

4. 生理的適応

データ・情報	アセスメント	助産診断名【例】
1 排　泄 　初回排尿の有無 　排尿回数・性状 　尿酸塩尿の有無 　排便回数 　胎便・移行便・普通便 　　の変化 　初期嘔吐の有無	・初回排尿は生後何時間にあったか. ・排尿回数は何回か. ・尿の性状に血尿などの異常はないか. 　→尿酸塩尿との区別. ・生後1〜6時間以内に腸蠕動・腸音を確認できたか. ・胎便の排泄は生後何時間にあったか. ・便の性状に下血などの異常はないか. ・排便回数は何回か. ・下痢や便秘はないか. ・便の性状変化が認められるか. ・初期嘔吐の範疇での嘔気・嘔吐であるか. **【初期嘔吐】** 　生後数時間から数日間に羊水様または水様性の粘液を1日に数回嘔吐するが，生理的なものである． ＊仮性・真性メレナ（下血・吐血などの消化管出血）の判定が重要 　Apt（アプト）テスト： 　　①便，吐物などに蒸留水を加え十分に混和して血色素を溶出させる. 　　②その液に0.25％水酸化ナトリウム溶液を5：1の割合で撹拌する. 　　［判定］暗褐色に変色する時間で判定 　　　　　　すぐに→母体血（仮性メレナ） 　　　　　　徐々に→新生児血（真性メレナ） ＊生後24時間の吐血：産道通過時に嚥下した母体血 　生後24時間以降の吐血：真性メレナを疑う. 　　→新生児出血性疾患を疑う. 　生後3日以内の下血：仮性あるいは真性メレナ 　　→確定診断が必要 　生後3日以降の下血：真性メレナ 　　→腸炎，消化管穿孔などを疑う.	❶胎便の貯留（排出遅延）

データ・情報	アセスメント	助産診断名【例】

表Ⅱ-20 新生児・乳児ビタミンK欠乏性出血症の改訂ガイドライン（合併症をもたない正期産新生児への予防投与）

わが国で推奨されている3回投与は以下のとおりである．
① 第1回目：出生後，数回の哺乳によりその確立したことを確かめてから，ビタミンK_2シロップ1mL（2mg）を経口的に1回投与する．なお，ビタミンK_2シロップは高浸透圧のため，滅菌水で10倍に薄めて投与するのもひとつの方法である．
② 第2回目：生後1週または産科退院時のいずれかの早い時期に，ビタミンK_2シロップを前回と同様に投与する．
③ 第3回目：1か月健診時にビタミンK_2シロップを前回と同様に投与する．
④ 留意点等
 （1）1か月健診の時点で人工栄養が主体（おおむね半分以上）の場合には，それ以降のビタミンK_2シロップの投与を中止してよい．
 （2）前文で述べたように，出生時，生後1週間（産科退院時）および1か月健診時の3回投与では，我が国およびEU諸国の調査で乳児ビタミンK欠乏性出血症の報告がある．この様な症例の発生を予防するため，出生後3か月までビタミンK_2シロップを週1回投与する方法もある．
 （3）ビタミンKを豊富に含有する食品（納豆，緑葉野菜など）を摂取すると乳汁中のビタミンK含量が増加するので，母乳を与えている母親にはこれらの食品を積極的に摂取するように勧める．母親へビタミンK製剤を投与する方法も選択肢のひとつであるが，現時点では推奨するに足る十分な証左はない．
 （4）助産師の介助のもと，助産院もしくは自宅で娩出された新生児についてもビタミンK_2シロップの予防投与が遵守されなければならない．

（日本小児科学会新生児委員会ビタミンK投与法の見直し小委員会：合併症をもたない正期産新生児への予防投与．新生児・乳児ビタミンK欠乏性出血症に対するビタミンK製剤投与の改訂ガイドライン修正版，2011より抜粋）

	【ビタミンK投与法】 　乳児ビタミンK欠乏による出血症の予防対策として，ビタミンK_2シロップが投与されている（表Ⅱ-20）．	
❷ 哺乳行動 　初回哺乳時の哺乳行動 　哺乳欲求 　哺乳時間・回数 　哺乳量 　乳汁の種類 　母親の授乳技術 　母親の分娩侵襲度	・哺乳行動が獲得されているか（☞ p960 表Ⅱ-5参照）． ・哺乳は何時に開始されたか． ・哺乳意欲はあるか． ・哺乳回数は何回か． ・必要哺乳量はどれくらいか． ・哺乳量のうち母乳充足率はどれくらいか．また，不足分の補充は何をどれくらい補足しているのか． ・母親の授乳技術は新生児に対応できているか． 【初回哺乳】 　初回授乳開始の可否の判断として，5％ブドウ糖液の経口投与をしている施設もあるが，母乳育児成功のためには，分娩後30分以内に母乳を飲ませること，ゴムの乳首を使用しないことが望ましい．	❷哺乳行動の確立

Ⅱ-D-4

データ・情報	アセスメント	助産診断名【例】
	＊出生直後に乳頭を吸啜できても，哺乳が成功するとは限らない． 【初回授乳】 　母親からの最初の直接授乳 　哺乳行動が獲得され，初期嘔吐も落ちついた時期 ＊初回授乳の開始は母親の分娩侵襲度によって決定する． ＊遅くとも出生後24時間までに開始する． ＊低出生体重児・巨大児・糖尿病母体児などは低血糖になりやすいため，血糖値のチェックが必要． 【低血糖の判断基準】（☞第5章Ⅱ-F-4 糖尿病母体児，p1052参照）	
3 バイタルサイン 　体　温	・皮膚温で36.5～37.5℃に維持されているか． 　→環境温によっては湯たんぽの貼用や帽子の着用が効果的（**図Ⅱ-21**） ・低体温，発熱はないか． ▼ 　生後3～4日頃に哺乳量不足による脱水のため，一過性の発熱をみることがあるが水分補給により解熱	❸体温の安定 ❹安定した心拍・呼吸
心　拍	・心拍数は120～160回/分で安定しているか． ・心拍のリズム不整，雑音はないか．	
呼　吸	・呼吸数は40～60回/分で安定しているか． ・呼吸障害の症状はないか．	

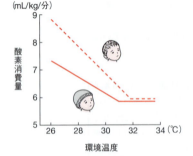

図Ⅱ-21　冷温環境における帽子着用の熱喪失減少効果

（高橋　滋編：新生児病の臨床，NEW MOOK 小児科5，p220，金原出版，1994）

データ・情報	アセスメント	助産診断名【例】

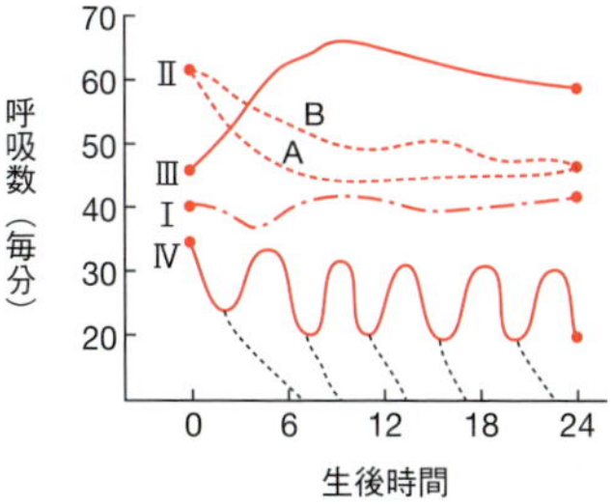

図Ⅱ-22 Millerの呼吸数曲線 (Pediatrics 16: 427, 1957)
Ⅰ,Ⅱ,Ⅲ,Ⅳ型.Ⅰは正常型,Ⅱは軽度肺不全型,Ⅲは高度肺不全型で,予後不良なものあり,Ⅳは中枢不全型
(安達寿男:胎児新生児学入門,p29,医学書院,1977)

データ・情報	アセスメント	助産診断名【例】
	・Millerの呼吸数曲線の何型か(図Ⅱ-22) →Ⅳ型は20以下程度の呼吸数と無呼吸発作を続ける曲線で,きわめて予後不良 →3時間毎に生後48時間まで測定 ＊安定するまでは4時間毎に,以後は3回/日の測定(☞第5章Ⅲ-A-3 バイタルサイン,p1086参照)	
not doing well	【not doing wellの症状】 傾眠傾向　弱い泣き声　弱い哺乳力 嘔吐　　　下痢　　　　腹部膨満 四肢冷感　低めの体温 呼吸不整　無呼吸 チアノーゼ　赤みの少ない皮膚色	❺何となく元気のない新生児
4 体重 生理的体重減少 体重増加	☞第5章Ⅱ-C-1 形態的成長の診断,p949参照. ・体重減少率は生理的範囲を逸脱していないか. ・1日の体重増加はいくらか. ・生後何日目に出生体重に回復したか.	❻生理的範囲内の体重減少 ❼順調な体重増加
5 黄疸 黄疸の程度 哺乳量 嘔気・嘔吐 元気がない 排泄物の性状 神経症状(嗜眠傾向,筋緊張,易刺激性)	・生理的範囲を逸脱していないか. 　→逸脱時は光線療法の適応(図Ⅱ-23)	❽生理的範囲内の黄疸

データ・情報	アセスメント	助産診断名【例】

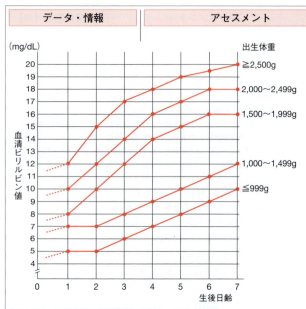

図Ⅱ-23　光線療法の適応基準（村田・井村の基準）

注1：日齢，出生体重から基準線を越えた時に光線療法を開始する
　2：下記の核黄疸発症の危険因子がある場合には1段低い基準線を越えた時に光線療法を考慮する
　　1）新生児仮死（5分後 Apgar スコア＜3点）
　　2）呼吸窮迫（PaO_2 ≦ 40mmHg が2時間以上持続）
　　3）アシドーシス（pH ≦ 7.15）
　　4）低体温（直腸温＜35℃が1時間以上持続）
　　5）低蛋白血症（血清蛋白 ≦ 4.0g/dL または血清アルブミン ≦ 2.5g/dL）
　　6）低血糖
　　7）溶血
　　8）敗血症を含む中枢神経系の異常徴候
　3：中止基準；その日齢における開始基準値よりも2〜3mg/dL 低くなった場合に中止

（井村総一ほか：日本臨床 43：1741-1748，1985）

6 臍

データ・情報	アセスメント
臍の乾燥状態 肉芽形成	・乾燥萎縮しているか． ・臍出血や滲出液などの異常がないか． ・臍脱は生後何日目にあったか．

E 健康生活状態に関する診断

☞ 第4章 産褥期 参照

1. 母子関係

データ・情報	アセスメント	助産診断名【例】
1 出生直後の母子対面状況	・感受期を利用した対面が行われたか． ・対面時の母親の反応はどうか→声かけ，見つめ方，触れ方，とくに肌と肌の触れ合い（skin-to-skin） ・対面時や抱いたときの新生児に対する印象（表情，言語）はどうか． ・母親のかかわりに対する新生児の反応はどうか． 　→表情の変化（瞬目反射，自発的微笑，触覚反射など），じっと見つめる． ＊父親との対面があれば，同様に査定する．	❶母親からの十分な愛着/愛着不足
2 愛着行動	・具体的な愛着行動が示されているか，新生児の反応はどうか． 【効果的な感覚刺激】 　①温かい手掌でなでる 　②覚醒時の eye-to-eye contact 　③軽く背部や殿部をトントンと叩く 　④ゆらす 　⑤声かけ（声のトーンがやや高い） 　⑥抱きかかえる，抱擁する 　⑦頬ずり 　⑧新生児の反応への応答 【情緒的行動】 　①児のことを積極的に話題にする． 　②児の誕生を「嬉しい」と言語や態度で示す． 　③児の似ている部分を探し，肯定的な受けとめ方をする．	❷情緒的愛着行動の減少
3 影響因子（出生後） 　母子同室制・異室制 　母親の生活適応状況 　新生児の健康レベル 　家族の支援状況	・母の健康レベルはどうか． ・母子同室制による疲労が支障にならないか． ・母親の産後の適応過程は順調であるか． ・親役割獲得過程の課題が達成されているか．	

2. 保育レベル

データ・情報	アセスメント	助産診断名【例】
1 栄 養 　母乳育児への意欲 　母乳育児への準備状況 　栄養の種類 　栄養方法 　摂取量 　体重の増加 　溢乳・吐乳 　排　泄	【母乳育児を希望している場合】 ・母親や家族の母乳育児に対する意欲はどの程度か. ・産後1時間（30〜60分）以内に母乳育児を始めているか. ・入院施設の母乳育児支援はどの程度か（Baby Friendly Hospitalほか）. ・母親の乳房・乳頭は哺乳に適した状態か. ・児が母乳を欲しがっているサインに応じた授乳ができているか. ・児が母乳を欲しがっている早期のサイン（表Ⅱ-21）を母親が読み取れているか. 　児が泣くのは遅めのサイン 　授乳に適した覚醒状態はブラゼルトン（Brazelton）の新生児の覚醒段階の第3〜5段階（表Ⅱ-22） ・適切に吸着しているか（表Ⅱ-23, 24）. ・適切に抱かれているか（ポジショニング）（表Ⅱ-25）. ・児が自分から乳房を離すまで授乳しているか（無理に両方の乳房から授乳していないか）. ・授乳が終わった直後の乳頭は授乳前の形と同じであるか. ・児の体重・体重減少率・1日あたりの体重の変化量 ・黄疸の程度 ・血糖値 ・便尿回数, 便の性状 ・直接授乳が難しい場合は, 搾乳した母乳をカップやスプーンで授乳する. ・人工乳の補足 　量/方法（カップ, スプーン） 　人工乳首を使っていないか ・児が欲しがるときに授乳する. 欲しがるだけ長く, 昼も夜も（24時間少なくとも8〜	❶適切な栄養摂取

データ・情報	アセスメント	助産診断名【例】
栄養方法	12回）授乳しているか. 【人工栄養の場合】 ・哺乳瓶による授乳中に，母親が児に話しかけ，アイコンタクトをしているか. ・哺乳瓶や人工乳首の清潔は保たれているか. ・人工乳首は児にとって適切なものが選択されているか. ・適切に調乳されているか. ・児が空気を飲まないように，哺乳ビンを傾けて，人工乳首の中に人工乳が満たされているか. ・授乳後に十分に排気されているか. ・授乳回数の目安は，3時間〜3時間半おき（夜間は4時間あくこともある）で8〜7回 ・児の覚醒のタイミングをみながら授乳する（**表Ⅱ-22**） ・哺乳量は，個人差がある．児の満足や体重をみながら調節する（**表Ⅱ-26**を参考に）． 　生後24時間では1回の授乳に平均7mL，次の24時間では1回の授乳に平均14mL飲んでいる． ・母乳栄養に人工栄養を補足しているものとして取り扱った． 哺乳量（例）：日齢×10 mL/回 　　　　　　　（日齢＋1）×60 mL/日 ＊早期新生児期は，基礎代謝が若干少なめ，また成長分エネルギーを除く59〜75 kcal/kg/日を目安にするとよい．	

【必要哺乳量の考え方】

基礎代謝	50
活　動	15
体温調節	10
特異動的作用	8
糞便中への損失	12
成　長	25
計	120
	kcal/kg/日
	（米国小児科学会）

データ・情報	アセスメント	助産診断名【例】
2 清　潔 　　全　身 　　頭　髪 　　臍 　　寝　具 　　衣　類 　　哺　乳	・新生児の状態に適した清潔方法がなされているか． 　→沐浴，清拭，洗髪，殿部浴 ＊新生児の清潔方法の良否は体温調節に大きく影響し，不適切な手技は体温低下を誘引し胎外生活適応の支障となるため要注意 ・全身の清潔は保持され保湿されているか． ・頭髪の清潔ではとくに泉門部や生え際に脂漏性湿疹がないか． ・眼脂はないか． ・皮膚に異常はないか． ・臍部に異常はないか（臍帯は乾燥した状態で，とくに処置をしなければ生後5～7日より前には臍脱しない）． ・寝衣交換やおむつ交換は適宜なされているか． ・おむつかぶれに代表される尿，便による皮膚の炎症は起こっていないか． ・母親をはじめとする養育者は清潔方法について理解し，技術を習得しているか． ・母乳育児の児は授乳のタイミングが優先されているか．	❷不確実な清潔方法による脂漏性湿疹
3 衣　類 　　衣　服 　　おむつ（おむつカバー）	・外気温に対応した着衣の種類や枚数の調節ができているか． 　→環境温25℃での目安：肌着・中着の2枚，毛布1枚，綿シーツ 　→皮膚温36.5～37.4℃に維持されるように調節 ・衣服やおむつ（おむつカバー）が新生児の呼吸や運動の妨げになっていないか． ・母親をはじめとする養育者は衣類について理解し，新生児の生理的特徴に対応した着脱方法やおむつ交換などの技術を習得しているか．	❸着せ過ぎによるうつ熱

情報・その他

表Ⅱ-21 児が母乳を欲しがっている早期のサイン

乳房を吸うように口を動かす
手を口にもっていく
クー，ハーという柔らかい声を出す
乳房を吸うときのような音を立てる
素早く目を動かす
むずかる

(水野克己ほか：よくわかる母乳育児, p47, へるす出版, 2007)

表Ⅱ-22 ブラゼルトンの新生児の覚醒段階

第1段階：深い睡眠（deep sleep）
第2段階：浅い睡眠（light sleep）
第3段階：まどろみ（drowsy）
第4段階：静かに目覚めている（quiet alert）
第5段階：活動的に目覚めている（active alert）
第6段階：泣いている（crying）

第3～5段階が授乳に適した覚醒段階

表Ⅱ-23 適切なまたは効果的に吸着できているサイン（4つのポイント）

UNICEF/WHO（2009年）	ILCA（2014年）
下顎が乳房についている（または，つきそうになっている）	下顎が乳房についている
口が大きく開いている	口が大きく開いている　＊口角の角度130～160度
下口唇が外向きにめくれている	口唇が外向きに広がっている
乳輪は，口の下部より上部にたくさん見えている	非対称に吸着している（児の口の上側の乳輪が多く見えている）

(BFHI 2009翻訳編集委員会訳：UNICEF/WHO赤ちゃんとお母さんにやさしい　母乳育児支援ガイド　ベーシック・コース「母乳育児成功のための10カ条」の実践, p.137, 医学書院, 2009および日本ラクテーション・コンサルタント協会：母乳育児支援スタンダード, 第2版, p167, 医学書院, 2015)

表Ⅱ-24 効果的に哺乳しているサイン

ときどき短時間休みながら，ゆっくりと，深く吸っている
嚥下の様子が見えたり音が聞こえたりしている
頬がふくらんでいて，エクボのようなくぼみができない
赤ちゃんは自分で乳房から離れて授乳を終え，満足そうに見える

(BFHI 2009翻訳編集委員会訳：UNICEF/WHO赤ちゃんとお母さんにやさしい　母乳育児支援ガイド　ベーシック・コース「母乳育児成功のための10カ条」の実践, p.138, 医学書院, 2009)

表Ⅱ-25 授乳のための姿勢

母親の授乳姿勢
背中や足を支えて楽な姿勢にし，必要に応じて乳房を支える
赤ちゃんの姿勢
赤ちゃんの体を一直線にする
赤ちゃんの体を母親の体に引き寄せて，乳房に近づける
赤ちゃんの体全体を支える
赤ちゃんの鼻が乳頭と向き合うようにする

(BFHI 2009翻訳編集委員会訳：UNICEF/WHO赤ちゃんとお母さんにやさしい　母乳育児支援ガイド　ベーシック・コース「母乳育児成功のための10カ条」の実践, p163, 医学書院, 2009)

表Ⅱ-26 正常正期産児に必要な人工乳の量

1日	60 mL/kg
2日	90 mL/kg
3日	120 mL/kg
4日	150 mL/kg
7～10日	180 mL/kg

(Roberton NRC（竹内　徹訳）：ロバートン正常新生児ケアマニュアル, p116, メディカ出版, 1997)

3. 生活環境

データ・情報	アセスメント	助産診断名【例】
1 感染予防策（院内） 　手指の清潔 　必要物品の消毒 　室内の清掃 　面会者制限 **【感染源】** 皮膚：常在細菌叢（表皮ブドウ球菌，小球菌など）／一過性細菌叢（黄色ブドウ球菌，連鎖球菌など）	＊米国疾病管理予防センター（CDC）ガイドラインより ＊水平感染の予防が重要 ・手指の消毒：標準予防策に従う． 　　ケア毎の手洗いの励行 　①手が肉眼的に汚れている場合，石けんと流水により少なくとも15秒間，手・指の全表面にいきわたるように洗い，水ですすぎ，ペーパータオルで完全に乾かす．使用したタオルで蛇口を閉める． 　②手が肉眼的に汚れていない場合，アルコール製剤による手指消毒 　③手が激しく汚染される可能性がある場合，手袋を着用する． ・器　具：原則として個々の新生児専用 ＊観察やケア，処置は新生児の各コットベッド上で実施 　→共同の処置台や体重計などの使用時はリネン類，ディスポーザブル不織布の使用で対応	

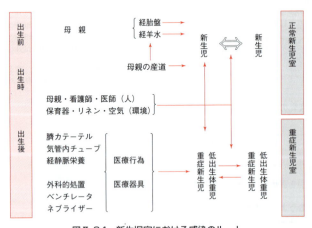

図Ⅱ-24　新生児室における感染のルート
（仁志田博司：新生児学入門，第4版，p337，医学書院，2012）

データ・情報	アセスメント	助産診断名【例】
	＊清掃：手指が頻回に接触する「手指の高頻度接触表面（ドアノブ，ベッド柵，スイッチ，トイレの壁）は頻回に洗浄． 　手指の接触が少ない「手指低頻度接触表面」や水平表面（窓わく）は定期的に掃除． 　垂直表面（壁，ブラインド）は肉眼的に汚れたときに掃除． 　床は特別な洗浄や除染に根拠はないため，洗浄剤による一般的な洗浄でよい． ・健康な人の面会は制限されないが，面会人の数や時間は常識に基づいて各施設で設定されている． ・健康でない人（とくに感染症罹患者）は，一般的に制限されるが，新生児にとって大切な人（父母）は疾患によって検討する． 【感染ルート】（図Ⅱ-24）	
2 事故防止策（院内） 　新生児標識方法 　チェック機能 　災害発生時の避難対策	＊新生児ケアの中で起こる可能性のある事故 　→新生児取り違え，院内感染，誤嚥・窒息，誤薬，熱傷，転落 ・新生児の標識は3種類以上の方法を取り入れているか． ・事故防止のためにいかなるチェック機能方法が採用されているか． ＊新生児は独力で避難できない，また母子同室制・異室制でも方法が異なるため，各施設での手順の周知徹底が重要である．基本的には母子一体で避難する．	
3 保育環境 　室温・湿度 　照　明	＊新生児室：室温 25〜26℃（着物1枚着て毛布を1枚かけた状態において） ・湿度 50〜60％ ・照明 500 Lux，白色灯 ・夜間の照明は暗くする． ＊一般病室：日中 20℃位　夜間はやや低め　湿度 40〜60％，照明 70〜150 Lux	

F 正常からの逸脱時の診断と実践過程

1. 新生児仮死

1. 新生児仮死とは
新生児仮死とは出生時に呼吸循環不全を主徴とする症候群を示すものである.

2. 新生児仮死の病態生理
アカゲザルの胎仔を分娩に先立って帝王切開によって臍帯と胎盤がつながった状態で取り出し,温かい生理食塩水に入れると胎仔は自発呼吸を行わず胎内と同様の状態でガス交換などを行う.その状態で臍帯結紮を行い,完全な無酸素状態にした10分間と,引き続いて行った蘇生時の生理学的変化を示したものが(図Ⅱ-25)である.

a) 一次性無呼吸(primary apnea)
仮死状態後すぐに自発呼吸が起こり,四肢を輾転反側するような筋肉運動がみられる.この運動は1分以上も経過すると停止してしまい,3分経過した時点で引き続き呼吸が止まる.
　心拍数や血圧は上昇気味になる.この状態が一次性無呼吸である.
　新生児の状態および蘇生への反応:チアノーゼは著明であるが,心拍数,血圧はほぼ正常であり,足底刺激や吸引などの刺激に容易に反応し自発呼吸が確立する.
　Cazeaux(カゾー)の分類でいう「青色仮死」「第1度仮死」状態である.

b) 二次性無呼吸(secondary apnea)
さらに無酸素状態が続くと,あえぎ呼吸が始まる.心拍数,血圧は急激に低下していき,臍帯結紮10分前後で再度呼吸が停止する.
　この状態を二次性無呼吸,または最終無呼吸(terminal apnea)と呼ぶ.
　新生児の状態および蘇生への反応:血圧,心拍数ともに低下しており,全身色は蒼白である.単なる刺激や酸素投与のみでは自発呼吸は確立されず,積極的な蘇生術が必要となる.
　Cazeauxの分類でいう「白色仮死」「第2度仮死」状態である.
　この段階で児は高度のアシドーシス状態にあり,脳など種々の臓器に影響が及ぼされ,状態改善が素早くなされない場合は不可逆性の臓器損傷や臓器壊死を招く(図Ⅱ-26).自発呼吸が確立するまでの時間も仮死の期間が長いほど延長される.

以上の病態生理を踏まえ,出生直後より自発呼吸がない場合はただちに蘇生を行う.不適切な蘇生術や数分数秒の時間の無駄が二次性の仮死へ発展させることになるため,適切で素早い蘇生が重要になってくる.
　また仮死によって引き続き起こる危険性のある種々の臓器障害についての理解も重要である.

Ⅱ. 新生児期の経過診断とアセスメント・ツール

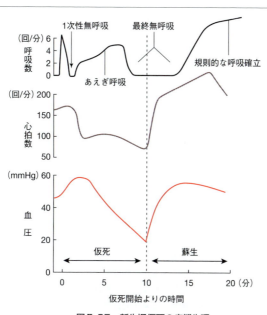

図Ⅱ-25　新生児仮死の病態生理

無酸素状態とした2〜3分後にまず一次性無呼吸となるが，やがてあえぎ呼吸（gasping）が起こり，7〜8分後に最終的に無呼吸となる．

(Fisher DE & Paton JB: Resuscitation of the newborn infant. In: Klaus & Fanaroff eds, Care of the High-Risk Neonates, 3rd ed, p31, WB Saunders 1986；仁志田博司：新生児学入門，第4版，p230，医学書院，2012)

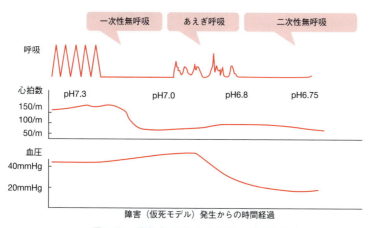

図Ⅱ-26　障害（仮死モデル）発生からの時間経過

※新生児蘇生法テキスト第3版，MEDICAL VIEW 2016，p47

(American Academy of Pediatrics, American Heart Association and John Kattwinkel MD FAAP, et al:Neonatal Resuscitation Textbook Fifth edition, 2006.chapter 1 より引用した細野茂春監：新生児蘇生法テキスト，第3版，p47，メジカルビュー社，2016)

データ・情報	アセスメント	助産診断名【例】
1 診断基準 (a) アプガー（Apgar）スコア（表Ⅱ-27） 　項目：皮膚色，心拍数，筋緊張，呼吸，反射 　　　　各々0～2点で評価 　評価基準： 　　10～7点：正常 　　6～4点：軽症仮死 　　3～0点：重症仮死 　判定時間： 　　出生後1分および5分 　　正常点（7～10点）になるまでに要した時間 (b) サーナット（Sarnat）低酸素虚血性脳症の重症度	・1953年 Apgar, V. が考案した新生児仮死の評価表であり，現在出生時の状態を評価するのにもっとも一般的な方法である． ・1分後：出生時の状態を反映する． 　5分後：児の予後（神経学的予後）を反映する．つまり，5分までに適切な蘇生がなされなかったか，蘇生に反応しないほど重篤な状態であったかを意味している． ・出生後5分と短時間のアプガースコアでは，母体に与えられた薬剤の影響や分娩による一過性または可逆性のストレスによって低値を示すことがある．そのため，正常点に達するまで10，15，20分と延長して評価する必要がある．また要した時間は仮死の重症度の大まかな指標となる． ・米国産婦人科学会は，神経学的後遺症と密接に関連する新生児仮死を以下のすべてを満たす状態であると定義している（ACOG, 1992）． 　①臍帯動脈血pH＜7.0（代謝性か混合性） 　②5分以上持続するアプガースコア4点未満 　③早期からの神経症状出現（痙攣，筋緊張低下，傾眠傾向など） 　④早期からの多臓器不全 ・また，分娩時の低酸素・虚血が原因で脳性麻痺となったと推測するためには，以下のすべてを満たすものとした（ACOG. AAP, 2002） 　①臍帯動脈血pH＜7.0（代謝性か混合性） 　②在胎34週以降の，早期発症の，中等症以上の新生児脳症 　③脳性麻痺が四肢麻痺型かジスキネジア型 　④他の明らかな原因疾患がないこと ・早産，低出生体重児では筋緊張と反射が弱いのでアプガースコアは低値をとることが多い． ・新生児仮死の重症度評価法としてサーナットが提唱した低酸素性虚血性脳症の重症度	

情報・その他

表Ⅱ-27 アプガースコア

	0	1	2
心拍数	0	100回/分未満	100回/分以上
呼吸	0	困難（弱々しく泣く）	活発（強く泣く）
筋緊張	だらりとしている	四肢をやや曲げる	四肢を活発に動かす
反射（足底刺激に対する反応）	反応せず	顔をしかめる	泣く
色	全身蒼白またはチアノーゼ	体幹はピンク色，四肢にチアノーゼ	全身ピンク色

注：A = appearance（皮膚色）color
　　P = pulse（心拍数）heart rate
　　G = grimace（反射興奮性）reflex irritability
　　A = activity（筋トーヌス）muscle tone
　　R = respiration（呼吸）respiratory effort

0〜3点：重症仮死（第2度仮死）
4〜6点：軽症仮死（第1度仮死）
7〜10点：正常

生後1分後，5分後のアプガースコアを採点する．また生後何分でアプガースコアが10点になったかを記載する．

（Apgar D: Current Res Anesth 32: 4, 1953）

表Ⅱ-28 サーナット（Sarnat）の低酸素虚血性脳障害（hypoxic ischemic encephalopathy:HIE）の重症度分類

	stage 1	stage 2	stage 3
意識レベル	不穏	傾眠	鈍麻混迷
神経筋コントロール			
筋緊張	正常	軽度低下	弛緩
姿勢	軽度の遠位部屈曲	重度の遠位部屈曲	間欠的除脳姿勢
腱反射	亢進	亢進	減弱
原始反射			
吸啜反射	減弱	減弱〜消失	消失
モロー（Moro）反射	顕著	減弱	消失
眼球前庭反射	正常	亢進	減弱
緊張性頸反射	軽度出現	高度出現	消失
自律神経機能			
瞳孔	交感神経優位	副交感神経優位	抑制
心拍	散瞳	縮瞳	不同，対光減弱
気管唾液分泌	頻脈	徐脈	不定
消化管蠕動	低下	増加	不定
	正常〜減弱	亢進	不定
痙攣発作	なし	通常あり	通常なし
予後	正常	正常〜後遺症〜死亡	後遺症〜死亡

（Sarnat HB et al : Neonatal encephalopathy following fetal distress. A clinical and electroencephalographic study. Arch Neurol 33(10)：696-705, 1976, 鮫島　浩：チアノーゼ．日本産科婦人科学会雑誌60(7)：N145-N153, 2008）

データ・情報	アセスメント	助産診断名【例】
分類（表Ⅱ-28） (c) セーリング（Saling）スコア（表Ⅱ-29） 　項目：臍帯血管の血液の充満度，皮膚色，筋緊張度，呼吸 　判定時間：出生後1分30秒 (d) カゾー（Cazeaux）の分類（表Ⅱ-30） 　項目：全身色，筋緊張 (e) 血液ガス 　所見：代謝性アシドーシス　高炭酸ガス血症 　主なチェック項目：pH，PO_2，PCO_2，base excess（BE） 　標準値： 　臍帯動脈中の血液 　　pH 7.320 ± 0.055 　　PO_2 27.4 ± 5.7 　　PCO_2 37.8 ± 5.6 　児動脈血（生後1時間） 　　pH 7.332 ± 0.031 　　PO_2 63.3 ± 11.3 　　PCO_2 36.1 ± 4.2	分類が用いられている．stage1〜3までの分類で重症化するほど予後が悪い． ・臍帯血管の緊満度は胎児胎盤循環状態を示しており，臍帯血管の緊満度の低いものは循環虚脱に陥っているおそれがあると判断される． ・代謝性アシドーシスの進展を評価の基礎としている． ・心拍数はアシドーシスとの相関性が低く，児の現在の状態評価には不適としているためアプガースコアと違い評価項目からはずされている． ・古くから行われているが2段階評価であるため今日の医療では実用性に乏しい． ・第1度仮死（青色仮死）：全身のチアノーゼはあるが筋緊張は良好で肛門は閉じた状態． ・第2度仮死（白色仮死）：血の気が失せチアノーゼも消失し，筋緊張なく肛門も弛緩している状態．すでに循環不全を伴った状態である． ・アプガースコア，セーリングスコアと比較すると表Ⅱ-31のようになる． ・pH：酸性・アルカリ性の程度を示すもの．pH7.40〜7.45が中性，それより高い場合をアルカローシス，低い場合をアシドーシスという． ・BE：酸性を中和する能力（緩衝能力）が正常な状態からどの程度ずれているかを示すもの． 　＋の場合：代謝性アルカローシス（緩衝能力が正常以上にある） 　−の場合：代謝性アシドーシス（緩衝能力が低下している） ・臍帯動脈を流れる血液は出生時の児の低酸素状態，アシドーシスを評価できる指標とされている． ・早産，低出生体重児ではアプガースコアが低値をとることが多いため，新生児仮死診	

情報・その他

表Ⅱ-29 セーリングスコア

点　数	3	2	1	0
臍帯中の血液	怒　張	血液充満	青白い	虚　血
躯幹の皮膚色	淡紅色	青い（チアノーゼ）	低　下	蒼　白
筋緊張と運動	非常に活発	普　通	あえぎ呼吸	な　し
出生後90秒の呼吸	元気に泣く	規則的に呼吸		な　し

①生後1分30秒後に判定，4項目満点で12点となる．
②アプガースコアと異なり，心拍数のチェック項目がない．

表Ⅱ-30 カゾーの分類

	全身の色	筋緊張
第1度仮死	チアノーゼ（青色）	ある（四肢屈曲）
第2度仮死	白色（血の気が失せた色）	なし（四肢伸展）（肛門括約筋弛緩）

2段階評価であるため今日の医療としてはきわめて実用性に乏しい．

表Ⅱ-31 カゾーの分類との比較

カゾーの分類	アプガースコア	セーリングスコア
第1度仮死	6〜4 点	6〜3 点
第2度仮死	3〜0 点	2〜0 点

表Ⅱ-32 アプガースコアと臍帯動脈血 pH 値

アプガースコア	pH 平均 ± ISD
10〜9点	7.285 ± 0.043
8点	7.253 ± 0.058
7〜6点	7.187 ± 0.068
5〜4点	7.144 ± 0.041

（野田芳人ほか：臍帯血の検査情報．周産期医学 25 (10)：1403-1406, 1995）

データ・情報	アセスメント	助産診断名【例】
	断において重要になってくる． ・成熟児のアプガースコアと臍帯動脈中の血液pHとの関係は表Ⅱ-32のように示されている． ・神経学的予後と臍帯動脈中の血液pHとの関連性は薄いという説と関連性があるという説がある．	
(f) その他の生化学的検査 ・NSE, AST, ALT, LDH, CPK, など	・仮死による細胞傷害の結果，これらの値は上昇する． ・NSE：神経細胞に特異的に存在する神経特異性エノラーゼのことであり，脳神経細胞傷害の評価指標となる． 　生後5日目の髄液NSE値は遅発性神経細胞壊死を反映するため長期神経学的予後とかなりの関連性があるとされている． ・CPK：血清CPK値が高値を示す場合，低酸素負荷が全身に起こったと考えられる． 　3種類の型があり主な存在場所は，筋肉(MM型)，脳(BB型)，心臓(MB型)である． ・AST, ALT, LDH：細胞逸脱酵素である．新生児仮死の場合は生後2～3日頃がピークとなる．	
(g) その他の生理学的検査 ・脳波，大泉門圧，聴性脳幹反応（ABR），超音波脳血流測定，頭部CT	・脳波：仮死時は活動性が低下する． ・大泉門圧：仮死による脳浮腫，脳血液量の増加の評価となる．新生児の正常値は10 cmH$_2$O以下である． ・ABR：脳幹機能を示すものであり，低酸素の影響をかなり受けやすい． ・超音波脳血流測定： 　　収縮期最大血流速度（V_s） 　　拡張末期血流速度（V_d） 　　$PI = (V_s - V_d) / V_s$ 　重症仮死では出生直後V_dが著しく増加することによるPIの低下がみられる．これは極端な脳血液灌流量の増加による所見と考えられる．	

ケアの要点	具体的評価内容
【A】新生児仮死の予測 助産診断名：❶，❷，❸，❹，❺ 　a．新生児仮死の原因，ハイリスク因子の把握 　　1）母体因子 　　　　妊娠高血圧症候群，高年初産，糖尿病，重症貧血，心疾患合併，薬物常用，ショックなど 　　2）胎児因子 　　　　早産児，胎児発育不全児，先天奇形，多胎，胎児水腫，羊水過多・過少など 　　3）分娩因子 　　　　胎位・回旋異常，児頭骨盤不均衡，分娩遷延，臍帯巻絡，前置胎盤，胎盤早期剝離，臍帯脱出，など	
【B】分娩時胎児機能不全の早期発見と対策（☞詳細は第3章Ⅱ-G-e 胎児機能不全，p522参照） 助産診断名：❶ 　a．胎児機能不全の早期発見 　　1）ハイリスク群の把握 　　2）胎児機能不全徴候の把握 　　　・CTGモニター：持続する高度頻脈，軽度の変動一過性徐脈，基線細変動の減少，遅発一過性徐脈，など 　　　・胎児頭皮血pH 　b．胎児機能不全への対策 　　1）母体体位変換 　　2）子宮収縮抑制 　　3）酸素投与 　　4）原因の発見と除去 　　　　例）過強陣痛→子宮収縮抑制 　　　　　　母体低血圧→体位変換，輸液など 　　　　　　臍帯脱出→内診，臍帯還納など 　　　　　　羊水過少→人工羊水注入など 　　5）急速遂娩の準備	・胎児機能不全徴候を早期に発見し，胎内環境を改善することができる． ・胎児機能不全の原因が除去され，胎児の状態が良好である．

Ⅱ-F-1

データ・情報	アセスメント	助産診断名【例】
	・頭部CT：急性期においては脳浮腫の状態と重症度の把握を目的とする．予後の判定には低吸収域の程度と範囲が関連するが，検査時期は低吸収域の出現がみられる生後2週以後となる．	
2 発生の因子	・新生児仮死は分娩中もしくは分娩前からの胎児機能不全に引き続き起こることが多い．	❶分娩時胎児機能不全に引き続く新生児仮死発症の危険性
(a) 母体因子	①母体の血圧低下 　仰臥位低血圧症候群や多量の産科出血など低血圧によるもの． 　母体の基礎疾患（糖尿病，血液疾患など），妊娠に基づく病態（妊娠高血圧症候群，感染など）によるもの．	❷母体の急激な血圧低下に関連した胎児胎盤循環不全に伴う新生児仮死発症の危険性
(b) 胎盤因子	②胎盤の血流交換不全 　過強陣痛，常位胎盤早期剝離，広範囲の胎盤梗塞などのように胎盤を介してのガス交換不全によるもの．	❸過強陣痛による胎盤の血流交換不全に伴う新生児仮死発症の危険性
(c) 臍帯因子	③臍帯での血流途絶 　臍帯下垂・脱出，羊水過少，強度の臍帯巻絡，真結節，過捻転などが原因で臍帯での血流が遮断されることによるもの．	
(d) 胎児因子	④胎児の予備能力不足 　胎児発育不全（FGR）や過期産，早産など分娩陣痛による一過性の虚血，低酸素状態に耐えられないことによるもの．	❹FGRなど胎児予備能力不足に関連した新生児仮死発症の危険性
(e) 新生児因子	⑤肺拡張不全によるガス交換障害 　後鼻孔閉鎖などの気道閉塞や横隔膜ヘルニアなどによる肺の拡張不全によるもの． ・その他，緊急帝王切開による全身麻酔，母体に投与された薬剤（硫酸マグネシウムなど）による児の呼吸抑制，鉗子・吸引分娩による分娩外傷などの因子がある．	❺緊急帝王切開による母体全身麻酔に伴う新生児呼吸抑制の可能性

ケアの要点	具体的評価内容

【C】蘇生の準備
　助産診断名：❶，❷，❸，❹，❺
　a．環境整備
　　1）室温，湿度
　　　室温：25℃前後
　　　湿度：40〜60％
　　　保育器：必要に応じて準備する．あらかじめ電源を入れ保育器内を温めておく．
　　2）照明
　　　十分な明度の昼色光蛍光灯が望ましい．
　　　無影燈はチアノーゼを隠蔽する傾向があるため避ける．
　　3）その他
　　　酸素，空気の配管あるいはボンベ
　　　吸引の配管あるいは吸引器

　b．備品
　　1）蘇生台（放射熱源付）
　　　器材カート：テープ，ハサミ，ディスポーザブルの注射器や注射針，消毒液，検体容器，など
　　　新生児用喉頭鏡直型：ハンドルとブレード（0，1）
　　　気管チューブ：2.0 mm（500〜600 gで2.5 mmが入
　　　　　　　　　　　　　らないとき）
　　　　　　　　　　2.5 mm（＜1,800 g，25〜32週）
　　　　　　　　　　3.0 mm（＜3,000 g，33〜40週）
　　　　　　　　　　3.5 mm（3,000 g以上，38週〜）
　　　流量膨張式バッグ，圧マノメーター
　　　自己膨張式バッグ，閉鎖式酸素リザーバー
　　　蘇生用フェイスマスク
　　　酸素ブレンダー
　　　加温加湿器
　　　輸注ポンプ
　　　心拍，血圧モニター
　　　経皮酸素分圧測定装置
　　　ストップウォッチ
　　　体温計
　　　新生児用聴診器
　　　吸引カテーテル（6，8，10Fr）
　　2）薬　品

・新生児仮死を予測した蘇生の準備が整っている．

データ・情報	アセスメント	助産診断名【例】
3 出生後の経過の予測 (a) ダイビング反射(図Ⅱ-27) ・絶対必要臓器 　脳，心臓，肺，副腎など ・必要臓器 　肝臓，腸管，脾臓，腎臓など ・犠牲となりうる臓器 　骨，筋，皮膚など (b) 呼吸障害	・血液の分配は出血や低酸素症などにより変化し，脳や心臓などの重要臓器により多くの血液がいき，皮膚や腸管など比較的重要でない臓器への血液分配は減少する． ・この反射はカテコラミンや自律神経系によってコントロールされている． ・仮死の程度が重症であったり長時間持続した場合など，このような反射による体内の防御機構も破綻し，各臓器にさまざまな影響を及ぼす． ☞ 詳細は第5章Ⅱ-F-2 呼吸障害，p1014参照． ・仮死によって生じる低酸素血症，アシドーシスが肺に及ぼす影響として ①肺毛細血管が損傷され血管の透過性が亢進する ②心筋の収縮力低下により肺うっ血が生じ，肺胞に血液成分の漏出が起こる ③肺動脈の収縮により肺高血圧となる などがあり，肺障害発生のメカニズムについては（図Ⅱ-28）のように示される．	

表Ⅱ-33 救命処置に使用される主な薬品

薬剤名	市販薬	用量	使用法
アドレナリン	ボスミン®	0.01 mg/kg	1 mLを5%ブドウ糖9 mLとまぜ，その0.1〜0.3 mL/kgを静注または，0.3〜1.0 mL/kgを気管チューブを介して気管内投与
炭酸水素ナトリウム	メイロン®	1〜2 mEq/kg/回	8.4%製剤を等量の5%ブドウ糖と混ぜ，その4〜6 mL/kgをゆっくり静注
ドパミン	イノバン® 100 mg/5 mL ドミニン® 100 mg/5 mL	3〜15 μg/kg/min 5〜20 μg/kg/min	100 mg/5 mL を5% ブドウ糖液 45 mL に混ぜ，3〜15 μg/kg/min の速度でシリンジポンプを用い点滴静注
リドカイン	キシロカイン® 100 mg/5 mL	1 mg/kg/回	不整脈に対しては，100 mg/5 mL を5% ブドウ糖液 20 mL と混ぜ，その0.5 mg/kg を心電図をみながら静注．痙攣重積時は 2 mg/kg をゆっくり静注
グルコン酸カルシウム	カルチコール® (8.5%)	20 mg/kg/回	8.5% 製剤 2 mL/kg を心電図をみながらゆっくり静注
ジアゼパム	セルシン® 5 mg/mL	0.5 mg/kg/回	ゆっくり静注，痙攣再発で同量投与可
濃グリセリン	グリセオール® (10%)	10 mL/kg	1時間で点滴静注，脳圧亢進が続けば1日2回投与可
フェノバルビタール	フェノバール® (10%)	初回 15〜20 mg/kg 維持 3〜5 mg/kg	筋注または静注

（古川秀子ほか：新生児室で行う蘇生．周産期医学 26 (5): 684, 1996より一部改変し許諾を得て転載）

ケアの要点	具体的評価内容

生理食塩水,蒸留水,グルコース液(5%,10%,20%,50%),その他蘇生用薬品(表Ⅱ-33)

c. 蘇生要員

新生児科医師の立ち会いが望ましい.

その他蘇生にかかわるスタッフ(助産師,看護師,産科医など)の確保.

Consensus 2010に基づくneonatal resuscitation program(NRP)による新生児心肺蘇生法に習熟したスタッフが立ち合う.

d. 他部署への連絡

NICU,小児病棟に収容される可能性がある場合,受け入れ態勢を整えるため事前に連絡しておく.

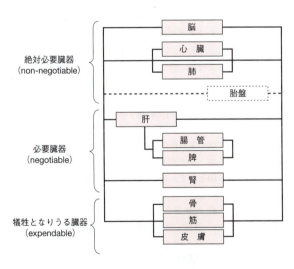

図Ⅱ-27 ダイビング反射

(Nelson NM: Respiration and circulation before birth. In : Smith CA et al eds: The Physiology of the Newborn Infant, CC Thomas, 1976 より一部改変した仁志田博司:新生児学入門,第4版, p283, 医学書院, 2012)

データ・情報	アセスメント	助産診断名【例】
・胎便吸引症候群（MAS） 羊水混濁	・混濁した羊水を肺内へ吸引することが原因となる． ・呼吸窮迫症状（多呼吸，陥没呼吸，鼻翼呼吸，呻吟など）を出生直後より呈する．	❻羊水混濁に伴うMAS発症の危険性
・新生児遷延性肺高血圧症（PPHN） チアノーゼ持続	・病態としては肺動脈血管抵抗が高い（肺高血圧症）ことから，卵円孔と動脈管を介する右→左シャントが起こることによる．循環動態が胎児期と似ていることから胎児循環遺残症（PFC）とも呼ばれている． ・呼吸運動が確立しているにもかかわらず，チアノーゼが持続しているときにはPPHNが疑われる． ・循環血液中の酸素は肺動脈拡張作用があるので，治療としては酸素投与が第1に行われる．	
・新生児一過性多呼吸（TTN） 多呼吸，呻吟	・仮死の場合，第1呼吸が遅れ，十分な呼吸の確立が遅れるため，肺水の吸収が遅れる．肺水によって換気面積が減少するため，1回換気量が減じて呼吸数が増えることが考えられる． ・多呼吸，呻吟はみられるが著明な呼吸障害症状（チアノーゼや陥没呼吸）は少ない． ・一過性の水分吸収遅延であるため，多くは2～3日で自然軽快する．	❼呼吸確立の遅れに伴う不十分な肺水吸収に関連したTTN発生の危険性
・呼吸窮迫症候群（RDS） 呼吸窮迫症状：多呼吸，陥没呼吸，呻吟，チアノーゼなど ・呼吸窮迫症候群（RDS）：$PaO_2/FiO_2 \leq 200mmHg$	・肺の未熟性に起因する呼吸障害をRDSと呼ぶ．また仮死児にRDS症状がみられる原因として，以下のようなことが考えられている． a）低酸素症，アシドーシスによる肺動脈収縮で肺血流量が減少し，肺サーファクタントの産生が抑制される． b）低酸素，肺血流量減少（虚血）による肺胞の毛細血管の透過性亢進．肺サーファクタントを不活化する物質が含まれている血液成分が肺胞内に漏出するためサーファクタント不活化が起こる．	❽肺の未熟性や新生児仮死に伴う低酸素状態，アシドーシスに関連した肺サーファクタント産生抑制・不活化に伴うRDS発症の危険性

Ⅱ．新生児期の経過診断とアセスメント・ツール

情報・その他

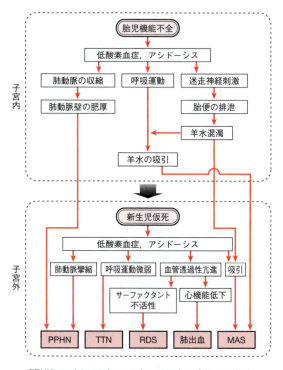

PPHN: persistent pulmonary hypertension of the newborn
TTN: transient tachypnea of the newborn
RDS: respiratory distress syndrome
MAS: meconium aspiration syndrome

図Ⅱ-28 胎児・新生児仮死で起こる肺障害の発症メカニズム
(楠田 聡：胎児・新生児仮死と肺障害．周産期医学 27 (10)：1374-1378, 1997)

データ・情報	アセスメント	助産診断名【例】
	c) 量的・質的に異常な肺サーファクタント（表面活性の低い，small aggregateサーファクタントなど）が，肺浮腫によって二次的に不活化される． ・出生後数時間以内に始まる呼吸窮迫症状（多呼吸，陥没呼吸，呻吟，チアノーゼなど）を呈する． ・急激かつ過剰な侵襲が生体に加わると炎症性サイトカインによって活性化された好中球エラスターゼによりrespiratory distress syndrome（RDS）が発症する． ・好中球エラスターゼをはじめとする炎症細胞由来の組織傷害物質によるサーファクタント成分の分解が起こる．また，高度の炎症があることでサーファクタントの合成・分泌が減少する． ・人工換気とサーファクタント補充によって治療がなされる．	
・肺出血 　気管内吸引液： 　　肉眼的血性 　　潜血反応（+） 　強い呼吸窮迫症状： 　　多呼吸 　　陥没呼吸 　　呻吟 　　チアノーゼ　など	・肺胞の透過性亢進，心筋障害により引き起こされる肺うっ血により肺胞に血液自体が漏出する状態である． ・肺サーファクタントの活性が血液によって阻害されるため少量の出血であっても強い呼吸障害を呈する． ・治療としては，人工換気により肺胞圧を上昇させ出血を抑制することとサーファクタント補充療法である．同時に心不全に対する治療も重要である．	

ケアの要点

【D】新生児仮死への早期対応
助産診断名：❶, ❷, ❸, ❹, ❺

a. 蘇生の初期処置
1) 羊水の胎便混濁がある場合
   a) 活気がある，啼泣が力強く，筋緊張が良好，心拍100回/分以上あれば口腔内吸引を行う．これらの徴候が認められないときは，口腔内吸引，気管内吸引を行う．
   b) その後保湿，気道の確保，皮膚刺激を行い，呼吸と心拍ならびに皮膚色をチェックする．
   c) 自発呼吸が認められなければ人工呼吸を行う（新生児仮死で90％以上はバッグマスク換気だけで改善する）．

b. 体温の維持
1) 温めたインファントウォーマーのもとで処置を行う．
2) 体表面の水分を素早く拭き取る．できればインファントウォーマーで暖まったバスタオルやガーゼを使用する．

c. 気道確保と刺激
1) sniffing position
   直ちにsniffing position（においをかぐ姿勢）をとらせる（図Ⅱ-29）．
   後頭部の大きい新生児では肩枕を入れると気道確保の体位をとりやすい（図Ⅱ-30）．
   十分な換気が得られない場合は，口腔内次いで鼻腔吸引を行う．出生後数分間に後咽頭を刺激すると徐脈，無呼吸の原因となる迷走神経反射を引き起こすので，心拍モニターをつけない場合に吸引カテーテルを深く挿入したり，長時間吸引しないよう注意する．
2) 刺激による啼泣誘発
   a) 足底刺激
      児の足底を2，3回平手で叩くか指で弾く．
   b) ペレー（Perez）反射誘発法
      児の背面を脊柱に沿って殿部から肩に向かってこすりあげる．
*過度の刺激は皮膚を損傷し呼吸確立への時間を延長

具体的評価内容

心肺蘇生を施行するため出生直後のチェックポイント3項目

・正期産児か

・呼吸や啼泣は良好か

・筋緊張は良好か

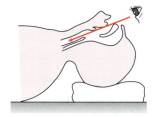

図Ⅱ-29 挿管時のポジショニング
挿管するときには，児の頭の下にタオルを入れて児の頭を持ち上げ，下顎をやや挙上させたsniffing positionとする．介助者は児の手と肩を押さえ，頭を固定する（年長児～成人のように下顎を持ち上げて後屈させると，喉頭鏡のブレードと気管の方向が一直線とならず，気道が見えにくくなる．
（松澤重行ほか：新生児仮死の蘇生法．周産期医学 27（10）：1365, 1997）

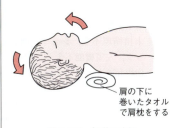

図Ⅱ-30 気道の確保

データ・情報	アセスメント	助産診断名【例】
(c) 循環障害 ・新生児遷延性肺高血圧症（PPHN） 　肺動脈血管の収縮 　↓ 　肺動脈圧上昇 　↓ 　右-左シャント 　↓ 　全身チアノーゼ	・新生児遷延性肺高血圧症（PPHN）（☞ 第5章Ⅱ-F-2 呼吸障害, p1014 参照） ・肺動脈血管の拡張には動脈血酸素分圧（PaO_2）の十分な上昇が必要である．低いPaO_2つまり低酸素血症やアシドーシスの状態では肺動脈は閉じてしまう（☞ p952の図Ⅱ-4参照）． ・肺動脈の収縮→肺血流量の減少→低酸素症，アシドーシスの悪化→さらなる肺動脈の収縮→肺動脈圧の上昇→右-左シャント→強度の低酸素血症と悪循環になる． ・40〜50％以上の血液が右-左シャントをすると，酸素を投与しても動脈血が静脈血と混じるためPaO_2はある一定以上には高くならない（☞ p953の図Ⅱ-5参照）． ・そのためできるだけ速やかに低酸素血症，アシドーシスを改善する必要がある．	❾低酸素状態，アシドーシスによる肺動脈収縮に伴う循環障害発生の危険性・PPHN，TMIなど
・一過性心筋虚血（TMI） 【定　義】 　右心不全型 　　高度のチアノーゼ 　　肺高血圧，右室機能不全，三尖弁逆流 　左心不全型 　　末梢循環不全，ショック，左室機能不全，僧帽弁逆流	・周産期の循環不全，低酸素症による一過性の虚血性心筋障害により呼吸障害，うっ血性心不全，ショックなどを来たした病態 ・右室不全型：胎便吸引症候群，呼吸窮迫症候群，一過性多呼吸などの呼吸障害に合併していることが多い． ・出生後早期がもっとも重症である（肺血管抵抗が生理的にもっとも高値であるため）． 　肺血管抵抗の低下とともに急速（72時間以内）に改善することが多い． 　肺血管抵抗を下げるため十分な酸素投与が最重要である． ・左室不全型：妊娠中毒症，胎盤機能不全，糖尿病合併妊娠，胎内発育不全など胎児期の要因が関与していることが多い． ・以下のような左室への負荷が加わる理由で出生後数時間経過してから重症化することがある． 　生理的な体血管抵抗の上昇（出生と同時に胎盤血流が途絶えることにより急速に上	

ケアの要点	具体的評価内容

するだけである．反応が弱い場合には即，陽圧人工換気を施行する．

3）酸素投与

自発呼吸があり心拍数100回/分以上であるが中心性のチアノーゼのみ認められる場合はフリーフロー（5L/分）の酸素投与を施行する．

＊第1度仮死の場合は以上の処置でたいてい蘇生に成功する．

d．人工換気

1）マスク＆バッグ

a）100％酸素を使用

b）気道の確保（図Ⅱ-30）

仰臥位にて児の下顎骨の中央に指を当てて上方に挙上すると同時に頭部を下に押して後屈させる．

舌が挙上することにより，喉頭蓋と舌による閉塞を解除する方法である．

c）マスク＆バッグ（図Ⅱ-31）

マスクのサイズは鼻と口を覆うが眼にかからないものを選択する．眼を圧迫すると迷走神経反射で徐脈をきたすだけでなく眼球損傷のリスクがある．

示指と母指でCの字をつくりマスクを顔に密着させ，中指で軽く下顎を挙上し固定する．

もう片方の手でバッグを握るように換気し，十分胸が上がったら加圧をやめ呼気を促す．

・人工呼吸の回数は40～60回/分．

・長時間マスク＆バッグするときは胃カテーテルを経口的に挿入する．

2）気管内挿管

手順（介助者2人の場合）

a）介助者の1人：挿管時のポジショニング（図Ⅱ-29）．挿管時は肩枕をはずすか後頭部に敷く．

b）介助者の1人：術者の右側に立ち，術者が喉頭を展開したら吸引チューブを渡し，分泌物を除去後，挿管チューブを術者の右手に渡す．

c）術者は両肺を聴診し換気を確認し挿管チューブをテープで固定する．

20秒以内に挿管できなければ再びマスク＆バッグで十分換気を行ってからトライする．

・適切な呼吸循環管理がなされる．

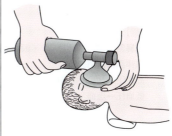

図Ⅱ-31　人工呼吸の方法

データ・情報	アセスメント	助産診断名【例】
	昇する) 　動脈管開存症（PDA）での右-左シャントによる左室負荷 　生理的な低血糖（胎外適応のための高いエネルギー消費，母体からの糖供与中止などによる） 　酸素投与に加え，薬物投与（カテコラミン，血管拡張薬，利尿薬など）が有効．	
両心不全型	・両心不全型：両方の症状をもつ．	
(d) 中枢神経系障害 ・低酸素性虚血性脳症（HIE） 【病　態】 　血流異常 　　自律調節能消失 　　高血圧→うっ血・出血 　　低血圧→虚血	・仮死の初期はダイビング反射が機能している．しかし仮死状態が持続，重症化してくると自律調節能が消失し，脳血流が血圧に依存するようになるため，脳は虚血とうっ血・出血のいずれの危険にもさらされる．また血液ガスや循環系などにも影響される．	⑩新生児仮死状態の持続重症化に伴うHIE発症の危険性
神経細胞傷害 　　細胞膜イオンポンプ機能障害→ 　　細胞内流入：Na^+，Cl^-，Ca^{2+} 　　細胞外流出：K^+	・低酸素により細胞膜のイオンポンプ（細胞膜内外のイオンバランス，イオン濃度のホメオスタシスを保つ）機能が阻害され，細胞内へNa^+，Cl^-，Ca^{2+}の流入，細胞外へK^+の流出が起こる．これにより細胞内での細胞傷害，細胞外液では低ナトリウム，低カルシウム，高カリウム血症が起こり神経や心機能の障害が起こる．	
【症　状】 　・各臓器障害の症状 　・中枢神経系の症状	a) 脳が障害を受けているということは，すでに全身の各臓器もなんらかの障害を受けているため多彩な臨床症状を示すことになる（図Ⅱ-32）． b) 中枢神経系の症状 　発症時間とともにその臨床像が変化していく．すべてこのように経過するわけではなく，軽度から中等度の仮死では，出生直後から目を見開いた不穏状態で易刺激性があるが徐々に回復していくこともある．	

情報・その他

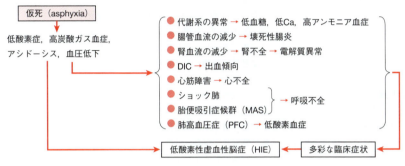

図Ⅱ-32　仮死の臨床像

(仁志田博司：新生児学入門, 改訂第4版, p239, 医学書院, 2012)

データ・情報	アセスメント	助産診断名【例】
【治　療】 　全身諸臓器に対するものが必要	・酸素投与，アシドーシス補正，血糖や電解質バランスの維持など全身の諸臓器に対する治療が必要である． 　　とくに中枢神経系の治療として呼吸管理，輸液管理，痙攣のコントロール（フェノバルビタール，アレビアチン，ジアゼパムなど抗痙攣薬）がなされる．	
(e) 腎臓障害 【病　態】 　仮死→ダイビング反射 　→腎血流量減少→腎不全	・腎臓は仮死時のダイビング反射において優先順位が低い臓器であるため，血流の減少が起こり腎不全に陥る危険性がある． ・新生児仮死の場合は低酸素と虚血により生じる腎前性腎不全が主体である．	
【症　状】 　・利尿の遅れ（平均16時間） 　・乏尿（1 mL/kg/時間：36時間以内） 　・低ナトリウム血症（目安：130 mEq/L以下） 　・高カリウム血症(目安：6.5 mEq/L以下) 　・浮腫 　・代謝性アシドーシス 　・BUN上昇（20 mg/dL以上） 　・血清クレアチニンの上昇（1.0 mg/dL以上）	・新生児の利尿開始時間は平均16時間である．生後20時間以上利尿がみられないときには腎障害を疑う． ・乏尿以外の症状として 　低ナトリウム血症：乏尿の結果としての水分貯留，仮死によって引き起こされる抗利尿ホルモン不適合分泌症候群（SIADH）による場合がある． 　高カリウム血症：アシドーシスや細胞障害の際，カリウムが細胞内から細胞外へ流出するため高カリウム血症となる．その上，腎不全の場合，尿によるカリウム排出がされないためますます高カリウム血症になる．	⓫新生児仮死に伴う利尿の遅れ
【治　療】 　腎虚血の改善が重要	・volume負荷（浮腫があっても尿の排出を期待して行う） ・腎血管抵抗の軽減（ドパミンやドブタミンなどの薬剤使用）	

ケアの要点	具体的評価内容
e. 人工換気以外の蘇生手技 　1）胸骨圧迫 　　a）100％酸素で人工換気開始後30秒間行っても心拍数60回/分未満の場合に行う． 　　b）手技：両手で児の胸を抱え背部を支え，母指を胸骨正中部（乳頭を結ぶ線上）に置いて90回/分の速さで胸骨の下1/3程度がへこむ強さで圧迫する（図Ⅱ-33）． 　2）血管確保 　　a）24Gの静脈留置針を使用 　　b）基液を入れたシリンジに三方活栓，延長チューブを接続する． 　　c）部位は手背静脈，大伏在静脈，足背静脈など 　　d）血管内留置を確認するためチューブと接続する前に生理食塩水を少量注入することがあるため，生理食塩水を入れた1 mLシリンジを準備しておく． 　3）薬物の準備 　　a）心臓蘇生 　　　0.1％アドレナリン（ボスミン®）を5％ブドウ糖液か蒸留水で10倍に希釈し，0.1〜0.3 mL/kgを静注または0.3〜1.0 mL/kgを気管内注入する． 　　b）代謝性アシドーシス 　　　同量の蒸留水で希釈したメイロン®2〜4 mL/kgをゆっくりと静注する． 　　　ただしメイロン®投与により産生されるCO₂が排出されないとアシドーシスは改善しないため，換気不全の状態でのメイロン®投与は逆効果である．	正しい気管挿管部位の確認法 ・呼吸音が両肺野上で聞かれる． ・用手換気時の胸部の対称的動き． ・胃の膨隆がない． ・呼気時にチューブ内に水蒸気が認められる． ・呼気CO_2の検知 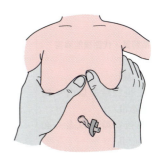 図Ⅱ-33　新生児の胸骨圧迫法（サム法） 2本指圧迫法（ツーフィンガー法）もあるが胸郭包み込み両母指圧迫法（サム法）のほうが効果的である．

データ・情報	アセスメント	助産診断名【例】
(f) 消化管障害 ・壊死性腸炎（necrotizing enterocolitis：NEC） 仮死→ダイビング反射→腸管虚血→血流再灌流→腸管粘膜損傷→腸管壊死	・回腸末端から結腸に好発する壊死性変化を主体とした後天性腸疾患である．発症例の約4/5は超低出生体重児である． ・仮死時における発症病態は，ダイビング反射によって腸管への血流が減少し，その後の再灌流により，腸管粘膜損傷を来たし腸管壊死にいたるとされている． ・発症時期は授乳開始後に多く，生後4〜6日頃となっている．	⓬新生児仮死に伴うNEC発症の危険性
(g) 電解質・代謝機能障害 ・低血糖症 【定義】 生後72時間以内＜30 mg/dL 生後72時間以上＜40 mg/dL 【症状】 ・痙攣，振戦，易刺激性，嗜眠傾向など	a) 低酸素状態にあるため，嫌気性代謝系によるエネルギー産生がなされる．好気性代謝では1モルのグルコースから36モルのATPが産生されるが，嫌気性代謝では1モルのグルコースから2モルのATPしか産生されないためグルコースの消費が多くなり低血糖になりやすい． b) 胎外生活への適応（呼吸や循環など）に要するエネルギーやストレスなどが大きいためグルコースの消費量が多い． c) 仮死というストレスにより一時的に高血糖になることがあるが，短時間に逆にリバウンドによる低血糖を起こす．	⓭新生児仮死に伴う低血糖症発症の危険性
・低カルシウム血症 血清カルシウム値 正常値：10〜8 mg/dL 【症状】 ・神経・筋の細胞の興奮性上昇→痙攣 ・心筋の伝導系（QT時間の延長） ・痙攣の前症状：哺乳力低下，嗜眠傾向，チアノーゼなど	a) 生後48時間以内に低カルシウム血症となる早発型低カルシウム血症である． b) カルシウムとリンの血中濃度はビタミンD，副甲状腺ホルモン（PTH），カルシトニンなどによってコントロールされており，カルシウムとリンはお互いに拮抗しながらバランスをとっていると考えられる． c) 出生後は副甲状腺機能の活性化，カルシトニンの分泌抑制がなされていくが，仮死によりその適応に遅れが生じる．また，低酸素症などの障害によって細胞内から多量のリンが出るため，さらに低カルシウムの程度が高まるとされ	⓮新生児仮死に伴う低カルシウム血症発症の危険性

ケアの要点	具体的評価内容
f. モニター装着 　蘇生効果の判定のためモニタリングは不可欠であり，処置開始と同時に素早く装着する． 　1) 心拍呼吸モニター 　　a) あらかじめ機械の電源を入れ，電極線に電極板を装着しておく． 　　b) 羊水除去後，装着部位の皮膚を清拭し胎脂や汚れを取り除く．とくに26週以下の児に対しては，皮膚の汚れを落とすことが目的となる洗浄剤は使用せず滅菌水のみの使用が推奨されている． 　　c) 電極を装着する．（図Ⅱ-34） 　　　赤電極：右前胸部．心電図の電極である． 　　　黄電極：左側胸部．心電図と呼吸の共通電極である． 　　　黒電極：右側胸部．呼吸の電極である． 　　　　赤・黄電極は心臓を挟むように，黄・黒電極は横隔膜を挟むように装着する． 　　d) 心電図，呼吸曲線の振幅が十分であるか確認し，感度を調節する． 　2) パルスオキシメータ 　動脈血酸素飽和度を測定する． 　　a) 装着部位は光が透過する足背や手掌とする． 　　b) プローブをテープで固定する（図Ⅱ-35）． 　　　テープは皮膚への刺激が少ないものを使用し，何重も巻いたり，圧迫して巻かないように注意する．	・蘇生の効果判定，児の状態把握ができる．

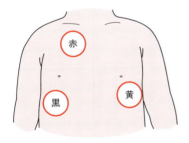

図Ⅱ-34　心拍呼吸モニター
（楠田　聡：新生児医療の臨床手技（藤村正哲編），p257，メディカ出版，1995）

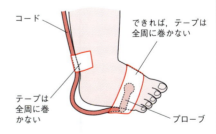

図Ⅱ-35　パルスオキシメータの装着
（服部哲夫：新生児医療の臨床手技（藤村正哲編），p255，メディカ出版，1995）

データ・情報	アセスメント	助産診断名【例】
	ている. ＊副甲状腺ホルモンは血中のカルシウム濃度を高める方向に作用する. ・カルシトニンはカルシウムの骨への沈着を促進する作用があるため血中カルシウム濃度は低下する.	
(h) その他 ・DIC	・仮死による末梢循環不全，低酸素症，アシドーシスなどの影響により播種性血管内凝固症候群（DIC）を起こす危険性もある.	

ケアの要点	具体的評価内容

【E】蘇生後の対応
助産診断名：❼, ❽, ❾, ❿, ⓫, ⓬, ⓭, ⓮

a. 呼吸あり．心拍数≧100回/分
　1) コット収容でよい．不安な場合は保育器収容し，パルスオキシメータを装着する．
　2) 生後2, 5時間のバイタルサインチェック：
　　呼吸パターン，呼吸数，心拍数，皮膚色，体温，筋緊張，泣き方，モロー反射など
　3) 哺乳は児の状態にもよるが，正常児と同様に開始する．

b. 呼吸あり．心拍数≧100回/分だがチアノーゼあり，もしくは無呼吸がある場合
　1) 保育器に収容する．
　　体位：肩甲下に肩枕を挿入し頸部を軽度伸展させる．
　2) 酸素投与または人工換気
　3) 連続モニタリング：心拍呼吸モニター，パルスオキシメータなど
　4) 輸液管理：10％ブドウ糖を40〜60 mL/kg/日程度
　5) 検査データのチェック
　　心エコー，胸腹部X線，頭部超音波，血液検査（血液ガス分析，血球，電解質，カルシウム，血糖，AST，CPK，NSE，CRP，総ビリルビンなど）
　6) 児の観察
　　痙攣，呼吸停止，大泉門膨隆，易刺激性，筋緊張の低下，眼球運動異常など神経症状の有無．
　　呼吸音，呼吸型，呼吸数，心音，心拍数，リズム，浮腫の有無，排泄物の状態など細やかに観察する．

・仮死による合併症を生じることなく正常に経過する．

2. 呼吸障害

1. 呼吸障害とは

呼吸障害の症状として多呼吸，チアノーゼ，陥没呼吸，呻吟，努力呼吸（鼻翼呼吸，下顎呼吸など）などがあげられる．出生直後であれば一過性の適応不全である頻度は高いが，重篤な疾患の可能性も高い．

鑑別診断のためには，妊娠・分娩歴，母体合併症などの産科情報，臨床・検査所見，発症までの経過などいろいろな方面からアプローチする必要がある．

2. 呼吸障害の病態生理（表Ⅱ-34）

1）換気不全

呼吸運動によって肺胞に酸素を送り込み，二酸化炭素を外に排出する機序を換気という．換気が行われるためには，空気を出し入れする気道の確立，空気を出し入れさせる呼吸筋と胸郭がしっかりしていること，呼吸運動を命令する神経系の確立，が必要である．

2）拡散不全

肺胞膜を介して肺胞内ガスと血液の間で酸素と二酸化炭素の交換が行われる機序を拡散という．肺胞膜の性状が変化したり分泌物が付着したりすると拡散が低下し，高度の低酸素血症，ある程度の高炭酸ガス血症が起こる．

3）肺血流量減少（灌流障害）

灌流とは肺への血液の流れを意味する．肺動脈血管が開き，肺への血流が増加する胎外生活への生理的適応がスムースに行われない場合に起こり，重篤な低酸素血症となる．

＊二酸化炭素の拡散速度は酸素の約18倍である．拡散や灌流障害で低酸素血症の症状が高

表Ⅱ-34 呼吸障害の病態生理

- ● 換気不全
  - ・原因
    - 気道狭窄
    - 胸郭および呼吸筋の異常
    - 胸腔内圧迫病変（気胸など）
    - 肺実質病変（肺炎など）
  - ・結果：$PaCO_2$の上昇，PaO_2の軽度低下
- ● 拡散不全
  - ・原因
    - 呼吸窮迫症候群・肺浮腫
    - 肺出血
  - ・結果：PaO_2の低下，$PaCO_2$の軽度上昇
- ● 肺血流低下
  - ・原因
    - 胎児循環遺残
    - 呼吸窮迫症候群
  - ・結果：PaO_2の低下

（仁志田博司：新生児学入門，第4版，p239，医学書院，2012）

炭酸ガス血症より強く出るのはそのためである．

3. 呼吸障害の現状

- **多呼吸**：呼吸数60回/分以上のもので頻呼吸ともいう．1回換気量の不足を呼吸回数増加にて補おうとする生体防御機構とされ，ほとんどの呼吸器疾患で認められる徴候である．
- **陥没呼吸**：肺のコンプライアンス（肺の弾性つまり軟らかさ，硬さの度合い）が低い場合，肺胞を伸展させるのに高い胸腔内陰圧を必要とするため，吸気相に一致して軟らかい胸郭が陥没する．これが陥没呼吸で，肋間，肋骨下，胸骨上部，剣状突起部に陥没が出現する．

  またこの強い胸腔内陰圧により胸郭が引き込まれると同時に，腹腔内容物が押し下げられ腹壁が挙上する，いわゆるシーソー呼吸を呈することもある．
- **呻吟**：呼気時に聴かれる「うめき」もしくは「うなり声」のような呼気音のことである．

  表面張力の高い肺胞は，呼気時，虚脱に陥る．そこで呼気時，声門を閉じ加減して抵抗を加え呼気終末陽圧を加えて肺の残気量を増大し肺胞の虚脱を防ごうとする防衛手段である．
- **チアノーゼ**：還元ヘモグロビン（酸素と結びついていないヘモグロビン）が毛細血管中に5g/dL以上存在するときに出現する．すなわち酸素飽和度の低下を示すものである．
- **努力呼吸**：鼻翼呼吸は吸気に一致して鼻腔が広がるものであり，下顎呼吸はいわゆるair hungerを示す症状である．多くの場合，重篤な呼吸障害の徴候であり児がより多くの空気を肺に取り込もうとする努力の現れである．

  重症度の判定として，シルバーマン陥凹スコア（Silverman retraction score）がある（☞第5章Ⅱ-D-1-**3**，p971参照）．

4. 診断のアプローチ

1）妊娠中および出生前後の経過（表Ⅱ-35）

事前に情報を把握し，出生後呼吸障害などが起こりうると考えて児のケア，観察などをすすめていく．

表Ⅱ-35 呼吸障害の診断のアプローチ（1）
― 妊娠中および出生前後の経過から ―

・早産児	→ 呼吸窮迫症候群
・胎内発育不全児	→ 多血症，胎便吸引症候群
・双胎児	→ 多血症，貧血
・糖尿病母体児	→ 低血糖，多血症，呼吸窮迫症候群
・羊水過多	→ 食道閉鎖
・羊水過少	→ 肺低形成
・長期破水	→ 肺炎，敗血症
・帝王切開分娩	→ 一過性多呼吸症
・遷延分娩	→ 横隔膜麻痺
・胎児機能不全，新生児仮死	→ 胎便吸引症候群
・蘇生術の有無	→ 気胸
・分娩時麻酔	→ 無呼吸発作

（仁志田博司：新生児学入門，第4版，p261，医学書院，2012）

2）発症までの経過（表Ⅱ-36）

出生直後からみられる呼吸障害やチアノーゼはまず呼吸器系の異常が考えられる．しかし胎便吸引症候群は羊水の混濁がみられ，横隔膜ヘルニアは腹部超音波による出生前診断がされていることが多いので，ある程度，準備予測が可能である．生後24時間以内に発症する疾患としては呼吸窮迫症候群（RDS），新生児一過性多呼吸（TTN）などがある．

表Ⅱ-36 呼吸障害の診断のアプローチ（2）
— 発症までの経過から —

①発症の時期
- 出生直後より　　　｛胎便吸引症候群／横隔膜ヘルニア
- 生後24時間以内　　｛呼吸窮迫症候群／新生児一過性多呼吸
- 生後24時間以降　　｛Wilson-Mikity 症候群／心不全（動脈管開存症など）

②症状の進み方
- 急激に：気胸，肺出血
- 徐々に：心不全，Wilson-Mikity 症候群

③その他の経過より
- 授乳後：誤飲性肺炎，食道閉鎖
- 蘇生術後：気胸

（仁志田博司：新生児学入門，第4版，p262, 医学書院，2012）

3）臨床症状，特徴的臨床症状（表Ⅱ-37, 38）

おのおのの症状を病態生理学的に理解しておくことが大切である．

TTN，心不全，多血症などは多呼吸が主であり陥没呼吸が著明でないことが特徴である．吸気性の喘鳴は上気道の狭窄によるものでヒューヒューという音がし，吸気の延長があり

表Ⅱ-37 呼吸障害の診断のアプローチ（3）
— 臨床症状から —

- 無呼吸（中枢性）──→低血糖，低カルシウム血症
- 無呼吸（閉塞性）──→誤嚥，上気道狭窄
- 多呼吸──→一過性多呼吸症，多血症，心不全
- 陥没呼吸──→RDS，MAS
- 呻吟──→RDS，低体温
- 鼻翼呼吸，下顎呼吸──→重篤な呼吸不全
- 喘鳴（吸気性）──→上気道狭窄
- 喘鳴（呼気性）──→末梢気管狭窄
- 喘音（stridor）──→喉頭軟化症

（仁志田博司：新生児学入門，第4版，p262, 医学書院，2012）

表Ⅱ-38 呼吸障害の診断のアプローチ（4）
— 特徴的臨床症状および所見から —

- 未熟徴候著明，呻吟──→呼吸窮迫症候群
- 胎便混濁羊水──→胎便吸引症候群
- 呼吸音の左右差──→気胸
　　　　　　　　──→大葉性肺気腫
　　　　　　　　──→横隔膜ヘルニア
- 心音が遠くで聴こえる，聴こえにくい──→気縦隔
- カニの泡状の分泌物──→食道閉鎖
- 泣くとチアノーゼ消失──→鼻腔閉鎖
- 吸気の延長と吸気時の喘鳴──→上気道狭窄
- 呼気の延長と呼気時の喘鳴──→下気道狭窄
- 心雑音，肝脾腫──→心不全
- 赤い顔，多呼吸，チアノーゼ──→多血症

（仁志田博司：新生児学入門，第4版，p263, 医学書院，2012）

陥没呼吸を伴う．呼気性の喘鳴は下気道の狭窄によるもので喘息同様ゼーゼーと音がし，呼気全体が延長する．喘音（stridor）は上気道の脆弱性や分泌物の喀出が不十分なため起こるゼロゼロした音であり病的な意味をもつとは限らない．

胸部聴診所見は診断に重要であるが，新生児の場合，ラ音や呼吸音の左右差などは著明な疾患があっても明瞭でない場合が多い．

4）検査所見（表Ⅱ-39）

検査の中でもっとも重要なのが胸部X線写真と血液ガス所見である．呼吸窮迫症候群や胎便吸引症候群など特異的なX線所見を呈する疾患も少なくない．血液ガス所見は循環障害と呼吸障害との鑑別に有用である．低酸素血症が強い場合は循環障害である右-左シャント，高炭酸ガス血症が強い場合は呼吸障害である換気不全が考えられる．また，チアノーゼがある場合，酸素投与による動脈血酸素分圧（PaO_2）の反応も鑑別診断に使われる．呼吸器疾患の場合は酸素投与に反応してPaO_2の上昇をみるが心疾患では上昇しない．その他，呼吸障害を呈する疾患は多岐にわたっているので状況に応じて種々の検査がなされることがある．

また羊水，胃液，気管吸引液から急性期呼吸障害の鑑別診断がなされる（**表Ⅱ-40**）．以下生後24時間以内に発症する呼吸障害のうち，胎便吸引症候群（MAS），RDS，TTNについて助産診断を展開していく．

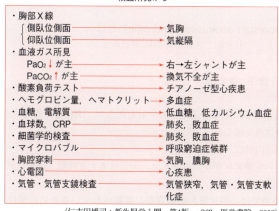

表Ⅱ-39　呼吸障害の診断のアプローチ（5）
— 検査所見から —

（仁志田博司：新生児学入門，第4版，p263，医学書院，2012）

表Ⅱ-40 急性期呼吸障害の検体検査

	stable microbubble test (小泡/mm²/視野 × 100倍)			L/S比		
	羊水	胃液	気管吸引液	羊水	胃液	気管吸引液
RDS	＜2で100% ＜20で40%	＜10で100% ＜20で40%	＜10	＜2.0	＜4.0	＜4.0
TTN		≧10			≧3.0	
肺出血 出血性肺浮腫		0〜≧20 ＜10はRDSの合併もあり得る			≧3.0	
PPHN		≧20は非RDSと考えられる			≧3.0	
先天性肺炎		≧10			≧4.0	
Wilson-Mikity症候群		≧20			≧4.0	
MAS		≧10			≧4.0	

2-1 胎便吸引症候群（MAS）

1. MAS（meconium aspiration syndrome）とは
胎便の吸引によって引き起こされる呼吸障害である．

2. 胎便吸引の機序（図Ⅱ-36）
①胎内での排便
　胎児が低酸素血症に陥ると迷走神経反射を起こし，消化管の蠕動亢進，肛門括約筋の弛緩が生じ胎便排泄が起こる．

②混濁羊水の肺内吸収
　さらに胎児の低酸素状態が進行すると，胎児はあえぎ呼吸（gasping）を起こし胎便混入の羊水を気道内に吸引する．
34週以前の胎児では，消化管の蠕動運動が抑制されているため胎便排泄は起こりにくく，過期産児や胎児機能不全を示唆する所見のある正期産児に多い．

好中球/視野 × 400倍			LEテスト			気管吸引液 アルブミン半定量
羊 水	胃 液	気管吸引液	羊 水	胃 液	気管吸引液	(mg/dL)
<5 核分節鮮明			(−)			<100
	<5 核分節鮮明			(−)		<100
	不定 多数なら感染性炎症の存在			(−)		≧300
	不定 多数なら感染性炎症の存在			++以上なら感染症・CAM の合併を考える		≧300なら肺浮腫 の合併を考える
20〜多数 陳旧性の炎症では 核不鮮明＋細胞質顆粒の増加			++以上			<300
	20〜多数 核不鮮明で細胞質内濃染性顆粒			+++		<300
		不定 胎便成分の存在			++以上なら感染症，CAMの 合併を考える	<300

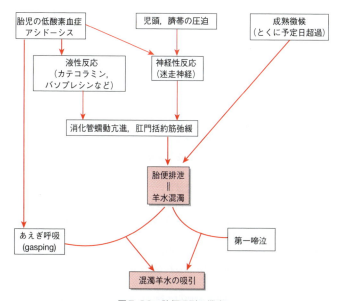

図Ⅱ-36　胎便吸引の機序

（鈴木啓二：胎便吸引症候群．小児内科 29（増）: 1187-1191, 1997）

データ・情報	アセスメント	助産診断名【例】
1 診断基準 (a) 羊水混濁	・羊水が胎便で混濁している．児の皮膚に胎便が付着している． ・羊水混濁後の時間経過にともない，皮膚，臍帯，胎盤，爪などが胎便により着色されている．胎便による混濁した羊水に6時間以上の接触で爪が，12〜14時間で胎脂が染色される．	❶混濁羊水吸引に関連したMAS発症の危険性
(b) 呼吸障害 　呼吸窮迫症状 　発症時期：出生直後	・呼吸障害の存在：呼吸窮迫症状（多呼吸，陥没呼吸，鼻翼呼吸，呻吟など）を出生直後より呈する．	
(c) 胸部X線 　樹枝状陰影 　索状陰影，斑状陰影 　不規則な陰影分布	・典型的には樹枝状陰影であるが，粗い索状陰影，斑状陰影だけのこともある．両肺野には不均一なびまん性の濃度上昇，索状陰影およびエアブロンコグラム（気管支透亮像）を認める．部分的無気肺，肺気腫，気胸の像を認めることも多い．	
(d) UMI（urinary meconium index） 　UMI≧1：胎便吸引（＋）	・肺から吸収された胎便成分が尿中に排泄されることを利用した，尿の胎便指数である．胎便成分の吸収スペクトラムのピークは405 nmにある． ・UMIが1以上で胎便吸引ありと判断する．	
(e) 血液ガス 　PaO_2↓，$PaCO_2$↑ 　混合性アシドーシス	・低酸素血症，高炭酸ガス血症に，低酸素による代謝性アシドーシスが加わり，混合性アシドーシスを呈する．	
(f) 血液検査 　電解質異常 　逸脱酵素の上昇 　CRP（＋），WBC↑， 　WBC左方移動　など	・特異的な所見はない． ・低カルシウム血症などの電解質異常，組織障害所見である逸脱酵素（AST，ALT，LDH，CPKなど）の上昇，CRP陽性，白血球数の上昇，白血球の核左方移動などの炎症所見がみられることがある．	
2 発生の因子 　胎児機能不全	・前述の胎便吸引の機序にあるように胎児機能不全に起因する．とくに過期産児に多い．	

ケアの要点	具体的評価内容
【A】胎児機能不全の予防，早期発見 助産診断名：❻ a. ハイリスク群の把握 b. 分娩中の厳重な観察 c. 予防的処置 　人工羊水注入：羊水過少において臍帯圧迫などの頻度を減少させる． 　混濁羊水を希釈する． d. 胎児機能不全徴候（＋），羊水混濁（＋） 　医師へ連絡し，急速遂娩を念頭に置いたケアを行う． ＊詳細は☞第3章Ⅱ-G-e 胎児機能不全，p522参照	・胎児機能不全徴候を早期に発見し胎内環境を改善することができる．

データ・情報	アセスメント	助産診断名【例】
3 出生後の経過の予測 **(a) 引き起こされる病態** ①気道の閉塞 ・部分狭窄→チェックバルブの機序→肺気腫, 気胸など ・完全狭窄→無気肺	①吸引した胎便により引き起こされる病態（図Ⅱ-37） **【気道の閉塞】** ・粘稠な胎便によりさまざまな程度の気道狭窄, 気道閉塞が起こる. 図Ⅱ-38に示すように, 部分的な閉塞であれば, 吸気時には胸腔内が陰圧になり気道がある程度引き伸ばされるので空気は肺胞内に入る. しかし呼気時には逆に気道が圧迫されるため, 完全閉塞に近い状態になり肺胞内から入った空気が出にくくなり肺気腫となり, さらに気胸などエアリークの原因となる. 　完全な閉塞であれば吸気時に空気が入らないため先端の肺胞がつぶれて無気肺となる. 　このような肺の不均等換気やエアリークにより酸素化は低下する.	❷胎便の吸引に関連した気道閉鎖に伴う呼吸障害の危険性
②化学的炎症 　気道, 肺実質への炎症 　→化学性肺炎 　　先天性肺炎	**【化学的炎症】** ・胎便は刺激性物質で気道や肺実質に化学的炎症を引き起こすため, 肺胞腔への蛋白漏出, 肺浮腫, 末梢気道抵抗の増大などが生じる. その際, 子宮内感染があり羊水が汚染されていると先天性肺炎を併発することもある.	❸胎便吸引に関連した感染症発症の危険性
③肺サーファクタント不活化 ・肺サーファクタント活性阻害 ・肺サーファクタント転換酵素様活性	**【肺サーファクタントの不活化】** ・胎便に含まれるコレステロール, 遊離脂肪酸, ビリルビンなどの成分が肺サーファクタントの活性を阻害するとされている. ・また胎便は, 表面活性の高いサーファクタントから活性の低いサーファクタントへ転換を促進する肺サーファクタント転換酵素様活性がある. ・そのため肺サーファクタントが十分存在していても, 胎便により二次性の肺サーファクタント欠乏状態になることがある.	❹胎便による肺サーファクタント不活化に関連した呼吸障害の危険性

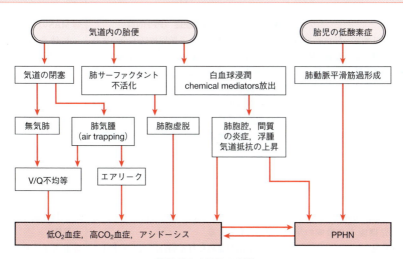

図Ⅱ-37　MAS の病態
(鈴木啓二：胎便吸引症候群. 小児内科 29 (増): 1187-1191, 1997)

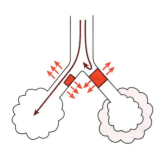

a. 吸気時
分泌物によって気道が完全に閉鎖されると，空気は入らず，肺胞内空気も次第に吸収されていくため，無気肺となる．

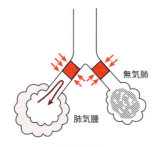

b. 呼気時
部分的な閉鎖のときは，吸気時には気道が広がるので空気が入るが，呼気時には気道が狭くなるので，入った空気が出にくくなり (air trap)，肺気腫となる (チェックバルブの機序).

図Ⅱ-38　気道狭窄による無気肺と肺気腫
(仁志田博司：標準小児科学，第5版，p92，医学書院，2003)

データ・情報	アセスメント	助産診断名【例】
④PPHN 仮死・低酸素→肺血管平滑筋肥厚，肺動脈収縮→肺高血圧症→右-左シャント→低酸素，アシドーシス→	**【新生児遷延性肺高血圧症（PPHN）】** ・胎便排泄の誘因となる胎児機能不全つまり子宮内での低酸素状態が続いた場合は肺動脈平滑筋が肥厚しており，出生後も肺動脈圧が低下しづらい． ・また低酸素やアシドーシスによって肺動脈は収縮するので，左-右シャントが残存し，ますます低酸素血症になるという悪循環に陥る．	❺MASの発症・悪化に伴うPPHN発症の危険性
(b) MASの管理 ①MAS発症の予防 ・分娩前，分娩中 　胎児機能不全徴候の早期発見 　羊水混濁時：人工羊水注入法	**【MAS発症の予防】** ・胎児モニタリングにて胎児機能不全徴候を早期に発見する． ・羊水混濁が認められる場合，人工羊水注入がなされることがあった．2006年米国産婦人科学会は羊水混濁による羊水注入はMASを予防しないため適応とはならないと提唱している．	❻胎児機能不全の危険性 ❼混濁羊水吸引の危険性
・分娩直後 　喉頭鏡による気管内吸引(児が活気なしの場合)	・児に活気がある場合（啼泣力強く，筋緊張良好，心拍100回/分以上）は，口腔内吸引を行う．児に活気がない場合は，児の状態，羊水混濁の程度に応じて，気管内吸引を含め，吸引方法を選択する． ・気管内挿管による蘇生が必要な場合でも，吸引せずにbaggingすると胎便を末梢気道に押し込むことになるので注意する．	❽不十分な吸引に関連した混濁羊水の気管内吸引に伴うMAS発症の危険性
②MAS発症後 ・呼吸管理 　気管内洗浄 　胎便の除去 　洗浄液：サーファクタント溶液もしくは生理食塩水	**【MAS発症後の呼吸管理】** ・気管内洗浄 　子宮内ですでに胎便が吸引されているとき，出生直後の吸引が不十分で胎便が回収できないとき行われる． 　洗浄液にはサーファクタント溶液が用いられる．生理食塩水で洗浄を行った場合は，肺サーファクタントも洗い流されてしまうため，サーファクタント補充療法がなされる．	❾胎便吸引に関連した呼吸機能の低下

ケアの要点	具体的評価内容

【B】MAS発症の予防

助産診断名：❼, ❽, ❾

a. 準　備
1) 室温湿度の調節（高体温にならないように注意）
   蘇生を必要とする成熟新生児の病態において高体温は脳損傷増悪因子となる．
2) 物品の準備：吸引，挿管，酸素など蘇生物品
3) 状況に応じて新生児科医師への連絡，分娩時立ち会い要請

b. 分娩時の処置
   米国産婦人科学会は2007年に児頭娩出時第1呼吸前の吸引はMAS発症予防に有効ではなく，全身娩出後に状態不良児のみ，気管挿管気管内吸引を行うとの声明を出した（ただし第1呼吸前の口腔内吸引を禁止していない）．

c. 蘇生の初期処置
1) 活気がある場合
   啼泣が力強く，筋緊張が良好，心拍100回/分以上あれば口腔内吸引を行う．
2) 活気がない場合
   上記徴候が認められないときは，口腔内吸引，気管内吸引を行う．自発呼吸の誘発の前に気道からの胎便除去が優先される．
3) 分娩中の吸引
   米国心臓協会（AHA）2000のガイドラインでは分娩中児頭が産道から娩出された段階で児の気道吸引をすることが推奨されていたが，大規模病院の共同ランダム化比較試験で，MAS防止に効果がないと判定された．ルーチンでは推奨されていないが禁忌ではないため必要時吸引してもよい．
   児の体位の保持，挿管，準備，介助をする．
4) 児の体位
   腹臥位，側臥位にし混濁羊水の気管内吸引を予防する．

データ・情報	アセスメント	助産診断名【例】
	気管内挿管を必要とするため，外傷，徐脈，血圧上昇などの危険性も大きい．羊水混濁，即気管内洗浄ではなく必要最小限の処置にするべきとされている．	
サーファクタント補充療法	・胎便により二次性の肺サーファクタント欠乏状態に陥るためサーファクタント溶液の投与がなされる．	
酸素投与，人工換気 HFOの使用	・人工換気には高頻度振動換気（HFO）が使用されることがある．	
・PPHNの管理 　鎮　静 　　鎮静薬使用	【PPHNの管理】 ・わずかな刺激で肺血管抵抗の上昇をきたすので鎮静薬を用いて児の自発運動を止める．	
肺動脈圧の低下 　　酸素投与 　　血管拡張薬 　　NO吸入療法	・循環血液中の酸素には肺動脈拡張作用がある．酸素化がうまくなされない場合は血管拡張薬が使用されている．また，肺血管拡張作用のある一酸化窒素（NO）吸入療法がなされることがある．	
ECMOの使用	・膜型人工肺療法（ECMO）の使用	
・その他	・病状に応じた全身状態の管理，肺炎など感染対策がなされる．	
(c) MASの頻度，予後 　羊水混濁中 　　MAS発症約5％ 　MASと診断されたうち 　　人工換気約30％ 　　死亡約2.5％	【MASの頻度，予後】（Wiswellらによる） ・羊水混濁（＋）のうち 　　MASを発症したものは，約5％ 　　MASと診断された者のうち人工換気を要する者は約30％ 　　死亡する者は約2.5％であり，10万人の出産児に対し0.96人 　とされている． ・MASは典型的な病態に陥ると，きわめて重症な疾患であるため，分娩時になされる予防がもっとも重要である．	

ケアの要点	具体的評価内容
【C】MAS 発症が疑われる場合 助産診断名：❶，❷，❹，❽ a. 呼吸状態の把握 　1）呼吸症状（呻吟，多呼吸，努力呼吸，陥没呼吸，チアノーゼ） 　2）血液ガス 　3）胸部X線所見 　などから把握する． b. 軽症の場合 　1）酸素投与のみで軽快する例が多い． c. 重症の場合 　1）保育器に収容 　2）連続モニタリング 　　心拍・呼吸モニター 　　パルスオキシメータ：右上肢と下肢に装着し，上下肢差の有無をモニタリングする． 　＊肺高血圧による右-左シャントの早期発見のため． 　3）NICU移送の準備 　　重症例ではNICU管理が必要になってくる．	

2-2 呼吸窮迫症候群（RDS）

1. RDS（respiratory distress syndrome）とは

　RDSは肺の生化学的な未熟性に伴う肺サーファクタントの相対的不足によって生じる呼吸障害である．

2. 病態生理（図Ⅱ-39）

　肺サーファクタント不足による肺胞の拡張不全（肺胞虚脱）が基本病態である．
　それに引き続き，低酸素血症（肺胞でのガス交換がなされない，肺内の右-左シャントによる），呼吸不全を引き起こす．そして低酸素症とアシドーシスによる肺動脈血管抵抗の上昇は肺血流量を減少させ，さらに低酸素血症を強める．また，肺胞上皮の障害による血液成分透過性の亢進がさらに肺サーファクタント活性を阻害する．

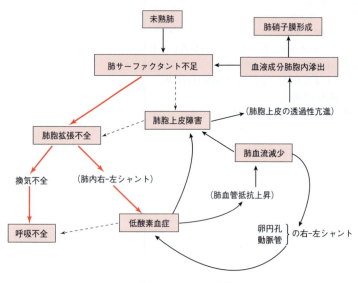

図Ⅱ-39　RDSの病態
(仁志田博司：標準小児科学，第5版，p95，医学書院，2003)

データ・情報	アセスメント	助産診断名【例】
1 診断基準 (a) 呼吸障害 ［症状］ 　多呼吸 　陥没呼吸 　チアノーゼ 　呻吟	・多呼吸：低酸素症，アシドーシスによる呼吸中枢の刺激による． ・陥没呼吸：肺サーファクタント不足のため肺のコンプライアンスが低いために生じる． ・チアノーゼ：肺胞虚脱による肺内シャント，肺血流量減少に伴う卵円孔および動脈管の右-左シャントによるもの． ・呻吟：肺胞の虚脱を防ぐため呼気時に声門を閉じ加減にして呼気終末陽圧を加えることによる．	❶肺サーファクタント不足による肺胞虚脱に関連した呼吸障害
［発症時期］ 　出生直後〜 　生後数時間症状の増悪 　進行性の疾患	・発症時期：出生直後から発症するが，児は努力呼吸を行っているため一見重篤にはみえない．生後数時間頃から，努力呼吸による児の疲労，肺サーファクタントの消耗などにより，症状は悪化し著明にみられるようになる．RDSは進行性の疾患である．	
(b) 胸部X線 　網状顆粒状陰影 　気管支透亮像 　すりガラス状所見	・網状顆粒状陰影 　虚脱した肺胞と開いた肺胞が混在しているためレース状，網目状に見えるものである． ・気管支透亮像 　虚脱した肺胞を背景に空気の入った気管支が浮き出て見えるものである． ・すりガラス状所見 　病態の程度が高度となり肺野全体が無気肺になったため，すりガラス状になり心陰影が不明瞭になったものである． ・Bomselや小川・松村は胸部X線所見でRDSの重症度分類を行っている．	
(c) 肺サーファクタント量の評価 ①stable microbubble test（小泡沫安定性試験，マイクロ	・stable microbubble test（小泡沫安定性試験，マイクロバブルテスト） 　羊水や胃液をマイクロピペットで泡立た	

データ・情報	アセスメント	助産診断名【例】
バブルテスト） 羊水＜5/mm² 胃液＜10/mm²	せ顕微鏡下で直径15μm以下の安定した泡の数を算定するものである． 　羊水＜5/mm²または胃液＜10/mm²を未熟値とする．	
②shake test 陽性：気泡（＋） 陰性：気泡消失 出生前診断：陽性ではRDS発症（－）	・shake test（シェイクテスト） 　0.5 mLの羊水に1.0 mLの95％エタノールを加えてガラス試験管内で15秒間強く振り（shake），その後15分間静置した後に判定する． 　陽性：気泡が試験管の全周にある． 　陰性：気泡が消失している． 　RDSの出生前診断として陽性の場合，肺は成熟しておりRDSの発症はないと考えられる．	
③lecithin-sphingomyelin ratio（L/S比，レシチン・スフィンゴミエリン比） 出生前診断： L/S比≧2ではRDS発症（－）	・lecithin-sphingomyelin ratio（L/S比，レシチン・スフィンゴミエリン比） 　肺サーファクタントの主要構成成分であるリン脂質中のレシチンとスフィンゴミエリンの羊水中濃度比を測定する．羊水中のレシチンは在胎とともに増加するが，スフィンゴミエリンは在胎に伴う変化が少ない（図Ⅱ-40）．RDSの出生前診断としてL/S比≧2で，肺は成熟しておりRDSの発症はないと考えられる．	
④SP-A定量 気道吸引液 SP-A＜1.25μg/mLで肺サーファクタント欠如	・SP-A定量 　気道吸引液を用いて肺サーファクタントの特異アポ蛋白の一種であるSP-Aの定量を行うものである． 　SP-Aが1.25μg/mL未満の場合，肺サーファクタント欠如があると判定する．	
(d) 鑑別診断 　一過性多呼吸，肺炎，心疾患，中枢神経系疾患など	・一過性多呼吸，GBSなどによる先天性肺炎，左心不全を伴う心疾患，換気不全を伴う中枢神経系疾患などとの鑑別が必要であり，妊娠分娩経過，臨床症状，検査所見などを考慮して診断する．	

情報・その他

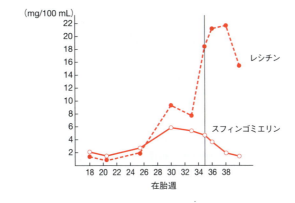

図Ⅱ-40　在胎週数とレシチン・スフィンゴミエリンの関係（Gluck L, 1971）

データ・情報	アセスメント	助産診断名【例】
2 発症の因子 (a) 早期産，低出生体重	・在胎週数が少ないほど肺サーファクタントの合成と分泌系が未発達である．	❷早期産において予測されるRDS発症の危険性
(b) 男　児	・ホルモン因子：エストロゲンは肺成熟を促進する． ・アンドロゲンは，ステロイドホルモンのサーファクタント合成作用を阻害する． ・ホルモン因子以外にも男女の染色体レベルの根本的な相違によるとも考えられている．	
(c) 新生児仮死	・低酸素，虚血により肺胞の毛細血管の透過性亢進が起こり血液成分が肺胞内に漏出することによる．血液成分は肺サーファクタントを不活化する物質を含んでいる．	
(d) 陣痛発来前の帝王切開	・陣痛や産道を通るストレスが肺の成熟を促すといわれている．	
(e) 誘発分娩	・陣痛が起こる機序そのものが肺の成熟と相関があるとされ，人為的な陣痛発来ではRDS発症の頻度が高くなる．	
(f) 母体の糖尿病 　など	・高インスリン血症が肺サーファクタントの合成を抑制する． ・その他：双胎第2子，胎児水腫，家族的因子（RDS同胞歴）などでも発症のリスクは高くなる．	❸母体糖尿病に関連したRDS発症の危険性

ケアの要点	具体的評価内容
【A】RDS 発症の予測 助産診断名：❷，❸ 　a．RDS 発症ハイリスク群の把握（アセスメント参照） 　b．出生前処置，検査などの把握 　　1）RDS 発症を低下させる因子 　　　　母体へのステロイドホルモン，TRH 投与の有無や投与回数 　　　　切迫早産発症の時期と抑制期間 　　　　胎内発育不全の有無 　　　　胎内感染症の有無 　　　　など 　　2）羊水検査 　　　　マイクロバブルテスト，シェイクテスト，L/S 比など	・RDS 発症の予測がなされる．

データ・情報	アセスメント	助産診断名【例】
3 出生後の経過の予測 (a) RDS発症の予防 ①早産の予防 　もっとも効果的	・RDSの発症頻度は児の在胎週数と大きく関係するため早産の予防がもっとも効果的である（図Ⅱ-41）． ・陣痛抑制薬であるβ刺激薬には子宮血流を増加させ，肺サーファクタント産生を促進する作用があるといわれている．	
②経母体的副腎皮質ステロイド投与	【副腎皮質ステロイドの適応】 ・在胎34週未満で少なくとも24時間は分娩を抑制できそうな場合 ・最大効果は投与後24時間以後に得られ7日以内に出生した場合有効性が高い． 【副腎皮質ステロイドの作用】 ・肺の解剖学的構造を成熟化させる． ・肺サーファクタントを構成するサーファクタント蛋白（特異アポ蛋白），レシチンなどの合成に関与する酵素の活性亢進 ・肺胞液の吸収促進 ・肺毛細血管からの肺胞腔への肺サーファクタント活性阻害物質の漏出防止	❹RDS発症防止を目的とした母体への副腎皮質ステロイド投与
③経母体的TRH （thyrotropin-releasing hormone）投与	・TRHは胎盤通過性のある甲状腺刺激ホルモン放出ホルモンであり胎児の肺成熟を促進する．副腎皮質ステロイドと併用した場	

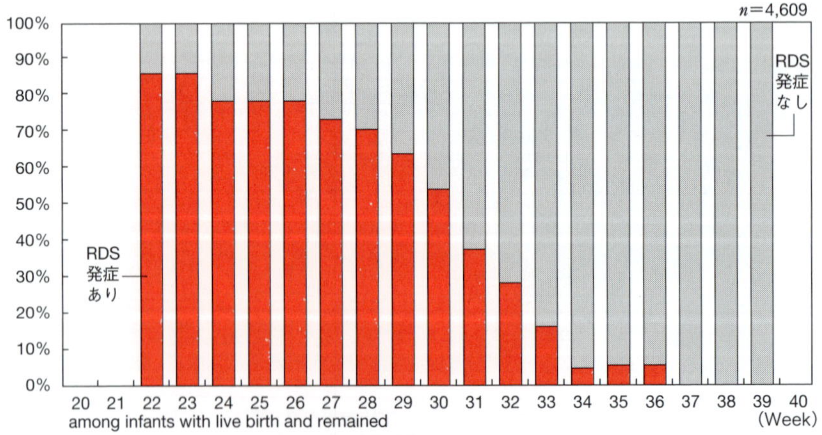

図Ⅱ-41　在胎週数とRDS発症頻度

（周産期母子医療センターネットワークデータベース解析報告：Analysis results on infants born in 2014. 〔http://plaza. umin. ac.jp/nrndata/syukei.htm〕（2018.2.27 download）（最終確認日：2018年2月27日））

ケアの要点	具体的評価内容

【B】RDS発症時の処置（分娩時）

助産診断名：❶

a. 準備（☞第5章Ⅱ-F-1 新生児仮死，p988参照）
　1）環境整備
　2）備品：人工呼吸器を使用する頻度は高い．
　3）薬品：人工肺サーファクタントの使用頻度は高い．
　4）蘇生要員
　　新生児科医師立ち会いが望ましい．介助要員として助産師やNICUスタッフを確保する．
　5）他部署への連絡
　　NICUに収容される可能性がきわめて高いため，あらかじめ連絡しておく．

・児の受け入れ準備ができ素早く適切な処置がなされる．

b. RDSの早期発見
　進行性の疾患であり出生直後は一見重篤に見えないため症状が悪化するまで見過ごす危険性がある．
　1）呼吸状態の変化
　　a）多呼吸，呻吟，鼻翼呼吸，陥没呼吸の出現
　　b）チアノーゼ：進行した徴候である．
　　c）無呼吸，呼吸音の減弱，握雪音：さらに悪化した状態
　2）RDSの徴候
　　a）皮膚蒼白と24時間以内に出現する四肢末梢の陥没浮腫（末梢血管の収縮，血管透過性の亢進による）
　　b）筋弛緩，体動消失
　　c）徐脈
　　d）血液ガス所見：混合性アシドーシス
　　e）胸部X線所見

・RDSの早期発見，早期治療により症状の悪化が防止できる．十分な治療効果が上げられ症状の改善が早い．

c. RDS治療の介助，状態把握
　人工肺サーファクタント補充，人工換気などの処置を介助し，モニターや検査データ，児の状態（皮膚色や活動性など）などから治療効果を把握する．

データ・情報	アセスメント	助産診断名【例】
④予防的サーファクタント補充療法	合に，RDSの発症率と重症化が改善すると示されている． ・マイクロバブルテストでRDSの可能性が高いと判定された極低出生体重児に予防的にサーファクタントを補充する．これによりRDSの発症を抑えるという報告がある．	
(b) RDS発症後 ①自然経過 　・内因性サーファクタントの分泌(生後48～72時間以後)→改善 ②人工肺サーファクタント補充療法	・RDSの症状は出生後48～72時間頃を頂点として，以後内因性サーファクタントの分泌が起こり改善に向かう．ただし重症例はそれまでに呼吸不全で死亡する． ・RDSはサーファクタントの欠乏による疾患であるため補充療法はかなり有効である． ・投与方法：人工肺サーファクタントを気管内に体位を変えながら4～5回に分けて注入する． ・呼吸不全の改善，気胸や慢性肺障害などの合併症の減少にも有効である．ただし仮死，感染症，低血圧，肺出血，アシドーシスは人工肺サーファクタント補充療法の反応不良因子であるため，これらの症状改善が必要になってくる．	
③人工換気療法 　・CPAPなどによる肺胞虚脱予防 ④合併症 　・エアリーク，脳室内出血，動脈管開存症，慢性肺疾患など	・肺胞の虚脱を予防する持続陽圧呼吸（continuous positive airway pressure：CPAP）などが行われる． ・人工換気の圧損傷によるエアリーク（間質性肺気腫，気胸など），脳室内出血，動脈管開存症，慢性肺疾患などがみられることがある． ・超音波検査などによる早期診断・治療が重要である．	
(c) RDSの予後 ・サーファクタント補充療法に伴う予後の改善	・サーファクタント補充療法の導入にともない新生児死亡の減少が認められ，脳室内出血，慢性肺疾患などの合併症の減少もみられている． ・RDSの発症が予測される場合には，適切な施設への母体搬送，妊娠継続治療，母体へのステロイドなどの投与，分娩のタイミング・分娩様式の選択，出生前後の管理などを適切に行うことが重要である．	

2-3 新生児一過性多呼吸（TTN）

1. 新生児一過性多呼吸（TTN：transient tachypnea of the newborn）とは

出生時に起こる肺胞内の肺水の排出・呼吸遅延による一時的な呼吸障害である.
出生と同時に肺に空気が入るのと肺水が吸収されるのは同時進行であり，胎児肺は約30 mL/kgの肺液を含有している.

2. 出生時の肺水の動態

①産道通過時，胸郭に加わる圧により約10 mL/kg（肺水の約1/3）の肺水が鼻腔，口腔から体外に流出する.
②肺胞から間質腔への移動
・啼泣時に肺胞内に加わる吸気圧により，肺水は肺胞外の間質へ移動する.
・胸腔内圧が陰圧となり肺水を引き込む.
・肺胞と間質の間の蛋白濃度分の圧差（最低で17 mmHg）により，肺水は肺胞腔より間質の方向に吸収される.
③間質に入った肺水の吸収（図Ⅱ-42）
・血液への吸収：肺内に急速に流れ込んできた毛細血管内の血流に，血液との膠質浸透圧の差で吸収されていく.
・リンパ管への吸収：呼吸運動にともない，流体静力学的圧力の低いリンパ管へ肺水は吸収される.
　リンパ管への吸収には物理的な作用（milking）が必要であり呼吸運動は大切な要素となる. リンパ管を介しての肺液の吸収は約1/3といわれている.

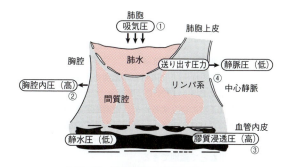

図Ⅱ-42　肺水吸収のメカニズム（Strong LB, 1977）
出生と同時に肺胞を圧する物理的圧（①），胸腔内圧が陰圧となり肺水を引く力（②），肺血流が増加することによる膠質浸透圧（③），呼吸運動にともなう流体静力学的圧力の低いリンパへの流れ（④）によって，出生後，急速に肺水は吸収される.
（仁志田博司：新生児学入門，第4版，p255，医学書院，2012）

＊TTNでは，上図中の静脈圧と静水圧は（高）となり，胸腔内圧と膠質浸透圧は（低）となる.

データ・情報	アセスメント	助産診断名【例】
1 診断基準 (a) 呼吸障害 ・主症状：多呼吸 ・そのほかの呼吸障害症状（呻吟，陥没呼吸，チアノーゼ）は少ない	・出生後の肺水吸収が障害され，間質に水分が貯留するため換気面積が減少し，1回換気量が減じて多呼吸となる．生後6時間以内に発症する． ・軽度の呻吟 ・肺サーファクタントは正常にあるため，チアノーゼや陥没呼吸などの症状は少ない．	❶出生後の肺水吸収障害に関連した一過性の多呼吸
(b) 胸部X線 ・肺の過膨張 ・肺門部の血管陰影増強 ・軽度の心拡大	・肺の過膨張：間質に水分が貯留するため肺全体の過膨張が起こる． ・肺門部の血管陰影増強：リンパ液が中心に集まるため． ・軽度の心拡大	
(c) 血液ガス ・ほぼ正常範囲内	・軽度の低酸素血症，高炭酸ガス血症がみられる場合があるが，通常は正常範囲内である．	
(d) 鑑別診断 ・RDS ・MAS ・エアリーク ・先天性心疾患 ・肺炎，多血症 など	・新生児の呼吸障害の中ではもっとも発生頻度が高く，RDS，MAS，気胸などとの鑑別が重要である（表Ⅱ-41）． ・とくに重症例ではRDSとの鑑別が困難なことがあるが，TTNでは肺サーファクタントは正常に存在するため，胃液や羊水のマイクロバブルテスト，気道吸引液での肺サーファクタント特異アポ蛋白-A（SP-A）の定量などで鑑別できる．	❷呼吸障害状態
2 発生の因子 (a) 帝王切開児 ・胸郭の圧迫（−） ・ストレス（−）→カテコラミン，副腎皮質ステロイドの分泌（−）	・胸郭の圧迫による肺液の除去が少なくなる． ・分娩時のストレスや陣痛時に伴うストレスがないため，カテコラミンや副腎皮質ステ	❸陣痛前の帝王切開に関連した肺水吸収遅延に伴うTTN発症の危険性

ケアの要点

【A】TTN 発症の予測と他疾患との鑑別
　助産診断名：❷, ❸, ❹, ❺
　a. TTN 発症ハイリスク群の把握（アセスメント参照）
　b. 他疾患との鑑別（表Ⅱ-41）

具体的評価内容

・TTNと他疾患との鑑別がなされ，疾患に応じた処置がなされる．

表Ⅱ-41　TTNの鑑別診断

疾　患	鑑別点
RDS	1) TTNに比べより未熟な早産児に多い 2) 胃液，羊水のマイクロバブルテストでzero-medium 3) 陥没呼吸（肋骨，胸骨），呻吟がより著明 4) 胸部X線像で網状顆粒状陰影，気管支透亮像，心陰影不明瞭 5) 多くの場合人工換気が必要
MAS	1) 羊水混濁 2) 皮膚，臍帯の黄染 3) 胸部X線像では粗大な網状索状陰影，時に気胸，縦隔気腫合併 4) 重症では人工換気必要 5) 口腔，気道内の胎便
エアリーク	1) 胸部X線像で気胸，縦隔気腫を診断
先天性心疾患	1) 心臓超音波検査にて心疾患の診断 2) 心雑音 3) 胸部X線像で心拡大 4) 酸素投与でもチアノーゼ改善せず
肺　炎	1) 母体，児の発熱 2) CRP陽性 3) WBC増加 4) 核左方移動 5) 胸部X線像で肺炎のconsolidation 6) 気管分泌物より細菌検出，ウイルス分離
多血症	1) 血液検査でHt 65%以上，Hb 22 g/dL 以上

（亀山順治：新生児一過性多呼吸．周産期医学27（増）：491, 1997）

データ・情報	アセスメント	助産診断名【例】
・母体への低張な輸液の施行	ロイドの分泌が低い. ＊カテコラミン：肺水の産生を抑え，その吸収を高める作用がある. ＊副腎皮質ステロイド：肺水の吸収を速める作用がある. ・母体へ低張な輸液が施行されることにより，児の血中膠質浸透圧が低下し肺水の吸収が遅れる.	
(b) 仮死児 ・呼吸確立の遅れ ・肺胞腔への血漿成分漏出	・第1呼吸が遅れ，さらに呼吸確立が遅れるため肺水の吸収が遅れる. ・虚血，再灌流による肺胞上皮の損傷から肺胞腔への血漿成分漏出が生じている場合があり，肺水の吸収を遅らせる.	❹仮死による呼吸確立の遅れに関連した不十分な肺水吸収に伴うTTN発症
(c) 多血症，胎児水腫 ・高い静脈圧	・静脈圧が高い場合，リンパ系・静脈系への肺水の吸収は遅れる．多血症，胎児水腫は静脈圧が高い.	
(d) 低出生体重児 ・低い血漿膠質浸透圧 ・少ない肺のリンパ流 ・強い肺毛細血管透過性	・低蛋白血症などにより血漿膠質浸透圧が低く，肺のリンパ流が少ないため肺水の吸収が遅れる. ・肺毛細血管透過性が強いため，肺胞腔へ血漿成分の漏出が起こる（未熟性に起因する）.	❺未熟性に起因した肺毛細血管透過性亢進に伴うTTN発症の危険性
❸ 出生後の経過の予測 (a) 自然軽快 ・48〜72時間前後	・通常はとくに治療を要せず，48〜72時間前後の経過で自然に軽快する.	❻肺液の貯留
(b) 重症例 ・酸素投与 ・呼気終末陽圧 ・アルブミン投与 など	・酸素投与がなされる. ・呼気終末陽圧を加え，肺液の吸収を促進する. ・低蛋白血症を伴う場合は，アルブミン投与により膠質浸透圧を上昇させ肺液吸収を促進する. など	

ケアの要点	具体的評価内容
【B】楽な呼吸への援助 　助産診断名：❶，❻ 　a．児の体位工夫 　　1）頭部のギャッチアップ．側臥位の場合は頭部を支え，腹臥位や仰臥位の場合は肩枕を入れる． 　　　→楽に呼吸ができ，肺の拡張を促すことができる． 　　2）頭部を低くする． 　　　→分泌物の排出を促す． 　　3）体位変換 　　　1〜2時間毎に行う． 　b．鼻咽腔の分泌物吸引 　　適宜行う． 　　ただし吸引チューブは深く挿入しない． 　c．保　温 　　至適温度環境を維持する． 　d．酸素投与 　e．モニタリング 　　心拍・呼吸モニター，パルスオキシメータ 　f．人工換気 　　呼吸状態の改善がみられず悪化する場合に短時間行われることがある． 　　経鼻CPAPを用いれば，症状の軽快は早い．	・呼吸状態が改善する． ・呼吸症状が消失する．

3. FGR（胎児発育不全）（正期産児）

1. FGR（胎児発育不全）（正期産児）とは

胎児発育不全（fetal growth restriction：FGR）とは児の発育が遅延し在胎週数相当の発育ができなかった状態を意味する．

2. タイプ

a）均衡型(symmetrical (proportional) type)

体重，身長，頭囲が一様に在胎週数に比して小さく均整のとれた体型の児

胎児発育曲線ではsmall for dates児に分類される（出生体重≦10% tile，身長≦10% tile，頭囲≦10% tile）．

主に妊娠早期から発症し児自身の疾患（染色体異常，胎内感染症，奇形など）が原因で発育が遅延した児であり，予後はその原因疾患によるが全体に不良である．

b）不均衡型(asymmetrical (disproportional) type)

身長，頭囲は週数相当であるが体重のみ軽い，頭の大きいやせた体型の児

胎児発育曲線ではlight for dates児に分類される（出生体重≦10% tile，身長≧10% tile，頭囲≧10% tile）．

主に妊娠後半から発症し母体合併疾患（妊娠高血圧症候群，呼吸・循環器系疾患など），多胎など子宮・胎盤系の機能異常による子宮内栄養不良が原因で体重が軽くなった児である．

胎児は慢性的な低酸素，低栄養状態に陥り，脳や心臓など重要臓器の血流を保つため，肝臓，胸腺，消化管など生命維持に直接関係のない臓器の血流が減少して，血流の再配分が生じる．その結果，頭部の大きいやせた児となる．

しかし，妊娠早期から子宮内栄養不良状態にさらされていた児はsymmetricalタイプになりうる．

体重，身長，頭囲の割合によるsymmetricalとasymmetricalの区分の定義はないが，胎児発育曲線図である程度判別できる．

［図Ⅱ-43：symmetricalタイプは△胎内栄養不良児（高度・長期間）や×症候群児．asymmetricalタイプは▲胎内栄養不良児（軽・中等度）と考えられる］

＊診断基準，発生の因子については（☞第2章Ⅱ-H-d2 FGR，p244参照）
＊主にasymmetrical (disproportional) typeについて述べる．

Ⅱ．新生児期の経過診断とアセスメント・ツール　1043

情報・その他

light for dates児
- □ 正常なlight for dates児
- ○→● 在胎週数の数え違い
- ▲ 胎内栄養不良児（軽・中等度）
- △ 胎内栄養不良児（高度・長期間）
- × 症候群児

heavy for dates児
- ■ 正常なheavy for dates児
- ○→● 在胎週数の数え違い
- ☆ 糖尿病母体児

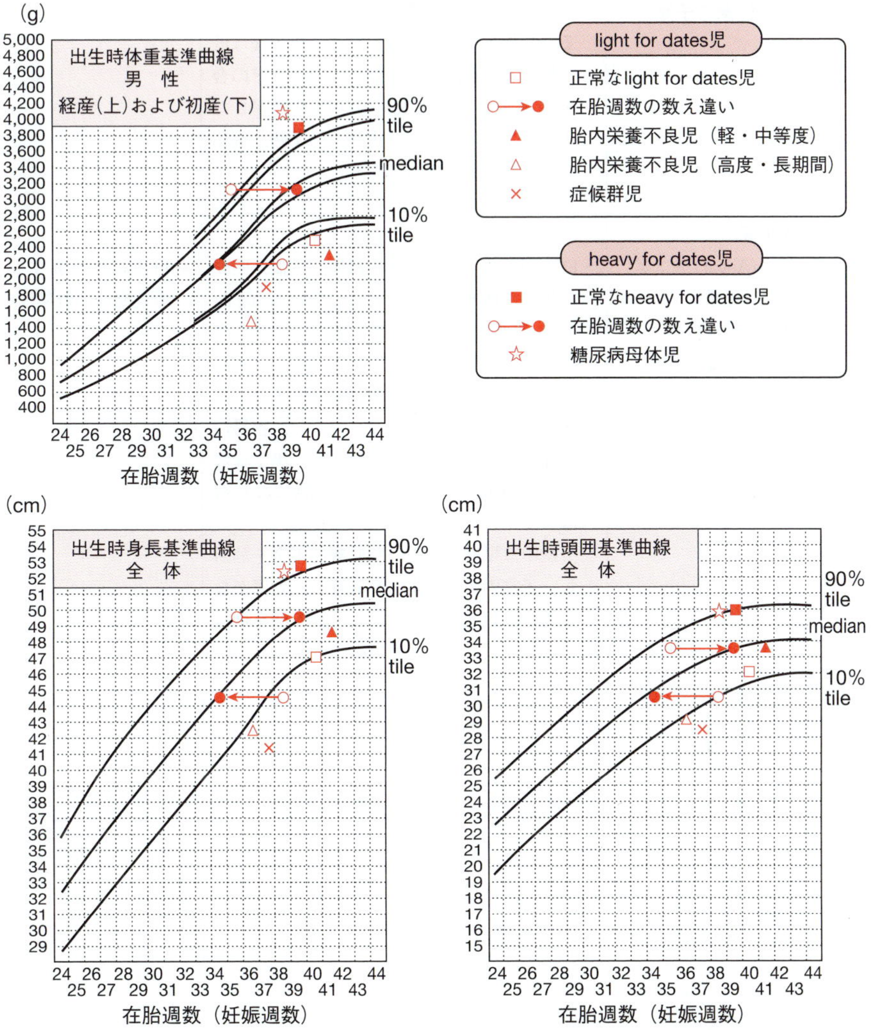

図Ⅱ-43　light for dates児・heavy for dates児と在胎週数別出生時体格基準曲線図
（仁志田博司：新生児学入門, 第4版, p45, 医学書院, 2012）

Ⅱ-F-3

データ・情報	アセスメント	助産診断名【例】
1 出生後の経過の予測	・子宮内で低酸素状態および低栄養状態にあるため仮死の発生頻度が高く，出生後は低血糖，多血症，低カルシウム血症などの合併頻度が高い．FGR児の病態を把握した上で発生頻度の高い合併症への予防，適切な対応が重要になってくる．	
(a) 新生児仮死 ・アプガー（Apgar）スコア 　10〜8点：正常 　7〜4点：軽症仮死 　3〜0点：重症仮死	・FGR児の病態をみると，母体，胎盤，胎児は相互に関連し影響を及ぼしている（図Ⅱ-44）．胎児は低酸素・低栄養のいわゆる潜在性胎児機能不全状態にあるため，分娩陣痛によるさらなる胎盤血流減少を主としたストレスへの耐性はかなり乏しい．容易に胎児機能不全状態に陥りやすく，出生後は引き続き新生児仮死という状態になり得る． ・分娩中は早期に的確に胎児機能不全を診断し，子宮内胎児蘇生法を施行し，効果がない場合は急速遂娩と適切な分娩方法を選択しできるだけよい状態で出生させる．	❶FGRに伴う新生児仮死発症の危険性

ケアの要点	具体的評価内容
【A】FGR児の状態の推測 （☞ 詳細は第2章Ⅱ-H-d2 FGR, p244参照） a. ハイリスク群の把握 b. FGRのタイプの把握 　身体的特徴（超音波所見による），原因の推測，出現時期，など c. 胎児の健康状態把握 　CTG，BPSなどによる． d. 出生後，FGRのタイプ確認（図Ⅱ-43） 　在胎週数，体重，身長，頭囲	・児の状態を予測，把握し適切な処置，ケアが行える．

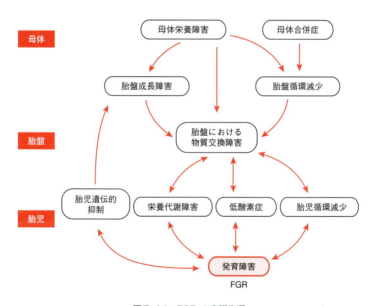

図Ⅱ-44　FGRの病態生理

（山口規容子：子宮内発育遅滞児．小児内科 29（増）：1162-1164, 1997）

データ・情報	アセスメント	助産診断名【例】
(b) 胎便吸引症候群（MAS） ・胎児機能不全による胎便排出，あえぎ呼吸 　→胎便吸引症候群	・FGR児は胎児機能不全，新生児仮死で出生することが多いため胎便排出による羊水混濁になることも多い．胎児機能不全による子宮内でのあえぎ呼吸出現により混濁羊水が気道内に吸引され，胎便吸引症候群の発症につながることとなる． 　＊対処法は別項（☞第5章Ⅱ-F-2-1 胎便吸引症候群，p1018）参照	❷胎児機能不全に伴う羊水混濁によるMAS発症の危険性
(c) 低体温 ・体表面積大 　→熱喪失↑ ・褐色脂肪組織少 　→熱産生量↓	・体重に対する体表面積が大きいため熱喪失量が大きい． ・皮下組織が脆弱であり褐色脂肪組織も少ないため熱産生量が少なく体温保持能力も弱い． ・そのため，低体温やそれに伴う寒冷障害を発症しやすい． ・低体温になると代謝性アシドーシスが進行するため，高い頻度で仮死状態にあるFGR児の状態悪化につながる（図Ⅱ-45）．	❸FGRに関連した低体温発症の危険性
(d) 低血糖 ・≦40 mg/dL ・グリコーゲン貯蔵量少ない ・低血糖時の対処能力↓ 　カテコラミン分泌↓ 　アミノ酸，脂質からの糖新生能↓ ・ダイビング反射による，脳と肝臓の重量比↑	・エネルギー源としてのグリコーゲンの肝臓内貯蔵量が少ない． ・低血糖時のカテコラミン分泌能の低下，アミノ酸や脂質からの糖新生能の低下も低血糖を助長する． 　カテコラミン：血糖を上昇させるホルモン．この作用により褐色脂肪への血行が増加しエネルギー産生が行われる． ・ダイビング反射という血流再分配によってFGR児はグルコースの供給源である肝臓と全糖代謝の75％を消費するとされている脳の重量比が大きくなるため低血糖になりやすい．	❹FGRに関連した低血糖症発症の危険性

ケアの要点	具体的評価内容
【B】新生児仮死への対処（詳細は☞第5章Ⅱ-F-1 新生児仮死，p988参照） 助産診断名：❶ a．蘇生の準備	

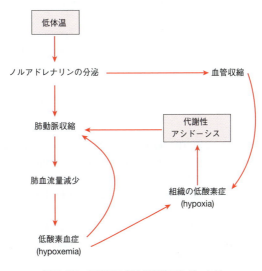

図Ⅱ-45 低体温に伴う代謝性アシドーシス

（仁志田博司：新生児学入門，第4版，p168，医学書院，2012）

データ・情報	アセスメント	助産診断名【例】
(e) 多血症 ・Ht値≧65% 　Hb値≧22 g/dL ・子宮内低酸素症→エリスロポエチン産生亢進→赤血球産生増加→多血症	・子宮内での長期間の低酸素状態のためにエリスロポエチン分泌が刺激され亢進し，エリスロポエチンは赤血球産生を増加する． ・血液粘度上昇による過粘度症候群の症状出現に注意する． 　＊過粘度症候群の症状 　　呼吸循環系：多呼吸，無呼吸発作，チアノーゼなど 　　消化器系：哺乳不良，腹満，嘔吐など 　　神経系：易刺激性，痙攣，嗜眠傾向，筋緊張低下など ・多血症の結果，ビリルビン産生が増加するため高ビリルビン血症のリスクも高くなる．	❺FGRに関連した多血症に伴う高ビリルビン血症発症の危険性
(f) 低カルシウム血症 ・血清カルシウム値 　≦7 mg/dL 　イオン化カルシウム 　≦2.5〜3.0 mg/dL ・副甲状腺機能低下 ・母体からのカルシウム↓ ・細胞内からのリン放出　など	・副甲状腺機能低下の度合いが大きいため，血中カルシウム濃度を減少させる作用のあるカルシトニン分泌の抑制が低くなる． ・胎盤機能不全のため，胎盤を介する母体からのカルシウム輸送が低い． ・低酸素症，仮死などの障害があるため，細胞内から多量のリンが放出され低カルシウムの程度が高まる． ・低血糖になりやすいため，その際に分泌されるグルカゴンがカルシトニンの分泌を促進し，さらに低カルシウム血症を引き起こす．	❻FGRに関連した低カルシウム血症発症の危険性
(g) 感染症 ・IgG胎盤輸送障害 ・胸腺低形成	・胎盤機能不全によるIgG胎盤輸送障害のため，IgG値が低い． ・ダイビング反射により胸腺は低形成となる．そのためT細胞が減少することによる細胞性免疫の低下，胸腺由来のリンパ球減少が起こり感染のリスクが高くなる．	❼FGRに関連した易感染性

ケアの要点	具体的評価内容
【C】合併症の予防, 対処 　助産診断名:❷, ❸, ❹, ❺, ❻, ❼, ❽, ❾ 　a. MASの予防 　　（詳細は☞第5章Ⅱ-F-2-1 胎便吸引症候群, p1018参照） 　b. 低体温の防止 　　1) 分娩室, 蘇生室を至適環境温度にする. 　　2) 体表面の水分を素早く除去する. 　　3) 蘇生などの処置は温まったラジアントウォーマー下で行う. 　　4) 衣服の調節 　　　例) 肌着やおくるみの枚数を増やす. 　　　　　帽子の着用, 湯たんぽの使用など 　　5) 状況に応じて保育器収容 　　6) 2～3時間毎の体温チェック 　c. 低血糖の予防 　　1) 血糖値のチェック 　　　測定時期：施設や児の状態にもよるが, 生後2時間に1回目の検査, その後はその血糖値を参考に2～3時間毎. 哺乳により血糖値が安定すれば定期的な測定は中止する. 　　　ただし低血糖が疑われる症状を呈した場合はただちに血糖チェックし低血糖の有無を確認する. 　　2) 静脈輸液 　　　10％ブドウ糖液, 2 mL/kg/時間程度のスピード 　　3) 早期授乳の開始 　d. 多血症の把握と症状への早期対処 　　1) 多血症の把握 　　　臍帯血, 児血のデータ把握（Ht, Hb, 赤血球数など） 　　　多血様顔貌や末梢性チアノーゼの有無 　　2) 高ビリルビン血症の有無 　　　生後1日より経皮的ビリルビン値の測定（経皮黄疸計） 　　　必要に応じて血清ビリルビン値の測定 　　　光線療法の施行（医師の指示） 　　3) 交換輸血の準備と介助	・生理的な安定を維持しFGRによる影響を最小限に抑える.

II-F-3

データ・情報	アセスメント	助産診断名【例】
(h) 心不全 ・低酸素，低栄養 　→心筋障害 ・胎外循環適応不全	・子宮内での長期にわたる低酸素，低栄養状態が心筋障害をきたす． 　さらに，低血糖，アシドーシス，多血症などが加わると胎外循環への変化に適応しきれず，心拡大，心不全など循環不全が起こり得る．	❽FGRに関連した胎外循環適応不全の危険性
(i) 消化管機能異常 ・ダイビング反射→腸管機能低下→壊死性腸炎→胎便栓症候群	・ダイビング反射により腸管血流が減少し，腸管の発達が遅れる． 　そのため，出生後も腸管運動が低下し壊死性腸炎や胎便栓症候群などのリスクが高くなる． ・このような疾患を呈さなくても，FGR児は腸管の働きが一般に悪く胃内容が停滞しがちなため経口哺乳が進まないことがある．	❾ダイビング反射による腸管運動低下に伴う胎便排出の遅れ

ケアの要点	具体的評価内容

e. 低カルシウム血症の予防
1) カルチコール（8.5％グルコン酸カルシウム）の点滴静注（医師による）
   カルシウム薬含有の輸液が血管外に漏出した場合，痂皮形成，組織壊死，石灰化などが起こるため厳重な輸液管理が必要である．
2) 低カルシウム血症が疑われる場合は，医師に連絡し血液検査，心電図検査を行う．

f. 感染症の予防
1) 児の状態観察
   無呼吸，活動性低下，四肢の冷感，チアノーゼなどがみられた場合は感染症を疑い，医師に連絡，検査を進める．
2) 採血部位や輸液ルートの清潔操作や，輸液などのテープ固定部の皮膚損傷防止

g. 胎外循環適応不全の予防
1) 児の安静
   出生直後の沐浴は施行せず，清拭のみとする．
2) 多血症，低血糖，低カルシウム血症，アシドーシスなどの予防と早期改善
3) モニタリング

h. 胎便吸引症候群の予防
1) 胎便排泄促進のためグリセリン浣腸の施行
2) 哺乳状況の確認

4. 糖尿病母体児（IDM）

1. 糖尿病母体児とは

妊娠前にすでに診断されている糖尿病合併母体，および妊娠中にはじめて発見または発症した糖代謝異常によって生じた妊娠糖尿病母体から出生した児を infant of the diabetic mother (IDM) という．IDMは母体の高血糖や糖尿病による血管障害などの影響を受けさまざまな合併症を生じることからハイリスク児として扱われる．

2. 病態生理

妊娠初期の血糖コントロール不良の場合は胎児奇形の発生頻度が高くなり（図Ⅱ-46），妊娠中期以降では巨大児，低血糖，低カルシウム血症，低マグネシウム血症，多血症，高ビリルビン血症，呼吸窮迫症候群（RDS）などの頻度が高くなる（図Ⅱ-47）．母体の高血糖が胎児の膵臓のランゲルハンス島を刺激し，胎児に高インスリン血症を引き起こすことがIDMの合併症の病因とされている．IDM合併症とその頻度は妊娠中の母体血糖管理状況よって異なるが，図Ⅱ-47や表Ⅱ-42のように提示されている．

IDM合併症予防には母体糖尿病または妊娠糖尿病の早期発見と血糖コントロールが最重要であるが，IDMとして起こりうる合併症を予測し対処していくことも重要である．出生後の高インスリン性低血糖症は生後数日以内に自然軽快するが，神経障害を残す場合もあるため，生後早期から十分な観察と血糖測定を含めた管理が重要である．また，糖尿病母体から出生した児は，将来，糖尿病の発症リスクが高いことや認知発達に関連しているとの報告もあるため，長期的な健康管理の視点が必要である．

＊IDMの出生前管理（母体管理）については「妊娠糖尿病・耐糖能異常」の項（☞第2章Ⅱ-G-c4, p220）を参照されたい．

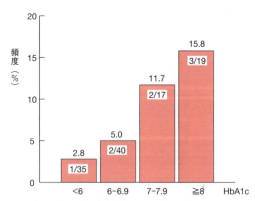

図Ⅱ-46　糖尿病合併妊婦における初診時のヘモグロビンA1c別の児の主な先天奇形の頻度
（Galiudo A et al：Outcome of fetuses in women with pregestational diabeteswellitus, J Perinat Med 34（4）：323-331, 2006 より引用）

情報・その他

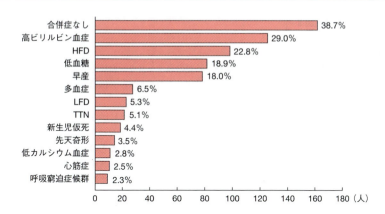

図Ⅱ-47　IDMの合併症
（藤野　浩ほか：糖尿病母体からの新生児．周産期医学 27（増）：464，1997）

表Ⅱ-42　糖尿病母体児（IDM）に合併する疾患と頻度

合併疾患名	1型 IDM		妊娠糖尿病 IDM
呼吸障害	30%		10%
低血糖症	60		16
（症候性）	(20)		(10)
低カルシウム血症	25		15
多血症	40		30
高ビリルビン血症	50		25
心不全	10	(17)＊	?
腎静脈血栓症	?	(2.4)＊	?
一過性血尿	8		8
先天奇形	10		3

＊両型のIDMを含めた頻度
(Hollingworth DR: Pregnancy, Diabetes and Birth：A Management Guide, Williams & Wilkins, 1984，
佐久間　泉：糖尿病母体から出生した児．周産期医学 26（増）：364，1996)

データ・情報	アセスメント	助産診断名【例】
1 合併症発生の病態（図Ⅱ-48） (a) 低血糖症 ①母体高血糖→胎児高インスリン血症→生後グルコース供給停止→低血糖症 ②低血糖 　全血＜40 mg/dL 　血漿・血清＜45 mg/dL	・母体の高血糖が胎児の高インスリン血症を起こし，出生後母体からのグルコース供給が途絶えるために低血糖を起こす． ・低血糖の定義は（表Ⅱ-43）のように示されているが，これは一般集団を対象とした血糖値の統計的な値によって出されたものであり，その2％が低血糖の定義に該当する．そのため，20〜30 mg/dLと非常に低い値になっている．現在低血糖として扱っている値は，多くの血糖値の統計学的な解析結果とさまざまな血糖値を呈した低血糖症児の神経学的後障害に基づいている．つまり，予防的観点を含めて成熟児，早産児ともに全血の血糖値＜40 mg/dLを低血糖と考える．	❶母体高血糖に関連した新生児低血糖症発症の危険性
(b) 巨大児・large for gestational age (LGA)（もしくはheavy-for-dates (HFD)） ①高インスリン血症→グリコーゲン，脂肪，蛋白の蓄積	・胎児の高インスリン血症が，脂肪や蛋白の合成増加を促進する． 　また，脂肪の沈着だけでなく肝臓，脾臓，心臓，副腎などの諸臓器にも肥大や増殖が認められている．	❷母体高血糖に関連した巨大児分娩の危険性
(c) 低出生体重児（胎児発育不全） ①血管障害（＋）→胎盤機能不全→胎児発育不全	・血管障害を伴う糖尿病では，胎盤機能不全のため胎児発育不全をきたしlight-for-dates (LFD) 児となる． LFD児であるIDMは巨大児以上に低血糖，多血症，低カルシウム血症などのリスクが高くなる．	❸血管障害を伴う糖尿病に関連した胎盤機能不全

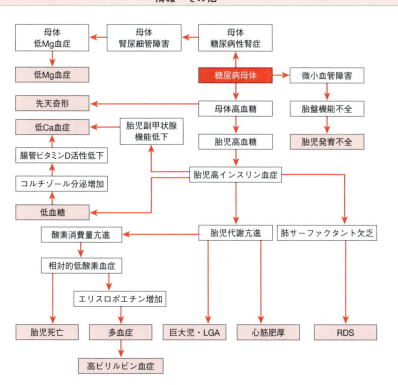

図Ⅱ-48　糖尿病母体が胎児や新生児に及ぼす影響

LGA: large for gestational age
(内山　温：内分泌疾患を有する母体が児に及ぼす影響．新生児内分泌ハンドブック，改訂2版（新生児内分泌研究会編），p171，メディカ出版，2014)

表Ⅱ-43　古典的低血糖の定義（Cornblath MSR, 1991）

［出生後72時間以内］
・低出生体重児：＜20 (25) mg/dL
・成熟児：＜30 (35) mg/dL
［出生後72時間以上］
・低出生体重児，成熟児：＜40 (45) mg/dL

・上記の値が2度測定された場合
・上記の値にともなって低血糖の症状が認められた場合
・上記の値以上でも症状が認められ，糖の投与で改善した場合

注：数値は血糖値（血清糖値）である

（仁志田博司：新生児学入門，第4版，p210，医学書院，2012)

データ・情報	アセスメント	助産診断名【例】
(d) 呼吸障害 ①RDS：インスリンの肺サーファクタント合成阻害 ②RDS以外：多血症，未熟性，心筋肥厚 など	・IDMにRDSの頻度が高いのは，インスリンが肺サーファクタントの合成を阻害するためとされている．最近，糖尿病よりも在胎週数がRDSの要因であるとの意見もある． ・RDS以外にもTTNなど呼吸障害の頻度が高いのは，多血症の合併や呼吸調節中枢などの未熟性，心筋肥厚，帝王切開術で出生する頻度が高いなど重複する原因によるものと考えられている．	❹母体糖尿病に関連した新生児呼吸障害発症の危険性
(e) 低カルシウム血症 ①副甲状腺（上皮小体）機能の未熟性 ②カルシトニン分泌上昇	・妊娠母体は上皮小体機能亢進状態であり，血中カルシウム値が高いため，母体からの高いカルシウム供給が胎児の上皮小体機能を抑制している．糖尿病母体児は上皮小体機能低下の状態が大きいため，早発型低カルシウム血症（生後48時間以内）に注意する． ・低血糖が血糖上昇ホルモンであるグルカゴン分泌を促し，それがカルシトニンを放出させ低カルシウム血症を引き起こす考えもある．	❺母体糖尿病に関連した新生児低カルシウム血症の危険性
(f) 多血症 静脈血： Hb値≧ 22 g/dL Ht値≧ 65%	・高血糖が持続するとヘモグロビンは糖化ヘモグロビンであるHbA1cとなる．HbA1cは酸素との結合能を強めるため，酸素運搬能が低下し組織レベルの低酸素症が強まり，エリスロポエチン分泌を刺激し多血症を呈するといわれている．	❻母体の血糖コントロール不良による新生児多血症発症の危険性
(g) 肥厚性心筋症 ①グリコーゲン蓄積 ②胎盤の糖尿病性変化による胎児循環への後負荷	・心筋細胞へのグリコーゲン蓄積により心筋の肥大が生じるとされる． ・胎盤の血管床の糖尿病性変化によって胎児循環に後負荷が加わり心筋の肥厚をもたらすとも考えられている．	

ケアの要点	具体的評価内容

【A】IDM の状態の予測

助産診断名：❶，❷，❸，❹，❺

a. 出生前情報の把握

1) 母体の病状

 糖尿病分類（1型，2型，妊娠糖尿病），糖尿病発症年齢，糖尿病治療法（インスリン投与の有無），糖尿病合併症の有無，程度など

2) 周産期情報

 妊娠初期からの血糖コントロール状況（空腹時・食後血糖値，HbA1c，グルコアルブミン（GA）など），糖尿病性ケトアシドーシスの有無，妊娠高血圧症候群の有無，感染症の有無，肥満の有無，前回の妊娠分娩結果など

3) 胎児の情報

 胎児の発育，奇形の有無，胎児の健康状態（CTG や BPS，胎児胎盤機能検査など），肺成熟度，羊水過多の有無など

b. 分娩状況の予測と IDM 受入準備

1) 巨大児の場合

・児頭骨盤不均衡による分娩遷延→緊急帝王切開
・肩甲娩出困難による分娩損傷，新生児仮死→新生児科医の立ち会い，蘇生準備

2) FGR 児の場合

・胎盤機能不全（血管障害を伴う糖尿病の場合）による胎児機能不全，新生児仮死→緊急帝王切開，蘇生準備

3) 母体血糖コントロール不良の場合

・検査準備（臍帯血の血糖値およびヘモグロビン F1c（成人のヘモグロビン A1c に相応））
・IDM の血糖コントロール不良→グルコース輸液の準備（状況に応じて2ルート準備，中心静脈確保の準備）
・呼吸障害（RDS）→蘇生準備，検査準備（マイクロバブル，胸部X線検査，SpO_2 モニタリングなど，検体採取）
・胎児奇形合併→奇形に応じた人員・物品などの準備，収容される病棟への事前連絡，家族の居場所確認など

・母児の状態を正確に把握し適切な準備，対応ができる．

データ・情報	アセスメント	助産診断名【例】
(h) 高ビリルビン血症 　多血症，肝機能未熟	・多血症や肝機能の未熟性により高ビリルビン血症が多いとされている．	
(i) 先天奇形 　妊娠初期（7週前後）の血糖コントロール不良	・IDMにみられる主な奇形は表Ⅱ-44に示すとおりである．とくに尾部形成不全症（caudal regression syndrome）と左側結腸低形成（small left colon）は頻度は少ないがIDMに特徴的な奇形である． ・妊娠初期（多くは在胎週数7週前後）の母体のHbA1cレベルと胎児の奇形発生頻度に密接な相関があり，HbA1cが高いほど発生率が上昇するとされている（☞ p1052の図Ⅱ-46参照）．	
2 出生後の経過の予測 (a) 低血糖症 　痙攣，振戦，易刺激性，嗜眠傾向，無呼吸，多呼吸，チアノーゼ など	・出生後血糖値は生理的にもある程度低下するが，IDMにおいては，図Ⅱ-49に示すように低下が著しく，生後1～2時間がもっとも低値となる．appropriate for dates (AFD)児，heavy-for-dates (HFD)児，light-for-dates (LFD)児の順に，低血糖の頻度と重症度は高くなる．出生後はルーチンに沿って血糖チェックを行い，ブドウ糖投与や早期授乳などの対処がなされる． ・低血糖の症状としては易刺激性より不活発と嗜眠傾向がよくみられる．その他，表Ⅱ-45のような症状が起こり得るが，非特異的でさまざまである．重度の低血糖でも症状が出ない場合もある．	❼母体糖尿病に関連した低血糖症状出現の危険性
(b) 巨大児 　児頭骨盤不均衡 　肩甲難産 　分娩遷延 　分娩外傷	・児頭骨盤不均衡や分娩遷延，分娩損傷，新生児仮死の頻度が高くなる．また，巨大児となっても，頭囲が在胎週数相当で肩甲，躯幹への脂肪沈着が増すために肩甲難産を起こしやすい． ・とくに肩甲娩出困難による鎖骨骨折，上腕神経麻痺，横隔神経麻痺や頭蓋内出血，顔面神経麻痺などの所見に注意する．	❽巨大児に伴う肩甲難産に関連した分娩外傷発生の危険性

ケアの要点	具体的評価内容

【B】合併症の予防，対処
　助産診断名：❶，❷，❃，❹，❺，❻，❼，❽，❾

　a. 低血糖の予防
　　1) 血糖値チェック
　　　測定時期，回数は母体の糖尿病の程度（合併症の有無や血糖コントロール状況など），児の状況による．
　　　血糖値＜40 mg/dLや低血糖が疑われる症状が出現したときには医師に連絡する．
　　　ヒール採血の場合，踵を温めてうっ血をとってから行う．うっ血がある場合，血糖値は実際よりも低く測定される．
　　2) ブドウ糖輸液
　　　状況に応じて，ルートや輸注ポンプを準備しておく．
　　3) 早期授乳
　　　母乳だけでなく人工乳を与えることを考慮する．
　　　IDMは哺乳力が乏しく，経管栄養を必要とすることも多い．
　b. 分娩損傷の予防，チェック
　　1) 緊急帝王切開とのダブルセットアップ
　　2) 分娩時，人員の確保［マックロバーツ（MacRoberts）体位の保持要員，緊急時の対応など］
　　3) 肩甲難産の場合，児の姿勢，動きなど注意深く観察し異常があれば医師に報告する．
　c. 呼吸障害の早期発見
　　RDSなど初期症状を見過ごさないよう注意する．
　d. 低カルシウム血症の予防
　　1) 血液検査結果の把握
　　2) 低カルシウム血症の症状の早期発見
　　3) カルシウム薬含有の輸液管理
　　　カルシウム投与中の心拍モニタリング（心拍数100回/分以下の徐脈，嘔吐がある場合は投与を中止し医師に連絡する．副作用で高カルシウム血症が考えられる）
　　　血管確保の状態確認(発赤や血管外への漏れの有無)
　e. その他
　　多血症や心機能異常などを念頭に置いてケアを進めていく．

・起こり得る合併症の予防がなされ，母体糖尿病による影響を最小限に抑えることができる．

データ・情報	アセスメント	助産診断名【例】
(c) 低出生体重児 　低血糖，多血症，低カルシウム血症など	・低血糖，多血症，低カルシウム血症などの発生頻度が高く，心不全，血小板減少といった問題を併発することがあるため，厳重な管理が必要である．	❾母体糖尿病に関連した胎盤機能不全に伴う低出生体重児の出生
(d) 呼吸障害 　鑑別診断が必要	・呼吸障害のみられるIDMは，胸部X線，血液ガス分析，マイクロバブルテストなどでRDSやTTNなどとの鑑別診断を行い，それに応じた処置を行う． ・多血症や心不全など他の原因によって呼吸障害が起こる可能性もあるため，原因検索を行う．	
(e) 低カルシウム血症 　血清カルシウム値： 　成熟児＜8 mg/dL 　早期産児＜7 mg/dL 　イオン化カルシウム＜3.0〜3.5 mg/dL 　振戦，無呼吸，チアノーゼ，痙攣など	・血清カルシウム値が成熟児＜8 mg/dL，早期産児＜7 mg/dL，イオン化カルシウム＜3.0〜3.5 mg/dLと定義されている． ・新生児は生後生理的にカルシウム値が低下しその状態が24〜48時間程度持続しその後徐々に上昇する．IDMでは生後48時間以内に発症する早期低カルシウム血症の頻度が高いため，生後12, 24, 48時間位に血清カルシウム値が測定される． ・低カルシウム血症の症状は，振戦，無呼吸，チアノーゼ，痙攣などあるが無症候性であることが多い． ・低カルシウム血症が疑われた場合には，カルシウムグルコネート（カルチコール®）が投与される．	

情報・その他

表Ⅱ-44　糖尿病母体児にみられる先天奇形

1. 中枢神経系 　無脳症 　髄膜瘤症候群 　全前脳胞症 　小頭症 2. 筋骨格型 　尾部形成不全症 　二分脊椎 3. 心血管系 　大血管転位 　心室中隔欠損 　心房中隔欠損 　ファロー四徴症 　単心室 　左室形成不全	4. 腎泌尿器 　腎形成不全 　嚢胞腎 　重複尿管 　停留精巣 5. 消化器系 　左側結腸低形成 　内臓逆位 　直腸，肛門閉鎖 　臍帯ヘルニア 6. 呼吸器系 　肺形成不全 7. その他 　多合指症 　口唇口蓋裂 　顔面奇形

(Becerra JE et al: Diabetes mellitus during pregnancy and the risks for specific birth defects: A population-based case control study. Pediatrics 85: 1–9, 1990より一部改変)

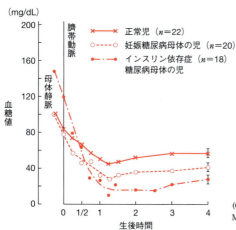

図Ⅱ-49　出生後4時間の血糖値の変動
(Cornblath M, Schwartz R：Disorders of Carbohydrate Metabolism in Infancy, 3rd ed, W.B.Saunders, 1991)

データ・情報	アセスメント	助産診断名【例】
(f) 多血症 　過粘度症候群 　多血によるもの	・多血症の症状は血液の粘度が高まる過粘度症候群と多血そのものによるものである（表Ⅱ-46）． ・静脈血によるHt値が65％以上または60％以上で多血症によるとみられる症状がある場合には，部分交換輸血の適応となる．	
(g) 肥厚性心筋症 　心筋中隔の肥厚→左室流出路狭窄→心不全	・心室中隔の非対称的な肥厚が特徴的であり，左室流出路狭窄などがみられ心不全をきたすことがある． ・管理としては，酸素投与，水分制限，心不全を悪化させる低血糖や多血症などの予防・治療が大切である． ・心筋の肥大は一過性で生後6ヵ月頃までには自然軽快する場合が多いが，死亡報告もあるため注意する．	
(h) 高ビリルビン血症 　低血糖（+）：血液脳関門の透過性↑	・低血糖を伴う場合，ビリルビンの血液脳関門の透過性が高まり，核黄疸の危険性が高まるため通常より厳重な黄疸の管理が必要となる．	
(i) 新生児仮死	・巨大児が原因の難産，未熟性に起因する生後の仮死などが予想される．出生前の評価，娩出方法の検討，出生後の管理が重要となる．	

情報・その他

表Ⅱ-45 低血糖の症状

- 痙攣 (seizure)
- 振戦 (tremor)
- 易刺激性 (irritability)
- 泣き声の異常 (abnormal cry)
- 眼球上転 (eye rolling)
- 嗜眠傾向 (lethargie)
- 無欲様 (apathy)
- 無呼吸(apnea)，多呼吸 (tachypnea)
- チアノーゼ (cyanosis)

(仁志田博司：新生児学入門，第4版，p210，医学書院，2012)

表Ⅱ-46 多血症の症状

過粘度症候群に伴う異常
- 血　栓
  - 腎静脈血栓→腎不全
  - 壊死性腸炎
  - 指趾端壊死
- 血小板減少
- 心不全
- 呼吸障害
- 新生児遷延性肺高血圧症
- 低血糖

多血そのものによる
- 多血様顔貌 (plethora)
- 黄　疸
- 末梢性チアノーゼ

(仁志田博司：新生児学入門，第4版，p321，医学書院，2012)

5. 前期破水母体からの新生児

1. 前期破水とは

前期破水とは陣痛が発来する以前に卵膜が破綻することであり，子宮内羊水環境を無菌的に保つ役目を有していた卵膜が破綻（破水）したときから上行性羊水感染の危険性が高まる．

データ・情報	アセスメント	助産診断名【例】
1 感染症の診断基準（表Ⅱ-47） (a) 血液検査 ①白血球数増減 　≦ 5,000/mm^3, 　≧ 20,000/mm^3 ②I/T比上昇 　≧ 0.2 ③血小板減少 　≦ 100,000/mm^3 ④CRP上昇 　≧ 1.0 mg/dL 　生後2日以内≧ 1.6 mg/dL ⑤APRスコア 　感染症疑い：≧ 2点	・白血球数増加または減少 　5,000/mm^{3}以下または20,000/mm^{3}以上 ・桿状核球数（immature cell，未熟球）と全（total）好中球との比であり，0.2以上 ・100,000/mm^{3}以下 ・CRP（C-reactive protein）は炎症のマーカーである急性期蛋白質の1つである．ただし正常児でも生後24時間から弱陽性となり，生後2日以内で1.6 mg/dL以下，その後は1.0 mg/dL以下が正常とされている． ・CRPにα_1AG（α_1 acid glycoprotein）とHp（ハプトグロブリン）を加えたもので感染症の早期診断，治療経過の把握などに有効である． **【APRスコア算定法と評価】** ・3項目の増加をAPRスコアとして点数制で表現し，3つとも増加したものを3点，2つだけ増加したものを2点，1つだけ増加したものを1点，3つとも正常範囲内にあったものは0点とする（図Ⅱ-50）． ・評価は表Ⅱ-49のようにされ，2点以上は感染症が疑われる．	

2. 病態生理

　羊水感染のほとんどは破水後腟部の細菌が上行性に羊水内に侵入して，羊水炎，絨毛膜羊膜炎を起こし胎児に感染が及ぶものである．前期破水での細菌感染症の発症時期は生後72時間以内が多く，起因菌はgroup B Streptococcus（GBS）とEscherichia coli（大腸菌，E.coli）がもっとも多い．

ケアの要点	具体的評価内容
【A】前期破水による新生児感染症の予測 　助産診断名：❶，❷，❸ 　a．感染症発生因子の確認（表Ⅱ-48） 　　1）母体側リスク 　　　a）前期破水，遷延分娩，早産，吸引分娩など 　　　b）子宮内感染の徴候 　　　c）起因菌の存在：GBSや大腸菌など 　　2）新生児側リスク 　　　a）未熟性，低出生体重児 　　　b）新生児仮死 　　　c）蘇生など侵襲性のある処置が必要な児など	

表Ⅱ-47　細菌感染症診断のための検査と有意の所見

1．胃内吸引液（出生時）：白血球数
　　　　　　　　　　　　　5個/1視野以上，
　　　　　　　　　　　　　塗抹グラム染色
2．末梢血
　　白血球数：5,000/mm³ 以下ないし
　　　　　　　20,000/mm³ 以上
　　好中球：4,000 以下
　　幼若好中球/好中球総数：0.25 以上
3．血小板：10万/mm³ 以下
4．血液培養
5．髄液所見
　　細胞数：50 個/mm³ 以上（成熟児）
　　蛋白：100 mg/dL 以上
　　糖：血糖の1/2以下
　　培養
6．血液ガス分析：
　　pH7.25 以下の代謝性アシドーシス
7．CRP
　　a．1 mg/dL 以上
　　b．日齢毎の90 %tile 以上
　　c．日齢2以降の上昇パターン
8．胸部X線写真
9．各種培養

（西田　陽：細菌感染症．Neonatal Care 8（秋季増刊）：59，1995）

表Ⅱ-48　新生児敗血症のリスク
(Joint Program in Neonatology Clinical Working Group)

大リスク因子
前期破水＞24時間
分娩中の発熱＞38℃
絨毛膜羊膜炎
胎児頻脈の持続＞160/分

小リスク因子
前期破水＞12時間
母体発熱＞37.5℃
母体白血球＞15,000/μL
低アプガー（Apgar）スコア 　1分＜5点，5分＜7点
低出生体重児＜1,500g
早産＜37週
多胎
悪臭のある悪露
B群溶連菌の母体定着

大リスク因子は1つないし小リスク因子2つあれば，一般血液検査と血液培養を施行．
(Guerina NG：Bacterial and fungal intectious. Manual of Neonatal Care, 4th ed（Cloherty JP, Stark AR, eds），p271-300, Lippincort-Raven Publishers, 1998)

データ・情報	アセスメント	助産診断名【例】
⑥IgM 　≧ 30 mg/dL	・30 mg/dL以上は胎内感染が疑われる．	
(b) 胃液吸引物 　白血球数：1視野あたり ≧ 5つ 　グラム染色：菌陽性	・白血球数：生後12時間以内の胃内吸引物を400倍で検鏡し，1視野あたり5つ以上の好中球の存在は羊水感染が疑われる． ・グラム染色での菌陽性	
(c) 培養検査 　臍帯血，児血，髄液，尿，胃液，気道吸引物，鼻腔など	・臍帯血，児血，髄液，尿，胃液，気道吸引物，鼻腔，外耳，眼脂など培養し，陽性と出る．	
(d) 胸部X線 　鑑別診断に有用	・GBSや大腸菌などによる早発型敗血症で肺炎を併発する場合，RDSなどの呼吸障害との鑑別診断に用いられる．	
(e) 胎盤所見 　羊膜剝離困難，臍帯浮腫，着色など	・胎児面が濁った灰黄色，黄褐色を呈しており羊膜の剝離が困難な場合，羊水感染の疑いが高い．また臍帯も黄色調で浮腫を伴う場合や血管周囲に輪状に石灰化がある場合は羊水感染を疑う．	

表Ⅱ-49　新生児感染症に対するAPRスコアの評価

APRスコア			
3			｝感染状態
	CRP-α_1AG		
2	α_1AG-Hp		感染治療過程または感染準備状態 エンテロウイルス感染を疑う
	Hp-CRP		（翌日再度検査）
	CRP		
1	α_1AG		非感染状態であるが，その後の経過を追跡する （ただし，人工換気中のα_1AGの上昇は合併感染の準備状態と考える）
	HP		
0			感染なし

（後藤玄夫：APRスコア．新生児医療の臨床手技（藤村正哲編），p147，メディカ出版，1995）

II．新生児期の経過診断とアセスメント・ツール

ケアの要点	具体的評価内容
【B】GBS感染症の予防 助産診断名：❸，❹ a．母体の腟細菌叢確認 b．GBSの型，母体抗体価の確認 c．分娩時処置 　1）分娩までの定期的なペニシリン系抗菌薬（ペニシリンG，アンピシリン）の投与 　2）腟・外陰部周辺の塩化ベンザルコニウムによる洗浄 d．感染症チェックのための検体採取と結果の把握 　臍帯血，胃内吸引物，鼻腔・外耳・咽頭などの培養，胎盤・臍帯の病理組織検査など e．異常がみられた場合はすぐ医師に連絡し，検査や処置が行われるようにする．	・新生児GBS感染症が発症しない．
【C】新生児感染症の早期発見 助産診断名：❶，❷，❸，❺ a．感染初発症状の把握（☞p1071の表Ⅱ-52参照） b．感染症のハイリスク因子がある新生児はとくに注意してこまめに観察する． 　早発型敗血症は生後6時間以内の発症が多いことを念頭に置く． c．異常を認めた場合，早期に医師に連絡し検査，治療の対応にあたる．	・感染症の早期発見，早期治療により重症化することなく治癒する．

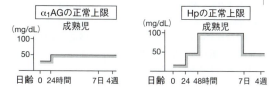

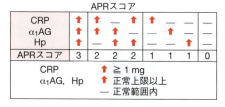

図Ⅱ-50　APRスコアとα₁AG・Hpの正常上限

（後藤玄夫：APRスコア．新生児医療の臨床手技（藤村正哲編），p146，メディカ出版，1995）

データ・情報	アセスメント	助産診断名【例】
2 感染症発生の因子 (a) 破水から分娩までの時間 　破水後24時間以上 　前期破水自体	・長時間であるほど感染の頻度は高くなっていく．とくに破水後24時間以上経過した場合，感染のリスクは高い． ・前期破水自体が感染に伴う卵膜の脆弱化とも考えられるので，前期破水そのものを感染のリスクとすることもある．	❶前期破水に関連した感染症発症の危険性
(b) 子宮内感染の有無 　母体発熱 　悪臭を伴う羊水混濁 　母児の頻脈 など	・分娩前・分娩中の母体発熱，悪臭を伴う羊水混濁，母体や胎児の頻脈などがみられた場合は子宮内感染を疑う．その他（表Ⅱ-50）のようにさまざまな指標が示されている． ☞詳細は第3章Ⅱ-G-f1 前期破水・早期破水，p540参照．	❷母体発熱，羊水の悪臭に関連した子宮内感染状態
(c) 起因菌の存在（母体の腟細菌叢） 　大腸菌 　GBS など	・細菌感染症の起因菌として表Ⅱ-51のような菌があげられる． ・早発型感染症は大腸菌，GBSが主である． ・大腸菌はヒト腸内正常細菌叢を構成する菌であるが，腸管外に侵入すると病原性を発揮する． ・GBSは直腸および腟の常在菌の1つであり，妊婦の外陰部の陽性率は10～30％とされている．GBS陽性妊婦より出生した児の発症率は1％程度と低いが，早発型敗血症の起因菌の中でもっとも頻度が高く，致命率も高い．	❸GBS陽性の母体に関連した新生児敗血症の危険性 ❹GBS陽性の母体に関連した新生児GBS感染症発症の危険性

表Ⅱ-51　新生児細菌感染症の起因菌

グラム陽性菌	グラム陰性菌
Streptococcus B	*Escherichia coli*
Streptococcus A	*Proteus mirabilis*
Staphylococcus aureus	*Pseudomonas aeruginosa*
Staphylococcus epidermidis	*Serratia marcescens*
Listeria monocytogenes	*Bacteroides fragilis*

| ケアの要点 | 具体的評価内容 |

表Ⅱ-50 前期破水において子宮内感染有無の決定に用いられる指標

臨床的指標	母体発熱 母体あるいは胎児の頻脈 子宮の圧痛 悪臭を放つ羊水 核の左方移動を伴った白血球数の増加
生化学的指標	CRP 羊水検査 ・グラム染色 ・白血球数 ・糖 ・インターロイキン-6
biophysical profile	羊水量の減少 biophysical profile（毎日） NST（毎日） 胎児呼吸様運動の減少（観察時間の10％未満）

（坂元正一総監修：図説産婦人科VIEW 26，前期破水と早産，メジカルビュー社，1996）

【D】感染症発症時のケア

助産診断名：❻

a. 至適環境温度の維持
b. 栄養状態を良好に保つ
   母乳が望ましいが状況に応じて人工乳などにする．
c. 児の体力消耗を最小限に抑える．
   沐浴を中止し清拭にする．
   直接母乳の中止や短時間授乳など
d. バイタルサインのチェック
   状況に応じて，心拍・呼吸モニタリング，パルスオキシメータを使用する．
e. 薬剤（酸素も含む）投与の管理（医師の指示による）
f. 検査結果の把握
   血液検査（白血球数，CRPなど）
   血液培養，髄液培養
   鼻咽腔，気道分泌物，尿，便などの培養
g. 手指衛生の徹底
   消毒剤入り石けんと流水による手洗い
   擦式アルコール手指消毒剤の使用
h. 標準予防策の実施
   血液，尿，便，気管内分泌物などに触れる場合は手袋を使用する．

・感染症の治療，ケアにより児の状態が速やかに改善する．

データ・情報	アセスメント	助産診断名【例】
	・GBSの血清型は菌体表面の多糖体の構造により，Ia型，Ib型，Ⅱ型，Ⅲ型，Ⅳ型，Ⅴ型，Ⅵ(NT6)型，Ⅶ(7271)型，Ⅷ(JM9)型の9つに分類される．近年ではIb型，Ⅷ型，Ⅴ型の順に多くなっており，妊婦保菌株の血清型は変遷がみられるため注意が必要である．また新生児GBS感染症は，早発型ではⅢ型，Ia型，Ib型が多く，遅発型ではⅢ型がもっとも多い． [GBS感染症予防法] ・米国疾病管理予防センター（Center for Disease Control and Prevention：CDC）の新生児GBS感染症予防ガイドライン2010では図Ⅱ-51のような予防策が示されている． ・予防的抗菌薬の投与方法として，経腟分娩中や前期破水後の妊婦に，ペニシリン系薬剤（ペニシリンG：初回500万単位，4時間毎に250〜300万単位，アンピシリン：初回2g，4時間毎に1g）を分娩まで静注する．この抗菌薬は経胎盤的に児に移行しGBS発症予防として有効である．	
3 出生後の経過の予測 (a) 新生児敗血症の初発症状 「何となく元気がない」児の早期発見・早期診断	・新生児は感染症状が出にくく，表Ⅱ-52のように漠然とした所見である．明らかな感染症の症状が出現したときにはすでに手遅れのことが多い．何となく元気がない（not doing well）児を見過ごさず，早期に診断することが重要である． ・早発型は生後6時間以内に発症することが多く，発症時期が早いほどその予後は不良である．分娩を終えた直後であるため，医療従事者，褥婦とも新生児に目が向いていないことが多い．感染症発症の因子をもった新生児はとくに注意して観察することが重要である．	❺初発症状の見落としによる感染症重症化の危険性 ❻感染症発症のハイリスク因子の存在

Ⅱ．新生児期の経過診断とアセスメント・ツール

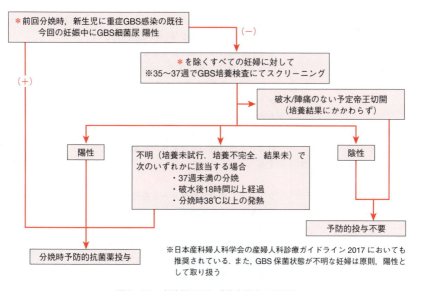

図Ⅱ-51　新生児 GBS 感染症発症の予防策

(Verani JR et al：Prevention of perinatal group B streptococcal disease－Revised guidelines from CDC 2010. MMWR Recomm Rep 59（RR-10）：1-36, 2010)

表Ⅱ-52　新生児敗血症の初発症状

- 何となく元気がない
- 皮膚色が何となくすぐれない（末梢の冷感）
- 哺乳力低下
- 無呼吸
- 体温の不安定（発熱・低体温）
- 腹満・嘔吐
- 黄疸（肝脾腫）
- 易刺激性（痙攣）
- （出血斑）

注：（ ）内は初発症状でなく，すでに感染が確立したときの所見

(仁志田博司：新生児学入門，第4版, p336, 医学書院, 2012)

データ・情報	アセスメント	助産診断名【例】
(b) 治　療 ①抗菌薬療法 　起因菌判定前：アンピシリン，アミノグリコシドの併用 　起因菌判定後：菌に応じた抗菌薬 ②補助療法 　静脈ルートの確保 　人工換気 　免疫療法 　交換輸血　など	・早発型の場合，経過が早いので起因菌が判定される前に抗菌薬の投与がなされる． ・GBSと大腸菌が多いので，ペニシリン（アンピシリンなど）とアミノグリコシド系（ゲンタマイシン，アミカシンなど）の併用がなされる． ・起因菌が判定すれば，もっとも感受性がありできるだけ狭い抗菌領域の抗菌薬を使用する． ・ショックに備えて静脈ルートを確保し，適宜電解質異常や低血糖，アシドーシスの補正なども行う． ・その他，著明な呼吸窮迫に対する人工換気，劇症型感染やIgG低値の早産児に対する免疫療法，また菌と毒素の除去などを目的とした交換輸血などがある．	❼感染症重症化の危険性

III 助産診断・助産ケアのための診査技術ツールと実践過程

A 新生児診査技術ツール

1. **系統的観察法**
   ① 新生児に対する実際の観察の流れに沿っている．
   ② 観察時に有効な方法やワンポイントを盛り込んでいる．

2. **身体的諸計測**
   ① 項目毎に測定部位，正常範囲・標準値，計測のポイントをまとめている．

3. **バイタルサイン**
   ① アセスメントを中心に，ワンポイントを盛り込んでまとめている．

4. **原始反射診察法**
   ① 通常，よく用いられる項目を取り上げている．

5. **成熟度診察法**
   ① 外表所見，神経学的所見，両者の組み合わせによる方法に代表される具体的な成熟度評価を取り上げている．
   ② 主観的な要素が含まれるため，熟練した診査技術を要する．

1. 系統的観察法

(☞ p972の表Ⅱ-16 小奇形の項目, p974の表Ⅱ-19 分娩様式と分娩外傷, p975の図Ⅱ-20 分娩外傷の評価 参照)

診査項目	正常範囲	要注意・正常逸脱
1 意識状態 ・意識レベル	・state 1〜6（表Ⅲ-1） 　新生児の睡眠・覚醒周期は短く30〜60分	・昏迷・昏睡

表Ⅲ-1 新生児の状態

	state 1 深い眠り	state 2 浅　眠	state 3 もうろう状態	state 4 静かで鋭敏	state 5 活発で鋭敏	state 6 啼　泣
活動性	体動なし，時に「びっくり」反射	体動わずか，体を少し動かす	変化する	体動少ない	活発，時に泣き立てる	活発，号泣
呼吸のパターン	ゆるやか，規則的	不規則	不規則	規則的	不規則	乱れる
眼球運動	なし	REM	まぶた重そう，目は開くか閉じている	ぱっちり目を開く，注視する	目を開けている，あまりはっきりと開けていない	目を開けているか，かたく閉じている
顔面の動き	時に吸啜，その他の運動なし	時に微笑，ぐずるように泣く	ときどき動く	明るく，目覚めた状態	活発な顔面の運動あり	しかめつら
反応レベル	強い刺激にのみ反応，目覚めさせること困難	外的・内的刺激に反応性亢進	反応が遅い	環境内の刺激に注意を向ける	刺激（例：空腹，疲労，不快）に敏感	不快な刺激に鋭敏

(MLモア：新生児ナーシングケア（竹内　徹訳），p44，医学書院サウンダース，1986)

診査項目	正常範囲	要注意・正常逸脱
2 全身の状態 ・姿　勢	・左右対称 ・四肢軽く屈曲	・四肢伸展 ・過剰運動
・筋緊張	・緊張良好	・floppy infant ・カエル様肢位 ・後弓反張
・運動性	・自発運動あり	・非対称的反応運動

情報・その他

表Ⅲ-2 特徴的な皮膚の所見

一過性変化	新生児中毒性紅斑	・好発部位：躯幹 ・3日以内に出現し，数日～1週間で消退 ・大豆大の紅斑，中央に粟粒大の丘疹あるいは膿疱
	新生児痤瘡	・好発部位：顔面 ・膿疱ないし紅色丘疹，数ヵ月～1年以内で自然治癒
	稗粒腫	・好発部位：顔面 ・直径1mm程度の白色丘疹，自然消退
	網状皮斑	・寒冷曝露時に生じる網目状の淡紫紅色斑 ・1週間～10日で消退 ・先天性血管拡張性大理石様皮膚との鑑別が必要
	汗疹（あせも）	・水晶様汗疹（1～2mmの角層下小水疱） 　紅色汗疹（頸部に多発する紅色丘疹）
	落屑	・未熟徴候の1つで角層の剥脱
	ハレキン現象	・身体の半分側だけ赤くなる現象 ・出生後24時間以内の児に多く，数分から数十分で消失
	脂漏性湿疹	・母体由来の性ホルモン作用による脂腺活動の亢進が原因 ・黄色調の厚みのある鱗屑で始まり，紅斑となる ・洗髪と顔面清拭を十分に実施
母斑	蒙古斑	・好発部位：仙尾部（主斑） ・日本人の90％以上に認められる ・境界の比較的不鮮明な卵円形の淡青色斑 ・副斑：四肢など左右対称性の濃淡青斑 　消退傾向にやや乏しい
	正中部母斑 （サーモンパッチ）	・好発部位：眉間，上眼瞼，上口唇，前額正中など ・境界不鮮明な淡紅色斑，出生後1年前後で消退 ・頸部に生じるウンナ母斑は自然消退せず
	母斑細胞母斑 （色素性母斑）	・「黒あざ」 ・境界明瞭な黒色から褐色斑，時に剛毛を有する ・母斑直径が2cm以上→悪性黒色腫を疑う
	ポートワイン母斑	・「赤あざ」（従来単純血管腫と呼ばれていた） ・境界鮮明な紅斑 ・美容上の問題だけでなく，顔面三叉神経領域に生じると眼・神経症状をきたす→スタージ・ウェーバー（Sturge-Weber）症候群
	扁平母斑	・境界明瞭な淡褐色色素斑，表面平滑で隆起しない ・自然消退はない ・カフェオレ斑：長円形の輪郭のなだらかな淡褐色斑 　→直径1.5cm以上が6個以上あればフォン・レックリングハウゼン（von Recklinghausen）病を疑う
血管腫	イチゴ状血管腫	・頻度の高い毛細血管性の血管腫 ・生後数ヵ月で隆起し，1年から学童期にかけて自然退縮
皮膚感染症	伝染性膿皮疹	・「とびひ」 ・ブドウ球菌，時に溶連菌による感染症
	ブドウ球菌性熱傷 様皮膚症候群 Staphylococcal scald skin syndrome（SSSS）	・上皮が外的刺激により剥脱し全身やけどのような皮膚になる ・口や肛門周囲の皮膚炎，結膜炎が特徴 ・重篤な疾患

診査項目	正常範囲	要注意・正常逸脱
3 身体各部 (a) 皮膚（☞前ページの表Ⅲ-2参照） (b) 頭部 ・頭の形	・頭頂形 　骨重積　産瘤	・頭血腫 　帽状腱膜下血腫
・縫合・泉門	・矢状縫合離開（1cmまで） 　大泉門径2～3cm位 　小泉門　頭蓋癆	・1cm以上の矢状縫合離開 　大泉門膨隆
・頭皮（診査法①）		・損傷　擦過傷
(c) 顔部 ・顔貌	・胎位の影響による変形 ・非対称	・顔面神経麻痺 ・odd-looking infant
・眼（診査法②）	・出生直後の眼瞼浮腫 　眼球結膜下血腫 　人形の目運動	・眼脂，牛眼，白内障，眼球運動異常 　（眼球振盪，落陽現象）
・鼻	・分娩時圧迫による鼻閉 ・稗粒腫（milia）	
・耳	・子宮内での圧迫による変形	・副耳，耳介前部の瘻孔 　低位（外眼角からの直角線より下方）
・口（診査法③）	・魔歯 　エプスタイン（Epstein）真珠	・口蓋裂，口唇裂 　舌小帯短縮
(d) 頸部（診査法④）		・鎖骨骨折，翼状頸（女児），水嚢胞（リンパ管腫）
(e) 胸部 ・形状	・乳房腫脹 　魔乳	・胸骨の挙上

情報・その他

診査法①　頭部の触診法
・後頭部を軽く挙上させる
・頭皮は頭髪をより分けながら確認する

診査法②　開眼方法
・直立位に抱いて，静かに前後にゆらす
・眼の上に手をかざして影を作る

診査法③　口腔内観察法
　後頸部を15°位持ち上げて頸部をそらせ，rooting reflex で口を開けさせる．

診査法④　鎖骨骨折触診法
　鎖骨に沿って指を滑らせ，段差を触れ，押してみるとグズグズした感触があるときは骨折を疑う．

診査項目	正常範囲	要注意・正常逸脱
(f) 腹　部	・軽度腹部膨満 　腹直筋離開 　季肋下1〜2cmで肝臓を触知 　臍動脈2本，臍静脈1本	・腹部膨隆・陥没 　腹部腫瘤 　単一臍動脈・臍ヘルニア 　臍　炎
(g) 外陰部		・尿道下裂
・男　児	・精巣は両側下降 　陰嚢水腫（軽度）	
・女　児	・新生児月経，白色帯下 　処女膜ポリープ	
(h) 殿　部		・鎖肛　毛巣洞 　仙尾部の脂肪腫・毛髪・母斑
(i) 四　肢（診査法⑤）	・左右対称	・多指症，合指症 　先天性股関節脱臼

情報・その他

> 診査法⑤　先天性股関節脱臼診察法
> ・開排制限（オルトラニー法）
> ・大腿部，膝窩のしわが非対称性
> ・両膝をそろえて立て，左右の膝の高さを比較すると患側が低い
> ・大転子が健側よりも後外方または高位に触れる
> 　　　　　▼
> 　　　新生児期の脱臼診断法としては有効ではない

(one point)　オルトラニー（Ortolani）法

クリック現象：関節包が弛緩している股関節で大腿骨頭が寛骨臼から逸脱する現象

〈手　技〉1. 新生児を仰臥位臥床
　　　　2. 股関節90°屈曲，膝関節90°以上の屈曲位で下肢を把持
　　　　3. 母指で大腿を外方へ押しながら，下肢を大腿骨軸後方に圧迫
　　　　　　　　　▼
　　　　脱臼準備状態時の大腿骨頭：脱臼音すなわちクリックを感じ脱臼
　　　　4. 中環指で大転子を後方より前方へ圧迫しながら股関節を軽度開排位にすると，
　　　　　 大腿骨頭は再度クリック音とともに整復
　　　　　　　　　▼
　　　　　　　脱臼の存在を証明

〈注　意〉・新生児は完全に脱臼していることは少なく，脱臼準備状態にある
　　　　・オルトラニー法は何度も繰り返したり，暴力的に行うと脱臼を助長するため
　　　　　習熟した手技で実施すること

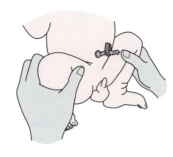

2. 身体的諸計測

計測部位	正常範囲・標準値	計測のポイント
1 身　長 ・頭頂部から足底まで	☞ 第5章Ⅱ-B, p948の図Ⅱ-2　在胎期間別出生時体格標準曲線参照.	■ 身長計測 ・新生児用身長計を使用 ・頭頂部を0点に合わせ, 足底部を測定板に密着 ・両膝を軽く押さえ伸展させる. ・頭部を固定する者と測定者との2人で測定する.
2 体　重	☞ 第5章Ⅱ-B, p948の図Ⅱ-2　在胎期間別出生時体格標準曲線参照.	■ 体重計測 ・体重測定：1日に1回 定時に行う. 　哺乳前後は避けること ・体重計：バネ秤, デジタル体重計のいずれでも可 　最小目盛りは1gが望ましい. ・感染予防：体重計上のタオルは新生児毎に交換
3 肩　囲 ・肩幅(上腕の大結節間)周囲	35 cm	■ 肩囲計測 ・メジャーを使用 ・体幹に腕を密着させる.
4 胸　囲 ・乳頭直上部の周囲(図Ⅲ-1)	32〜33 cm	■ 胸囲計測 ・メジャーを使用 ・呼気時に値を読む.

Ⅲ．助産診断・助産ケアのための診査技術ツールと実践過程　1081

情報・その他

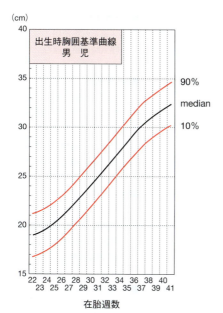
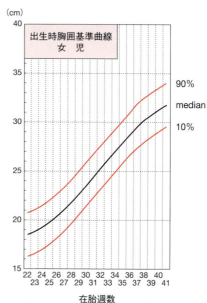

図Ⅲ-1　在胎別出生時胸囲基準曲線（厚生省研究班，1995）

計測部位	正常範囲・標準値	計測のポイント
5 腹　囲 ・臍輪を通過する腹部周囲	・33cm	■ 腹囲計測 　・メジャーを使用 　・呼気時に値を読む.
6 肩　幅 ・上腕の大結節間距離	・11〜12 cm	■ 肩幅計測 　・児頭計測器を使用 　・中指にて上腕の大結節を確認 　・測定点に両脚端を固定して値を読み取る.
7 殿　幅 ・大転子間距離	・9 cm	■ 殿幅計測 　・児頭計測器を使用 　・中指にて大転子部を確認 　・測定点に両脚端を固定して値を読み取る.
8 小横径（図Ⅲ-2） ・左右冠状縫合の最大距離	・7.5 cm	■ 小横径計測 　・児頭計測器を使用 　・顔は正面 　・測定部位を確認し, 両脚端を固定して値を読み取る.
9 大横径（図Ⅲ-2） ・左右頭頂骨結節間の距離	・9〜9.5 cm	■ 大横径計測 　・児頭計測器を使用 　・顔は正面 　・測定部位を確認し, 両脚端を固定して値を読み取る.
10 前後径（図Ⅲ-2） ・眉間と後頭結節間距離	・11 cm	■ 前後径計測 　・児頭計測器を使用 　・顔は横向き 　・測定部位を確認し, 両脚端を固定して値を読み取る.

情報・その他

a. 上面

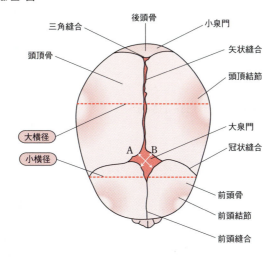

b. 側面

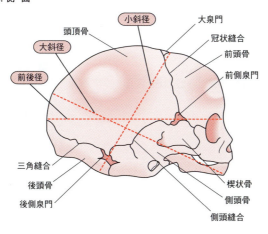

図Ⅲ-2　新生児の頭蓋

診査項目	正常範囲・標準値	計測のポイント
11 小斜径（図Ⅲ-2） ・大泉門中央と後頭結節窩までの距離	・9〜9.5 cm	■ 小斜径計測 ・児頭計測器を使用 ・顔は横向き ・後頭結節窩：後頭部のもっともくぼんだ場所 ・測定部位を確認し，両脚端を固定して値を読み取る．
12 大斜径（図Ⅲ-2） ・頤部先端から後頭までの最大距離	・13〜13.5 cm	■ 大斜径計測 ・児頭計測器を使用 ・顔は横向き ・頭部で一番長い距離 ・頤部の固定は口を軽く閉じるようにする． ・測定部位を確認し，両脚端を固定して値を読み取る．
13 頭　囲 ・前後径周囲（図Ⅲ-3）	・33〜34 cm	■ 頭囲計測 ・メジャーを使用 ・顔は正面 ・メジャーの17 cm辺りを後頭結節に固定し，眉間で読み取る．
14 大泉門径（図Ⅲ-4） ・平行に向かい合う対辺の距離	・2〜3 cm	■ 大泉門径計測（図Ⅲ-7） ・ノギスを使用 ・測定者の示指と中指で大泉門の骨縁を触診 ・骨縁間径を測定

Ⅲ．助産診断・助産ケアのための診査技術ツールと実践過程　1085

情報・その他

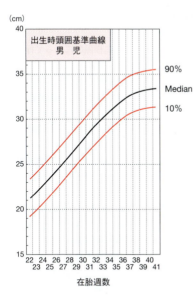
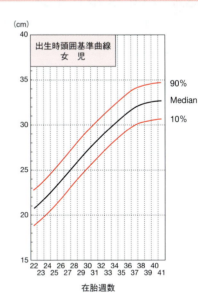

図Ⅲ-3　在胎別出生時頭囲基準曲線（厚生省研究班, 1995）

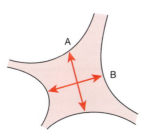

図Ⅲ-4　大泉門

A cm × B cm と表示

大泉門径：$\dfrac{A+B}{2}$ cm

3. バイタルサイン

項　目	正常範囲・標準値	アセスメント
1 呼　吸 ・呼吸数 ・呼吸の規則性 ・深　さ ・肋間腔や剣状突起の陥没の有無 ・鼻孔の拡大の有無	・40回/分前後	・主に横隔膜によって行われる腹式呼吸 ・安静時に胸郭と腹壁の上下運動を確認し1分間測定 【無呼吸の判断】 　10秒以内：正常範囲 　10〜20秒：チアノーゼ・徐脈を伴うときは無呼吸 　20秒以上：無呼吸 ・60回/分以上の持続(多呼吸, 頻呼吸)→呼吸器, 循環器, 中枢神経系, 血液の異常や代謝障害を考慮 ・鼻翼呼吸→鼻呼吸が主体のため低酸素状態では, 下顎呼吸よりも出現しやすい. ・吸気時の肋間や胸骨下部の陥没→肺のコンプライアンスの低下 ・呻吟→呼気時の肺虚脱予防のため, 声帯を狭めることによる音(図Ⅲ-5) ・聴診器で呼吸音を聴診 　[左右差]肺内の空気量が左右同じであるか. 　[ラ音]吸気時に泡沫音を聴取→肺液が吸収される生後1日目に聴取持続する場合は呼吸窮迫症候群や肺炎を疑う.

情報・その他

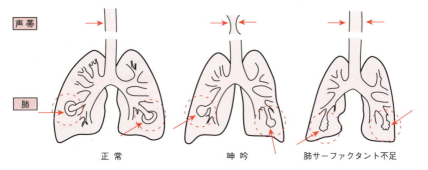

図Ⅲ-5 呻吟時の声帯と肺

> **one point**
> ・冷たい聴診器は啼泣を誘引するため，実施者の手掌などで温めること
> ・新生児の手を握りながら聴診するとおとなしくしている
> ・啼泣時はファウラー位にし前後にゆっくりゆらすと泣き止む
> ・呼吸音は背部からのほうが聴取しやすい

項　目	正常範囲・標準値	アセスメント
2 心拍・心音 ・心　拍 ・心　音	・睡眠時：120〜140回/分 覚醒時：130〜160回/分	・安静時にリズムの整・不整，心雑音の有無を確認しながら1分間測定 ・測定部位は乳頭と胸骨間（図Ⅲ-6） ・新生児用聴診器のベル式を使用 ▼ 膜式：低振動数成分の減衰が著明であるため，心音が多少異なって聞こえる. ・心　音 第1音（30〜45 Hz）：僧帽弁と三尖弁の閉鎖音 第2音（50〜70 Hz）：大動脈と肺動脈弁の閉鎖音 　　　　　　第1音より音が高く鋭い. ・生後48時間まではレバイン（Levine）1〜2度の収縮期雑音が聴取される. ・安静時150回/分以上持続し，200回/分を超えるときは発作性上室性頻拍症を疑う. ・100回/分以下→低酸素血症，頭蓋内出血，先天性房室ブロックなど
3 体　温 ・皮膚温 ・深部温 　（直腸温，図Ⅲ-7）	・皮膚温 　36.5〜37.0℃ ・直腸温36.5〜37.5℃	・測定部位：腋窩，頸部などの屈曲部位 ・測定方法：密着度を確保するために，体温計と新生児は必ず固定して測定する. ・36.5℃未満のときは再検 ・直腸用体温計にワセリンを塗布し，2 cm挿入し測定する. ・両足を左手で屈曲位の姿勢で固定し，右手で体温計の2 cm部分をもち，肛門に挿入後そのままの状態で保持する. ▼ 挿入が深くなる危険を予防 ・直腸検温は，肛門粘膜の刺激，肛門や直腸の損傷の危険性から，日々の検温には不適当である. ▼ 出生時に有用：出生時の深部体温として基準値となる. 鎖肛の確認

情報・その他

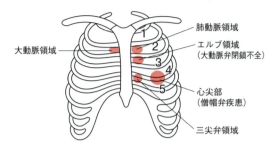

図Ⅲ-6 心音,心雑音聴取の部位

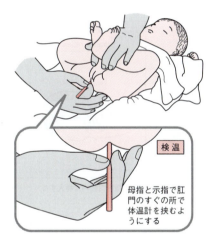

図Ⅲ-7 直腸検温

> **one point**
> ・体温計は同種のものを使用
>   とくに電子体温計は予測法と実測法があるため注意
> ・測定時間は体温計の種類によって異なるため正しい測定時間で計測
> ・水平感染の予防から個人用に限定使用

4. 原始反射診察法

1. 原始反射とは（表Ⅲ-3）

神経学的観察の基本である姿勢，筋トーヌス，反射の1つである．

・原始反射（primitive reflex, primary reflex）
▼
新生児に認められる固有反射，高位中枢の発達とともに消失していく．

表Ⅲ-3　原始反射

反射	モロー反射 Moro reflex	吸啜反射 sucking reflex	追いかけ反射 rooting reflex
様子			
方法	・仰臥位で児の近くのベッドを叩く（原法） ・両上肢を軽く引き上げ急に離す ・背中と殿部を一方の手で支え，頭部を他方の手でやや前屈させ急に数 cm 頭部を落とす	・小指を口腔内に挿入する	・上下の口唇，左右口角を指で触れる
反応	①肘関節と指関節を軽く曲げ， ②上肢を伸展外転し， ③ついで直ちに両上肢を内転させ，抱擁するような動作を示す	・規則的な吸啜運動を示す	・口を開き頭部を刺激側に向け，口で指を捕らえようとする
消失時期	1〜4ヵ月	3〜4ヵ月	
神経学的意味	減弱 or 消失：中枢神経障害 非対称性：上腕神経麻痺，鎖骨骨折	減弱：脳幹部の障害 ＊意識レベルとの相関が高い 　満腹時や眠っているときは認められない	

2. 神経学的異常

1) 当然認められるべき反射が認められない場合
2) 消失時期になってもまだ反射が存在する場合
3) 反射に左右差がある場合
4) 消失した反射が再度出現した場合

手掌把握反射 palmar grasp reflex	足底把握反射 plantar grasp reflex	背反射 Galant's reflex	歩行反射 stepping reflex
・尺骨側より手掌に刺激を与える ＊検査時に手背を触らないこと	・母趾球を母指で圧迫する	・腹臥位で児を持ち上げ、背柱の側方を肩から殿部に向かってゆっくりと指先でこする	児の腋窩を支えて立位にし、足蹠を台面につけ、上体を軽く傾ける
・すべての指で握りしめる	・全部の指が屈曲する	・刺激に向かって体幹が彎曲する ・同時に刺激側の下肢は伸展し、頭部を刺激側に向ける	・両足を交互に出す歩行に似た運動が認められる
4～6ヵ月	8～15ヵ月	2～3ヵ月	1～2ヵ月
欠如：脳障害, 上部脊髄障害 左右差：末梢性神経障害	欠如：下位脊髄神経・末梢神経障害 消失しない：脳障害	＊生後数日は減弱 or 欠如 欠如：脳脊髄障害 亢進：錐体外路障害	＊生後数日は誘発しにくい 骨盤位では欠如することが多い

5. 成熟度診察法

1. 成熟度評価
- 絶対的評価：出生時点での成熟・未熟という評価
- 相対的評価：胎齢に対しての成熟・未熟という評価

2. 具体的成熟度評価法
以下 1 〜 9 にまとめる.

評価方法	要　点
1 在胎週数評価に用いられる身体的特徴の成熟時期（図Ⅲ-8）	
2 外表所見による評価（表Ⅲ-4）	・観察項目が多く信頼性の高い評価法：デュボヴィッツ（Dubowitz）の変法（ファー（Farr）の原法の「乳頭形成」を3段階から4段階評価に変更）

		在胎週数（週）				
		25〜27	28〜31	32〜35	36〜39	40〜42
眼瞼		融合（25-26）／開く（27-）				
皮膚	きめ	ゼラチン様 薄い	平滑	厚い		落屑
	色調	暗赤色	ピンク色		蒼白ピンク色	全身蒼白
	産毛	全身		顔にはない	肩のみ	なし
	足底のしわ	なし		前方に1〜2本	前2/3	踵まで
耳	耳介の型	平ら		少し巻き込む	上2/3に巻き込み	全体に巻き込み
	軟骨	なし		薄い	厚い	耳介辺縁まで
	はねかえり	なし		遅い	速い	ただちに
乳房	乳腺	触れない			1〜2mm大	6〜7mm大
	乳頭	かろうじて分かる			盛り上がっている	
外性器 男児	陰嚢	平滑	数本のしわ		前方にしわ	全体にしわ
	精巣		鼠径管内		陰嚢上部	陰嚢下部
女児		陰核は突出，大陰唇は小さい			小陰唇および陰核はおおわれる	

図Ⅲ-8 在胎週数評価に用いられる身体的特徴の成熟時期
（ロバートン NRC：臨床新生児学（竹内 徹監訳），p137，永井書店，1989）

情報・その他

表Ⅲ-4 外表所見による評価（ファーの新生児臨床的成熟スコア）

1. 浮腫：視診と脛骨稜の指圧（5秒）で判定する
   - 0：手や足に明らかな浮腫があり，脛骨稜に圧痕を生じる
   - 1：手，足には明らかな浮腫はないが，脛骨稜に圧痕ができる
   - 2：浮腫を欠如
2. 皮膚の性状：視診および腹皮をつまんだ感触によって判定
   - 0：きわめて薄く，ゼラチン様感触
   - 1：薄く平滑
   - 2：平滑，中くらいの厚さ，発疹または薄い落屑
   - 3：軽度の肥厚，手や足に浅い亀裂および落屑
   - 4：厚く羊皮様，浅い，または深い亀裂
3. 皮膚色：視診による．ただし号泣時を避け安静時に観察
   - 0：暗赤色
   - 1：白っぽいピンク色．部位によって色調が異なる
   - 2：耳，口唇，手掌，足底以外は蒼白
4. 皮膚の透明度：体幹の視診による
   - 0：多数の静脈および小静脈が鮮明に認められる．とくに腹壁に著明
   - 1：静脈およびその支流がみえる
   - 2：腹壁に少数の比較的太い血管がはっきりとみえる
   - 3：腹壁に少数の比較的太い血管がぼんやりとみえる
   - 4：血管はみえない
5. 毳毛（うぶ毛）：光の方向に向いて被検児を支え上げ，背部を観察する
   - 0：毳毛を認めない
   - 1：多くの毳毛を認める．長く密な毳毛が背部全面を覆う
   - 2：毳毛が背中の下部でまばらになっている
   - 3：毳毛が少なく，これを欠如する部分がある
   - 4：少なくとも背中の1/2には毳毛を欠く
6. 足底のしわ：視診による
   - 0：しわがない
   - 1：足底前半部に，薄い赤い線として認められる
   - 2：足底前半部に明瞭な赤い線として認められ，前1/3より狭い範囲で皮膚の刻みとして認められる
   - 3：足底の前1/3より広い範囲で皮膚の刻みを認める
   - 4：足底の前1/3より広い範囲で，明瞭な深い刻みを認める
7. 乳首の形成：視診と計測による
   - 0：乳首はかろうじて認められる．乳輪はない
   - 1：乳首は明瞭，乳輪は平滑で辺縁も隆起していない．径0.75 cm未満
   - 2：乳輪に点彩がある．辺縁の隆起はない．径0.75 cm未満
   - 3：乳輪に点彩があり，辺縁隆起，径0.75 cm以上
8. 乳首の大きさ：触診と計測による
   - 0：乳腺組織を触れない
   - 1：径0.5 cm未満の乳腺組織を片側性または両側性に触れる
   - 2：両側の乳腺組織を触れる．片側または両側の乳腺の径が1.0 cm以上
9. 耳介の形：視診による
   - 0：耳介が扁平で凹凸がない．耳介の巻き込みは皆無もしくは軽微
   - 1：耳介の一部に巻き込みを認める
   - 2：耳介の上部全体に軽い巻き込みが認められる
   - 3：耳介の上部に鮮明な巻き込みが認められる
10. 耳介の硬さ：触診による
    - 0：耳介は軟らかい．たやすく折り曲げることができ，元に戻らない
    - 1：耳は軟らかい．たやすく折り曲げることができ，ゆっくりと元に戻る
    - 2：耳介の辺縁には軟骨ができているがまだ軟らかい．折り曲げてまもなく元の形に戻る
    - 3：耳介は硬い．ただちに元の形に戻る
11. 外性器―男児
    - 0：陰嚢内に精巣を触れない
    - 1：少なくとも一側の精巣が陰嚢上部にある
    - 2：少なくとも一側の精巣が下降している

    外性器―女児：股関節を半ば外転して観察
    - 0：大陰唇が大きく開いて，小陰唇が露出している
    - 1：大陰唇は小陰唇をほぼ覆っている
    - 2：完全に覆っている

（高橋　滋編：新生児病の臨床，NEW MOOK 小児科 5, p220, 金原出版, 1994）

評価方法	要点

3 神経学的観察所見による評価（デュボヴィッツ法）（表Ⅲ-5）

表Ⅲ-5 デュボヴィッツ法（1）

姿勢（posture）

検査項目	点数					
	0	1	2	3	4	5
姿勢	〳	〳	〳	〳	〳	
検査手段	自然肢位観察　0．四肢伸展　1．膝，股関節やや屈曲，上肢伸展　2．下肢屈曲，上肢伸展　3．上肢屈曲，下肢屈曲外転　4．上下肢完全に屈曲					

方形窓（square window）

検査項目	点数					
	0	1	2	3	4	5
方形窓	90°	60°	45°	30°	0°	
検査手段	手関節を前屈させ前腕との屈曲度をみる．					

足首の背屈（ankle dorsiflexion）

検査項目	点数					
	0	1	2	3	4	5
足首の背屈	90°	75°	45°	20°	0°	
検査手段	足蹠に検者の親指を当て，足を下腿前面に向けて強く屈曲させ下腿前面との角度をみる．					

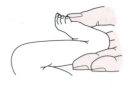

腕のはね返り（arm recoil）

検査項目	点数					
	0	1	2	3	4	5
腕のはね返り	180°	90〜180°	<90°			
検査手段	仰臥位でまず検者が5秒間ほど前腕を屈曲させ，十分に伸展させてその後一度引っぱって放す．その時の前腕の屈曲位置への戻り具合をみる．0 伸びたまま　1 不完全に伸展（または反応ゆるやか）　2 十分屈曲					

脚のはね返り（leg recoil）

検査項目	点数					
	0	1	2	3	4	5
脚のはね返り	180°	90〜180°	<90°			
検査手段	仰臥位で股関節，膝を5秒間ほど屈曲させ，その後伸展させて放す．やはり戻り具合をみる．　0．屈曲なし　1．不完全な屈曲　2．股関節，膝関節で不完全屈曲					

情報・その他

表Ⅲ-5 デュボヴィッツ法（2）

膝窩の角度（popliteal angle）

検査項目	点数					
	0	1	2	3	4	5
膝窩の角度	180°	160°	130°	110°	90°	<90°
検査手段	仰臥位で殿部を平坦にし，検者が児の大腿を胸部に固定し，その位置から下腿を伸展させ，popliteal angle を計測．					

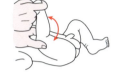

踵から耳の距離（heel to ear maneuver）

検査項目	点数					
	0	1	2	3	4	5
踵から耳の距離						
検査手段	仰臥位で足を頭部のほうに近づける（あまり力を加えない）．頭と足の距離および膝の伸展度を diagram に従い判定．					

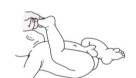

スカーフ徴候（scarf sign）

検査項目	点数					
	0	1	2	3	4	5
スカーフ徴候						
検査手段	仰臥位で一側の手を首に回し，肘関節が他側のどこまでいくかで判定．0. 他側の腋窩線　1. 腋窩線と正中線の間　2. 正中線　3. 正中線に達せず．					

頭部の遅れ（head lag）

検査項目	点数					
	0	1	2	3	4	5
頭部の遅れ						
検査手段	仰臥位，手（腕）を握って座位に引き起こす運動をさせ，その際の頭の残り具合をみる．0. 完全に遅れる　1. 少しコントロール　2. 体軸上　3. 体の前方					

腹側懸垂（ventral suspension）

検査項目	点数					
	0	1	2	3	4	5
腹側懸垂						
検査手段	検者の手を児の胸部に当て，腹臥位にした際の背の伸び具合と四肢の屈曲具合を図に従い判定．頭と脊柱の位置関係も参考にする．					

評価方法	要点
4 在胎週数評価の scoring system（外表所見と神経学的観察所見による）（図Ⅲ-9）	・外表所見11項目（表Ⅲ-4）：満点35点 ・神経学的観察所見10項目（表Ⅲ-5）：満点35点 ・デュボヴィッツの回帰方程式 　y（在胎週数）$= 0.2642\,x$（総合得点）$+ 24.595$ 　95％信頼限界は±2週

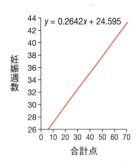

図Ⅲ-9　ファーの新生児臨床的成熟度スコアとデュボヴィッツの新生児神経学的スコアとの合計点数と妊娠週数との関係

5 多元的評価（松村の判定法）（表Ⅲ-6）

表Ⅲ-6　成熟度評価法（松村，1968）

点　数	0	1	2	3	判　定
1. 在胎期間	28週以下	32週以下	36週以下	37週以上	3
2. 身　長	35 cm 以下	40 cm 以下	45 cm 以下	46 cm 以上	3
3. 体　重	1,000 g 以下	1,500 g 以下	2,000 g 以下	2,001 g 以上	3
4. 頭蓋縫合	軟らか，広い		硬いが広い	硬い 0.5 cm	3
5. 皮膚の色	赤　い		ピンク		2
6. 脂肪組織	な　し	ややあり	正　常		2
7. 皮下血管	透視される		みえない		2
8. 爪の長さ	指頭に達せず	達している	長　い		2
9. 精　巣	腹腔内		陰嚢内		2
小陰唇	覆われない		覆われている		2
10. 運　動	動かない	動きが少ない	活発である		2
11. 泣き声	泣かない	弱く泣く	力強く泣く		2
12. 体　温	低　い		正　常		2
13. 反　射	な　し	乏しい	正　常		2

（馬場一雄：新生児病学，p223, 日本小児医事出版，1968）

6 簡易法（new Ballard scoring system）：ニューバラードスコアリングシステム（表Ⅲ-7）

・生後24〜48時間に施行
　26週未満の新生児は，生後12時間以前に行う．

情報・その他

表Ⅲ-7 ニューバラードスコアリングシステム

a. 神経学的所見

	-1	0	1	2	3	4	5
姿勢							
手の前屈角	>90°	90°	60°	40°	30°	0°	
腕の戻り		180°	140〜180°	110〜140°	90〜110°	<90°	
膝窩角	180°	160°	140°	120°	100°	90°	<90°
スカーフ徴候							
踵→耳							

b. 外表所見

	-1	0	1	2	3	4	5
皮膚	湿潤しているもろく，透けて見える	ゼラチン様紅色で半透明	滑らかで，一様にピンク静脈が透けて見える	表皮の剥離または発疹静脈はわずかに見える	表皮の亀裂体の一部は蒼白静脈はほとんど見えない	厚く，羊皮紙様深い亀裂血管は見えない	なめし革様亀裂しわが多い
うぶ毛	なし	まばら	多数密生	うすくまばら	少ないうぶ毛のない部分あり	ほとんどない	
足底表面	足底長40〜50mm：-1 <40mm：-2	足底長>50mm					
足底部のしわ		なし	かすかな赤い線	前1/3にのみ	前2/3にあり	全体にしわ	
乳房	わからない	かろうじてわかる	乳輪は平坦乳腺組織は触れない	乳輪は点刻状乳腺組織は1〜2mm	乳輪は隆起乳腺組織は3〜4mm	完全な乳輪乳腺組織は5〜10mm	
眼/耳	眼裂は融合しているゆるく：-1固く：-2	眼裂開口している耳介は平坦で折り重なったまま	耳介にわずかに巻き込みあり軟らかく折り曲げるとゆっくり元に戻る	耳介に十分に巻き込みあり軟らかいが折り曲げるとすぐに元に戻る	耳介に十分に巻き込みあり硬く，折り曲げると瞬時に元に戻る	耳介軟骨は厚く耳は十分な硬さあり	
性器（男児）	陰嚢部は平坦で表面はなめらか	陰嚢内は空虚陰嚢のしわはかすかにあり	精巣は上部鼠径管内陰嚢のしわは少ない	精巣は下降陰嚢のしわは少ない	精巣は完全に下降陰嚢のしわは多い	精巣は完全に下降し，ぶらさがる．陰嚢のしわは深い	
性器（女児）	陰核は突出陰唇は平坦	陰核は突出小陰唇は小さい	陰核は突出小陰唇はより大きい	大陰唇と小陰唇が同程度に突出	大陰唇は大きく小陰唇が小さい	大陰唇が陰核と小陰唇を完全に被う	

評点	
スコア	週数
-10	20
-5	22
0	24
5	26
10	28
15	30
20	32
25	34
30	36
35	38
40	40
45	42
50	44

（Ballard et al, 1991, 和田和子：新生児成熟度の評価. 周産期医学41（増）：470, 2011）

評価方法	要点

7 馬場の方法（表Ⅲ-8）

・Y(妊娠期間) $= 3.1444 X$(得点) $+ 194.71$

表Ⅲ-8 馬場の方法

	0	1	2	3
姿勢 posture				
踵-耳 heal to ear				
膝窩角 popliteal angle	150°	110°	100°	90〜80°
スカーフ徴候 scarf sign				
腕の戻り反応 arm recoil	欠如	弱	強いが伸展後妨げられる	強いが伸展後妨げられる
頸部伸展度 neck extension	―――	頭部正向困難	わずかな間，頭を支えられる	数秒間，頭を支えられる
頸部の屈曲 neck flex	頭のぐらつき	胴から筋の収縮	後から前に急に向きを変える	数秒間まっすぐ保持

(高橋　滋編：新生児病の臨床，NEW MOOK 小児科 5, p21, 金原出版, 1994)

評価方法	要 点
8 パーキン（Parkin）スコア（表Ⅲ-9）	・生後12〜36時間に施行

表Ⅲ-9　パーキンの身体外表所見による評価法

皮膚色　skin color
安静状態で視診にて判定する
0：暗赤色
1：一様にピンク
2：薄いピンク，体の部分により変化あり
3：耳介，口唇，手掌，足底以外は蒼白

皮膚の正常　skin texture
示指と母指で腹壁の皮膚をつまみ上げ，そのときの感触および皮膚の視診により判定する
0：ゼラチン様感触できわめて薄い
1：薄く滑らか
2：滑らかで中等度の厚さ，刺激による紅斑および表面的落屑を認めることがある
3：軽度の肥厚があり，つまんだ感触は硬い．表面の亀裂や落屑を伴い，ことに手足に著しい
4：厚く羊皮紙様で表面的な，または深い亀裂を伴う

乳房の大きさ　breast size
示指および母指で乳腺組織をつまみ上げ判定する
0：乳腺組織を触れない
1：一側または両側に乳腺組織を触れるが直径0.5 cm未満
2：両側の乳腺組織を触れるが，一側または両側の直径0.5〜1 cm
3：両側の乳腺組織を触れるが，一側または両側の直径1 cm以上

耳介の硬さ　ear firmness
触診と耳介の上部を折り曲げてみることで判定する
0：軟らかく，容易に不自由な形に折り曲げることができる．弾力で元の形に戻ることがない
1：耳介の辺縁部は軟らかく，容易に折り曲げることができるが，自然にゆっくりと元の形に戻る
2：軟骨はところにより薄い部分もあるが耳介の辺縁まで触れ，折り曲げると反跳的に元の形に戻る
3：はっきりした軟骨が辺縁まで伸びて，耳介は硬く触れ，折り曲げると反跳的にすぐに元に戻る

得点から成熟度を推定するには下記の表を用いる

パーキンスコアによる成熟度の判定

点 数	在胎週数	点 数	在胎週数
1	27	7	38.5
2	30	8	39.5
3	33	9	40
4	34.5	10	41
5	36	11	41.5
6	37	12	42

95％信頼度限界±15日

（髙橋　滋編：新生児病の臨床，NEW MOOK 小児科 5，p220，金原出版，1994）

評価方法	要 点
9 ペトルッサ（Petrussa）スコア（表Ⅲ-10）	・生後24時間以内に施行 ・総得点に30を加える

表Ⅲ-10　ペトルッサの成熟度スコア

評 点	0	1	2
耳　介	形態が整っていない	辺縁の一部が巻き上がっている	形態が整い硬い
乳　首	赤色の点	乳首と乳輪の区別が鮮明	乳輪の径が5 mm以上
皮　膚	赤色でしかも浮腫状	赤色または浮腫状	ピンク色で浮腫なし
外生殖器			
精　巣	鼠径管の中にある	陰嚢の上部にある	陰嚢の下部にある
大陰唇	ほとんど扁平	小陰唇と同じレベル	小陰唇を覆う
足底のしわ	1本	足底遠位部に数本	足底全面に多数

（髙橋　滋編：新生児病の臨床，NEW MOOK 小児科 5，p220，金原出版，1994）

出生直後のルーチンケア

助産実践項目	助産実践内容
1 保温 蒸散による熱喪失	・出産直後の羊水などで濡れた体表からは気化熱により体温が奪われるため，徹底して皮膚の水分を拭き取る． ・あらかじめインファントウォーマー上で温めておいたタオルやガーゼなどで体表の水分を拭き取る． ・湿度40〜60％であれば蒸散による熱喪失はあまり問題にならないが，羊水で濡れた児をそのままにしておくと蒸散による熱喪失は大きい．
対流による熱喪失	・新生児室の望ましい室温は25℃前後．分娩室内における出生直後の児への対流による熱喪失を最小にするために，分娩直前に空調を止めるなど気流を作らないようにする．
伝導による熱喪失	・あらかじめインファントウォーマーを温めておき，臍帯切断後に素早くインファントウォーマー上に移す． ・早産児では10〜15分で35℃以下の低体温になる．
輻射による熱喪失	・新生児の体表面積が体積に比して大きく（成人の3倍），皮下脂肪が十分ではなく，皮膚の温度調節機構が十分でないため輻射による熱喪失は大きい． ・外気温の影響を受けやすい窓際に児を寝かせない． ・保育器内に収容する場合は至適温度環境に設定する．

ケアの要点	参考項目

【A】保 温
1. 低体温は酸素消費量を著しく増大させ低酸素症，代謝性アシドーシスが進行する．
2. 新生児の酸素消費量のもっとも少ない温度環境（中性温度環境）や児の状態に応じたもっともふさわしい至適温度環境に設定する．とくに低出生体重児ではできるだけ早く閉鎖式保育器内に収容する．
3. わが国では低出生体重児に食品保存用のプラスティックラップなどで保温する方法が用いられる．

助産実践項目	助産実践内容
2 気道の確保・ポジショニング （☞ p1003 の図Ⅱ-29参照）	・児頭娩出時の顔面の清拭 ・児に活気がある場合は，ゴム吸引器または10Frの吸引カテーテルで口腔を吸引し，ついで鼻腔を吸引する（口→鼻）． ・児に仮死徴候のある場合は仰臥位 "sniffing" ポジション（においをかぐ姿勢）をとらせ気道確保を図る．
3 皮膚刺激	・乾いたタオルによる皮膚の清拭は皮膚刺激を与え第1呼吸が誘発される．タオルやガーゼを用いて皮膚刺激をする際には児の背部，体幹，四肢を優しくこする．自発呼吸がなければ，児の足底を2，3回平手で叩くか指で弾く．
4 アプガー（Apgar）スコアの採点 A Proposal for a New Method of Evaluation of the Newborn Infant（Apgar, 1953）による各項目の表記	・出生した児の評価にはアプガースコアの採点が行われているが蘇生が必要かどうかはアプガースコア点数で決めない．
color（皮膚色）	・皮膚色のチェックで蘇生を決定する際に重要なのは，顔面性中心性チアノーゼの有無．
heart rate（心拍数）	・出生直後の児では臍帯の付け根部分を指でつまんで臍帯動脈の拍動を触れることで心拍数を測定する．
reflex irritability（反射興奮性）	・口腔・鼻腔吸引時に吸引カテーテルによる刺激により反応がなければ0点，顔をしかめたら1点，泣くかくしゃみや咳をすると2点と判定．
respiratory effort（呼吸）	・無呼吸を0点，弱く不規則に泣くを1点，元気よく泣くを2点と判定． ・蘇生の判断をする際にあえぎ呼吸は換気効果がほとんどないので無呼吸と同じと解釈する．
muscle tone（筋緊張）	・完全に弛緩している場合は0点，やや屈曲している場合に1点，自発的に四肢を動かし手足が屈曲している場合は2点と判定．

ケアの要点	参照項目
【B】気道の確保・ポジショニング 1. 吸引圧は100mmHg（または13kpa）を超えない． 2. 鼻腔の吸引は自発呼吸を誘発しやすいので口腔内を先に吸引することで口腔内分泌物を誤嚥する可能性が低くなる． 3. 出生後数分間に後咽頭の刺激で迷走神経反射を引き起こし徐脈・無呼吸を誘発するため，口腔および鼻腔内吸引は5秒程度にとどめる． **【C】アプガースコアの採点** 1. アプガースコアの採点は呼吸循環不全と中枢神経系の障害の有無を把握するのに重要な指標である． 2. アプガースコアが10〜7を正常，6〜4を軽症仮死，3〜0を重症仮死とする．アセスメント・診断の詳細は☞ p990, 991参照． 3. 出生直後の蘇生の判断をする際の心拍数の測定は6秒間の心拍数を数える（10倍すると分あたりの心拍数になる）．	

助産実践項目	助産実践内容
5 性別の判定	・外性器の形態から性別判定を行うのが通例であるが男女の性別が不明瞭である外性器異常（ambiguous genitalia）の場合は出生届の際に性別と続柄の登録を保留できる． ・生物学的性の異常で問題となる疾患（表Ⅲ-11）
6 個別標識の装着	・1966（昭和41）年に新生児管理改善促進連合・新生児識別委員会が発足し，新生児取り違え事故予防のため2種類以上の標識をつけること，うち1つは臍帯切断前に装着することが定められた． ・第1標識：最初につける標識で母児1組のネームバンドで，母親の装着は分娩室前（臍帯切断前）に装着し，母親と照合し臍帯切断前に装着する． ・第2標識：第1標識の次に新生児につけるもので，児体記名（体にマジックインキなどで名前を書く．ただし，角化層が成人と比べて薄い新生児に使用することは，皮膚トラブルを招く恐れがあり好ましくないとの考えもある．）もしくはネームバンドを装着する．

ケアの要点	参照項目

【D】性別判定

1. 性分化異常に伴う外性器異常がある症例に対する性別判定後の問題として先天性副腎皮質過形成症では「脳の男性化」が問題になる．将来社会的性と性自認の不一致が生じないようなケアが必要．

表Ⅲ-11 生物学的性の異常

①ターナー（Turner）症候群
②クラインフェルター（Klinefelter）症候群
③性決定遺伝子異常
④男性仮性半陰陽
⑤女性仮性半陰陽
⑥真性半陰陽
⑦先天性副腎皮質過形成症
⑧精巣性女性化症

(加澤鉄士ほか：性同一性障害の成因．Hormone Frontier in Gynecology 12(3)：257-261, 2005)

【E】個別標識の装着

1. 第1標識用のネームバンド（母児一組で同じ番号が記入されている）を使用する施設が多い．
2. 第1標識の装着部位は母親は手首に，新生児は足首にネームバンドを装着する施設が多い．
3. 第1標識の装着時期は臍帯切断前が望ましいが実際に臍帯切断前に装着している施設は少ないとの報告がある．
4. 第2標識を装着しない施設もある．
5. 第2標識は足底や下腿に直接マジックで名前を書く施設もあるが，体に直接文字を記入することに抵抗があるなどの理由でネームバンドを手首などに装着するケースの方が多い．

助産実践項目	助産実践内容
7 臍帯結紮・臍帯切断	・切断の時期や結紮の方法については☞ 第3章Ⅲ-B-2 分娩介助,p710参照.
8 外表奇形・分娩外傷の確認 ・臍帯切断前 ・臍帯切断後	 ・出産直後の体表についた羊水や血液をガーゼで拭き取りながら,外表奇形,分娩外傷の確認を素早く行う. ・インファントウォーマー上で頭部から足先までの外表奇形・分娩外傷の確認を行う.

表Ⅲ-12 分娩外傷

①頭部の損傷
　・頭血腫
　・帽状腱膜血腫
　・頭蓋骨骨折
　・硬膜下血腫
②脊髄の損傷(とくに脊椎頸部C_6〜C_7が多い)
　骨盤位分娩での児頸部過伸展があると発症率が高くなる.
　・腕神経叢麻痺［エルブーディシェンヌ・クランプケ(Erb-Duchenne・Klumpke)麻痺］:ただし正常分娩でもこれらの分娩麻痺が生じるとの報告がある.Erb-Duchenne麻痺はwaiter's tip position(ウェイターがチップをねだるポーズ)といわれるようなポーズをとる.神経損傷の程度によって数週間から1,2ヵ月で自然回復する神経伝導ブロック,損傷部位からの神経再生に数ヵ月から1,2年かかる軸策断裂,神経再生が期待できない神経断裂の場合とがある.
　・顔面神経麻痺
③末梢神経麻痺
④四肢躯幹の骨折
⑤斜頸
⑥内臓の損傷:大きな外圧による肝臓・脾臓・副腎などの破裂

ケアの要点	参照項目

【F】臍帯切断

1. 子宮内で，胎児の血液は臍帯を通して出入りし，胎盤が母親の血液から酸素と栄養を胎児に運んでいる．出生後しばらく臍帯を結紮しないでおくと，胎盤からのある量の血液が出生児に流れて（胎盤輸血という），出生児の血液量が増え，肺などの重要な臓器への血流に役立つとの考え方がある．
2. 臍帯結紮時期について，コクランシステマティックレビューによると，正期産児では早期結紮（～60秒以内）と遅延結紮（～180秒）で産後出血リスク率に有意差はなかった．一方，帝王切開または経腟分娩の在胎24～36週の早産児において，早期臍帯結紮を受けた児と遅延臍帯結紮（30～180秒）または結紮前の臍帯ミルキング（医療者が臍帯を持って出生児に向かって血液を絞り出す操作）を受けた児は，貧血のための輸血を要する乳児数が減少し，脳内出血（脳室内出血）リスクおよび壊死性腸炎（重度の腸管感染）リスクが低下した．
3. 在胎28週以下の蘇生処置を必要とする児において遅延臍帯結紮は実施困難であるため，Consensus 2015では臍帯ミルキングで代用するのが合理的であるとされている．また，直ちに蘇生を必要としない早産児では30秒以上の遅延臍帯結紮が提案されている．

【G】外表奇形・分娩外傷の確認

1. 胎児期より外表奇形の診断をされている場合もあり，出生前～出生後の一貫したカウンセリングが重要である．
2. 分娩外傷（表Ⅲ-12）は巨大児，低出生体重児，骨盤位分娩，児頭骨盤不均衡（CPD），遷延分娩，吸引・鉗子分娩で生じやすいので留意する．
3. 外表奇形や分娩外傷がある場合の児との対面や家族への説明時には細心の配慮をする．

助産実践項目	助産実践内容
⑨ 清潔・臍処置	・出生直後は体表についた羊水や血液をガーゼやタオルなどで拭き取る． ・胎脂には保湿作用と抗菌作用があり新生児の皮膚表面の感染防御に効果があるため除去しない． ・臍処置は臍断面からの感染予防のために行う． ・臍処置には臍帯が脱落するまでアルコールまたはクロルヘキシジン含有アルコールによる消毒やヨード剤による消毒などを行う． ・臍帯クリップの場合は臍帯が乾燥したことを確認してからクリップをはずす． ・臍帯はガーゼでくるまず開放したほうが早く乾燥する．
⑩ 点　眼	・出生直後の児に対して産道感染による膿漏性結膜炎を予防するために行う． ・下眼瞼の結膜に薬剤を滴下できるように結膜を十分露出させる． ・脱脂綿で涙嚢部を軽く圧迫しあふれた薬液は脱脂綿で拭き取る．
⑪ 全身観察・諸計測・成熟度の判定	・観察の前に児の名前・母親の名前・妊娠分娩歴を再度チェックする． ・諸計測（体重・身長・頭囲）を行い，出生時体格基準曲線上に体重，身長，頭囲を在胎週数に応じて記入し，appropriate for dates (AFD) 児/appropriate for gestational age (AGA) 児もしくは small for dates (SFD) 児/small for gestational age (SGA) 児や large for dates (LFD) 児/large for gestational age (LGA) 児などのハイリスクスクリーニングを行う（表Ⅲ-13）． ・バイタルサイン（直後，1時間，2時間）の測定を行う．呼吸数は1分間測定する．心拍数も1分間測定する． ・初回排尿（98％は24時間以内）および初回排便を確認・記録する． ・顔貌（顔色・疾患特有の顔貌・顔面神経麻痺），皮膚（チアノーゼ・黄疸・発疹・外傷），腹部（膨隆・臍部），性器（男児：精巣が陰嚢内にある），原始反射（モロー反射など・反射の対称性など）をみる． ・デュボヴィッツ（Dubowitz）スコアやニューバラード（new Ballard）スコアなどで成熟度評価を行う．

ケアの要点	参照項目

【H】清潔・臍処置
1. 出生直後の沐浴は体温変化の観点から実施しない施設が多い.
2. 児の清潔には出生直後～退院までドライテクニック（血液汚染部位などの清拭）により体重減少率が低く臍帯の脱落が早いとの報告がある.
3. 臍処置時のヨード剤の使用により甲状腺機能への影響・クレチン症マス・スクリーニング検査で偽陽性率への影響から再採血率が増加することが問題視されている.
4. ヨード剤を使用する理由にMRSA感染に有効であるとの指摘がある.
5. クロルヘキシジンには細菌の付着率やMRSA保菌率が低下するというメリットと付着菌が少なく臍帯脱落に時間がかかるというデメリットがある.

【I】点　眼
1. 膿漏性結膜炎の予防のため，淋疾の有無にかかわらず1％硝酸銀液を点眼する方法が古くから行われていたが，現在では抗菌薬による点眼が一般的.
2. 点眼薬の処方および使用期限を確認する.
3. 新生児期に生後早期から続く難治性の結膜炎ではクラミジア感染症があり，適切な抗菌薬による頻回で長期間の点眼が必要との報告がある.

【J】全身観察・諸計測・成熟度の判定
1. 低出生体重児，早産児，small for dates（SFD）児/small for gestational age（SGA）児や周産期仮死などでは低血糖を起こす頻度が高くなるので注意する．低血糖とは，血清血糖値が正期産児で40mg/dL（2.2mmol/L）未満，または早期産児で30mg/dL（1.7mmol/L）未満の状態である．もっとも頻度の高い原因は，グリコーゲン貯蔵不足等で，徴候としては頻脈，チアノーゼ，痙攣，無呼吸発作がある．高リスク児では，血糖値測定を行い，出生直後からの経口ブドウ糖や人工乳が開始される場合がある．
2. バイタルサインの体温は直腸温を測定する．鎖肛の有無の確認にもなる．直腸温が異常であれば児は真の高体温または低体温であり医学的な治療を必要とする．直腸温が正常（36.5～37.5℃）であれば児の皮膚温を36.5℃前後に保つ環境で保育を行う．

助産実践項目	助産実践内容

表Ⅲ-13 出生児の分類

定義	分類	名称
出生体重からの定義	4000g以上	高出生体重児 high birth weight infant
	2500g以上4000g未満	正出生体重児 normal birth weight infant
	2500g未満	低出生体重児 low birth weight(LBW)infant
	1500g未満	極低出生体重児 very low birth weight(VLBW)infant
	1000g未満	超低出生体重児 extremely low birth weight(ELBW)infant
在胎週数に応じた身体の大きさからの定義	身体も体重も10%タイル未満	small for gestational age(SGA)infant small for dates(SFD)infant
	身体も体重も10%タイル以上90%タイル未満	appropriate for gestational age(AGA)infant appropriate for gestational dates(AFD)infant
	身体も体重も90%タイル以上	large for gestational age(LGA)infant large for dates(LFD)infant
出産週数からの定義	在胎週数42週以上で出生	過期産児　post-term infant
	在胎週数37週から42週未満で出生	正期産児　full-term infant
	在胎週数37週未満で出生	早産児　preterm infant
	在胎週数34週から37週未満で出生	後期早産児　Late preterm infant

在胎週数に応じた身体の大きさからの定義では，身長が10パーセンタイル未満で体重が10パーセンタイル以上，身長が10パーセンタイル以上で体重が10パーセンタイル未満など，この定義ではSGAともAGAとも合致しない事例が出てきます．これらの事例は出生体重からの定義で支援されています．

（低出生体重児保健指導マニュアル．平成24年度厚生労働科学研究費補助金分担研究）

12 母児対面

・親と子の肌の触れ合い（skin-to-skin contact：SSC）については，出生直後から最初の授乳が終了するまでの早期に母子の皮膚接触が継続されるのが理想的だと言われている．出生直後SSCとは，出生後10分以内のSSCを指し，早期SSCとは出生後10分から24時間以内のSSCを指すことが多い．SSCでは，身体を拭いた裸の児を直接うつぶせ寝で母親の胸に抱かせる．その際，バスタオルなどで保温につとめる場合も多い．

ケアの要点	参照項目

3. 異常所見（チアノーゼ，呼吸障害，心雑音，異常運動，外表異常）を認めた場合はただちに医師に報告する．
4. 母体感染徴候や羊水混濁があれば体温・呼吸数は頻回に測定して，異常が認められれば医師に報告する．
5. デュボヴィッツスコアは24時間以内から生後5日までの信頼性が高い．ニューバラードスコアの判定時期は25〜48時間がもっとも望ましいとされている．

【K】母児対面

- 親と子の肌の触れ合い（skin-to-skin contact：SSC）が，児の体温や落ち着きを保つ上でも，また児の子宮外生活への移行に伴う他の側面においても，有用である可能性がある．
- 出生直後から最初の授乳終了までの期間は，生理的，行動的プログラミングに向けた「感受期」と考えられており，生物学的基本ニーズを確実に満たすための神経行動が誘発されるなどの利点からSSCを行うことが推奨されている．
- 出生直後SSCや早期SSCを行うことで，母乳育児を促す効果があることが，正期産経腟分娩児だけでなく帝王切開児などにおいてもエビデンスにより示されている．ただし，母乳育児の成功を示す高いエビデンスは存在していない（エビデンスレベルはmoderate〜low）．また，子宮外生活への適応期にある児に対するSSCの生理学的効果を確認し，推測される哺乳量や反応効果および至適開始時期を決定するためのエビデンスは十分ではない．
- 2012年に日本周産期・新生児医学会，日本産婦人科学会等が「早期母子接触」実施の留意点において，早期母子接触中の急変（チアノーゼや心配停止，転倒など）した事例報告について触れられている．すべて早期母子接触中の急変ではあるが，SSCにより乳幼児突発性危急事態が増加しているとはいえないことや，母親が児の急変に気づかず対応が遅れたこと，不適切な環境下において実施されていたことなどが記されている．SSCを行う際は，助産師らが児の状態を注意深く見守り，急変時に素早く対応できる環境下で行うことが重要である．

出産・育児期の家族のケア

1. 出生児を迎えた生活環境や家族のアセスメントと支援

データ・情報	アセスメント	助産診断名【例】
1 育児の基礎的対応能力 (a) 家族構成 ・家族成員の性 ・家族成員の年齢 ・同居・別居の別 ・居住地	・家族成員のライフ・ステージや性によって，家族の育児や健康問題に対するセルフケア能力を査定する． ・核家族化の増加により潜在的な能力を引き出すために別居家族・知人・友人も視野に入れる．	❶核家族による育児サポートの不足 ❷拡大家族による育児サポートの確保
(b) 家族成員の職業 ・職種，職位，勤務形態	・母親が就業している場合，職場の理解・サポートの状況はどうか． ・職種や勤務形態によって家族が育児のために確保できる時間や協力はどの程度なのか．	❸母親・家族が育児時間の確保ができる／できない．
(c) 経済状態	・経済的基盤の確立はどうか．生計の主たる人は誰か．	❹経済的基盤が確立している／経済的基盤が不安定である．
(d) 家族の健康状態とセルフケア状況 ・治療中の疾患の有無 ・健康問題に対する関心・理解力 ・保健行動，保健予防行動	・家族成員の健康状態はどうか，健康問題の重複はないか． ・家族成員一人ひとりの健康に対する日常生活での食事，運動，休息などへの取り組みや予防的な健康診断や早期受診などの保健行動はどのように取られているか把握する．	❺育児にかかわる家族の健康障害はない／健康障害がある．
(e) 社会性 ・地域社会に対する関心度 ・情報の収集能力 ・外部社会との対話 ・伝達能力	・地域社会での一員という感覚をもっているかどうか．近隣や地域で提供されているサービスへの関心はどうか． ・地域社会の情報をどのように（テレビ，インターネット，新聞など）得ているか．ど	❻家族の社会性が備わっている／不十分である．

> 子どもを健やかに育てるために，家族が本来もっている育児にかかわるセルフケア機能を査定し，出生児を含む家族の成長を支援する．

ケアの要点	具体的評価内容
【A】育児の基礎的対応能力 助産診断名：❶，❷，❸，❹，❺，❻ 1. 育児にかかわる家族の構造的側面にかかわる基礎的データを把握する． 2. 育児に影響を及ぼす要素・要因について再確認する． 3. 育児を遂行していく上での家族のプラス事項，マイナス事項を予測し準備する．	・家族構成員により育児サポートは満たされているか．満たされていなければ何が不足しているか． ・育児時間が確保できているか． ・育児費用も含め経済的基盤（収入）はあるか． ・育児にかかわる家族に慢性疾患や療養中の人がいるか．また健康に対する関心があるか． ・近隣の人たちとあいさつや言葉を交わしているか． ・情報やサービスを得る手段をもっているか． ・自分の要望（要求）を相手に伝えたり説明できているか．

データ・情報	アセスメント	助産診断名【例】
・国籍，言語	のような情報ネットワークとつながっているのか． ・サービスの供給者に希望や要望を伝えることができているかどうか．	
(f) 生活環境（☞ 第4章Ⅱ-C-**1** 生活環境，p824参照）		
2 家族の育児への対応・適応状況 (a) 児の成長・発達の受容	・児の成長・発達，一般状態の把握 ・各種受診（乳幼児健診，予防接種等）状況の把握 ・発育遅延，疾病の有無 ・児の成長・発達を母親・父親・家族がどのように受け止めているか（その子なりの成長・発達を受け入れているか）． ・児の成長・発達が育児方法などによって阻害されていることはないか． ・他児と比較したり，育児書などから不安や心配していることはないか（特に母親）． ・母親・父親・家族の児への接し方（声のかけ方や表情など）やその他の育児行動から母子，父子，家族関係を査定する．	❼児の成長・発達が順調に経過している ❽児の成長・発達に不安をもっている/順調と受け止めている
(b) 家族の健康状態と生活上の調整 ・身体的症状 ・精神的症状 ・生活リズム ・生活の質	・母親・父親・家族が育児による慢性的な疲労感や倦怠感，頭痛などの身体症状，不安，イライラなど精神的ストレスはないか． ・家族成員の睡眠や食事時間など生活リズムの調整が図られているか． ・生活の質（食生活や余暇の過ごし方など）はどうか． ・職場の理解や協力をとりつけるなど，職業生活の両立を図る努力がされているか（特に母親）．	❾育児負担に関連した身体症状の出現（疲労感や倦怠感の出現）/育児負担に関連した精神不安定症状の出現(不安やイライラの増強)

ケアの要点	具体的評価内容
【B】児の成長・発達の受容 助産診断名：❼, ❽ 1. 児の成長・発達の総合的査定 　・一般状態（哺乳，泣き方，機嫌，睡眠など） 　・身体発育，運動機能 　・疾病の有無 2. 児の成長・発達について理解できるように説明する． 3. 児の個別性の理解を促し，自信をもって育児に取り組めるように援助する．	・児の成長・発達・疾病の有無に対する不安は軽減したか． ・児の成長・発達を理解し，自信をもって育児に取り組めるようになったか． ・育児技術に自信をもっているか．
【C】家族の健康状態と生活上の調整 助産診断名：❾ 1. 育児の現状（児の24時間）を把握する． 2. 家族の健康問題については訴えない傾向があるので，潜在的なニーズを引き出すことが重要である． 3. 家族の健康管理の助言や必要時は身体的ケアを提供する． 4. 育児と家族の健康を含む生活のバランスをとるための工夫を把握し，不十分な部分について家族とともに考える．	・家族が育児により自分の健康を害することなく，自分自身で健康管理をしようとしているか． ・家族が感情に押し流されないで気持ちを安定させようと努力しているか． ・家族が本来の生活を維持できているか． ・家族で健康的な生活条件（食事，睡眠，清潔等）を整えようとする工夫がなされているか．

データ・情報	アセスメント	助産診断名【例】
(c) 育児の役割分担や調整	・家族成員の育児の役割分担はどうなっているか．困っていることはないか． ・育児技術の獲得状況はどのような状況か． ・育児の役割分担に不満がないか．	❿不適切な育児の役割分担による不満の表出
(d) 育児の認識と情緒反応 家族にとっての育児の意味の認識 ・育児の満足度 ・育児の認知努力	・育児をすることを「幸せ」「満足」，反対に「満たされない」「何か足りない」など育児の満足度を把握する． ・育児をしている現状をどう受け止め，どのように評価しているか． ・育児による日常生活の規制に対し，価値の転換を図り，ストレスを意味あるものと積極的に解釈しているか． ・育児について家族成員間での話し合いがどのくらいできているのか．	⓫育児を前向きにとらえている ⓬育児による家族の成長を感じている ⓭育児に不安・負担感・育てづらさを感じている ⓮育児に孤立感を感じている
(e) 社会資源の活用状況 母子保健事業および子育て支援事業等の利用状況	・母子保健事業および子育て支援事業等，サービスの情報を十分に得ているか． ・地域で提供されている母子保健事業および子育て支援事業，サービスのアクセスはどうか． ・必要な母子保健事業および子育て支援事業等，サービスを活用できているかどうか．	⓯母子保健事業および子育て支援事業等，サービスの情報不足による活用・利用の低下

III. 助産診断・助産ケアのための診査技術ツールと実践過程　1117

ケアの要点	具体的評価内容
【D】育児の役割分担や調整 助産診断名：❿ 1. 育児の役割分担や育児技術の獲得を把握し，工夫が必要な部分について家族とともに考える． 2. 役割分担について家族とともに考え，必要時，助言する． 3. 役割分担や育児技術がうまくいっている場合は認めほめる．	・育児を家族が協力してやっていこうという意識や工夫がなされているか． ・育児の役割分担について，適宜，家族で話し合いの機会を設けているか．
【E】育児の認識と情緒反応 助産診断名：⓫，⓬，⓭，⓮ 1. 育児の認識を深める． 　・児の成長・発達を理解できるように説明する． 　・家族としての発達課題や役割を提示する． 　・家族の学習過程のサポート（見方やとらえ方の転換やヒント，気づきの尊重など）をし，変化のプロセスをともに歩む援助をする． 2. 情緒の安定を図る． 　・不安な気持ちを表出させ受け止める． 　・家族の苦労をねぎらう． 　・必要時は面接機会を積極的に設け家族の気持ちを傾聴する． 　・家族間の話し合いを助言する． 3. 看護者はよきパートナーであることを伝える． 4. 意欲を高める． 　・家族の育児の意義を評価する．	・育児を前向きにとらえ，育児をすることに満足感や幸福感を感じているか． ・育児によるさまざまな状況を投げやりになることなく見方やとらえ方の転換の努力がされているか． ・不安や孤立感，疎外感が軽減し，情緒の安定を取り戻しているか．
【F】社会資源の活用状況 助産診断名：⓯ 1. 社会資源を紹介する． 　（☞ 第5章Ⅲ-C-3　表Ⅲ-15　主な地域社会の資源，p1123参照） 2. 母子保健事業および子育て支援事業等，サービスの導入について家族の意思決定を促す． 3. 母子保健事業および子育て支援事業等，サービスの活用に当たり，家族のニーズと照らし合わせ，調整できるよう援助する．	・必要な母子保健事業および子育て支援事業等，サービスを積極的に活用しようとしているか． ・家族でなければ果たせない役割と母子保健事業および子育て支援事業等，サービスを峻別して有効利用しているか． ・母子保健事業および子育て支援事業等，サービスとニーズを合致させる相談や交渉，調整の努力がされているか．

III-C-1

2. 家族間の人間関係のアセスメントと支援

データ・情報	アセスメント	助産診断名【例】
1 家族間の情緒的関係 怒り、恐れ、喜び、驚き、共感、嫉妬、誇り、愛情、憎しみ	・家族の表情や言葉の抑揚から以下の家族間の情緒的関係を読み取る． 　　愛着関係＝愛情，同情，好感 　　反発関係＝憎しみ，怒り，嫌悪 　　無関心の関係＝情緒が示されず形式的な関係 ＊プライバシーに深くかかわることだけになかなか表出されにくい．感情は変化するものであり，生活の中で培われた情緒関係をその場の家族とのかかわりですべてを判断することは危険である．そのような可能性があるという状況判断にとどめる．	❶家族間での愛着関係形成の可能性 ❷家族の○○が育児への無関心の可能性 ❸家族の△△と□□が反発関係にある可能性
2 家族間のコミュニケーション (a) 明瞭性	・その場の感情や感じていることを率直に明瞭に伝えられているか，それぞれが自分の言葉で自己を表現しているか．	❹不十分な自己表現によるコミュニケーションの減少
(b) 共感性	・家族の表出した葛藤や悲しみなどに共感的感情が表出されているか．	❺共感的態度やスキンシップによるコミュニケーションの促進
(c) 身体言語：スキンシップ	・言葉以外のコミュニケーション，たとえばスキンシップを交えた親密さがみられるか．	
3 家族間の相互理解 ・情緒関係 ・コミュニケーション	・家族間の情緒関係やコミュニケーションの結果として相互理解が生じてくるので，上記 **1**，**2** のアセスメントから総体的にアセスメントする．	❻コミュニケーション不足による相互理解の低下／適度なコミュニケーションによる愛着関係の進行

> 子どもを健やかに育てるためには，家族の人間関係（相互理解や絆を深めるなど）がどのように形成されるか，家族の機能的側面から支援する．

ケアの要点	具体的評価内容
【A】**家族間の情緒的関係** 助産診断名：❶，❷，❸ 1. 家族の絆を意識させる． 　・家族とのかかわりで家族の絆の強さを感じたならば，意図的に表現し，さらに深められるようにする． 2. 情緒的交流の場を提供したり，家族自らが機会を作り出すよう助言する． 3. 時には心理的距離をおくことの必要性を助言する．	・家族が力を合わせて育児をしようと励まし合っているか． ・情緒的な絆が強まっているか． ・家族が適度な心理的距離を保ちつつ，育児を肯定的に見守ろうとしているか．
【B】**家族間のコミュニケーション** 助産診断名：❹，❺ 1. 家族成員のそれぞれのニーズや，抱えている問題を自ら言葉で表現できるように促す． 2. コミュニケーションの方法（話し方や表現方法）の助言をする． 3. 必要時，コミュニケーションの場を提供する．	・個々の家族成員がほかの家族成員に自分の考えを適切に表現しようとするようになったか． ・家族内のコミュニケーションを円滑に進める方法を工夫しようとしているか．
【C】**家族間の相互理解** 助産診断名：❻ 1. 家族間で互いに何を望んでいるのか，考える機会をつくり，話し合いの場を設けるよう促す． 2. 必要時，家族成員の思いや考えを代弁する．この場合，中立の立場で代弁する．	・家族成員がお互いに何を欲し，どうしたいと考えているのかを理解し合うようになったか．

III-C-2

データ・情報	アセスメント	助産診断名【例】
4 家族の価値観	・家族が今一番大切にしているもの，もっとも価値を置いているもの（社会的成功，豊かな生活，精神的安らぎ，子どもの成長や健康など）を明らかにし，家族間で葛藤や緊張が生じていないかをとらえる．	**❼** 家族の価値観の相違による葛藤や緊張関係の可能性
5 家族の生活上の役割分担の調整 家事，養育・育児，所得を得る，情緒的統合＝家族内の心理的緊張の緩和，渉外などの役割	・それぞれが役割をどの程度果たしているか，家庭生活維持に支障はきたしていないか． ・ある家族にだけ役割が集中していないか，協力体制はあるか． ・役割の修正に柔軟性があるかどうか．	**❽** 不適切な役割分担による不満の表出
6 家族の意思決定 リーダーシップ機能やキーパーソン	・家族の意思決定にかかわるリーダーシップ機能の状況やキーパーソンは誰かなど，家族の意思決定構造を明らかにする．	**❾** リーダーシップ機能低下による意思決定の低下

ケアの要点	具体的評価内容
【D】家族の価値観 助産診断名：❼ 1. 家族成員の生きがいをそれぞれが尊重するよう助言する． 2. 必要時，家族成員の思いや考えを代弁する．この場合，中立の立場で代弁する．	・家族の生きがいが満たされているか． ・家族の発達課題を達成できているか評価する．
【E】家族の生活上の役割分担の調整 助産診断名：❽ 1. 役割分担について考える機会をつくる． 2. 役割分担について家族とともに考え，必要時，助言する． 3. 役割分担の方法について評価する．	・育児を含めた家族に求められる新たな役割を特定の家族のみが担うことなく責任や心理的負担を分担しているか． ・家族のもてる能力や資源を活用しもっとも効率のよい協力体制を確立していこうとしているか．
【F】家族の意思決定 助産診断名：❾ 1. 家族の意思決定を促す（必要な情報の提供や話し合いの勧め）．	・家族が協力しあいながら主体的に判断していこうとしているか． ・自ら意思決定のための情報収集や話し合いなど努力しているか．

III-C-2

3. 地域社会の資源や機関を活用できるための支援

　子育て期の家族は，ライフスタイルや経済社会の変化の中で，子育て，家事，就業，介護等に日々追われている．出生した児が心身ともに健全な成長発達ができ，同時に健全な親子・家族関係が築けるように，親子を含む家族へ継続的に切れ目ない，適切な支援等が必要である．その際に重要なことは，現在の親子・家族の育児状況，及び人的，物的，社会的支援・サポート状況を把握することである．母子保健法改正（平成29年4月から）により，子育て世代包括支援センター（法律名称「母子健康包括支援センター」，以後「センター」とする）を市町村に設置することが努力義務とされた．それまでの妊娠・出産包括支援事業と子ども・子育て支

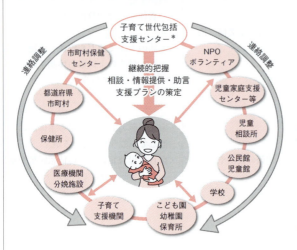

図Ⅲ-10　子育て世代包括支援センターによる利用者への支援

＊市区町村子ども家庭総合支援拠点と一体的に支援を実施することが望ましい．
（子育て世代包括支援センター業務ガイドライン平成29年8月より抜粋〔http://www.mhlw.go.jp/stf/houdou/0000172988.html〕）

表Ⅲ-14　子育て世代包括支援センターの業務

①妊産婦及び乳幼児の実情を把握すること
・保健師等によるセンターでの面談や家庭訪問，関係機関からの情報収集等を通じて，妊産婦や乳幼児等の実情を把握する． ・収集した情報は，個別の妊産婦及び乳幼児ごとに記録するとともに，支援台帳を整備し適切に管理する．
②妊娠・出産・子育てに関する各種の相談に応じ，必要な情報提供・助言・保健指導を行うこと
・妊産婦や保護者の個別の疑問や不安にできる限り丁寧に対応し，本人にとって必要な情報提供や助言，適切な表現・コミュニケーション方法によって行う．
③支援プランを策定すること
・妊産婦や乳幼児等の課題や支援ニーズに的確に対応するために，必要に応じて支援プランを策定する． ・支援プランは，妊産婦や保護者の「親になる力を育てる」支援に資するツールの1つであり，個別の妊産婦や保護者の状況や経過を反映しつつ，可能な限り本人との対話を通じて作成する． ・自治体の事業スケジュール等の提示・情報提供とは異なる．また，全ての利用者について体系的に情報を管理する支援台帳とも異なることに注意する．
④保健医療又は福祉の関係機関との連絡調整を行うこと
・利用者目線に立って支援の継続性と整合性が確保できるよう，関係機関と十分な連絡調整を行う．

（子育て世代包括支援センター業務ガイドライン平成29年8月より抜粋　〔http://www.mhlw.go.jp/stf/houdou/0000172988.html〕）

援新制度の利用者支援や子育て支援などを包括的に運営する機能を担うこととなった．センターの全国展開により，利用者目線に立った一貫性・整合性のある支援の実現を目指すとともに，各地域の強みや特性に応じた柔軟な運営と創意工夫により，子育て世代の親子・家族の生活の質の改善・向上，良好な生育環境の実現・維持を図ることが重要である（☞第5章Ⅲ-C-1-**1**-(e)社会性，p1112およびⅢ-C-1-**2**-(e) 社会資源の活用状況，p1116参照）．以下に利用者への支援（図Ⅲ-10），センター業務（表Ⅲ-14），主な地域社会の資源（表Ⅲ-15）を示す．

表Ⅲ-15 主な地域社会の資源

専門機関	主な役割と業務
保健所	地域住民の健康の保持・増進，疾病の予防，健康増進，環境衛生などの公衆衛生的活動の中心的機関であり，母性・乳幼児に関する保健も事業の1つである．情報の収集・整理・活用，調査・研究，検査・試験等を行っている．
保健センター 市町村保健センター	地域住民と身近な立場で健康相談，保健指導，健康診査など地域保健に必要な事業を行う市町村の公衆衛生活動拠点である．乳幼児健康診査，予防接種，健康相談を行っている．
児童福祉施設	子どもおよび保護者に適切な環境を提供し，養育・保護・訓練・育成・自立支援などのサービスを通じ，子どもの福祉をはかる施設である．養護系施設（乳児院，児童養護施設等），育成系施設（保育所，児童館等），障害児施設（知的障害児施設等）がある．
認定こども園	「就学前の子どもに関する教育，保育等の総合的な提供の推進に関する法律」（2006年）により保育機能，教育機能，子育て支援機能の3つを必ずすることとなっている．
福祉事務所	福祉六法関係の第一線の総合的な機関である．その中の家庭児童相談室は，児童家庭に関する相談機能を充実させるために設置されたもので，子どもと家族に関する問題，子どもの養育環境問題，学校生活等の問題など幅広く対応している．
児童家庭支援センター	地域の子どもの諸問題につき家族や家庭，地域住民から相談に応じる．24時間365日受けつけている点が特色で，直接の来所相談と電話相談、カウンセリング，短期支援事業（ショートステイ）がある。
児童発達支援センター	発達に何らかの障害がある子どもと保護者が，子育てや支援方法，サービス利用方法について相談できる．
児童相談所	児童の福祉にかかわる子どもや家族，学校や病院などからの相談に応じる．また，専門的な調査・判定，指導，施設入所や里親委託などの措置，一時保護等を行う．
地域活動	主な役割と業務
民生児童委員 主任児童委員	地域の子どもたちを見守り，子育ての不安や妊娠中の心配ごとなどの相談・支援等を行う．一部の児童委員は児童に関することを専門的に担当する「主任児童委員」の指名を受けている．
母子保健推進員	地域の助産師，保健師，看護師または母子保健に関する経験があり熱意のある者の中から市町村が依頼し，市町村と連携して必要な支援を妊産婦及び乳幼児に行う．
子育てサロン 子育てサークル	乳幼児をもつ親が情報交換や相談などをして交流を深める場で，子育ての不安や悩みをもつ親同士の相互の支えあい，仲間作りが自主的に行われている．同時に子ども同士の交流，仲間作りも行われている．
子育てネットワーク	子育ての当事者，支援者がサークル活動を行う中で，何らかの問題意識や目的をもって活動していく組織で，情報誌・会報の作成，親子交流会，講座・講演会，学習会等が主な活動である．

ペリネイタル・ロスのケア

データ・情報	アセスメント	助産診断名【例】
1 流産・死産	「心身ともに健康な子ども」の出産を期待しながら出産はまだ先のことと思い過ごしている妊婦に，突然妊娠の中断が訪れ，新生児の生命の危険，あるいは胎児の死という予期せぬ悲しみに見舞われ，悲哀の心理過程をたどる（図Ⅲ-11）．	
（a）急性の情緒危機 パニック状態，無力感，感情麻痺，不安のある心細さ，挫折感，心悸亢進，呼吸切迫	[喪失体験] 急性の情緒危機が起こり，その後速やかに回復した後，悲哀の心理過程をたどる（表Ⅲ-16）．	❶流産による悲嘆作業が十分できないことに伴う危機的状況
（b）悲哀の心理過程 失ったことの絶望感，落胆，失った対象への思慕の情，悔やみ，恨み，怒り，自責の念を抱いた後，対象を安らかで穏やかな存在として受け入れる．		
	＊流産の場合，事前に腹痛，出血などの症状がみられ，その治療経過の中で流産について説明され，流産することやその意味についてある程度の予測がつく．しかし，死産（自然死産）の場合は，その経過や予測がつかない状況のことが多いため，突然「胎児死亡」という予期せぬ出来事が起こったととらえ，流産よりもより急性期の不安状態に陥ることが考えられる．	

情報・その他

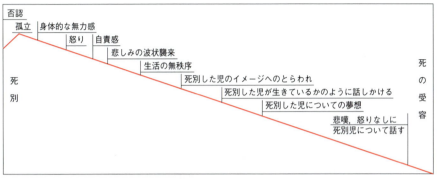

図Ⅲ-11 悲哀の心理過程─死別した児との心理的分離のプロセス

(新道幸恵ほか:母性の心理社会的側面と看護ケア,p89,医学書院,1990)

表Ⅲ-16 喪失体験により悲哀の心理過程にある人(母親・父親)への援助

a. 赤ちゃんの死を受け止めることができるような支援	b. 悲しみを悲しめるような援助
①赤ちゃんの状態を伝える ②赤ちゃんのことに関して事実であることについてできるだけ多く提供する. ③赤ちゃんを見,触り,抱くことをすすめ,赤ちゃんに接している間じゅう側にいる. ④納棺に立会う.葬式に出席する. ⑤遺品(写真,髪,手形,足形)を手渡す. *①〜④は対象の反応によって選択し,無理じいしない.	①赤ちゃんの死について慰める. ②黙って側にいる.タッチングなどの非言語的コミュニケーションで,悲しみへの思いやりの気持ちを伝える. ③悲しみを表出するように励ます. 悲しみが表出できるような環境を提供する. ④赤ちゃんの死の周辺の出来事を見直す時間を与えるためにいっしょに必要な時間だけ過ごす. ⑤悲哀の心理過程について説明する.
c. 赤ちゃんの思い出づくりの支援	d. 継続ケア
①出産した事実が支えとなるような援助をする. ②遺品(写真,髪,フットプリント)を手渡す. ③赤ちゃんの外観について,事実を優しく話す.	①電話訪問,家庭訪問を行う. ②カウンセラーを紹介する. ③同じ体験をした人を紹介する. ④保健師を紹介する.

(新道幸恵ほか:母性の心理社会的側面と看護ケア,p94,医学書院,1990)

情報・その他

表Ⅲ-17 死産で子どもを亡くした母親たちのケア・ニーズ

コアカテゴリ	カテゴリ	サブカテゴリ
母親になることを支える	希望するだけ子どもに会うこと・別れることを支える	・子どもと一緒に過ごせる環境 ・希望するだけ会える ・家族水入らずの時間 ・会えること・会う意識を知る ・会うための後押し ・母親行動への支援 ・別れの準備にかかわる
	生きた証を残す思い出づくり	・できるだけたくさん遺品を残す ・遺品を残せることの助言や選択肢の提示 ・希望するまで遺品を保管 ・胎児との思い出づくり
	火葬と供養を支える	・火葬に立ち会いたい ・供養やセレモニーに関する情報提供
	子どもが生きているかのような扱い	・人間としての尊厳 ・子どもの生の尊重 ・生きた子どもと同じ扱い
悲嘆作業を進めることを支える	子どもや出来事の話の引き出しと傾聴	・心の扉を開けて話を引き出す ・寄り添いと傾聴 ・避けないで普通に接する
	泣いていいことの保証と泣ける環境	・泣ける環境 ・泣いていいことの承認 ・悲しみの意味を知る
	心の痛みを助長させない環境	・赤ちゃんや妊婦は見たくない ・家族と過ごせる静かな空間 ・事情を知った上でのさりげない配慮
	退院後の心のサポートと情報の提供	・セルフヘルプグループの紹介 ・カウンセリングの紹介 ・自分でできる心のケアの情報 ・いつでも相談できる窓口 ・悲嘆のプロセスを知る
	母親を支援できるように家族を支える	・母親を支援する方法を知らせる ・家族の悲しみや思いの表出を支える
希望を引き出して意思決定を支える		

(太田尚子:死産で子どもを亡くした母親たちの視点から見たケアニーズ. 日本助産学会誌20(1):20, 2006)

ケアの要点	具体的評価内容
【A】流産・死産になった方への支援のポイント 1. 行うケアが女性や家族のニーズに即したものであること（**表Ⅲ-17**） 　・勝手な憶測はしない．両親それぞれ個別の人間として傾聴する．特別な状況，感情，考え方，特別な経験を考慮に入れる．話す内容，手助けの内容は危惧される家族や両親に即したものになるようにする．決めつけるような態度はとらない． 2. 情報を必要としていること 　・これまで起こったこと，今起こっていること，これから起こることについての情報提供 　・実際的な事柄，手続き，手配についての情報提供（葬儀の手配・死産証書） 　・自分たちにまかされた選択事項について，両親が正しく理解するために，明確で実際的な偏見のない情報が必要 3. コミュニケーションは明確で，同情的で正直なものであること 　・必要であれば，専門家としての立場ではなく人間らしい本音で話し合う． 　・対等の立場で話し合うこと：同じ目線で話をする． 　・明瞭で同情的で理解しやすい言葉を使うこと：極力医学用語は使用しない． 　・何ごとも隠さずに正直に話し合うこと：真実を知りたいと願っている． 　・十分時間をかけて話を傾聴し，その時間を確保する．話したくないときがあることも認める． 4. 心の痛みを助長させないこと 　・流産・死産したことの現実，意義を十分認識する：その意義を軽減させない（亡くなった子は唯一の存在であるため，その子の存在を認める．次回の妊娠を促すような言動は，この時期は差し控えるべき）． 　・子宮内容除去術など医療行為に伴う苦痛，屈辱感，喪失感が増強しないような声かけ，傾聴，タッチング，薬剤による疼痛コントロールを行う． 　・プライバシーを侵害しない方法でケアする．悲嘆作業が十分行えるよう環境を整える． 　・亡くなったわが子に対してできることを，医療者	・悲嘆作業が行えたことにより，現実的認識が得られ心理的悲哀過程がたどれる．

データ・情報	アセスメント	助産診断名【例】
(c) 危機理論を用いたケアのアセスメント：必要な情報 危機的状況に置かれた対象に対するバランス保持要因	①感情表出の有無，感情表出できる環境，話を傾聴できる時間の確保状況，個別的・継続的かかわりの有無 ②夫のサポート状況，家族構成，周囲の支援環境の有無，住宅環境，インターネットなどのコミュニティサイト，地域の支援システムの有無 ③過去の流産・死産体験の有無（反復流産・死産に伴うストレス），普段のストレス対処法，性格的な物事のとらえ方	

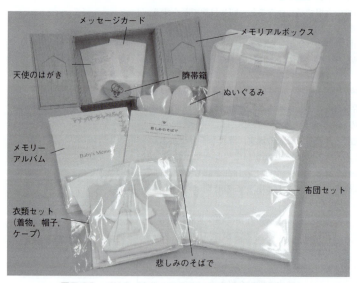

図Ⅲ-12　ペリネイタル・ロスのケアで使用する物品の例
（写真提供：アメジスト　大衛株式会社．写真は天使キット）

ケアの要点	具体的評価内容
と一緒に行う（希望に応じて別れの準備に一緒にかかわることができる環境を整える）(図Ⅲ-12). 5. 援助者が，流産・死産での喪失感情を十分に認め，経験していることやその感情を正しく受容すること ・今抱いている喪失感情や今経験していることが現実であることを認識でき，そのことを話すことができ，起こった出来事と，そのときの感情を自分で認識できることが大切である. 6. 時間が必要となること ・夫や家族と一緒にいる時間 ・亡くなった子どもと一緒にいる時間（可能な限り一緒にいられるよう配慮する） ・実務的なことを取り決め判断する時間(死産の場合：剖検の承諾など) ・起こった出来事について記憶を甦らせ，考え，話し合う時間 ＊喪失体験している女性の時間的尺度に沿って，できる限り時間を設ける配慮をするべきである. 7. 流産・死産した女性の家族への支援をすること ・家族（夫，実母など）は，流産・死産した女性の支援者，援助者と考えることもあるが，わが子や孫を亡くした家族ととらえると，女性と同様に喪失体験をしている当事者である．悲哀過程が家族にも必要であることを認識しておくことが必要. **【B】危機的状況に置かれた対象に対するバランス保持要因** →危機回避には3つのバランス保持要因が作用しており，そのいずれかが満たされていないと危機に陥る. ①ストレス的出来事の知覚：ありのままに現実を受け止めているか. ②状況的サポート：キーパーソン，支援してくれる周囲の人びと. ③コーピングメカニズム：過去の体験，物事のとらえ方，性格的思考の違い. →これらのバランス保持要因のどの部分が満たされていないかをアセスメントすることにより，支援で不足している部分が明確になり，流産・死産の悲哀過程を適切に援助できる	

IV 新生児の生理的経過と健康診査およびケアの概説

1. 新生児の生理的経過

　新生児の胎外生活適応過程において、出生直後（およそ生後2時間）から移行期（生後24時間）にかけて、バイタルサインの安定化、哺乳の開始と初回排便・排尿が認められる。また、その後早期新生児期には、生理的体重減少と出生体重への回復、生理的黄疸の出現と消退、胎便の排出に伴う便の変化、皮膚の一過性の変化、ならびに臍帯の脱落など、生理的変化が認められる。新生児の特徴について、変化の著しい早期新生児期の生理的経過をまとめ、表IV-1に示す.

表IV-1　新生児の生理的経過

項目	出生当日	日齢1	日齢2	日齢3	日齢4	日齢5	日齢6	日齢7〜
呼吸	第1呼吸，不安定　→安定（変動しやすい） 呼吸数40〜60回/分							
循環	胎児循環→新生児循環（卵円孔・動脈管機能的閉鎖） 心拍数160回/分前後　→　110〜160回/分，不安定　　　　→安定							
体温	初期体温下降→2〜3時間で安定 腋窩温36.5〜37.5℃							
体重	出生体重	→生理的体重減少 　最低値（−5〜−10%）			増加傾向		→出生体重に 　回復・増加	
黄疸			黄疸出現	→	黄疸ピーク		→消退傾向	
排泄	出生24時間以内 （便）初回排便　→ 　　　胎便　　　→ （尿）初回排尿　→ 　　尿酸塩によるレンガ色の尿*		移行便 6〜8回/日	→	3〜5回/日 普通便		→10〜15回/日	
皮膚	新生児紅斑・・・・・・・・・・・ 　　中毒疹*・・・・・・・・ 　　　　　　落屑・・・・・・・・・・・・・							
臍帯	乾燥し始める　→		乾燥・萎縮	→	臍帯脱落			
その他					新生児月経（女児）* 乳腺腫脹・魔乳*			

*全例ではないが，生理的な現象として観察されるもの.

2. 日々の健康診査

新生児の健康状態について，胎外生活適応と発育・発達の評価から，正常性の診断，正常逸脱の診断を行う．各視点における生理的経過と逸脱，診察方法については，該当する項目を参照されたい．

①バイタルサイン・全身の観察による胎外生活適応の評価
・呼吸数・呼吸状態，心拍数・心音の異常の有無，体温，チアノーゼ・冷感の有無の観察

②生理的変化からの逸脱の有無の評価
・体重（生理的体重減少），黄疸（生理的黄疸），便の性状の変化，皮膚・臍の変化

③児頭計測による応形機能の変化（分娩侵襲からの回復）の評価
・経腟分娩の場合，出生直後には産瘤や応形機能による骨重積，長頭蓋が認められたが，経過するに従い回復をみる．頭部の観察・頭部径線の計測により，その変化を把握する．

④栄養状態の評価
・哺乳行動，哺乳回数，哺乳量・摂取エネルギー量（直接母乳，瓶哺乳），哺乳意欲，排泄回数・性状，体重の変化（体重減少からの回復），皮膚の緊張度

3. 新生児ケア

新生児の経過の助産診断に基づき，胎外生活適応を促し，母子愛着を深め，快適に過ごすことができるよう，以下の清潔ケア，保温，愛着形成の促進，授乳・育児技術習得に向けた支援を行う．

①沐浴
・バイタルサインならびに全身の観察後，皮膚を傷つけないように沐浴を行う．
　石けん，ガーゼなどを用いた洗浄によっても，皮膚に細かな傷をつけることが考えられるため，退院日まで沐浴を控え清拭を行う施設もある（ドライテクニック）．
・沐浴を行えない場合，殿部や頸部など汚れやすい部分の清拭，殿部浴を行う．
・1日1回は衣類を着替えさせる．

②臍処置
・臍の断端面からの感染予防，臍の乾燥・脱落を促すため，消毒などの処置を行う．消毒方法・使用薬剤は施設により多様であるが，ヨード剤（ポビドンヨードなど）を使用した場合，ヨード剤の甲状腺機能抑制の可能性がある．TSH高値による新生児マススクリーニングの再検率が上昇することがあるため，皮膚でヨード剤と同等の有効性が認められている消毒用エタノールなどを使用する．
・臍を乾燥させることも重要なので，おむつを臍部にかからないように下に当て，生後経過においては臍ガーゼで包まない．

③おむつ交換
・哺乳前後に排泄の有無を確認し，排便・排尿がみられたら適宜交換する．
・排便回数の増加に伴う皮膚の変化に留意し，清潔・適度な乾燥法により皮膚の状態を正常に保つ．
・排便回数は栄養法によって差がある．一般に新生児は胃結腸反射があるため，哺乳するたびに排便がみられる傾向があるが，2～3日に1回でも便の性状が硬すぎず，排便困難がなければ，便秘とはみなさない．排便回数が減少した場合でも，適切な哺乳量を確保しており，機嫌がよく，哺乳状態が良好で嘔吐・腹部膨満がなければ，そのまま様子をみる．

あるいは，腸の走行に沿って腹部に「の」の字を書くマッサージを行う．ただし，早期新生児期には生理的黄疸のピークを迎える時期でもあることから，胎便の排出遅延や排便回数の減少がみられる場合には，哺乳量を確保できるよう支援し，排便を促すケア（例：綿棒にオリーブオイルなどを付け，肛門計をもつ要領で2cm程度の長さで把持し，肛門部を刺激する）を行う．

④更　衣
・沐浴時に衣類一式を交換するほか，排泄や嘔吐などで汚れた場合，適宜交換する．

⑤保　温
・新生児室の環境は，室温24〜26℃，湿度40〜60％とし，衣類，新生児コット内の掛物（バスタオル，毛布など）で調節し，体温が適切に保たれるようにする．

⑥母児同室，抱っこ，授乳・育児技術習得の支援
・母子の健康状態に問題なければ，母親に授乳・育児技術の保健指導を行い，母児同室や抱っこを積極的に勧める．

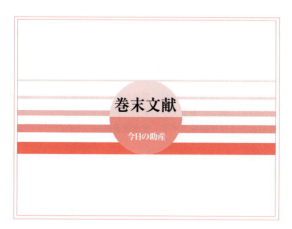

巻末文献

今日の助産

第1章　助産師の役割

◆全　般

1) Brown MJ et al : Miller-Keane, Encyclopedia & Dictionary of Medicine, Nursing, &Allied Health, 5th ed, p698, Saunders, 1992
2) 平澤恵美子ほか：将来の助産婦のあり方委員会報告．日本助産学会誌12（2）：74-85，1999
3) Swanson KM : Empirical development of a middle range theory of caring. Nursing Research 40(3): 161-166, 1991
4) マースデン・ワーグナー：WHO勧告にみる望ましい周産期ケアとその根拠（井上裕美，河合蘭監訳），メディカ出版，2002
5) ミルトン・メイヤロフ：ケアの本質（田村　真ほか訳），ゆみる出版，1998
6) 西平　直：エリクソンの人間学，東京大学出版会，1993
7) 内山和美ほか：今日の母子保健福祉ガイド：健康問題解決のためのサービス活用法，メヂカルフレンド社，2001
8) 北川眞理子：母性看護のケアと看護技術の考え方．根拠がわかる母性看護技術（北川眞理子，内山和美編），p6-9，メヂカルフレンド社，2008
9) 飯田賢一：技術，p4-85，三省堂，1995
10) 植村賢一：従来の医学教育の問題点．医学教育マニュアル5（日本医学教育学会監），p1-10，篠原出版，1984
11) Hames　CC：援助の科学と技術（仁木久恵ほか訳），p84-218，医学書院，1985

第2章　妊娠期の助産診断

◆全　般

1) 荒井　清ほか：産科学，第2版，南江堂，1992
2) 荒木　勤：最新産科学 正常編，第22版，文光堂，2008
3) 杉山陽一：小産科書，第4版，p66，金芳堂，1989
4) マズロー AH：人間性の心理学（小口忠彦監訳），産業能率大学出版部，1987
5) 新道幸恵ほか：母性の心理社会的側面と看護ケア，医学書院，1990
6) 高橋克幸ほか編：助産婦・看護婦のための超音波画像診断，南江堂，1993
7) 望月眞人編：標準産科婦人科学，p334，医学書院，1994
8) 金岡　毅：胎児発育の評価とその問題点 正常例の評価と異常例のスクリーニング．周産期医学23（5）：617-621，1993
9) 一條元彦編：分娩進行の見方，産婦人科シリーズNo. 26，南江堂，1980
10) 「周産期医学」編集委員会編：周産期医学必修知識，周産期医学21（増），1991
11) 竹村　喬ほか編：周産期全身管理マニュアル，南江堂，1994
12) 三林隆吉：三林隆吉教授論文集（大橋敏郎ほか編），京都大学医学部産科婦人科学教室，1949
13) Moore ML：新生児ナーシングケア（竹内　徹訳），HBJ出版局，1986
14) Tucker SM : Pocket Nurse Guide to Fetal Monitoring,　Mosby, 1988
15) Stolte KM : Wellness : Nursing Diagnosis for Health Promotion, Lippincott, 1996
16) Oxorn H : Human Labor & Birth, Appleton & Lange, 1986

17) Star WL : Ambulatory Obstetrics : Protocols for Nurse-Midwives, 2nd ed, School of Nursing, University of California, 1990
18) May KA : Maternal & Neonatal Nursing : Family Centered Care, 3rd ed, Lippincott, 1994
19) Rowland LE et al : Patient Outcomes in Maternal-Infant Nursing, Spring House, 1994
20) 竹村秀雄：助産婦に必要な超音波診断の知識，全国助産婦教育協議会研修会資料，1996
21) 青木康子：第11回日本助産学会学術集会ワークショップ資料，p8，1997
22) 青木康子：助産診断の現状と課題：共通概念の探求．助産婦雑誌49（10）：801-805，1995
23) 東京都及び近県助産婦教育機関教務主任会：助産診断試論Ⅱ．助産婦雑誌 47（11）：857-877，1993
24) 九嶋勝司：産・婦人科学，p214，医学書院，1976
25) 佐藤孝道：産婦人科臨床指針，p142，中外医学社，1992
26) 岡田弘二：新産科データブック，産婦人科の世界，医学の世界社，1985
27) 坂元正一ほか編集主幹：妊婦の管理と保健指導，産婦人科MOOK No.12，金原出版，1980
28) 北川眞理子：臨床看護技術．母性・小児編（内山和美ほか編），p207，メヂカルフレンド社，1996
29) Bobak M et al : Maternity & Gynecologic Care, p824, Mosby, 1989
30) 鈴木幸子ほか：マタニティアセスメントガイド，p60, 65, 67，真興交易医書出版部，1997
31) 清水弘行ほか：肥満と過体重．周産期医学 20（3）：309-312，1990
32) 鈴森　薫：出生前診断．産婦人科治療 62（5）：627，1991
33) 鈴木雅洲：妊婦管理のすべて，産婦人科シリーズNo.1，南江堂，1980
34) 永井　宏ほか編：分娩体位と分娩管理，金原出版，1995
35) 上田礼子：妊産婦の精神衛生．妊婦の管理と保健指導，産婦人科MOOK No.12（坂元正一ほか編集主幹），p41-50，金原出版，1980
36) 佐藤　章ほか：胎児発育の評価．助産婦・看護婦のための超音波画像診断（高橋克幸ほか編），p77-86，南江堂，1993
37) 夏山英一：画像診断．産婦人科治療 47（5）：581-596，1983
38) 鈴井江三子：超音波による助産婦外来，メディカ出版，1994
39) 岡堂哲雄：家族療法．カウンセリングの理論と技法，別冊発達 16，p221-228，ミネルヴァ書房，1993
40) 根本明彦ほか：胎児計測．産婦人科治療 62（5）：506-513，1991
41) 小川重男編：必修産婦人科学，第4版，南江堂，1991
42) 鈴木正利ほか：妊娠診断試薬．周産期医学 23（増）：2-10，1993
43) 桑原慶紀ほか：胎児行動発達とその評価．産婦人科治療 63：92，1995
44) 杉山陽一監：産科・婦人科臨床マニュアル，第2版増補，p136，金原出版，1992
45) 上妻志郎：妊娠初期から中期の胎動．産婦人科の実際34：759-764，1985
46) Braunstein GD et al : Serum human chorionic gonadotropin levels throughout normal pregnancy. Am J Obstet Gynecol 126（6）：678-681, 1976
47) Tapiero H et al : Iron deficiencies and requirements.Biomed Pharmacother 55（6）：324-332, 2001

◆ Ⅱ-C. 妊娠経過の診断
1) 日野原重明監：産科疾患，看護のための最新医学講座，第2版，p62-69，中山書店，2005
2) 寺尾俊彦編：周産期の生理学，メディカ出版，2000
3) 北川眞理子ほか：根拠がわかる母性看護技術，p13，メヂカルフレンド社，2008
4) 坂元正一ほか監：プリンシプル産科婦人科学2改訂版，メジカルビュー社，1998
5) 杉山陽一：産科学，第7版，金芳堂，2001

◆ Ⅱ-D. 分娩開始の予知の診断
1) 松原茂樹ほか：陣痛（分娩）発来機序．周産期医学36：242-244，2006
2) Zingg HH et al : Oxytocin and oxytocin receptor gene expression in the uterus. Recent Prog Horm Res 50 : 255, 1995

◆ Ⅱ-E. 健康生活状態に関する診断
1) ルービン R：母性論—母性の主体的体験（新道幸恵ほか訳），医学書院，1997
2) 新道幸恵ほか：母性の心理社会的側面と看護ケア，医学書院，1990
3) 日本臨床スポーツ医学会学術委員会：妊婦スポーツの安全管理，文光堂，2004
4) McKinney ES et al : Maternal-Child Nursing, 5th ed, Elsevier, 2017
5) 我部山キヨ子編：臨床助産師必携 生命と文化をふまえた支援，第2版，医学書院，2006

◆ Ⅱ-F. 母乳育児に関する診断
1) Rollins CN et al : Why invest, and what it will take to improve breastfeeding practices ? Lancet 387：491-504, 2016
2) Victoria CG et al : Breastfeeding in the 21st century : epidemiclogy, mechanisms, and lifelong effect, 2016
3) American Academy of Pediatrics : Policy statement breastfeeding and the use of human milk. Pediatrics 129 (3)：827-841, 2012
4) 厚生労働省：平成27年度乳幼児栄養調査の概要. 2015,〔http://www.mhlw.go.jp/file/06-Seisakujouhou-11900000-Koyoukintoujidoukateikyoku/0000134207.pdf〕
5) BFH2009翻訳編集委員会：UNICEF/WHO 赤ちゃんとお母さんにやさしい母乳育児支援ガイド ベーシック・コース 母乳育児成功のための10か条の実践，p69-98，医学書院，2009
6) BFH2009翻訳編集委員会：UNICEF/WHO 赤ちゃんとお母さんにやさしい母乳育児支援ガイド アドバンス・コース 母乳育児成功のための10か条の推進，p63-76，医学書院，2009
7) 多田香苗ほか訳：乳幼児の栄養に関する世界的な運動戦略 WHO/UNICEF，p7，日本ラクテーション・コンサルタント協会，2004
8) Moreland J et al : Promoting and supporting breast-feeding. Am Fam Physician 61 (7)：2093-2100, 2000
9) IFEコアグループ：災害時における乳幼児の栄養 災害救援スタッフと管理者のための活動の手引き—日本語版（バージョン2.1），2007
10) ラレーチェリーグインターナショナル：改訂版だれでもできる母乳育児，p3-37，メディカ出版，2000
11) Allain A et al：乳幼児の健康を守るために．WHO「国際規準」実践ガイドブック 保健医療従

事者のための「母乳代用品マーケティングに関する国際規準」入門（母乳支援ネットワーク翻訳チーム訳），p12, 2007
12) 大野邦彦ほか：ビタミンB1欠乏症と脳障害．アトピー性皮膚炎に対する過度の食事制限が原因で発症した小児Wernicke脳症について．小児科44：1124-1131, 2003
13) 日本小児アレルギー学会：食物アレルギー診療ガイドライン2016，〔https://www.dental-diamond.jp/conf/nakakohara/allergy_2016/html/chap04.html〕
14) Dennis CL：The Breastfeeding Self-Efficacy Scale：Psychometric Assessment of the Short Form. JOGNN 32：734-744, 2002
15) Otsuka K et al：The Relationship Between Breastfeeding Self-Efficacy and Perceived Insufficient Milk Amang Japanese Mothers. JOGNN 37（5）：546-555, 2008

◆ Ⅱ-G. マイナートラブルの診断
1) 一條元彦ほか：妊婦のルーチン検査．産婦人科治療62（5）：498, 1991
2) 吉利 和：内科診断学，第8版，金芳堂，1997
3) 中林正雄：産科領域における安全対策に関する研究．厚生労働科学研究補助金 健康安全確保総合研究分野 医療技術評価総合研究報告書，2004.
4) 中林正雄：ハイリスク妊婦の評価と周産期医療システム．日本産科婦人科学会誌59（9）：257-260, 2007
5) 岡本愛光監：ウィリアムス産科学，原著24版，南山堂，2015
6) 日本大腸肛門病学会編：肛門疾患（痔核・痔瘻・裂肛）診療ガイドライン2014年版，南江堂
7) 日本助産学会ガイドライン委員会：エビデンスに基づくガイドライン—妊娠期・分娩期，2016

◆ Ⅱ-H. 正常妊娠から逸脱時の診断
1) 金岡 毅：母児医学の臨床，金原出版，1985
2) 「周産期医学」編集委員会編：周産期医学必修知識，周産期医学 21（増）：140, 160, 175, 685, 1991
3) 淵 勲：感染：梅毒．周産期医学21（増）：99-101, 1991
4) 安泳洸彦：ハイリスク妊娠管理ハンドブック，p75, 84-86, 262-263, 中外医学社，1992
5) 鈴木幸子ほか：マタニティアセスメントガイド，p60, 65, 67, 真興交易医書出版部，1997
6) 今中基晴ほか：早産の疫学．周産期医学 28（2）：135-138, 1998
7) 千村哲朗：Preterm PROM 症例の管理．周産期医療におけるペリネイタルモニタリング（島田信宏編），メディカ出版，1986
8) 佐藤孝道：流産の予後判定．日本産科婦人科学会雑誌 42（12）：N233-236, 1990
9) 西島正博ほか：妊娠週数別にみた前期破水の管理．図説産婦人科VIEW 26, 前期破水と早産（坂元正一総監，佐藤 章ほか編），メジカルビュー社，1996
10) 北川道弘ほか：悪心・嘔吐．産婦人科の実際 44（11）：1651, 1995
11) 宮崎和子監，前原澄子編：看護観察のキーポイントシリーズ改訂版，母性Ⅰ，p95, 中央法規出版，2000
12) 木戸口公一編：ハイリスク妊娠，p59, 61, 92, 178, 医薬ジャーナル社，1996
13) Bobak M, Jensen D：Maternity & Gynecologic Care，p701, Mosby, 1989
14) 豊田長康：糖尿病合併妊娠，妊娠糖尿病．産科と婦人科 63（増）：140-141, 1996

15) 矢嶋　聰編：TEXT産科学，p59，南山堂，1994
16) 角田　隆ほか：IUGRの管理．産科と婦人科 58（10）：1795-1802，1991
17) 小川重男編：必修産婦人科学，第4版，南江堂，1991
18) 小林隆夫：常位胎盤早期剥離と前置胎盤．産婦人科治療 68（5）：566-569，1994
19) 今井史郎：前置胎盤．周産期全身管理マニュアル（竹村　喬，吉矢生人編），p53，南江堂，1994
20) 日本産科婦人科学会編：産婦人科用語集・用語解説集，第4版，2018
21) 澤田康文ほか：薬と食の相互作用：薬とお茶．医薬ジャーナル39（6）：1794-1802，2003
22) 本屋敏郎ほか：徐放性鉄剤の吸収におよぼすお茶の影響．病院薬学 12（6）：411-414，1986
23) 水上恵美ほか：鉄剤と各種制酸剤の相互作用の検討．医療薬学 28（6）：559-563，2002
24) 岡田　定：お茶と一緒に鉄剤を服用すると，鉄の吸収が阻害されるのか？　治療 88（増）：809-811，2006
25) 原田契一ほか：第27回日本臨床血液学会総会抄録集，p370，1985
26) 石橋丸應ほか：薬剤の有効な投与方法に関する研究1．鉄剤の服用方法に関する研究．病院薬学 13（2）：88-91，1987
27) 溝口秀昭ほか：鉄欠乏性貧血に対するクエン酸第一鉄ナトリウム（フェロミア）による治療効果に及ぼす緑茶飲用の影響．診療と新薬 26（8）：87-92，1989
28) 三田村民夫ほか：鉄剤内服時における緑茶飲用の妊婦貧血治療効果に対する影響について．日本産科婦人科学会雑誌 41（6）：688-694，1989
29) 日本鉄バイオサイエンス学会ガイドライン作成委員会編：鉄欠乏・鉄欠乏貧血の予防と治療のための指針，響文社，2004
30) 中井章人：EBNに基づく周産期リスクサインと妊産婦サポートマニュアル，p20-23，41-49，91-93，ライフサイエンスセンター，2005
31) 日本産科婦人科学会/日本産科婦人科医会編・監：産婦人科診療ガイドライン-産科編2017，2017
32) 杉本充弘編著：ナースの産科学，p188，中外医学社，2013
33) 池ノ上克ほか：NEWエッセンシャル産科学・婦人科学，第3版，p399-403，医歯薬出版，2007
34) 増﨑英明ほか：妊娠初期の性器出血．周産期医学37（増）：2-3，2007
35) 大浦訓章ほか：妊娠初期の腹痛・腹緊．周産期医学37（増）：27-30，2007
36) 藤木　豊ほか：切迫流産・絨毛膜血腫．周産期医学39（3）：315-317，2009
37) 神保正利ほか：子宮頸管長短縮・頸管無力症．周産期医学39（3）：345-348，2009
38) 松原茂樹：妊娠41週以降の分娩．周産期医学39（3）：403-410，2009
39) 松原茂樹編著：流産．ハイリスク妊娠プライマリケア，メディカ出版，2007
40) 吉田幸洋ほか：予定日超過と過期妊娠の管理．ペリネイタルケア27（11）：9-30，2008
41) 荒木　勤：最新産科学 異常編，第22版，文光堂，2012
42) 山本樹生ほか：前置胎盤．産科と婦人科76（9）：1078，2009
43) 日本産科婦人科学会ほか：産科危機的出血への対応指針，2017
44) 厚生労働省：合併症を有する妊娠と周産期医療体制，p8，〔http://www.mhlw.go.jp/file/05-Shingikai-10801000-Iseikyoku-Soumuka/0000134646.pdf〕
45) 日本産科婦人科学会：産婦人科研修の必修知識2013，2013
46) 江口勝人：妊娠高血圧症候群のすべて　保健指導・妊産婦管理へのアドバイス，メディカ出版，2007
47) 永井良三ほか監：看護学大辞典，第6版，メジカルフレンド社，2013

48) 村中洋子ほか編：看護ケアの根拠と技術, p54, 医歯薬出版, 2013
49) Jueckstock JK et al：Managing hyperemesis gravidarum : a multimodal challenge. BMC Med. 2010 Jul 15；8：46. doi：10.1186/1741-7015-8-46. PMID：20633258
50) Scorza K et al：Evaluation of nausea and vomiting. Am Fam Physician 76（1）：76-84, 2007
51) ACOG Practice Bulletin No. 189 Summary：Nausea And Vomiting Of Pregnancy. Obstet Gynecol 131：190-193, 2018
52) 日本妊娠高血圧学会編：妊娠高血圧症候群の診療指針2015, メジカルビュー社, 2016
53) 日本妊娠高血圧学会：妊娠高血圧症候群の新定義・臨床分類. 2018年5月,〔http://www.jsshp.jp/journal/pdf/20180625_teigi_kaiteian.pdf〕

◆ Ⅱ-1. 妊娠時合併症を有する診断

1) 遠藤　力ほか：心疾患. 合併症妊娠, 第3版（村田雄二編）, メディカ出版, 2011
2) 武田佳彦ほか：心疾患合併妊娠. 産科と婦人科63（増）：214-215, 1996
3) 吉松　淳ほか：腎疾患合併妊娠. 産科と婦人科63（増）：218-219, 1996
4) 松田義雄ほか：腎疾患合併妊娠. 周産期医学36（増）：151-153, 2006
5) 百溪尚子：甲状腺疾患合併妊娠. 産科と婦人科63（増）：220-221, 1996
6) 吉田幸洋ほか：膠原病合併妊娠. 産科と婦人科63（増）：222-223, 1996
7) 松浦俊平：心疾患合併妊婦の管理. 産科と婦人科58（10）, 1991
8) 平川　舜ほか：気管支喘息合併症妊婦の管理. 産科と婦人科58（10）：1778-1779, 1991
9) 佐藤芳昭ほか：妊娠・分娩と心疾患合併症例の臨床統計的検討. 日本産科婦人科学会雑誌 32, 1980
10) 柴田　昭ほか監：内科診断学, 西村書店, 1994
11) 大森安恵編, 糖尿病と妊娠に関する研究会：糖尿病妊婦治療のてびき, 第2版, 医歯薬出版, 1996
12) 木戸口公一編：母性内科からみた周産期医療, ペリネイタルケア（新春増刊）, 1997
13) 玉舎輝彦：産婦人科薬物療法のすべて, 金芳堂, 1996
14) Weiss PA et al：Effect of fetal hyperinsulinism on oral glucose tolerance test results in patients with gestational diabetes mellitus. Am J Obstet Gynecol 184：470-475, 2001
15) 網野信行ほか：甲状腺機能障害合併妊娠とその対策. 産婦人科治療68（5）：610-615, 1994
16) 武谷雄二総編：妊娠・分娩・産褥の生理と異常, 新女性医学大系2, 中山書店, 2001
17) 多田　伸ほか：甲状腺機能異常合併妊娠（亢進症, 低下症）. 産婦人科の実際56（11）：1896-1899, 2007
18) 百溪尚子：甲状腺疾患合併妊娠とその取り扱い方. 産婦人科治療93（2）：163-169, 2006
19) 光田信明：甲状腺疾患合併妊娠. 周産期医学36（増）：154-155, 2006
20) 光田信明：甲状腺疾患. ペリネイタルケア（夏季増刊）：183-191, 2007
21) 日本甲状腺学会編：特殊なバセドウ病患者, 妊婦, 授乳婦. バセドウ病薬物治療のガイドライン 2006, p117-126, 南江堂, 2006
22) 坪井久美子ほか：甲状腺疾患合併妊娠. 周産期医学36（5）：583-585, 2006
23) 山本樹生：自己免疫疾患合併妊娠. 産婦人科の実際56（11）：1893-1899, 2007
24) 山本樹生：自己免疫疾患（全身性エリテマトーデス）合併妊娠. 周産期医学36（増）：167-169, 2006

25) 田嶋　敦ほか：自己免疫疾患合併妊娠とその管理．産婦人科治療 93（2）：181-186，2006
26) 吉田幸洋：膠原病合併妊娠．周産期医学 36（5）：579-582，2006
27) 吉田幸洋：全身性エリテマトーデス合併妊娠．産科と婦人科 75（増）：115-121，2008
28) 田嶋　敦ほか：自己免疫疾患．ペリネイタルケア（夏季増刊）：220-226，2007
29) 齋藤　滋ほか：全身エリテマトーデス（SLE），関節リウマチ（RA），若年性特発性関節炎（JIA）や炎症性腸疾患（IBD）罹患女性患者の妊娠，出産を考えた治療指針．厚生労働科学研究費補助金難治性疾患等政策研究事業，2018
30) 武谷雄二総編：妊娠・分娩・産褥の生理と異常，新女性医学体系 2，中山書店，2001
31) 日本循環器学会，日本産科婦人科学会，日本小児循環器学会，日本心臓血管外科学会，日本心臓病学会：心疾患患者の妊娠・出産の適応，管理に関するガイドライン（2010年改訂版）．循環器病の診断と治療に関するガイドライン（2009年度合同研究班報告）
32) 日本腎臓学会 腎疾患患者の妊娠：診療の手引き改訂委員会編：腎疾患患者の妊娠診療ガイドライン 2017，2017
33) 日本妊娠高血圧学会編：妊娠高血圧症候群の診療指針 2015，メジカルビュー社，2016
34) 日本アレルギー学会 喘息ガイドライン専門部会監：喘息予防・管理ガイドライン 2015，協和企画，2015
35) National Asthma Educationand Prevention Program Expert Panel Report 3：Guidelines for the Diagnosis and Management of Asthma-Full Report 2007, p238, 2007
36) 日本甲状腺学会：甲状腺疾患の診かた．甲状腺専門医ガイドブック，p48-50，診断と治療社，2016
37) 浜田　昇編著：甲状腺疾患を見逃さないように．甲状腺疾患診療パーフェクトガイド，第3版，p3-4，診断と治療社，2014
38) 吉田幸洋：膠原病．日本産科婦人科学会雑誌 52（2）：191（S-115），2000
39) 日本糖尿病・妊娠学会と日本糖尿病学会との合同委員会：妊娠中の糖代謝異常と診断基準の統一化について．糖尿病 58（10）：801-803，2015

◆Ⅳ．妊婦健康診査の要点
1) 内閣府：妊婦健康診査について，〔https://www8.cao.go.jp/shoushi/shinseido/meeting/kodomo_kosodate/b_1/pdf/s9_3.pdf〕
2) マレー・エンキンほか：妊娠・出産ケアガイド－安全で有効な産科管理（北井啓勝監訳），p44-49，医学書院，2005
3) 平澤美恵子ほか：助産師教育におけるミニマム・リクワイアメンツ，全国助産師教育協議会，2009
4) 日本産科婦人科学会/日本産婦人科医会編・監：産婦人科診療ガイドライン-産科編 2017，2017

◆Ⅴ．出産準備教育
1) Robertson A：産む力の咲かせ方―出産準備クラスにおけるエンパワーメント（大葉ナナコほか訳），メディカ出版，2004
2) Escott D et al：Preparation for pain management during childbirth：The psychological aspects of coping strategy development in antenatal education. Clinical Psychology Review 29（7）：617-622, 2009
3) Hawe P et al：ヘルスプロモーションの評価―成果につながる5つのステップ（鳩野洋子ほか訳），

医学書院，2003
4) 戸田律子：参加型マタニティクラスBOOK，p8，25，99-120，医学書院，2007
5) 亀田幸枝：出産教育の効果に関する概念モデルの作成と検証．日本助産学会誌18：21-33，2004
6) Nichols HF et al：The content, Program evaluation, Childbirth Education, 2nd ed, p575-608, Saunders, 2000
7) Nichols HF et al：Philosophy and roles. Childbirth Education, 2nd ed, p3-31, Sanders, 2000

第3章　分娩期の助産診断

◆全　般
1) 高橋克幸：前陣痛のコントロール．ペリネイタルケア12（2）：15-20，1993
2) 五十嵐正雄：産婦人科最新診断治療指針，p170，永井書店，1996
3) 一條元彦編：分娩進行の見方，産婦人科シリーズNo.26，南江堂，1980
4) 江口勝人ほか：分娩発来の予測．周産期医学18（4）：521-526，1988
5) Bonica JJ：Principles and Practice of Obstetric, Analgesia and Anesthesia, Davis Company, 1967
6) 山本稔彦：産科・婦人科臨床マニュアル，p273，金原出版，1992
7) 坂元正一ほか監：プリンシプル産科婦人科学2改訂版，p272，メジカルビュー社，1998
8) 北川眞理子：分娩進行の診断ポイント．看護のコツと落とし穴，母性・女性看護編（小島操子ほか編），p70-72，中山書店，2000
9) 北川眞理子：会陰裂傷を起こさない分娩介助術のコツ．看護のコツと落とし穴，母性・女性看護編（小島操子ほか編），p61-63，中山書店，2000
10) 北川眞理子：助産婦が行う骨盤位牽出術のコツ．看護のコツと落とし穴，母性・女性看護編（小島操子ほか編），p80-82，中山書店，2000
11) 内山和美ほか：産科外診法．助産演習ノート，聖隷サービス，1984
12) 矢嶋　聰ほか編：NEW産婦人科学，南江堂，1998
13) 島田信宏：周産期の母児管理，第5版，南山堂，2003
14) 佐藤　章ほか：胎児心拍数からみた胎児仮死の成因．ペリネイタルケア9（4）：287-293，1990

◆Ⅱ-E．健康生活状態に関する診断
1) ルービンR：母性論―母性の主体的体験（新道幸恵ほか訳），医学書院，1997
2) 新道幸恵ほか：母性の心理社会的側面と看護ケア，医学書院，1990
3) Matthews R et al：Childbearing women's perceptions of nursing care that promotes dignity. Journal of Obstetric, Gynecologic & Neonatal Nursing 33（4）：498-507, 2004
4) 我部山キヨ子編：臨床助産師必携，生命と文化をふまえた支援，第2版，医学書院，2006

◆Ⅱ-F．分娩リスク判断
1) 日本助産師会：助産業務ガイドライン2014，2014
2) 平成20年度厚生労働科学特別研究事業　助産師と産科医の協働の推進に関する研究（研究代表者　池ノ上克），院内助産ガイドライン　医師と助産師の役割分担と協働（研究分担者　中林正雄），2009
3) 細野茂春：日本版救急蘇生ガイドライン2015に基づく新生児蘇生法テキスト，2016

4) 日本助産評価機構,助産実践能力習熟段階（クリニカルラダー／CLoCMiP）®レベルⅢの認証制度，
〔http://josan-hyoka.org/personalidentification/overview/〕
5) 日本産科婦人科学会／日本産婦人科医会編・監：産婦人科診療ガイドライン−産科編2017，2017
6) 日本産科婦人科学会：胎児心拍数波形の分類に基づく分娩時胎児管理の指針，2010
7) 日本医療評価機構 産科医療保障制度：再発防止に関する報告書 第1-8回，2011-2018

◆Ⅱ-G. 正常分娩から逸脱時の診断

1) 荒木　勤：最新産科学 異常編，第22版，文光堂，2012
2) 杉山陽一：産科学，第6版，金芳堂，1997
3) 福田　透：子癇発作．産婦人科Q&A，3 周産期（熊坂高弘ほか編），金原出版，1987
4) 荒木　勤ほか：双胎分娩．ペリネイタルケア 12（春季増刊）：1203-1207，1993
5) 真木正博：分娩時DICの管理．産科と婦人科 58（10）：1879-1884，1991
6) 寺尾俊彦：Preterm PROMの早産対策．産婦人科の実際 44（9）：1135-1147，1995
7) 天野　完：羊水補充と還流．周産期医学 24（7）：961-964，1994
8) 佐藤郁夫：人工破膜の適応と羊水．周産期医学 24（7）：980-984，1994
9) 井上孝夫：Preterm PROMの娩出時期と方法：小児科側．周産期医学 24（3）：387-390，1994
10) 辰山一郎ほか：Preterm PROMに対する人工羊水投与（人工羊水灌流）法．周産期医学 25（6）：767-770，1995
11) 鈴木博志ほか：分娩時に弛緩出血を起こしやすい妊婦の分娩管理と分娩までの対策．周産期医学 22（4）：481-487，1992
12) 香川秀之ほか：常位胎盤早期剥離の早期診断．周産期医学 22（4）：497-501，1992
13) 鈴木正彦ほか：産科出血：血液凝固学的にみた問題点．周産期医学 20（11）：1563-1566，1992
14) 真木正博：産科出血：その診断と検査．周産期医学 20（11）：1567-1572，1990
15) 日本産科婦人科学会編：産科婦人科用語集・用語解説集，第4版，2018
16) 遠藤俊子責任編集：ハイリスク妊産褥婦・新生児へのケア，日本看護協会出版会，2012
17) 坂井昌人：羊水過多・過少．周産期医学 41（増）：248-250，2011
18) 井槌慎一郎：preterm PROMの診断．産科と婦人科 74（11）：1308-1311，2007
19) 伊奈志帆美ほか：絨毛膜羊膜炎．産科と婦人科 75（11）：1550-1555，2008
20) 今中基晴ほか：前期破水における分娩管理．産婦人科治療 86（1）：37-41，2003
21) 岩下光利監：切迫早産の診断と治療，メディカルレビュー社，2008
22) 大浦訓章ほか：前期破水（preterm PROM）．産婦人科の実際 53（9）：1275-1282，2004
23) 奥平忠寛ほか：臍帯脱出，臍帯下垂．産婦人科の実際 57（12）：1939-1945，2008
24) 金山尚裕：Preterm PROMの診断と管理．産婦人科治療 98（4）：373-376，2009
25) 瓦林達比古ほか：臍帯下垂と臍帯脱出．臨床婦人科産科 53（7）：926-928，1999
26) 坂元正一総監，佐藤　章ほか編：前期破水と早産，図説産婦人科VIEW26，メジカルビュー社，1996
27) 谷垣伸治ほか：臍帯巻絡・下垂・脱出．ペリネイタルケア（新春増刊）：53-59，2006
28) 平野秀人：早産—その理解と管理，メディカ出版，2005
29) 平野秀人：破水の診断法．周産期医学 38（増）：177-179，2008
30) 平野秀人：子宮内感染・絨毛膜羊膜炎．周産期医学 38（9）：1153-1157，2008
31) 藤森敬也ほか：preterm PROMの娩出時期．周産期医学 38（2）：213-217，2008

32) 古山将康：Preterm PROMの管理指針．日本産科婦人科学会雑誌58（9）：N155-160, 2006
33) 牧野康男ほか：前期破水後長時間経過．周産期医学39（8）：1004-1006, 2009
34) 松田秀雄ほか：臍帯脱出．ペリネイタルケア27（12）：1198-1202, 2008
35) 三谷 穣ほか：前期破水．周産期医学39（6）：701-707, 2009
36) 山田 俊ほか：早産期前期破水に対する処置．産婦人科の実際55（1）：37-42, 2006
37) 大西淳仁：前期破水．周産期管理（池ノ上克監），メディカ出版，p90-101, 2009
38) 細野茂春監：日本版救急蘇生ガイドライン2015に基づく新生児蘇生法テキスト，第3版，メジカルビュー社，2016
39) Lencki SG et al：Maternal and umbilical cord serum interleukin levels in preterm labor with clinical chorioamnionitis. Am J Obstet Gynecol 170：1345, 1994
40) 大浦訓章ほか：羊水過多・過少．産科と婦人科72（11）：1451-1458, 2005
41) 児玉由紀ほか：羊水過少．産婦人科の実際57（12）：1921-1927, 2008
42) 坂井昌人：羊水過多・羊水過少．周産期医学38（9）：1139-1142, 2008
43) 酒井正利ほか：羊水過多，羊水過少．産婦人科の実際57（3）：475-480, 2008
44) 中井祐一郎ほか：羊水量の評価．周産期医学38（増）：172-176, 2008
45) 日本産科婦人科学会/日本産婦人科医会編・監：産婦人科診療ガイドライン-産科編2017, 2017
46) 佐藤典生ほか：羊水過多・過少．産科と婦人科65（11）：1483-1486, 1998
47) 進 純郎：羊水過多・過少．図説婦人科VIEW 24（坂元正一総監，中林正雄ほか編），メジカルビュー社，p142-147, 1996
48) 板倉敦夫：一次止血と妊産婦の搬送：分娩時多量出血の対応．救急・集中治療21（9・10）：1226, 2009
49) 妙中信之：DICとConsumption Coagulopathy. 周産期全身管理マニュアル（竹村 喬ほか編），p177, 南江堂, 1994
50) 伊東宏晃：子宮峡部の生理と病理．日本産科婦人科学会雑誌63（2）：374, 2011
51) 周産期医学編集委員会編：周産期医学必修知識，第8版，周産期医学46：1186, 2016
52) 日本母体胎児医学会編：CTGモニタリングテキスト 改訂版，東京医学社，2018
53) 日本産科婦人科学会編：産科婦人科用語集・用語解説集，第4版，2018
54) 田原隆三ほか：多胎妊娠の予防と周産期管理—予防の実際．日本産科婦人科学会雑誌51（9）：234-238, 1999
55) 苛原 稔ほか：本邦での不妊治療による多胎妊娠の発生の現状．日本産科婦人科学会雑誌54（9）：281-285, 2002
56) 松岡 隆：胎児・母体・新生児の急変時対応Q&A．ペリネイタルケア（新春増刊），p92-201, 2016
57) 川端伊久乃：前置胎盤診断を確実に．周産期医学45（6）：763-767, 2015
58) 竹田 純ほか：産科合併症の薬物療法 分娩時出血—産科危機的出血への対応を中心に．周産期医学48（1）：59-62, 2018
59) 村越 毅：Selective IUGR. 周産期医学45（1）：21-26, 2015
60) 林 昌子：多胎の最新疫学．周産期医学45（1）：5-8, 2015
61) 大木秀一ほか：多胎育児支援ハンドブック—多胎の妊娠・出産・育児—，多胎育児サポートネットワーク 多胎育児支援全国普及事業推進委員会, 2010
62) 贄 育子ほか：多胎児を育てる母親の育児支援の検討—多胎児と単胎児の母親のレジリエンスの

比較—. ヒューマンケア研究学会誌 5（1）：35-40，2013
63）新垣達也ほか：超音波診断のポイント．周産期医学 45（1）：5-8，2015
64）小澤克典ほか：MD双胎の新しい概念・分類 TAFD．周産期医学 45（1）：17-19，2015
65）竹田　省ほか：産科大出血への対応と確実な止血戦略，メジカルビュー社，2012
66）村越　毅：蘇生を含む緊急対応が必要な妊婦の取り扱い—分娩後出血（PPH）．周産期医学 46（4）：467-473，2016
67）近藤英治ほか：死戦的帝王切開のポイント．周産期医学 45（6）：815-818，2015
68）後藤摩耶子ほか：死戦期帝王切開．周産期医学 46（4）：475-481，2016
69）中田雅彦：蘇生を含む緊急対応が必要な妊婦の取り扱い　常位胎盤早期剝離．周産期医学 46（4）：463-466，2016
70）大畑尚子：胎児死亡．周産期医学 46（増）：1451-1453，2016
71）久野宗一郎ほか：子癇．周産期医学 46（増）：249-250，2016
72）大野泰正：子癇．ペリネイタルケア 34（10）：34-39，2015
73）中川 潤子ほか：娩出方法．周産期医学 45（1）：73-76，2015

◆Ⅲ-A. 分娩時の胎児心拍数モニタリング，Ⅲ-B. 分娩介助の実際

1) 厚生労働省：第2回周産期医療体制のあり方に関する検討会（議事録）（2015年10月15日），〔https://www.mhlw.go.jp/stf/shingi2/0000106103.html〕

◆Ⅲ-C. 分娩誘発の助産管理

1) 日本産科婦人科学会/日本産婦人科医会編・監：産婦人科診療ガイドライン-産科編2017，2017
2) 桑原惣隆：産婦人科Q＆A 3，金原出版，1987

◆Ⅲ-D. 産痛のコントロールと緩和

1) 飯田俊彦：自然分娩のメカニズムを解明する　アクティブバース・サイエンス．ペリネイタルケア 29（2）：154-159，2010
2) 島田三恵子ほか：分娩時の怒責が母児の健康に与える影響．母性衛生 42（1）：68-73，2001
3) 島田三恵子ほか：科学的根拠に基づく快適で安全な妊娠のためのガイドライン，金原出版，2013

◆Ⅲ-G. フリースタイル分娩介助法/側臥位分娩介助法

1) Balaskas J：ニュー・アクティブ・バース（佐藤由美子ほか訳），現代書館，1993
2) 進　純郎：分娩介助学，p18-19，医学書院，2005
3) 村上明美編著：DVDで学ぶ開業助産師の「わざ」フリースタイル分娩介助，医歯薬出版，2009

◆Ⅲ-H. 出産の想起と肯定的出産体験への支援

1) Affonso D："Missing pieces" A study of postpartum feelings. Birth and the Family Journal 4：159-164，1977
2) Hans A：Postpartum assessment. The psychological component. Journal of Obstetric, Gynecologic, and Neonatal Nursing 15（1）：49-51，1986
3) 東野妙子：バースレビューの方法．ペリネイタルケア 25（8）：761-765，2006
4) 川野雅資：傾聴とカウンセリング，関西看護出版，2004

5) Mercer R：Relationship of the birth experience to later mothering behaviors. Journal of Nurse-Midwifery 30（4）：204-211, 1985
6) 新道幸恵ほか：母性の心理社会的側面と看護ケア，p64-70, 医学書院，1990
7) 和田サヨ子ほか：出産後の想起（Review）による産婦の妊娠出産過程における情緒の分析：出産時の喪失体験を中心として．日本看護科学会誌6（3）：11-21, 1986
8) 吉沢奈緒子ほか：産婦と助産師の面談によるバースレビューの効果．母性衛生 52（3）：146, 2011
9) Rubin R：Maternal Identity and the Maternal Experience, Springer Publishing Company, 1984
10) Mercer RT：A theoretical framework for studying factors that impact on the maternal role. Nursing research 30：73-77, 1981
11) 大久保功子：バースレビュー再考　取り組む際に気を付けたいこと．助産雑誌69（12）：982-987, 2015
12) 園部真美ほか：出産に対する満足感と1ヵ月後の母子相互作用との関連．母性衛生53（2）：210-218, 2012
13) 中野美佳：肯定的出産体験をもたらすための看護．母性衛生52（1）：111-119, 2011
14) 中野美佳ほか：出産体験の満足に関連する要因について．母性衛生 44（2）：307-314, 2003
15) 常盤洋子ほか：出産体験の自己評価に関する研究の文献レビュー．Kitakanto Med J 56：295-302, 2006
16) 小川朋子：バースレビューの意義．ペリネイタルケア25（8）：10-14, 2006

◆Ⅲ-I. 急速遂娩（吸引分娩・鉗子分娩）時の補助
1) 進　純郎：分娩介助学，医学書院，2014
2) 野田起一郎：産科手術 産科学，第2版，南江堂，1989

◆Ⅲ-J. 新生児蘇生法
1) 細野茂春監：日本版救急蘇生ガイドライン2015に基づく新生児蘇生法テキスト，第3版，p101, メジカルビュー社，2016

第4章　産褥期の助産診断

◆全　般
1) 宮崎和子監，前原澄子編：看護観察のキーポイントシリーズ改訂版，母性Ⅱ，p41, 176-177, 中央法規出版，2000
2) 青野敏博ほか：母乳哺育．ペリネイタルケア4（冬季増刊）：233-235, 1985
3) 小川重男編：必修産婦人科学，第4版，南江堂，1991
4) 土井正子：貧血妊婦に対する栄養指導．母性衛生 38（1）：3-10, 1997
5) 内山芳子：会陰部治癒状態の評価．助産婦雑誌 36（6）：80, 1982
6) 河上征治：産褥の保健指導．産婦人科の実際36（9）：1346, 1987
7) 岡田弘二：新産科データブック，産婦人科の世界，医学の世界社，1985
8) 現代助産婦研究会編：桶谷式乳房治療手技：普及版，p12-13, 医学書院，1979
9) 根津八紘：乳房管理学，諏訪メディカルサービス，1991

10) 荒木誠之：社会保障法読本新版，p209-223，有斐閣選書，1996
11) Rubin R：Maternal Identity and the Maternal Experience, Springer Publishing, 1984
12) 新道幸恵ほか：母性の心理社会的側面と看護ケア，p101，110，医学書院，1997
13) 谷村雅子ほか：小児虐待のリスク因子：子ども側の要因．小児内科 27（11）：1595-1598，1995
14) クラウス MH ほか：母と子のきずな（竹内　徹ほか訳），p97，医学書院，1985
15) クラウス MH ほか：親と子のきずな（竹内　徹ほか訳），医学書院，1998
16) ドナ・ホーマン・ユイほか：赤ちゃんを亡くした両親への援助（梅津祐良ほか訳），p207，メディカ出版，1995
17) 井上幸子ほか編：看護学大系11，母子の看護，p148，日本看護協会出版会，1993
18) 松井一郎：親子のこころの諸問題に関する研究．厚生省心身障害研究報告書―平成6年度，1995
19) 牧野カツコ：乳幼児をもつ母親の育児不安．家庭教育研究所紀要 6：11-24，1985
20) 柏木恵子編著：父親の発達心理学―父性の現在とその周辺，p248，川島書店，1993
21) 関場　香ほか：タイムテーブルからみた産褥の保健指導．ペリネイタルケア 8（冬季増刊），1989
22) 松本清一編：妊産婦ヘルスケア，文光堂，1989
23) 馬場一雄ほか編：看護MOOK21，母性と看護，金原出版，1986
24) 荒井　清編：NEW MOOK産婦人科1，乳房管理，金原出版，1991
25) 荒木　勤：最新産科学 正常編，第22版，文光堂，2008
26) 望月眞人ほか：標準産科婦人科学，p334，医学書院，1994
27) 荒木　勤編：産褥の管理，永井書店，1997
28) 中山健太郎：乳幼児栄養の実際，第9版，医学書院，1981
29) 竹内　徹ほか：目でみる周産期看護―新生児を中心として，医学書院，1985
30) マレー・エンキンほか：妊娠・出産ケアガイド―安全で有効な産科管理（北井啓勝監訳），医学書院MYW，1997
31) 山本多喜司ほか編：人生移行の発達心理学，北大路書房，1992
32) 市川　潤：妊産婦のこころの動き―その理解と看護，医学書院，1990
33) 糸魚川直祐ほか：応用心理学講座12，生命科学と心理学，福村出版，1989
34) 花沢成一：母性心理学，医学書院，1992
35) 佐々木保行編：乳幼児心理学，日本文化科学社，1988
36) ルービン R：母性論―母性の主観的体験（新道幸恵ほか訳），医学書院，1997
37) 森山美知子：家族看護モデル―アセスメントと援助の手引き，医学書院，1997

◆Ⅱ-A．産褥経過の診断

1) 岡田弘二編：産褥．産婦人科MOOK7，金原出版，1979
2) 小林　隆監：現代産科婦人科学大系（全20巻）―第14巻C．正常妊娠・分娩・産褥Ⅱ，中山書店，1975
3) 小林　隆監：現代産科婦人科学大系（全20巻）―第14巻B．正常妊娠・分娩・産褥Ⅰ，中山書店，1973
4) 武谷雄二ほか監：プリンシプル産科婦人科学2，第3版，メジカルビュー社，2014
5) 荒木　勤：最新産科学　正常編，第22版，文光堂，2008
6) Riordan J：Breastfeeding and Human Lactation, 4th ed, p79-111, Jones and Bartlett Publishers,

2010
7) Ramsay DT et al：Anatomy of the lactating human breast redefined with ultrasound imaging. J Anatomy 206：525-534，2005
8) Ramsay DT et al：Ultrasaoud imaging of milk ejection in the breast of lactating women. Pediatrics 113：361-367，2004
9) 大山牧子：NICUスタッフのための母乳育児支援ハンドブック，p7-34，メディカ出版，2004
10) Lawrence RA et al：Breastfeeding. A Guide for Medical Profession, 8th ed, p146-193, Mosby，2016
11) 奥田美加ほか：母乳分泌のメカニズム．周産期医学34（9）：1376-1378，2004
12) 久具宏司：乳汁分泌の内分泌学．産科と婦人科76（1）：22-28，2009

◆Ⅱ-B. 心理的側面の診断，Ⅱ-C. 社会的側面の診断

1) 稲葉　馨ほか編：岩波基本六法，岩波書店，2009
2) 杉下佳文ほか：医療機関に求められる保健・医療・福祉との連携．子どもの虐待とネグレクト13（1）：32-39，2011
3) 永田雅子：周産期のこころのケア，遠見書房，2017
4) 北村俊則：周産期メンタルヘルスケアの理論，医学書院，2007．
5) 久米美代子ほか：マタニティサイクルとメンタルヘルス，医歯薬出版，2012
6) 杉下佳文ほか：子どもの虐待に助産師はどうかかわるか．助産雑誌63（2）：129-132，2009
7) クラウスNHほか：親と子のきずなはどうつくられるか，医学書院，2009
8) 上別府圭子ほか：産後うつ病―退院前にできる支援と地域との連携．妊産婦と赤ちゃんケア1（2）：17-22，2009
9) 新道幸恵編：助産診断に基づく産婦のケア，医学書院，2005
10) 我部山キヨ子編：臨床助産師必携．医学書院，2010
11) 杉下佳文：妊娠中からの子ども虐待予防とスクリーニング（助産師の立場から）．母子保健情報67：58-62，2013
12) 杉下佳文ほか：妊娠うつと産後うつの関連．母性衛生534：444-450，2013

◆Ⅱ-D. 効果的な母乳育児の診断

1) Jan R：Breastfeeding and Human Lactation, 4th ed, p79-111, Jones and Bartlett Publishers, 2010
2) 国際ラクテーション・コンサルタント協会：母乳だけで育てるための臨床ガイドライン2005版，日本ラクテーション・コンサルタント協会，2008
3) Pamela JM：A Concept Analysis of Effective Breastfeeding. J Obstet Gynecol Neonatal Nurs 35（3）：332-339, 2006
4) Suzanne DC：Optimal positions for the release of primitive neonatal reflexes stimulating breastfeeding. Early Human Development 84：441-449，2008
5) Watson CG：Supporting Sucking Skill in Breastfeeding Infant, 3rd ed, p113-155, Jones & Bartlett Learning，2017
6) Newman J et al：母乳育児が必ずうまくいく本（押尾祥子ほか訳），p60-67，メディカ出版，2008

7) Woolridge MW : The 'anatomy' of infant sucking. Midwifery 2：164-171, 1986
8) UNICEF/WHO編：赤ちゃんとお母さんにやさしい母乳育児支援ガイド ベーシック・コース 母乳育児成功のための10か条の実践（BFH2009翻訳編集委員会編），p143-167，医学書院，2009
9) 加藤則子ほか：厚生省発育基準と比較した母乳栄養児の乳児期の発育曲線．小児保健研究60（5）：680-689，2001

◆ II-G. 正常産褥から逸脱時の診断

1) Davidson N（内山芳子訳）：REEDA—会陰部治癒状況の評価．助産婦雑誌36（6），1982
2) 松田清治：産褥尿路感染症．産褥，産婦人科MOOK No.7（坂元正一ほか編集主幹），1979
3) 佐藤洋子ほか：下腹部冷罨法と分娩時出血量の検討．助産婦雑誌38（6）：509-512，1984
4) 藤田峯子ほか：産後の子宮復古に関連する因子の検討．京都府立医大医療技術短期大学紀要4：65-68，1994
5) 大塚ゆかりほか：分娩後の下腹部冷罨法に関する検討．母性衛生31（4）：629-630，1990
6) 大隅 香ほか：胎盤娩出後の子宮収縮を促すケアに対する産婦の身体的・心理的変化—冷罨法と自然観察法（非冷罨法）の比較．聖路加看護学会誌11（1）：10-18，2007
7) 林マツノほか：冷罨法が子宮収縮止血に及ぼす影響について．日本助産師学会誌9（1）：38-42，1995
8) 松岡真紀ほか：分娩直後の子宮冷罨法の効果を検証する．日本看護学会論文集・母性看護33：6-8，2002
9) 本道和子ほか：分娩後の下腹部冷罨法の子宮収縮に対する効果の検討．日本看護学会集録第24回母性看護：133-135，1993
10) 石井由花ほか：分娩直後の子宮底部冷罨法の効果と必要性について—冷罨法を使用すべき対象の再検討．日本農村医学会雑誌53（6）：973，2005
11) 岡野禎治：EPDSを活用した産後うつ病への初期介入技法．助産雑誌61（11）：922-928，2007
12) 山縣然太朗：平成17年度「健やか親子21」の推進のための情報システム構築と各種情報の利活用に関する研究・厚生労働科学研究，2005
13) 岡野禎治：マタニティーブルーズ，産後うつ病，産褥精神病．新女性医学大系32，産褥（武谷雄二編），p149-157，中山書店，2001
14) 岡野禎治：うつ，不眠，いらいら，不安．新女性医学大系2，妊娠・分娩・産褥の生理と異常（武谷雄二編），p329-338，中山書店，2001
15) 小林浩一ほか：異常産褥と精神神経症状の管理—マタニティーブルーズと産後うつ病．臨床エビデンス産科学，第2版（佐藤和雄，藤本征一郎編），p565-568，メジカルビュー社，2006
16) 北村俊則編：事例で読み解く周産期メンタルヘルスの理論—産後うつ病発症メカニズム理解のために，医学書院，2007
17) 原田なをみ：エジンバラ産後うつ病自己評価表によるスクリーニングにおける高得点者のリスク因子の分析．保健科学研究誌5：1-12，2008
18) 市川ゆかりほか：産後うつ病に関連する要因の分析．母性衛生49（2）：336-346，2008
19) 江口勝人：妊娠高血圧症候群のすべて，メディカ出版，2007
20) 日本妊娠高血圧学会編：妊娠高血圧症候群（PIH）管理ガイドライン2009，メジカルビュー社，2009

21) 榎本紀美子：産褥期のこれホント!? ペリネイタルケア 36：10, 2017
22) 日本産科婦人科学会/日本産婦人科医会編・監：産婦人科診療ガイドライン-産科編2017, 2017
23) Righard LA：Sucking technique and its effect onsuccess of breastfeeding. Birth 19（4）：185-189, 1992
24) Kristine MS et al：Prevention of and Therapies for Nipple Pain-A Systematic Review. JOGNN 34（4）：428-437,2005
25) 日本助産師会：乳腺炎. 母乳育児支援業務基準, 2015
26) ABM臨床指針第4号, 乳腺炎 ABM Clinical Protocol #4：Mastitis, 2008年5月改訂版（2010年2月 日本語翻訳）, The Academy of Breastfeeding Medicine Protocol Committee,〔http://www.jalc-net.jp/dl/ABM_4_2010.pdf〕
27) UNICEF/WHO編：赤ちゃんとお母さんにやさしい母乳育児支援ガイド ベーシック・コース 母乳育児成功のための10か条の実践（BFH2009翻訳編集委員会）, p205-221, 医学書院, 2009
28) ABM臨床指針第3号, 母乳で育てられている健康な正期産新生児の補足のための病院内での診療指針, 2009年改訂版（2010年4月 日本語翻訳）,〔http://www.jalc-net.jp/dl/ABM_3_2010.pdf〕
29) ABM臨床指針第10号, 後期早産児（在胎34週-36週6日）および早期正期産児（在胎37週-38週6日）の母乳育児（2016年改訂2版）,〔http://www.jalc-net.jp/dl/ABM10Final.pdf〕
30) ABM臨床指針第22号, 在胎35週以上で生まれた母乳で育っている乳児における黄疸管理についてのガイドライン 2010,〔http://www.jalc-net.jp/dl/ABMprotocol_jaundice_Japanese.pdf〕
31) The Transfer of Drugs and Other Chemicals Into Human Milk：American Academy of Pediatrics Committee on Drugs. Pediatrics 108（3）：776-789, 2001
32) 愛知県薬剤師会 妊婦・授乳婦医薬品適正使用推進研究班：妊娠／授乳と薬 対応基本手引き 2012. 改訂第2版,〔http://www.achmc.pref.aichi.jp/sector/hoken/information/pdf/drugtaioutebikikaitei%20.pdf〕
33) 伊藤真也ほか編：薬物治療コンサルテーション―妊娠と授乳, 第2版, p38-54, 南山堂, 2014
34) 小池通夫：フォローアップミルク. 周産期医学 35（増）：531-534, 2005
35) Smillie CM et al：Hyperlactation-How left-braind 'rules' for breastfeeding weak havoc with a natural process. Newborn and Infant Nursing Reviews 5（1）：49-58, 2005
36) Woorlidge MW et al：Individual patterns of milk intake during breast-feeding. Early Human Development 7（3）：265-272, 1982
37) Woolidge MW et al：Colic,"Overfeeding", and symptoms of lactose malabsorption in the breast-fed baby：a possible artifact of feed management？ Lancet 2（8607）：382-384, 1988
38) Pabst HF et al：Effect of breast-feeding on antibody response to conjugate vaccine. Lancet 336：269-270, 1990
39) 水野克己：母乳育児感染―赤ちゃんとお母さんのために, 第2版, p40-45, 南山堂, 2012
40) 伊藤真也ほか編：妊娠と授乳, p38-45, 南山堂, 2012
41) 日本周産期メンタルヘルス学会：周産期メンタルヘルス コンセンサスガイド2017, p85, 2017
42) 中野仁雄監：心理的問題をもつ妊産褥婦のケア, 医学書院, 2005
43) 吉田弘道ほか：育児不安スクリーニング尺度の作成に関する研究. 小児保健研究 58（6）：697-704, 1999

44) Cox J：産後うつ病ガイドブック（岡野禎治訳），南山堂，2006
45) 吉田敬子監：産後の母親と家族のメンタルヘルス，母子保健事業団，2006
46) Sugishita K et al：The Inter Relationship of Mental State between Antepartum and Postpartum Assessed by Depression and Bonding Scales in Mothers. Health 8：1234-1243，2016
47) 金子一史ほか：母親から子どもへの愛着形成．小児科臨床 57：1273-1279，2004
48) 吉田敬子：母子と家族への援助．妊娠と出産の精神医学，p56，金剛出版，2000
49) Kumar RC：Anybody's child：severe disorders of mother-to-infant bonding. Br J Phychiatr 171：175-181，1997
50) 山下 洋：産後うつ病とBonding障害の関連．精神科診断学 14（1）：41-48，2003

◆Ⅲ-B. 母乳育児支援

1) Watson CG：Supporting Sucking Skill in Breastfeeding Infant, 3rd ed, p113-115, Jones & Bartlett Learning, 2017
2) UNICEF/WHO編：赤ちゃんとお母さんにやさしい母乳育児支援ガイド ベーシック・コース 母乳育児成功のための10か条の実践（BFH2009翻訳編集委員会訳），p143-167，医学書院，2009
3) Matthews M：Developing an instrument to asess infant breastfeeding behavior in the early neonatal period. Midwifery 4：154-165, 1988
4) Mulford：The Mother-Baby Assessment：An "Apgar Score" for Breastfeeding. J Hum Lact 8（2）：79-82, 1992
5) Jensen D et al：LATCH：A breastfeeding Charting System and Documentation Tool. OGNN 23（1）：27-32, 1994
6) 日本ラクテーション・コンサルタント協会：カップを使った授乳方法，〔http://www.jalc-net.jp/cupfeeding2005.pdf〕

第5章 新生児期の助産診断

◆全 般

1) 奥山和男監：新生児の診療と検査，第2版，東京医学社，1989
2) 仁志田博司：新生児学入門，第4版，医学書院，2012
3) 馬場一雄監：小児生理学，第3版，へるす出版，2009
4) 高橋 滋編：NEW MOOK小児科5，新生児病の臨床，金原出版，1994
5) Roberton NRC編：臨床新生児学（竹内 徹監訳），p137，永井書店，1989
6) 池ノ上克編：Clinical Nursing Guide13，母性，メディカ出版，1995
7) 北川眞理子ほか監：新生児の看護技術，臨床看護技術（母性・小児編），メヂカルフレンド社，1996
8) 小林 登編：新小児医学大系，第8巻A，新生児学Ⅰ，中山書店，1984
9) 小林 登編：新小児医学大系，第8巻B，新生児学Ⅱ，中山書店，1983
10) 白木和夫編：新生児黄疸の臨床，国際医書出版，1982
11) 新道幸恵ほか：母性の心理社会的側面と看護ケア，医学書院，1990
12) 中山健太郎：乳幼児栄養の実際，第9版，医学書院，1981

13) 五十嵐　隆編：小児科学，第10版，文光堂，2011
14) 永澤直美編：神奈川県立母子保健センター産科看護マニュアル，メディカ出版，1989
15) 馬場一雄ほか編：小児科Mook 48，新生児の栄養と代謝，金原出版，1987
16) 宮崎和子監，前原澄子編：看護観察のキーポイントシリーズ6，母性，中央法規出版，1991
17) 横尾京子：ハイリスク新生児ケアプラン，メディカ出版，1996
18) 秋谷　忍：視覚器の発生・視機能の発達．周産期医学 25：1169-1172，1995
19) 伊藤克己ほか：新生児の腎機能．周産期医学 26：757-761，1996
20) 伊藤信輔ほか：赤ちゃんの聴覚．周産期医学 26：33-35，1996
21) 上嶋仁美ほか：ポジショニング．小児看護 19：329-331，1996
22) 江口ゆかり：生理的嘔吐（初期嘔吐）．周産期医学 27：626-627，1996
23) 大山由美子ほか：入院時のケア．小児看護 19：310-312，1996
24) 加部一彦：体温管理．小児看護 20：1172-1176，1997
25) 加藤忠明：赤ちゃんのコミュニケーション．周産期医学 26：51-54，1996
26) 近藤健二ほか：聴覚器の発生・聴機能の発達．周産期医学 25：1211-1216，1995
27) 崔　信明ほか：新生児と点眼．周産期医学 25：397-400，1995
28) 坂野忠治ほか：特発性嘔吐・胃軸捻症．周産期医学 27：635-637，1997
29) 佐藤昌彦ほか：IDMの一般管理．周産期医学 26：407-412，1996
30) 沢田　健：新生児の出血性疾患．周産期医学 26（増）：449-452，1996
31) 嶋田優美ほか：蘇生法．小児看護 20：1166-1171，1997
32) 高田昌亮：新生児成熟度の評価．周産期医学 26（増）：323-328，1996
33) 高橋　滋ほか：成熟度の神経学的評価．周産期医学 26：1821-1831，1985
34) 田角　勝：哺乳力の発達．周産期医学 26（増）：585-589，1996
35) 田中　彰ほか：GBS．周産期医学 26（増）：127-129，1996
36) 中江信義：新生児メレナ．周産期医学 27：643-647，1997
37) 西田　朗：新生児仮死の病態生理．周産期医学 27：1351-1356，1997
38) 藤井とし：新生児の臍処置．周産期医学 25：401-404，1995
39) 藤本伸治ほか：赤ちゃんの視覚．周産期医学 26：29-32，1996
40) 前川喜平：新生児の神経学的診察法と行動評価．周産期医学 15：1814-1820，1985
41) 前川喜平：赤ちゃんの味覚と嗅覚．周産期医学 26：37-40，1996
42) 松岡健平：糖尿病概論——その病態と治療．周産期医学26：317-321，1996
43) 宮尾益知：赤ちゃんの皮膚感覚．周産期医学26：41-44，1996
44) 村石知奈美：呼吸の管理．小児看護 19：312-316，1996
45) 四倉まり子ほか：IDMの長期予後．周産期医学 26：419-423，1996

◆Ⅱ-C．成長・発達の診断，Ⅱ-D．胎外生活適応の診断
1) 仁志田博司：新生児学入門，第4版，医学書院，2012
2) 馬場一雄監：新版小児生理学，第3版，へるす出版，2009
3) 五十嵐　隆編：小児科学，第10版，文光堂，2011
4) 和田和子：新生児成熟度の評価．周産期医学41（増）：470，2011
5) 出生児の身長，出生体重（平均値），人口動態調査　人口動態統計　確定数　出生　年次2016年，〔https://www.e-stat.go.jp/stat-search/files?page=1&layout=datalist&toukei=00450011&tstat=0000

01028897&cycle=7&year=20160&month=0&tclass1=000001053058&tclass2=000001053061&tclass3=000001053064&stat_infid=000031621319&result_back=1&second2=1〕,〔https://www.e-stat.go.jp/stat-search/files?page=1&layout=datalist&toukei=00450011&tstat=000001028897&cycle=7&year=20160&month=0&tclass1=000001053058&tclass2=000001053061&tclass3=000001053064&result_back=1&second2=1〕

6) 齋藤　宏：体液，腎，排尿，新版　小児生理学（原田研介編，馬場一雄監），p115，へるす出版，2009
7) 柴田直昭ほか：先天性代謝疾患のマス・スクリーニング，周産期医学必修知識，第8版，周産期医学46：1186，2016
8) 山口清次：タンデムマス法とガスリー法の違い．タンデムマス・スクリーニングガイドブック，p6-7，診断と治療社，2013
9) タンデムマス・スクリーニング普及協会：Q & A，〔http://tandem-ms.or.jp/q_a_02〕

◆Ⅱ-F.　正常からの逸脱時の診断と実践過程

1) 仁志田博司：新生児学入門，第4版，医学書院，2012
2) 藤村正哲編：新生児医療の臨床手技，メディカ出版，1995
3) 坂元正一総監修，佐藤　章・中野仁雄編：図説産婦人科VIEW 26，前期破水と早産，メジカルビュー社，1996
4) 佐久間泉：糖尿病母体から出生した児．周産期医学26（増）：364-366，1996
5) 側島久典：前期破水からの新生児．周産期医学27（増）：444-446，1997
6) 後藤玄夫：CRP，APRスコア．周産期医学27（増）：679-681，1997
7) 遠藤晃彦ほか：敗血症，化膿性髄膜炎．周産期医学28（10）：1291-1294，1998
8) 高橋瑞穂ほか：糖尿病母体児のスクリーニング．周産期医学28（5）：661-664，1998
9) 日本産科婦人科学会編：産科婦人科用語集・用語解説集，第4版，2018
10) 田村正徳監：日本版救急蘇生ガイドラインに基づく新生児蘇生法テキスト，メジカルビュー社，2007
11) Locatelli A et al：Factors associated with umbilical artery acidemia in term infants with low Apgar scores at 5 min. European Journal Obstetrics, Gynecology, Reproductive Biology 139（2）：146-150, 2008
12) 五十嵐登ほか：低Apgar Score児の臍帯動脈血pHと新生児pHの比較検討．小児科臨床57（9）：1907-1911，2004
13) 有坂　治ほか：性同一性障害の臨床：小児科における対応．Hormone Frontier in Gynecology 12（3）：262-268，2005
14) Blizzard RM：Intersex issues：a series of continuing conundrums. American Academy of Pediatrics 110（3）：616-621, 2002
15) 内山　温：糖尿病母体から出生した児．新生児内分泌ハンドブック，第2版（新生児内分泌研究会編），メディカ出版，2014
16) 岡嶋　覚，長　和俊：糖尿病母体から出生した児．周産期医学36（増）：454-455，2006
17) 児玉由紀：糖尿病合併妊娠．周産期管理（池ノ上克監），p144-160，メディカ出版，2009
18) 西久保敏也：糖尿病母児．Neonatal Care（秋季増刊）：1269-1275，1999
19) 樋口隆造ほか：糖尿病母体から出生した新生児の管理．周産期医学33（5）：567-570，2003

20) 平松祐司ほか：糖代謝異常妊婦と胎児発育異常．産科と婦人科75（8）：953-957，2008
21) Cornblath M et al：Disorders of Carbohydrate Metabolism in Infancy, 3rd ed, W.B.Saunders, 1991
22) 日本産科婦人科学会/日本産婦人科医会編・監：産婦人科診療ガイドライン-産科編2017，2017
23) 後藤玄夫：新生児敗血症の最近の動向．小児科診療72（9）：1577-1582，2009
24) 城　裕之：新生児の敗血症．周産期医学39（6）：802-808，2009
25) 鈴木葉子：B群溶連菌（GBS）．小児科診療72（9）：1613-1618，2009
26) Fetal and neonatal neurologic injury. ACOG Technical Bulletin No.163, 1992. Int J Gynaecol Obstet 41（1）：97-101, 1993
27) Hankins GD et al：Defining the pathogenesis and pathophysiology of neonatal encephalopathy and cerebral palsy. Obstet Gynecol 102（3）：628-636, 2003
28) 保科　清：B群溶連菌（GBS）感染症．日本周産期・新生児医学会誌34（4）：817-820，2007
29) Verani JR et al：Division of Bacterial Diseases, National Center for Immunization and Respiratory Diseases, Centers for Disease Control and Prevention (CDC). MMWR Recomm Rep 59（RR-10）：1-36, 2010
30) 西田　陽：細菌感染症．NEONATAL CARE 8（増）：50-60，1995
31) 藤野　浩ほか：糖尿病母体からの新生児．周産期医学27（増）：464-466，1997
32) Galindo A et al：Outcome of fetuses in women with pregestational diabetes mellitus.J Perinat. Med 34：323-331，2006

◆Ⅲ-A．新生児診査技術ツール
1) 和田和子：新生児成熟度の評価．周産期医学41（増）：470，2011

◆Ⅲ-B．出生直後のルーチンケア
1) 柴田ちひろほか：秋田県内の産科医療機関におけるヨード含有消毒剤の使用実態とクレチン症再採血率の関連．日本マス・スクリーニング学会誌16（1）：91-95，2006
2) 貴家和江ほか：ドライテクニックの有用性についての検討．日本新生児看護学会講演集14：56-57，2004
3) 川端秀彦：分娩麻痺．小児科診療63（8）：1138-1143，2000
4) 加澤鉄士ほか：性同一性障害の成因．Hormone Frontier in Gynecology 12（3）：257-261，2005
5) 藤本紗央里ほか：新生児個別標識法の実施状況と課題．母性衛生43（2）：308-313，2002
6) 村瀬寛紀ほか：新生児クラミジア結膜炎8例の検討．臨床眼科61（8）：1431-1435，2007
7) 河井昌彦：出生直後の新生児に施す処置．ペリネイタルケア（新春増刊）：218-224，2008
8) American Academy of Pediatrics/American Heart Association：Textbook of Neonatal Resuscitation, 7th ed, 2016
9) 仁志田博司：新生児学入門，第4版，医学書院，2012
10) UNICEF/WHO編：母乳育児支援ガイド（橋本武夫監訳），医学書院，2003
11) 米国小児科学会編：母乳育児部会「母乳と母乳育児に関する方針宣言」2005年改訂版（張　尚美・大矢公江ほか監訳），2009，〔http://www.jalc-net.jp/dl/AAP2009-2.pdf〕
12) 厚生労働省：低出生体重児指導マニュアル，〔http://www.mhlw.go.jp/seisakunitsuite/bunya/kodomo/kodomo_kosodate/boshi-hoken/dl/kenkou-0314c.pdf〕

13) MSDマニュアルプロフェッショナル版：新生児における代謝，電解質，および中毒性障害．
14) Cochran Database of Systematic Reviews First published：25 November 2016, 〔http://onlinelibrary.wiley.com/doi/10.1002/14651858.CD003519.pub4/full〕
15) 日本助産師会：「早期母子接触」実施の留意点，2012年10月17日
16) McDonald SJ et al：Effect of timing of umbilical cord clamping of term infants on maternal and neonatal outcomes．Online Publication Date：July 2013, 〔http://onlinelibrary.wiley.com/doi/10.1002/14651858.CD004074.pub3/full〕
17) 新生児蘇生法テキスト，第3版，p111, メジカルビュー社，2016
18) 竹田まゆ美ほか：新生児個別標識法としての児体記入に対する看護者の認識，日本新生児看護学会誌12 (1)：33-38, 2006
19) 木戸裕子ほか：新生児個別標識法としての児体記入に対する母親の認識，日本新生児看護学会誌12 (1)：39-43, 2006, 〔http://onlinelibrary.wiley.com/cochranelibrary/search 〕
20) Rabe H et al：Effect of timing of umbilical cord clamping and other strategies to influence placental transfusion at preterm birth on maternal and infant outcomes．Cochrane Database Syst Rev, CD003248, 2012
21) Moore ER et al：Early skin-to-skin contact for mothers and their healthy newborn infants．Cochrane Database Syst Rev, 2016, CD003519

◆Ⅲ-C．出産・育児期の家族のケア
1) 上田礼子監：親と子の保健と看護，日本医事出版社，1999
2) 青木やよい編：母性とは何か，金子書房，1986
3) 竹内　徹ほか訳：母と子きずな，医学書院，1981
4) ルヴァ・ルービン：母性論　母性の主観的体験（新藤幸恵ほか訳），医学書院，2005
5) 黒柳春夫ほか：父親と家族　父性を問う，早稲田大学出版，2004．
6) 馬場千恵ほか：乳児を持つ母親の孤独感と社会との関連について　家族や友達とのソーシャルネットワークとソーシャルサポート．日本公衆衛生雑誌60 (12)：727-737, 2013
7) 高野　陽ほか編：母子保健マニュアル，第7版，南山堂，2010
8) 岩田裕子ほか：産後1か月時に褥婦が認識するソーシャルサポートとうつ症状．母性衛生57 (1)：138-146, 2016
9) 酒井　厚ほか：就労する母親の育児ストレスと精神的健康　職場も含めたソーシャルサポートとの関連から．小児保健研究73 (2)：316-323, 2014
10) 高木　静：産後2～3か月の母親の精神的健康とパートナーのソーシャルサポートとの関連—夫婦の相互評価の一致・不一致に焦点をあてて．小児保健研究74 (1)：121-129, 2015
11) 厚生労働省：子育て世代包括支援センター業務ガイドライン, 〔http://www.mhlw.go.jp/stf/houdou/0000172988.html〕

◆Ⅲ-D．ペリネイタル・ロスのケア
1) Stillbirth and Neonatal Death Society：周産期の死—死別された両親へのケア／流産・死産・周産期死亡（竹内　徹訳），p10-18, メディカ出版，1993

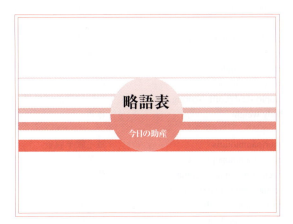

略　語

A
	ABR	auditory brainstem response	聴性脳幹反応
	ACTH	adrenocorticotrophic hormone	副腎皮質刺激ホルモン
	ADL	activity of daily living	日常生活動作
	AFI	amniotic fluid index	羊水指数
	AFP	alpha-fetoprotein	α-フェトプロテイン
	AT Ⅲ	antithrombin III	アンチトロンビンⅢ

B
	BBT	basal body temperature	基礎体温
	BE	base excess	過剰塩基
	BMI	body mass index	ボディマスインデックス
	BPD	biparietal diameter	児頭大横径
	BPS	biophysical profile scoring	生物物理的プロフィール得点
	BW	body weight	体重

C
	CAM	chorioamnionitis	絨毛膜羊膜炎
	CAP	cystine aminopeptidase	シスチンアミノペプチダーゼ
	CIC	circulating immune complex	循環性免疫複合体
	CPD	cephalopelvic disproportion	児頭骨盤不均衡
	CRL	crown rump length	頭殿長
	CRP	C-reactive protein	C-反応性蛋白
	CST	contraction stress test	子宮収縮負荷試験
	CTG	cardiotocogram	胎児心拍数陣痛図
	CVP	central venous pressure	中心静脈圧

D
	DIC	disseminated intravascular coagulation syndrome	播種性血管内（血液）凝固症候群
	DM	diabetes mellitus	糖尿病

E
	E_3	estriol	エストリオール
	ECMO	extracorporeal membrane oxygenation	体外膜型人工肺
	EFBW	estimated fetal body weight	推定胎児体重
	EI	emesis index	妊娠悪阻指数

F
	FBM	fetal breathing movement	胎児呼吸様運動
	FDP	fibrin/fibrinogen degradation products	フィブリノーゲン分解産物
	FGR	fetal growth restriction	胎児発育不全
	FHR	fetal heart rate	胎児心拍数
	FIGO	International Federation of Gynecology and Obstetrics	国際産婦人科連合
	FL	femur length	大腿骨長
	FSH	follicle stimulating hormone	卵胞刺激ホルモン
	FT_3	free triiodothyronine	遊離型トリヨードサイロニン
	FT_4	free tetraiodothyronine	遊離型サイロキシン
	FTA	fetal trunk area	胎児躯幹横断面積

G	GBS	group B *Streptococcus*	B群溶連菌
	GDM	gestational diabetes mellitus	妊娠糖尿病
	GFR	glomerular filtration rate	糸球体濾過量
	GH	growth hormone	成長ホルモン
	GS	gestational sac	胎囊
H	HIE	hypoxic-ischemic encephalopathy	低酸素性虚血性脳症
	hCG	human chorionic gonadotropin	ヒト絨毛性ゴナドトロピン
	hMG	human menopausal gonadotropin	ヒト閉経期尿性ゴナドトロピン
	Hp	haptoglobin	ハプトグロビン
	hPL	human placental lactogen	ヒト胎盤性ラクトーゲン
	HSAP	heat stable alkaline phosphatase	耐熱性アルカリホスファターゼ
I	IDM	infant of the diabetic mother	糖尿病母体児（糖尿病の母の児）
	ITP	idiopathic thrombocytopenic purpura	特発性血小板減少性紫斑病
	IUD	intrauterine device	子宮内避妊具
	IUFD	intrauterine fetal death	子宮内胎児死亡
	IUGR	intrauterine growth restriction	（胎児）発育不全→FGRに統一
	IUI	intrauterine infection	子宮内感染
	IVF-ET	*in vitro* fertilization and embryo transfer	体外受精胚移植
K	17-KS	17-ketosteroids	17-ケトステロイド
L	L/S比	lecithin-sphingomyelin ratio	レシチン/スフィンゴミエリン比
	LAC	lupus anticoagulant	ループス抗凝固因子
	LGA	large for gestational age	妊娠期間に比して大きい児
	LH	luteinizing hormone	黄体化ホルモン
	LTV	long term variability	長期細変動
M	MAP	mean arteriapressure	平均動脈圧
	MAS	meconium aspiration syndrome	胎便吸引症候群
	MCH	mean corpuscular hemoglobin	平均赤血球ヘモグロビン量
	MCHA	anti-microsome antibody	抗マイクロゾーム抗体
	MCHC	mean corpuscular hemoglobin concentration	平均赤血球血色素濃度
		maternal and child health care	母子ヘルスケア
	MCV	mean corpuscular volume	平均赤血球容積
	MMI	thiamazole	チアマゾール
	MRI	magnetic resonance imaging	磁気共鳴イメージング
	MV	Montevideo	モンテビデオ
	MVP	maximum volume pocket	羊水ポケット
N	NICU	neonatal intensive care unit	新生児集中治療室
	NSE	neuron-specific enolase	神経特異性エノラーゼ

	NST	non-stress test	ノンストレステスト
O	OCT	oxytocin challange test	オキシトシン負荷試験
	17-OHCS	17-hydroxycorticosteroids	17-ヒドロキシコルチコステロイド
P	PDA	patent ductus arteriosus	動脈管開存
	PDS	placental dysfunction syndrome	胎盤機能不全症候群
	PG	phosphatidyl glycerol	ホスファチジルグリセロール
	PFC	persistent fetal circulation	胎児循環遺残症 → PPHN に統一
	PIF	prolactin inhibiting factor	プロラクチン抑制因子
	PPHN	persistent pulmonary hypertension of the newborn	新生児遷延性肺高血圧症
	PRL	prolactin	プロラクチン
	PROM	premature rupture of the membranes	前期破水
	PTH	parathyroid hormone	副甲状腺ホルモン
	PTU	propylthiouracil	プロピルチオウラシル
R	RA	rheumatoid arthritis	関節リウマチ
	RDS	respiratory distress syndrome	呼吸窮迫症候群
	RF	rheumatic fever	リウマチ熱
	RPF	renal plasma flow	腎血漿流量
S	SFD	small-for-dates (infant)	妊娠期間に比して小さい児
	SGA	small for gestational age	妊娠期間に比して小さい児
	SIADH	syndrome of inappropriate antidiuretic hormone	抗利尿ホルモン不適合分泌症候群
	SLE	systemic lupus erythematosus	全身性エリテマトーデス
	SSSS	Staphylococcal scald skin syndrome	ブドウ球菌性熱傷様皮膚症候群
	STV	short term variability	短期細変動
T	TEG	thromboelastography	トロンボエラストグラフィ
	TGHA	thyroglobulin antibody	抗サイログロブリン抗体
	TI	tocolysis index	早産指数
	TMI	transient myocardial ischemia	一過性心筋虚血
	TRAb	TSH-receptor antibody	TSH 受容体抗体
	TRH	thyrotropin-releasing hormone	甲状腺刺激ホルモン放出ホルモン
	TSH	thyroid stimulating hormone	甲状腺刺激ホルモン
	TTD	transverse trunk diameter	躯幹横径
	TTN	transient tachypnea of the newborn	新生児一過性多呼吸
	TTTS	twin-to-twin transfusion syndrome	双胎（胎児）間輸血症候群
U	UMI	urine meconium index	尿胎便指数
V	VAST	vibro-acoustic stimulation test	胎児振動音刺激試験

索引

今日の助産

索引1
ケアと評価

A
Apgar スコアのケアと評価
- アプガースコアの採点（新生児期） 1103

D
DIC（播種性血管内凝固症候群）のケアと評価
- DIC 基礎疾患の除去（分娩期） 633
- DIC 治療に対するケア（分娩期） 633, 635, 639
- DIC の基礎疾患の把握（分娩期） 623
- DIC の早期発見（分娩期） 625
- DIC 病態時期の把握（分娩期） 635
- 母体の状態把握（分娩期） 635
- 薬剤の管理（分娩期） 639

F
FGR（胎児発育不全）のケアと評価
- FGR 児の状態の推測（新生児期） 1045
- 合併症の予防，対処（新生児期） 1049
- 感染症の予防 1051
- 子宮胎盤への血液循環をよくする（妊娠期） 249
- 新生児仮死への対処（新生児期） 1047
- 精神的援助を行う（妊娠期） 249
- 胎外循環適応不全の予防 1051
- 胎便吸引症候群の予防 1051
- 多血症の把握と症状への早期対処 1049
- 低カルシウム血症の予防 1051
- 低血糖の予防 1049
- 低体温の防止 1049

G
GBS のケアと評価
- GBS 感染症の予防（新生児期） 1067

I
IDM（糖尿病母体児）のケアと評価
- GBS 感染症の予防（新生児期） 1067
- IDM の状態の予測（新生児期） 1057
- 合併症の予防，対処（新生児期） 1059
- 感染症発症時のケア（新生児期） 1069
- 呼吸障害の早期発見 1059
- 出生前情報の把握 1057
- 新生児感染症の早期発見（新生児期） 1067
- 前期破水による新生児感染症の予測（新生児期） 1065
- 低カルシウム血症の予防 1059
- 低血糖の予防 1059
- 分娩損傷の予防，チェック 1059

IUFD（子宮内胎児死亡）のケアと評価
- 産褥期のケア 661
- 子宮内胎児死亡の早期診断 657
- 子宮内胎児死亡ハイリスク群の把握 657
- 死児娩出時のケア 661

M
MAS（胎便吸引症候群）のケアと評価
- MAS 発症が疑われる場合（新生児期） 1027
- MAS 発症の予防（新生児期） 1025
- 軽症の場合 1027
- 重症の場合 1027
- 胎児機能不全の予防，早期発見（新生児期） 1021

R
RDS（呼吸窮迫症候群）のケアと評価
- RDS の早期発見 1035
- RDS 発症時の処置（分娩時） 1035
- RDS 発症の予測（新生児期） 1033

T
TTN（新生児一過性多呼吸）のケアと評価
- TTN 発症の予測と他疾患との鑑別（新生児期） 1039
- 楽な呼吸への援助（新生児期） 1041

あ
安静保持のケアと評価
- 安静を保持する（産褥期） 907
- 安静を保持する（妊娠期） 283
- 出血など症状の悪化を防ぐために安静を保持する（妊娠期） 261

い
胃・腸のケアと評価
- 胃腸に負担のかからない食事内容，食行動にする（妊娠期） 117
- 胃腸の運動を高める（妊娠期） 117

索引1—ケアと評価

- ・胃に負担のかからない体位・胃液の逆流を予防する体位にする（妊娠期）　117
- ・腹圧が上がり胃液が逆流しない衣服・腹帯を着用する（妊娠期）　117

陰部のケアと評価
- ・陰部を清潔にする（妊娠期）　131

え

栄養・食事のケアと評価
- ・胃腸に負担のかからない食事内容，食行動にする（妊娠期）　117
- ・栄養（妊娠期）　81
- ・栄養，水分補給（分娩期）　443
- ・下肢の痙攣を予防する食事をとる（妊娠期）　139
- ・血液循環を促すような食事を工夫する（妊娠期）　137
- ・食事を工夫する（産褥期）　907
- ・食事を工夫する（妊娠期）　199, 205
- ・食事を減塩に工夫する（妊娠期）　135, 209, 283
- ・食事をバランスよくとる（妊娠期）　135
- ・粘膜を刺激する食事，喫煙を避ける（妊娠期）　297
- ・便秘を予防，解消する食事内容を工夫する（妊娠期）　119

お

横位のケアと評価
- ・双胎における第2児横位　517
- ・分娩時横位の処置　515
- ・分娩時横位の早期発見　515

悪阻
→「妊娠悪阻のケアと評価」をみよ

夫・家族関係のケアと評価
- ・夫，家族との関係（妊娠後期）　97
- ・夫との関係・父親役割（妊娠初期）　89
- ・夫との関係・父親役割（妊娠中期）　93
- ・家族関係（妊娠初期）　89
- ・家族関係（妊娠中期）　95

悪露のケアと評価
- ・子宮収縮（悪露の排出）を促す（産褥期）　861

か

過期妊娠のケアと評価
- ・過期妊娠について理解を得るためのケア（妊娠期）　191
- ・過期妊娠妊産婦の安全な出産に向けてのケア（妊娠期）　193
- ・過期妊娠の胎児の異常を早期に発見するためのケア（妊娠期）　191

過強陣痛のケアと評価
- ・過強陣痛の早期発見（分娩期）　467
- ・感染徴候の観察（分娩期）　471
- ・急産，墜落産防止（分娩期）　467
- ・原因の除去（分娩期）　465
- ・呼吸法（分娩期）　465
- ・産婦の体位（分娩期）　465
- ・事故防止（分娩期）　469
- ・陣痛の抑制（分娩期）　465
- ・陣痛抑制に向けたケア（分娩期）　465
- ・胎児機能不全（分娩期）　473
- ・墜落産時（分娩期）　471
- ・分娩進行状態の把握（分娩期）　467
- ・薬剤使用（分娩期）　465
- ・リラックス促進（分娩期）　465

額位のケアと評価
- ・回旋の矯正（分娩期）　481
- ・胎児機能不全　485
- ・帝王切開の準備（分娩期）　483
- ・分娩遷延，分娩停止（分娩期）　483
- ・母体体位の工夫（分娩期）　481
- ・用手（内診指）による児頭の回旋（医師による）（分娩期）　481

下肢の痙攣（こむらがえり）のケアと評価
- ・下肢の痙攣を予防する食事をとる（妊娠期）　139
- ・下肢の血液循環を促す（妊娠期）　139
- ・痙攣発作時のケア（妊娠期）　139
- ・日常生活動作を工夫する（妊娠期）　139
- ・妊娠の生理について説明する（妊娠期）　139

家族間の人間関係のケアと評価
- ・家族間のコミュニケーション（新生児期）　1119
- ・家族間の情緒的関係（新生児期）　1119
- ・家族間の相互理解（新生児期）　1119
- ・家族の意思決定（新生児期）　1121
- ・家族の価値観（新生児期）　1121
- ・家族の生活上の役割分担の調整（新生児期）　1121
- ・危機的状況に置かれた対象に対するバランス保持要因　1129
- ・流産・死産になった方への支援のポイント　1127

顔位のケアと評価
- ・顔位における胎児娩出　487
- ・顔位の診断　485
- ・胎児分娩外傷　489
- ・胎児娩出時（分娩期）　487

・分娩停止　487

き
奇形・分娩外傷のケアと評価
・外表奇形・分娩外傷の確認（新生児期）　1107

け
血液循環のケアと評価
・血液循環，とくに静脈還流を促す（妊娠期）　137
・血液循環を促すような食事を工夫する（妊娠期）　137

健康生活への適応状況のケアと評価
・運動（妊娠期）　79
・栄養（妊娠期）　81
・活動と休息・睡眠（妊娠期）　77
・健康管理（妊娠期）　77
・清潔（妊娠期）　81
・性生活（妊娠期）　83
・動作と運動（妊娠期）　79
・排泄（妊娠期）　83

こ
高在縦定位のケアと評価
・CPD の有無の確認（分娩期）　505
・児頭下降，回旋の矯正および促進（分娩期）　505
・内回転術（医師による）（分娩期）　505
・分娩様式　505
・母体体位の工夫（分娩期）　505

甲状腺疾患合併妊娠のケアと評価
・医学的治療を円滑に進める（妊娠期）　303
・救急時に備え準備する（妊娠期）　309
・身体的負荷を軽減する（妊娠期）　305

後方後頭位のケアと評価
・回旋の矯正　495
・後方後頭位の診断　495
・胎児娩出時　497

呼吸器系疾患合併妊娠のケアと評価
・医学的治療を円滑に進める（妊娠期）　291
・体位を工夫する（妊娠期）　287
・日常生活動作を工夫する（妊娠期）　289
・不安を緩和する（妊娠期）　287

呼吸窮迫症候群（RDS）
→「RDS（呼吸窮迫症候群）のケアと評価」をみよ

呼吸数の増加のケアと評価
・横隔膜が下がるような体位をとる（妊娠期）　143

・呼吸運動を障害する日常生活を避ける（妊娠期）　143
・妊娠の生理について説明する（妊娠期）　143

骨盤位のケアと評価
・外回転術（妊娠期）　509
・胎位矯正後の固定法（分娩期）　511
・胎位の矯正（分娩期）　509
・体位変換法（分娩期）　509
・分娩時臍帯脱出の予防（分娩期）　511
・分娩時早期破水の予防（分娩期）　511
・分娩遷延に対するケア　513
・娩出時の胎児機能不全予防　513

さ
臍帯のケアと評価
・臍帯圧迫時の対処（分娩期）　567
・臍帯切断（新生児期）　1107
・臍帯脱出（分娩期）　583
・臍帯脱出の有無（分娩期）　543
・清潔・臍処置（新生児期）　1109
・前期破水による臍帯，上肢脱出に対するケア（分娩期）　549
・分娩時臍帯脱出の予防（分娩期）　511

産後うつ病のケアと評価
・安静を保持する（産褥期）　907
・逸脱症状を早期に発見する（産褥期）　901
・悪露の排泄を促す（産褥期）　907
・合併症に伴うケア（産褥期）　909
・サポート体制の調整を図る（産褥期）　903
・出産後の心理状態を把握し，精神的援助をする（産褥期）　901
・食事を工夫する（産褥期）　907
・清潔を保持する（産褥期）　907
・専門家，他機関との連携（産褥期）　903
・排泄を促す（産褥期）　907
・貧血を改善する（産褥期）　907

し
痔核のケアと評価
・痔核を還納する（妊娠期）　123

弛緩出血のケアと評価
・外科的治療の術前準備（分娩期）　611
・弛緩出血ハイリスク群の把握（分娩期）　609
・弛緩出血への対応（原因除去と処置）（分娩期）　611
・弛緩出血を予測した準備（分娩期）　609
・子宮収縮促進（分娩期）　611
・出血性ショック　613
・出血部位の確認（分娩期）　611

索引1—ケアと評価　1163

- ・分娩第4期の管理（分娩期）609
- 子癇のケアと評価
  - ・子癇発作時のケア（分娩期）653
  - ・子癇発作の予防（分娩期）651
  - ・前駆症状の早期発見（分娩期）651
  - ・妊娠高血圧症候群の管理（分娩期）651
- 子宮内胎児死亡（IUFD）
  - →「IUFD（子宮内胎児死亡）のケアと評価」をみよ
- 自己免疫疾患合併妊娠のケアと評価
  - ・医学的治療を円滑に進める（妊娠期）317
  - ・症状を観察する（妊娠期）317
- 出産・育児期の家族のケアと評価
  - ・育児の基礎的対応能力（新生児期）1113
  - ・育児の認識と情緒反応（新生児期）1117
  - ・育児の役割分担や調整（新生児期）1117
  - ・家族の健康状態と生活上の調整（新生児期）1115
  - ・児の成長・発達の受容（新生児期）1115
  - ・社会資源の活用状況（新生児期）1117
- 常位胎盤早期剝離（胎盤早剝）のケアと評価
  - ・急速遂娩（分娩期）605
  - ・産褥期の合併症予防と早期発見（分娩期）607
  - ・出血性ショックへの対応（分娩期）601
  - ・新生児蘇生の準備（分娩期）605
  - ・胎盤早期剝離ハイリスク群の把握（分娩期）597
  - ・胎盤早剝時のケア（分娩期）601
  - ・胎盤早剝の早期発見，対処（分娩期）601
- 消化器系疾患合併妊娠のケアと評価
  - ・医学的治療を円滑に進める（妊娠期）299
  - ・消化機能を高める（妊娠期）121
  - ・心身ともに安定した状態で過ごせる（妊娠期）297
  - ・精神的援助を行う（妊娠期）299
  - ・体位を工夫する（妊娠期）297
  - ・粘膜を刺激する食事，喫煙を避ける（妊娠期）297
- 静脈瘤のケアと評価
  - ・血液循環，とくに静脈還流を促す（妊娠期）137
  - ・血液循環を促すような食事を工夫する（妊娠期）137
  - ・妊娠の生理について説明する（妊娠期）137
- 食事
  - →「栄養・食事のケアと評価」をみよ
- 腎・泌尿器系疾患合併妊娠のケアと評価
  - ・安静を保持する（妊娠期）283
  - ・医学的治療を円滑に進める（妊娠期）285
  - ・食事を減塩に工夫する（妊娠期）283

- 進行性変化のケアと評価
  - ・適切な授乳方法の支援（産褥期）873
  - ・疼痛のコントロールと授乳の継続の支援（産褥期）879
  - ・乳児に適切な栄養の摂取と評価のための支援（産褥期）883
  - ・乳汁分泌過剰の授乳の支援（産褥期）877
  - ・乳腺炎の支援（産褥期）881
  - ・乳頭痛緩和のための支援（産褥期）873
  - ・乳頭の感染の支援（産褥期）881
  - ・不適切な補足の中止（産褥期）879
  - ・補足の支援（産褥期）881
  - ・母乳分泌を増やすための支援（産褥期）873
- 心疾患合併妊娠のケアと評価
  - ・医学的治療を円滑に進める（妊娠期）273
  - ・症状を観察する（妊娠期）271
  - ・心臓の負荷を減らす（妊娠期）271
  - ・精神的援助を行う　273
- 新生児一過性多呼吸（TTN）
  - →「TTN（新生児一過性多呼吸）のケアと評価」をみよ
- 新生児仮死のケアと評価
  - ・気道確保と刺激　1003
  - ・血管確保　1009
  - ・人工換気　1005
  - ・人工換気以外の蘇生手技　1009
  - ・新生児仮死の原因，ハイリスク因子の把握（新生児期）995
  - ・新生児仮死の予測（新生児期）995
  - ・新生児仮死への早期対応（新生児期）1003
  - ・心拍呼吸モニター　1011
  - ・蘇生後の対応（新生児期）1013
  - ・蘇生の準備（新生児期）997
  - ・体温の維持　1003
  - ・パルスオキシメータ　1011
  - ・分娩時胎児機能不全の早期発見と対策（新生児期）995
  - ・モニター装着　1011
  - ・薬物の準備　1009
- 新生児感染症のケアと評価
  - ・感染症発症時のケア（新生児期）1069
  - ・新生児感染症の早期発見（新生児期）1067
  - ・前期破水による新生児感染症の予測（新生児期）1065
- 新生児のケアと評価
  - ・アプガースコアの採点（新生児期）1103
  - ・外表奇形・分娩外傷の確認（新生児期）1107
  - ・気道の確保・ポジショニング（新生児期）1103

- ・個別標識の装着（新生児期） 1105
- ・臍帯切断（新生児期） 1107
- ・清潔・臍処置（新生児期） 1107
- ・性別判定（新生児期） 1105
- ・前期破水による新生児感染症の予測（新生児期） 1065
- ・全身観察・諸計測・成熟度の判定（新生児期） 1109
- ・点眼（新生児期） 1109
- ・保温（新生児期） 1101
- ・母児対面（新生児期） 1111

身体的変化へのケアと評価
- ・身体的変化への対処（妊娠初期） 85
- ・身体的変化への対処（妊娠中期） 91
- ・身体的変化への対応（妊娠後期） 95

陣痛異常のケアと評価
- ・栄養，水分補給（分娩期） 443
- ・会陰，腟の柔軟化（分娩期） 461
- ・会陰筋のマッサージ（分娩期） 461
- ・回旋異常に伴う児頭下降不良時のケア 439
- ・下肢の温罨法（分娩期） 447
- ・環境整備（物的，人的）（分娩期） 453
- ・クリステレル胎児圧出法（分娩期） 459
- ・呼吸法，リラックス法などの援助（分娩期） 443
- ・弛緩出血（分娩期） 463
- ・室温の調整（分娩期） 447
- ・陣痛効果増強に向けてのケア（分娩期） 443
- ・陣痛促進薬（分娩期） 443
- ・水分・エネルギー補給（分娩期） 455
- ・精神的援助（分娩期） 453
- ・前駆陣痛時のケア 433
- ・足浴（分娩期） 447
- ・体位（分娩期） 443
- ・体位の工夫（分娩期） 455，457
- ・胎児機能不全（分娩期） 463
- ・直腸，膀胱の充満除去に対するケア（分娩期） 461
- ・ツボ療法（分娩期） 445
- ・導尿（分娩期） 461
- ・努責の方向（分娩期） 459
- ・努責の補助（分娩期） 459
- ・努責の誘導（分娩期） 459
- ・軟産道壊死の予防（分娩期） 463
- ・軟産道強靱に対するケア（分娩期） 447
- ・入浴，シャワー浴（分娩期） 447
- ・排便（分娩期） 461
- ・微弱腹圧に対するケア（分娩期） 455，457
- ・疲労時のケア（分娩期） 435
- ・疲労の軽減・回復（分娩期） 455
- ・不安・恐怖の軽減，除去（分娩期） 453
- ・分娩前教育（分娩期） 453
- ・分娩第1期（潜伏期，未破水）（分娩期） 435
- ・分娩第1期（破水後）（分娩期） 437
- ・分娩第2期における軟産道強靱へのケア（分娩期） 461
- ・分娩体位の工夫（分娩期） 439，441
- ・娩出力（努責）の援助（分娩期） 457
- ・無益な努責の中止（分娩期） 455
- ・薬剤使用（分娩期） 457
- ・薬剤投与，器械の使用（分娩期） 449
- ・リラックス促進（分娩期） 455，461

心理・社会的側面のケアと評価
- ・意思決定（妊娠後期） 97
- ・勤労（妊娠初期） 91
- ・勤労（妊娠中期） 95
- ・経済的サポート（産褥期） 923
- ・サポートシステム（妊娠初期） 89
- ・サポートシステム（妊娠中期） 95
- ・サポート体制を整備する（産褥期） 923
- ・産痛やその他の不快・苦痛への対処（分娩期） 411
- ・自己コントロール・主体感（分娩期） 411
- ・出産体験の想起を行う（産褥期） 923
- ・人的サポート（産褥期） 923
- ・精神的支援を行う（産褥期） 923
- ・相互関係（分娩期） 413
- ・物的サポート（産褥期） 923
- ・分娩前の心理（妊娠後期） 95

[す]

水分調節のケアと評価
- ・栄養，水分補給（分娩期） 443
- ・水分・エネルギー補給（分娩期） 455
- ・水分量を調節する（妊娠期） 125

[せ]

清潔・保健行動のケアと評価
- ・清潔（妊娠期） 81
- ・清潔を保持する（産褥期） 907
- ・適切な保健行動の選択・実行（妊娠中期） 93

性生活のケアと評価
- ・性生活（産褥期） 859
- ・性生活（妊娠期） 83

前期破水
→「早産・前期破水のケアと評価」をみよ

前置胎盤のケアと評価
- ・救急時の準備をする（妊娠期） 263

索引1―ケアと評価

- 緊急帝王切開術に備え，常時準備確認する（妊娠期） 263
- 経腟分娩時における出血（分娩期） 591
- 経腟分娩中の胎児機能不全（分娩期） 595
- 出血など症状の悪化を防ぐために安静を保持する（妊娠期） 261
- 精神的な援助を行う（妊娠期） 253
- 前置胎盤における分娩遷延（分娩期） 595
- 前置胎盤のリスクを軽減する（妊娠期） 263
- 大出血を予測した分娩時ケア（分娩期） 591
- 胎盤用手剝離（医師による）（分娩期） 595
- 分娩経過中少量出血をみる場合（分娩期） 593
- 分娩経過中多量の出血をみる場合（分娩期） 593
- 癒着胎盤（分娩期） 595
- 用手剝離できない場合は子宮摘出術（分娩期） 595

そ

早産
→「流産・早産のケアと評価」をみよ

早産・前期破水のケアと評価
- 感染の早期発見（分娩期） 553
- 臍帯脱出の有無（分娩期） 543
- 産婦の自覚症状（分娩期） 547
- 前期破水による感染予防のケア（分娩期） 553
- 前期破水による臍帯，上肢脱出に対するケア（分娩期） 549
- 早産期前期破水の分娩時ケア（分娩期） 543
- 蘇生の準備（分娩期） 547
- 腟内細菌の把握（分娩期） 555
- 内診（分娩期） 547
- 軟産道（分娩期） 543
- 分娩時のケア（分娩期） 553
- 分娩時の処置（分娩期） 549
- 分娩進行状態の把握（分娩期） 543
- 娩出物（分娩期） 545
- 娩出力（分娩期） 545

た

退行性変化のケアと評価
- 一般状態を観察する（産褥期） 869
- 子宮収縮（悪露の排出）を促す（産褥期） 861
- 疼痛を緩和する（産褥期） 865
- 腹壁・骨盤底筋群の弛緩を復古させる（産褥期） 867
- 縫合部の治癒を促す（産褥期） 865

胎児機能不全のケアと評価
- 急速遂娩（分娩期） 537
- 呼吸法，リラックス法の援助（分娩期） 537
- 酸素投与（分娩期） 537
- 子宮収縮抑制（分娩期） 537
- 人工羊水投与（分娩期） 537
- 新生児仮死への対処（分娩期） 539
- 胎児機能不全警戒徴候の早期発見（分娩期） 531
- 胎児機能不全の早期発見（分娩期） 531
- 胎児機能不全への対策（分娩期） 537
- 内診（分娩期） 537
- ハイリスク群の把握（分娩期） 531
- 母体低血圧の改善（分娩期） 537
- 母体の体位変換（分娩期） 537

胎児発育不全（FGR）
→「FGR（胎児発育不全）のケアと評価」をみよ

胎盤早剝
→「常位胎盤早期剝離（胎盤早剝）のケアと評価」をみよ

胎便吸引症候群（MAS）
→「MAS（胎便吸引症候群）のケアと評価」をみよ

多胎のケアと評価
- 逸脱状態を早期に発見する（妊娠期） 241
- 懸鉤（分娩期） 579
- 懸鉤時の対処（分娩期） 579
- 臍帯脱出（分娩期） 583
- 弛緩出血 585
- 早産を予防する（妊娠期） 241
- 双胎間輸血の予防（分娩期） 581
- 第2児胎位（分娩期） 583
- 胎盤早期剝離（第1児娩出後）（分娩期） 581
- 多胎であるという自覚と受容を促す（妊娠期） 235
- ハイリスク新生児（分娩期） 577
- 微弱陣痛（分娩期） 577
- 母体合併症（分娩期） 577
- マイナートラブルを軽減する（妊娠期） 241

ち

腟分泌物のケアと評価
- 陰部を清潔にする（妊娠期） 131
- 腟内の自浄作用について理解する（妊娠期） 129

直腸の充満除去のケアと評価
- 排便（分娩期） 461

て

低在横定位のケアと評価
- 回旋の矯正および促進（分娩期） 491
- 胎児娩出（分娩期） 493

と

動作と運動のケアと評価
- 運動（妊娠期）79
- （下肢の痙攣の）日常生活動作を工夫する（妊娠期）139
- 活動と休息・睡眠（妊娠期）77
- 呼吸運動を障害する日常生活を避ける（妊娠期）143
- （呼吸器系疾患の）日常生活動作を工夫する（妊娠期）289
- 出血を促さないような日常生活動作を工夫する（妊娠期）141
- 早産を予防する日常生活行動へのケア（妊娠期）175
- 動作と運動（妊娠期）79
- 妊娠悪阻の日常生活を工夫する（妊娠期）199
- 浮腫が起こらないような日常生活を送る（妊娠期）133
- 腰・背部に負担がかからない日常生活行動をとる（妊娠期）127
- （流産を予防）心身の健康を保つために日常生活行動を整える（妊娠期）163

疼痛緩和のケアと評価
- 疼痛緩和を図る（妊娠期）127

に

妊娠悪阻のケアと評価
- 食事を工夫する（妊娠期）199
- つわり，妊娠悪阻を増悪させる原因を除去する（妊娠期）195
- つわりがひどく入院する場合のケア（妊娠期）199
- 日常生活を工夫する（妊娠期）199

妊娠高血圧症候群のケアと評価
- 今後の予防に向けたケア（妊娠期）217
- 子宮胎盤循環量を維持するため安静を保持する（妊娠期）207
- 食事を減塩に工夫する（妊娠期）209
- 精神的援助を行う（妊娠期）217
- 体重コントロールを行う（妊娠期）207
- 正しく症状をみる（妊娠期）207
- 入院時のケア（妊娠期）217

妊娠糖尿病のケアと評価
- 医学的治療を円滑にすすめる（妊娠期）233
- 体重コントロールを行う（妊娠期）227

妊娠のケアと評価
- 妊娠に対する反応（妊娠初期）85
- 妊娠の生理について説明する（妊娠期）117, 123, 125, 127, 135, 137, 139, 141, 143

は

排泄のケアと評価
- 排泄（妊娠期）83
- 排泄を促す（産褥期）907

排尿のケアと評価
- 導尿（分娩期）461
- 尿意を感じたらすぐ排尿に行く（妊娠期）125
- 尿道口付近の筋肉を鍛える（妊娠期）125

排便・便秘のケアと評価
- 痔核を還納する（妊娠期）123
- 消化機能を高める（妊娠期）121
- 水分量を調節する（妊娠期）125
- 生活リズムの中に規則的な排便行動を取り入れる（妊娠期）119
- 妊娠の生理について説明する(妊娠期)123, 125
- 排便（分娩期）461
- 便秘を予防，解消する食事内容を工夫する（妊娠期）119

播種性血管内凝固症候群（DIC）
→「DIC（播種性血管内凝固症候群）のケアと評価」をみよ

鼻・歯肉出血のケアと評価
- 出血時のケア（妊娠期）141
- 出血を促さないような日常生活動作を工夫する（妊娠期）141
- 妊娠の生理について説明する（妊娠期）141

母親役割のケアと評価
- 母親役割（妊娠初期）87
- 母親役割（妊娠中期）91
- 母親役割（妊娠後期）97

反屈位のケアと評価
- 回旋の矯正（分娩期）475
- 前頭位における胎児娩出 479
- 分娩遷延時 477
- 母体体位の工夫（分娩期）475

ひ

疲労時のケアと評価
- 疲労時のケア（分娩期）435
- 疲労の軽減・回復（分娩期）455

貧血のケアと評価
- 食事を工夫する（妊娠期）205
- 適度の運動で食欲を高める（妊娠期）205
- 鉄剤服用時の注意を説明する（妊娠期）205
- 貧血改善に向けた動機づけをする（妊娠期）203

索引 1—ケアと評価

・貧血を改善する（産褥期） 907

ふ
浮腫のケアと評価
・食事を減塩に工夫する（妊娠期） 135
・食事をバランスよくとる（妊娠期） 135
・妊娠の生理について説明する（妊娠期） 135
・妊婦自身が症状を観察できるようにする（妊娠期） 133
・浮腫が起こらないような日常生活を送る（妊娠期） 133

不正軸進入のケアと評価
・不正軸進入（+），CPD（−）の場合（分娩期） 501
・分娩遷延の場合（分娩期） 501

分娩リスクのケアと評価
・経過別分娩リスク診断（分娩期） 421
・助産師の扱う分娩の判断（分娩期） 419

へ
便秘
→「排便・便秘のケアと評価」をみよ

ほ
膀胱の充満除去のケアと評価
・導尿（分娩期） 461

母児のケアと評価
・胎児との相互関係（妊娠初期） 87
・胎児との相互関係（妊娠中期） 93
・胎児との相互関係（妊娠後期） 97

母体糖尿病児（IDM）
→「IDM（糖尿病母体児）のケアと評価」をみよ

母乳育児のケアと評価
・効果的な授乳の支援（産褥期） 895
・効果的な授乳の評価の支援（産褥期） 845
・児の十分な母乳摂取のための支援（産褥期） 885
・適切なポジショニングの支援（産褥期） 837
・適切なラッチ・オンの支援（産褥期） 843
・乳汁分泌の確立と維持の支援（産褥期） 887
・母親が母乳育児を選択しなかったときの支援（妊娠期） 113
・母乳育児の継続のための適切な環境づくりのための支援（妊娠期） 101
・母乳育児のための身体的な準備の支援（妊娠期） 107
・母乳育児への動機づけの支援（妊娠期） 109
・母乳育児を継続するために必要な知識を得るための支援（妊娠期） 103
・母乳不足感への支援（産褥期） 891
・薬物療法中の女性が母乳育児を安全に継続できるような支援（産褥期） 897

よ
腰・背部のケアと評価
・疼痛緩和を図る（妊娠期） 127
・妊娠の生理について説明する（妊娠期） 127
・腰・背部に負担がかからない日常生活行動をとる（妊娠期） 127
・腰・背部の筋肉を鍛える（妊娠期） 127

羊水過少のケアと評価
・過強陣痛（分娩期） 571
・臍帯圧迫時の対処（分娩期） 567
・酸素投与（分娩期） 567
・子宮収縮の抑制（分娩期） 567
・人工羊水投与法（分娩期） 571
・内診（分娩期） 571
・ハイリスク新生児（分娩期） 573
・ハイリスク新生児の出産準備（分娩期） 573

羊水過多のケアと評価
・弛緩出血（分娩期） 565
・人工破膜の方法（分娩期） 557
・胎児の状態把握（分娩期） 559
・ハイリスク新生児の出産準備（分娩期） 561
・ハイリスク胎児・新生児のケア（分娩期） 561
・破水におけるケア（分娩期） 557
・微弱陣痛（分娩期） 563
・母体への対処（分娩期） 561
・マイナートラブル（分娩期） 565

り
流産・早産のケアと評価
・子宮収縮や出血を抑え妊娠を継続できるようケアを行う（妊娠期） 181
・精神的・こころのケアを行う（妊娠期） 169
・切迫早産妊婦のもつ不安への精神的ケア（妊娠期） 183
・早産徴候を早期に発見する（妊娠期） 175
・早産にいたった産婦と家族へのケア（分娩後） 187
・早産にいたった産婦と家族へのケア（分娩前） 187
・早産の可能性について説明し予防する（妊娠期） 175
・早産を予防する日常生活行動へのケア（妊娠期） 175
・その他，子宮内容除去術を行う場合は，その説明と身体的ケアを行う（妊娠期） 169

・長期的に入院が必要とされる場合のケア（妊娠期）　183
・低出生体重児の親となる母親と家族へのケア（妊娠期）　183
・腹部の緊張を抑え妊娠を継続できるよう安静保持を中心としたケアを行う（妊娠期）　167
・流産徴候を早期に発見する（妊娠期）　161
・流産の原因について説明する（妊娠期）　161
・（流産を予防）心身の健康を保つために日常生活行動を整える（妊娠期）　163

索引2　欧文索引

A

αフェトプロテイン（AFP）　544
ABR（聴性脳幹反応）と新生児仮死　994
acceleration　680
ACOG 分類　266, 267
ADL　20, 52
——行動　78
adrenocorticotropic hormone（ATCH）　50
amniotic fluid index（AFI）　354, 526
Apgar スコア　970
——5 分値の心拍数　970
——と FGR　1044
——と臍帯動脈血 pH 値　993
——と新生児仮死　990
——の採点　1102
——の評価基準　970
——満点にいたる時間　970
appropriate-for-dates（AFD）児　948
appropriate for gestational age（AGA）児　948
APR スコア算定法と評価　1064
APR スコアと新生児感染症　1064
Apt テスト　976
AST，ALT による新生児仮死診断　994
asymmetrical FGR（type Ⅱ）　246
AT Ⅲ　620

B

B 群溶連菌（GBS）　546, 1065
Babinski 反射　968
Baird 会陰保護法　697
Barcia 式自然努責型　693
basal body temperature（BBT）　24, 26
Basedow 病　302, 306, 596
base excess（BE）　992
Baumgarten の陣痛波形の分類　384
biophysical profile scoring（BPS）　62, 248, 526, 946
biparietal diameter（BPD）　341, 346, 1082
birth education　364
Bishop スコア　70, 724
body mass index（BMI）　53
Brandt-Andrews 法　582, 616
Braxton-Hicks 収縮　30, 296

C

CAM（絨毛膜羊膜炎）　180, 356, 546, 1065
cardiotocogram（CTG）　666
Cazeaux の分類
——新生児仮死分類　988
——との比較　993
Cocks の分類　74, 75
contraction　381, 383
contraction stress test（CST）　62, 524
——の判定基準　529
CPAP（持続陽圧呼吸）などによる肺胞虚脱　1036
cephalopelvic disproportion（CPD：児頭骨盤不均衡）　327, 676
——を疑うべき対象　439
Crede 胎盤圧出法　608
crown rump length（CRL：頭殿長）　343
CRP（C-reactive protein）　1064

D

deceleration　676
Denman 方式　520, 521
DIC（播種性血管内凝固症候群）　262, 620, 623
——診断基準　626, 627
——治療　632
——と血漿増量　638
——と細胞外液補充液　638
——と母体の健康状態　644
——と輸血　638, 640
——における凝固系，線溶系の機序　630
——の一般状態　626
——の観察　638
——の基礎疾患　623, 632
——の検査所見　626
——の呼吸管理　638
——の循環動態　638
——の状態の把握　632
——の病態生理と症候　621
——への逸脱予期　622

dilatation of the cervix　385
discordant twins（胎児発育不均衡双胎）　242
Douglas 方式　520, 521
Down 症候群　59, 560
Dubowitz の変法　1092
dysmature infant　947

E

early deceleration　676
ECMO　1026
Edinburgh postnatal depression scale（EPDS）　902
Edinburgh 会陰保護法　697
effacement　385
exceptionally large newborn baby　947
extremely low birth weight infant　947

F

Farr の原法　1092
fetal breathing movements（FBM：胎児呼吸様運動）　526, 570
fetal distress　523
fetal growth restriction（FGR：胎児発育不全）　188, 216, 230, 242, 244, 245, 246, 284, 1042
　asymmetrical（disproportional）type――　1042
　symmetrical（proportional）type――　1042
　正期産児の――　1042
　――児の状態の推測　1045
　――と IDM　1057
　――と壊死性腸炎　1050
　――と過粘度症候群　1048
　――と甲状腺疾患合併妊娠　310
　――と腎・泌尿器系疾患合併妊娠　284
　――と心不全　1050
　――と多血症　1048
　――と多胎　242
　――と妊娠高血圧症候群　244
　――と妊娠週数との関係　246

――と妊娠糖尿病　230
――の逸脱の診断をする因子　246
――の型　246
――の感染症の予防　1051
――の原因　246
――の消化管機能異常　1050
――の胎便吸引症候群　1046
――の低カルシウム血症の予防　1051
――の低血糖　1046
――の低体温　1046
――の妊娠・分娩経過の予測　248, 250
――の病態生理　1045
――の分娩様式　250
――のリスク因子　245
fetal heart rate（FHR：胎児心拍数）192, 656, 664
　―― baseline　664, 666
　―― baseline variability　664
fetal hypoplasia type　248
fetal malnutrition type　248
floppy infant　1074
follicle stimulating hormone（FSH）　50
Frey 最大陣痛数　379

G

gasping（あえぎ呼吸）　1018, 1046
Gauss　329
gestational diabetes mellitus（GDM）→妊娠糖尿病もみよ
　――のスクリーニングおよび診断　222
　――の頻度　224
giant baby　947 →巨大児もみよ
glomerular filtration rate（GFR）　45
Greenhill 会陰保護法　696
group B *Streptococcus*（GBS）1065
　――感染症の予防　1065, 1067, 1070
growth hormone（GH）　50
GS（gestational sac）　342
Guthrie 検査　973

H

Hasse　58
HbA1c レベルと胎児の先天奇形発生頻度　220, 1058
heavy-for-dates（HFD）児　948, 1043
heavy for gestational age（HGA）児　948
Hegar 徴候　24, 29
HELLP 症候群　218
HFO（高頻度振動換気）　1026
HIE（低酸素性虚血性脳症）1006
HIV　152
Hodge の平行平面　387, 391, 393
Horner 徴候　658

I

ID 情報　319
infant of the diabetic mother（IDM：糖尿病母体児）　1052
　――と FGR 児　1057
　――と RDS　1056
　――と TTN の頻度　1056
　――と高ビリルビン血症　1062
　――と巨大児　1058
　――と新生児仮死　1062
　――と多血症　1056, 1062
　――と低出生体重児　1060
　――と肥厚性心筋症　1056, 1062
　――の呼吸障害　1056, 1060
　――の胎児の情報　1057
　――の低カルシウム血症　1060
　――の低血糖の症状　1058
　――の母体血糖コントロール不良の場合　1057
IgA 新生児診断　964
IgG 新生児診断　964
IgG 胎盤輸送障害　1048
IgM 新生児診断　964, 1066
infant breastfeeding assessment tool（IBFAT）　930
IUFD →子宮内胎児死亡をみよ
IUI（intrauterine infection：子宮内感染）　180, 244, 1068

IVF-ET (*in vitro* fertilization and embryo transfer) 234

Kaup 指数 54
Kegel 体操 125
Kristeller（クリステレル）胎児圧出法 459, 578

L/S 比 1030
LATCH 930
late deceleration 677
Leopold 触診法 323, 438, 506
LGA（large-for-gestational-age） 228
light-for-dates（LFD）児 220, 947, 1043
limb body wall complex 570
low birth weight infant 947
luteinizing hormone（LH） 50

marginal placenta previa（辺縁前置胎盤） 254
Martius 会陰保護法 696
mature infant 947
maximum volume pocket（MVP） 354, 442, 556
McDonald 手術 185
McRoberts 法 704
meconium aspiration syndrome（MAS） 702, 1000, 1018, 1051
milia（稗粒腫） 1076
Miller の呼吸数曲線 979
Montgomery 小結節 33
Moro 反射 968, 1090
mother and baby assessment（MBA） 930
Myles 会陰保護法 697

Naegele 概算法 25
nesting behavior（巣作り行動） 90

new Ballard scoring system 1096
NICU 539
non-nutritive sucking 834, 959
non-reassuring 338
non-reassuring fetal status 664
non-stress test（NST） 62, 338, 524
――による判定基準 339
not doing well 979
NSE（神経特異性エノラーゼ） 994
NYHA の分類 266

odd-looking infant 1076
Olshausen 直腸法 696
Ortolani 法 1079

Page 分類 599
Parkin スコア 1099
partial placenta previa（部分前置胎盤） 254
pendulous abdomen 437
Perez 反射誘発法 1003
persistent pulmonary hypertension of the newborn（PPHN：新生児遷延性肺高血圧症） 1000, 1004
――の管理 1026
Petrussa スコア 1099
PGE₂ 729, 732
PGF₂ₐ 734
――の静脈内注入濃度 737
pH と新生児仮死 992
pH と羊水測定 542
Piskacek 徴候 24, 29
pointed abdomen 437
postterm infant 947
Potter 症候群 468, 568
premature infant 947
premature rupture of membranes（PROM） 541
preterm infant 947
preterm PROM 540
primary apnea 988
primitive reflex, primary reflex 1090

prolactin（PRL，プロラクチン） 50, 798
prolonged deceleration 679

Quintero 分類 239

reassuring 338
reassuring fetal status 664
REEDA スコア 868
Reid 会陰保護法 696
renal plasma flow（RPF） 45
respiratory distress syndrome（RDS） 1002, 1028 →呼吸窮迫症候群もみよ
――と陥没呼吸 1000
――と多呼吸 1000
――とチアノーゼ 1000
retraction 381, 383
retraction ring 383
retraction score 971
――の採点 971
Ritgen 後会陰保護法 696
Rubin 813
Runge 説（回旋の原理） 397

Saling スコア 992
Saling 法 534
secondary apnea 988
Seitz 法 327, 438
Sheehan 症候群 644, 917
Shirodkar 手術 185
Silverman retraction score 971, 1015
sinusoidal pattern 681
skin-to-skin contacts 813
SLE 311
small-for-dates（SFD）児 947
small-for-gestational-age（SGA） 947
Smyth's test 724
sniffing position 774
Spalding 徴候 57, 658

Staphylococcal scald skin syndrome（SSSS） 1075
station 387
sudden infant death syndrome（SIDS） 102
symmetrical FGR（typeⅠ） 246

TENS 744
term infant 947
terminal apnea 988
TGHA（抗サイログロブリン抗体） 306
thyroid stimulating hormone（TSH） 50
──受容体抗体(TRAb, TBⅡ) 306

thyrotropin-releasing hormone（TRH） 50, 1034
tocolysis index（早産指数） 179, 355
tonus 381
total placenta previa（全前置胎盤） 254, 586
transient tachypnea of the newborn（TTN） 1000, 1037
TTD（transverse trunk diameter, 躯幹横径） 346

urinary meconium index（UMI） 1020

Valsalva法 693
variable deceleration 678
very low birth weight infant 947
vibro-acoustic stimulation（VAS）test 524, 527

Walcherの懸垂位 505
WHO 3
Williams会陰保護法 696
Wilson-Mikity症候群 552

索引3 和文索引

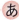

あ

愛着（アタッチメント）
　──形成 851
　──行動 981
あえぎ呼吸 1018, 1046
赤ちゃんへの気持ち質問票 826
秋山のスコア 72
亜急性甲状腺炎 302, 308
アクティブ・バース 752
足首の運動（下肢の浮腫） 133
アシドーシス補正薬 639, 642
アスピリン喘息 289
アセトン尿（分娩後） 807
アプガースコア 970, 990
　──採点 710, 1102
　──と臍帯動脈血pH値 993
アレルギー性素因と呼吸器系疾患合併妊娠 286
アレルギー反応（母体） 944
安静保持 167, 207
　産褥期の── 907
安全な運動 79

アンチトロンビンⅢ 620
安藤の方法 332

い

一次性無呼吸 988
一絨毛膜一羊膜 236
一絨毛膜二羊膜 236
1回の陣痛熱消費量 382
胃液吸引物（新生児） 1066
胃液の逆流を予防する体位 117
医学的治療 182, 214
息苦しさ 600
　──と常位胎盤早期剝離（胎盤早剝） 600
いきみ 458
　──（問題とされるいきみ方とその直し方） 458
育児 1116
　──支援チェックリスト 827
　──の役割分担や調整 1116
　──（への）不安 818, 823
育児休業 830

育児能力 850
　──の査定 944
移行乳 804
移行便の変化（新生児） 976
意識障害 196
意識状態（出生直後） 1074
意思決定 86
　──妊娠初期 86
　──妊娠中期 92
　──妊娠後期 96
石原の頸管成熟度スコア 72
異常出血 586
　──を起こす疾患と鑑別要点 589
異常妊娠 26, 596
　──と常位胎盤早期剝離（胎盤早剝） 596
　──のスクリーニング 26
倚褥感と前置胎盤 254
異所性妊娠 26
イチゴ状血管腫 1075
胃腸 117
胃腸音（グル音） 114

索　引

胃腸に負担のかからない
　　──食事内容　117
　　──体位　117
胃痛　214
一過性徐脈　676
一過性心筋虚血　1004
一過性頻脈　680
　　──消失　600
　　──の消失と常位胎盤早期剝離（胎盤早剝）　600
溢乳　958
一般病室の保育環境　987
胃内容の滞留時間（成熟児）960
今井の方法　332
医療介入　470
医療サービス機関　828
医療者への不満（産褥期）818
インスリン分泌能の妊娠性変化　51
陰囊水腫　951
　　出生直後の──　1078
インファントウォーマーによる保温（出生直後）1100
陰裂の退行性変化　791

ヴァルヒャーの懸垂位　504
ウィリアムス会陰保護法　696
ウィルソン・ミキティ症候群　552
ウェルネス　3
う歯治療　141
うっ血　594
うつ病　900
梅沢・岩崎法　73
運動　79, 908
　　──・姿勢の矯正の必要性（産褥期）　858
運動器障害　944

栄養　80, 405, 443
　　──（産褥期）　855
　　──状態（産褥期）　906
　　──（新生児）　982
　　──的吸啜　834
　　──と健康生活　405

　　──と調理法（妊娠中）　80
会陰　456, 691
　　──の観察ポイント　691
　　──縫合　718
　　──保護開始の判断のコツ　698
　　──保護法　695
　　──保護綿の種類　699
　　──裂傷　718
会陰筋のマッサージ　461
会陰切開　720, 862
　　──（産褥期）　860, 905
　　──の部位　720
壞死性腸炎　1050
エジンバラ会陰保護法　697
エジンバラ産後うつ病自己評価票　821, 902
エプスタイン真珠　1076
炎症性サイトカイン　357
炎症性腸疾患合併妊娠　296
延長型分娩第1期（潜伏期遷延）450
塩分の過剰摂取　134

追いかけ反射　1090
横位　63, 514
　　──診断基準　514
　　──帝王切開適応　518
　　──と羊水過少　572
　　──の分娩経過の予測　518
　　──の分娩転帰　519
　　──発生の因子　516
応形機能　396
黄体化ホルモン（LH）　50
黄疸　979
　　新生児──　979
　　母乳育児による──　888
オキシトシン　732, 798
　　──静脈内注入濃度　735
　　──テスト　75
　　──の妊娠性変化　50
おしゃぶりの使用　892
悪心（嘔気）・嘔吐　44, 194, 195, 214
悪阻→妊娠悪阻，つわりをみよ
　　──の重症度　197
夫・家族との関係（妊娠中）　88

夫・家族への不満　818
おむつカバー　984
おむつ交換　1131
オルスハウゼン直腸法　696
オルトラニー法　1079
悪露　789, 864
　　──の色　789
　　──の臭気　791
　　──の停滞　866
　　──の排泄　857
　　──の量　789
温罨法　453, 744
　　──と冷罨法　454
温度感覚（新生児）　968

カーサ・モア法　328
ガードルやコルセット　127
外陰部　32
　　──洗浄法　688
　　──の清潔　181, 688, 758
　　──の生理的変化（妊娠期）　32
外陰部・肛門　951
外回転術　511
　　──と常位胎盤早期剝離（胎盤早剝）　596
開眼方法（出生直後）　1077
外診所見　514
　　──（横位）　514
　　──（骨盤位）　506
外性器（殿位）　506
回旋の異常　439, 474
回旋の原理　396
外表所見による評価（新生児）　1092
ガウス頤部触診法　329
カウプ指数　54
　　──を用いた体重管理　54
ガウンテクニック　688
カエル様肢位　1074
化学性肺炎　1022
化学療法　913
過換気症候群　142
過期産　188
　　──児　947
過期妊娠　188, 189

──胎児の発育・健康状態
　　190
──と羊水過少　468
──の逸脱の診断　190
──の帝王切開術分娩　191，
　　192
──の微弱陣痛　436
──の分娩経過などの予測
　　190
──の分娩様式　192
過強陣痛　464
──と羊水過少　572
──による胎児・新生児の健
　　康状態の予測　472
──の原因の除去　465
──の診断基準　464
──の早期発見　467
──の分娩経過の予測　470
──の分娩進行状態　467
──発生　466，518
額位　480
──回旋の変化　482
──の診断基準　480
──の正常分娩との相違　482
──の帝王切開　483
──の分娩経過の予測　480
──分娩停止　483
拡散不全　1014
鵞口瘡　128
下降度と骨盤平面　393
下肢　461
──静脈血栓症　915
──の温罨法　447，461
──の浮腫と心疾患合併妊娠
　　270
下肢痙攣　39，138，139
──の逸脱状態　138
──の増悪因子　138
仮死児（新生児一過性多呼吸）
　　1040
過重労働　204
過熟化　192
過剰運動（出生直後）　1074
ガスリー法　973
仮性・真性メレナ　976
カゾーの分類　988
──との比較　993
家族　88
──関係（妊娠中）　88

──計画　661，662，859
──の意思決定　1120
──の価値観　1120
──のケア　1112
──の健康状態　945
家族（夫）の分担・協力　162
　流産の──　162
活動・運動　76，908
　産褥期の──　908
──と休息・睡眠（妊娠中）
　　77
カテコラミン　640
──の作用と特徴　641
過粘度症候群　1048，1062
下腹部
──異物感（IUFD）　657
──緊満感　164
──重圧感　164
──痛　164，598
──の冷感　57，657
顆粒球エラスターゼ　357
カルシウム　136
──の付加（貧血）　205
──・ビタミンＣ摂取　137
──・ビタミンＤ不足　138
──不足　39
カルシトニン分泌上昇（IDM）
　1056
顔位　484
──感染　488
──口唇・舌の腫脹　488
──喉頭部の圧迫骨折　488
──産瘤　488
──児頭変形　488
──第3回旋不可能（頤方顔
　　位）　486
──胎児機能不全　488
──窒息　488
──頭蓋内出血　488
──軟産道高度裂傷　488
──の外診所見　484
──の回旋の変化　488
──の帝王切開　487
──の内診所見　484
──の分娩機転（頤前方顔位）
　　486
──破水後の顔面の先進下降
　　484
──破水前の胎胞膨隆　484

──分娩停止　487
感覚器　944
眼華閃発　210，212
肝機能の妊娠性変化　45
換気不全　1014
眼球運動異常（出生直後）　1076
眼球振盪（出生直後）　1076
環境温度が酸素消費量と体温に
　　与える影響　956
眼瞼浮腫（出生直後）　1076
眼脂（出生直後）　1076
鉗子・吸引分娩→吸引・鉗子分
　　娩をみよ
鉗子牽出　772
カンジダ症　128
──と妊娠糖尿病　220
汗疹（あせも）　1075
間接ビリルビン　965
感染　986
　産褥期の──　906
──源　986
──の既往歴（非妊娠時）　128
──予防策（院内）　986
──ルート　987
感染症　152，648
　新生児に影響する──　944
──とFGR　1048
──とIUFD　656
──と心疾患合併妊娠　274
──の診断基準（新生児）
　　1064
──の予防（FGR）　1051
肝臓（出生直後）　1078
がん胎児性フィブロネクチン
　　357，541，544
眼底所見（妊娠高血圧症候群）
　　214
肝の未熟性　965
顔貌　1076
──変形・非対称（出生直後）
　　1076
陥没呼吸　1015
陥没乳頭（産褥期）　796
顔面神経麻痺（出生直後）　1076
顔面皮膚乾燥　196
関連痛・放散痛　126
──と腰・背部痛　126

索引

 き

キーゲル体操 125
既往妊娠・分娩歴 56
器械的頸管熟化法 730
飢餓熱 196
気管支喘息 286
　——と呼吸器系疾患合併妊娠 286
　——誘発因子とその回避法 293
気管支透亮像 1029
気管挿管の適応 778
気管内洗浄 1024
危機理論 1128
奇形 228
　——と妊娠糖尿病 228
　——と微弱陣痛 440
起座位 143
偽陣痛 69
寄生菌性紅斑 128
基線細変動（胎児心拍数） 664, 669
　——減少，消失 594, 600
　——と常位胎盤早期剥離（胎盤早剥） 600
　——と前置胎盤 594
　——と胎児機能不全 531
基礎体温法（BBT） 24, 26
　——高温相 26, 49
　——低温相 26
　——二相性の読み取り法 26
喫煙 568
気道 1005
　出生直後の—— 1103
　——確保と刺激 1003
　——の確保 1005
　——の閉塞 1022
キニン産生系因子 620
機能性心雑音（心疾患合併妊娠） 270
虐待（産褥期） 816, 824, 829
逆流性食道炎 296
吸引・鉗子分娩 192, 276, 459, 767
　産褥期の—— 860
　　　——頭部損傷 462
牛眼（出生直後） 1076
救急薬品 684

急産 470
急性期呼吸障害の検体検査 1018
急性脂肪肝 218
急性腎盂腎炎 280
急性腎炎症候群 282
急性虫垂炎 296
急性乳腺炎 880
急性羊水過多症 557
吸啜反射 1090
急速開大 472
急速下降 472
急速遂娩 260, 536, 537, 538, 767
　臍帯脱出時の—— 583
　産褥期の—— 860, 905
　——と弛緩出血 606
　——と前置胎盤 260, 590
　——の条件 260
休息・睡眠（産褥期） 908
急変時に予測される処置と必要物品 629
救命処置に使用される主な薬品 998
共圧陣痛（Vorherr） 384
胸囲 950
仰臥位会陰保護法 695
仰臥位低血圧症候群 38, 238, 270, 523, 537, 538, 576
胸郭 950
胸腔内圧の上昇 576
凝固系分子マーカー 628, 631
凝固亢進期抗凝固療法 639
胸骨圧迫 779
胸骨の挙上（出生直後） 1078
狭骨盤 516
　——と横位 516
　——と過強陣痛 466
　——と骨盤位 508
　——と低身長 438
　——と微弱陣痛 438
胸膝位と陣痛の抑制 465
胸腺低形成とFGR 1048
強直性陣痛 518
強度の尿糖陽性 222
胸部X線（新生児） 1066
局所の復古 784
虚弱体質，衰弱 608
巨大児 192, 228, 947

　——とIDM 1054, 1057, 1058
　——と横位 516
　——と産褥期 862
　——と弛緩出血 608
　——と微弱陣痛 440
　——と羊水過多 560
巨大胎盤 560
緊急帝王切開 651
菌交代現象 130
　——と抗菌薬服用妊婦 130
筋・骨格の生理的変化（妊娠期） 52
筋線維 381
　——の一過性の収縮 381
　——の持続的退縮 381
金属カップ 770
筋肉痛 52
　産褥期の—— 905
　——と腰・背部痛 126
勤労状況（妊娠中） 76
勤労妊婦 77
　——の労働環境 77

 く

グースマン法 438
空腹時血糖 224
躯幹横径（TTD） 346
躯幹娩出の介助 708
屈曲胎勢 64
靴のヒールと腰・背部痛 127
クラミジア 128, 152
グリーンヒル会陰保護法 696
クリステレル（胎児）圧出法 459, 578
クリック現象 1079
車の運転 79, 163
クレーデ胎盤圧出法 608
クロミフェン 234

 け

頸管開大度 385
頸管成熟度 724
　——判定 70
頸管展退度 385
頸管縫縮術 256
　前置胎盤の—— 256
　早産の—— 185

頸管無力症　153，177
頸管裂傷　768
経済的サポート（産褥期）　923，928
経胎盤移行の母体エストロゲン　965
経腟エコー　340
経腟分娩　505
　　──可能な多胎　574
　　──高在縦定位　505
　　──困難な多胎　574
　　──時麻酔と微弱陣痛　448
　　──の可否　724
系統的観察法（出生直後）1073，1074
頸部　950
経腹エコー　340
頸部臍帯巻絡　704
痙攣　139
　　下肢──　39
　　──発作時のケア　139
ゲートコントロール説　740
外科的手術（心疾患合併妊娠）266
外科的手術既往妊娠　278
下血　976
　　新生児の──　976
　　──・吐血などの消化管出血　976
下剤　121
毛じらみ　128
血圧　954
　　新生児の──　954
　　──下降異常（産褥期）807
　　──測定と妊娠高血圧症候群　207
　　──低下と前置胎盤　592
　　──の生理的変化（妊娠期）38
血液　34
　　──性状（弛緩出血）610
　　──の生理的変化（妊娠期）34
血液ガス　1038
　　──とDIC　642
　　──と新生児一過性多呼吸1038
　　──と新生児仮死　992
血液凝固　626

　　──系因子　620
　　──系，線溶系亢進状態　958
　　──亢進期の抗凝固療法　632
　　──障害　612
　　──能の生理的変化（妊娠期）35
血液検査　810
　　新生児の──　1064
　　──所見　810
　　──と常位胎盤早期剥離（胎盤早剥）604
血液線溶　620
　　──系因子　620
　　──亢進期の抗線溶療法　634
　　──能の生理的変化（妊娠期）35
血管確保（弛緩出血）612
血管合併症　220
血管作動性物質の生理的変化(妊娠期)　51
血管障害を伴う糖尿病　1054
月経　793
　　新生児──　951，1078
　　──再開　793
　　──周期の違いと妊娠期間　25
　　──前症候群　900
血漿量の生理的増加　34
血清αフェトプロテイン　59
血清抗体価（CH₅₀）316
血栓性静脈炎　915
血栓塞栓症　916
血中ヘマトクリット値　200
血中ヘモグロビン値　200
血糖値　220
血乳　804
欠尿　214
ケトアシドーシス　224
下痢（産褥期）864
肩囲計測（出生直後）1080
減塩食　135
　　妊娠高血圧症候群の──　209
懸鉤　
　　──多胎（第1児）578
　　──の帝王切開　579
健康教育　364
健康状態　944
健康診査　938
　　産褥期──　938

　　実施時期別──　939
　　新生児の──　1130
健康生活状態に関する診断　15，76，405，855，981
肩甲難産　232
肩甲部の触知（横位）514
肩甲娩出の介助　704
幻視　196
原始反射　968
　　出生直後の──　1090
　　──診察法　1090
懸垂腹　241，437，439，516
　　──と腰・背部痛　127
幻聴　196
原発性微弱陣痛　448
肩幅計測　1082

こ

抗SS-A抗体　316
口蓋裂　1076
　　出生直後の──　1076
　　──の母乳育児　888
口渇　132
効果的な吸啜　834
交換輸血　1072
　　新生児──　1072
　　部分──　1062
後弓反張（出生直後）1074
口腔内　140
　　──観察法（出生直後）1077
　　──の形態の異常　886
　　──の状態変化　140，198
高血圧と常位胎盤早期剥離（胎盤早剥）596
高血糖　224
広骨盤　490
後在肩甲の娩出　707
高在縦定位　503
　　──診断基準　503
　　──内回転術（医師による）505
　　──の経腟分娩　505
　　──の帝王切開　505
　　──発生の因子　503
　　──分娩経過の予測　503
抗サイログロブリン抗体(TGHA)　306
交差伸展反射　968

交差抱き　840
後産期出血　623，624，632
高色素性大球性貧血　200
甲状腺機能　306
　──亢進症　302
　──低下症　302
甲状腺刺激ホルモン（TSH）　50，306
　──の生理的変化（妊娠期）　50
　──放出ホルモン（TRH）　50，1034
甲状腺疾患　920
　──が妊娠に与える影響　306
甲状腺疾患合併妊娠　300
　──検査　306
　──（産褥期）　920
　──胎児の発育・健康状態の把握　310
　──妊娠継続の可否　306
　──妊娠の可否　304
　──の医学的治療　306
　──の種類　300
　──分娩経過などの予測　310
甲状腺ホルモンの退行性変化　794
後処置　714
抗ショック薬　639，640
口唇口蓋裂（母乳育児）　888，1076
後陣痛　376，788
口唇反射　968
光線療法の適応基準　980
酵素阻害薬　639，640
紅茶・コーヒー　205
肯定的出産体験　763
後頭位　394
　──の頭向と骨盤位の胎向　403
　──分娩と高在縦定位　503
高年初産　208，860
　──（産褥期）　860，905
　──の過強陣痛　468
　──の微弱陣痛　442
高年妊婦　38
　──と妊娠糖尿病　222
高ビリルビン血症　1048
　──とFGR　1248
　──とIDM　1058，1062
　──の光線療法　1049

高頻度振動換気（HFO）　1026
後方後頭位　494，495
　──会陰部高度裂傷　496
　──外診所見　494
　──回旋の矯正　495
　──吸引分娩　497
　──診断基準　494
　──胎児機能不全　496
　──頭蓋内出血　496
　──と額位　482
　──内診所見　494
　──の診断　495
　──疲労性微弱陣痛　496
　──分娩経過の予測　494
後方不正軸進入　500
　──骨盤X線撮影　502
　──診断基準　500
　──胎児機能不全　502
　──帝王切開　502
　──頭蓋骨圧痕　502
　──頭蓋内出血　502
　──内診所見　500
　──疲労性微弱陣痛　502
抗マイクロゾーム抗体（MCHA）　306
肛門・会陰保護　692，759
肛門・直腸　951
　──の閉鎖や狭窄　951
肛門の保護　694
肛門部の退行性変化　792
抗リン脂質抗体　316
　──症候群の診断基準　155
　──による流・死産　314
高齢出産　608
鼓音　44
呼気終末陽圧（新生児一過性多呼吸）　1040
呼吸　1040
　──音を聴診器で聴診（出生直後）　1086
　──確立の遅れ（新生児一過性多呼吸）　1040
呼吸器系疾患　920
　──が妊娠に与える影響（喘息）　288
呼吸器系疾患合併妊娠　286
　産褥期の──　920
　──の種類　286

──の胎児および胎児付属物に関する診断　292
──の胎児の発育・健康状態の把握　292
──の妊娠継続の可否　290
──の妊娠の可否　286
──の分娩経過などの予測　292
──の分娩様式　292
呼吸窮迫症候群（RDS）　230，1000，1002，1028
　──経母体的TRH投与　1034
　──経母体的副腎皮質ステロイド投与　1034
　──（出生直後）　1086
　──診断基準　1029
　──と発症の因子　1032
　──のL/S比　1030
　──の徴候　1035
　──発症の予測　1033
　──予防的サーファクタント補充療法　1036
呼吸窮迫症状　971
呼吸循環の適応　970
呼吸障害　1014
　──とIDM　1056，1060
　──と新生児一過性多呼吸　1038
　──と新生児仮死　998
　──の病態生理　1014
呼吸数増加　142
　──増悪因子　142
　──の逸脱状態　142
　──と多胎　576
呼吸法　443，537
　開口期の──　746
　娩出期，後産期の──　748
極低出生体重児　947
五胎　575
鼓腸　44
　──の生理的変化（妊娠期）　44
骨格化（IUFD）　662
コックスの分類　74
骨産道　466
　──損傷　871
　──と過強陣痛　466
　──と微弱陣痛　438
骨重積　396

――（出生直後） 1076
骨盤位 506, 507
　　――牽出術 510
　　――診断基準 506
　　――と羊水過少 572
　　――の矯正 509
　　――の帝王切開 590
　　――の分娩機序 507
　　――発生の因子 508
　　――分娩外傷 510
骨盤外計測 335
骨盤腔の方向区分 64
骨盤計の種類 335
骨盤諸径線の計測部位 336
骨盤底筋群の弛緩 870
骨盤の大きさの基準 439
骨盤未嵌入時の破水（多胎第2児） 580
骨盤誘導線 387
古典的骨盤平面（系） 387, 391, 393
個別標識の装着（出生直後） 1104
コミュニケーション（新生児） 969
コミュニケーション技法 320, 322
こむらがえり 138
混合性アシドーシス 1020
混濁羊水の肺内吸収 1018
コンドームの着用 181
昏迷・昏睡（出生直後） 1074

さ

サーファクタント特異アポ蛋白-A（SP-A）の定量 1038
サーファクタント補充 1002
サーモンパッチ 1075
臍 980
臍炎（出生直後） 1078
細菌感染症診断のための検査 1065
細菌性腟症 356
細菌性乳腺炎 880
最終月経より分娩予定日を算出 25
臍処置 1131
　　――（出生直後） 1108
臍帯 567

　　――圧迫 567
　　――過短 440
　　――過長 440
　　――結紮 710
　　――結紮時期による新生児，胎盤の血液量の変化 957
　　――血流途絶（新生児仮死） 996
在胎期間別出生時体格標準曲線 948
在胎週数 436
　　――と呼吸窮迫症候群発生頻度 1034
　　――と出生体重別分類基準 947
　　――と微弱陣痛 436
　　――評価 1092, 1096
　　――別分類 947
最大陣痛数 379
臍帯切断 712
　　――後（出生直後） 1106
　　――前（出生直後） 1106
臍帯脱出 562, 578, 583
臍帯動脈中の血液pH 990, 992
在胎別出生時 1081
　　――胸囲基準曲線（出生直後） 1081
　　――頭囲基準曲線（出生直後） 1085
細長型骨盤（類人猿型） 503
ザイツ法 327, 438
サイナソイダルパターン 681
臍肉芽形成 980
臍ヘルニア 950
　　――（出生直後） 1078
榊体重概算法 58
搾乳の方法 935
鎖肛（出生直後） 1078
鎖骨骨折 1076
　　――触診法（出生直後） 1077
さざなみ波 600
　　――と常位胎盤早期剝離（胎盤早剝） 600
左側臥位分娩 758
擦過傷（出生直後） 1076
サポートシステム（妊娠中） 88
サポート者の心理の変化 412
サポート体制（産褥期） 825, 923, 928

酸塩基平衡の異常 643
酸塩基平衡の生理的変化（妊娠期） 36
産科医師との協働 415
産科医療補償制度 430
産科出血（分娩時） 586
産後 900
　　――うつ病 822, 900, 924
　　――の子宮復古 785
　　――の性生活 859
産褥 868
　　――潰瘍 868
　　――経過の予測 921
　　――血栓症・塞栓症 915
　　――子癇発現時期 646
　　――（子宮内）感染症 806, 908, 920
　　――静脈血栓症 915
　　――腎盂腎炎の経過 913
　　――精神病 822, 926
　　――における血液の変化 811
　　――無月経 793
産褥期 782
　　――とIUFD 662
　　――の3段階 782
　　――の助産診断 782
　　――の体重減少 809
　　――の貧血 810
産褥熱 871
　　――の産褥経過の予測 871
三胎（3児） 575
産徴 69
産痛 406
　　――緩和ケア（対処） 410, 452
　　――緩和と体位 745
　　――に影響する因子 406
　　――に対する反応 406, 410
　　――の感じ方 406
　　――の強度とその範囲 407
　　――の強度に影響する因子 454
　　――のコントロール 740
　　――の伝達経路 407
　　――の発生機序 406
　　――・部位 410
　　――やその他の不快・苦痛への対処 410
産道 472

——の抵抗が大きい場合　472
　　——評価　392
　　——裂傷と弛緩出血　612
散歩　121
産瘤　484, 1076
　　額位と——　484
　　——の急な増大　534

し

痔　870, 921
　　——（脱肛）の産褥経過の予測　871
シーハン症候群　644, 917, 926
シェイクテスト　728
ジェンダー・アイデンティティ　86
自回→自己回転をみよ
耳介前部の瘻孔　1076
痔核　120, 792, 864
　　——（産褥期）　864
　　——と便秘の関係　120
　　——による出血　178
　　——の有無　792
　　——の還納　123
　　——の形成　118, 120
　　——の整復　792
視覚（新生児）　968
子癇　646
　　——の外傷防止　650
　　——の鑑別診断　648, 650
　　——の緊急帝王切開　651
　　——の呼吸管理　650
　　——の再発防止　652
　　——の症状経過　646
　　——の対処方法　648
　　——の脳画像所見　648
　　——の保健指導　654
　　——の誘発因子　646
　　——発作の症状経過　647
弛緩出血　192, 608
　　——と異常出血　588
　　——と遺伝的素質　608
　　——と虚弱体質，衰弱　608
　　——と常位胎盤早期剝離（胎盤早剝）　606
　　——と前置胎盤　594
　　——と微弱陣痛　460
　　——と頻回経産婦　610

　　——と貧血　204
　　——と羊水過多　564
　　——の逸脱への予防　608
　　——の鑑別診断　612
　　——の局所性因子　608
　　——の時期　610
　　——の子宮摘出　611
　　——の止血　616
　　——の処置　612
　　——の診断　610
　　——の全身状態　610
　　——の全身性因子　608
　　——分娩第4期の管理　609
　　——を引き起こしやすい状態の把握　609
　　——を予測した準備　609
弛緩法　745
色素性母斑　1075
子宮　656
　　重複——　157
　　——異常　656
　　——位置の退行性変化　786
　　——円靱帯痛　52
　　——下垂　871
　　——活動量　380
　　——下部筋肉の収縮不全　594
　　——硬度の退行性変化　786
　　——胎盤付着部の退行性変化　786
　　——脱　871
　　——摘出と弛緩出血　611
　　——の形態・位置異常　864
　　——の弛緩出血　610
　　——の双合圧迫止血　618
　　——の退行性変化　784
　　——の摘出と弛緩出血　618
　　——の板状硬　602
　　——の復古不全　864
　　——変形と骨盤位　508
子宮奇形　156
　　——（産褥期）　864
　　——とFGR　244
　　——と横位　516
子宮筋　724
　　——オキシトシン感受性試験　724
　　——の刺激　618
　　——の手術瘢痕　608
　　——の動作　382

子宮筋腫　156
　　——（産褥期）　864
　　——と横位　516
　　——と骨盤位　508
　　——と弛緩出血　608
子宮腔長の退行性変化　785
子宮頸管　74
　　——熟化の促進　729
　　——長の経腟超音波所見　355
　　——の成熟度　70
　　——のタイプ　74
　　——の展退　376
　　——縫縮術　185
子宮頸部の退行性変化　787
子宮口
　　——開大　376, 551
　　——開大停止　450
　　——開大と児頭下降の対応　400
　　——開大と前期破水　547
　　——の経腟超音波所見　355
子宮後屈（産褥期）　864
子宮収縮　600
　　——曲線　600
　　——刺激テスト（CST）　62, 524, 529
　　——促進薬（多胎第1児）　578
　　——測定点　379
　　——の作用　381
　　——の自覚　383
　　——の測定　668
　　——の伝播　381
　　——波の自覚・触診・痛覚　383
　　——薬　616
　　——抑制　536, 537
　　——抑制薬　182
糸球体濾過量（GFR）の生理的変化（妊娠期）　45
子宮底高　333, 784
　　——の退行性変化　784
子宮底長　333, 784
　　——増大　556
　　——の退行性変化　784
　　——の変化　29
　　——より算出する方法　403
子宮底摩擦　608
子宮内圧　378, 464
　　——激減（多胎第2児）　580

——と過強陣痛　464
——の急減と羊水過多　562
——の亢進と羊水過多　562
——の微弱陣痛　432
子宮内感染（IUI）　180, 1068
——と FGR　244
子宮内胎児死亡（IUFD）　230, 656, 657
——胎児の状態　662
——と横位　516
——と自己免疫疾患合併妊娠　318
——の主なＸ線所見　659
——の確定診断　656
——の自覚症状　658
——の処置　658
——の診断　656
——のハイリスク因子の確認　656
——の予防　657
子宮内胎児蘇生　538
子宮内胎盤片　862
子宮内反症　612
子宮内膜の退行性変化　786
子宮破裂と異常出血　586
子宮壁　576
——の過伸展（多胎）　576
止血　36
——困難帝王切開術と前置胎盤　260
自己回転（自回）　518
——と横位　518, 520
——娩出ダグラス（Douglas）方式　520
——娩出デンマン（Denman）方式　520
自己概念（妊娠初期）　84
自己概念（妊娠後期）　96
自己コントロール　408
事故防止策（院内）　987
自己免疫疾患合併妊娠　311
　産褥期の——　921
——と妊娠高血圧症候群　314
——妊娠の可否　312
——の検査　316
——の妊娠継続の可否　314
——の分娩経過などの予測　318
——の分娩様式　318

自殺企図（産褥期）　925
死産　57, 304, 306, 310, 314, 1124
——届の提出　658
四肢伸展（出生直後）　1074
矢状縫合離開（出生直後）　1076
児心音　604
——消失　604
姿勢　127, 951
　新生児の——　951
——と腰・背部痛　127
——の生理的変化（妊娠期）　52
自然排便（産褥期）　906
自然排卵による多胎の発生　234
自然破水　692
自然流産　151
持続陽圧呼吸（CPAP）　1036
死胎児症候群　623, 624, 632
膝位　507, 508
——膝蓋骨触知　508
室温　987
——の調整　447
膝胸位骨盤位の整復　509
室内の清掃　986
失明　222
耳低位（出生直後）　1076
自転車　163
児頭　505
——回旋　393
——嵌入（顔位）　486
——計測　1082
——最大横径面　326
——大横径（BPD）　341, 346, 1082
——第 4 回旋　761
——通過面の最大径　397
——の大きさの指標　393
——の区分　399
——の骨盤内進入　389
——娩出時の顔面の清拭　702, 761, 1102
——末梢血採取法（セーリング法）　532, 533
児頭下降　505
——，回旋の矯正および促進　505
——障害　502

——停止型（分娩第 1 期末期〜分娩第 2 期）　450
児頭下降度（station）　387
——，頸管開大度と児頭回旋の関係　393
——の表現方法　387
——の平行平面系　387
——を測定するポイント　388
児頭骨盤不均衡（CPD）　327, 438, 676
——診断法　438
——と IDM　1058
——と過強陣痛　466
——と前期破水　546
——と微弱陣痛　438
——の因子　468
——の診断（高在縦位）　505
自動車の運転　78
児童相談所　825, 928
児頭変形　396, 399, 484
——（額位）　484
児動脈血　992
児の口腔の解剖　832
児のステート　832
児の抱き方　836
ジノプロスト（PGF$_{2\alpha}$）　734
——の静脈内注入濃度　737
ジノプロストン（PGE$_2$）　729, 732
自発呼吸　777
自発的微笑　969
耳変形（出生直後）　1076
脂肪腫（出生直後）　1078
嗜眠　196
シムスの体位　127, 745
斜位　63
社会資源の活用状況　1116
社会的因子　92
——（妊娠中）　92
——（妊娠後期）　96
社会的側面　928
——逸脱の予期　928
若年出産　860
若年初産　208, 905
——婦の微弱陣痛　442
縦位　63
習慣性流・早産　220
住居環境（産褥期）　824
重症悪阻　43

重症感染症　624
重症貧血　523，531
修正分娩予定日　25，27
重折娩出　520
　──横位　520
重複子宮　157
絨毛癌　26
絨毛膜羊膜炎（CAM）　172，
　173，180，356，546，1065
　──の臨床的診断基準　356
就労
　──の有無と内容（妊娠中）
　　126
　──への遅れ（社会的不適応）
　　871
就労女性の社会資源（育児期）
　830
樹枝状陰影（胎便吸引症候群）
　1020
手指の清潔　986
手掌把握反射　1091
出血　161，166，178
　──状態と弛緩出血　610
　──と前置胎盤　256
　──の生理的変化（妊娠期）
　　36
　──量と弛緩出血　614
出血傾向　626
　──と DIC　626
　──と妊娠高血圧症候群　214
出血性壊死　620
出血性ショック　614
　──と弛緩出血　614
　──と常位胎盤早期剝離（胎
　　盤早剝）　606
　──と前置胎盤　592
　──の重症度　615
出産準備　364
　──教育の効果　367
　──クラスの概念枠組み　364
出産体験　815
出産の想起　762
出産予定日逆算法　26
出生後の経過の予測　998
出生時　957
　──の血液量　957
　──の身長　949
　──の肺水の動態　1037
出生前後の血液ガスの変化　952

出生前診断　59
　──と呼吸窮迫症候群　1030
　──のスクリーニング　59
　──のフローチャート　60
出生体重　949
　──別分類　947
出生直後　1090
　──原始反射診察法　1090
　──身体諸計測　1080，1108
　──成熟度診察法　1092
　──のチェックポイント　774
　──の母子対面状況　981
　──のルーチンケア　1100
　──バイタルサイン　1086，
　　1108
出生届　831
手動搾乳器　934
授乳　982
　──・育児技術習得の支援
　　1132
　──手技の診査　930
　──のタイミング　832
　──婦（月経再開）　793
循環器系　37
　──の子癇の管理　652
　──の生理的変化（妊娠期）
　　37
循環血液量　576
　──の生理的変化（妊娠期）
　　37
　──の増加　576
循環障害と新生児仮死　1004
順（正）軸進入　389
瞬目反射　968
昇圧薬　639，640
常位胎盤早期剝離（早剝）　218
　──既往産婦　598
　──と DIC　622
　──と異常妊娠　596
　──の異常出血　586
　──の早期診断　598
　──のハイリスク群に対する
　　保健指導　597
　──の分娩管理　606
小陰唇の裂傷　870
小横径計測（児頭）　1082
消化管　1050
　──機能異常　1050
　──障害と新生児仮死　1010

　──閉鎖　560
消化器系疾患合併妊娠　295
　──の胎児の発育・健康状態
　　296
　──の妊娠継続の可否　296
　──の妊娠の可否　295
　──の分娩経過などの予測
　　298
　──の分娩様式　298
消化器系の発達（出生児）　959
消化・吸収機能の発達　960，961
小奇形の項目　972
上肢・臍帯脱出と横位　518
上肢の触知（横位）　514
小斜径計測（児頭）　1084
小泉門　950
情緒的サポート（産褥期）　88，
　94，927
静脈怒張　39
静脈瘤　39，136
　──（肛門部）　136
　──の逸脱状態　136
　──の増悪因子　136
静脈ルートの確保　1072
初回授乳　978
初回排尿　962
　新生児の──　976
　──時期　962
初回哺乳　977
初嘔吐（新生児）　976
食事　855
　産褥期の──　855
　──摂取量（分娩後）　809
　──（妊娠悪阻）　199
　──（妊娠高血圧症候群）
　　209
　──（妊娠糖尿病）　229
　──（貧血）　205
　──（浮腫）　135
食事摂取基準　80，855
　──妊婦・授乳婦　855
　──付加量　80
食生活改善（妊娠中）　81
褥婦　864
　──の身体的不安　818
　──のセルフケア能力　864，
　　906
　──の年齢　905
助産過程　8

索引3―和文索引

助産技術　7
助産ケア　7
助産師　6
　――が持つべき実践能力　6
　――主導　415
　――の業務範囲　414
　――の専門性　2
　――の能力　429
　――の役割　3
助産診断　2，10
　――と実践過程　16
　――と全人的ケア　5
　――の書き方　10
　――の課題　12
　――の過程　10
　――の項目カテゴリー　14
　――名の表現　12，14
初産婦と経産婦の鑑別診断　55
初産婦と妊娠高血圧症候群　208
処女膜　791
　――の退行性変化　791
　――ポリープ　951，1078
触覚反射（新生児）　968
ショック　536，537
　――とDIC　626
　――と常位胎盤早期剝離（胎盤早剝）　604
　――の一般症状　637
初乳　964
　――と成乳の違い　804
　――分泌　33
徐脈と前置胎盤　594
自律授乳　106
視力（新生児）　968
　――障害と妊娠高血圧症候群　214
シルバーマン陥凹スコア　971，1015
脂漏性湿疹　1075
腎移植後妊娠　278
腎盂腎炎　280，912
　――（産褥期）　912
　――の産褥経過の予測　871
心音　1088
　出生直後の――　1088
　――，心雑音聴取の部位（出生直後）　1089
心機能　37

　――亢進の生理的変化（妊娠期）　37
腎機能　228，232，280
　――の生理的変化（妊娠期）　45
鍼灸・指圧　742
呻吟　1015
　出生直後の――　1086
　――と新生児仮死　1000
神経学的観察所見による評価（デュボヴィッツ法）　1094
神経管奇形　59
神経症状態（産褥期）　924
神経痛　126
神経特異性エノラーゼ（NSE）　994
腎血漿流量（RPF）の生理的変化（妊娠期）　45
人工栄養　104，983
人工換気　1002，1005，1072
　――以外の蘇生手技　1009
　――（新生児）　1072
　――療法（呼吸窮迫症候群）　1036
人工呼吸　779
　――の方法　1005
人工透析　644
人工乳　101，855
人工妊娠中絶　859
人工破膜　470，692
　多胎第1児の――　578
　――時のケア　739
　――と羊水過多　557
　――の方法　557
人工羊水　571
深在性静脈血栓症　915
心雑音　270，1088
心疾患（産褥期）　920
心疾患合併妊娠　266
　――胎児機能不全　531
　――胎児の発育・健康状態の把握　274
　――と羊水過多　558
　――妊娠の可否　266
　――の症状　268
　――の妊娠継続の可否　272
　――の分娩経過などの予測　276
　――の分娩様式　276

腎疾患と羊水過多　558
新生児　708
　――黄疸　965，979
　――ケア　708
　――月経　951
　――抗菌薬療法　1072
　――甲状腺機能亢進症　310
　――呼吸器系の特徴　953
　――細菌感染症の起因菌　1068
　――痤瘡　1075
　――循環への変換　953
　――神経学的異常　1091
　――診査技術ツール　1073
　――造血　957
　――蘇生法　774
　――中毒性紅斑　1075
　――低血糖　232
　――と前期破水　1064
　――取り違え事故予防　1104
　――に影響する遺伝性疾患　945
　――に影響する喫煙・飲酒の習慣　945
　――に影響する体格　944
　――に影響する服用薬物　945
　――の衣服　984
　――の外表奇形　972，1106
　――の褐色脂肪組織の分布　955
　――の環境温度　956
　――の気道狭窄による肺気腫，無気肺　1022
　――の機能的発達の診断　952
　――の胸骨圧迫法（サム法）　1009
　――の形態的成長の診断　949
　――の血清カルシウム値　1060
　――の呼吸器系の特徴　952
　――の清潔　984
　――の生理的経過，適応　976，1130
　――の赤血球寿命　965
　――の蘇生薬品　685
　――の熱産生　954
　――の熱喪失ルート　955
　――の哺乳行動　958，960
　――敗血症の初発症状　1070
　――微笑　969
　――標識方法　987

──マス・スクリーニング 972
──用聴診器 1088
新生児一過性多呼吸（TTN） 1000, 1037
──の仮死児 1040
──の鑑別診断 1038
──の重症例 1040
──の帝王切開児 1038
──の発生の因子 1038
新生児仮死 988
──犠牲となりうる臓器 998
──児血液量 957
──診断（BE） 992
──と FGR（正期産児） 1042
──と IDM 1062
──と TTN 1000
──と一過性心筋虚血 1004
──と呼吸窮迫症候群 1032
──と常位胎盤早期剥離（胎盤早剥） 606
──の診断基準 990
──の病態生理 988
──発生因子 996
──への対処 1047
新生児感染症 1067
──に対する APR スコアの評価 1066
──の診断基準 1064
──発生の因子 1068
新生児期 942
──経過診断 943
──助産診断 942
新生児室 986
──における感染のルート 986
──保育環境 987
新生児遷延性肺高血圧症（PPHN） 1000, 1004
──の管理 1024
腎臓障害 639, 642
──と DIC 642
──と新生児仮死 1008
心臓転位 40
──の生理的変化（妊娠期） 40
身体外表所見による評価法 1099
身体構成成分（成熟児） 962
靱帯痛 52

身体的諸計測（出生直後） 1073, 1080
──身長計測 1080
身体的変化への対処 84
──（妊娠初期） 84
──（妊娠中期） 91
陣痛 377
──共her 384
──異常 433
──開始（前期破水） 554
──曲線, 腹圧曲線（Greenhill） 384
──の外測法 378
──の種類 376
──の触診法 378
──の測定 668
──の強さの表現法 378
──の疼痛性 377
──の内測法 378
──の不随意性 377
──の抑制 465
──波形 384
──発来 184, 188
──発来前の帝王切開と呼吸窮迫症候群 1032
陣痛持続時間 379, 434
──外測法 379
──と過強陣痛 464
──内測法 379
──微弱陣痛 434
陣痛周期 464
──と過強陣痛 464
──微弱陣痛 432
陣痛促進薬 443, 470
──の副作用 470
陣痛誘発 658, 660
──と IUFD 660
──と促進器械 470
──の要約 723
──法 732
人的サポート（産褥期） 923
浸軟児 662
──と IUFD 662
腎・尿路系の奇形と羊水過少 568
心拍（出生直後） 1088
心拍出量の生理的変化（妊娠期） 38

心拍数の生理的変化（妊娠期） 37
心肥大と心疾患合併妊娠 270
腎・泌尿器系疾患 920
──（産褥期） 920
──（妊娠に与える影響） 282
腎・泌尿器系疾患合併妊娠 278
──胎児の発育・健康状態の把握 284
──と血尿 282
──と腎盂腎炎 280
──と尿路結石 284
──と妊娠高血圧症候群 282
──とネフローゼ症候群 284
──と膀胱炎 280
──の妊娠継続の可否 282
──の妊娠の診断基準 278
深部温（出生直後） 1088
心不全 1050
──と FGR 1050
──と妊娠高血圧症候群 214
腎不全 644
腎無形成と羊水過少 568
心理的側面 922
──逸脱の予期 922
──に関する診断 84
心理的影響因子 817
──産褥期 817
──妊娠中期 90
──妊娠後期 94

す

推定羊水量 442
──と微弱陣痛 442
水頭症 508
──と骨盤位 508
水嚢胞（リンパ管腫）（出生直後） 1076
水分 124, 962
──摂取 124, 962
──摂取（新生児） 962
──と電解質 962
──補給 443, 455
睡眠 856
──・休養（産褥期） 856
──と休息状況（流産） 162
──への影響因子 856

索引3—和文索引 1183

巣作り行動（nesting behavior）
　　90
ステロイドホルモンの退行性変
　　化　794
スパルディング徴候　57，658
スピリチュアルケア　8
すりガラス状所見　1029

性格　84
　　――と過強陣痛　468
　　――と人格的成熟度（妊娠初
　　　　期）　84
　　――と微弱陣痛　444
生活環境　986
　　産褥期の――　824
生活適応　782，817
正期産　540
　　――児　947
　　――児の血圧　954
　　――と前期破水　540
性器出血　57
　　――（多胎）　240
　　――とIUFD　657，658
　　――と常位胎盤早期剝離（胎
　　　　盤早剝）　598，602
性機能の退行性変化　793
清潔
　　産褥期の――　856，906
　　出生直後の――　1108
　　新生児の――　984
　　妊娠中の――　80
　　――と健康生活　80，405
正弦波様波形　681
　　――と常位胎盤早期剝離（胎
　　　　盤早剝）　600
性行為と前期破水　546
清拭（出生直後）　1102
正色素性正球性貧血　200
正軸進入　499
　　――と応形機能　396
　　――と前方不正軸進入の分娩
　　　　軸　499
成熟児　947
　　――の出生後2週間の正常値
　　　　958
成熟度
　　――診察法　1073，1092

　　――の判定　1108
　　――別分類　947
正常産褥から逸脱　860
正常新生児の生理的・行動的変
　　化　943
正常妊娠　67
　　――から逸脱　144
　　――におけるエストリオール
　　　　値（Brown法）　67
正常妊婦の肝機能　46
正常分娩から逸脱　432
精神・運動機能発達の診断　968
性生活　82，181，859
　　産褥期の――　859，908
　　妊娠中の――　82
正中部母斑　1075
成長・発達の診断　949
成長ホルモン（GH）　50
　　――の生理的変化（妊娠期）
　　　　50
成乳　804
生物学的結紮　786
生物物理的プロフィール得点
　　（BPS）　62，248，526，946
性別の判定（出生直後）　1104
生理的黄疸（新生児）　965，979
　　――と病的黄疸の鑑別　965
生理的過期産　190
生理的体重減少　949
生理的多血症　965
生理的貧血　957
セーリング　993
　　――スコア　993
　　――法　532
脊柱の屈曲　658
赤血球数　200
舌咬傷予防　650
舌小帯短縮症　886，1076
舌苔　196
絶対必要臓器　998
切迫子宮破裂　490
　　――と額位　482
　　――と低在横定位　490
切迫早産　124，171，576
　　――と多胎　576
　　――と微弱陣痛　444
　　――のスクリーニング　355
切迫流産　162，164
セミファウラー位　143

セリンプロテアーゼインヒビ
　　ター　633
セルフエスティーム　86
セルフ・エフィカシー　364
遷延一過性徐脈　679
遷延横位　518
　　――における切迫子宮破裂の
　　　　徴候　519
遷延分娩　192
　　産褥期の――　860，905
　　――第1期（活動期遷延）450
　　――と弛緩出血　608
前回分娩時
　　――の軟産道裂傷と微弱陣痛
　　　　444
前期破水　176，182，540，541
　　多胎の――　242
　　――時の分娩管理　548
　　――と多胎　574
　　――と羊水過少　568
　　――の新生児　1064
　　――の胎児，新生児に対する
　　　　リスク　550
　　――の分娩時期の決定　554
　　――の分娩準備状態の評価
　　　　554
　　――発生の因子　546
前（駆）陣痛　69，376，433，
　　436
　　――と微弱陣痛　436
前後径計測（児頭）　1082
前在肩甲　705
　　――の娩出　705
　　――娩出困難鎖骨骨折　192
染色体異常　59，656
　　――とFGR　244
全身状態　806
　　――の回復診断　806
　　――の観察（出生直後）1074，
　　　　1108
全身性エリテマトーデス（SLE）
　　311
　　――の1997年改訂分類基準
　　　　312
　　――の活動性判定基準　315
先進部下降と頸部開大の関係
　　401
全身麻酔（長時間）　608
　　――と弛緩出血　608

全前置胎盤　254，586
　──の帝王切開　260，590
喘息発作　290
前置胎盤　252，590
　多胎の──　242
　部分──　586
　──逸脱の診断　254
　──頸部切開分娩　260
　──と横位　516
　──と骨盤位　508
　──と弛緩出血　608
　──と微弱陣痛　440
　──の異常出血　586
　──の管理例　257
　──の経腟分娩管理　592
　──の原因　252
　──の検査　258
　──の出血の程度　590
　──の種類　255
　──の胎児の発育・健康状態　260
　──の疲労性微弱陣痛　592
　──の分娩管理　590
　──の分娩経過などの予測　260
　──の分娩様式　260，590
先天異常　972
先天奇形　1058
　──・催奇性因子とFGR　244
　──と妊娠糖尿病　220
先天性　266
　──心疾患　266
　──代謝異常スクリーニング　972
　──肺炎　1022
　──房室ブロック（出生直後）　1088
先天性股関節脱臼　1078
　──診察法（出生直後）　1079
先天性心奇形　318
　──と自己免疫疾患合併妊娠　318
前頭位　474，476
　──と弛緩出血　478
　──と正常分娩との相違　476
　──と軟産道裂傷　478
　──と疲労　478
　──と分娩遷延　478
　──の外診所見　474

　──の回旋の変化　478
　──の診断基準　474
　──の内診所見　474
　──の分娩機転　476
　──の分娩経過の予測　476
　──母児の健康状態　478
尖腹　241，437，439
　──と腰・背部痛　127
前方不正軸進入　498
　──骨盤X線撮影　498
　──診断基準　498
　──胎児機能不全　500
　──帝王切開　498
　──頭蓋内出血　500
　──内診所見　498
　──疲労性微弱陣痛　500
　──分娩経過の予測　498
　──母児の健康状態　500
泉門　950，1076
線溶系分子マーカー　628，631
線溶亢進期抗線溶療法　639

そ

双角子宮　157
　──と骨盤位　508
挿管時のポジショニング　1005
臓器　620
　──機能障害　620，621
　──血行の生理的変化（妊娠期）　40
早期産
　──血液量　957
　──と呼吸窮迫症候群　1032
臓器障害　639
　──とDIC　642
早期破水　488，511，540，541
早期母子接触　104
早期離床　857
　──禁忌　857
双合子宮圧迫法による弛緩出血の止血　619
早産　171，306，314，862，947
　──逸脱の診断　178
　──逸脱の予期　172
　──感染（症の有無）　172，178
　──期前期破水　540
　──（産褥期）　862

　──指数　179，355
　──児と羊水過多　564
　──出血　178，181
　──と骨盤位　510
　──と弛緩出血　608
　──と前置胎盤　594
　──と多胎　574，576
　──と羊水過少　568
　──と羊水過多　562
　──妊娠経過の予測　182
　──（妊娠糖尿病）　226
　──の既往　172
　──の原因　173
　──の産婦と家族へのケア（分娩後・前）　187
　──破水の有無　181
　──マーカー　357
　──リスクのスコアリング　175
喪失体験　815，1125
増殖性網膜症　220
双胎　574，575
　──双方の同時破水（多胎）　578
　──の娩出胎位と頻度　575
双胎（胎児）間輸血症候群（TTTS）　236
　──と多胎第1児　580
　──と羊水過多　560
　──の重症度（Quintero分類）　239
早発一過性徐脈　676
瘙痒感　51，128
添え乳　840
足位　507
側臥位　695
　──における会陰保護法　695
　──分娩介助法　758
　──法（骨盤位の整復）　509
足底と指の触知　508
足底把握反射　1091
続発性微弱陣痛　448
足浴（分娩時）　447
蘇生　1003
　──器材などの準備　549
　──の準備　547
　──の初期処置　1003
ソフトバキュームカップ　770

た

第1横位　515
第1頤前方顔位（分娩機転）486
第1回旋の原理　396
第1呼吸　970
　──開始の機序　952
第1児
　──下降停止（多胎）　580
　──骨盤位（多胎）　578
　──のクリステレル圧出法（多胎）　578
第1手技（レオポルド）　323
第1前方顔位（分娩機転）　480
第1前方前頭位（分娩機転）476
第1胎向　63
第1頭位　351
第1標識　1104
第1分類　515
第2横位　515
第2回旋の原則　397
第2手技（レオポルド）　324
第2胎向　63
第2頭位　351
第2標識　1104
第2分類　515
第3回旋　694，706
　──「てこの原理」　397
第3手技（レオポルド）　325
第4回旋　704
第4回旋の原理　398
第4手技（レオポルド）　326
胎位　63
　──・胎向の観察（超音波）351
　──と胎向　63
　──と胎勢　63，440
　──と多胎　574，580
　──の確認　518
胎位異常　242，546
　──と前期破水　546
　──と多胎の第2児　580
　──と羊水過多　572
胎位矯正後の固定法　510，511
体位の工夫　455，457
体位変換　439，509
　──（回旋異常）　439
　──（骨盤位）　509

体温　49，806
　新生児の──　954
　胎児の──　954
　──測定（出生直後）　1088
　──の維持　1003
　──の回復診断　806
　──の生理的変化（妊娠期）49
胎芽（児）　164
　──の心拍動確認（流産）164
　──の生死　57
体外受精・胚移植（IVF-ET）234
胎外循環適応不全の予防　1051
胎外生活適応の診断　970
帯下　128
　──掻痒感　128
　──妊娠中　32
胎向　63，351
退行性変化　784，860
胎脂（出生直後）　1108
胎児　57，92
　──異常　560
　──因子による微弱陣痛　440
　──うぶ毛　544
　──栄養障害型　248
　──円筒　396
　──音響刺激試験　527
　──下降度　72
　──仮死　523
　──側因子と骨盤位　508
　──形態的異常　946
　──血pH　62
　──血流波形（パルスドプラ法）　530
　──呼吸様運動（FBM）　526，570
　──細胞と羊水　544
　──死後の変化　663
　──とのコミュニケーション　92
　──との相互関係（妊娠後期）96
　──の吸啜　959
　──の健康状態の診断（分娩時）　404
　──の産道通過機転　396
　──の推定身長　58
　──の生死　164

　──の妊娠月数と身長・体重概算法　58
　──の発育・健康状態　168，403
　──の予測胎児体重（大垣法）404
　──の予備能力不足　996
　──肺成熟（＋）と前期破水　554
　──肺成熟度　548
　──評価　392
　──頻脈の原因　666
　──腐敗　662
胎児アシドーシスの程度と診断基準　532，533
胎児位置の表現法　63
　──英米仏式による分類　64
　──日本・ドイツ式による分類　63
胎児運動　28
　──の出現時期　28
胎児期　957
　──の血球生成　957
　──のビリルビン代謝の合目的機構　965
胎児奇形　656
　──とIUFD　656
　──と横位　516
　──と骨盤位　508
　──と羊水過少　568
　──と羊水過多　564
胎児機能不全　463，472，522，523，664
　──高在縦定位　504
　──骨盤位　512
　──（多胎）　242，578
　──多胎（第2児）　580
　──と横位　520
　──と過強陣痛　472
　──と額位　484
　──と前置胎盤　594
　──と低在横定位　492
　──と妊娠高血圧症候群　216
　──と微弱陣痛　460
　──とヒト胎盤性ラクトーゲン（hPL）　530
　──と羊水過少　572
　──と羊水過多　564
　──の正常逸脱の予測　522

──の病態 523
──の診断（分娩時） 532
胎児ジストレス 523
胎児死亡 57
　　──診断 57
　　──と妊娠高血圧症候群 216
胎児循環から新生児循環への変換 952
胎児情報（BPS） 946
胎児徐脈の原因 666
胎児心音聴取部位 514
　　──と横位 514
　　──と骨盤位 506
胎児診断（分娩時） 403
胎児心拍数（FHR） 192, 656, 664, 672
　　──基線 666
　　──基線細変動の分類 669
　　──基線レベルの分類 667
　　──陣痛図 666
　　──と常位胎盤早期剥離（胎盤早剥） 600
　　──パターンの評価 665
　　──の消失とIUFD 656
胎児心拍数モニタリング 531, 664, 946
　　ハイリスク胎児の── 524
　　──と胎児機能不全 532
胎児水腫 1040
胎児数 574
胎児生死 57
胎児成熟度 58, 532, 947
　　──と胎児機能不全 532
胎児染色体異常と流産 151, 154, 158, 168
胎児蘇生法 536
胎児体重推定法 345, 403
　　──子宮底長と腹囲より算出する方法 404
　　──子宮底長より算出する方法 403
　　──腹囲より算出する方法 403
胎児胎盤 65
　　──機能 65, 190
　　──系予備能の評価 65
　　──不均衡 190
胎児胎盤機能不全 284

腎・泌尿器系疾患合併妊娠の── 284
胎児発育 234
　　──過剰 190
　　──状態の指標 58
　　──の逸脱の予期 234
　　──不均衡双胎 242
胎児発育不全（FGR） 188, 216, 230, 242, 244, 245, 246, 284, 1042 → FGRもみよ
胎児付属物 57, 64
　　──と微弱陣痛 440
　　──の逸脱 252
　　──の逸脱の予期 252
胎児末梢血判定法 63
大斜径計測（児頭） 1084
代謝性アシドーシス 642
体重 846
　　──曲線 846
　　──計測（出生直後） 1080
　　──減少 196, 949
　　──の推定 58
　　──の生理的変化（妊娠期） 53
体重コントロール 207
　　──と妊娠高血圧症候群 207
　　──と妊娠糖尿病 227
体重増加 126, 132, 949
　　──と羊水過多 558
　　──乳児期早期 846
　　──量と生理的変化（妊娠期） 53
体重増減（分娩後） 809
対象喪失体験 815
胎勢 63
大泉門 474
　　──圧と新生児仮死 994
　　──径 1076
　　──径計測 1084
　　──膨隆（出生直後） 1076
大腸菌 1068
胎動 28
　　激しい── 534
　　──初自覚の時期 28
　　──と羊水過多 566
胎動消失 57
　　──とIUFD 657, 658
　　──と常位胎盤早期剥離（胎盤早剥） 604

──と前置胎盤 260
耐糖能異常 220
耐糖能のスクリーニング法 223
胎内環境の診断 944
胎内排便 1018
胎嚢（GS）の証明 342
胎盤 352
　　──位置と胎盤のaging 64
　　──所見（新生児） 1066
　　──スルファターゼ欠損症 188
　　──性ホルモンの低下 658
　　──のgrade分類 353
　　──の観察（超音波） 352
　　──の血流交換不全 996
　　──の子宮筋層内への進入 594
　　──の変性度（aging） 526
　　──肥厚像 602
　　──辺縁の子宮壁からの分離と丸み 602
胎盤感と前置胎盤 254
胎盤機能不全 190
　　──症候群 947
胎盤後血腫 604
　　──と常位胎盤早期剥離（胎盤早剥） 602, 604
胎盤早期剥離（早剥） 564
　　──への逸脱の予期 596
　　──の重症度（Page分類） 599
胎盤剥離障害 582
胎盤剥離徴候の確認 714
胎盤娩出 582
　　──と多胎 582
　　──の介助 714
　　──法 616
胎盤片・卵膜遺残 608, 866
　　──と弛緩出血 608
胎盤用手剥離 582
ダイビング反射 998, 1046
　　──とFGR 1050
胎便 960
　　──の吸引 1018
　　──の排泄 960
　　──の変化 976
胎便吸引症候群（MAS） 702, 1000, 1018, 1051
　　──とFGR 1046
　　──と化学的炎症 1022

索引3—和文索引 1187

——の気道の閉塞 1022
——の胸部X線 1020
——の血液検査 1020
——の呼吸障害 1020
——の診断基準 1020
——の頻度 1026
——発症後呼吸管理 1024
——発症の予防 1023
胎便栓症候群 1050
胎胞（横位） 514
大量出血（産褥期） 862, 905
体力 405
——と健康生活 405
ダウン症候群 59, 560
——と羊水過多 560
唾液分泌（多量） 196
ダグラス方式による自回旋出 520, 521
多血症 1040, 1062
——とFGR 1048
——とIDM 1056, 1062
——の症状 1063
——の把握と症状への早期対処とFGR 1049
多呼吸 142, 1015, 1086
——と新生児一過性多呼吸 1038
——と新生児仮死 1000
多指症（出生直後） 1078
多胎 58, 61, 234, 251, 574, 575, 862
——家庭支援 251
——第1児 578
——第2児 580
——胎児の発育・健康状態 242
——とFGR 244
——とうっ血性心不全 576
——と横位 516
——と懸垂腹や尖腹 241
——と呼吸数増加 238
——と骨盤位 508
——と弛緩出血 608
——と前期破水 546
——と妊娠高血圧症候群 208
——と微弱陣痛 440
——と貧血 204
——と羊水過多 560
——の逸脱の診断 234

——の栄養所要量の増加 240
——の身体的変化 238
——の入院時〜分娩第1期 574
——の妊娠経過の予測 240
——の分娩経過の予測 242, 574
——母子健康手帳交付 235
脱肛（産褥期） 792, 906, 921
——の有無 864
——の整復 792
タッチ・マッサージ 742
多尿（産褥期） 915
単一臍動脈 1078
退院 818
単純ヘルペス 152
弾性ストッキング 137
単胎児と多胎児の子宮内発育 243
タンニンと貧血 205
蛋白尿 212
——と常位胎盤早期剥離（胎盤早剥） 596
——と頻尿 124
——の生理的変化（妊娠期） 45
蛋白ホルモンの退行性変化 794

チアノーゼ 1015
——と新生児一過性多呼吸 1038
地域環境（産褥期） 824
地域社会の資源 1122
知覚神経伝導路 406
恥骨結合 791
——の退行性変化 791
——離開 871
——離開と尾骨損傷 871
——離開の産褥経過の予測 871
恥骨痛 52
腟 128
——灼熱感 128
——瘙痒感 128
——内の自浄作用 129
腟・外陰部 870
——の血腫 870

——の退行性変化 791
——の復古不全 868
腟腔 32
——の生理的変化（妊娠期） 32
——の復古不全 870
腟分泌物増加 128, 130
——と逸脱状態 128
——と瘙痒感 128
——と疼痛 128
——と妊娠に伴う生理的変化 128
——と皮疹 128
腟壁・腟腔の退行性変化 791
遅発一過性徐脈 532, 677
——と常位胎盤早期剥離（胎盤早剥） 600
——と前置胎盤 594
中心性チアノーゼ 971
虫垂の移動 43
中枢神経系障害（新生児仮死） 1006
中性温度環境 956
——の範囲 956
腸 44
——性鼓腸 44
——のグル音（分娩後） 808
超音波断層法 340
——による胎児の体重推定法 345
——による胎児発育の観察 344
——による妊娠の証明 342
——脳血流測定と新生児仮死 994
聴覚（新生児） 968
超巨大児 947
超低出生体重児 947
直接授乳 834
直腸温（出生直後） 1088
直腸充満除去 446, 461
鎮痛機構 740

墜落産 470
——と過強陣痛 470
——と弛緩出血 608
痛覚（新生児） 968

て

ツボ療法（分娩時） 445
つわり（悪阻） 43, 114
→妊娠悪阻をみよ
　──（妊娠悪阻）の分類 197
　──増悪因子 195
　──で入院する場合のケア 199
　──により口腔疾患が多発する理由 198
　──の消失と IUFD 657, 658

低栄養状態 864
　──と羊水過少 568
帝王切開 444
　緊急── 651
　──既往と微弱陣痛 444
　──産褥期 860, 905
　──前方不正軸進入 498
　──（多胎第2児） 580
　──と懸鉤 579
　──と高在縦定位 505
　──と呼吸器疾患合併妊娠 292
　──と骨盤位 590
　──と子癇 651
　──と術後腹膜炎移行 298
　──と新生児一過性多呼吸 1038
　──と全前置胎盤 590
　──と前置胎盤 252, 590
　──と低在横定位 493
　──と妊娠糖尿病 232
　──と羊水過少 571
　──の産褥期 860
　──分娩（消化器疾患合併妊娠） 298
低カルシウム血症 1056
　──と FGR 1048
　──と IDM 1056, 1060
啼泣（新生児） 969
低血糖 224, 1054
　──と FGR 1046, 1049
　──と IDM 1054
　──と新生児仮死 1010
　──の症状 1063
　──の判断基準（新生児） 978
低在横定位 490

──の診断基準 490
──の内診所見 490
──の分娩経過の予測 490
──の母児の健康状態 490
──発生の因子 490
低酸素症 523, 1088
低酸素性虚血性脳症（HIE） 1006
低色素性小球性貧血 200
低出生体重児 947, 1032
　──と IDM 1054, 1060
　──と呼吸窮迫症候群 1032
低身長 438
　──と過強陣痛 468
低体温 1046
　──と FGR 1046
　──の防止と FGR 1049
低置胎盤 608
　──と弛緩出血 608
　──と微弱陣痛 440
低 T₃ 症候群 308
停留精巣 951
デーデルライン桿菌 32, 130
適時破水 541
適切なポジショニング 836
鉄剤 205
　──と貧血 202, 205
　──服用時の注意 205
デュボヴィッツ法 1092
デリー 388
殿位 506, 507
点眼（出生直後） 1108
伝染性膿皮疹 1075
電卓妊娠暦 25
電動搾乳器 934
殿幅計測 1082
デンマン方式による自回娩出 520, 521
転落予防 650

と

頭位 399
　──分娩の所要時間 400
頭囲 950
　──計測 1084
頭蓋骨 949
　──応形機能 949
　──重積 658, 949

頭蓋と顔面比 950
頭蓋内出血 462, 1088
　──と低在横定位 492
　──と微弱陣痛 460
頭蓋癆 950
　──（出生直後） 1076
動悸と心疾患合併妊娠 270
頭血腫 1076
　──（出生直後） 1076
　──と低在横定位 492
　──と微弱陣痛 462
糖質, 脂肪, 蛋白質代謝経路略図 962
糖質不足と妊娠悪阻 198
頭頂形（出生直後） 1076
疼痛緩和 127
疼痛持続時間と腰・背部痛 126
頭殿長（CRL）による妊娠時期の修正 343
導尿 461, 690
糖尿病 864
　──（産褥期） 864
　──性網膜症 224
　──と妊娠糖尿病 220
　──と羊水過多 558
　──の診断手順 222
　──（母体の糖尿病と呼吸窮迫症候群） 1032
糖尿病合併妊娠 228
　──（胎児機能不全） 531
　──による巨大児と過強陣痛 468
糖尿病母体児（IDM） 1052
　──に合併する疾患と頻度 1053
　──の病態生理 1052
頭皮（出生直後） 1076
頭部 949
　──CT（新生児仮死） 994
　──の変形 949
　──の縫合 950
同胞関係 854
動脈血ガス分析 643
トーヌス 381, 383
特発性粘液水腫 302
吐血（新生児） 976
努責 459
　──の補助 459
　──法 750

――誘導　692
吐乳　958
トリコモナス症　128
努力呼吸　1015
努力短呼吸と心疾患合併妊娠　270

内因性鎮痛物質　740
内診　24
内診指への胎便の付着（殿位）　506
内診所見　514
　――（横位）　514
　――（骨盤位）　506
　――による分娩開始日の推定法　70
難産診断基準　451
難産治療法　451
軟産道　466
　――壊死　463
　――早産期前期破水　543
　――損傷と低在横定位　490
　――の高度裂傷と額位　482
　――の弛緩　447
　――の断面図　392
　――裂傷（産褥期）　862, 905
軟産道強靱　436, 447
　――と過強陣痛　466
　――と微弱陣痛　436
難産のタイプ　451

二次性無呼吸　988
二重結合体　236
日常生活動作（ADL）　79, 139, 289
日本版新生児蘇生ガイドライン　774
乳児期早期　846
乳汁分泌　798
　――過剰　876
　――機序　802
　――の進行性変化　802
　――の停止　57
　――不良と貧血　204
　――抑制　662

――量（分娩後）　809
乳腺炎　880
乳頭　33
　――トラブル　872
　――・乳輪部診査　929
　――の形態　796
　――の妊娠性変化　33
　――保護器　892
ニューバラードスコアリングシステム　1096
乳房　662
　――型の診断　33
　――ケア　662
　――腫脹（出生直後）　1076
　――診査技術ツール　929
　――痛　33
　――の解剖　796
　――の緊張低下とIUFD　657, 658
　――の刺痛と圧痛　33
　――の進行性変化　796
　――のトラブル　884
　――への吸着　842
乳房体　33
　――視診　929
　――触診　929
　――の進行性変化　796
　――の妊娠性変化　33
乳幼児突然死症候群（SIDS）　102
入浴　447
乳輪　33
　　第二――　33
　――の妊娠性変化　33
尿管拡張の生理的変化（妊娠期）　47
尿混濁　258
尿酸塩尿（新生児）　962, 976
尿失禁　915
　――（産褥期）　871, 915
尿蛋白（分娩後）　807
尿中エストリオール（E3）　59, 65, 528
　――（24時間）　528
尿中ケトン体の出現　196
尿定性　124, 212
尿糖　45, 807
　――陽性　222
尿道下裂（出生直後）　1078

尿量　807
　――減少　132, 196
　――（新生児）　962
　――と前置胎盤　592
　――（分娩後）　807
尿路感染症　864, 911
　――（産褥期）　864, 871, 911
人形の目運動　1076
妊娠　622
　――が甲状腺疾患に与える影響　304
　――が呼吸器系疾患に与える影響（喘息）　288
　――が自己免疫疾患に与える影響　314
　――が消化器系疾患に与える影響　295
　――が腎・泌尿器系疾患に与える影響　280
　――が心疾患に与える影響　268
　――時合併症と評価の視点　267
　――子癇　646, 654
　――時の悪心・嘔吐と合併症・偶発症　194
　――時の呼吸数増加の母体・胎児への影響　143
　――診断薬　23
　――陣痛　376
　――線　51
　――体操　137
　――とDIC　622
　――と嘔吐　43
　――の回数　55
　――の可否　269, 278
　――の受容　84
　――の消化器系の変化　43
　――の肺機能の変化　42
　――の反応（妊娠初期）　84
　――母体の生理的変化　29
　――前の運動習慣　78
　――暦　25
妊娠一過性甲状腺中毒症（GTH）　308
妊娠悪阻　194, 195
　重症――　43
　――時の夫・家族　198
　――増悪因子　195, 198

──の逸脱の診断 196，200
──の検査 197
妊娠合併症 574
　──と多胎 574
妊娠期過度の体重増加 222
妊娠期間 55
　──と区分一覧表 56
　──の母親役割の取得過程 90
妊娠継続可否と妊娠糖尿病 228
妊娠後期の妊婦健診 362
妊娠高血圧症候群 155，206，624，917
　──後遺症 917
　──（胎児機能不全） 522
　──（胎児の発育・健康状態の把握） 216
　──と DIC 624
　──と FGR 244
　──と悪心・嘔吐 214
　──と高血圧 206
　──と子癇 646
　──と心疾患合併妊娠 274
　──と多胎 240
　──と蛋白尿 212
　──と妊娠糖尿病 226
　──と浮腫 212
　──と羊水過少 566
　──と羊水過多 558
　──における母体，胎盤循環の病態 522
　──の医学的管理 214
　──の逸脱の診断 210
　──の検査項目 214
　──の産褥期 864
　──の食事指導 209
　──の生活指導および栄養指導 211
　──の精神的援助 217
　──の帝王切開術 216
　──の入院時のケア 217
　──の病型分類 213
　──の分娩様式 216
　──の予防 228
　──分娩誘発 218
妊娠時期の診断 25
妊娠子宮 30，31
　──の機能的変化 30，31
　──の形態的変化 29，31

──の生化学的変化 30
妊娠持続期間の逸脱 151
妊娠週数 541
　──と前期破水 541，545
　──の確認と羊水過少 566
　──の確認と羊水過多 556
　──の基準心拍数の変化 57
　──の修正 343
　──の診断 28
妊娠初期 360
　──の妊婦健診 360
　──の不定愁訴 115
妊娠中
　──の Hb，Ht，RBC 34
　──の子宮活動 30
　──の循環動態の変化 37
　──の性欲 82
　──の喘息 292，293，294
　──の平均動脈圧（MAP）の変動 211
妊娠中期の妊婦健診 360
妊娠糖尿病（GDM） 220
　──帝王切開術分娩 232
　──妊娠の可否 220
　──の医学的コントロールの目標 228
　──の医学的治療 233
　──の合併症発生過程 231
　──の血糖コントロール 224
　──の出生後の新生児低血糖予防 232
　──の胎児の発育・健康状態 228
　──の分娩経過の予測 232
　──の分娩様式 232
妊娠年齢 158
　──による退行性変化逸脱の予期 860
妊娠・分娩 35
　──による鉄の必要量 35
　──の回数 55
妊娠，分娩，産褥 812
　──における血清総鉄結合能と血清鉄の変化 812
　──過程の母体変動 809
　──時の循環動態 810
認知的因子（妊娠初期） 84
妊婦・家族の出産準備 362
妊婦健康診査 358

──における各期の診断事項 359
妊婦体操 133，139

ネーゲレ概算法 25
熱喪失 955，1100
粘膜出血 626

脳性麻痺 430，990
脳波（新生児仮死） 994
囊胞性腎疾患と羊水過少 568
膿漏性結膜炎 1108
ノギス 1084
ノンストレステスト（NST） 62，338，524

パーキンスコア 1099
バースプラン 362，765
　──（妊娠中期） 92
バースレビュー 762，765
パーソナリティ因子（妊娠初期） 84
肺炎（出生直後） 1086
肺拡張不全によるガス交換障害 996
肺機能の妊娠性変化 41
肺血流量減少（灌流障害） 1014
肺呼吸の確立 952
肺サーファクタント 1038
　──の不活化 1022
肺出血 1002
肺障害発生のメカニズム 998
肺水吸収のメカニズム 1037
肺水腫 576
　──と多胎 576
　──と妊娠高血圧症候群 214
排泄 405
　──（新生児） 976
　──（産褥期） 906
　──と健康生活 405
　──（妊娠中） 82
　──反射 459
バイタルサイン

——（出生直後）　1086, 1108
——（新生児）　978, 1073
——の回復診断　806
肺動脈血栓塞栓症（産褥期）　916
梅毒　153
　　——と羊水過多　558
排尿　807, 808
　　——回数（新生児）　962, 976
　　——障害（産褥期）　914
　　——痛と頻尿　124, 280
　　——（分娩後）　807, 808
背反射　1091
排便　461, 864
　　——回数（新生児）　976
　　——コントロールの退行性変化逸脱　864
　　——（産褥期）　906, 921
　　——の妊娠性変化　44
　　——（分娩後）　808
肺胞腔への血漿成分漏出（新生児一過性多呼吸）　1040
培養検査（新生児）　1066
排卵の退行性変化　793
ハイリスク新生児の出産準備　573
ハイリスク妊娠　144
稗粒腫（出生直後）　1075, 1076
バウムガーテン　384
白衣性高血圧　207
白股腫　916
白色帯下　1078
白癬　128
白内障（出生直後）　1076
橋本病　302, 308
播種性血管内凝固症候群（DIC）　262, 620, 623
パス・ダイアグラム　367
破水　1068
　　——から分娩までの時間　1068
　　——診断のための臨床検査　541
　　——と前置胎盤　256, 292
　　——の有無　184
　　——の診断　402, 542
　　——前の性器出血　166
バセドウ病　302, 306
　　——と常位胎盤早期剝離（胎盤早剝）　596
パタニティブルー　853

発育不全（FGR）→胎児発育不全（FGR）をみよ
白血球　35
　　——数およびCRPの変化　958
　　——の妊娠性変化　35
　　——分画の特徴（出生時）　958
ハッセの身長概算法　58
発達的側面の診断　848
鼻・歯肉からの出血　140
　　——出血時のケア　141
　　——増悪因子　140
　　——とITPとの鑑別　140
母親役割　86
　　妊娠中期の——　91
　　妊娠後期の——　96
　　——葛藤への対処　92
　　——行動　848
　　——取得過程　849, 850
　　——モデル　86
バビンスキー反射　968
バルサルバ法　693
バルシア式自然努責型　693
ハレキン現象　1075
半臥（座）蹲踞位分娩　457
反屈位　474, 475
反屈胎勢　64
反射誘発法　1003

ひ

悲哀の心理過程　1124
非栄養的吸啜　834
皮下出血　626
光に対する瞬目反応　968
肥厚性心筋症　1056, 1062
　　——とIDM　1056
鼻孔の拡大　1086
尾骨損傷　871
微弱陣痛　192, 432, 448
　　——・遷延分娩と貧血　204
　　——（続発性）の原因　436
　　——と多胎　576
　　——と多胎第1児，第2児　578, 582
　　——と羊水過多　564
　　——の診断基準　432
　　——発生の因子　436
　　——分娩第1期　448

——分娩第1期末期〜分娩第2期　450
非授乳婦（月経再開）　793
微笑（新生児）　969
ビショップスコア　70, 728
　　——と自然分娩発来時期との関係　71
ピスカツェック徴候　24, 29
肥大した乳房の弛緩・縮小　57
非対称的反応運動（出生直後）　1074
ビタミンB_1欠乏症　108
ビタミンC不足　140
ビタミンK投与法　977
必要物品の消毒　986
必要哺乳量の考え方　983
ヒト胎盤性ラクトーゲン（hPL）　66, 530
ヒト免疫不全ウイルス　152
避難対策（災害発生時）　987
非妊娠時　120
　　——からの便秘　120
　　——の身体コントロール　220
　　——の貧血状態　204
避妊法　859
皮膚　51
　　——温（出生直後）　1088
　　——感覚（新生児）　968
　　——の所見（出生直後）　1075
　　——の妊娠性変化　51
　　——冷感　592
鼻閉　1076
肥満　53
　　妊娠中の——　126
　　——と妊娠高血圧症候群　208
　　——と妊娠糖尿病　220
表在性静脈血栓症　915
標準体重　54
鼻翼呼吸　1086
ビリルビン代謝　965
疲労　435, 905
　　——（産褥期）　905, 921
　　——症状　856, 857
疲労性微弱陣痛　436, 448
　　——（高在縦定位）　504
ピンク色尿（新生児）　962
貧血　200, 201, 559, 618
　　産褥期の——　862, 871, 906, 921

正色素性正球性―― 200
　　　生理的―― 957
　　　多胎と―― 240
　　　――改善に向けた動機づけ
　　　　　203
　　　――診断フローチャート 201
　　　――増悪因子 204
　　　――と常位胎盤早期剥離（胎
　　　　　盤早剥） 604
　　　――と前置胎盤 256
　　　――と爪の色・状態 202
　　　――と妊娠高血圧症候群 208，
　　　　　212
　　　――と微弱陣痛 444
　　　――と皮膚・眼瞼粘膜下の色
　　　　　202
　　　――の医学的治療開始 200
　　　――の自覚症状 202
　　　――の重症化の予測 200
　　　――の妊娠・分娩経過の予測
　　　　　204
　　　――の予後 203
頻呼吸 142
　　　出生直後の―― 1086
頻産婦 860
　　　――と横位 516
　　　――と常位胎盤早期剥離（胎
　　　　　盤早剥） 598
　　　――と微弱陣痛 444
　　　――と貧血 204
品胎（3児） 575
ピンチテスト 799
頻尿 124，280
　　　――増悪因子 124
　　　――と膀胱炎との鑑別 48
　　　――の症状 124
　　　――の妊娠性変化 47，124
　　　――の理解と対処法 83
頻脈
　　　――と心疾患合併妊娠 270
　　　――と前置胎盤 592

ふ

ファーの原法 1092
ファーの新生児臨床的成熟スコ
　　ア 1093
ファウラー位（出生直後） 1087
不安 453

　　　――のレベル（産褥期） 818
不育症 154，314
風疹 153
夫婦関係 853
フェリチン 202
フォローアップミルク 894
不感蒸泄量に影響する因子 962
腹圧 384
　　　――と常位胎盤早期剥離（胎
　　　　　盤早剥） 596
　　　――のコントロール 750
腹囲 334，1082
　　　――計測 334，1082
　　　――減少 192
　　　――増大と羊水量 556
副耳 1076
福祉事務所 829
副腎皮質刺激ホルモン（ACTH）
　　50
副腎皮質ステロイド 1038
腹帯と腰・背部痛 127
腹直筋離開 870
　　　出生直後の―― 1078
　　　――の産褥経過の予測 871
腹痛 57
　　　――と常位胎盤早期剥離（胎
　　　　　盤早剥） 604
副乳の出現部位 798
腹部 514
　　　――陥没（出生直後） 1078
　　　――緊満感 166，181，184
　　　――形状 556
　　　――腫瘤 1078
　　　――増大の停止，縮小と IUFD
　　　　　657，658
　　　――の状態と羊水過少 566
　　　――の状態と羊水過多 556
　　　――の打撲 596
　　　――の横長の卵形 514
　　　――膨満（出生直後） 1078
腹壁 556
　　　――緊張と羊水過多 556
　　　――の弛緩 870
　　　――の退行性変化 793
　　　――の復古遅延 870
腹膜灌流 644
浮腫 48，132，212，560
　　　――と常位胎盤早期剥離（胎
　　　　　盤早剥） 596

　　　――と妊娠高血圧症候群 132，
　　　　　212
　　　――と妊娠性の生理的変化
　　　　　48，132
　　　――の逸脱状態 132
　　　――の原因 132
　　　――の検査 135
　　　――の増悪因子 134
　　　――の判定基準例 135
不正軸進入 498，499
父性の発達過程 852
負担のかからない性生活 83
浮動（floating） 389
ブドウ球菌性熱傷様皮膚症候群
　　（SSSS） 1075
ふとんやマットレスと腰・背部
　　痛 127
不妊治療 234
部分交換輸血 1062
部分前置胎盤 254
不眠 214
　　　――（妊娠高血圧症候群） 214
フライ最大陣痛数 380
プライマリ・ケア 4
ブラクストン・ヒックス収縮
　　30，296
プラニメータ値 434，466
　　　――と過強陣痛 466
　　　――と微弱陣痛 434
ブラント・アンドリュース法
　　582，616
フリースタイル 752
　　　――出産 752
　　　――分娩時の姿勢と軟産道
　　　　　754
　　　――分娩時の体位 752
フリーβ-hCG 59
プロゲステロン 798
プロラクチン（PRL） 50，798
分娩
　　　――3要素の評価 392
　　　――5回以上の頻産婦（妊娠
　　　　　糖尿病） 220
　　　――経過などの予測（早産）
　　　　　184
　　　――所要時間（退行性変化の
　　　　　逸脱） 860
　　　――切迫徴候の早期把握 686
　　　――遷延 1058

──停止（扁平骨盤の場合） 500
──による体重減少 809
──の前徴 69
──の難易 376
──の臨床的特徴 451
発来機序の不全 188
──前教育 453
──誘発の助産管理 722
──誘発の適応 722, 723
分娩開始 376
──の診断 371, 376
──の前駆症状 69
分娩介助 692
──の実際 682
──の役割 717
分娩外傷 974, 1058
骨盤位牽出術の── 510
──と低在横定位 492
──の確認（出生直後） 1106
──の評価 975
分娩回数 905
──（退行性変化の逸脱） 860
分娩後 807
──初回自然排尿 807
──の外子宮口の変化 787
──の子宮底の変化 785
分娩時 810
──失血量 810
──出血と産褥における血素量の変化 811
──静脈瘤 136
──多量の出血や血腫の形成 136
──の喘息発作 288
分娩室 686
──入室 686
──の準備 682
──の必要物品の準備 682
分娩様式 186
早産の── 186
──（退行性変化の逸脱） 860
──と分娩外傷 974
分娩予定日 25
──の算出方法 25
──の診断 25
──の超音波断層法による測定値からの算出 27
分娩リスク診断 430

──のためのガイドライン 415

平均赤血球 202
──血色素濃度（MCHC） 202
──ヘモグロビン量（MCH） 202
──容積（MCV） 202
ヘガール徴候 24, 29
ベジタリアン 108
ペトルッサスコア 1099
ヘパリン 632
ベヤード会陰保護法 697
ペリネイタル・ロス 1124
ヘルスプロモーション 364
ペレー反射誘発法 1003
便 960
──（母乳栄養児と人工栄養児の比較） 961
辺縁前置胎盤 254
便通のコントロール 181
変動一過性徐脈 532, 678
便秘 44, 118, 198
産褥期の── 864, 921
──と生活リズム 119
──と妊娠にともなう生理的変化 118
──の逸脱状態 118
──の症状 118
──の増悪因子 120
──の予防 83
──の予防と貧血 205
──を解消する食事内容 119
扁平母斑 1075

保育環境 987
方位点と骨盤区分 64
膀胱 47
──括約筋不全 915
──腟瘻 915
──の充満除去 461
──の妊娠性変化 47
──腹壁瘻 915
膀胱炎 912
産褥期の── 871, 912
──・尿道炎の発生機序 49

縫合・泉門 1076
縫合部 792
──治癒状態の評価 792
──の癒合不全 868
胞状奇胎 26
──と妊娠高血圧症候群 208
帽状腱膜下血腫 1076
ポートワイン母斑 1075
乏尿・無尿（産褥期） 915
保温（出生直後） 1100
保健医療サービス 828
歩行反射 1091
保護綿 698
母子 851, 981
──関係 851, 981
──の子宮内感染 1068
ポジショニング 836
母子相互作用 813, 851
──夫婦・家族関係の悪化の産褥経過の予測 871
母児対面（出生直後） 1110
母子（児）同室 104, 1132
──制・異室制 981
──制保育環境 987
母性 849
──意識の形成・発展 849
──行動の適応 849
保清行動（妊娠中） 81
母体 79
──および胎児の健康を阻害する要因 79
──血清αフェトプロテイン 59
──情報 944
──糖尿病とRDS 1032
──内環境 944
──にとって有害な業務 76
──の血圧低下 996
──の腟細菌叢 1068
──の疲労（産褥期） 862
発作性上室性頻拍症（出生直後） 1088
ホッジ 387
──の平行平面 391, 393
ポッター症候群 468, 568
ボディ・イメージ 86, 90
哺乳 958
──嫌悪 958
──行動 977

――微弱　958
――瓶　834, 892, 983
母乳　804
　――性黄疸　888
　――代用品　100
　――の加温　936
　――の変化　804
　――の保存方法　936
　――不足感　890
　――分泌維持の方法　934
　――分泌過剰（過多）　876
　――分泌不全　880
母乳育児　832, 884, 982
　――に対する母親の意思　876
　――への意欲　982
　――への準備状況　982
母乳栄養　855
　――禁止の褥婦　864
母斑　1078
　出生直後の――　1078
　細胞――　1075
ホリスティックな助産ケア　4
ホルネル徴候　57, 658
ホルモン　50
　――動態の退行性変化　794
　――の妊娠性変化　50

マイクロバブルテスト　1029
マイナートラブル　115
　――診断　114
マイルス会陰保護法　697
膜型人工肺療法（ECMO）　1026
マクドナルド
　――概算法　333
　――手術　185
魔歯（出生直後）　1076
マターナル・アイデンティティ
　の確立　848
マターナルアタッチメント　852
マタニティ　127
　――エアロビクス　127
　――スイミング　127
　――ブルーズ　817, 818,
　　900, 924
マックロバーツ法　704
魔乳（出生直後）　1076
マルチウス

――法　438
――会陰保護法　696

ミイラ化　662
味覚（新生児）　968
短い出産間隔　204
未熟児養育医療　831
水・電解質の妊娠性変化　50
みせかけの過期妊娠　188
脈拍　806
　――の回復診断　806
ミラー（Miller）の呼吸数曲線
　　979
ミルクライン　798

無呼吸　1086
　最終――　988
　――の判断（出生直後）　1086
無痛性甲状腺炎　302, 308
無尿　214
胸やけ　44, 114
　――の増悪因子　116
無脳児　188
無脳無心体　236
無理な日常生活動作（妊娠中）
　　126

メトロイリーゼ　729, 730
メトロイリンテル　470
免疫　22
　――学的妊娠反応　22
　――機能（新生児）　964
　――グロブリン　964
面会者制限　986
面接技法　320
メンタルヘルス（産褥期）　816

蒙古斑　1075
網状皮斑　1075
毛巣洞　1078
毛髪（出生直後）　1078

沐浴　1131
モニター装着　1011
モロー反射　968, 1090
問診項目（初診時）　319
問診のすすめ方　319
モンテビデオ単位　380, 434
　――と過強陣痛　466
　――と微弱陣痛　434
モントゴメリー腺（小結節）
　　33, 796

薬物的頸管熟化法　732
薬物療法　228
　妊娠糖尿病の――　228
　――中の母乳育児　897
やせ　53

誘発因子の除去　292
誘発分娩　193
　――ケア　193
　――と呼吸窮迫症候群　1032
遊離　306
　――サイロキシン（FT$_4$，FT$_4$）
　　306
　――トリヨードサイロニン
　　（FT$_3$，FT$_3$）　306

4分割法（AFI）　354
腰・背部痛　52, 126
　――と就労　126
　――の逸脱状態を判断する因
　　子　126
　――の増悪因子　126
　――の疼痛緩和　127
　――の妊娠に伴う生理的変化
　　126
腰・背部に負担がかからない日
　常生活行動　127
養育者の健康レベル　944
用手的に後方後頭位や顔位に回
　旋　482
羊水　1065
　――炎　1065

――感染　1065
――吸引　702，708
――指数（AFI）　354，526
――情報　58
羊水過少　566，567
羊水過多（症）　134，176，556，557
　産褥期の――　862
――と妊娠糖尿病　220，226
――と妊娠高血圧症候群　208
――と多胎　240
羊水混濁　192，1068
――と新生児仮死　1000
羊水ポケット（MVP）　354，442，556
羊水量　65
――減少　192
――測定法　354
――と胎児尿排泄量　65
――の観察　354
翼状頸（女児）　1076
横抱き　840
四つん這い位（姿勢）　127，439
四胎　575

落屑　1075
落陽現象（出生直後）　1076
ラッチ・オン　842
ラミナリア桿　729，730
卵性の診断　236
卵胞刺激ホルモン（FSH）　50

卵膜　860
――遺残（疑い）　860
――の排出困難時における排出操作法　715
――癒着　715
――用手剝離　729，730

リード会陰保護法　696
リトゲン後会陰保護法　696
リビド着色　791
リプロダクティブ・ヘルス　2
流・死産　151，152，304，306，310，314，1124
流・早産　318
　多胎の――　242
流産　26，151
――逸脱の診断　162
――逸脱の予期　152
――（感染症の有無）　166
――（就労の有無と内容）　160
――出血　166
――と妊娠糖尿病　228
――内分泌学的な指標による予後判定　169
――妊娠経過の予測　168
――の既往　154
――の徴候　57
――の分類　151
――（破水）　161
両親学級　91
リラクセーション　742

リラックス法　446，455，461，537
――（軟産道の弛緩）　447
リン酸　139

るいそうと妊娠高血圧症候群　208
ルンゲ説　397

冷罨法　744
レオポルド触診法　323，438
――（骨盤位）　506
――手順　323
レシチン・スフィンゴミエリン比（L/S比）　1030
レバインの分類　268，269
レンガ色尿（新生児）　962

肋間腔や剣状突起の陥没（出生直後）　1086
ロデレール重折分娩　521

脇抱き　840
和痛　445
――法　446

今日の助産（改訂第4版）― マタニティサイクルの助産診断・実践過程

2003年12月15日　第1版第1刷発行	編集者　北川眞理子，内山和美
2004年11月 1 日　第2版第1刷発行	発行者　小立健太
2013年10月 5 日　第3版第1刷発行	発行所　株式会社　南江堂
2017年12月25日　第3版第5刷発行	〒113-8410　東京都文京区本郷三丁目42番6号
2019年 3 月31日　第4版第1刷発行	☎（出版）03-3811-7189　（営業）03-3811-7239
2025年 2 月 1 日　第4版第4刷発行	ホームページ　https://www.nankodo.co.jp

　　　　　　　　　　　　　　　　　　　印刷・製本　大日本印刷
　　　　　　　　　　　　　　　　　　　装丁　渡邊真介

©Nankodo Co., Ltd., 2019

定価はカバーに表示してあります．
落丁・乱丁の場合はお取り替えいたします．
ご意見・お問い合わせはホームページまでお寄せ下さい．

Printed and Bound in Japan
ISBN 978-4-524-24625-0

本書の無断複製を禁じます．
JCOPY〈出版者著作権管理機構　委託出版物〉
本書の無断複製は，著作権法上での例外を除き禁じられています．複製される場合は，そのつど事前に，出版者著作権管理機構（TEL 03-5244-5088, FAX 03-5244-5089, e-mail: info@jcopy.or.jp）の許諾を得てください．

本書の複製（複写，スキャン，デジタルデータ化等）を無許諾で行う行為は，著作権法上での限られた例外（「私的使用のための複製」等）を除き禁じられています．大学，病院，企業等の内部において，業務上使用する目的で上記の行為を行うことは私的使用には該当せず違法です．また私的使用であっても，代行業者等の第三者に依頼して上記の行為を行うことは違法です．